Pflegewissen Diabetes

Katja Hodeck

Anke Bahrmann

(Hrsg.)

Pflegewissen Diabetes

Praxistipps für die Betreuung älterer Diabetes-Patienten

Mit 131 Abbildungen

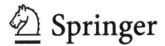 Springer

Herausgeber
Katja Hodeck
Institut für Innovatives Gesundheitsmanagement
Berlin

Dr. Anke Bahrmann
Friedrich-Alexander-Universität Erlangen
Erlangen

ISBN 978-3-642-38408-0
DOI 10.1007/978-3-642-38409-7

ISBN 978-3-642-38409-7 (eBook)

Die Deutsche Nationalbibliothek verzeichnet diese Publikation in der Deutschen Nationalbibliografie; detaillierte bibliografische Daten sind im Internet über http://dnb.d-nb.de abrufbar.

SpringerMedizin

Planung: Susanne Moritz, Berlin
Projektmanagement: Ulrike Niesel, Heidelberg
Lektorat: Heidrun Schoeler, Bad Nauheim
Projektkoordination: Cécile Schütze-Gaukel, Heidelberg
Umschlaggestaltung: deblik Berlin
Fotonachweis Umschlag: © Joana Kruse
Herstellung: Crest Premedia Solutions (P) Ltd., Pune, India

Gedruckt auf säurefreiem und chlorfrei gebleichtem Papier

Springer Medizin ist Teil der Fachverlagsgruppe Springer Science+Business Media
www.springer.com

Geleitwort T. Dunning

Over 22 % of the world's population will be over age 60 by 2035. A significant percentage of these older people will have diabetes. The estimated prevalence of diabetes in older people aged 60 to 79 is 18.6 % but the prevalence and life expectancy varies among countries (International Diabetes federation (IDF)).

Managing diabetes in older people is very complex and challenging due to the increased rates of functional decline, cognitive change, diabetes complications and geriatric syndromes, which make self-care and decision-making difficult and compromises independence and quality of life. The risk of polypharmacy, inappropriate prescribing and medicine-related adverse events is high and often results in hospital admissions and placement in an aged care home.

Bahmann and Hodeck's book, Diabetes for Nurses, focuses on managing older people with diabetes in Germany. The management recommendations are based on the Diabetes Management in Old Age Guidelines in Germany, which encompass the Go-Go, Slow- Go and No-Go framework. Go-Go, Slow- Go and No-Go framework reflects the need to consider functional status and life expectancy when deciding on care plans for older people with diabetes.

The book addresses these key issues, commencing with the essential elements of a comprehensive assessment including functional and cognitive status and acknowledges the fact that many symptoms are atypical in older people and are often not recognized or are attributed to old age or other non-specific causes. The authors emphasize the need to consider geriatric syndromes as well as diabetes-related complications and highlight key management issues such as falls, pain and medicine-related adverse events.

Medicine management is a significant issue in older people. They are at high risk of medicine-related adverse events due to declining renal and liver function, which affect medicine pharmacokinetics and pharmacodynamics, especially of renally excreted medicines. In addition, geriatric syndromes, polypharmacy, inappropriate prescribing, not stopping medicines and inadequate medicine reviews contribute to the high medicine-related risks confronting older people with diabetes; many of whom are prescribed high risk medicines such as insulin, warfarin and digoxin. Medicine-related adverse events are a common reason for hospital admissions or the need for supported care.

Other, important chapters discuss managing infections, tube feeding and palliative care situations. In addition, a question and answer chapter aims to promote staff development and provides important guidance about 'good' care based on the premise that good care depends on knowledgeable and competent staff who regularly evaluate the care they provide as well as their overall service policies, procedures and guidelines to ensure they incorporate new technology and new research findings.

Although the title of the book infers it was written for nurses, the information is comprehensive and applicable to other health professional disciplines and for community and tertiary care settings.

I am pleased to write the foreword/review of this book and commend the authors on the contribution the book will make to the existing literature about caring for older people with diabetes, not only within Germany, but in other countries.

Professor Trisha Dunning

Chair in Nursing and Director Centre for Nursing and Allied Health Research Deakin University and Barwon Health, Geelong, Australia, im Januar 2014

Geleitwort C. Sieber

Ältere Menschen leiden meist unter mehreren chronischen Krankheiten. Innerhalb dieser Multimorbidität ist neben der arteriellen Hypertonie der Diabetes mellitus (häufig »Altersdiabetes« genannt) speziell häufig. Da ein länger bestehender Diabetes über Spätkomplikationen wie Durchblutungsstörungen in diversen Organsystemen (Herz, Hirn, Beine, Nieren, Augen) auch direkt mit der Funktionalität betagter Menschen interferiert, ist das Verständnis zu Fragen des Diabetes in der Dyade zwischen Patient und Pflegenden von ausgesprochener Wichtigkeit.

Ziel des hier vorliegenden Buches ist es, eine Praxisanleitung für Pflegende zum Thema Diabetes beim älteren Menschen zu geben. Damit soll das Fachwissen über diese Krankheit bei Pflegenden gestärkt und damit auch die Grundlage zu einem Pflegequalitätsmanagement gelegt werden. Die Autorinnen haben hierzu selbst relevante Teile beigetragen, aber auch ausgewiesene Kolleginnen und Kollegen hinzugezogen, die im Bereiche Diabetes und Alter über spezifisches Wissen verfügen.

Im Buch werden, aufbauend auf der Definition des geriatrischen Patienten, zuerst typische Begleit- und Folgeerkrankungen des Diabetes beschrieben und Therapieoptionen hierzu dargelegt. Speziell hervorgehoben werden dabei auch Themen wie Kognition, Depression, aber auch Palliativ- und Intensivmedizin bei älteren Menschen mit Diabetes. Als Schulungshilfe geplant, fehlen auch Hinweise zum Thema Diabetes und Migration nicht.

Pflegerelevante Aspekte im Zusammenhang mit dem Diabetes sind von großer Bedeutung. Spezifika von der Mundhygiene bis hin zur Kleidung und Ernährung werden ebenso berücksichtigt wie auch Schnittstellen zu pflegenden Angehörigen und der Einsatz neuer Technologien wie »Telemonitoring«. Gerade für Pflegeteams, die sich neu etablieren, sind die Beschreibungen zur Dokumentation im weitesten Sinne wie auch die praktischen Hinweise zum Aufbau eines Diabetes-Versorgungsnetzes und auch Links zu relevanten Strukturen wie Fachgesellschaften und ihren Leitlinien von großer Hilfe.

Insgesamt handelt es sich um ein innovatives Werk über eine in der Betreuung älterer Menschen sehr wichtige Krankheit, das eine Lücke umfassend und kompetent schließt. Den Autorinnen sei für ihr Engagement hierzu gedankt und dem Buch eine weite Verbreitung gewünscht.

Prof. Dr. med. Cornel Sieber
Regensburg, im Januar 2014

Vorwort

Das vorliegende Lehrbuch ist durch das persönliche Engagement von Expertinnen und Experten aus den verschiedensten Berufsgruppen entstanden. Es symbolisiert damit nicht nur die notwendige Zusammenarbeit in der Versorgung älterer Diabetes-Patienten über die Grenzen der Professionen und Hierarchien hinweg, sondern zeigt auch den Willen der Beteiligten, stellvertretend für ihre Berufsgruppen aktiv die Versorgungssituation von älteren Menschen mit Diabetes gemeinsam zu verbessern.

Als Herausgeber möchten wir allen Autorinnen und Autoren dafür danken, dass sie das vorliegende Buchprojekt so bereitwillig unterstützt und ihre Erfahrung und Expertise eingebracht haben, um es allen Kollegen und Kolleginnen in der Pflege von Diabetes-Patienten zur Verfügung zu stellen.

Wir hoffen, dass dieses Buch wesentliche Fragen aus der Praxis beantworten kann und zu einem hilfreichen Begleiter in der täglichen Arbeit ebenso wie in der Aus-, Fort- und Weiterbildung wird.

Um die Praxisnähe zu gewährleisten, starten die Buchkapitel jeweils mit einem individuellen Fallbeispiel, das Leitfragen aufwirft, die im Kapitel dann beantwortet werden.

Wir bitten zu beachten, dass die Therapie und Pflege des einzelnen Diabetes-Patienten immer mit individuellem Blick zu bewerten, zu planen und durchzuführen ist, sodass die vorgestellten Empfehlungen als Orientierung zu verstehen sind und kein Standardhandeln rechtfertigen.

Wir freuen uns über Rückmeldungen und konstruktive Anregungen von Ihnen, liebe Leser!

Katja Hodeck und Anke Bahrmann
Berlin und Nürnberg, im Januar 2014

Inhaltsverzeichnis

Diabetes im Alter

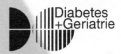

Die DiabetesStiftung DDS erkannte Mitte der 90er Jahre die Bedeutung des demografischen Wandels für die Versorgung von Menschen mit Diabetes und startete das Projekt „Diabetes im Alter". Dazu beauftragte Studien belegten die mangelhafte Versorgung vieler betagter Menschen mit Diabetes – zuhause wie auch in Alten- und Pflegeheimen.

Die von den Fachgesellschaften DDG und DGG – mit Unterstützung der DiabetesStiftung DDS – gemeinsam entwickelte, Evidenz-basierte Leitlinie ‚Diabetes im Alter' wurde national implementiert und in ihrer englischen Adaption auch europaweit stark beachtet.

Die ‚Fortbildung Diabetes in der Altenpflege' (FoDiAl) wird bundesweit als zweitägiges Programm angeboten. Inzwischen wurden mehr als 250 Referenten ausgebildet. Über 1.000 Teilnehmer aus der Altenpflege haben an FoDiAl teilgenommen und sind jetzt befähigt, pflegebedürftige ältere Menschen mit Diabetes besser zu versorgen. FoDiAl wurde nach ProfiCert TÜV-zertifiziert.

Die Strukturierte Geriatrische Schulung (SGS) wurde erfolgreich multizentrisch evaluiert. Mehr als 50 Trainer sind ausgebildet, fast alle Diabetologen Deutschlands inzwischen instruiert … bereits über 1.000 ältere Menschen im Umgang mit ihrem Diabetes geschult. SGS ist geeignet, im Rahmen des ‚DMP Diabetes mellitus Typ 2' eingesetzt zu werden – zertifiziert von der Deutschen Diabetes Gesellschaft und akkreditiert durch das Bundesversicherungsamt (BVA).

Engagieren Sie sich mit der DiabetesStiftung DDS zusammen für „Diabetes im Alter" – kommen Sie auf uns zu.

Deutsche Diabetes Stiftung (DDS)
Staffelseestraße 6, D-81477 München
E-Mail: info@diabetesstiftung.de
www.diabetesstiftung.de

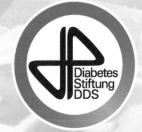

Autorenverzeichnis

Prof. Dr. Stephan Achenbach
Facharzt für Innere Medizin / Kardiologie
Zusatzbezeichnung Internistische
Intensivmedizin
Klinikdirektor der Medizinischen Klinik 2
Friedrich-Alexander- Universität Erlangen
Ulmenwég 18
91054 Erlangen
stephan.achenbach@uk-erlangen.de

Mario Althaus
Diabetesberater DDG
Zusatzqualifikation VDD Enterale
Ernährungstherapie
marioalthaus@gmx.de

Bernd Assenheimer
Examinierter Krankenpfleger, Wundexperte ICW
Lehrer für Pflegeberufe
Schule für Pflegeberufe
Universitätsklinikum Tübingen
berndassenheimer@gmx.de

Dr. Anke Bahrmann
Fachärztin für Innere Medizin,
Zusatzbezeichnungen Geriatrie und
Palliativmedizin
Diabetologin DDG
Medizinische Klinik 2
Friedrich-Alexander- Universität Erlangen
Ulmenweg 18
91054 Erlangen
anke.bahrmann@gmail.com

Priv.-Doz. Dr. Philipp Bahrmann, MHBA
Facharzt für Innere Medizin/ Kardiologie
Zusatzbezeichnungen Intensivmedizin,
Notfallmedizin und Geriatrie
Institut für Biomedizin des Alterns
Friedrich-Alexander-Universität Erlan-
gen-Nürnberg
Kobergerstr. 60
90408 Nürnberg
philipp.bahrmann@gmail.com

Prof. Dr. Marcus Blum
Chefarzt der Augenklinik
Helios Klinikum Erfurt
Nordhäusser Str.74
99089 Erfurt
marcus.blum@helios-kliniken.de

Sabine Carstensen
MSc Diabetes Care

Prof. Dr. Joachim Dissemond
Oberarzt, Facharzt für Dermatologie und
Venerologie mit den Zusatzbezeichnungen für
Allergologie und Sportmedizin
Klinik für Dermatologie, Venerologie und
Allergologie - Universitätsklinikum Essen
Hufelandstr. 55
45122 Essen
joachim.dissemond@uk-essen.de

OÄ Dr. Jutta Fanghänel
Spezialistin für Parodontologie der Deutschen
Gesellschaft für Parodontologie
Prüfärztin und Studienleiterin für klinische
Studien
Universitätsmedizin ZZMK
Abteilung für Zahnerhaltung, Parodontologie
und Endodontie und Kinderzahnheilkunde
Walther Rathenau Str. 42a
17475 Greifswald

Veronika Gerber
pflegerische Wundexpertin
Schulung und Beratung im Wundmanagement
Vorsitzende der Initiative Chronische Wunden
e.V. (ICW)

Prof. Dr. Volker Großkopf
Rechtsanwalt und Professor für
Rechtswissenschaften
Katholischen Hochschule Nordrhein-Westfalen
Fachbereich Gesundheitswesen
Leiter des gesundheitsrechtlichen
Fortbildungsinstituts PWG-Seminare

Herausgeber der Fachzeitschrift »Rechtsdepesche
für das Gesundheitswesen« Köln
grosskopf@rechtsdepesche.de

Simone Hartmann-Eisele
Exam. Altenpflegerin, Diplom-Pflegepädagogin,
Systemische Beraterin,
Pflegeexpertin Kontinenzförderung, Mitglied
Expertenarbeitsgruppe DNQP Förderung
Harnkontinenz; Kontinenzberaterin am
AGAPLESION BETHANIEN KRANKENHAUS
HEIDELBERG
AGAPLESION Bethanien Krankenhaus Heidelberg
Rohrbacherstraße 149
69126 Heidelberg

Nicole Heider
MScN, Qualitäts- und Projektmanagement
Krankenpflegedienst Bick GmbH
Diabetologische Schwerpunktpflegeversorgung
Finckensteinallee 80
12205 Berlin
heider@bick-pflege.de

Susanne Heitel
Examinierte Krankenpflegerin,
Familiengesundheitspflegerin,
Diabetesberaterin; Betreuung von Menschen mit
Behinderungen

Lars Hecht
Diabeteswissenschaftler
Sana Klinik Oldenburg
Therapie- und Schulungszentrum für
Diabetologie
Mühlenkamp 5
23758 Oldenburg i. Holstein
Lars.Hecht@Sana.de

Prof. Dr. med. Hans Jürgen Heppner
Geriatrische Klinik und Tagesklinik
Lehrstuhl für Geriatrie
Universität Witten/Herdecke
Dr.-Moeller-Straße 15
58332 Schwelm
hans-juergen.heppner@helios-kliniken.de

Katja Hodeck
Dipl.-Soziologin, Institutsleitung
Institut für Innovatives Gesundheitsmanagement
GmbH (IIGM)
Diabetes-Pflege-Akademie
Allee der Kosmonauten 33g
12681 Berlin
k.hodeck@iigm.de

Manfred Krüger
Fachapotheker für Pflegeversorgung
Landesbeauftragter für Pharmazeutische
Betreuung und AMTS der Kammer und
des Verbandes Nordrhein, Mitglied der
EADV-Kommission DDG/BAK
Leiter der Linner Apotheken
Rheinbabenstr.170
47809 Krefeld
m.krueger@linner-apotheke.de

Prof. Dr. Thomas Kubiak
Dipl.-Psychologe
Johannes Gutenberg-Universität Mainz
Psychologisches Institut
Gesundheitspsychologie
Binger Str. 14–16
55099 Mainz
kubiak@uni-mainz.de

Amrei Lemke
Podologin
Podologie Praxis
Stolper Str. 6
16540 Hohen Neuendorf
info@podologie-lemke.de

Christoph Müller
Examinierter Gesundheits- und Krankenpfleger
Caritas Altenzentrum Luisenhaus gGmbH
Semmelweisstraße 14
07743 Jena

Dr. rer. nat. Nicolle Müller
Dipl.-Trophologien, Diabetesberaterin DDG
Universitätsklinikum Jena
Klinik für Innere Medizin III
Bachstr. 18
07743 Jena
nicolle.mueller@med.uni-jena.de

Dr. Thomas Neumann
Universitätsklinikum Jena
Klinik für Innere Medizin III
Rheumatologie & Osteologie
Erlanger Allee 101
07747 Jena

Bettina Övermöhle
Diplom Pflegepädagogin (FH), Diabetesberaterin
DDG,
NLP Master für personenorientierte Beratung
b.oevermoehle@t-online.de

Prof. Dr. med. Jürgen Pannek
Chefarzt Neuro-Urologie
Schweizer Paraplegiker-Zentrum
Guido A. Zäch Strasse 1
CH-6207 Nottwil
Schweiz
juergen.pannek@paraplegie.ch

Dr. phil. Heike Penner
Logopädin, Master Sc. Neuropsycholinguistik,
Promotion über Dysarthrophonie bei M. Parkinson
AGAPLESION BETHANIEN KRANKENHAUS
Rohrbacher Straße 149
69126 Heidelberg
hpenner@bethanien-heidelberg.de

Priv.-Doz. Dr. med. Mathias Pfisterer
Chefarzt Klinik für Geriatrische Medizin und
Zentrum für Palliativmedizin
AGAPLESION ELISABETHENSTIFT gGmbH
Evangelisches Krankenhaus
Landgraf-Georg-Str. 100
64287 Darmstadt
pfisterer.mathias@eke-da.de

OÄ Dr. Anja Ratzmann, MSc
Fachzahnärztin für Kieferorthopädie
Prüfärztin für klinische Studien
Poliklinik für Kieferorthopädie/
Zahnmedizinische Propädeutik/Community
Dentistry
Universitätsmedizin ZZMK
Rotgerberstraße 8
17475 Greifswald
anja.ratzmann@uni-greifswald.de

Lisa Reuber-Menze
Diabetesberaterin DDG /Krankenschwester
Klinisches Diabetes Zentrum
Schwerpunkt Pädiatrie
Elisabeth-Krankenhaus
Klara-Kopp-Weg 1
45138 Essen
E.Reuber-Menze@contilia.de

Dr. Alexander Risse
Diabetologe DDG/ÄKWL, Angiologe
Chefarzt Diabeteszentrum Klinikum Dortmund
gGmbH
Münsterstr. 240
44145 Dortmund
Alexander.risse@klinikumdo.de

Priv.-Doz. Dr. Harald Rittger
Medizinische Klinik 2
Friedrich-Alexander-Universität Erlangen
Ulmenweg 18
91054 Erlangen
harald.rittger@uk-erlangen.de

Johannes Roth
Examinierter Gesundheits- und Krankenpfleger
Universitätsklinikum Jena
Klinik für Innere Medizin III
Fachbereich Endokrinologie
Bachstraße 18
07740 Jena

Prof. Dr. med. habil. Ralf Schiel
Facharzt für Innere Medizin, Diabetologe,
Diabetologe DDG
Professur für Diabetes und
Gesundheitsmanagement
Mathias Hochschule, University of Applied
Sciences, Rheine
Ltd. Chefarzt und Klinikdirektor
MEDIGREIF Inselklinik Heringsdorf GmbH
Setheweg 11
17424 Ostseebad Heringsdorf
r.schiel@medigreif-inselklinikum.de

Gabriele Schulze
Krankenschwester, Diabetesberaterin DDG
Stabstelle Diabetesberatung Universitätsmedizin
Rostock
gabriele.schulze@med.uni-rostock.de

Prof. Dr. Günter Stein
Universitätsklinikum Jena
Erlanger Allee 101
07740 Jena
guenter.stein@med.uni-jena.de

OA Dr. Ulrich Thiem
Klinik für Altersmedizin und Frührehabilitation
Stiftung Katholisches Krankenhaus
Marienhospital Herne
Klinikum der Ruhr-Universität
Widumer Str. 8
44627 Herne
ulrich.thiem@rub.de

Sabine Trept
Exam. Kinderkrankenschwester
M.Sc. Management und Qualitätsentwicklung im
Gesundheitswesen
Referentin für Qualitätssicherung in der Pflege
Diakonie Deutschland – Evangelischer
Bundesverband
Evangelisches Werk für Diakonie und
Entwicklung e. V.

Michael Uhlig
Unternehmensentwicklung und
Projektkoordinator zur Implementierung des
Diabeteskonzeptes der Cura Unternehmensgruppe
CURA Seniorenwohn- und Pflegeheime
Dienstleistungs GmbH
Französische Straße 53–55
10117 Berlin

Michael van Nüss
Orthopädischer Schuhmachermeister (OSM)
Nikolaistraße 30
49152 Bad Essen

Andreas Vosseler
Bachelor of Health Care Management (FFH)
Diabetesassistent DDG

Stellvertretender Stationsleiter der
angiologischen, endokrinologischen und
nephrologischen Station der Medizinischen Klinik
des Universitätsklinikums Tübingen
Andreas.Vosseler@med.uni-tuebingen.de

Dr. Jürgen Wernecke
Chefarzt Klinik für Diabeteologie und
Medizinisch-Geriatrische Klinik
AGAPLESION Diakonie Klinikum Hamburg
Hohe Weide 17
20259 Hamburg
brit.loppenthien@d-k-h.de

Astrid Woltmann
Physiotherapeutin, Personaltrainerin
Berlin Charlottenburg
astrid.woltmann@web.de

Dr. med. Sybille Wunderlich
Chefärztin
Klinik für Innere Medizin
Schwerpunkt: Diabetologie, Angiologie und
Abhängigkeitserkrankungen
DRK-Kliniken Berlin | Mitte
Drontheimer Straße 39–40
13359 Berlin

Vasviye Yanik
Krankenschwester, ICW-Wundexpertin
Inh. mevamed

Dr. Daniela Zahn
Dipl.-Psychologin
Johannes Gutenberg-Universität Mainz
Psychologisches Institut
Gesundheitspsychologie
Binger Str. 14–16
55122 Mainz
zahn@uni-mainz.de

Dr. med. Dr. univ. Rom Andrej Zeyfang
AGAPLESION Bethesda Krankenhaus Stuttgart,
Klinik f. Innere/Geriatrie
Hohenheimer Str. 21
70184 Stuttgart
andrej.zeyfang@bethesda-stuttgart.de

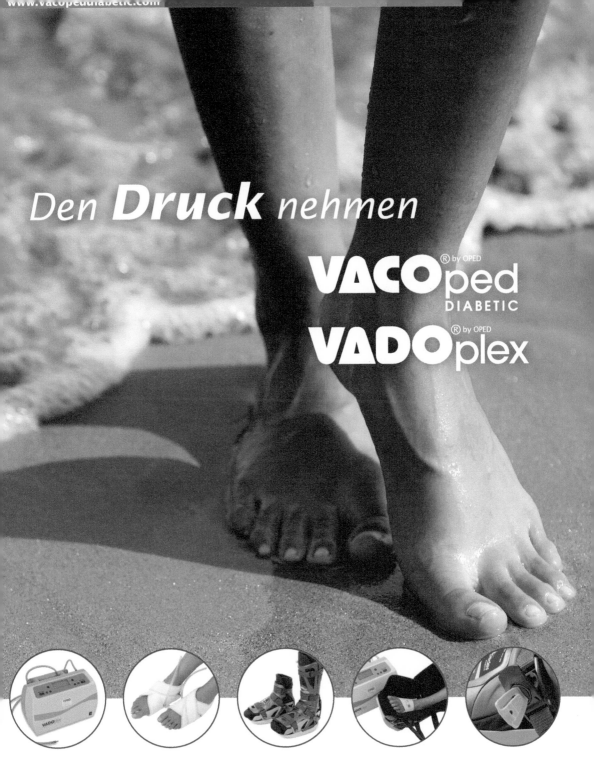

Abkürzungsverzeichnis

ABDA	Bundesvereinigung deutscher Apothekerverbände
ABEDL	Aktivitäten, Beziehungen und existenzielle Erfahrungen des Lebens
ABI	»ankle-brachial-index« (engl.), Knöchel-Arm-Index
ACC/AHA	American Consensus Conference (engl.), amerikanische Konsensuskonferenz
ACE-Hemmer	»angiotensin-converting enzyme« (engl.)
ACS	akutes Koronarsyndrom
ADL	Aktivitäten des täglichen Lebens
ADOH	Aktivitäten der täglichen Mundpflege
AGE	»advanced glycation end-products« (engl.)
AMTS	Arzneimitteltherapiesicherheit
ANP	autonome Neuropathie
ASS	Acetylsalizylsäure
AT-1-Blocker	Angiotensinrezeptor-1-Blocker
AUA-Symptom-Score	American Urological Association-Symptom Score
AWMF	Arbeitsgemeinschaft der Wissenschaftlichen Medizinischen Fachgesellschaften
BAK	Bundesapothekerkammer
BÄK	Bundesärztekammer
BGA	Blutgasanalyse
BGB	Bürgerliches Gesetzbuch
BGH	Bundesgerichtshof
BE	Broteinheiten
BMI	Body-Mass-Index
BNP	»brain natriuretic peptide« (engl.)
BOT	basal unterstützte orale Therapie
BZ	Blutzucker
CAM	»confusion assessment method« (engl.)
CAP	»community acquired pneumonia« (engl.), ambulant erworbene Pneumonie
CAPD	»continuous ambulatory peritoneal dialysis« (engl.), kontinuierliche Bauchfelldialyse
CGMS	»continuous glucose monitoring system« (engl.), kontinuierliches Blutglukose-Monitoring-System
CIT	»conventional insulin therapy« (engl.), konventionelle Insulintherapie
CK	Kreatinkinase
COPD	»chronic obstructive pulmonary disease« (engl.), chronische obstruktive Lungenkrankheit
CRP	C-reaktives Protein
CRT	kardiale Resynchronisationstherapie
CSII	»continuous subcutaneous insulin infusion« (engl.), Insulinpumpentherapie
DAF	diabetesadaptierte Fußbettung
DBfK	Deutscher Berufsverband für Pflegeberufe
DC	Dihydrochalkon
DD	Differenzialdiagnose
DDG	Deutsche Diabetes Gesellschaft
DGfW	Deutsche Gesellschaft für Wundbehandlung
DGN	Deutsche Gesellschaft für Neurologie
DGPPN	Deutsche Gesellschaft für Psychiatrie, Psychotherapie und Nervenheilkunde
DFc	Diagnoseschlüssel für das diabetische Fußsyndrom im Rahmen der podologischen Komplexbehandlung. DFc steht für diabetisches Fußsyndrom mit Hyperkeratose und pathologischem Nagelwachstum
DFS	diabetisches Fußsyndrom
DGEM	Deutsche Gesellschaft für Ernährungsmedizin
DGKH	Deutsche Gesellschaft für Krankenhaushygiene
DIW	Deutsches Institut für Wirtschaftsforschung
DM	Diabetes mellitus
DMP	Disease-Management-Programm
DN	Diabetes Nurse (engl.)
DNOAP	Diabetische neuropathische Osteoarthropathie (Charcot-Fuß)
DNQP	Deutsche Netzwerk für Qualitätsentwicklung in der Pflege
DPFK	Diabetes-Pflegefachkraft
DPP-IV	Dipeptidylpeptidase IV
DPQM	Diabetes-Pflegequalitätsmanagement
DQOL	Diiabetes Quality of Life Measure (engl.), Fragebogen zur Lebensqualitätserfassung
DSPD	Diabetes-Schwerpunktpflegedienst

EADV	Einbindung der Apotheker in die Diabetikerversorgung (Kommission zwischen Ärzten [DDG] und Apothekern [Bundesapothekerkammer, BAK])	KrpflG	Gesetz für die Berufe in der Krankenpflege
		LDL	»low-density lipoprotein« (engl.)
		MAO-Hemmer	Monoaminooxidase-Hemmer
EFQM	European Foundation for Quality Management (engl.), Europäische Gesellschaft für Qualitätssicherung	MCI	»mild cognitive impairment« (engl.), leichte kognitive Funktionseinschränkung
EKG	Elektrokardiogramm	MDK	Medizinischer Dienst der Krankenversicherung
ESC	Europäische Konsensuskonferenz	MDRD	Modification of Diet in Renal Disease (engl.)
FDA	Food and Drug Administration (in den USA), Zulassungsstelle für Lebensmittel und Medikamente	MDS	Medizinischer Dienst des Spitzenverbandes Bund der Krankenkassen e. V.
FKJ	Feinnadelkatheterjejunostomie	MMSE	Mini Mental State Examination (engl.)
FoDiAl	Fortbildung Diabetes in der Altenpflege	MNA	Mini Nutritional Assessment (engl.)
GDS	Geriatric Depression Scale (engl.), geriatrische Depressionsskala	MRSA	Methicillin-restistenter Staphylococcus aureus
GFR	glomeruläre Filtrationsrate	MRT	Magnetresonanztomogramm
GIP	gastrointestinales Polypeptid	N.	Nervus
GLP-1	»glukagon-like peptide 1« (engl.)	NaCl	Natriumchlorid
HA	Hausarzt	NaSSA	noradrenerge und spezifisch serotonerge Antidepressiva
HADS	Hospital Anxiety and Depression Scale (engl.), stationäre Angst- und Depressionsskala	NP	Neuropathie
HDL	»high density lipoprotein«	NPH	neutrales Protamin Hagedorn
HeilM-RL	Heilmittel-Richtlinie	NRW	Nordrhein-Westfalen
HMVO	Heilmittelverordnung zur podologischen Therapie	NSAR	nichtsteroidale Antirheumatika
		NSTEMI	Myokardinfarkt ohne ST-Streckenhebung
IADL	Instrumental Activity of Daily Living (engl.), instrumentelle Aktivitäten des täglichen Lebens	NW	Nebenwirkung
		NYHA	New York Heart Association
ICD	International Statistical Classification of Diseases and Related Health Problems	OAB	»overactive bladder« (engl.), überaktive Blase
		OAD	orale Antidiabetika
ICT	intensivierte konventionelle Insulintherapie	OHAT	Oral Health Assessment Tool
		OP	Operation
ICW	Initiative Chronische Wunden	PAID	Problem Areas in Diabetes (engl.)
ICN	International Council of Nursing	PAS	Pflegeabhängigkeitsskala
IE	Injektionseinheiten	pAVK	periphere arterielle Verschlusskrankheit
IFAT	Institut für Angewandte Telemedizin am Herz- und Diabeteszentrum	PCI	perkutane koronare Intervention
IFG	»impaired fasting glucose« (engl.), abnorme Nüchternblutglukose	PDCA-Zyklus	Plan-Do-Check-Act-Zyklus
		PEG	perkutane endoskopische Gastrostomie
IGT	»impaired glucose tolerance« (engl.), gestörte Glukosetoleranz	PEJ	perkutane endoskopische Jejunostomie
IIGM	Institut für Innovatives Gesundheitsmanagement GmbH	PFK	Pflegefachkraft
INR	International Normalized Ratio	PHK	Pflegehilfskraft
KBV	Kassenärztliche Bundesvereinigung	PNP	Polyneuropathie
		PodAPrV	Ausbildungs- und Prüfungsordnung für Podologinnen und Podologen
KDOQI	Kidney Disease Outcomes Quality Initiative (engl.)		
KE/KHE	Kohlenhydrateinheit	PodG	Podologengesetz
KH	Kohlenhydrate	pp	postprandial
KHK	koronare Herzkrankheit	PTA	perkutane transluminale Angioplastie
KI	Kontraindikation		

PTCA	perkutane transluminale koronare Angioplastie
QM	Qualitätsmanagement
QPR	Qualitätsprüfrichtlinien
RAAS	Renin-Angiotensin-Aldosteron-System
RCX	Ramus circumflexus
RiLiBÄK	Richtlinie der Bundesärztekammer zur Qualitätssicherung laboratoriumsmedizinischer Untersuchungen
RIVA	Ramus interventricularis anterior
RKI	Robert Koch Institut
SAE	subkortikale vaskuläre Enzephalopathie
SEA	Spritz-Ess-Abstand
SGB	Sozialgesetzbuch
SGLT2	»sodium dependent glucose transporter 2« (engl.)
SGS	strukturierte geriatrische Schulung
SIT	supplementäre Insulintherapie
SNRI	Serotonin-Noradrenalin-Wiederaufnahmehemmer
SoS	soziale Situation (Sozialfragebogen)
ssPNP	symmetrisches, sensibles Polyneuropathie-Syndrom
SSRI	selektive Serotonin-Wiederaufnahmehemmer
STEMI	Myokardinfarkt mit ST-Streckenhebung
TCC	Total Contact Cast
TFDD	Test zur Früherkennung von Demenzen mit Depressionsabgrenzung
TNF-α	Tumornekrosefaktor α
TRBA	Technische Regelungen für biologische Arbeitsstoffe
TQM	Total Quality Management
U	Unit (engl.), Einheit
VDBD	Verband der Diabetes-Beratungs- und Schulungsberufe in Deutschland
WAcert®	Wundassisstent (DGfW)
WHO	World Health Organisation (Weltgesundheitsorganisation)
WTcert®	Wundtherapeut (DGfW)
ZNS	zentrales Nervensystem
ZVD	zentralvenöser Druck
ZWM®	Zertifizierter Wundmanager (Akademie ZWM Kammerlander)

Einführung

A. Bahrmann, K. Hodeck

1.1   Diabetes in der Pflege

In Deutschland sind knapp 25 % der 70- bis 74-jährigen Menschen von Diabetes betroffen (Hader et al. 2004). Der Anteil an Diabetes-Patienten, die von ambulanten Pflegediensten oder durch Alten- und Pflegeheime betreut werden, ist sehr hoch. Aufgrund einer hohen Dunkelziffer der Diabetes-Prävalenz schwanken die Angaben jedoch stark, sie liegen zwischen 6 und 52 % (Coll-Planas 2007, Hader et al. 2004, Hauner 2000, Zeyfang 2010). Gleiches gilt für den klinischen Bereich: Jährlich werden ca. 215.000 Menschen mit der Hauptdiagnose Diabetes in die Klinik eingeliefert – vielfach höher ist die Anzahl der Patienten mit der Nebendiagnose Diabetes oder mit einem bisher nicht entdeckten Diabetes. Die geschätzte Prävalenz liegt hier bei ca. 30 %, wovon jedoch nur 12 % tatsächlich als Diagnose kodiert werden (Siegel 2011).

Trotz der hohen Betroffenheit ist über die Versorgungssituation älterer und pflegebedüftiger Diabetes-Patienten in Deutschland noch relativ wenig gesichertes Wissen vorhanden.

Diabetes-Patienten im höheren Alter, insbesondere bei schon vorhandener Pflegebedürftigkeit, sind besonders vulnerabel. Über die Hälfte der pflegebedürftigen Patienten leiden an diabetischen Folgeerkrankungen und im Mittel 6 Nebendiagnosen (Wörz 2010). Im Vergleich zu Nichtbetroffenen haben Diabetes-Patienten im höheren Alter häufiger Krankenhauseinweisungen und längere Liegezeiten (Hader et al. 2004). Durch den vorzeitigen Verlust an Muskelkraft und -funktion und den damit einhergehenden Aktivitätsmöglichkeiten ist früher mit Behinderung, Pflegebedürftigkeit und Mortalität zu rechnen (Liang-Kung 2010). Auch die Morbidität und der Medikamentenverbrauch ist bei Diabetes-Patienten im Vergleich zu Nichtbetroffenen höher (Hader et al. 2004).

Durch das komplexe Zusammenspiel der chronischen Erkrankung Diabetes mit altersbedingten Einschränkungen sowie Folge- und Begleiterkrankungen bilden ältere Menschen mit Diabetes eine heterogene Risikogruppe mit besonderem pflegerischen und therapeutischen Bedarf.

Zu nennen sind hier u. a.

- die Bewältigung von Blasenfunktionsstörungen mit Harn-/Stuhlinkontinenz und/oder Obstipation, welche zudem mit einem erhöhten Risiko für Harnwegsinfekte und Dekubiti einhergehen,
- die Vermeidung von Gewichtsverlust und die Aufrechterhaltung einer adäquaten Ernährung bei speziellen Problemen wie Schluckbeschwerden, Sondennahrung oder Demenz,
- die Sicherung von erholsamem Schlaf (z. B. bei autonomer Neuropathie mit obstruktiven schlafbezogenen Atmungsstörungen),
- ein erhöhtes Sturz- und Frakturrisiko, das ein gezieltes Training zum längeren Erhalt und Aufbau der Muskelkraft sowie zur Verbesserung der Körperhaltung und Balance erfordert,
- die Vermeidung von Druckstellen, Fußulzera und einem diabetischen Fußsyndrom,
- die Verhinderung wiederkehrender Haut-, Lungen- und Harnwegsinfekte speziell bei nicht optimal eingestelltem Blutzucker,

um nur einige der vielen diabetesassoziierten Pflegeprobleme zu benennen.

Der reale Pflegebedarf wird oft aufgrund von Kommunikationsstörungen – wie z. B. eine verwirrte, inkohärente Sprache oder gar ein Verlust der Sprechfähigkeit (Gadsby et al. 2011) – nicht bemerkt oder unterschätzt.

Aufgrund der Multimorbidität müssen Diabetes-Patienten im höheren Alter oft mehrere Medikamente einnehmen, was das Risiko für unerwünschte Nebenwirkungen birgt und eine regelmäßige Überprüfung der Medikation und des Monitorings der Nieren- und Leberfunktionen verlangt (Sinclair u. Aspray 2009). Auch sind ein erhöhtes Hypoglykämierisiko bei spezifischen Medikamenten – insbesondere im Zusammenhang mit Mangelernährung, kognitiven Einschränkungen, anorexischen Konditionen bei bösartigen Tumoren oder Infektionen – sowie eine geringe Wahrnehmungsfähigkeit des Betroffenen für Symptome der Hypoglykämie zu berücksichtigen (Sinclair u. Aspray 2009).

Bei Pflegeheimbewohnern mit Diabetes zeigen sich nach einer Studie von 2010 ein schlechterer

Ernährungszustand, höhere Gebrechlichkeit, häufigere Depressionen, schlechtere kognitive Fähigkeiten und ein geringeres Diabeteswissen als bei Diabetes-Patienten in anderen Versorgungsformen (Bahrmann 2010).

Die pflegerische Betreuung von Diabetes-Patienten geht damit über das reine Management von Entgleisungen und Komplikationen hinaus. Da bei vielen Pflegebedürftigen der Diabetes trotz Betroffenheit nicht bekannt ist (Dunkelziffer), wird auch der damit einhergehende Pflege- und Versorgungsbedarf nicht berücksichtigt.

Die enorme Morbidität und Behinderung pflegebedürftiger Diabetes-Patienten in der ambulanten oder stationären Langzeitpflege bedeutet viele komplexe und herausfordernde Probleme für alle Beteiligten der Betreuung dieser Patientengruppe (Sinclair u. Aspray 2009).

So sollte in der Pflege z. B. bekannt sein, dass die Symptomatik des Diabetes im Alter von der bei jüngeren Diabetes-Patienten abweichen kann und sich eher in typischen diabetischen Alterserscheinungen – wie u. a. schmerzhaften Störungen der Gelenke, Kachexie oder Abnahme der Muskelmasse – äußert (Hader et al. 2004).

Erschwerend kommt im pflegerischen Alltag oft hinzu, dass zu wenige Informationen zur Erkrankungsschwere vorhanden sind bzw. unter den verschiedenen Versorgungspartnern ausgetauscht werden.

Aus den wenigen deutschen Studien ist bekannt, dass beispielsweise nur für 14–19 % der betreuten Diabetes-Patienten in Pflegeeinrichtungen ein HbA_{1c}-Wert zur Verfügung stand. Nur in Pflegeeinrichtungen, die über eine spezialisierte Diabetes-Pflegefachkraft verfügten, lag der Anteil mit 44 % deutlich darüber (Wörz 2010, Zeyfang 2010).

Bei den Diabetes-Patienten, bei denen ein aktueller HbA_{1c}-Wert vorlag, zeigte sich, dass nur ein Fünftel (23 %) den Zielbereich von 7–8 % erreichten, 14 % lagen mit Werten <6 % in einem Bereich mit erhöhtem Risiko für Akutkomplikationen, und ein Drittel (32 %) zeigten mit Werten >8 % Hyperglykämiesymptome, etwa Kraftlosigkeit, Müdigkeit, Konzentrationsschwäche und verstärkter Inkontinenz. Die Lebensqualität ist bei diesen Patienten vermindert (Bahrmann 2010).

1.2 Versorgungsbedarf

Mit zunehmendem Alter führen alters- und krankheitsbedingte Veränderungen zu verschiedenen Graden reduzierter Unabhängigkeit. Ältere Menschen mit Diabetes benötigen je nach Grad ihrer individuellen Einschränkungen und Situation (Akutkrankenhaus, Reha, ambulante Betreuung oder Heim) auf ihren speziellen Bedarf zugeschnittene professionelle Unterstützung. Diese kann eine zeitlich begrenzte Betreuung in Akutsituationen (Klinik) mit oder ohne Nachsorge (Reha) ebenso umfassen wie einen temporären Bedarf an Begleitung und Beratung im täglichen Diabetes-Selbstmanagement bei weitestgehend autonomen älteren Diabetes-Patienten (Go Gos), verschiedene Grade an Unterstützung und Übernahme des Diabetes-Managements bei unterschiedlich teilautonomen Menschen mit Diabetes (Slow Gos) bis hin zur vollständigen Übernahme des Diabetes-Managements bei voll auf Fremdhilfe angewiesenen Diabetes-Patienten (No Gos).

Schulung und Anleitung stellen auch bei geriatrischen Diabetes-Patienten eine wesentliche Säule der Diabetes-Therapie dar und fördern den Erhalt größtmöglicher Selbstversorgungsfähigkeit. Jedoch haben nur 12 % der geriatrischen Patienten mit Diabetes jemals eine strukturierte Schulung erhalten (Bahrmann 2010). Hier zeigt sich noch ein deutlicher Handlungsbedarf. Adäquate Schulung älterer, auch kognitiv eingeschränkter Diabetes-Patienten mit geeigneten Programmen (wie z. B. SGS) sind nach wie vor unterrepräsentiert (Zeyfang 2012), obwohl vorhandenes Diabeteswissen positiv mit Therapiezufriedenheit korreliert. Zudem fördert eine strukturierte Diabetes-Schulung Selbstmanagementkompetenzen, verbessert die Stoffwechselsituation und trägt effektiv zur Vermeidung von Hypoglykämien bei (Bahrmann 2010).

Zusammenfassend kann gesagt werden, dass pflegebedürftige Diabetes-Patienten signifikante Grade an Behinderung und Pflegebedarf aufweisen. Sie befinden sich mehrheitlich in der Endphase ihres Lebens, wo unerwünschte Einschränkungen der Lebensqualität vermieden und ein überlegter Rückzug an Behandlung zu realisieren ist. Dabei ist zu beachten (Gadsby et al. 2011):

❯ Aber kein Rückzug an Pflege!

Im Zentrum der Bemühungen sollte die Qualität der verbleibenden Lebenszeit stehen (die durch therapeutische Nebenwirkungen beeinträchtigt werden kann) (Gadsby et al. 2011).

Bislang findet hierfür noch zu wenig aktive Kooperation der Versorgungspartner im Bereich Diabetes statt: Die Mehrheit der pflegebedürftigen Menschen mit Diabetes wird über Haus- oder Allgemeinärzte versorgt (ambulante Pflege 71 %, Alten- bzw. Pflegeheime 88 %). Eine Zusatzbetreuung durch Diabetologen gibt es am Beispiel von Pflegeheimen im Raum Stuttgart nur bei ca. 5 % der Betroffenen. In derselben Studie zeigte sich, dass die ambulant betreuten Pflegebedürftigen mit Diabetes einen besseren Zugang zu diabetologischer Fachkompetenz hatten. 23 % wurden zusätzlich durch einen Diabetologen betreut, was möglicherweise auch auf das starke Engagement in diesen Einrichtungen zurückzuführen ist, die alle mindestens eine Diabetes-Pflegefachkraft beschäftigten (Zeyfang 2010).

Zu den Hauptproblemen in der Pflege von Menschen mit Diabetes gehört die unzureichende Einbeziehung in Diabetes-Versorgungsnetze sowie die oft nicht ausreichende Diabetesqualifikation beim Pflegepersonal (Sinclair u. Aspray 2009). Auch unter schwierigen Rahmenbedingungen (u. a. wachsender Anteil nichtqualifizierten Pflegehilfspersonals, zu wenig Zeit, Material und Hilfsmittel) sollte die Versorgung dieser fragilen Patientengruppe durch angemessene Vorgaben und reibungslose Abläufe sichergestellt werden.

❯ Es sollte zum Standard in der Versorgung pflegebedürftiger Diabetes-Patienten gehören, ihren Zugang zu Spezialisten proaktiv sicherzustellen, also bevor eine Komplikation dies unumgänglich macht.

Zu guter Letzt brauchen Pflegende eine gute Ausbildung und kontinuierliche Auffrischung in diabetologischem Wissen mit pflegerischer Relevanz.

1.3   Internationale Situation

International hat das Thema schon einen höheren Stellenwert als bislang in Deutschland (Dunning 2005). Es gibt weltweit verschiedene Standards in der Diabetes-Versorgung, so z. B. in Australien für gesunde Ältere (noch nicht für Pflegebedürftige) oder in den USA für Ältere und Gebrechliche. Die mit am umfangsreichsten erarbeitete Richtlinie wurde von der European Diabetes Working Party for Older People verfasst (aktuelle Fassung von 2011). Die Guidelines beziehen sich speziell auf das Diabetes-Management in Pflegeheimen. Sinclair und Aspray (2009) fordern in Großbritannien die Verbesserung der Pflege von Diabetes-Patienten in Pflegeeinrichtungen durch die Implementierung evidenzbasierter Richtlinien und politischen Druck.

Deutschland steckt hier noch in den Kinderschuhen. Mit diesem Lehrbuch soll ein Beitrag dazu geleistet werden, die Versorgung älterer und pflegebedürftiger Diabetes-Patienten zu verbessern und Pflegekräften eine Hilfe für ihre tägliche Arbeit mit den Betroffenen an die Hand zu geben.

> **Hinweis:** Aufgrund von Rundungsungenauigkeiten kann es zu geringen Abweichungen bei den nach Maßeinheiten umgerechneten Angaben kommen.

Literatur

Aspray TJ, Nesbit K, Cassidy TP, et al. (2006) Diabetes in British nursing and residential homes: a pragmatic screening study. Diab Care 29: 707–708

Bahrmann A, Abel AI, Specht-Leible N, et al. (2010) Behandlungsqualität bei geriatrischen Patienten mit Diabetes mellitus in verschiedenen häuslichen Versorgungsstrukturen, Z Gerontol Geriat 43: 386–392

Coll-Planas L, Bergmann A, Schwarz P, et al. (2007) Vergleich der Versorgungsqualität älterer Diabetiker durch ambulante Pflegedienste im häuslichen Bereich mit der im stationären Bereich in Pflegeheimen in Dresden. ZaeFQ 101: 623–629

Dunning T (2005) Manageing Diabetes in Older People. In: Dunning T (ed) Nursing Care of Older People with Diabetes, Kap. 2. Blackwell, Oxford

Gadsby R, Barker P, Sinclair A (2011) People living with diabetes resident in nursing homes–assessing levels of disability and nursing needs, Diabet Med 28: 778–780

Hader C, Beischer W, Braun A, et al. (2004) Diagnostik, Therapie und Verlaufskontrolle des Diabetes mellitus im Alter. Evidenzbasierte Leitlinie, Diabetes und Stoffwechsel 13/2004. ▶ www.deutsche-diabetes-gesellschaft.de/fileadmin/Redakteur/Leitlinien/Evidenzbasierte_Leitlinien/ EBL_Alter_2004.pdf (letzter Zugriff 29.07.2013)

Hauner H, Kurnaz AA, Groschopp C, et al. (2000) Versorgung von Diabetikern in stationären Pflegeeinrichtungen des Kreises Heinsberg, Med Klin 95: 608–612

Liang-Kung Chen, Yi-Ming Chen, Ming-Hsien Lin, et al. (2010) Care of elderly patients with diabetes mellitus: A focus on frailty. Ageing Res Rev 9S: 18–22

Siegel E (2011) Diabetesversorgung im Krankenhaus. Diabetologe 7: 471

Sinclair AJ, Aspray T (2009) Diabetes in Care Homes. In: Sinclair AJ (ed) Diabetes in Old Age, 3rd ed. Wiley-Blackwell, Chichester (UK)

Sinclair AJ, Paolisso G, Castro M, et al. (2011) European Diabetes Working Party for Older People 2011 – Clinical Guidelines for Type 2 Diabetes Mellitus. Executive Summery. Diabetes Metab 37: S27–S38

Wörz E, Bahrmann A, Hölscher E, et al. (2010) Behandlungsqualität und Inzidenz schwerer Hypoglykämien bei geriatrischen Patienten mit Diabetes mellitus im Pflegeheim. Diabetol Stoffwechs 5: P_196

Zeyfang A, Dippel FW, Bahrmann A, et al. (2010) Aktuelle Versorgungssituation und Ressourcenbedarf bei insulinpflichtigen Typ-2-Diabetikern in ambulanter und stationärer Pflege: Ergebnisse der LIVE-GERI Studie. Diabetologie 5: 293–300

Zeyfang A, Holl R, Patzelt-Bath AE, et al. (2012) Versorgungsstudie zur Erstinsulinisierung geriatrischer Diabetiker im ambulanten Sektor (VEGAS) belegt Bedeutung geriatrischer Syndrome. Diabetol Stoffwechs 7: P_16

Diabetologie für die Pflege

A. Bahrmann, K. Hodeck, A. Zeyfang, T. Neumann, P. Bahrmann, H. Rittger,
S. Achenbach, S. Wunderlich, M. Blum, R. Schiel, G. Stein, A. Risse,
J. Dissemond, A. Ratzmann, J. Fanghänel

2.1   Diabetes mellitus im höheren Alter

A. Bahrmann

2.1.1   Definition und Klassifikation des Diabetes mellitus

> **Diabetes mellitus**
>
> Diabetes mellitus ist eine Stoffwechselerkrankung, deren Leitbefund die chronische Hyperglykämie ist. Man unterscheidet zwei Hauptformen: Typ-1- und Typ-2-Diabetes.

Die chronische Hyperglykämie und andere damit verbundene Störungen des metabolischen Stoffwechsels bei Diabetes führen über einen längeren Zeitraum zu spezifischen Folgeerkrankungen und Symptomen, welche sich besonders als Veränderungen der kleinen Gefäße (Mikroangiopathie) an Nieren, Augen und Nerven sowie an Herz und größeren Blutgefäßen (Makroangiopathie) manifestieren. Gemäß der Klassifikation der Weltgesundheitsorganisation (WHO) und der Deutschen Diabetes Gesellschaft (Kerner u. Brückel 2012) werden verschiedene Diabetes-mellitus-Typen unterschieden (◘ Tab. 2.1).

Der Typ-1-Diabetes (früher auch jugendlicher Diabetes genannt) ist durch einen absoluten Insulinmangel gekennzeichnet. Ursächlich hierfür ist eine immunologische Zerstörung der insulinproduzierenden β-Zellen der Bauchspeicheldrüse (Pankreas). Fehlt Insulin im Körper, kann eine Körperzelle Glukose nicht mehr aufnehmen. Da bei manifestem Typ-1-Diabetes die körpereigene Insulinproduktion vollständig fehlt, ist der Stoffwechsel labil. Ein Mensch mit Typ-1-Diabetes bedarf somit einer lebenslangen Insulintherapie. Der Typ-1-Diabetes tritt meist vor dem 40. Lebensjahr auf. Im hohen Lebensalter ist der Typ-1-Diabetes eher selten.

Der Typ-2-Diabetes (früher auch Altersdiabetes genannt) tritt meist erst im höheren Lebensalter auf. Zu Beginn produziert der Körper noch ausreichend Insulin, jedoch lässt die Insulinwirkung an den Verbraucherzellen nach (Insulinresistenz). Später produziert auch die Bauchspeicheldrüse nicht mehr genügend Insulin und ein relativer Insulinmangel besteht, d. h. dem Körper steht nicht mehr so viel Insulin zur Verfügung, wie zur Verstoffwechslung der Glukose benötigt wird. Risikofaktoren für das Auftreten eines Typ-2-Diabetes sind Übergewicht, Rauchen, Hypertonie, positive Familienanamnese, Fehlernährung, Bewegungsmangel und höheres Lebensalter. Relevante Unterschiede zwischen Typ-1- und Typ-2-Diabetes sind in ◘ Tab. 2.2 dargestellt.

Auch Medikamente, Erkrankungen des Pankreas, genetische Defekte der Insulinwirkung oder der β-Zellen des Pankreas können einen Diabetes auslösen. Eine weitere Form ist der in der Schwangerschaft auftretende Gestationsdiabetes.

2.1.2   Epidemiologie

Im Jahr 2012 geht die Deutsche Diabetes Gesellschaft von mehr als 10 Millionen Menschen mit Diabetes mellitus in Deutschland aus, davon sind ca. $\frac{2}{3}$ älter als 65 Jahre (Zeyfang et al. 2012). Diabetes mellitus ist eine klassische Alterserkrankung mit einer Prävalenz von knapp 20 % in der Altersgruppe der 75- bis 80-Jährigen. Aufgrund der Zunahme der Lebenserwartung sowie der Inzidenz des Diabetes ist damit zu rechnen, dass die Prävalenz des Diabetes im Alter zukünftig drastisch ansteigen wird (Bahrmann et al. 2012). Während aktuell 4 % der Frauen und 10 % der Männer zwischen 40 und 59 Jahren an Diabetes erkrankt sind, steigt der Anteil bei den über 60-jährigen Frauen auf 18 %, bei den Männern dieser Altersgruppe auf 28 %. Die vermutete Dunkelziffer des Diabetes ist dabei erschreckend hoch (Rathmann et al. 2003). Entsprechend der KORA-Studie (Rathmann et al. 2009) kommt auf jeden Menschen mit bekanntem Diabetes (8,7 %) im Alter zwischen 55 und 74 Jahren ein bisher nicht diagnostizierter Fall von Diabetes mellitus hinzu. Nicht eingeschlossen sind Menschen mit gestörter Glukosetoleranz (Impaired Glucose Tolerance, IGT) oder abnormen Nüchternplasmaglukosewerten (Impaired Fasting Glucose, IFG) mit ca. 16 %. Bezieht man die IGT und IFG in die Berechnungen mit ein, weisen fast

◼ **Tab. 2.1** Formen des Diabetes mellitus

Typ 1	β-Zellzerstörung im Pankreas, die zu einem absoluten Insulinmangel führt (autoimmuner Diabetes)
	Auch der LADA-Diabetes (»latent autoimmune diabetes in adults«) wird dem Typ-1-Diabetes zugeordnet
	Ca.5 % der Fälle
Typ 2	Periphere Insulinresistenz mit relativem Insulinmangel sowie sekretorischer Defekt im Pankreas
	Ca. 93–95 % der Fälle
Typ 3 (Andere spezifische Diabetes-Typen)	Endokrinopathien (z. B. Cushing-Syndrom)
	Erkrankungen des Pankreas, z. B. Entzündungen (Pankreatitis)
	Medikamentös oder chemisch ausgelöst, z. B. durch Glukokortikoide
	Genetische Defekte der Insulinwirkung oder β-Zellfunktion
	Infektionen
Typ 4	Gestationsdiabetes

40 % aller Menschen in dieser Altersklasse (55–74 Jahre) eine Glukosestoffwechselstörung auf.

❯ In Pflegeeinrichtungen liegt die Prävalenz des Typ-2-Diabetes derzeit bei über 25 %, wobei etwa jeder zweite der in Pflegeheimen betreuten Patienten mit Diabetes eine Insulintherapie benötigt (Bahrmann et al. 2010).

2.1.3 Diagnostik des Prädiabetes und Diabetes

Fallbeispiel

Die 82-jährige Frau Else Braun stellt sich wegen Abgeschlagenheit und zunehmenden Wasserlassen beim Hausarzt vor. Ihr Körpergewicht beträgt 75 kg bei einer Größe von 1,62 m, entsprechend einem Body-Mass-Index von 28,6 kg/m^2. Seit einigen Jahren leidet sie an Herzinsuffizienz, arteriel-

◼ **Tab. 2.2** Unterschiede zwischen Typ-1- und Typ-2-Diabetes

	Diabetes mellitus Typ 1	Diabetes mellitus Typ 2
Beginn	Meist Kindes-, Jugend- und junges Erwachsenenalter	Meist mittleres und älteres Erwachsenenalter
Auftreten und Fortschreiten	Akut, relativ rasches Fortschreiten bis hin zum absoluten Insulinmangel	Schleichend, über relativen Insulinmangel langsam fortschreitend bis zum absoluten Insulinmangel
Ursache	Zerstörung der β-Zellen im Pankreas, autoimmuner Prozess	Unterschiedlich schwer ausgeprägte Störungen der Insulinwirkung (Insulinresistenz) und der Insulinsekretion aus dem Pankreas
Körpergewicht	Meist normalgewichtig	Meist übergewichtig
Ketoseneigung	Ausgeprägt	Fehlend oder nur gering
Vererbung	Gering	Hoch
Stoffwechsel	Labil	Stabil
Symptome	Polydipsie (verstärktes Durstgefühl), Polyurie (vermehrtes Wasserlassen), Gewichtsverlust, Müdigkeit, Ketoazidose	Häufig keine oder unspezifische Beschwerden, es kommt seltener zu schweren Stoffwechselentgleisungen, aber häufiger zu schweren Veränderungen der großen und kleinen Gefäße (Makro- und Mikroangiopathien) sowie Neuropathien

ler Hypertonie sowie an Arthrose. Der Nüchternblutglukosewert liegt mit 86 mg/dl (4,8 mmol/l) im Normbereich. Der HbA$_{1c}$-Wert beträgt 9,8 % (83,6 mmol/mol).

◘ Tab. 2.3   Diagnose eines Prädiabetes

Test	Form des Prädiabetes	Diagnosekriterien
Oraler Glukosetoleranztest (75 g) (75-g-oGTT)	Gestörte Glukosetoleranz (Impaired Glucose Tolerance, IGT)	Nüchternblutglukose: <126 mg/dl bzw. 7,0 mmol/l
		2-h-Blutglukosewert: 140–199 mg/dl bzw. ≥7,8–11,0 mmol/l
	Abnorme Nüchternglukose (Impaired Fasting Glucose, IFG)	Nüchternblutglukose erhöht: 100–125 mg/dl bzw. 5,6–6,9 mmol/l
		2-h-Blutglukosewert: <140 mg/dl bzw. <7,8 mmol/l,

Hinweis: Für kapilläre Blutglukosemessungen und Messungen aus venösem Vollblut gelten geringfügig andere Referenzbereiche.

❓ Leitfragen

1. Liegt bei Frau Braun ein Prädiabetes oder ein manifester Diabetes mellitus vor?
2. Muss ein oraler Glukosetoleranztest (75 g) durchgeführt werden, um die Verdachtsdiagnose zu bestätigen?

Die Diagnosestellung eines Prädiabetes geschieht über einen oralen Glukosetoleranztest (◘ Tab. 2.3) zur Diagnostik eines manifesten Diabetes mellitus gibt es verschiedene Verfahren (s. unten).

▪ **Diagnose eines Diabetes mellitus**

Die Diagnosestellung einer diabetischen Stoffwechsellage kann auch im Alter entweder über einen oralen Glukosetoleranztest, durch Bestimmung des Nüchtern- oder des Gelegenheitsblutglukosewertes sowie neuerdings auch über den HbA_{1c}-Wert erfolgen (◘ Tab. 2.4) (Kerner u. Brückel 2012). Eine genaue Beschreibung des HbA_{1c}-Wertes erfolgt in ▶ Kap. 4.2.3. Liegt der HbA_{1c}-Wert über 6,5 % (48 mmol/mol), kann somit ein Diabetes mellitus bereits diagnostiziert werden, ohne dass ein oraler Glukosetoleranztest mit 75 g Glukose (75-g-oGTT) durchgeführt werden muss. Allerdings kann bei

schweren Nieren- oder Leberfunktionsstörungen oder in der Anfangsphase eines Diabetes der HbA_{1c}-Wert niedrig sein, obwohl bereits ein Diabetes mellitus vorliegt. Ein niedriger HbA_{1c}-Wert schließt somit einen Diabetes nicht aus. Für den sehr seltenen Fall des Auftretens eines Typ-1-Diabetes nach dem 65. Lebensjahr kann noch eine zusätzliche Bestimmung spezieller Autoantikörper (z. B. GAD-, Inselzell- oder Insulinantikörper) hilfreich sein.

Die Progressionsrate von einem Prädiabetes zu einem manifesten Diabetes mellitus liegt bei 2–5 % pro Jahr. Bei vielen Patienten findet sich aber auch eine Normalisierung der Glukosewerte bei Kontrolluntersuchungen.

2.2   Der geriatrische Patient

2.2.1   Definition des geriatrischen Patienten

A. Bahrmann

Alter und Altersbilder – wann ist man eigentlich alt?

Nach der Weltgesundheitsorganisation WHO gilt als alt, wer das 65. Lebensjahr vollendet hat. Ab dem 90. Lebensjahr spricht man von hochbetagten, ab dem 100. Lebensjahr von langlebigen Menschen. Altern ist jedoch ein individueller Prozess, und alt bedeutet nicht gleich krank. Alte Menschen sind also nicht gleich alte oder geriatrische Patienten. Altersbilder werden sowohl von der Gesellschaft als auch vom medizinischen Fortschritt geprägt und unterliegen einem ständigen Wandel. Während Casanova bereits mit 49 Jahren in seinen Memoiren das Glück als einen erklärten Feind des Alters beschreibt, wurde der 60-jährige Mick Jagger von den Rolling Stones bei seiner Tournee 2006 durch einen Geriater betreut, da dieser sich so gut mit den im Alter zunehmenden Stürzen auskenne (Sieber 2007).

In der Altersmedizin (Geriatrie) versteht man unter einem geriatrischen Patienten einen biologisch älteren Menschen (70 Jahre oder älter), der durch altersbedingte Funktionseinschränkungen bei auftretenden Erkrankungen akut gefährdet ist und der zur Multimorbidität neigt. Generell werden auch alle über 80-Jährigen den geriatrischen

Tab. 2.4 Diagnostik des Diabetes mellitus nach den Leitlinien der Deutschen Diabetes Gesellschaft. (Kerner u. Brückel 2012)

Test	Durchführung	Blutglukosegrenzwerte für die Diagnose eines Diabetes mellitus (venöse Plasmaglukose)
Oraler Glukosetoleranztest (75 g) (75-g-oGTT)	Nüchterngabe von 75 g Glukose bei normalem Nüchternblutglukosewert, Messung des Blutglukosespiegels nach 2 h	≥200 mg/dl bzw. ≥11,1 mmol/l
Bestimmung des Nüchternblutglukosewertes	Mindestens zweimalige Bestimmung der Nüchternblutglukosewerte	≥126 mg/dl bzw. ≥7,0 mmol/l
Bestimmung des Gelegenheitsblutglukosewertes	Mehrfache Bestimmung eines Gelegenheitsblutglukosewertes bei diabetestypischen Symptomen wie z. B. Gewichtsverlust, verstärktes Durstgefühl (Polydipsie) oder Wasserlassen (Polyurie)	≥200 mg/dl bzw. ≥11,1 mmol/l
Bestimmung des HbA_{1c}-Wertes	Einmalige Bestimmung des glykosilierten HbA_{1c}-Wertes	≥6,5 % bzw. ≥48 mmol/mol

Hinweis: Für kapilläre Blutglukosemessungen und Messungen aus venösem Vollblut gelten geringfügig andere Referenzbereiche.

Patienten zugeordnet, da sie eine höhere Anfälligkeit gegenüber Funktionseinschränkungen und akuten Erkrankungen haben (DGG 2012, Zeyfang et al. 2012). Es besteht somit bei einem geriatrischen Patienten immer ein besonderer Handlungsbedarf, sei es rehabilitativer, somatopsychischer oder psychosozialer Art.

> **Geriatrischer Patient**
>
> Der geriatrische Patient ist definiert durch Multimorbidität und meist ein biologisch hohes Lebensalter (70 Jahre oder älter) oder generell durch ein Alter über 80 Jahre, da diese Altersgruppe für alterstypische Funktionseinschränkungen und Komplikationen prädestiniert ist.

Im Einzelnen sind geriatrische Patienten definiert durch:

- Geriatrietypische Multimorbidität
- Höheres Lebensalter (70 Jahre oder älter)

Oder durch:

- Alter ≥80 Jahre
- Alterstypisch erhöhte Vulnerabilität (»Frailty«, Gefahr des Auftretens von Komplikationen und Folgeerkrankungen, Gefahr der Chronifizierung sowie des erhöhten Risikos von Verlust der Autonomie mit Verschlechterung des Selbsthilfestatus)

Die geriatrietypische Multimorbidität beinhaltet dabei auch funktionelle Störungen wie z. B. Sturzgefahr, dabei ist das kalendarische Alter zu berücksichtigen.

Funktionseinschränkungen des geriatrischen Patienten

Zur geriatrietypischen Multimorbidität gehören Funktionseinschränkungen wie Schwindel, Sturzneigung, Immobilität, kognitive Störungen, Harninkontinenz, Dekubitalulzera (Wundgeschwüre durch Druckbelastung oder Liegen), Fehl- und Mangelernährung, chronische Schmerzen, Seh- und Hörstörungen, Polypharmazie oder Gebrechlichkeit (»Frailty«) (Bahrmann et al. 2012). Zur Identifizierung von geriatrischen Patienten und Fokussierung auf relevante Probleme wird ein sogenanntes geriatrisches Assessment durchgeführt (▶ Abschn. 2.2.2).

Je nach Ausmaß der funktionellen Defizite, Begleiterkrankungen und individuellen Kompensa-

2

◻ **Tab. 2.5** Funktionelle Einteilung älterer Menschen mit Diabetes mellitus. (Wernecke et al. 2012)

	Motorisch-funktioneller Zustand	Bezeichnung	
1.	Mobil – gut	Go Go	Nichtgeriatrisch
2.	Gehandicapt – eingeschränkt	Slow Go	Geriatrisch
3.	Immobil – extrem eingeschränkt	No Go	

tionsmöglichkeiten unterscheidet man ältere Menschen mit Diabetes und gutem funktionellen Status (Go Go), eingeschränktem funktionellen Status (Slow Go) sowie extrem eingeschränkten funktionellen Status (No Go, ◻ Tab. 2.5).

2.2.2 Das geriatrische Assessment

A. Bahrmann, K. Hodeck

Fallbeispiel
Die 78-jährige Frau Müller leidet unter Diabetes und peripherer Polyneuropathie. Sie berichtet, beim nächtlichen Toilettengang gestürzt zu sein. Sie stolpere des Öfteren. Sie klagt über gelegentlichen leichten Schwindel, Ohnmacht wird verneint. In der Vorgeschichte sind eine Gonarthrose mit ausgeprägter Schmerzsymptomatik sowie ein Bluthochdruck bekannt. Auf Nachfrage berichtet Frau Müller von einer zunehmenden Harninkontinenz. Der tägliche Haushalt falle ihr schwer. Beim Einkaufen vergesse sie manchmal einige Lebensmittel, die sie besorgen wollte. Frau Müller ist sehr schlank. Mit einer Gehhilfe ist sie auch außer Haus noch mobil. An Medikamenten nimmt sie Amaryl, Delix, Torem, Valoron Tropfen und Pantozol ein. Der Pflegedienst kommt einmal täglich, um die Tabletten zu stellen.

? **Leitfragen**
1. Ist Erika Müller eine geriatrische Patientin?
2. Was ist unter einem geriatrischen Assessment zu verstehen, und welche Ebenen werden damit überprüft?

3. Welche Problemfelder können bei Erika Müller entdeckt werden, und welche weiteren Schritte sollten veranlasst werden?

Was ist ein geriatrisches Assessment?
Zur Identifizierung von geriatrischen Patienten und Erkennung alltagsrelevanter Probleme wird ein sogenanntes geriatrisches Assessment durchgeführt.

┌─ **Geriatrisches Assessment** ──────────

Ein geriatrisches Assessment ist ein standardisiertes Verfahren, das mittels verschiedener Erhebungsinstrumente der Feststellung der Selbsthilfefähigkeit dient sowie außerdem der Ernährung, des Sozialstatus, der Mobilität und der kognitiven Leistungsfähigkeit.

Eine speziellere, bedarfsorientierte Diagnostik kann z. B. im Falle von Schluckstörungen, Schmerzen oder Sprachstörungen ergänzt werden. Das genaue Hinschauen ist die wichtigste diagnostische Maßnahme zur Identifizierung von alterstypischen Problemen.

Das geriatrische Assessment ist quasi das Stethoskop des Altersmediziners (Geriaters) oder der die Pflege durchführenden Person. Der Sinn eines geriatrischen Assessments ist nicht nur, Probleme zu erkennen, sondern auch entsprechende Konsequenzen aus den Ergebnissen zu ziehen. Das geriatrische Assessment hilft damit, Einweisungen ins Pflegeheim zu verzögern (Stuck et al. 1993). Es sollte immer einzeln in einer ruhigen Atmosphäre und nicht unbedingt am Aufnahmetag ins Krankenhaus/Pflegeheim oder beim Erstkontakt durchgeführt werden, damit dem Betroffenen genügend Zeit für Orientierung und Eingewöhnung bleibt (idealerweise z. B. am 2.–3. Tag nach Aufnahme).

Auswahl relevanter Testverfahren

Geriatrische Assessments zum Download
Die geriatrischen Assessments mit detaillierten Handlungsanweisungen und Auswertungsskalen finden Sie unter:

◨ Tab. 2.6 Übersicht Screeningtools des geriatrischen Assessments

Problembe-reich	Mögliche Screeningtools	Empfohlener Erhebungsrhythmus
Pflegebedürf-tigkeit	z. B. Bartel-Index, Instrumental Activity of Daily Living (IADL), Pflegeabhängigkeitsskala (PAS)	Anamnese bei Verdacht
Kognition	z. B. Mini Mental State Examination (MMSE)[1], Uhrentest nach Watson[1], Dem Tect[1], Reisberg-Skala[1], Geldzähltest nach Nikolaus[1], Confusion Assessment Method (CAM)[1]	Anamnese 1× jährlich
Depression	z. B. Geriatric Depression Scale (GDS)[1], Hospital Anxiety and Depression Scale (HADS)[1], Problem Areas in Diabetes (PAID)	Anamnese bei Verdacht
Malnutrition	z. B. Mini Nutritional Assessment (MNA)[1], Ernährungsprotokoll[1]	Anamnese bei Verdacht
Mobilität	z. B. Timed-Up-and-Go-Test[1], Tinetti-Test[1], Semitandemstand	Anamnese bei Verdacht
Handling	z. B. Fähigkeitstest zur selbstständigen Insulininjektion (▶ Kap. 4.1.3), Geldzähltest nach Nikolaus	Anamnese bei Verdacht
Soziales Umfeld	z. B. Sozialfragebogen nach Nikolaus	Anamnese bei Verdacht

[1] Empfohlen von der Leitlinie Diabetes mellitus im Alter (DDG); Hader et al. 2004, Zeyfang et al. 2011.

> ▶ www.bethesda-stuttgart.de (unter dem Fachgebiet Klinik für Innere Medizin und Geriatrie: Downloads)
> ▶ www.iigm.de

Man unterscheidet Performance-Tests, bei denen z. B. die Funktionalität/Mobilität geprüft wird und die Betroffenen konkrete Handlungsanweisungen umsetzen müssen, von standardisierten Befragungen. Eine Auswahl von Testverfahren des geriatrischen Assessments ist in ◨ Tab. 2.6 dargestellt. Ein geriatrisches Assessment sollte alle relevanten Problembereiche erfassen (wie z. B. Kognition, Mobilität, Depressivität, soziale Situation, Pflegebedürftigkeit). Die Auswahl der Testverfahren erfolgt bedarfs- und patientenorientiert. Meist legen sich Versorgungszentren oder Praxen auf einzelne Testverfahren fest. Diese sollten möglichst immer in der gleichen Reihenfolge durchgeführt werden.

Pflegebedürftigkeit

● Barthel-Index

Der Barthel-Index erfasst grundlegende Aktivitäten des täglichen Lebens wie z. B. die Hilfsbedürftigkeit bei Nahrungsaufnahme, Körperpflege, Toiletten-

gang, Mobilität oder das Vorliegen einer Inkontinenz (◨ Tab. 2.7, Mahoney u. Barthel 1965). Neben der Erfassung und Beurteilung der Pflegebedürftigkeit im ambulanten und stationären Bereich liefert er auch wichtige Informationen zur Rehabilitationsfähigkeit. Zudem ist er bei der Beurteilung der Fallschwere der zu betreuenden Patienten relevant. Jedoch können auch bei Erreichen der Gesamtpunktzahl noch erhebliche Abhängigkeiten bestehen, wie z. B. bei der Erledigung von Finanzgeschäften oder der Haushaltsführung (Ceiling-Effekt). In diesem Falle ist es sinnvoll, einen weiteren Fragebogen wie z. B. den Fragebogen zu den instrumentellen Aktivitäten des täglichen Lebens (IADL) zu verwenden.

● Die instrumentellen Aktivitäten des täglichen Lebens (IADL, Instrumental Activities of Daily Living)

Die IADL-Skala beurteilt, ob komplexere Aufgaben des täglichen Lebens tatsächlich durch den Patienten ausgeführt werden (Lawton u. Brody 1969). Die Skala umfasst 8 Bereiche wie z. B. Haushaltstätigkeiten, Telefonieren, Medikamenteneinnahme, Benutzung öffentlicher Verkehrsmittel oder die Erledigung von Finanzgeschäften. Die Skala eignet sich vor allem zur Verlaufsbeobachtung.

Tab. 2.7 Barthel-Index nach dem Hamburger Manual. (Mahoney u. Barthel 1965)

Vorunter-suchung	Untersu-chungstag	Selbstständigkeit/Pflegebedürftigkeit
Essen		
10	10	Komplett selbstständig oder selbstständige PEG-Beschickung/-Versorgung
5	5	Hilfe bei mundgerechter Vorbereitung, aber selbstständiges Einnehmen oder Hilfe bei PEG-Beschickung/-Versorgung
0	0	Kein selbstständiges Einnehmen und keine Magensonden-/PEG-Ernährung
Aufsetzen und Umsetzen		
15	15	Komplett selbstständig aus liegender Position in (Roll-)Stuhl und zurück
10	10	Aufsicht oder geringe Hilfe (ungeschulte Laienhilfe)
5	5	Erhebliche Hilfe (geschulte Laienhilfe oder professionelle Hilfe)
0	0	Wird faktisch nicht aus dem Bett transferiert
Sich waschen		
5	5	Im Bad komplett selbstständig inkl. Zähneputzen, Rasieren und Frisieren
0	0	Erfüllt obige Voraussetzungen nicht
Toilettenbenutzung		
10	10	Auf Toilette komplett selbstständige Nutzung von Toilette oder Toilettenstuhl inkl. Spülung/Reinigung
5	5	Auf Toilette Hilfe oder Aufsicht bei Toiletten- oder Toilettenstuhlbenutzung oder deren Spülung/Reinigung erforderlich
0	0	Benutzt faktisch weder Toilette noch Toilettenstuhl
Baden/Duschen		
5	5	Selbstständiges Baden oder Duschen inkl. Ein-/Ausstieg, sich reinigen und abtrocknen
0	0	Erfüllt obige Voraussetzungen nicht
Aufstehen und Gehen		
15	15	Ohne Aufsicht oder personelle Hilfe vom Sitz in den Stand kommen und mindestens 50 m ohne Gehwagen (aber ggf. mit Hilfe von Stöcken/Gehstützen) gehen
10	10	Ohne Aufsicht oder personelle Hilfe vom Sitz in den Stand kommen und mindestens 50 m mit Hilfe eines Gehwagens gehen
5	5	Mit Laienhilfe oder Gehwagen vom Sitz in den Stand kommen und Strecken im Wohnbereich bewältigen Alternativ: im Wohnbereich komplett selbstständig im Rollstuhl
0	0	Erfüllt obige Voraussetzungen nicht
Treppensteigen		
10	10	Ohne Aufsicht oder personelle Hilfe (ggf. inkl. Stöcken/Gehstützen) mindestens ein Stockwerk hinauf- und hinuntersteigen
5	5	Mit Aufsicht oder Laienhilfe mind. ein Stockwerk hinauf- und hinuntersteigen
0	0	Erfüllt obige Voraussetzungen nicht

◼ Tab. 2.7 Fortsetzung

Voruntersuchung	Untersuchungstag	Selbstständigkeit/Pflegebedürftigkeit
An- und Auskleiden		
10	10	Zieht sich in angemessener Zeit selbstständig Tageskleidung, Schuhe (und ggf. benötigte Hilfsmittel, z. B. Antithrombosestrümpfe, Prothesen) an und aus
5	5	Kleidet mindestens den Oberkörper in angemessener Zeit selbstständig an und aus, sofern die Utensilien in greifbarer Nähe sind
0	0	Erfüllt obige Voraussetzungen nicht
Stuhlkontinenz		
10	10	Ist stuhlkontinent, ggf. selbstständig bei rektalen Abführmaßnahmen oder Anuspraeter-(AP-)Versorgung
5	5	Ist durchschnittlich nicht mehr als 1×/Woche stuhlinkontinent oder benötigt Hilfe bei rektalen Abführmaßnahmen/AP-Versorgung
0	0	Ist durchschnittlich mehr als 1×/Woche stuhlinkontinent
Harnkontinzenz		
10	10	Ist harnkontinent oder kompensiert seine Harninkontinenz/versorgt seinen Dauerkatheterkomplett selbstständig und mit Erfolg (kein Einnässen von Kleidung oder Bettwäsche)
5	5	Kompensiert seine Harninkontinenz selbstständig und mit überwiegendem Erfolg (durchschnittlich nicht mehr als 1×/Tag Einnässen von Kleidung oder Bettwäsche) oder benötigt Hilfe bei der Versorgung seines Harnkathetersystems
0	0	Ist durchschnittlich mehr als 1×/Tag harninkontinent
		Summe
		Handzeichen

Merkfähigkeit/Kognition

- Mini Mental State E.xamination (MMSE)

Der MMSE ist das am häufigsten eingesetzte Screeningverfahren für Hirnleistungsstörungen (Folstein et al. 1975). Er prüft Orientiertheit, Aufmerksamkeit, Gedächtnis, visuell-konstruktive Fähigkeiten sowie Lesen und Schreiben. Bei der Durchführung sollte auf ausreichende Seh- und Hörfähigkeit geachtet werden (Brille, Hörgeräte). Insgesamt können maximal 30 Punkte erreicht werden (Auswertung: 24–30 Punkte – wahrscheinlich keine Demenz, 18–23 Punkte – leichte kognitive Störung wahrscheinlich, <18 Punkte – schwere kognitive Störung wahrscheinlich).

❯ Cave: Die Referenzbereiche werden aktuell angepasst, sodass nach neuer Definition schon bei 26 Punkten und weniger von einer Kognitionsstörung auszugehen ist. Der MMSE allein kann nicht die Diagnose einer Demenz stellen.

- Uhrentest nach Watson

Der Uhrentest (Clock-Completion-Test) ist sehr einfach durchzuführen und eignet sich zur Erfassung von Hirnleistungsstörungen (Watson et al. 1993). Der Patient wird aufgefordert, die Ziffern einer Uhr in einen vorgegebenen Kreis einzuzeichnen. Dabei lassen sich bei Demenz oder Schlaganfall typische Fehlmuster erkennen (z. B. alle Ziffern

2

◘ Tab. 2.8   Geriatrische Depressionsskala (GDS)

1.	Sind Sie grundsätzlich mit Ihrem Leben zufrieden?	Ja	Nein
2.	Haben Sie viele Ihrer Aktivitäten und Interessen aufgegeben?	Ja	Nein
3.	Haben Sie das Gefühl, Ihr Leben sei unausgefüllt?	Ja	Nein
4.	Ist Ihnen oft langweilig?	Ja	Nein
5.	Sind Sie die meiste Zeit guter Laune?	Ja	Nein
6.	Haben Sie Angst, dass Ihnen etwas Schlimmes zustoßen wird?	Ja	Nein
7.	Fühlen Sie sich die meiste Zeit glücklich?	Ja	Nein
8.	Fühlen Sie sich oft hilflos?	Ja	Nein
9.	Bleiben Sie lieber zu Hause, anstatt auszugehen und Neues zu unternehmen?	Ja	Nein
10.	Glauben Sie, mehr Probleme mit dem Gedächtnis zu haben als die meisten anderen?	Ja	Nein
11.	Finden Sie, es ist schön, jetzt zu leben?	Ja	Nein
12.	Kommen Sie sich in Ihrem jetzigen Zustand ziemlich wertlos vor?	Ja	Nein
13.	Fühlen Sie sich voller Energie?	Ja	Nein
14.	Finden Sie, dass Ihre Situation hoffnungslos ist?	Ja	Nein
15.	Glauben Sie, dass es den meisten Leuten besser geht als Ihnen?	Ja	Nein
	Summe		

Auswertung: Für die Fragen 1, 5, 7, 11, 13 gibt es für die Antwort »nein«, für die übrigen Fragen für die Antwort »ja« jeweils 1 Punkt. Mehr als 6 Punkte sprechen für das Vorliegen einer depressiven Symptomatik. In diesem Falle wird eine weitere Diagnostik empfohlen.

in einer Hälfte des Kreises nach Schlaganfall). Auch Aufmerksamkeitsstörungen oder Gesichtsfeldeinschränkungen werden bei Durchführung des Testes auffällig.

Zur Auswertung: ▶ Internetlinks in der Übersicht »Geriatrische Assessments zum Download«.

- **Geldzähltest nach Nikolaus**

Der Geldzähltest nach Nikolaus ist ein alltagsbezogener Kognitionstest, der Aufmerksamkeit, Rechenfähigkeit und Feinmotorik prüft. Der Patient soll einen definierten Geldbetrag von 9,80 Euro, der sich in einem Geldbeutel befindet, zusammenzählen (folgende Geldstückelung: ein 5-Euro-Schein, eine 2-Euro Münze, zwei 1-Euro-Münzen, ein 50-Cent-Stück, drei 10-Cent-Münzen). Dabei wird die benötigte Zeit in Sekunden dokumentiert. Der Test wird nach 300 Sekunden oder 3 Fehlversuchen abgebrochen. Wenn der Test in weniger

als 46 Sekunden absolviert werden konnte, ist die Vorhersagbarkeit gut, dass ältere Menschen mit Diabetes mellitus ihre Insulintherapie selbstständig durchführen können (Zeyfang et al. 2012).

Depression
- **Geriatrische Depressionsskala (GDS)**

Die GDS hat in der Kurzfassung 15 Fragen (◘ Tab. 2.8, Yesavage et al. 1983).

Ernährung/Malnutrition
- **Mini Nutritional Assessment (MNA)**

Das MNA erfasst schnell und strukturiert den Ernährungsstatus geriatrischer Patienten (Guigoz et al. 1994). Anhand einer Vorbefragung mit 6 Fragen kann entschieden werden, ob weitere 12 Fragen für ein komplettes Screening erhoben werden müssen. Das Vorscreening umfasst Fragen zum Appetit, zum Gewichtsverlauf, zur Mobilität, zum

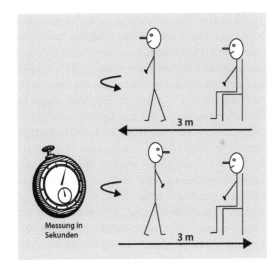

◘ Abb. 2.1   Durchführung des Timed-Up-and-Go-Tests

Vorhandensein einer Demenz/Depression und körperlichen Erkrankungen sowie den Body-Mass-Index (= Gewicht in kg geteilt durch das Quadrat der Körpergröße in m).

Zur Auswertung: <11 Punkte in der Vorbefragung bedeuten ein Risiko für eine Mangelernährung (detaillierte Auswertung ▶ Internetlinks in der Übersicht »Geriatrische Assessments zum Download«).

Performance-Tests zur Prüfung der Mobilität

■ **Timed-Up-and-Go-Test**

Der Timed-Up-and-Go-Test prüft die alltagsrelevante Mobilität (Podsiadlo u. Richardson 1991). Der Patient wird gebeten, aus einem Stuhl in üblicher Höhe (mit Armlehnen!) aufzustehen, 3 m in üblicher Gehgeschwindigkeit zu laufen und sich wieder hinzusetzen (◘ Abb. 2.1). Dabei wird die benötigte Zeit in Sekunden gemessen (Auswertung: >20 s: alltagsrelevante Funktionseinschränkung). Die Verwendung von bereits vorhandenen Gehilfen ist erlaubt.

■ **Semitandemstand**

Der Semitandemstand (modifizierter Romberg-Test) prüft Gleichgewicht und Koordination. Aus dem normalen Stand wird ein Fuß eine Fußlänge

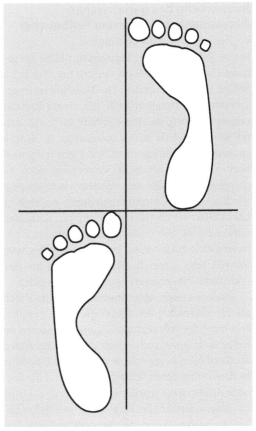

◘ Abb. 2.2   Semitandemstand

in Längsrichtung nach vorne gesetzt (bei offenen Augen, ◘ Abb. 2.2). Diese Position sollte normalerweise 10 s gehalten werden können, ansonsten liegt ein Balancedefizit vor.

Soziale Situation

■ **Sozialfragebogen nach Nikolaus**

Der Fragebogen zur sozialen Situation nach Nikolaus (SoS) ist ein umfangreicher Fragebogen zur Erfassung von sozialen Kontakten und Aktivitäten, Wohnumfeld und ökonomischen Verhältnissen (Nikolaus et al. 1994). Der Zeitaufwand für die Erhebung beträgt ca. 10–15 Minuten.

Weitere Informationen: ▶ Internetlinks in der Übersicht »Geriatrische Assessments zum Download«.

2

Auswertung des geriatrischen Assessments bei unserem Fallbeispiel

- **Antworten auf die Leitfragen**

Folgende Problemfelder konnten mit Hilfe des geriatrischen Assessments (◘ Tab. 2.9) bei Frau Erika Müller aufgedeckt werden: Die Mobilität ist eingeschränkt. Die Patientin sollte mit einem Rollator versorgt werden, da eine Gehhilfe nicht für ausreichende Stabilität beim Laufen sorgt. Im MMSE konnten moderate kognitive Störungen festgestellt werden. Da die häusliche Versorgung noch sichergestellt ist, sollte nur perspektivisch überlegt werden, ob eine Unterstützung durch Angehörige oder Hilfskräfte im Haushalt oder beim Einkaufen notwendig ist. Bei zunehmenden kognitiven Störungen kann ein betreutes Wohnen oder Pflegeheim sinnvoll sein. Generell sollte rechtzeitig an eine schriftliche Patientenverfügung gedacht werden.

Zudem besteht eine Sturzneigung, die durch die Einschränkung der Sehfähigkeit, die periphere diabetische Polyneuropathie, die Schmerzen im Kniegelenk sowie auch durch den zunehmenden Muskelabbau (Sarkopenie, ▶ Abschn. 2.4.1) bedingt ist. Die vorhandenen Sehhilfen sollten auf die korrekte Brillenstärke geprüft werden.

Eine ausreichende Versorgung mit Schmerzmedikamenten sollte sichergestellt werden, um die Mobilität nicht weiter einzuschränken und einen Teufelskreis aus Schmerzen, Muskelabbau, körperlicher Schonung, weiterem Muskelabbau, Zunahme der Sturzneigung (z. B. Toilettengang), Sturz und weitere Schmerzen sowie Sturzangst zu verhindern. Medikamente sollten vom Arzt überprüft werden: Generell sollte bei schnell wirksamen Opiaten wie Valoron-Tropfen und vorhandener Schwindelsymptomatik besser auf retardierte Tabletten umgestellt werden, um Schwindel durch die schnelle Anflutung des Medikamentes und Stürze zu vermeiden. Im Falle von Schluckstörungen sind wiederum Tropfen vorteilhaft.

Bei fortgeschrittener Arthrose kommt die Versorgung mit einer Knietotalendoprothese (TEP) in Betracht. Eine gesunde, bei Untergewicht hochkalorische Ernährung hilft, einen weiteren Kraftverlust zu vermeiden. Auch Hypoglykämien unter der Therapie mit Glimepirid (z. B. Amaryl) müssen als Ursache der Stürze und Merkfähigkeitsstörungen ausgeschlossen werden. Entwässernde Medikamente wie Torasemid (z. B. Torem) oder auch ein schlecht eingestellter Diabetes kann eine bestehende Harninkontinenz verschlechtern und das nächtliche Wasserlassen fördern. Insbesondere nachts treten bei älteren Menschen mit Sehstörung Stolperstürze auf (Türleisten, Teppiche, mögliche Barrieren beseitigen). Weitere Ursachen der Harninkontinenz sollten abgeklärt und eine bedarfsgerechte Versorgung mit Inkontinenz-Hilfsmitteln (▶ Kap. 4.3.2) eingeleitet werden. Bei multifaktorieller Sturzneigung sollte eine geriatrische Rehabilitation durch den behandelnden Arzt beantragt werden (Ziel: Krafttraining, Toilettentraining zur Verbesserung der Inkontinenz, Hilfsmittelversorgung, Neueinstellung der Medikamente, Mitbehandlung relevanter Komorbiditäten wie z. B. Schmerzen oder Depression, kognitives Training, Erhalt der Selbstversorgungsfähigkeit, Vermeidung einer Pflegeheimeinweisung).

In Zusammenschau der Ergebnisse des geriatrischen Assessments kann also bei Frau Müller von einer geriatrischen Patientin ausgegangen werden. Sie ist über 70 Jahre alt und weist neben den oben genannten Komorbiditäten sowohl moderate kognitive als auch funktionelle Defizite auf. Das geriatrische Assessment hilft somit gezielt, Problemfelder zu identifizieren und eine entsprechende Optimierung dieser Problembereiche einzuleiten.

2.3 Typische Symptome eines Diabetes

A. Bahrmann

Fallbeispiel 1: Katharina Veihl

Die 92-jährige Katharina Veihl stellt sich wegen Gewichtsverlust von 10 kg in 2 Monaten und starkem Durstgefühl beim Hausarzt vor (aktueller Body-Mass-Index: 18,7 kg/m², Gewicht: 51 kg, Körpergröße: 1,65 m). Bei den weiteren Untersuchungen können keine diabetischen Folgeerkrankungen festgestellt werden. Trotz Gabe eines Sulfonylharnstoffs bleiben die Blutglukosewerte postprandial bei >360 mg/dl (20 mmol/l) und nüchtern >200 mg/dl (11,1 mmol/l). An weiteren Erkrankungen sind lediglich eine Schilddrüsenfunktionsstörung sowie ein Vitamin-B$_{12}$-Mangel bekannt. Der HbA$_{1c}$-Wert beträgt 11,3 % (99,9 mmol/mol).

◘ Tab. 2.9 Ergebnisübersicht geriatrisches Assessment am Fallbeispiel Erika Müller

Test	Was wird geprüft?	Ergebnisse unserer Patientin	Normwerte	Interpretation
Barthel-Index	Pflegebedürftigkeit	70 Punkte	100 Punkte	Kann nicht >1 Etage Treppensteigen, mit Gehhilfe außer Haus mobil, selbstständiges Baden nicht möglich, harninkontinent
MMSE	Kognition, Merkfähigkeit	20 Punkte	>24 Punkte (alte Definition) >26 Punkte (neuere Definition)	Moderate Einschränkungen der Merkfähigkeit, Kognition → weitere Diagnostik empfohlen
Uhrentest	Visuell-abstraktes Denken, komplexe Handlungsplanung	3 Fehler-punkte	<4 Fehlerpunkte	Keine Auffälligkeiten
IADL	Aktivitäten des täglichen Lebens	7 Punkte	Frauen: max 8 Punkte Männer: max. 5 Punkte	Benötigt Hilfe beim Tablettenstellen, ansonsten selbstständige Haushaltsführung, Erledigung von Einkäufen und Finanzgeschäften
GDS	Depressivität	8 Punkte	<6 Punkte	Vorliegen einer depressiven Störung wahrscheinlich
Timed-Up-and-Go-Test	Mobilität	22 s	Bis 10 s: keine Einschränkung der Mobilität 11–19 s: Einschränkung in der Regel nicht alltagsrelevant 20–29 s: alltagsrelevante, abklärungsbedürftige Mobilitätseinschränkung Ab 30 s: ausgeprägte Mobilitätseinschränkung, Hilfsmittelbedarf klären	Alltagsrelevante Mobilitätseinschränkung, Frau Müller sollte mit einem Rollator versorgt werden
MNA	Ernährungsstatus	18 Punkte	Voranamnese (6 Fragen): ≥12 Punkte; bei ≤11 Punkten zusätzlich 12 Fragen (Anamnese) stellen **Auswertung Gesamtindex:** 17–23,5 Punkte: Risiko für Unterernährung <17 Punkte: schlechter Ernährungsstatus	Risiko für Unterernährung
Sozialanamnese nach Nikolaus	Soziales Umfeld	12 Punkte	>17 Punkte	Angehörige sollten stärker integriert werden, Optimierungen innerhalb der Wohnung klären (Stolperfallen?), ökonomische Situation bedenken

2

Fallbeispiel 2: Marianne Murmel

Die 84-jährige Frau Marianne Murmel klagt beim Hausarzt über Müdigkeit sowie eine leichte Verschlechterung ihrer Harninkontinenz. Generell könne sie sich Dinge schlechter merken. Dies sei jedoch aus ihrer Sicht im Alter normal. Neuerdings träten Sehstörungen sowie ein Kribbelgefühl in den Beinen auf, das sie mit Lavendelöl behandle. Beides störe sie jedoch im Alltag sehr. Die Nüchternblutglukosewerte wurden mehrfach durch den Hausarzt gemessen und liegen zwischen 140 und 160 mg/dl (7,8 und 8,9 mmol/l). Der HbA$_{1c}$-Wert liegt bei 6,4 % (46,4 mmol/mol). Auch der Nierenwert (Kreatinin) ist deutlich erhöht.

❓ Leitfragen

1. Liegt bei Frau Veihl und/oder bei Frau Murmel ein Diabetes als Ursache ihrer Beschwerden vor?
2. Sind die Symptome typisch für die Manifestation eines Typ-2-Diabetes (Altersdiabetes)?

Im höheren Lebensalter beginnt der Typ-2-Diabetes oft schleichend und klinisch asymptomatisch oder nur mit unspezifischen Beschwerden (▶ Übersicht: »Symptome des Diabetes mellitus«). Typische Symptome wie Polyurie (vermehrtes Wasserlassen) und Polydipsie (Durstgefühl) treten im Alter seltener auf, da das Durstgefühl bei älteren Menschen verringert ist und auch der Schwellenwert für die Glukoseausscheidung über die Niere erhöht sein kann oder aufgrund urologischer Probleme häufiges Wasserlassen notwendig wird. Weitere Symptome können Schwindel und Sehstörungen darstellen, die die Sturzgefährdung älterer Menschen weiter steigern (Zeyfang et al. 2012). Häufig wird die Diagnose eines Diabetes im Alter erst gestellt, wenn akute Begleit- oder Folgeerkrankungen auftreten wie z. B. Herzinfarkt, Schlaganfall, Wundheilungsstörungen, rezidivierende Harnwegsinfekte, ein diabetisches Fußsyndrom oder unklare Verwirrtheitszustände. Kognitive Funktionsstörungen und depressive Verstimmung können zwar viele Ursachen haben, aber eine chronische Exsikkose, z. B. bei langdauernder Hyperglykämie, sollte auf jeden Fall ausgeschlossen werden.

Symptome des Diabetes mellitus im höheren Lebensalter. (Bahrmann et al. 2012)

Häufige Symptome:
- Schwindel, Sturzneigung
- Konzentrationsschwäche
- Sehstörungen
- Flüssigkeitsverlust, trockene Haut, Juckreiz, Austrocknung (Exsikkose) mit Kollapsneigung und Verwirrtheit
- Müdigkeit, Schwäche
- Erhöhte Infektanfälligkeit
- Wundheilungsstörungen
- Depressive Verstimmung
- Symptome durch Folgeerkrankungen, z. B. Kribbelgefühl der Beine durch diabetische Polyneuropathie

Seltenere Symptome:
- Vermehrtes Wasserlassen (Polyurie)
- Verstärktes Durstgefühl (Polydipsie)
- Extremer Gewichtsverlust

■ Antworten auf die Leitfragen: Fallbeispiel 1 – Katharina Veihl

Bei Frau Veihl kann die Diagnose eines Diabetes mellitus gestellt werden, da der HbA$_{1c}$-Wert >6,5 % (48,4 mmol/mol) ist (Kerner u. Brückel 2012). Auch nach der WHO-Definition kann die Diagnose eines Diabetes bestätigt werden, da typische Symptome wie vermehrtes Wasserlassen (Polyurie) sowie wiederholt deutlich erhöhte Gelegenheitsblutglukosewerte auftreten. Merkwürdig ist allerdings, dass trotz der sehr hohen Blutglukosewerte die Therapie mit Sulfonylharnstoffen nicht greift. Dies veranlasst den Hausarzt, eine Messung der Antikörper (typisch für Typ-1-Diabetes) durchzuführen. Diese sind positiv, sodass es sich in diesem Falle um die im hohen Lebensalter eher seltene Manifestation eines Typ-1-Diabetes handelt.

Typisch für eine Typ-1-Diabetes-Manifestation im Alter sind seltenere Symptome wie Polyurie, Polydipsie und extremer Gewichtsverlust. Da Typ-1-Diabetes eine Autoimmunerkrankung ist, können auch die weiteren Erkrankungen von Frau Veihl (Schilddrüsenfunktionsstörung, Vitamin-B$_{12}$-Mangel) die Diagnose unterstützen: Diese Erkrankungen werden ebenfalls durch Autoantikörper hervorgerufen und treten häufig kombiniert auf. Eine Bevölkerungsuntersuchung in Jena zeigte, dass ca. 20 % der insulinspritzenden Menschen mit Typ-2-Diabetes im Alter zwischen 18 und 60 Jahren positive Autoantikörper aufwiesen, also eigentlich einen Typ-1-Diabetes haben und fehlklassifiziert sind (Schiel u. Müller 2000).

- **Antworten auf die Leitfragen: Fallbeispiel 2 – Marianne Murmel**

Bei Frau Murmel kann die Diagnose eines Diabetes mellitus gestellt werden, da mehrfach erhöhte Nüchternblutglukosewerte >126 mg/dl (>7,0 mmol/l) auftreten (Kerner u. Brückel 2012). Ihre Symptome (Müdigkeit, Konzentrationsstörungen sowie Verschlechterung der Harninkontinenz sind typisch für die Manifestation eines Typ-2-Diabetes im Alter. Da diese Beschwerden unspezifisch sein können und dadurch der Diabetes als Ursache oft lange nicht erkannt wird, sind Folgeerkrankungen wie hier die diabetische Polyneuropathie mit Kribbelgefühl in den Beinen schon vorhanden. Es ist davon auszugehen, dass schon über lange Zeit hohe Blutglukosewerte bestehen. Der HbA_{1c}-Wert scheint mit 6,4 % (46,4 mmol/mol) noch nicht deutlich erhöht zu sein. Jedoch muss berücksichtigt werden, dass dieser Wert bei einer ausgeprägten Nieren- oder Leberfunktionseinschränkung fälschlicherweise niedrig ist.

2.4 Geriatrische Syndrome

2.4.1 Frailty und Sarkopenie

A. Zeyfang

Fallbeispiel

Frau Müller und Frau Berger sind Zimmernachbarinnen im betreuten Wohnen. Bei beiden ist ein Diabetes bekannt und mit Tabletten behandelt. Frau Müller ging es bisher noch recht gut. Sie ging täglich mit ihrem Rollator in den Speisesaal und unternahm auch noch längere Spaziergänge in der Umgebung des Wohnstifts. In den letzten Monaten verließ sie das Stift allerdings nicht mehr, weil sie sich zunehmend schwach und wenig belastbar fühlte. Auch das Aufsuchen des Speisesaals fiel ihr zunehmend schwerer, sie ging unsicher und war

trotz Rollatorgebrauchs auch schon zweimal gestürzt. Den Pflegenden fällt auf, dass sie in den letzten Monaten mehr als 6 kg Körpergewicht verloren hatte. Frau Müller hat Angst, dass sie Krebs haben könnte oder so etwas wie ihre Nachbarin. Ihre Nachbarin, Frau Berger, ist mit 82 Jahren zwar noch jünger, leidet aber seit 2 Jahren unter Gedächtnisstörungen und hat sich auch schon mehrfach im Wohnstift verlaufen. Auch bei ihr fand eine ungewollte, deutliche Gewichtsabnahme statt, und sie zog sich immer mehr in ihr Zimmer zurück. »Hoffentlich ist es keine Demenz!« denkt Frau Müller.

? **Leitfragen**

1. Was ist bei Frau Müller wahrscheinlicher? Krebs, Demenz oder Gebrechlichkeit?
2. Welche geriatrischen Problembereiche (geriatrische Syndrome) kennen Sie, und können Sie diese im Fallbeispiel benennen?
3. Sind geriatrische Syndrome in irgendeiner Weise mit Diabetes assoziiert?

Syndrom

Unter Syndromen versteht man das gleichzeitige, gemeinsame Auftreten verschiedener Symptome oder Merkmale, die oft verschiedene Einzelursachen haben können. Alterssyndrome sind eine Anhäufung mehrerer Einzelsymptome, die ihre Ursache in ganz verschiedenen somatischen Erkrankungen und Entwicklungen haben. Typisch ist ein chronischer, schleichender Verlauf sowie ein häufiges »Übersehenwerden« sowohl vonseiten des Patienten als auch von den Pflegenden und Ärzten.

Unter den geriatrischen Syndromen sind klassischerweise die großen »I's« (»geriatric giants«, »geriatrische Riesen«) besonders bekannt.

Geriatrische Syndrome: die geriatrischen »I's«

- Immobilität
- Inkontinenz

- Intellektueller Abbau
- Instabilität
- Iatrogener Schaden
- Interaktion

Bei den 5 klassischen geriatrischen »I's« handelt es sich um die am häufigsten vorliegenden geriatrischen Syndrome. Alle sind dabei mehr oder weniger stark mit dem Vorliegen bzw. der Einstellung eines Diabetes bzw. der Diabetes-Dauer und der Qualität der Stoffwechseleinstellung verbunden. Dies ergibt das 6. wichtige »I« in diesem Zusammenhang: Die Interaktion zwischen Diabetes und geriatrischen Syndromen.

Immobilität Immobilität ist relativ selbsterklärend. Im Bereich des Diabetes hat dies mit Folgeerkrankungen wie der Polyneuropathie, dem diabetischem Fußsyndrom, einem Zustand nach (Z. n.) Amputation und Ähnlichem auf der einen Seite, auf der anderen Seite aber auch damit zu tun, dass immobile ältere Menschen ihren Stoffwechsel durch mehr aktive Bewegung nicht mehr so stark beeinflussen können wie jüngere. Es gibt also wechselseitige Interaktionen im Sinne einer gegenseitigen Verschlechterung.

Intellektueller Abbau Genauso ist es mit dem intellektuellen Abbau bis hin zur Demenz (▶ Kap. 5.1). Aus großen epidemiologischen Studien wie der Rotterdam-Studie (Ott et al. 1999) weiß man schon lange, dass Menschen mit Diabetes ein nahezu doppelt so hohes Demenzrisiko haben wie Menschen ohne Diabetes. Dies betrifft nicht nur die schlaganfallbedingte vaskuläre Demenz, sondern erstaunlicherweise auch die primär degenerative, also die Alzheimer-Demenz. Weshalb dies so ist, weiß man bis heute noch nicht so genau. Vermutlich spielen hier zum einen Faktoren eine Rolle, die auf eine länger andauernde schlechte Blutzuckereinstellung im Sinne deutlich erhöhter HbA_{1c}-Werte und hoher Blutzuckerspitzen nach dem Essen zurückzuführen sind. Andererseits ist sicher auch die schlechte Blutdruckeinstellung vieler älterer Menschen mit Diabetes von Bedeutung, da sich hierdurch eine

subkortikale vaskuläre Enzephalopathie (SAE) bzw. eine vaskuläre Demenz entwickeln kann.

In den letzten Jahren vermutet man auch zunehmend, dass schwere Hypoglykämien in der Folge das Auftreten einer Demenz begünstigen können (Whitmer et al. 2009). Umgekehrt ist natürlich auch klar, dass das Vorliegen einer schweren Hirnleistungsstörung oder einer Demenz das Selbstmanagement des Diabetes erschwert bzw. unmöglich macht. In aller Regel haben ältere Menschen mit Demenz eine deutlich schlechtere Diabetes-Einstellung als Ältere ohne Demenz. Zusätzliche Probleme macht natürlich auch das fehlende Verständnis für Notwendigkeiten wie z. B. Essenseinnahme nach der Verabreichung von Insulin. Hier müssen besondere Strategien zum Einsatz kommen wie z. B. die Gabe von Insulin erst nach dem Essen je nach gegessener Essensmenge.

Instabilität Die Instabilität ist ebenfalls unter zwei Gesichtspunkten zu betrachten. Einerseits kommt es bei physischer Instabilität im physikalischen Sinne zu gehäuften Stürzen mit den bekannten Folgen. Im Falle einer Diabetes-Erkrankung kann natürlich das Vorliegen einer schwereren Polyneuropathie, der Z. n. Schlaganfall oder auch ein zunehmender kognitiver Abbau stark zur physischen Instabilität und somit zur Sturzneigung beitragen. Andererseits muss man unter Instabilität als geriatrischem Syndrom auch die Tatsache verstehen, dass ältere Menschen sich in einem fragilen Gleichgewicht befinden. Eine schwerere Infektion, eine Grippe oder auch eine Stoffwechselentgleisung wird von einem älteren Menschen oft nicht so überwunden wie von einem jüngeren. Ein älterer Mensch wird leicht aus seinem instabilen Gleichgewicht geworfen, und das Akutereignis hinterlässt dann möglicherweise schwere, teilweise chronische Folgen.

Inkontinenz Die Inkontinenz ist vor allem als Harninkontinenz im höheren Lebensalter, besonders bei Frauen, sehr häufig (▶ Kap. 4.3.2). Das Vorliegen eines Diabetes ist ein entscheidender Risikofaktor für die Entwicklung von Kontinenzproblemen im Alter, und dies gleich mehrfach: Zum einen kommt es durch die Schädigung der Nerven bereits nach wenigen Jahren Diabetes-Dauer bei vielen Menschen zu einer messbaren diabetischen

Zystopathie. Die Folge ist zunächst eine Dranginkontinenz, welche dann wiederum zu häufigem, dringendem Wasserlassen führt und somit auch als isolierter Sturzrisikofaktor gelten kann. Im weiteren Verlauf kommt es durch zunehmende Nervenschädigung zur Restharnbildung; bei einigen Menschen ist dadurch letztlich sogar eine dauerhafte Katheterableitung oder eine suprapubische Katheteranlage erforderlich. Auf der anderen Seite geht bei erhöhten Blutzuckerwerten ab ca. 180 mg/dl (10,0 mmol/l) dauerhaft ein Teil des Zuckers vom Blut in den Urin über. Dieser zuckerhaltige Urin ist ein guter Nährboden für Bakterien und bildet – besonders im Zusammenhang mit Restharn – die Ursache für häufige, rezidivierende Harnwegsinfektionen. Auch ohne Harnwegsinfektionen führen die erhöhten Harnzuckerwerte zu lästigem häufigem Wasserlassen und tragen oft mit zur Inkontinenz bei.

Die Stuhlinkontinenz kann ebenfalls im Rahmen einer autonomen Nervenschädigung auftreten und somit auch durch den Diabetes mitbedingt sein. Schädigungen können sowohl eine schwere Verstopfung (Obstipation) auslösen als auch teilweise explosionsartige Durchfälle mit Stuhlinkontinenz. Die medikamentöse Beeinflussung ist hier schwer. Lösliche Ballaststoffe und Probiotika können als Basismaßnahme versucht werden.

Iatrogener Schaden   Die Gefahr, einen iatrogenen Schaden zu verursachen, ist im Bereich der Diabetes-Behandlung natürlich vielfältig gegeben.

Iatrogener Schaden

Unter einem iatrogenen Schaden versteht man die Schädigung des Patienten durch medizinische bzw. ärztliche Verrichtungen.

Besonders offensichtlich ist dies bei Therapiekonzepten, die das Risiko von Hypoglykämien mit sich bringen. Für ältere Menschen ist eine Hypoglykämie deutlich gefährlicher als für jüngere, da beispielsweise die Symptome der Hypoglykämie im Alter später bzw. anders oder gar nicht ausreichend wahrgenommen werden. Eine adäquate Selbstbehandlung wie z. B. die Einnahme von Traubenzucker schaffen viele ältere Menschen nicht mehr.

Hypoglykämien sind nicht nur im Hinblick auf das oben erwähnte Demenzrisiko gefährlich, sie können durch Bewusstlosigkeit und Stürze auch akut zu lebensgefährlichen Problemen wie Schenkelhalsfrakturen, Hirnblutungen und Ähnlichem führen. Nach einer aktuellen Untersuchung steht bei den notfallmäßigen Krankenhausaufnahmen wegen Medikamentennebenwirkungen die Insulintherapie zusammen mit der Phenprocoumon-Behandlung (z. B. Marcumar) in den USA an der Spitze (Budnitz 2011).

Essen und Trinken   Zusätzlich zu den geriatrischen »I's« finden sich wichtige Problembereiche beim Essen und Trinken. Natürlich ist das Thema Essen in der Diabetes-Behandlung von besonderer Bedeutung; darauf wird in ▸ Kap. 3.2.2 und ▸ Kap. 4.3.7 näher eingegangen. Hervorzuheben ist allerdings, dass im Alter nicht eine »Diät« passend zur Therapie verordnet wird, vielmehr muss sich umgekehrt die Therapie an den Ernährungsgewohnheiten und -wünschen des älteren Menschen orientieren. Ein leichtes Übergewicht ist bei über 75-Jährigen ein Schutzfaktor für die Gesundheit und das Überleben. Der ideale Body-Mass-Index beträgt bei Älteren 27 kg/m2. Vor allem mit Metformin behandelte ältere Menschen müssen immer wieder unter dem Aspekt beobachtet werden, ob sich aus einem wohl früher bestehenden Übergewicht nicht langsam ein Untergewicht mit Fehl- und Mangelernährung entwickelt. Zum »Aufpäppeln« bewährt sich auch der frühzeitige Einsatz von Insulin. Es hat im Stoffwechsel eine anabole (aufbauende) Wirkung (Zeyfang 2008).

Bezüglich der Besonderheiten beim Trinken sei an dieser Stelle nur daran erinnert, dass nicht jeder ältere Mensch gleich viel trinken soll. Ältere Menschen mit Diabetes und Herzinsuffizienz (eine sehr häufige Kombination) sollten auf eine regelmäßige, gleichmäßige Trinkmenge achten. Hier kann auch ein Trinkziel von 1,2–1,5 l bereits richtig und ausreichend sein, da bei einer ausgeprägten Herzschwäche größere Mengen an Flüssigkeit rasch wieder eine Dekompensation bewirken können.

❯ Trinkziele müssen deshalb sehr individuell formuliert und beachtet werden (▸ Abschn. 2.5.2).

◻ Tab. 2.10 Geriatrische Syndrome und Diabetes mellitus

Syndrom	Wirkung auf Diabetes	Diabetes bewirkt
Demenz	Schlechtere HbA$_{1c}$-Werte Schulung, Selbstmanagement unmöglich Kontrollen erschwert (Augenhintergrund, Blutdruck, Blutzucker, Füße, Essen und Trinken)	Bei Menschen mit Diabetes häufiger Demenzen als bei Nichtdiabetikern Je schlechter die Stoffwechselführung, desto größer die kognitiven Leistungseinschränkungen
Depression	Schlechtere HbA$_{1c}$-Werte Geringere Therapietreue »Pseudodemenz«	Bei Menschen mit Diabetes signifikant häufiger Depression Verstärkung durch Angst, Schuldgefühle
Inkontinenz	Willentlich reduzierte Flüssigkeitszufuhr, Exsikkose, Hyperglykämie Harnwegsinfekte, hierdurch Stoffwechselverschlechterung	Zunächst Dranginkontinenz, später Überlaufblase, bei Hyperglykämie Harnflut
Immobilität	Bewegung als Basistherapie erschwert Fußpflege nicht möglich Selbstmanagement Blutzucker/Insulin erschwert	Schwankende Blutzuckerwerte beeinflussen via Schwindel Mobilität Periphere Polyneuropathie bewirkt Gangunsicherheit Stürze bei Diabetes häufiger

Es macht Sinn, den behandelnden Arzt nach einem medizinisch sinnvollen Trinkziel zu befragen.

Andere Syndrome Weitere, ebenfalls relevante geriatrische Syndrome beinhalten u. a. chronische Schmerzen, Einschränkungen der Sinnesorgane wie Sehen und Hören, affektive Störungen wie Depression (bei Menschen mit Diabetes wesentlich häufiger als solchen ohne Diabetes und mit großem Einfluss auf die Diabetes-Behandlung; ▶ Kap. 5.2) Multimedikation, Schlafstörungen und viele andere mehr.

Die wichtigsten Interaktionen zwischen Diabetes und geriatrischen Syndromen sind in ◻ Tab. 2.10 dargestellt (Zeyfang 2005).

Frailty Ein besonderes Augenmerk sei an dieser Stelle noch auf den Begriff der Gebrechlichkeit (Frailty) gelenkt.

Gebrechlichkeit (Frailty)

Unter Gebrechlichkeit (Frailty-Syndrom) versteht man die chronische, altersbedingt herabgesetzte Belastbarkeit bei vermindertem Kraftzustand. Frailty ist ein klinisches Syndrom, charakterisiert durch mindestens 3 der folgenden Kriterien (Fried 2001):

- Gewichtsverlust (mehr als 5 kg in den letzten 12 Monaten)
- Empfundene Erschöpfung
- Körperliche Schwäche (Handkraft)
- Langsame Gehweise
- Geringe physische Aktivität

Frau Müller aus dem Fallbeispiel oben zeigt sehr anschaulich alle Symptome der zunehmenden Gebrechlichkeit. Lange Zeit war es selbst unter Geriatern umstritten, ob es sich bei der Gebrechlichkeit wirklich um ein eigenes Syndrom handelt oder nicht. Heute ist dies sehr wahrscheinlich, aber letztlich ist es auch nicht so wichtig, denn die Auswirkungen sind es, die wirklich zählen.

Gebrechlichkeit bewirkt, wie wir am Fallbeispiel sehen, zunehmende Abhängigkeit und Einschränkung der Selbstpflegefähigkeiten wie auch der Lebensqualität. Frailty ist oft begleitet von neuroendokriner und immunologischer Dysfunktion. Die Schwäche, die subjektiv gespürt und objektiv gemessen werden kann, geht hauptsächlich auf einen Rückgang der Muskulatur im Körper zurück. Man bezeichnet dies auch mit dem Begriff der Sarkopenie (Sarx = Fleisch, Penia = Mangel oder Fehlen).

Tab. 2.11 Häufige Ursachen für Fehl- und Mangelernährung (Malnutrition)	
Merksatz »MEALS ON WHEELS«	
Medication	Medikamente
Emotional problems (Depression)	Emotionale Probleme (Depression)
Anorexia	Anorexie
Late-life paranoia	Psychosen im Alter
Swallowing disorders	Schluckprobleme
Oral factors	Mundprobleme
No money	Armut
Wandering (Demenz)	Umherlaufen
Hyperthyroidism	Schilddrüsenüberfunktion
Enteritic problems	Verdauungsprobleme
Eating problems	Essprobleme
Low salt, low cholesterol diet	Diätvorschriften
Social problems	Soziale Probleme

Bei der Sarkopenie spielen nach modernen pathophysiologischen Konzepten diverse Faktoren eine Rolle. Hormonelle Faktoren (z. B. Geschlechtshormone), immunologische Faktoren, Vitaminstatus (Vitamin D), aber vor allem auch Entzündungsprozesse sind für den Verlust von Muskelmasse und Kraft mitverantwortlich. Interessanterweise sind chronische Entzündungsprozesse auch klar mit dem metabolischen Syndrom, also Typ-2-Diabetes, Übergewicht, Hypertonie und Fettstoffwechselstörung verbunden.

Das Bekämpfen von Frailty funktioniert nicht durch Ernährungsmaßnahmen oder medikamentöse Maßnahmen allein. Immer ist auch ein umfassendes körperliches Trainingsprogramm erforderlich, da sich aufgrund der empfundenen Schwäche und Erschöpfung auch ein Teufelskreis mit immer weiterer Abnahme der Kraft einstellt (Zeyfang 2012). Seit 2012 laufen erste Behandlungsstudien bei älteren Menschen mit Diabetes bezüglich körperlichem Training und Ernährungsintervention zur Verhinderung von Gebrechlichkeit (MID-FRAIL Study 2012).

Häufige Ursachen für Fehl- und Mangelernährung zeigt **** Tab. 2.11.

- **Antworten auf die Leitfragen**

Frage 1 Aus der kurzen Fallgeschichte lässt sich eine Krebserkrankung oder eine Demenz nicht ganz ausschließen, aber es erscheint doch sehr unwahrscheinlich. Deutlich naheliegender ist es, dass der schleichende Verlust von Kraft, Gangsicherheit und Antrieb doch auf eine zunehmende Gebrechlichkeit zurückzuführen ist. Alle 5 Kriterien scheinen zuzutreffen.

Frage 2 Es gibt wirklich viele Problembereiche. Mit der Kenntnis der 5 (oder 6) geriatrischen »I's« sind Sie in der Lage, jederzeit an die geriatrischen Problembereiche zu denken und deren Aus- und Wechselwirkung auf die Diabetes-Behandlung einzuschätzen. Im Fallbeispiel finden Sie die Immobilität, die Instabilität mit Stürzen und die Interaktion zwischen Diabetes und Problembereichen.

Frage 3 Natürlich ist Ihnen jetzt klar, dass die meisten geriatrischen Syndrome mit dem Diabetes assoziiert sind. Der Zusammenhang zwischen hohem Blutzucker, Polyneuropathie und Gangsstörung/Stürzen ist aus dem obigen klar. Natürlich können alle Altersprobleme auch bei Menschen ohne Diabetes auftreten, aber oft kann durch eine bessere Diabetes-Behandlung ein positiver Einfluss auf die verschiedenen Problembereiche erzielt werden.

2.4.2 Knochenstoffwechsel, Stürze, Frakturen

T. Neumann

Fallbeispiel

Die 79-jährige Frau Morgenroth ist seit 40 Jahren an einem Diabetes mellitus Typ 1 erkrankt. Sie wird mit einer Insulintherapie behandelt. Vor zwei Jahren zog sie sich beim Sturz über ihr Staubsaugerkabel eine Fraktur des linken Handgelenkes zu. Die Fraktur wurde damals konservativ mit einem Gips versorgt und heilte gut. Jetzt ist die Patientin durch eine Gesundheitssendung im Radio auf das Problem der Osteoporose aufmerksam geworden und hat erfahren, dass ihr Diabetes eine Ursache dafür sein könnte.

? Leitfragen

1. Ist der Diabetes ein Risikofaktor für Frakturen?
2. Welche speziellen Untersuchungen können Frau Morgenroth empfohlen werden?
3. Muss Frau Morgenroth wegen der bereits zwei Jahre zurückliegenden Fraktur jetzt behandelt werden?

┌─ **Osteoporose** ─────────────────┐

Osteoporose ist eine Skeletterkrankung, bei der durch eine reduzierte Knochenfestigkeit das Risiko für Frakturen erhöht ist (Consensus development conference 1991).

└──────────────────────────────────┘

Die Knochenfestigkeit spiegelt dabei das Zusammenwirken von Knochendichte und Knochenqualität wieder. Der Diabetes mellitus Typ 1 wird als Erkrankung betrachtet, die mit einem erhöhten Risiko für eine sekundäre Osteoporose assoziiert ist (Hofbauer et al. 2007). Für den Diabetes mellitus Typ 2 ist der Zusammenhang mit der Osteoporose weniger klar definiert, obwohl auch ein erhöhtes Frakturrisiko bestehen kann (Hofbauer et al. 2007). Diabetes mellitus muss bei der Einschätzung des allgemeinen Frakturrisikos berücksichtigt werden.

┌─ **Sturz** ───────────────────────┐

Unter Sturz versteht man ein unerwartetes Ereignis, bei dem der Betroffene auf dem Boden oder einer niedrigeren Ebene zu liegen kommt. Liegen ist dabei wie folgt definiert: verursacht durch Sturz, eingeschlossen Stolpern oder Ausrutschen, mit Verlust des Gleichgewichts und Landen auf dem Boden oder einer niedrigeren Ebene (Europäische Arbeitsgruppe für Sturzforschung/ProFane-Prevention of Falls Network Europe).

└──────────────────────────────────┘

Etwa ein Drittel der über 65-Jährigen stürzt jedes Jahr, die Hälfte davon sogar mehrmals. Ursache dafür sind Gangstörungen mit lateraler Instabilität sowie ein Verlust der Schutzreflexe der Arme. Die wichtigsten Risikofaktoren für Stürze sind in ☐ Tab. 2.12 dargestellt. Stürze sind bei älteren Menschen die häufigste Ursache für Behinderung,

☐ **Tab. 2.12** Häufigste Risikofaktoren für Stürze; dargestellt ist die Risikoerhöhung um den jeweiligen Faktor. (Aus Zeyfang et al. 2007)

Risikofaktor	Wahrscheinlichkeit für Sturz: Relatives Risiko für ein Sturzereignis (Odds Ratio)
Muskelschwäche	4,4
Vorheriger Sturz	3,0
Gangdefizit	2,9
Gleichgewichtsdefizit	2,9
Einsatz von Hilfsmitteln (z. B. Gehhilfen)	2,6
Sehstörungen	2,5
Arthrose	2,4
Eingeschränkte Aktivitäten des täglichen Lebens (ADL)	2,3
Depression	2,2
Kognitive Beeinträchtigung	1,8
Alter über 80 Jahre	1,7

Immobilität, Angst vor Stürzen, Einweisung ins Pflegeheim und Tod.

Knochen und die Entwicklung einer Osteoporose

Das muskuloskelettale System ist der Stütz- und Halteapparat des menschlichen Körpers und hat damit eine zentrale Bedeutung für die Integrität zentraler Lebensfunktionen. Sowohl das Skelett als auch die Muskulatur unterliegen im Verlauf des Lebens und des Alterungsprozesses Veränderungen. Beide Systeme interagieren eng miteinander und sind dadurch in der Lage, sich den physiologischen Anforderungen entsprechend anzupassen. Das Skelettsystem bedarf mechanischer Reize durch die Muskulatur, um sich aufzubauen und regelmäßig zu erneuern. Im Verlauf der Entwicklung zum erwachsenen Menschen wird der Knochen aufgebaut und erreicht etwa im Alter von 30 Jahren seine maximale Masse und Festigkeit. Im weiteren Verlauf befinden sich ab- und aufbauende Prozesse in einem Gleichgewicht, allerdings tritt mit zunehmendem Lebensalter ein negativer Nettoeffekt auf. Sowohl Skelett als auch Muskulatur unterliegen einer hormonellen Regulation. Da diese hormonellen Faktoren bei Männern und Frauen im Verlauf des Lebens unterschiedlich wirksam werden, durchläuft auch das Skelettsystem geschlechtsspezifische Veränderungen.

In Deutschland sind 14 % der über 50-Jährigen an einer Osteoporose erkrankt (Hadji et al. 2013). Die Erkrankung betrifft in dieser Altersgruppe 24 % der Frauen und 6 % der Männer.

Wenn der Knochen die einwirkenden Kräfte aufgrund einer reduzierten Bruchfestigkeit nicht mehr kompensieren kann, sind Frakturen die Folge. In dieser Situation ist es notwendig, die einwirkende Kraft zu analysieren und die Frage zu beantworten, ob diese Kraft ein gesundes Skelettsystem überfordert, wie beispielsweise der Sturz von einer 3 m hohen Leiter. Bricht der Knochen jedoch durch eine nichtadäquate Krafteinwirkung, wie beispielsweise einen Sturz aus dem Stand, dann liegt vermutlich eine Osteoporose vor. In dieser Situation hat der Patient ein hohes Risiko, dass weitere Frakturen auftreten. Hinzu kommt die Sturzangst älterer Patienten. Bis zu einem Drittel der bisher nicht gestürzten älteren Patienten schränken aus diesem Grunde ihre körperlichen Aktivitäten ein.

Eine spezifische Therapie der Osteoporose ist notwendig, um die Bruchfestigkeit wiederherzustellen. Darüber hinaus muss eine differenzierte Betrachtung des Sturzrisikos erfolgen, um mögliche Gefahrensituationen für Frakturen zu identifizieren.

Bei Frauen tritt mit dem Absinken der Östrogenproduktion in der Menopause eine Risikokonstellation für den Knochen auf. Aber auch bei Männern kann sich im höheren Lebensalter durch die verminderte Bildung des männlichen Sexualhormons Testosteron eine über den normalen Alterungsprozess hinausgehende Steigerung des Frakturrisikos entwickeln. Die Betreuung von Patienten unter dem Gesichtspunkt einer möglichen Osteoporose beginnt im Allgemeinen mit der Frage, ob es klinische Hinweise für eine Risikokonstellation des Knochenstoffwechsels gibt. Dazu zählen hormonelle Störungen, bestimmte Medikamente, die den Knochen negativ beeinflussen wie beispielsweise Steroide, oder weitere Komorbiditäten, wie

beispielsweise der Diabetes mellitus. Anamnestisch bekannte Frakturen nach inadäquatem Trauma stellen per se eine Risikokonstellation für das Auftreten weiterer Frakturen dar.

Ist diese Risikokonstellation erkannt, erfolgt eine Knochendichtemessung, bei der mit einer schwachen Röntgenstrahlung definierte Aufnahmen an der Lendenwirbelsäule und der Hüfte durchgeführt werden. Die Untersuchung ergibt Knochendichtemesswerte für die jeweiligen Messorte, mit denen man anhand entsprechender Normwerttabellen die Standardabweichung gegenüber einer altersgleichen Population (Z-Score) oder die Standardabweichung gegenüber der maximal möglichen Knochendichte (T-Score) ermitteln kann. Letztere ist die Knochendichte, die der Patient theoretisch im Alter von etwa 30 Jahren erreicht haben müsste. Diese Messwerte werden zur Abschätzung des Frakturrisikos für die kommenden 10 Jahre herangezogen. Weitere Faktoren, die in die Risikobewertung aufgenommen werden, sind beispielsweise aufgetretene Schenkelhalsfrakturen bei den Eltern der Patienten, ein hohes Sturzrisiko oder ein Nikotinabusus. Die Wahrscheinlichkeit, innerhalb der nächsten 10 Jahre eine Fraktur zu erleiden, kann mit Hilfe definierter Risikokategorien abgeschätzt werden. Aus dem umfangreichen Datenmaterial zahlreicher Studien ist bekannt, wie hoch dieses Risiko sein muss, um mit einer spezifischen Therapie eine effektive Risikoreduktion zu erreichen.

Knochen und Diabetes mellitus

In den letzten Jahren sind wichtige Ergebnisse aus Beobachtungsstudien an Patienten mit Diabetes mellitus publiziert worden. Es ist inzwischen unzweifelhaft, dass das Frakturrisiko sowohl bei Patienten mit Typ-1-Diabetes als auch bei Typ-2-Diabetes erhöht ist (Hofbauer et al. 2007). Bei Typ-1-Diabetes ist das Risiko, eine Hüftfraktur zu erleiden, mehr als 6-fach erhöht, bei Typ-2-Diabetes fast 2-fach (Janghorbani et al. 2007). Die Ursachen für diese Steigerung des Frakturrisikos sind vielfältig und unterscheiden sich in einzelnen Aspekten zwischen beiden Diabetes-Formen. Der Knochen wird durch den Kohlenhydratstoffwechsel beeinflusst. Ein dauerhaft erhöhter Plasmaglukosespiegel wirkt direkt toxisch auf die Knochenzellen (Clemens et al. 2011). Andererseits

2

führt die Hyperglykämie auch zu einer Veränderung verschiedener Strukturproteine, und daraus resultiert eine minderwertige Qualität der Knochenstruktur (Monnier et al. 2008, Saito u. Marumo 2010). Der Knochen baut sich permanent um und entwickelt seine Struktur im Zusammenwirken von knochenaufbauenden Zellen, den Osteoblasten, und knochenabbauenden Zellen, den Osteoklasten. Nur wenn diese beiden Zellreihen in enger Abstimmung untereinander im Gleichgewicht arbeiten, entwickelt sich der Knochen normal und kann den mechanischen Anforderungen gerecht werden. Da die Funktionen der beiden Zellreihen sehr eng aneinander gekoppelt sind, wirken sich Einflüsse auf die eine Zellreihe auch unmittelbar auf die andere aus. Osteoblasten benötigen beispielsweise ein stimulierendes Signal, das durch Insulin über einen spezifischen Rezeptor auf die Zellen übertragen wird. Fällt dieses Signal durch den Mangel an Insulin beim Typ-1-Diabetes weg, so tritt eine Entwicklungsstörung der Osteoblasten ein (Thrailkill et al. 2005).

Neben den direkten negativen Effekten des gestörten Glukosestoffwechsels sind von einigen der in der Diabetologie eingesetzten Medikamenten Nebenwirkungen am Knochen bekannt. Das betrifft insbesondere die sogenannten Glitazone, die auch als Insulin-Sensitizer bezeichnet werden. Diese greifen hemmend in die frühen Reifungsphasen der Osteoblasten ein und können zu einer erhöhten Frakturrate führen.

Eine zentrale Bedeutung für den Knochen besitzt das Vitamin D (Perez-Lopez et al. 2012). Es reguliert nicht nur die Calciumaufnahme über den Gastrointestinaltrakt, sondern verbessert auch die neuromuskuläre Koordination. In den letzten Jahren sind zahlreiche weitere Funktionen von Vitamin D, beispielsweise im Immunsystem, aufgeklärt worden. Vitamin D wird über die Nahrung aufgenommen. Der wesentlich größere Anteil jedoch wird in der Haut in Abhängigkeit von der UV-Bestrahlung gebildet. Der Vitamin-D-Mangel ist ein weit verbreitetes und bisher in seiner Bedeutung unterschätztes Phänomen. Es konnte klar gezeigt werden, dass in dieser Situation das Frakturrisiko steigt, was sicher zum Teil über die beeinträchtigte Funktion der Muskulatur erklärt werden kann (Ishii et al. 2012).

Häufige Stürze steigern das Frakturrisiko

Das Risiko zu stürzen hängt unmittelbar vom Funktionszustand der Muskulatur ab. Patienten, die längere Zeit immobilisiert waren oder bei denen eine rasche Gewichtsabnahme auftrat, sind einem besonderen Risiko ausgesetzt. Beide Situationen führen zu einem überproportionalen Abbau von Muskelmasse. Der Diabetes mellitus selbst ist multifaktoriell assoziiert mit einer Reduktion der Muskelkraft. Prädisponierend scheint auch ein Übergewicht der Patienten zu sein. Der bereits beschriebene Vitamin-D-Mangel stellt eine weitere Risikokonstellation dar (Murad et al. 2011).

Die Behandlung mit Medikamenten, die das Bewusstsein beeinträchtigen, kann das Sturzrisiko steigern. Bei Patienten mit Diabetes mellitus sind Situationen kritisch, in denen eine Hypo- oder Hyperglykämie auftritt. Insbesondere die Hypoglykämie bei Patienten mit Typ-2-Diabetes, die mit Insulin behandelt werden, ist problematisch und sollte differenziert in der Anamnese erfragt werden.

Die Gangsicherheit ist insbesondere dann eingeschränkt, wenn sich bereits eine diabetische Neuropathie ausgebildet hat. Auch eine diabetische Retinopathie prädisponiert durch das eingeschränkte Sehvermögen für Stürze. Darüber hinaus sind chronische Schmerzen im Bewegungsapparat, die unter anderem bei einer Polyneuropathie auftreten können, mit einem höheren Sturzrisiko assoziiert (Volpato et al. 2005). Dieser Aspekt sollte in der Anamnese abgefragt werden.

Ein schlecht eingestellter Diabetes bedingt zudem die Verschlechterung einer bestehenden Harninkontinenz. Da auch die Dual-Task-Fähigkeit im hohen Lebensalter abnimmt, kann dies dazu führen, dass ein älterer Mensch mit Harninkontinenz sich so stark darauf konzentriert, den Urin zu halten, dass es ihm nicht mehr möglich ist, zusätzlich auf einen sicheren Gang zu achten. Sturzereignisse sollten gezielt erfragt werden, da diese häufig bagatellisiert und somit unzureichend erfasst werden. Liegt eine Gangunsicherheit vor, muss die Möglichkeit einer adäquaten Hilfsmittelversorgung geprüft werden. Bei häufigen Stürzen kann eine geriatrische Rehabilitation sinnvoll sein.

Um den Funktionszustand des Bewegungsapparates zu beurteilen und die Patienten zu identifizieren, die eine spezielle Risikokonstellation für Stürze aufweisen, eignet sich der Timed-Up-and-Go-Test (Podsiadlo u. Richardson 1991; ▶ Abschn. 2.2.2).

Der Knochen kann wieder bruchfester werden

Die Notwendigkeit für eine Therapie einer Osteoporose ergibt sich, wenn das errechnete Risiko für Frakturen innerhalb der kommenden 10 Jahre eine Schwelle von 30 % überschreitet (DVO Guideline 2009). Durch spezifische Medikamente ist es möglich, entweder den Knochenabbau zu reduzieren oder den Knochenaufbau zu stimulieren. Die Therapie wird in der Regel mit einem Bisphosphonat begonnen, das die Osteoklasten direkt hemmt. Alternativ kann der Knochenabbau neuerdings mit einem Antikörper unterdrückt werden, der gegen einen Botenstoff (RANKL) gerichtet ist, der das Überleben von Osteoklasten fördert. Es ist zu berücksichtigen, dass eine effektive Verringerung des Frakturrisikos aufgrund des sehr langsamen Knochenumbaus frühestens nach 6 Monaten zu erwarten ist.

Was empfehlen wir Frau Morgenroth?
■ Antworten auf die Leitfragen

Die Patientin sollte zunächst über die Behandlung ihres Diabetes mellitus und die bereits vorliegenden Komplikationen berichten. Anschließend evaluieren wir ihr Sturzrisiko, indem wir herausfinden, wie oft und in welcher Situation bereits Stürze aufgetreten sind. Die bereits zurückliegende Fraktur ist als Risikofaktor für zukünftige Frakturen zu berücksichtigen. Darüber hinaus müssen wir erfragen, ob bei Vater oder Mutter relevante Frakturen auftraten und ob sie selbst Nikotin raucht oder geraucht hat. Der Verlauf des Diabetes mellitus sollte insbesondere hinsichtlich der langfristigen Stoffwechseleinstellung und dem Auftreten von manifesten Hypoglykämien mit Bewusstseinsstörung beurteilt werden. Wir testen ihre Gangsicherheit mit dem Timed-Up-and-Go-Test. Der Patientin wird dann empfohlen, eine Knochendichtemessung durchführen zu lassen. Anhand dieser Informationen lässt sich einschätzen, ob eine spezifische Therapieindikation einer Osteoporose vorliegt. Die Situation der Vitamin-D-Versorgung muss

überprüft und gegebenenfalls eine medikamentöse Substitution eingeleitet werden. Abschließend sollten weitere relevante Komorbiditäten (z. B. Sehstörungen, periphere Polyneuropathie) hinsichtlich des sich möglicherweise daraus ergebenden Risikos für Stürze überprüft werden.

2.5 Begleit- und Folgeerkrankungen

2.5.1 Arterielle Hypertonie

P. Bahrmann

Fallbeispiel
Herr Müller, ein 82-jähriger Patient, wird mit dem Rettungsdienst in die Notaufnahme eingewiesen. Er wird von seiner 80-jährigen Ehefrau begleitet. Eine Anamneseerhebung ist bei dem verwirrt wirkenden Patienten nur eingeschränkt möglich. Er klagt über Luftnot und Übelkeit. Die Ehefrau gibt an, dass ihr Mann während des Abendessens sehr unruhig geworden sei, stark gehustet und offensichtlich schwer Luft bekommen habe. Zudem habe er von einem abfahrenden Zug gesprochen, welchen er unbedingt erreichen wolle. Die Ehefrau fügt an, mit ihrem Mann seit Jahren nicht mehr verreist gewesen zu sein. Der von der Ehefrau telefonisch hinzugezogene Nachbar habe daraufhin den Rettungsdienst informiert.

Bei Eintreffen des Rettungsdienstes saß der Patient in einem Sessel. Er war unruhig, zu Ort, Zeit und Situation nur unzureichend orientiert. Der im Sitzen gemessene Blutdruck lag bei 200/120 mmHg. Die Ehefrau berichtet, sie könne ihren Mann nicht wiedererkennen. Erst zwei Tage zuvor hatten sie Besuch von den Enkelkindern und ihr Mann habe sich, bis auf einen seit ca. 10 Tagen bestehenden Husten, »wie immer« verhalten. In den letzten Nächten habe ihr Mann ungewohnt unruhig geschlafen, sei von Hustenattacken gequält erwacht und bereits kurzzeitig verwirrt gewesen. Dies hatte die Ehefrau als Albträume gedeutet. Als sie sich, wie gewohnt, am Nachmittag etwas hinlegen wollten, habe ihr Mann bereits erwähnt, dass er sich nicht wohlfühle und daher lieber im Sessel sitzen bleiben wolle.

2

Vor etwa 6 Jahren sei der Patient wegen eines Schlaganfalls im Krankenhaus behandelt worden. Damals sei erstmalig ein Typ-2-Diabetes diagnostiziert worden, der seitdem medikamentös behandelt wird.

? Leitfragen

1. Was sind die Ursachen für Herrn Müllers Beschwerden?
2. Welche Maßnahmen werden im Krankenhaus ergriffen?
3. Was ist die Aufgabe für die Pflege?

Definitionen und Klassifikation

Arterielle Hypertonie

Die arterielle Hypertonie ist definiert als ein systolischer Blutdruck ≥140 mmHg und ein diastolischer Blutdruck ≥90 mmHg.

Isolierte systolische Hypertonie

Eine isolierte systolische Hypertonie wird als systolischer Blutdruck ≥140 mmHg bei einem diastolischen Blutdruck <90 mmHg definiert und liegt knapp drei Viertel aller Fälle einer arteriellen Hypertonie im Alter zugrunde (Franklin et al. 2001).

Die Blutdruckwerte verhalten sich aufgrund von Gefäßveränderungen im Alter unterschiedlich (O'Rourke 2002). So steigt der systolische Wert mit zunehmendem Alter an, während der diastolische Wert bei Männern um das sechzigste und bei Frauen um das siebzigste Lebensjahr ein Maximum erreicht, um dann wieder abzufallen.

Die arterielle Hypertonie kann entsprechend der ◻ Tab. 2.13 klassifiziert werden. Diese Klassifikation ist aber abhängig vom kardiovaskulären Risikoprofil des jeweiligen Patienten. In der Praxis wird jedoch ein hoch normaler Blutdruck bei Patienten mit einem hohen kardiovaskulären Risiko bereits als Hypertonie bewertet, während er bei Patienten mit einem niedrigen Risikoprofil als akzeptabler Blutdruck betrachtet wird. Evans und Rose definierten daher die arterielle Hypertonie als die Blutdruckhöhe, ab welcher Diagnostik und

◻ **Tab. 2.13** Definitionen und Klassifikation der Blutdruckwerte. (Adaptiert nach AWMF-Leitlinie 2008, Leitlinien zur Behandlung der arteriellen Hypertonie)

Kategorie	Systolisch [mmHg]	Diastolisch [mmHg]
Optimal	<120	<80
Normal	120–129	80–84
Hoch normal	130–139	85–89
Grad-1-Hypertonie (leicht)	140–159	90–99
Grad-2-Hypertonie (mittelschwer)	160–179	100–109
Grad-3-Hypertonie (schwer)	≥180	≥110
Isolierte systolische Hypertonie	≥140	<90

Behandlung für den Patienten von Vorteil sind (Evans u. Rose 1971).

Hypertensive Krise

Eine hypertensive Krise oder Hochdruckkrise wird als krisenhaftes Ansteigen des Blutdrucks ohne akutes Auftreten von Organschäden bezeichnet.

Hypertensiver Notfall

Ein hypertensiver Notfall ist dagegen eine Hochdruckkrise mit akuten Zeichen von Organschäden. Diese können sich als Luftnot, Brustschmerzen, Verwirrtheit, Kopfschmerzen und/oder neurologischen Ausfallserscheinungen manifestieren.

In unserem Fallbeispiel hat sich bei Herrn Müller ein hypertensiver Notfall eingestellt, da er im Rahmen der Hochdruckkrise über akute Symptome wie Luftnot, Übelkeit und Verwirrtheit klagt.

Die arterielle Hypertonie wird eingeteilt in eine primäre und eine sekundäre Hypertonie. Bei der primären Hypertonie lässt sich der Auslöser der Blutdruckregulationsstörung nicht klar bestimmen.

Zumeist wird die arterielle Hypertonie durch verschiedene äußere Faktoren ausgelöst, wie etwa Alkohol, Übergewicht, Nikotin oder Stress. Etwa 90 % aller Hypertoniefälle zählen zur primären Hypertonie, die eine durch mehrere Faktoren und Gene bestimmte Erkrankung darstellt. Bei der sekundären Hypertonie wird die Blutdruckerkrankung von einer anderen, ursächlich behandelbaren Grunderkrankung ausgelöst, wie etwa Arteriosklerose, Nierenerkrankungen oder Hormonstörungen.

Epidemiologie

In Deutschland liegt die Krankheitshäufigkeit der arteriellen Hypertonie in der erwachsenen Bevölkerung bei 30–40 %. Im Alter liegt die Krankheitshäufigkeit bei 60–80 % (Ostchega et al. 2007). Bei knapp drei Viertel dieser Patienten liegt eine isolierte systolische Hypertonie vor (Franklin 2001). Es gibt auch regionale und ethnische Unterschiede bei der Krankheitshäufigkeit. So sind in nordöstlichen Regionen mehr Patienten mit arterieller Hypertonie anzutreffen als in südwestlichen Regionen Deutschlands. Farbige sind häufiger betroffen als Weiße. Zu diesen Unterschieden tragen sowohl genetische als auch umweltassoziierte Faktoren bei.

Die arterielle Hypertonie ist ein wichtiger Risikofaktor für Erkrankungen des Herzens (▶ Abschn. 2.5.3) und des zerebralen Gefäßsystems (▶ Abschn. 2.5.4) sowie für die Entstehung peripherer Durchblutungsstörungen (▶ Abschn. 2.5.5). Weitere, äußerst relevante und unabhängige Risikofaktoren sind das absolute Körpergewicht und die Zunahme von Körpergewicht überhaupt. In diesem Zusammenhang ist auf das metabolische Syndrom hinzuweisen. Dabei treten neben einer bauchbetonten Adipositas (Übergewicht, ▶ Kap. 3.2.2)) eine arterielle Hypertonie, erhöhte Blutfettwerte und eine periphere Insulinresistenz als Vorbote eines manifesten Typ-2-Diabetes häufig gemeinsam auf. Wie in ◨ Tab. 2.14 dargestellt, gibt es auch wesentliche Unterschiede im Auftreten der Hypertonie zwischen Typ-1- bzw. Typ-2-Diabetes. Zusammengenommen erhöhen Diabetes und Hypertonie das Risiko für kardiovaskulär bedingte Todesfälle bei Männern um das 4- bis 6-fache (ACCORD Study Group 2010).

Auch die Aufnahme von Kochsalz mit der Nahrung kann – insbesondere im Alter – den Blutdruckanstieg verstärken. Zusätzliche Risikofaktoren für arterielle Hypertonie sind inadäquat hoher Alkoholkonsum, psychosozialer Stress und unzureichende körperliche Bewegung.

◨ Tab. 2.14 Hypertonie und Diabetes mellitus: Unterschiede zwischen Typ-1- und Typ-2-Diabetes. (Adaptiert nach Meinertz et al. 2005)

Typ-1-Diabetes	Typ-2-Diabetes
Oft keine Hypertonie zum Zeitpunkt der Diabetes-Diagnose	Hypertonie existiert häufig schon vor oder bei der Diagnose des Diabetes
Auftreten der Hypertonie korreliert mit der Entstehung der diabetischen Nephropathie	Hypertonie korreliert mit dem Ausmaß der Adipositas und dem Alter der Patienten
Systolischer und diastolischer Blutdruck steigen gleichmäßig an	Systolischer Blutdruck steigt stärker an als der diastolische, häufig nur isolierte systolische Hypertonie
Hypertonie beschleunigt die Progression der diabetischen Nephropathie	Hypertonie ist entscheidend an der Entwicklung von Herzinfarkten, Schlaganfall und Herzinsuffizienz beteiligt

Behandlungsziele

Obwohl allgemeine Übereinstimmung darüber besteht, dass eine arterielle Hypertonie bei Patienten mit Diabetes behandelt werden sollte, bleibt der genaue Zielwert für den Blutdruck unbekannt. In einer großen Studie wurden 4733 Patienten mit Diabetes zufällig entweder einer intensivierten Therapie mit einem systolischen Zielblutdruck <120 mmHg oder einer Standardtherapie mit einem systolischen Zielblutdruck <140 mmHg zugeordnet. Die Patienten unter intensivierter Therapie zeigten aber nicht weniger tödliche und nichttödliche kardiovaskuläre Ereignisse (wie Herzinfarkt, Schlaganfall und/oder Herzinsuffizienz) als die Patienten unter Standardtherapie über eine Behandlungsdauer von 8 Jahren. Jedoch war die Rate an niedrigen Blutdruckwerten, niedrigen Kaliumwerten, langsamen Herzfrequenzen und deutlich reduzierter Nierenfunktion signifikant häufiger in der Gruppe mit der intensivierten Therapie zu sehen (ACCORD Study Group 2010).

2

> Die Europäische Hypertoniegesellschaft empfiehlt daher bei Diabetes mellitus Typ 2 einen systolischen Blutdruckwert unter 140 mmHg, jedoch nicht unter 120 mmHg anzustreben.

Bemerkenswert ist allerdings die Tatsache, dass in der UKPDS-Studie durch die Blutdrucksenkung um im Mittel 10 mmHg systolisch und 5 mmHg diastolisch wesentlich deutlichere Effekte erzielt wurden als durch die HbA_{1c}-Senkung um knapp 1 % allein: So führte die genannte Blutdrucksenkung bei Menschen mit Diabetes zu einer Reduktion von Schlaganfällen und von mikrovaskulären Ereignissen um 44 % bzw. 37 %. Das Risiko für diabetesbedingte Folgeerkrankungen und für Herzinsuffizienz sank durch die Blutdrucksenkung um 24 % bzw. 56 %. Diabetesbedingte Todesfälle konnten um 32 % reduziert werden (UKPDS Group 1998). Alle Anstrengungen zielen bei den Betroffenen darauf ab, schwerwiegende Komplikationen wie kardiovaskuläre Ereignisse, dialysepflichtiges Nierenversagen oder Erblindung möglichst zu vermeiden bzw. deren Auftreten zu verzögern.

Bei der hypertensiven Krise und dem hypertensiven Notfall ist die schnelle Blutdrucksenkung das Behandlungsziel, um akute Organschäden zu vermeiden bzw. die Symptome der Organschädigung zu lindern. In unserem Fallbeispiel ist die rasche und konsequente Blutdrucksenkung beim hypertensiven Notfall das erste Behandlungsziel.

Messung

Der Blutdruck kann mit Hilfe dreier verschiedener Methoden in Praxis, Klinik oder zu Hause gemessen werden:
- die wiederholten Gelegenheitsmessungen durch den Arzt,
- die Selbstmessung durch den Patienten,
- die 24-h-Langzeitblutdruckmessung.

Bei jedem dieser Messverfahren ist mit leicht unterschiedlichen Messwerten zu rechnen. So liegt der mittlere Blutdruckwert bei der 24-h-Langzeitblutdruckmessung in der Regel unterhalb eines durch die Gelegenheitsmessung ermittelten Wertes. Auch die Blutdruckselbstmessung liefert meist leicht niedrigere Werte als die Messung in der Praxis

■ **Tab. 2.15** Manschettenbreite

Armumfang	Manschette (Gummiteil)
<33 cm	12×24
33–41 cm	15×30
>41 cm	18×36
Kind	8×13
Kleinkind	5×8

oder Klinik. An dieser Stelle sei kurz die sogenannte Weißkittelhypertonie (Praxishypertonie) erwähnt. Dieses Phänomen ist bei Patienten zu beobachten, bei denen die in der Klinik oder Praxis durchgeführten Messungen isoliert erhöhte Werte produzieren, während die in der Selbst- oder 24-h-Langzeitblutdruckmessung ermittelten Werte im Normbereich liegen. Dieser Effekt lässt sich bei ungefähr 10 % der Allgemeinbevölkerung beobachten (Pickering et al. 2002).

In Praxis und Klinik wird der arterielle Druck überwiegend mit der indirekten Methode nach Riva-Rocci gemessen. Der Blutdruck wird im Sitzen oder Liegen nach 5 min Ruhe etwa 2 cm oberhalb der Ellenbeuge mit der – je nach Oberarmumfang – korrekten Manschettenbreite gemessen (■ Tab. 2.15). Am Oberarm des liegenden oder sitzenden Patienten wird eine aufblasbare Gummimanschette mit einer undehnbaren Stoffauflage an ihrer Außenseite in Herzhöhe angebracht. Mit Hilfe eines Gummiballons als Pumpe und eines Nadelventils kann der Druck in der Manschette verändert und kontinuierlich an einem seitenständig angeschlossenen Quecksilber- oder Membranmanometer abgelesen werden.

Mittels der Methode nach Korotkow werden systolischer und diastolischer Blutdruck durch charakteristische Geräuschphänomene bestimmt, die distal von der Manschette mit einem Stethoskop über der Arteria brachialis in der Ellenbeuge abgehört werden. Zur Messung des arteriellen Blutdrucks wird der Manschettendruck zunächst schnell auf Werte gebracht, die über dem erwarteten systolischen Blutdruck liegen. Die Arteria brachialis wird dadurch vollständig komprimiert, sodass die Blutströmung unterbrochen ist. Anschließend wird der Druck durch Öffnen des Ventils

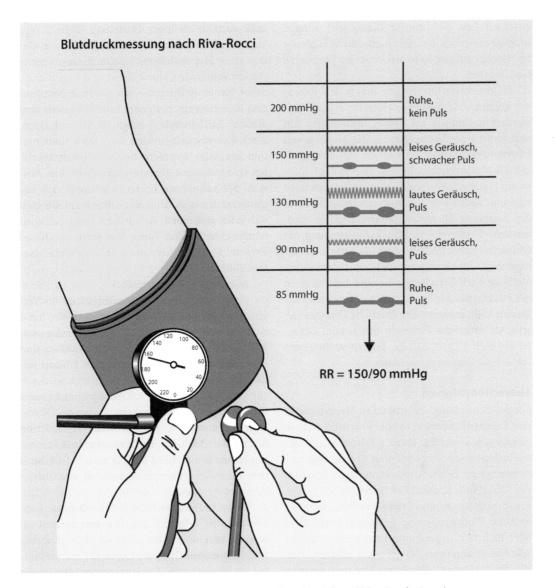

Blutdruckmessung nach Riva-Rocci

200 mmHg	Ruhe, kein Puls
150 mmHg	leises Geräusch, schwacher Puls
130 mmHg	lautes Geräusch, Puls
90 mmHg	leises Geräusch, Puls
85 mmHg	Ruhe, Puls

RR = 150/90 mmHg

◘ **Abb. 2.3** Blutdruckmessung nach Riva-Rocci. (Aus Schwegler 2006; mit freundlicher Genehmigung)

langsam reduziert. In dem Augenblick, in dem der systolische Druck unterschritten wird, tritt bei jedem Puls ein kurzes scharfes Geräusch (Korotkow-Geräusch) auf, das durch den Einstrom von Blut bei vorübergehender Aufhebung der Gefäßkompression während des Druckgipfels entsteht. Bei weiter abnehmendem Manschettendruck werden die Geräusche zunächst lauter und bleiben dann entweder auf einem konstanten Niveau oder werden wieder etwas leiser. In einigen Fällen tritt nach

initialer Zunahme der Lautstärke eine vorübergehende Abnahme, die sogenannte auskultatorische Lücke, mit anschließender erneuter Zunahme auf. Der diastolische Blutdruck ist erreicht, wenn bei weiteren Abnahmen des Manschettendrucks die Geräusche plötzlich dumpfer und schnell leiser werden (◘ Abb. 2.3).

Der Blutdruck sollte möglichst immer an beiden Armen gemessen werden, denn dabei entdeckte Seitendifferenzen der Blutdruckwerte (>20 mmHg systolisch bzw. >15 mmHg diastolisch) können wichtige diagnostische und prognostische Hinweise im Hinblick auf eine Arteriosklerose der peripheren Gefäße geben.

Blutdruckselbstmessungen durch den Patienten können eine wertvolle Hilfe im eigenverantwortlichen Umgang mit seiner Erkrankung sein und fördern die Therapietreue. Die Messung mit Oberarmmanschetten ist weniger störanfällig als mit Handgelenksmanschetten. Der Patient sollte in die Blutdruckselbstmessung genau eingewiesen sein und sein Gerät durch Parallelmessungen in der Arztpraxis überprüfen lassen. Digitale, automatische Geräte zur Blutdruckselbstmessung mit Oberarm- oder Handgelenksmanschette sind weniger valide, da sie ungenauere Werte liefern als die Methode nach Riva-Rocci. Sie sind bei Patienten mit Herzrhythmusstörungen, Schrittmachern oder Tremor nicht geeignet. Die Deutsche Diabetes Gesellschaft empfiehlt Patienten mit sowohl Diabetes als auch Hypertonie die Teilnahme an einem Hypertonieschulungsprogramm.

Therapieoptionen

Für die Behandlung der arteriellen Hypertonie ist eine Lebensstiländerung sowohl präventiv als auch therapeutisch wichtig. Dazu gehören Allgemeinmaßnahmen wie Verminderung der Gesamtkalorienmenge zur Gewichtsreduktion (Body-Mass-Index <25 kg/m²), Kochsalzbeschränkung (<6 g/Tag), Ernährungsumstellung (viele Früchte, Gemüse, fettarme Produkte; wenig gesättigte Fette, dafür öfter mehrfach ungesättigte Fettsäuren), mäßiger Alkoholkonsum (max. 30 g/Tag für Männer, max. 15 g/Tag für Frauen), Nikotinverzicht und vermehrte körperliche Aktivität (mind. 30 min Ausdauersport pro Tag). Wenn diese Allgemeinmaßnahmen nicht zur Blutdruckbehandlung ausreichen, dann muss zusätzlich eine medikamentöse Therapie eingeleitet werden.

Initial sind Angiotensin-Converting-Enzym-Hemmer (ACE-Hemmer) kombiniert mit entwässernden Medikamenten wie Thiaziddiuretika die sinnvollste Therapieoption für Patienten mit Diabetes mellitus und arterieller Hypertonie. Insbesondere bei älteren Patienten müssen aber die Natriumwerte unter der Behandlung mit Thiaziddiuretika, wie zum Beispiel Hydrochlorothi-

azid, auch in niedriger Dosierung (12,5–25 mg/Tag) regelmäßig kontrolliert werden, da die Gefahr einer Hyponatriämie besteht. Höhere Dosierungen von Hydrochlorothiazid sind wegen möglicher Nebenwirkungen – wie niedrige Natrium- und Kaliumwerte, periphere Insulinresistenz und erhöhte Blutfettwerte – möglichst zu vermeiden. Auch Calciumantagonisten sowie eine Kombination aus ACE-Hemmern und Calciumantagonisten sind wirksame Therapiealternativen. Die Auswahl der Substanzen richtet sich häufig nach Begleiterkrankungen. Differenzialtherapeutisch lässt sich keine generelle Überlegenheit einer speziellen blutdrucksenkenden Therapie ausmachen (Blood Pressure Lowering Treatment Trialists' Collaboration 2008).

Allerdings sollten Betablocker nicht als Therapie erster Wahl eingesetzt werden, da sie im Vergleich zu Diuretika, Calciumantagonisten und ACE-Hemmern hinsichtlich der Senkung von Morbidität und Mortalität nicht so wirksam sind (Wiysonge et al. 2012). Betablocker können zudem die Symptome einer Hypoglykämie abschwächen oder verändern (z. B. Zittern tritt nicht mehr auf), die Symptome einer bestehenden pAVK verschlechtern oder zu einer erektilen Dysfunktion führen. Bei gleichzeitigem Vorliegen einer koronaren Herzerkrankung ist jedoch auch bei Diabetes eine Betablockertherapie obligat, da ein Überlebensvorteil besteht.

Einige blutdrucksenkende Medikamente können mit neu aufgetretenem Diabetes mellitus assoziiert sein. Das Risiko ist für ACE-Hemmer und Angiotensin-II-Rezeptorblocker am geringsten – gefolgt von Calciumantagonisten sowie Betablockern – und für Diuretika am höchsten (Elliott u. Meyer 2007). Nach Ansicht von Cushman überwiegen jedoch die positiven Effekte der blutdrucksenkenden Medikamente (insbesondere der Thiaziddiuretika) durch Reduzierung der kardiovaskulär bedingten Todesfälle die negativen Effekte auf den Glukosestoffwechsel (Ferrannini u. Cushman).

Bei alten Patienten sollte die medikamentöse Therapie individuell, schrittweise und unter sorgfältiger Überwachung erfolgen (Bahrmann u. Zeyfang 2013). Sie muss vor allem in der Einstellungsphase durch regelmäßige Laborkontrollen überprüft werden, da z. B. bei eingeschränkter Nierenfunktion die Dosierungen angepasst werden müssen. Die 24-h-Langzeitblutdruckmessung dient der Verlaufskontrolle einer Blutdrucktherapie. Insbesondere eine fehlende Nachtabsenkung kann ein Hinweis auf eine sekundäre Hypertonie sein und sollte dann durch einen Arzt weiter abgeklärt werden.

In unserem Fallbeispiel sind schnell wirksame, als Flüssigkeit oder Spray oral verabreichte Calciumantagonisten oder Nitrate und der intravenös applizierte α1-Adrenozeptor-Antagonist Urapidil Medikamente der ersten Wahl. Insbesondere letztere werden in Praxis und Klinik durch den Arzt verabreicht.

Tipps für den Pflegealltag
Ältere Patienten stellen sich häufig mit atypischen Beschwerden in der Notaufnahme vor. Bis zu 20 % aller geriatrischen Patienten sind in der Notaufnahme davon betroffen (Vanpee et al. 2001).

> Wichtig für die Pflege ist es daher, an einen hypertensiven Notfall bei atypischen Beschwerden – wie in unserem Fallbeispiel in Form von Verwirrtheit und Unruhe – immer zu denken.

Patienten mit arterieller Hypertonie haben oft über viele Jahre keine Beschwerden, und die Erkrankung wird – wie in unserem Fallbeispiel – beim Arztbesuch häufig durch Zufall entdeckt. Daher ist die Blutdruckmessung zum Screening einer arteriellen Hypertonie bei jedem Patienten mit Diabetes mellitus ein fester Bestandteil.

Der Blutdruck sollte an beiden Armen in ruhiger und für den Patienten entspannter Atmosphäre gemessen werden. Dabei ist eine Oberarmmessung besser als eine Unterarmmessung. Der Oberarm sollte im rechten Winkel am Tisch oder der Armlehne aufgelegt sein. An die richtige Manschettenlage in Herzhöhe und die passende Manschettenbreite muss unbedingt geachtet werden, weil bei zu schmaler Manschette ein zu hoher bzw. bei zu breiter Manschette ein zu niedriger Blutdruckwert gemessen wird. Wenn die Manschette nicht vorher luftleer ist oder zu locker angelegt wird, wird ein zu hoher Blutdruckwert gemessen.

> Da sich der Körper des Patienten häufig an die arterielle Hypertonie gewöhnt hat, können in den ersten Wochen der Behandlung vorübergehend verschiedene unangenehme Symptome auftreten.

Diese Nebenwirkungen können dazu führen, dass Patienten ihre Medikamente nicht weiter nehmen möchten. Typische Beschwerden können Konzentrationsmangel, Schwindelgefühl, Übelkeit, Schwächegefühl und Antriebslosigkeit sein. In diesem Fall ist ein klärendes Gespräch zwischen dem Patienten und der Pflegekraft hilfreich. Dabei sollte auf die vorübergehende Dauer der Nebenwirkungen hingewiesen werden, da es sich bei ihnen meist um eine Anpassungsreaktion des Körpers handelt.

2.5.2 Herzinsuffizienz

P. Bahrmann

Fallbeispiel
Herr Schmidt, ein 84-jähriger Patient, ist durch den Notarzt in die Rettungsstelle des Krankenhauses eingewiesen worden. In den letzten Tagen verspürte Herr Schmidt zunehmende Atemnot, Appetitlosigkeit, Obstipation und abendliche Beinödeme. Als die Atemnot am heutigen Tag in Ruhe auftrat und er blutigen, schaumigen Auswurf bekam und bei der geringsten Belastung das Gefühl verspürte, zu ersticken, rief er seinen Hausarzt an.

Dieser besuchte seinen Patienten, der alleine in seiner Wohnung lebt und keine Angehörigen in der näheren Umgebung hat. Herr Schmidt konnte sich bisher selbstständig bewegen und versorgen. Tagsüber sah er gerne fern oder las Bücher. Immer wieder kamen alte Freunde aus der Jugendzeit zu ihm, um gemeinsam bei einem Glas Bier über die alte Zeit zu reden. Er ging überwiegend zum Einkaufen oder Rauchen aus dem Haus, sonst verbrachte Herr Schmidt die Zeit zuhause. Sein Hausarzt hatte ihn mehrmals darauf hingewiesen, dass Rauchen und seine seit etwa 10 Jahren bekannten Erkrankungen – arterielle Hypertonie und Diabetes mellitus – langfristig Schäden an seinen Gefäßen verursachen und damit die Gefahr für einen Herzinfarkt und Schlaganfall steigt.

⬛ Tab. 2.16 NYHA-Klassifikation

Stadium	Anteil der betrof-fenen Patienten	Charakteristika
NYHA I	Ca. 50 %	Keine körperliche Einschränkung: Alltägliche Belastung verursacht keine inadäquate Erschöpfung, Rhythmusstörungen, Luftnot oder Angina pectoris
NYHA II	Ca. 35 %	Leichte Einschränkung der körperlichen Belastbarkeit: keine Beschwerden in Ruhe. Erschöpfung, Rhythmusstörungen, Luftnot oder Angina pectoris bei alltäglicher körperlicher Belastung
NYHA III	Ca. 10 %	Höhergradige Einschränkung der körperlichen Leistungsfähigkeit bei gewohnter Tätigkeit: keine Beschwerden in Ruhe, jedoch Erschöpfung, Rhythmusstörungen, Luftnot oder Angina pectoris bei geringer körperlicher Belastung
NYHA IV	Ca. 5 %	Beschwerden bei allen körperlichen Aktivitäten und in Ruhe: Bettlägerigkeit

NYHA New York Heart Association.

Der Hausarzt untersuchte Herrn Schmidt in der Wohnung und alarmierte den Notarzt, um ihn in das Krankenhaus einzuweisen. Bei Ankunft in der Rettungsstelle wurde ein Elektrokardiogramm geschrieben, welches Vorhofflimmern mit schneller Überleitung auf die Kammer zeigte. Die Röntgenthoraxaufnahme zeigte pulmonale Stauungszeichen und eine Herzvergrößerung. Der Blutdruck lag bei 160/95 mmHg, der Puls bei 140/min und die Temperatur bei 38,4°C.

❓ Leitfragen

1. Welche Erkrankung hat sich bei Herrn Schmidt eingestellt?
2. Welche Maßnahmen werden im Krankenhaus ergriffen?
3. Was ist die Aufgabe für die Pflege?

Definition und Klassifikation

> **Herzinsuffizienz**
>
> Bei einer Herzinsuffizienz ist das Herz nicht mehr in der Lage, das Gewebe mit genügend Blut, d. h. mit ausreichend Sauerstoff und Nährstoffen zu versorgen. Leitsymptom einer Herzinsuffizienz ist die Luftnot, die je nach Stadium der Erkrankung nur bei Belastung oder bereits in Ruhe auftritt.

Die klinischen Stadien der Herzinsuffizienz werden entsprechend der »New York Heart Association«-(NYHA-)Klassifikation eingeteilt (⬛ Tab. 2.16).

Epidemiologie

Mit zunehmendem Alter nimmt sowohl die Inzidenz der Herzinsuffizienz als auch die der behandlungsbedürftigen Begleiterkrankungen zu (Braunstein et al. 2003). Bei Typ-2-Diabetes-Patienten wird bis zu 5-mal häufiger als bei Patienten ohne Diabetes eine Herzinsuffizienz diagnostiziert (Stratmann et al. 2013). Die Prävalenz der chronischen Herzinsuffizienz liegt allgemein zwischen 2 und 3 % und steigt bei den über 70-jährigen Patienten auf 10–20 % an. Das mittlere Alter aller Patienten mit Herzinsuffizienz liegt bei 75 Jahren in den Industriestaaten. Die Mortalitätsrate ist hoch: Ca. die Hälfte aller Patienten versterben innerhalb von 4 Jahren unabhängig vom Schweregrad der Symptomatik (Khand et al. 2000).

In seltenen Fällen kann die Ursache einer Herzinsuffizienz die sogenannte »diabetische Kardiomyopathie« sein. Häufigste Ursachen einer Herzinsuffizienz sind jedoch koronare Herzerkrankung und/oder arterielle Hypertonie. Insbesondere die sich überlagernden Risikofaktoren für die koronare Herzerkrankung machen eine umfassende Diagnostik und Therapie erforderlich. Dabei ist ein wichtiger Risikofaktor für das Voranschreiten der koronaren Herzerkrankung und das Auftreten von Herzinfarkten der Diabetes mellitus. Mit jedem Prozentpunktanstieg im HbA$_{1c}$ steigt die Rate der herzinsuffizienten Patienten um 8 % (Iribarren et al. 2001, Stratton et al. 2000). Entsprechend ist die Prävalenz der Herzinsuffizienz bei Menschen mit Diabetes hoch, nimmt mit dem Alter weiter zu und ist zudem häufig mit einer koronaren Herzerkrankung assoziiert. Etwa 75 % der Diabetes-Patienten versterben an einer Gefäßkomplikation, wobei der Herzinfarkt für 50 % der Todesfälle verantwortlich ist (Haffner et al. 1998). Daher ist eine konsequente Behandlung des Diabetes mellitus zur Vorbeugung von Herzinfarkten und einer drohenden Herzinsuffizienz wichtig.

Behandlungsziele

Die Behandlungsziele der Herzinsuffizienz haben eine Verbesserung sowohl der Symptome als auch der Prognose zum Ziel. Aber auch das Voranschreiten der Herzinsuffizienz soll aufgehalten oder zumindest verlangsamt werden. Insbesondere für die Lebensqualität der älteren Patienten ist die Senkung der Krankenhauseinweisungsrate bedeutend. Auch die Häufigkeit von Begleiterkrankungen nimmt, wie die Herzinsuffizienz, mit dem Alter zu. Hier gilt es, deren nachteilige Effekte auf herzinsuffiziente Patienten günstig zu beeinflussen bzw. zu vermindern. Bei den Begleiterkrankungen werden einerseits diejenigen unterschieden, die ätiologisch und damit kausal für die Entstehung und Progression der Herzinsuffizienz verantwortlich sind, wie zum Beispiel koronare Herzerkrankung und/oder arterielle Hypertonie. Andererseits gibt es Begleiterkrankungen, die mit einer Herzinsuffizienz vergesellschaftet sind und krankheitsfördernd wirken, wie zum Beispiel Anämie bzw. Eisenmangel, Depression, Niereninsuffizienz oder Schlafapnoesyndrom (O'Connor et al. 2010, von Haehling et al. 2011). Schließlich sind noch Begleiterkrankungen vorhanden, die zwar unabhängig von einer Herzinsuffizienz auftreten, die Symptomatik aber dennoch beeinflussen können und bei denen potenzielle Arzneimittelinteraktionen zu beachten sind, wie zum Beispiel eine chronische obstruktive Atemwegserkrankung oder eine Gelenkerkrankung (Haas 2013). Behandlungsbedürftige Begleiterkrankungen können jedoch bei herzinsuffizienten älteren Patienten sowohl das Risiko für Arzneimittelinteraktionen erhöhen als auch die Compliance in Folge der Polypharmazie

vermindern (Bahrmann et al. 2011). Deshalb ist eine ganzheitliche Behandlung, insbesondere von älteren Patienten mit Herzinsuffizienz und Begleiterkrankungen, anzustreben (McMurray et al. 2012).

Diagnostik

Eine Herzinsuffizienz wird bei älteren Patienten häufig übersehen, da das Hauptsymptom der sogenannten Belastungsinsuffizienz (Atemnot bzw. inadäquate Erschöpfung bei körperlicher Aktivität) oft dem fortgeschrittenen Alter, den Begleiterkrankungen und allgemein dem schlechten Gesundheitsstatus zugeschrieben wird. Bei älteren Patienten kann aber auch Verwirrtheit ein Symptom einer progredienten Herzinsuffizienz sein. Wie in unserem Fallbeispiel dargestellt, wird bei dem klinischen Verdacht einer Herzinsuffizienz eine weiterführende Diagnostik mit Elektrokardiogramm und Röntgenthorax durchgeführt.

Aufgrund der geringen Spezifität beider Untersuchungsverfahren für eine Herzinsuffizienz sind weitere diagnostische Schritte notwendig. Einerseits spielen Labormarker bei der Diagnostik der Herzinsuffizienz eine wichtige Rolle. Anhand der Konzentration von BNP (»brain natriuretic peptide«, »B-type natriuretic peptide«) oder NT-proBNP (N-terminale pro-BNP) im Blut ist man in der Lage, Luftnot, die durch Herzinsuffizienz bedingt ist, von anderen möglichen Ursachen zu unterscheiden (Luchner et al. 2003).

Andererseits ist die Ultraschalluntersuchung des Herzens (Echokardiographie) diagnoseführend. Insbesondere bei älteren Patienten erlaubt sie eine schnelle und risikofreie Beurteilung der Herzmuskelfunktion, der Herzklappen und des Herzbeutels. Die einer Herzinsuffizienz zugrundeliegenden Funktionsstörungen des Herzens können in eine systolische und eine diastolische Herzinsuffizienz unterschieden werden.

— Bei der systolischen Herzinsuffizienz besteht eine Funktionsstörung, die durch die verminderte Kontraktilität des linken Ventrikels bedingt ist.
— Bei der diastolischen Herzinsuffizienz besteht dagegen eine Funktionsstörung, die durch eine verminderte Füllung des linken Ventrikels aufgrund einer erhöhten Steifigkeit bei Größenzunahme und/oder bindegewebigem Umbau

2

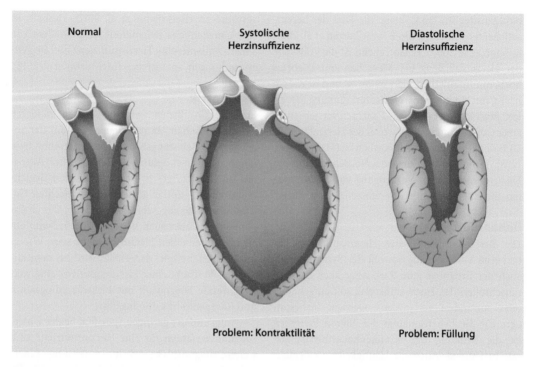

Abb. 2.4   Diastolische und systolische Herzinsuffizienz. (Copyright 2007 by Current Medicine, Inc., Philadelphia, Pennsylvania)

der Herzmuskulatur bedingt ist (◘ Abb. 2.4). Im Gegensatz zur systolischen Herzinsuffizienz ist bei der diastolischen Herzinsuffizienz die Pumpkraft des linken Herzens erhalten geblieben.

Etwa 30–50 % der Patienten mit Zeichen einer Herzinsuffizienz weisen primär eine diastolische Funktionsstörung auf. Insbesondere für die Herzinsuffizienz bei Diabetes mellitus ist sie ursächlich und wird bei etwa 75 % aller symptomfreien Patienten nachgewiesen. Die diastolische Dysfunktion tritt häufiger bei Patienten mit Typ-2-Diabetes auf als bei Patienten mit Typ-1-Diabetes (Stratmann et al. 2013).

Aber auch das rechte Herz kann bei der Entwicklung einer diabetischen Kardiomyopathie beteiligt sein. Folgen können, wie beim linken Ventrikel, Symptome der Herzinsuffizienz, die Entwicklung von Vorhofflimmern (wie in unserem Fallbeispiel) und der plötzliche Herztod aufgrund von Kammerrhythmusstörungen sein (Widya et al. 2012).

Therapieoptionen

Die medikamentöse Therapie der Herzinsuffizienz basiert auf der These, dass die chronische Herzinsuffizienz auf einer Herzmuskelschädigung beruht, die durch andauernde Aktivierung von Gegenregulationsmechanismen des Körpers (z. B. Aktivierung des sympathischen Nerven- und des Renin-Angiotensin-Aldosteron-Systems) weiter verschlimmert wird. Somit zielt die Therapie auf eine möglichst vollständige Blockade dieser sich negativ auswirkenden Regulationsmechanismen (Zobel 2013). Zur Standardtherapie der chronischen Herzinsuffizienz gehören Blocker des Renin-Angiotensin-Aldosteron-Systems, wie Angiotensin-Converting-Enzym-Hemmer (ACE-Hemmer) oder Angiotensin-II-Rezeptorblocker (ARB) bei allen Patienten ab dem NYHA-Stadium I. Bei Patienten mit systolischer Herzinsuffizienz gehört ein β1-selektiver Betablocker und ein Aldosteronantagonist, zum Beispiel Spironolacton oder Eplerenon, ab NYHA-Stadium II dazu.

Wie bei unserem Fallbeispiel muss im Falle von Wassereinlagerungen im Gewebe in jedem

NYHA-Stadium ein wassertreibendes Medikament (Diuretikum) hinzugefügt werden. Bei Patienten mit permanentem Vorhofflimmern oder mit persistierenden Symptomen unter ACE-Hemmern, β1-selektiven Betablockern, Diuretika und Aldosteronantagonisten im Stadium NYHA III/IV kann zur symptomlindernden Therapie ein Herzglykosid, zum Beispiel Digitoxin oder Digoxin, angewandt werden.

Bei Patienten mit diastolischer Herzinsuffizienz konnte – im Gegensatz zu den Betroffenen mit systolischer Herzinsuffizienz – bisher für keine der oben genannten medikamentösen Behandlungen eine Verbesserung des Krankheitsverlaufs oder der Sterblichkeit gezeigt werden.

Eine Thrombozytenaggregationshemmung mit Acetylsalizylsäure ist bei allen Patienten mit koronarer Herzerkrankung indiziert (McMurray et al. 2012). Bei unserem Patienten ist wegen der Gefahr von Thromboembolien bei Vorhofflimmern Heparin oder langfristig eine orale Antikoagulation angezeigt. Unklar ist, inwieweit eine normnahe Blutglukoseeinstellung die klinische Prognose der Herzinsuffizienz positiv beeinflusst (Stratmann et al. 2013).

Aufgrund der reduzierten Nierenfunktion im Alter muss auf die Dosierung von ACE-Hemmern, Angiotensin-II-Rezeptorblockern (ARB), Spironolacton, Eplerenon und Digoxin besonders geachtet werden. Andere Medikamente können ebenfalls negative Auswirkungen bei älteren Patienten haben, wenn sie alleine oder in Kombination mit anderen gegeben werden.

> Empfehlungen »Multimorbidität und geriatrische Aspekte« der Nationalen Versorgungsleitlinie Chronische Herzinsuffizienz. (Adaptiert nach ► www.versorgungsleitlinien.de)
> Bei multimorbiden Patienten mit chronischer systolischer Herzinsuffizienz sollen die folgenden Pharmaka unbedingt vermieden werden:
> — Selektive COX-2-Hemmer
> — Negativ sich auf die Pumpkraft des Herzens auswirkende Calciumkanalblocker (Diltiazem, Verapamil) bei chronischer systolischer Herzinsuffizienz
> — Antiarrhythmika Klasse I und III (Ausnahme: Amiodaron)
> — Trizyklika
> — Amphetamine
> — Minoxidil
> — Metformin und Insulinsensitizer (Glitazone) bei NYHA III–IV
> — Mutterkornalkaloide
>
> Bei multimorbiden Patienten mit chronischer Herzinsuffizienz sollten die Indikationen folgender Pharmaka kritisch gestellt und die langfristige Gabe möglichst vermieden werden:
> — Nichtsteroidale Antirheumatika (NSAR)
> — Phosphodiesterasehemmer (z. B. Sildenafil), Cilostazol
> — Carbamazepin
> — Itraconazol
> — Corticosteroide
> — Alphablocker
>
> Multimorbiden und/oder älteren Patienten mit chronischer Herzinsuffizienz sollten insbesondere ACE-Hemmer und Betablocker angeboten werden, jedoch unter besonderer Berücksichtigung der spezifischen Begleiterkrankungen und der möglicherweise eingeschränkten Tolerierung der empfohlenen Pharmaka (Dosisanpassung an reduzierte Nierenfunktion).

> Bei älteren Patienten mit chronischer Herzinsuffizienz soll insbesondere auf psychische und mentale Komorbiditäten wie kognitive Beeinträchtigungen, Demenz und Depression geachtet werden, weil diese die Therapie, die Therapieadhärenz, die Verlaufskontrolle und die Prognose negativ beeinflussen können.

Ergänzend können konservative Therapieansätze wie Gewichtskontrolle, Verringerung des Salzkonsums und moderate körperliche Betätigung hilfreich sein. Während bei jüngeren Patienten auch angepasstes körperliches Training positiv wirkt, gibt es für ältere Patienten noch keine definitiven

2

Empfehlungen über Intensität und Häufigkeit des Trainings bei chronischer Herzinsuffizienz (McMurray et al. 2012). Bei ungefähr einem Drittel der Patienten mit Herzinsuffizienz kann man eine desorganisierte Kammerkontraktion und eine demzufolge verringerte Pumpeffektivität des Herzens beobachten. Im Oberflächenelektrokardiogramm demaskiert sich bei den betroffenen Patienten häufig ein Linksschenkelblock. Die kardiale Resynchronisationstherapie (CRT) kann die Kammererregung organisieren und die Kammerkontraktion koordinieren, was bei bestimmten Patienten eine verbesserte Pumpkraft zur Folge haben kann.

Bei trotz optimaler medikamentöser Therapie weiterhin symptomatischen Patienten besteht die Möglichkeit einer CRT, wenn die Lebenserwartung mehr als 1 Jahr beträgt. Bei Patienten mit Zustand nach Myokardinfarkt bzw. nichtischämischer Kardiomyopathie und hochgradig eingeschränkter linksventrikulärer Pumpfunktion sollte ein Kardioverter/Defibrillator implantiert werden, da er die Patienten vor einem plötzlichen Herztod aufgrund von Kammerrhythmusstörungen schützen kann (McMurray et al. 2012). Als operative Therapiemethoden müssen zum Beispiel die Versorgung mit Bypasses bei schwerer Koronargefäßerkrankung oder, bei schwerster Herzinsuffizienz, eine Herztransplantation in Betracht gezogen werden (Zobel 2013).

Tipps für den Pflegealltag

Wenn sich Atmung und Puls des Patienten im Pflegealltag beschleunigen, zeichnet sich möglicherweise eine akute Herzinsuffizienz ab. Der Patient sollte daher genau beobachtet werden, um seine Belastbarkeit herauszufinden und die Anforderungen entsprechend individuell anzupassen. Zwischendurch ist immer wieder für ausreichende Ruhe- und Schlafphasen zu sorgen. Die Pflege sollte die bestehenden Ressourcen des Patienten herausfinden und durch aktivierende Pflege nutzen. Bei Immobilität ist eine angemessene Unterstützung durch Pflege und Hilfsmittel erforderlich. Der Patient sollte weder unter- noch überfordert werden. Die eigenen Beobachtungen der Pflege haben nicht nur für die Aufklärung des jeweiligen Patienten eine Bedeutung, sondern sind auch wichtige Informationen für den behandelnden Arzt. Im Pflegealltag sollten Ängste des Patienten abgebaut und die Motivation zur aktiven Teilnahme am täglichen Leben gefördert werden.

> ❯ Besonders wichtig ist die tägliche Gewichtskontrolle eines Patienten mit Herzinsuffizienz.

Dabei sollte der Patient sein »Trockengewicht« kennen. Die tägliche Trinkmenge sollte entsprechend dem Gewichtsverlauf angepasst werden.

Bei einer akuten Dekompensation der Herzinsuffizienz, wie in unserem Fallbeispiel, ist eine Oberkörperhochlagerung des Patienten wichtig. Ein Abstützen oder Hochlagern der Arme unterstützt die Atemhilfsmuskulatur, die der Patient zur Atemerleichterung bei akuter Luftnot einsetzt. Im Stadium der akuten Dekompensation ist die Reduzierung der Flüssigkeitszufuhr mit dem Ziel einer Negativbilanzierung wichtig. Um dieses Ziel zu erreichen, müssen die Flüssigkeitsmengen durch die Pflege oder, wenn möglich, durch den Patienten selbst genau bilanziert werden.

Dem Patienten sollten kochsalzarme Flüssigkeiten und Nahrung angeboten werden, um ein übermäßiges Durstgefühl und einen hohen Flüssigkeitsbedarf zu vermeiden. Regelmäßige Hautpflege im Bereich der Ödeme und ggf. Hochlagerungen der Beine nach Rücksprache mit dem Arzt unterstützen die Akutbehandlung und verhindern Stauungsulzerationen. Zur Vermeidung von Pneumonien empfehlen sich sekretlösende und atemunterstützende Maßnahmen sowie regelmäßige Frischluftzufuhr.

2.5.3   Myokardinfarkt

H. Rittger, S. Achenbach

Fallbeispiel

Frau Schmitt ist eine 83-jährige Patientin, die im Pflegeheim lebt. Sie ist geistig sehr rege, körperlich jedoch zunehmend gebrechlich, sodass sie Hilfe beim Waschen und Ankleiden braucht; zum Gehen benutzt sie einen Rollator. Sie nimmt jedoch an allen Veranstaltungen im Heim teil und hat eine nachmittägliche Bridge-Runde organisiert.

Seit vielen Jahren leidet die Patientin unter einem Diabetes mellitus Typ 2, zudem unter arterieller Hypertonie, chronischer Bronchitis und Niereninsuffizienz. Vor einigen Tagen wurde sie wegen einer hypertensiven Entgleisung stationär aufgenommen. Im Rahmen des Krankenhausaufenthaltes fiel eine Vorhofflimmerarrhythmie sowie eine Niereninsuffizienz mit einem Kreatininwert von 1,8 mg/dl auf. Am 4. Tag des stationären Aufenthaltes beklagt die Patientin plötzlich Brustschmerzen. Es wird ein EKG geschrieben und der Troponinwert im Labor bestimmt.

? **Leitfragen**

1. Welche Erkrankung hat sich bei Frau Schmitt eingestellt?
2. Welche Maßnahmen werden im Krankenhaus ergriffen?
3. Was ist die Aufgabe für die Pflege in der nachstationären Betreuung?

Koronare Herzkrankheit (KHK)

Unter einer koronaren Herzkrankheit versteht man die Veränderung/Verengung der Herzkranzgefäße (Koronararterien), die sogenannte Atherosklerose. Durch Ablagerungen kommt es zunächst zu einer Versteifung, später auch Verengung der Herzkranzgefäße. Mit zunehmender Engstellung stellt sich ein Missverhältnis zwischen Sauerstoffbedarf und -versorgung ein. Dies tritt zunächst bei Belastung auf, d. h. wenn ein höherer Sauerstoffbedarf vorliegt. Bei ganz hochgradigen Verengungen (Stenosen) oder einem Verschluss des Gefäßes ist die Durchblutung auch ohne körperliche Belastung nicht mehr ausreichend, und es kommt zum Auftreten von Ruhebeschwerden.

Epidemiologie und Risikofaktorenkonzept

Die Lebenszeitprävalenz für eine KHK ist in Deutschland für Männer (30 %) doppelt so hoch wie für Frauen (15 %), nimmt jedoch bei beiden Geschlechtern im Laufe des Lebens zu. Aber nicht nur das Alter spielt eine wichtige Rolle bei dieser progressiv verlaufenden Erkrankung. Weitere wichtige Risikofaktoren sind arterielle Hypertonie, Diabetes mellitus, erhöhtes LDL-Cholesterin, erniedrigtes HDL-Cholesterin, Nikotin- und Alkoholabusus, körperliche Inaktivität sowie ein betroffener männlicher Angehöriger 1. Grades unterhalb des 55. Lebensjahres oder eine betroffene weibliche Verwandte unter 65 Jahren. Mit 40 % aller Todesfälle stehen kardiovaskuläre Ereignisse an erster Stelle der Todesursachen in den Industrieländern (Allender et al. 2008, Hamm et al. 2011).

Manifestationsformen der KHK – akutes Koronarsyndrom (ACS)

Akutes Koronarsyndrom (ACS)

Die akute Manifestation der KHK ist das akute Koronarsyndrom, das die instabile Angina pectoris und den akuten Myokardinfarkt umfasst. Dabei kommt es zum Verschluss eines der Hauptgefäße des Herzens oder auch von kleinen Arterien.

Seit einigen Jahrzehnten weiß man, dass die Ursache des akuten Myokardinfarkts in den meisten Fällen nicht ein langsames Zuwachsen einer vorbestehenden hochgradigen Stenose ist, sondern dass die allermeisten Infarkte auf dem Boden von nichtstenosierenden Koronarläsionen entstehen.

Um dies zu verstehen, muss man die Pathophysiologie des akuten Koronarsyndroms kennen:

Die Arteriosklerose betrifft zunächst vor allem die innerste Wandschicht der Koronararterien, die sogenannte Intima. Als Endothel werden die zum Gefäßinneren gerichteten Zellen der innersten Wandschicht von Blutgefäßen bezeichnet. Aufgrund kleiner Läsionen im Endothel heften sich dort Thrombozyten (Blutplättchen) an. Endothelläsionen entstehen meist schon in den ersten drei Lebensjahrzehnten an Lokalisationen mit erhöhten Strömungsturbulenzen (beispielsweise an Gefäßverzweigungen, sogenannten Bifurkationen). Wichtig zu wissen ist, dass diese pathophysiologischen Vorgänge bei Menschen mit Diabetes um ein Vielfaches gesteigert sind. Aber auch Entzündungen, Bluthochdruck, Diabetes mellitus und Rauchen stellen wichtige Einflussfaktoren dar. Durch das Freisetzen von

2

Botenstoffen (Mediatorstoffen) kommt es zur Einwanderung von Makrophagen, welche LDL-Cholesterin aufnehmen, dadurch zu Schaumzellen werden und dann durch das Freisetzen weiterer Botenstoffe eine zunächst feste Plaque (Ablagerung) bilden. Diese kann durch Entzündungsprozesse und das Einwirken weiterer Botenstoffe einen Fettkern ausbilden, welcher die Plaque destabilisiert. Die initial feste, fibröse Deckkappe wird dünn und kann rupturieren (aufreißen). Im weiteren Verlauf kommt es dann zur Thrombozytenaktivierung und Thrombusbildung. Dieser kann entweder das komplette Lumen des Gefäßes verlegen, oder – wenn Teile dieses Thrombus nach distal embolisieren – zu einer distalen Verlegung von kleinen Gefäßen mit geringeren Myokardnekrosen führen (Gutstein u. Fuster 1999).

Dieser Prozess äußert sich klinisch in Abhängigkeit von der entstehenden Einschränkung der Gefäßdurchblutung in einer Form des akuten Koronarsyndroms.

> ❯ Das akute Koronarsyndrom wird unterteilt in die instabile Angina pectoris, den Myokardinfarkt ohne ST-Streckenhebung (NSTEMI) und den Myokardinfarkt mit im EKG sichtbarer ST-Streckenhebung (STEMI).

Das Erscheinungsbild eines ACS kann sich daher in Abhängigkeit vom Ausmaß der Thrombusbildung von einer instabilen Angina pectoris zu einem NSTEMI und, bei komplettem Verschluss (Okklusion) des Gefäßes zu einem STEMI wandeln. Sind eher periphere Gefäßpartien durch eine solche Okklusion betroffen, resultiert daraus ein NSTEMI (◻ Abb. 2.5, s. unten). Bei der im obigen Fallbeispiel genannten Patientin ist wahrscheinlich ein akutes Koronarsyndrom aufgetreten. Der Nachweis einer Erhöhung des Troponinwertes kann die Diagnose erhärten. Ob es sich dabei um einen STEMI oder NSTEMI handelt, kann jedoch nur durch das EKG diagnostiziert werden.

Koronaranatomie

Die Koronarversorgung wird durch die Koronararterien gewährleistet. Diese bestehen aus der linken und rechten Koronararterie. Die linke Koronararterie (LCA) teilt sich nach einem kurzen gemeinsamen Hauptstamm in einen die Hinterseitwand versorgenden Ramus circumflexus (RCX) und einen die Vorderwand versorgenden Ramus interventricularis anterior (RIVA) auf. Die rechte Herzkranzarterie versorgt in den meisten Fällen die Hinterwand. Je nach Lokalisation des Verschlusses kann die Ischämie die Hinter- oder Vorderwand betreffen.

Diagnostik des akuten Myokardinfarktes

> ❯ Leitsymptom eines akuten Myokardinfarktes ist der akut auftretende Brustschmerz (Angina pectoris).

Dieser tritt typischerweise als retrosternaler Schmerz auf, welcher in den linken Arm, den Rücken oder den Hals ausstrahlt. Während bei der stabilen Angina pectoris dieser Schmerz nur belastungsabhängig auftritt, werden beim kompletten Gefäßverschluss diese Beschwerden auch in Ruhe auftreten, teilweise auch als Vernichtungsschmerz. Die Angina kann sich erstmals (de novo) oder als eine Akzeleration (Verstärkung) einer bisher stabilen Symptomatik präsentieren. Verdächtig für das Vorliegen eines ACS und damit prognostisch bedeutsam sind »Ruhebeschwerden« von mehr als 20 min Dauer. Charakteristisch ist die fehlende Besserung auf antiischämische Medikamente – wie z. B. sublinguale Nitrate – innerhalb von 5 min. Die typische thorakale Schmerzsymptomatik kann jedoch auch gänzlich fehlen, oder es kommt zu uncharakteristischen Beschwerden, die dann häufig die Diagnose erschweren.

An eine solche »stumme Ischämie« muss insbesondere bei Menschen mit Diabetes wegen einer bestehenden autonomen Neuropathie (▶ Abschn. 2.5.8) und alten Menschen gedacht werden. Alternativ zur Angina pectoris kann hier eine Dyspnoe (Atemnot) auftreten. Dies kann zu einer Fehldeutung der genannten Beschwerden und zu einer verspäteten Einweisung in die Klinik führen. Die Verlängerung der sogenannten Prähospitalzeit ist signifikant mit einer Erhöhung der Mortalität korreliert (Terkelsen et al. 2010).

Notfallmanagement bei Verdacht auf Myokardinfarkt

1. **Jeder Infarkt ist ein Notfall:** Jede Minute zählt!

2. **Symptome erkennen:**
   - Akuter Brustschmerz mit Ausstrahlung in den linken Arm, Rücken oder Hals (Angina pectoris)
   - Ggf. Atemnot (Dyspnoe)
   - Übelkeit, fahle Blässe, kalter Schweiß, Erbrechen, Kollaps, Angst
   - Rhythmusstörungen
3. **Schnell handeln:**
   - Notruf absetzen: 112
     → Herzinfarktsymptome und den Verdacht auf Herzinfarkt angeben
   - Patient beruhigen
   - Freihalten der Atemwege
   - Ggf. Hochlagern des Oberkörpers
   - Entfernen/Öffnen enger Kleidungsstücke
   - Bei Bewusstlosigkeit: stabile Seitenlage
   - Überwachung von Atmung und Puls
     → bei Aussetzen: sofort Herzdruckmassage beginnen
   - Dokumentation des Zeitpunktes, als die Symptome begannen
     → wichtige Information, an den Notarzt weitergeben!
4. Notarztbegleiteter **Transport ineine Klinik bevorzugt mit der Möglichkeit zur kardiologischen Akutversorgung**

Teilweise gehen einem STEMI auslösende Faktoren voraus, zum Beispiel eine besonders anstrengende körperliche Belastung, eine emotionale Überforderung oder eine internistische oder chirurgische Erkrankung. Obwohl sich ein STEMI zu jeder Zeit während des Tages oder während der Nacht ereignen kann, sind tageszeitliche Variationen bekannt, indem Häufungen während der frühen Morgenstunden nach dem Aufwachen beobachtet werden.

> Das Vorliegen von Risikofaktoren (Diabetes, Hypertonie, Hyperlipoproteinämie, Nikotinabusus, positive Familienanamnese, Lebensalter, Geschlecht, Niereninsuffizienz) sowie frühere kardiale Ereignisse (Myokardinfarkt, aortokoronare Bypass-OP, Koronarintervention) erhöhen die Wahrscheinlichkeit für das Vorliegen für ein ACS.

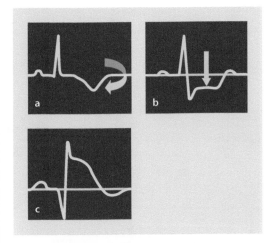

■ **Abb. 2.5** **a** T-Inversion (vereinbar mit einer instabilen Angina pectoris, unspezifische Erregungsrückbildungsstörung), **b** Nicht-ST-Hebungsinfarkt (NSTEMI): zu sehen ist eine Senkung der ST-Strecke, **c** ST-Hebungsinfarkt (STEMI) mit deutlicher Anhebung der ST-Strecke im EKG

Elektrokardiogramm Wie bereits erwähnt, nimmt das Elektrokardiogramm (EKG) eine zentrale Stellung bei der Diagnosestellung und Risikoeinschätzung ein. Mit den Standardableitungen gelingt die Diagnose eines ST-Hebungsinfarktes für die Hinterwand und die Vorderwand relativ zuverlässig (■ Abb. 2.5). Ein Infarkt der Seitenwand, der durch einen Verschluss des RCX ausgelöst wird, kann der EKG-Diagnose entgehen. Ein nichtvollständiger Verschluss des Gefäßes kann sich als ST-Senkung oder T-Inversion zeigen.

Deshalb sollte ein 12-Kanal-EKG sofort (innerhalb von 10 min), bei jeder Schmerzepisode und nach 6–12 h geschrieben werden. Eine ST-Streckensenkung von >0,1 mV in 2 und mehr Ableitungen hat den höchsten diagnostischen und prognostischen Stellenwert. Eine T-Wellen-Inversion >0,1 mV in Ableitungen mit hoher R-Zacke ist weniger spezifisch und hat eine geringe prognostische Bedeutung. Tief negative T-Wellen in den Brustwandableitungen können aber gelegentlich auf eine hochgradige Hauptstammstenose oder eine proximale Stenose des Ramus interventricularis anterior hinweisen. Selten finden sich auch vorübergehende (<20 min) ST-Streckenhebungen. Bei Schenkelblockbild oder bei Schrittmacherträgern ist die Erregungsrückbildung nur eingeschränkt verwertbar.

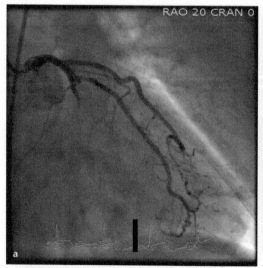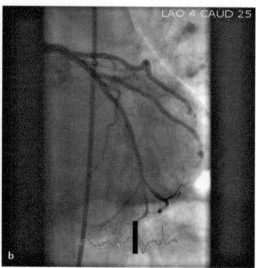

◻ Abb. 2.6 **a** Angiographische Darstellung eines verschlossenen R. circumflexus im Rahmen eines akuten Myokardinfarktes, **b** Darstellung des R. circumflexus nach Wiedereröffnung und Stentimplantation

> **❯** Ein scheinbar »normales« EKG schließt das Vorliegen eines ACS nicht aus und darf nicht allein die Grundlage der Ausschlussdiagnose bilden.

Echokardiographie Mittels Echokardiographie können Wandbewegungsstörungen der linken Herzkammer diagnostiziert und so eine weitere mögliche Infarktlokalisation vorgenommen werden.

Biochemische Marker In der Diagnostik der Patienten mit ACS ohne ST-Hebung sind biochemische Marker heute unverzichtbar. Als Marker der Zellnekrose sind die Creatinkinase (CK) und das Isoenzym MB weit verbreitet und haben bei Erhöhung prognostische Aussagekraft. Troponin T und I sind diesen jedoch durch die schnellere Nachweisbarkeit im Serum und eine höhere Genauigkeit überlegen. Deshalb basiert die neue Infarktdefinition der europäischen und amerikanischen Konsensuskonferenzen (ESC und ACC/AHA) entsprechend auf diesen neuen biochemischen Parametern (Thygesen et al. 2012). Bei Auftreten von thorakalen Beschwerden hat die Troponinbestimmung die höchste prognostische Aussagekraft für das Infarktrisiko in den nächsten 30 Tagen und ist heute als Standard in der Notfalldiagnostik zu fordern.

Erhöhte Troponinwerte finden sich frühestens 2–4 h nach dem Ischämieereignis. Dies bedeutet, dass ein einzelner negativer Messwert bei Aufnahme eines Patienten in der Regel nicht ausreicht. Eine zweite Messung sollte im Zeitfenster von 2–4 h nach der Aufnahme erfolgen. Nach einem Infarkt können die Troponinwerte bis zu 3 Wochen erhöht bleiben.

Therapie

Die effektivste und erfolgreichste Therapie besteht in der unverzüglichen Wiederherstellung des Blutflusses durch Rekanalisation eines verschlossenen Gefäßes (PCI, perkutane koronare Intervention oder PTCA, perkutane transluminale koronare Angioplastie; ◻ Abb. 2.6). Diese muss jedoch von einer medikamentösen Therapie begleitet werden:

Die antiischämische Therapie hat zum Ziel, die Beschwerden des Patienten zu lindern und die Zone der Myokardischämie durch Senkung des myokardialen Sauerstoffverbrauches zu begrenzen. Zur Verfügung stehen Nitrate, Betablocker und ggf. Calciumantagonisten.

Acetylsalizylsäure (ASS) ist einer der Bausteine der medikamentösen Standardtherapie der KHK. Durch die Thrombozytenhemmung und damit Blutverdünnung mittels ASS kann das kardiale

Risiko auf die Hälfte gesenkt werden kann. Die orale oder intravenöse Gabe von Acetylsalizylsäure (bis 500 mg), einem irreversiblen und hochwirksamen Hemmstoff der thrombozytären Cyclooxygenase, stellt eine gesicherte Begleittherapie in der Akutbehandlung des Myokardinfarktes dar, sowohl bei der Thrombolyse als auch bei der PCI. Eine doppelte Hemmung der Aktivität der Blutplättchen verbessert den Erfolg der alleinigen Therapie mit Aspirin und damit die Prognose des ACS. Seit 1995 stehen dazu ADP-Rezeptorantagonisten (Thienopyridine wie Clopidogrel oder Prasugrel) zur Verfügung.

Unabhängig vom Primärerfolg der Pharmakotherapie beinhaltet die heutige Behandlungsstrategie eine frühe Koronarangiographie, um in erster Linie durch eine Katheterintervention, in seltenen Fällen auch durch eine Bypassoperation eine schnelle koronare Revaskularisation zu erreichen.

Tipps für die Pflege bei akutem Myokardinfarkt in der Klinik

Die Pflege des diabetischen Patienten mit einem akuten Myokardinfarkt unterscheidet sich zunächst nicht von der nichtdiabetischer Patienten. Patienten mit einem frischen Myokardinfarkt sind vital gefährdet und müssen für mindestens 48 h auf der Intensivstation behandelt werden.

- Postinfarktkomplikationen: Insbesondere ist auf die Beobachtung der Vitalzeichen zu achten, da sich bei diesen Patienten zu jeder Zeit Postinfarktkomplikationen wie maligne Herzrhythmusstörungen (Kammertachykardie oder Kammerflimmern), ein akut auftretendes Lungenödem – ausgelöst durch eine infarktbedingte Verschlechterung der Herzleistung aufgrund eines Papillarmuskelabrisses mit nachfolgender akuter Mitralklappeninsuffizienz oder eine Ventrikelruptur – auftreten können. Dies geht in vielen Fällen mit einer dramatischen Verschlechterung der klinischen Situation des Patienten einher.
- Stoffwechselkontrolle: Durch die infarktbedingte Stresssituation kann es zu Verschiebungen der Blutzuckerlage kommen, deshalb ist eine engmaschige BZ-Kontrolle erforderlich. Zudem ist es immer noch üblich, das Metfor

min im Rahmen der Kontrastmittelexposition abzusetzen, sodass dadurch zusätzlich BZ-Schwankungen zu erwarten sind. Generell sollten im Falle eines akuten Myokardinfarktes orale Antidiabetika aufgrund ihrer langen Wirkdauer abgesetzt und erhöhte Blutglukosewerte mit kurzwirksamem Insulin behandelt werden. Dadurch ist die Stoffwechsellage schneller und besser steuerbar.
- Bettruhe beachten: Nach Angabe des Arztes ist auf die Einhaltung der Bettruhe innerhalb der ersten 24 h nach dem Kathetereingriff zu achten.
- Hinweis auf Meldung auftretender Schmerzen und anderer Beschwerden: Notwendigerweise muss der Patient aufgefordert werden, sich bei auftretenden Beschwerden, z. B. Schmerzen, zu melden. Dies kann insbesondere bei Patienten mit einem reduzierten Schmerzempfinden eine Herausforderung darstellen, da diese Patienten häufiger über Luftnot (Dyspnoe) oder andere Empfindungen, nicht jedoch über Angina-pectoris-Beschwerden klagen. Alle Schmerzäußerungen des Patienten sind dem Arzt zu melden (länger anhaltende Schmerzen können auf die Ausdehnung der Infarktzone hindeuten. Wieder auftretende Schmerzen nach PCI oder Lyse können auf einen Wiederverschluss des Gefäßes hinweisen.
- Besonderheiten bei femoralem Eingriff: Ist die koronare Intervention von der A. femoralis aus durchgeführt worden, so muss auf die Vermeidung zu starker Bewegungen des Beines geachtet und die angegebene Dauer des Druckverbandes eingehalten werden. Die Punktionsstelle ist auf eine eventuelle Nachblutung zu kontrollieren; der Patient muss angehalten werden, sich bei bemerkten Nachblutungen sofort zu melden.
- Kostzusammenstellung: Zu Beginn der Intensivbehandlung sollte auf leichte Kost geachtet werden, die auf mehrere Mahlzeiten verteilt werden sollte, da sich nach der Nahrungsaufnahme das Herzzeitvolumen erhöht. Insbesondere der Diabetes mellitus, aber auch andere vorbestehende Krankheiten und Fettstoffwechselstörungen sind bei der Kostzusammenstellung zu berücksichtigen.

2

2.5.4 Schlaganfall

A. Zeyfang

Fallbeispiel

Herr Konrad leidet seit dem 65. Lebensjahr unter Diabetes. Als Selbstständiger noch voll im Leben stehend, kontrollierte er bei normalem Körpergewicht seinen Zucker mit einer intensivierten Insulintherapie eigenständig. Im Alter von 75 Jahren erlitt er einen leichten Schlaganfall. Im Krankenhaus wurde er mit Marcumar eingestellt, weil man eine Herzrhythmusstörung als Ursache vermutete. Ihm wurde mitgeteilt, dass vom Schlaganfall erfreulicherweise nichts mehr zurück geblieben ist.

Zuhause kam es daraufhin immer wieder zu unerklärlich stark schwankenden Blutzuckerwerten; die Ehefrau hatte den Eindruck, dass es nicht mehr richtig mit dem Insulinspritzen klappe. Er wollte aber unbedingt selbst weitermachen. Im Verlauf der nächsten Wochen kam es immer wieder zu starken Blutzuckererhöhungen und Infekten. Dann erlitt er einen zweiten großen Schlaganfall, diesmal eine Hirnblutung. Herr Konrad wird bewusstlos auf der Intensivstation eingeliefert. Nach wenigen Tagen wacht er zwar auf, kann aber seine komplette linke Körperseite nicht mehr bewegen und nicht mehr sitzen. Im Computertomogram zeigt sich eine große Hirnblutung mit Hirnödem.

❓ Leitfragen

1. Was könnte Ihrer Meinung nach schuld daran gewesen sein, dass es nach dem ersten Schlaganfall mit der Blutzuckereinstellung nicht mehr klappte?
2. Wo könnten die beschriebenen Blutzuckerschwankungen und Infekte hergekommen sein?
3. Wie beurteilen Sie die Chance für Herrn Konrad, nach entsprechender geriatrischer Frührehabilitation bzw. Reha-Maßnahmen kein »Pflegefall« zu werden?

Der Schlaganfall ist in Deutschland nach Herzinfarkt und bösartigen Erkrankungen mit ca. 15 % aller Todesfälle die dritthäufigste Todesursache. Bei Menschen mit Diabetes mellitus kommen Schlaganfälle zwei- bis dreimal häufiger vor als bei Menschen ohne Diabetes (Hader et al. 2004, Zeyfang et al. 2012a).

Schlaganfall

Der Schlaganfall bezeichnet ein akutes neurologisches Defizit aufgrund einer umschriebenen Durchblutungsstörung des Gehirns, meist mit irreversibler Zerstörung von Nervenzellen.

Ischämischer Schlaganfall   Der ischämische Schlaganfall (Apoplex) oder Hirninfarkt ist die häufigste Form des Schlaganfalls. Ursache ist eine plötzliche Minderdurchblutung des Gehirns, die zum Absterben von Nerven und anderen Hirnzellen im betroffenen Bereich führt. Diese sog. ischämischen Schlaganfälle (durch Ausfall der Durchblutung) sind mit ca. 80 % die häufigsten Formen. Die Ursachen sind meist entweder eine Thrombose, bedingt durch arteriosklerotische Plaques in den hirnversorgenden Gefäßen, in denen sich Koagel (Blutgerinnsel) bilden und zu einer Minderdurchblutung führen, oder thromboembolische Insulte, also Formen, bei denen sich Koagel ablösen und embolisch ins Gehirn getragen werden, wo sie sich in den immer feineren Verzweigungen der Hirngefäße verfangen, bis sie irgendwo steckenbleiben und die Durchblutung unterbrechen. Letzterer Mechanismus liegt auch beim Schlaganfall bei Herzrhythmusstörung (Vorhofflimmern) zugrunde. Hier kommt es zur Koagelbildung im Herzen, durch den Blutstrom können diese Koagel irgendwann einmal in die hirnversorgenden Gefäße gelangen und dann ebenso in den feineren Verzweigungen steckenbleiben und die Durchblutung unterbrechen.

Hirnblutung   Eine weniger häufige Form des Schlaganfalls ist die Hirnblutung, die aufgrund verschiedener Mechanismen an verschiedenen Stellen auftreten kann. Im Alter häufig ist die subdurale Blutung, die z. B. nach Stürzen auf den Kopf auftreten kann oder, noch häufiger, die sogenannte hypertensive Massenblutung. Hier kommt es zum Einbluten aus einem zerstörten Gehirngefäß ins Gehirn selbst. Solche Einblutungen können mit Kopfschmerzen einhergehen, die nicht selten mit Übelkeit und Erbrechen verbunden sind. Menschen mit einer gerinnungshemmenden Behandlung sind zwar einerseits vor dem embolischen Schlaganfall geschützt – z. B. bei Herzrhythmusstörung – haben andererseits aber ein erhöhtes Risiko für Hirnblutungen. Dies insbesondere dann, wenn die Gerinnungseinstellung nicht gut kontrolliert ist.

Einige Zahlen, Daten und Fakten zum Schlaganfall, die die wichtige Arbeit der Stiftung Deutsche Schlaganfall-Hilfe verdeutlichen. (Schlaganfall-Hilfe 2012)

- Annähernd 270.000 Menschen erleiden jährlich in Deutschland einen Schlaganfall, knapp 200.000 davon sind erstmalige Schlaganfälle.
- Von einem Schlaganfall sind vornehmlich ältere Menschen betroffenen.
- Etwa 300 Kinder erleiden jährlich einen Schlaganfall.
- Die Altersgruppe ab 60 Lebensjahren erleidet fast 80 % aller oben genannten 270.000 Schlaganfälle. Heute ist bereits 24 % der deutschen Gesamtbevölkerung älter als 60 Jahre. Im Jahr 2050 werden rund 38 % der deutschen Gesamtbevölkerung über 60 Jahre alt sein.
- Innerhalb des ersten Jahres versterben bis zu 40 % aller Schlaganfallbetroffenen. Diabetes-Patienten haben nach einem Schlaganfall unabhängig vom Alter eine höhere Mortalität, eine größere Wahrscheinlichkeit für das erneute Auftreten eines Schlaganfalls, größere zurückbleibende funktionelle Defizite (u. a. Hirnleistungsminderungen) sowie stärkere Behinderungen (Hader et al. 2004).
- Ein Jahr nach dem Schlaganfall bleiben rund 64 % der überlebenden Patienten pflegebedürftig – davon müssen ca. 15 % in einer Pflegeeinrichtung versorgt werden.
- Der Schlaganfall ist damit der häufigste Grund für erworbene Behinderungen im Erwachsenenalter.

Risikofaktoren

Zu den Risikofaktoren für einen Schlaganfall gehört klassisch das Vorliegen eines Diabetes mellitus. Dies auch, obwohl in allen großen Studien bisher nicht gezeigt werden konnte, dass eine stärkere, straffere Blutzuckereinstellung das Risiko eines Schlaganfalls vermindern kann. Hier spielen wahrscheinlich noch andere Faktoren eine zusätzliche Rolle. Sicher ist, dass die Begleiter des metabolischen Syndroms,

◻ **Tab. 2.17** Risikofaktoren des Schlaganfalls (Leitlinie Schlaganfall 2012)

Risikofaktor	Risikoerhöhung
Hohes Alter	Verdopplung der Schlaganfallsrate pro Dekade nach dem 55. Lebensjahr
Geschlecht	24–30 % höheres Risiko bei Männern als bei Frauen
Ethnische Zugehörigkeit	2,4-fach höheres Risiko bei Afroamerikanern, 2-fach höher bei Hispanics, Blutungsrate höher bei Chinesen und Japanern
Genetische Veranlagung	1,9-fach höheres Risiko bei Verwandten ersten Grades
Bluthochdruck	3- bis 5-faches Risiko (25–40 % der Bevölkerung)
Herzrhythmusstörungen (Vorhofflimmern)	5- bis18-faches Risiko (1–2 % der Bevölkerung)
Diabetes mellitus	1,5- bis 3,0-faches Risiko (4–20 % der Bevölkerung)
Fettstoffwechselstörungen	1- bis 2-faches Risiko (6–40 % der Bevölkerung)
Rauchen	1,5- bis 2,5-faches Risiko (20–40 % der Bevölkerung)
Alkoholkrankheit	1- bis 3-faches Risiko (5–30 % der Bevölkerung)
Mangelnde Bewegung	2,7-faches Risiko (20–40 % der Bevölkerung)

insbesondere der Bluthochdruck (▶ Abschn. 2.5.1), eine entscheidende Rolle für die Entstehung von Schlaganfällen bei älteren Menschen mit Diabetes spielen. In ◻ Tab. 2.17 finden sich Risikofaktoren mit der entsprechenden Risikoerhöhung.

Bei älteren Menschen mit Diabetes kommt es besonders häufig zum gleichzeitigen Auftreten verschiedener Risikofaktoren. Es ist offensichtlich, dass das Vorliegen eines unregelmäßigen Herzschlags (Vorhofflimmern) mit einem ca. 17-fach höheren Risiko das größte isolierte Schlaganfallrisiko darstellt. Deshalb ist es heute auch üblich, ältere Menschen mit Vorhofflimmern mit blutverdünnenden Medikamenten, sogenannten Antikoagulanzien, zu behandeln. Bis vor wenigen Jahren war hierfür Marcumar das einzig mögliche und gängige Präparat. Bei Mar-

2

cumar ist allerdings zu beachten, dass die Menschen sehr individuell darauf ansprechen und teilweise völlig unterschiedliche Dosierungen benötigen.

> ❭ Nur durch eine sehr engmaschige Kontrolle und sehr gute Mitarbeit des Patienten und des behandelnden Arztes, der Angehörigen und Pflegenden lässt sich im Alter eine gute Blutgerinnungseinstellung erreichen.

Der sogenannte INR-Wert (International Normalized Ratio – ersetzt den alten Quick-Wert) sollte bei der Indikation Schlaganfallvermeidung zwischen 2 und 3 liegen. Liegt der Wert darunter, ist das Blut zu wenig in der Gerinnung gehemmt und es kann trotzdem zu Schlaganfällen kommen. Liegt der Wert zu hoch, ist das Risiko von Hirnblutungen deutlich erhöht.

Es zeigte sich, dass Menschen mit Hirnleistungsstörung ohne entsprechende Unterstützung von außen sehr viel häufiger Gerinnungswerte zeigen, die außerhalb des gewünschten Zielbereichs liegen. Eine modernere Variante von Antikoagulanzien gibt es seit einigen Jahren durch Medikamente wie Dabigatran (Handelsname Pradxa), Rivaroxaban (Handelsname Xarelto) oder Apixaban (Handelsname Eliquis), die einen anderen Wirkmechanismus auf die Blutgerinnung zeigen. Hier muss keine individuelle Dosierung bzw. Blutgerinnungskontrolle erfolgen, es gelten feste Dosen, die nur noch in Abhängigkeit von der Indikation und der Nierenfunktion gewählt werden müssen. Auch hier ist nicht zu vergessen, dass ebenfalls ein erhöhtes Blutungsrisiko im Bereich des Gehirns entstehen kann. Zur Abschätzung, ob eine Blutgerinnungshemmung erfolgen muss, stehen dem Arzt heute verschiedene Skalen (z. B. CHA2DS2-VASc-Score) zur Verfügung.

Symptome des Schlagfanfalls

Kleinere Hirndurchblutungsstörungen können sich durch kurze, oft sehr rasch reversible Symtome wie »Sekundenblindheit«, kurzzeitig hängender Mundwinkel o. Ä. zeigen. Diese können Warnsignale für das Auftreten eines größeren Schlaganfalls sein und sollten rasch Anlass für weitere Untersuchungen geben.

> ❭ Klassisch ist beim großen Schlaganfall die rasch sichtbare Lähmung der gegenseitigen Körperhälfte. Findet der Schlaganfall

beispielsweise in der rechten Hemisphäre statt, kann die linke obere und/oder untere Extremität nicht mehr bewegt werden.

Bei ausgedehnten Schlaganfällen ist am Anfang meist auch der Tonus des gesamten Körpers betroffen, der Betroffene kann also nicht einmal mehr sitzen. Gerade bei rechtshirnigen Schlaganfällen sind außerdem auch noch viele Funktionen des Körpers betroffen. Eine Reihe dieser Störungen lassen sich nur mit feinen Untersuchungen feststellen. So ist z. B. die Wahrnehmungsstörung (Neglect) nur bei genauer Beobachtung und Untersuchung des Patienten ersichtlich. Wird die linke Umgebungsseite nicht richtig wahrgenommen, betrifft das sowohl den eigenen Körper als auch die Umgebung, was sich etwa in Stürzen, Vergessen des Essens von der linken Tellerhälfte usw. äußern kann.

In ❑ Tab. 2.18 und ❑ Tab. 2.19 sind weitere häufige Symptome des Schlaganfalls aufgelistet (Zeyfang et al. 2013).

Akute Schlaganfallbehandlung

Ältere Menschen mit Diabetes sollten grundsätzlich genauso wie jüngere Menschen mit Schlaganfall behandelt werden: Sie sollten also bereits beim Verdacht auf einen Schlaganfall unverzüglich ohne Zeitverlust (am besten in Notarztbegleitung) in ein geeignetes Krankenhaus (Stroke Unit, wenn vorhanden) gebracht werden.

Stroke Unit

Stroke Units (engl. »Schlag-Einheit«) sind Spezialstationen für Schlaganfallpatienten. Ein erfahrenes, spezialisiertes Fachärzteteam übernimmt die Erstbetreuung nach einem Schlaganfall und führt die Diagnostik, eine Rund-um-die-Uhr-Betreuung sowie die Therapie durch.

Hier beginnt in den ersten Tagen auch schon die Frührehabilitation durch Physio- und Ergotherapeuten, Logopäden und Pflege. Nach ca. 3–5 Tagen werden die Betroffenen entweder auf eine neurologische oder eine allgemeine Station verlegt oder in die Rehabilitation übergeleitet.

In Deutschland gibt es seit Beginn der 1990er Jahre inzwischen ca. 180 zertifizierte Stroke Units (▶ www.schlaganfall-hilfe.de).

◻ Tab. 2.18 Häufige Symptome eines Schlaganfalls

Symptom (Fach- begriff)	Beschreibung	Beispiel
Hemiparese	Schwäche- oder Lähmungserschei- nungen	Halbseitige Schwäche oder Lähmungserscheinung an Arm, Gesicht oder Bein
Amaurose	Plötzliche Sehschwäche oder Seh- störungen	Z. B. Doppelbilder, Verschwommensehen, einseitiger Sehverlust, halbseitige Gesichtsfeldausfälle
Dysästhesie, Paräs- thesie, Anästhesie	Sensibilitätsdefizit, Gefühllosigkeit	Taubheitsgefühl an den unterschiedlichsten Körper- regionen
Aphasie (s. auch ◻ Tab. 2.19)	Flüssige Sprachstörung (Wernicke- Aphasie) Nichtflüssige Sprachstörung (Broca- Aphasie)	Erschwertes Sprechen, z. B. Wortsalat, Silbenverdre- hungen, Sprachverlust oder und Verständnisstörun- gen, die sich durch falsches Befolgen von Anweisun- gen oder sinnlosem Wortschwall ausdrückt Oder Unfähigkeit zu sprechen → Jeweils mit/ohne Störung des Sprachverständ- nisses
Dysarthrie	Verwaschene Sprache	Lallen, schwere Zunge wie bei Alkoholrausch
Dysphagie	Schluckstörung	Verschlucken beim Essen und/oder Trinken, mit oder ohne Husten (»stille Aspiration«)
Vigilanzstörung	Bewusstseinsstörung von erregt bis komatös	Verschiedene Symptome von Erregung, epilepti- schen Anfällen, Schläfrigkeit, Delir oder tiefem Koma
Unspezifisch	Schwindel, Tinnitus, Kopfschmerz	

◻ Tab. 2.19 Wichtige neuropsychologische Störungen nach Schlaganfall

Störung (Fachbegriff)	Beschreibung	Beispiel
Neglect	Fehlende Wahrnehmung einer Seite	Vernachlässigung einer Raumhälfte; isst nur den halben Teller leer
Apraxie	Störung der zielgerichteten Bewegungsabläufe	Selbstversorgung eingeschränkt; kann sich nicht mehr anziehen
Anosognosie	Nichtwahrnehmung der Schädigung	Patient fällt um, weil er nicht wahrnimmt, dass eine Körperhälfte gelähmt ist
Aphasie	Zentrale Sprachstörung	Sensorisch (Wernicke) – flüssig, Kauderwelsch; Motorisch (Broca) – kaum Spontansprache, Agrammatismus
Alexie, Akalkulie, Agraphie, amnestische Aphasie	Verlust erworbener Fähig- keiten	Einzelne höhere Fähigkeiten wie Lesen, Rechnen, Schreiben können nicht mehr ausgeübt werden

Zunächst wird dort ohne Zeit zu verlieren sofort eine CT- oder MRT-Untersuchung des Kopfes durchgeführt, um festzustellen, ob es sich um eine Blutung oder eine Ischämie handelt bzw. ob der Schlaganfall vielleicht doch schon länger zurückliegt. Bei einem frischen Schlaganfall wird man heute auch bei betagten Menschen im Falle einer Ischämie versuchen, durch eine Auflösung des Gerinnsels (sogenannte Lyse) die Durchblutungsstörung zu beseitigen. Das früher gültige Zeitfenster von 3 h ist heute nicht mehr bindend, allerdings steigt das Risiko für eine misslungene Lyse und Einblutungen mit zunehmender zeitlicher Distanz zum Ereignis an. Ein Lysebeginn innerhalb von

4,5 h ist wünschenswert. Die weiteren Maßnahmen sind in erster Linie Intensivmaßnahmen und bewirken eine optimale internistische Stabilisierung. Zu beachten ist eine nicht zu frühe Senkung des Blutdrucks, da die Nervenzellen in der Umgebung des zerstörten Areals häufig noch am Leben sind, aber auch unter Sauerstoffmangel leiden. Deshalb sind am Anfang eher hohe Blutdruckwerte hilfreich für die Erholung des Gehirns. Falls Fieber vorhanden ist, sollte es gesenkt werden. Der Blutzuckerwert sollte zwischen 140 und 180 mg/dl (7,8–10,0 mmol/l) angestrebt werden. Keinesfalls dürfen Hypoglykämien auftreten, die dem Gehirn weiter schaden würden; aber auch deutlich höhere Blutzuckerwerte als 180 mg/dl (10,0 mmol/l) sind für den Gehirnstoffwechsel in dieser Situation schädlich.

Frührehabilitation und geriatrische Akutbehandlung

Die Frührehabilitation bzw. geriatrische Akutbehandlung ist entscheidend.

Besonders wichtig ist es, bei diesen Patienten bereits sehr früh nach den entsprechenden Schädigungsmustern zu schauen, um weitere Komplikationen zu vermeiden. Wird die Lähmung vom Patienten nicht wahrgenommen und unterschätzt, sind z. B. Stürze aus dem Bett vorprogrammiert. Eine übersehene Schluckstörung führt rasch zu Infektionen bis hin zu tödlich verlaufenden Lungenentzündungen. Die frühe Diagnostik und der besonders rasche Beginn von aktivierender rehabilitativer Pflege, am besten verbunden mit frühgeriatrischer Komplexbehandlung unter Einsatz von Physiotherapie und Ergotherapie, führt am ehesten zu Erfolgen bzw. zur Wiederherstellung von Selbstständigkeit und Lebensqualität beim Schlaganfallpatienten. Dabei darf bei einer anfänglich schweren Schädigung keinesfalls zu früh auf eine dauerhafte Pflegebedürftigkeit rückgeschlossen werden. Gerade bei Hirnblutungen ist oft anfangs eine ausgeprägte funktionelle Auswirkung sichtbar, die sich im weiteren Verlauf aber auch rasch und nachhaltig zurückbilden kann. Fatalismus ist deshalb auch im höheren Lebensalter nicht angebracht.

Rechtzeitig während der Akut- und Frührehabehandlung sollten weitere Maßnahmen wie geriatrische oder neurologische Rehabilitation, Wohnraum- und Angehörigenberatung und sozialmedizinische Aspekte geplant und durchgeführt werden. Sowohl Pflegeüberleitung und Sozialdienst der Krankenhäuser als auch externe Berater wie sog. Schlaganfalllotsen oder Mitarbeiter der Krankenkassen stehen hier zur Verfügung.

Am Ende des Lebens

Eine wichtige Ausnahme liegt natürlich vor, wenn der Gesamtzustand des älteren Menschen und sein zuvor geäußerter Wille invasive Behandlungsmaßnahmen ethisch nicht sinnvoll macht. Ist beispielsweise eine entsprechende Patientenverfügung vorhanden, wäre es natürlich falsch und nicht rechtens, einen hochbetagten Menschen in der Endphase seines Lebens mit akutem schweren Schlaganfall vom Pflegeheim in eine Stroke Unit zu senden. Die individuelle Abwägung bezüglich des ethischen Handelns am Ende des Lebens sprengt den Umfang dieses Kapitels, hat aber gerade im Bereich des Schlaganfalls eine große Bedeutung.

So haben viele ältere Menschen heute bereits eine Patientenverfügung, die oft das Thema »künstliche Ernährung« beinhaltet. Doch leider wird hier oft nicht zwischen den verschiedenen Situationen unterschieden. Beim Abfassen der Patientenverfügung ist ärztliche Beratung deshalb sinnvoll.

PEG-Sonde bei Schlaganfall

Die vorher erwähnte Schluckstörung ist eine der Haupttodesursachen von Menschen im ersten Jahr nach Schlaganfall. Im Falle einer ordentlichen Prognose und dem Behandlungswunsch des Patienten ist es deshalb in vielen Fällen sinnvoll, bei schwereren Schluckstörungen frühzeitig an eine PEG-Anlage (perkutane endoskopische Gastrostomie) zu denken. Im Falle eines schwierig einzustellenden Diabetes ist dies oftmals die einzige Option, um auch eine entsprechende medikamentöse und ernährungstechnische Steuerung vornehmen zu können. Wichtig ist hierbei, dass sich die PEG auch wieder entfernen lässt. Wird nach entsprechender logopädischer und ergotherapeutisch pflegerischer Behandlung wieder eine Besserung der Schluckfunktion erreicht, dient die PEG in vielen Fällen nur zur Überbrückung des gefährlichen Erstzustandes.

Die Anlage einer PEG bei tendenziell schlechter Prognose oder gar bei fortschreitenden, zum Tode führenden Erkrankungen ist natürlich ganz anders zu betrachten.

Notfallmanagement bei Verdacht auf Schlaganfall.(In Anlehnung an ▶ www. schlaganfall-hilfe.de)

1. **Jeder Schlaganfall ist ein Notfall:** Jede Minute zählt!
2. **Symptome erkennen:**
   - Plötzliche Sehstörungen
   - Sprech-/Sprachverständnisstörungen
   - Lähmungen (bes. einseitige, z. B. hängender Mundwinkel), Taubheitsgefühle
   - Sehr starker Kopfschmerz (ggf. mit Übelkeit, Erbrechen)
   - Schwindel (wenn zusammen mit einem weiteren Symptom)
   - Plötzliche Gangunsicherheit
3. **Schnell handeln:**
   - Notruf absetzen: 112
     → Schlaganfallsymptome und den Verdacht auf Schlaganfall angeben
   - Patient beruhigen
   - Atemwege freihalten (kein Essen/Trinken, ggf. Zahnprothesen entfernen): Störung des Schluckreflexes möglich → Erstickungsgefahr!
   - Entfernen/Öffnen enger Kleidungsstücke
   - Bei Bewusstlosigkeit: stabile Seitenlage
   - Überwachung von Blutzucker, Atmung und Puls
     → bei Aussetzen: sofort Herzdruckmassage beginnen (falls dies nicht ausdrücklich in einer vorliegenden Patientenverfügung untersagt wird)
   - Dokumentation des Zeitpunktes, als die Symptome begannen
     → wichtige Information, an den Notarzt weitergeben
4. Notarztbegleiteter **Transport in geeignetes Krankenhaus (ggf. Stroke Unit)**

■ **Antworten auf die Leitfragen**

Frage 1 Herr Konrad litt nach dem ersten kleineren Schlaganfall möglicherweise unter verschiedenen neuropsychologischen Störungen, welche von ihm und den Ärzten nicht wirklich erkannt wurden. Möglicherweise kam es zu falscher Insu-

lindosierung, zum Vergessen oder nicht korrekten Selbstspritzen, zum Vergessen des Essens und vielen anderen möglichen Fehlerquellen mehr. Der Umgang mit Zahlen, ein korrekter Visus (Wahrnehmung) sowie eine entsprechende Feinmotorik sind wichtige Bedingungen, um Insulin selbst sicher und richtig zu spitzen. Im sogenannten »Geldzähltest« (▶ Abschn. 2.2.2) können diese Determinanten sehr schnell und praktikabel überprüft werden. Sie erlauben eine sehr gute Vorhersage der Fähigkeit zur Insulinselbstinjektion (Zeyfang 2012b).

Frage 2 Woher Infekte? Hier ist die Frage nach Henne oder Ei berechtigt. Einerseits kommt es durch hohe Blutzuckerwerte zu einer Infektanfälligkeit, welche sich z. B. in Form von Harnwegsinfekten bei Zucker im Urin zeigen kann. Andererseits führen wiederum alle Arten von Infekten zu Störungen des Zuckerstoffwechsels, i. d. R. mit Ansteigen des Blutzuckers. Hier könnten sowohl Harnwegsinfekte als auch z. B. immer wieder auftretende sogenannte »stille Aspirationen« bei Schluckstörung verantwortlich sein. Herr Konrad ist also in einem Teufelskreis von Infekt und Blutzuckererhöhung gefangen.

Frage 3 In diesem Anfangsstadium ist es sehr schwer, eine sinnvolle Aussage zur Prognose zu machen. Ist das Blutungsareal von einem größeren Bereich an Hirnschwellung (Ödem) umgeben, kann es durchaus sein, dass sich viele initial sehr ausgeprägte Störungen wieder zurückbilden. Es hängt stark von der guten internistischen Behandlung und dem frühen Einsetzen rehabilitativer Maßnahmen ab, wie die längerfristigen Chancen für Herrn Konrad aussehen werden.

2.5.5 Periphere arterielle Verschlusskrankheit (pAVK)

S. Wunderlich

Fallbeispiel

Ein 60-jähriger Patient mit Diabetes mellitus Typ 2 stellt sich in der Rettungsstelle der Klinik mit seit ca. einer Woche bestehenden ziehenden Schmerzen im rechten Vorfuß vor. Der Patient hat Fieber und deutlich erhöhte Entzündungszeichen im Blut. Die körperliche Untersuchung ergibt eine aufgetriebene Großzehe mit mehreren kleinen Ulzerationen, die eitriges Exsudat absondern. Der Vorfuß ist gerötet und überwärmt. Die Pulse in beiden Leisten und Kniekehlen sind tastbar. Am rechten Fuß sind keine Pulse tastbar. Bei diesem Patienten liegt ein akutes diabetisches Fußsyndrom mit dringendem Handlungsbedarf vor.

❓ Leitfragen

1. Liegt eine arterielle Durchblutungsstörung vor?
2. Liegt zusätzlich eine diabetische Neuropathie vor, die die Beschwerden der pAVK und der Fußinfektion verschleiert?

Definition, Risikofaktoren und Pathogenese

> **Periphere arterielle Verschlusskrankheit (pAVK)**
>
> Die periphere arterielle Verschlusskrankheit ist eine in der Regel chronisch verlaufende Erkrankung der Arterien und führt zu einer Einschränkung der Durchblutung der Extremitäten durch Verengung (Stenose) oder Verschluss der Arterien. Die pAVK ist ebenso Ausdruck der generalisierten arteriellen Gefäßerkrankung wie die koronare Herzkrankheit (KHK) und der Schlaganfall bei Stenose der Halsschlagader (Lawall et al. 2009). Die akute Verlaufsform der pAVK mit plötzlichem Verschluss einer Extremitätenarterie durch Embolie oder arterieller Thrombose ist selten. Aber gerade beim plötzlichen Extremitätenschmerz des geriatrischen Patienten muss an einen akuten Arterienverschluss gedacht (Hirsch et al. 2006) und dieser als Notfall behandelt werden.

Die pAVK ist eine häufige Erkrankung und nimmt mit steigendem Lebensalter zu. Im Alter über 70 Jahre beträgt die Prävalenz 15–20 % (Lawall et al. 2009). Eine besonders schlechte Prognose haben Patienten mit einer kritischen Extremitätenmin-

◻ Tab. 2.20 Stadieneinteilung der pAVK nach Fontaine

Stadium	Klinisches Bild
I	Asymptomatisch
IIa	Gehstrecke >200 m
IIb	Gehstrecke <200 m
III	Ischämischer Ruheschmerz
IV	Ulkus, Gangrän

derdurchblutung, d. h. Patienten im Stadium III und IV nach Fontaine. Diese Patienten sind durch ein hohes Amputationsrisiko bedroht, aber auch durch das Risiko, innerhalb eines Jahres an einem kardiovaskulären Ereignis zu sterben.

Stadieneinteilung nach Fontaine

Gebräuchlich ist die Stadieneinteilung der pAVK nach Fontaine (◻ Tab. 2.20).

> **Beachte:**
>
> Bei Patienten mit Diabetes und neuropathisch bedingt eingeschränktem Schmerzempfinden an den Beinen ist die Fontaine-Klassifikation nicht anwendbar, da weder Angaben über die Gehstrecke verwertbar sind noch eine Läsion am Fuß zwingend Ausdruck einer arteriellen Ischämie ist (s. unten).
>
> Bei Menschen mit Diabetes kann auch bei schmerzloser und warmer Extremität eine schwere pAVK vorliegen. Häufig sind sowohl eine pAVK als auch eine diabetische Neuropathie mit fortwährender Druckbelastung ursächlich für ein nichtheilendes Ulcus am Fuß eines Patienten mit Diabetes.

In der **Wagner-Armstrong-Klassifikation** des diabetischen Fußsyndroms (▶ Abschn. 2.5.9) wird unabhängig vom Schmerzempfinden eine Schweregradeinteilung nach dem Ausmaß und der Tiefenausdehnung der Fußläsion, nach dem Vorliegen eines Infektes und nach dem Vorhandensein der pAVK vorgenommen.

Risikofaktoren für das Auftreten einer pAVK sind
- Diabetes,
- Rauchen,
- Fettstoffwechselstörungen,
- Bluthochdruck.

Pathogenetische Faktoren (Pathogenese = Krankheitsentwicklung) der pAVK sind Hyperglykämie, Insulinresistenz, erhöhte Entzündungsaktivität, gestörte Funktion der Gefäßinnenwand (Endothelfunktion), erhöhte Spiegel an freien Fettsäuren, Mangel an Stickstoffmonoxid (NO), erhöhter oxidativer Stress, Plaqueinstabilität (▶ Abschn. 2.5.3) und aktivierte Thrombozytenaggregation mit Störungen der Blutviskosität und der Gerinnung.

Klinisches Bild

Die pAVK ist bei Patienten mit normaler Schmerzempfindung durch belastungsabhängige Schmerzen, die Claudicatio intermittens, in den Beinen oder im Gesäß charakterisiert.

> Durch die diabetische Neuropathie spüren Menschen mit Diabetes diese Schmerzen häufig nicht. Auftretende Beschwerden wie Müdigkeit in den Beinen oder langsamere Gehgeschwindigkeit werden häufig dem Älterwerden zugeschrieben.

Daher wird die pAVK oft erst diagnostiziert, wenn es bereits zu Wunden an den Füßen oder Unterschenkeln, dem diabetischen Fußsyndrom, gekommen ist.

Während rein neuropathisch bedingte Druckgeschwüre durch eine konsequente Druckentlastung in der Regel gut abheilen, kommt es bei Vorliegen einer pAVK zu Wundheilungsstörungen mit Gefahr des Extremitätenverlusts, wenn es nicht gelingt, die arterielle Strombahn wieder zu eröffnen.

> Daher muß bei Vorliegen eines diabetischen Fußsyndroms immer die arterielle Durchblutung geklärt werden.

- **Besonderheiten der pAVK bei Diabetes und beim geriatrischen Patienten**

Die pAVK betrifft bei Diabetes-Patienten vorwiegend die Arterien der Unterschenkelregion (van der Feen et al. 2002). Die Stenosen und Verschlüsse sind häufig langstreckig mit Wiederfindung der Arterien am Fuß (Anschlussmöglichkeiten für die pedale Bypasschirurgie und distale Katheterinterventionen). Im Vergleich dazu sind Raucher und Patienten mit Bluthochdruck vermehrt an den Schlagadern des Bauches, des Beckens und des Oberschenkels betroffen.

Menschen mit Diabetes weisen sehr häufig eine Mediasklerose auf. Hier handelt es sich um eine das Gefäßlumen nicht verschließende Erkrankung mit Ablagerung von Kalk in der Muskelschicht der Arterien (Tunica media). Dadurch lässt sich die Arterienwand nicht komprimieren, und es entsteht ein fälschlich zu hoch gemessener Blutdruck bzw. Knöchelverschlussdruck (Ludwig et al. 2010).

Durch Minderdurchblutung bedingte (ischämische) Läsionen findet man an den Zehen, Fußrändern und Fersen, während neuropathische Ulzera eher an druckexponierten Stellen sind, also an der Fußsohle und an den knöchernen Vorsprüngen.

Diagnostik
- **Anamnese und Befunderhebung**

Wichtig ist zunächst die eingehende Befragung des Patienten nach Änderungen des Gehverhaltens, der Gehstrecke und Gehgeschwindigkeit und nach schlechtheilenden Verletzungen oder Wunden an den Füßen.

■■ **Klinische Untersuchung der Beine und Füße**

Bei der klinischen Untersuchung ist zu achten auf: Hautfarbe und Temperatur im Seitenvergleich, Blässe beim Hochlagern und/oder blaurote Hautverfärbung beim Herablassen der Beine, Störungen des Nagelwachstums, fehlende Behaarung der Unterschenkel und Zehen, Hauttrockenheit, Vorliegen von Hornhautschwielen oder Einrissen, Inspektion der Zehenzwischenräume. Das Tasten der Fußpulse ist sehr erfahrungsabhängig und gehört zur ärztlichen Untersuchung. Für den geübten Pflegenden aber ist die Untersuchung der Fußpulse eine einfache, aufschlussreiche Basisuntersuchung,

◪ **Tab. 2.21** Referenzwerte des ABI	
Normal	0,91–1,30
Leichte Verengung	0,70–0,90
Mäßige Verengung	0,40–0,69
Schwere Verengung	<0,40
Schlecht komprimierbare Gefäße Mediasklerose	>1,30

ABI Ankle-Brachial-Index.

die hilft, die Weichen für eine weitere Gefäßuntersuchung zu stellen.

Im Nachbeobachtungszeitraum eines Gefäßeingriffs sind die Pulse der distalen Gefäßabschnitte, die Hauttemperatur und Hautfarbe regelmäßig zu kontrollieren, ebenso die korrekte Lage des Druckverbandes und der Umgebung auf Bluttrockenheit.

❯ Die Kontrolluntersuchung der Füße wird bei Patienten mit Diabetes einmal jährlich empfohlen, bei Vorliegen pathologischer Befunde in kürzeren Intervallen.

- Apparative Untersuchung bei Verdacht auf pAVK

Knöchel-Arm-Index (Ankle-Brachial-Index, ABI): Messung des systolischen Blutdruckes an beiden Oberarmen (A. brachialis) und Messung des Dopplerdruckes mit der Ultraschallstiftsonde über den Fußarterien (A. dorsalis pedis und A. tibialis posterior) während des langsamen Ablassens einer aufgepumpten Blutdruckmanschette (◪ Tab. 2.21).

$$ABI = \frac{\text{Höchster Verschlussdruck Fuß}}{\substack{\text{Mittelwert der systolischen} \\ \text{Blutdruckwerte beider Arme}}}$$

- Zehendruckmessung
- Messung des transkutanen Sauerstoffpartialdrucks $tcpO_2$
- Standardisierte Gehstrecke (bei diabetischer Neuropathie unergiebig)
- Farbcodierte Duplexsonographie (FKDS)
- Ggfs. Magnetresonanzangiogramm (MR-A) oder CT-Angiogramm (CT-A)
- Intraarterielle Kontrastmittelangiographie in Interventionsbereitschaft

Therapie
- Therapieziel

Das Ziel der Behandlung von Patienten mit einer pAVK ist der Erhalt der Gehfähigkeit, der Mobilität und der Lebensqualität. Extremitätenamputationen sollen vermieden werden. Für jeden Menschen sollte das Therapieziel individuell unter Berücksichtigung seiner Wünsche und Erwartungen an die Lebensqualität formuliert werden. Das gilt selbstverständlich gerade auch für Menschen im Senium. Während für viele Menschen der Erhalt der Mobilität sehr wichtig ist, kann im Einzelfall durchaus die Schmerzfreiheit bei Pflegemaßnahmen ganz im Vordergrund stehen.

- Basismaßnahmen

Die präventive Fußpflege und das Gehtraining sind auch bei Patienten mit Diabetes und pAVK Basismaßnahmen der Behandlung. Für das Gehtraining brauchen die Betroffenen zwingend eine genaue Anleitung, da sie die Minderdurchblutung nicht als Schmerz spüren. Selbstverständlich kann ein Gehtraining nur bei vollständig abgeheilten Läsionen und Druckstellen an den Füßen erfolgen. Die adäquate Schuhversorgung ist Voraussetzung für die Durchführung eines Gehtrainings und für die Mobilisierung von Menschen mit diabetischer Neuropathie und pAVK.

- Konservative Behandlungsmöglichkeiten

Konservative Behandlungsmöglichkeiten umfassen Nikotinstopp, optimale Diabetes-Einstellung, Blutdrucknormalisierung, Bewegungstherapie in der Gefäßsportgruppe, medikamentöse Therapie von Fettstoffwechselstörungen, ASS oder alternative Plättchenaggregationshemmer. Im Fontaine-Stadium III und IV ohne interventionelle oder operative Revaskularisierungsmöglichkeiten kann eine Infusionstherapie mit speziellen Medikamenten (Prostaglandine) eine Verbesserung der Gewebeperfusion mit Minderung des Ischämieschmerzes und Heilungsfortschritt der Wunde erreichen.

- Interventionelle und operative Behandlungsmöglichkeiten

Die perkutane transluminale Angioplastie (PTA), ggf. mit Stentimplantation, ist ein Kathetereingriff und ermöglicht die Eröffnung von kurz- und mittelstreckig verengten oder verschlossenen Abschnitten der arteriellen Strombahn. Langstreckig oder mehrfach rezidivierend verschlossene Arterien und jene, die die Knieregion (A. poplitea), die Aufzweigungen der Arterien oder den Fußrücken betreffen, werden auch offen gefäßchirurgisch durch verschiedene Bypassverfahren versorgt. Schließlich können auch beide Verfahren als Hybrideingriff in einer operativen Sitzung kombiniert werden. Nach der Katheterintervention oder dem gefäßchirurgischen Eingriff soll der Patient eine plättchenhemmende Medikation erhalten. Einige Patienten benötigen auch vorübergehend oder dauerhaft eine Antikoagulationstherapie.

Praxistipps bei pAVK und diabetischem Fußsyndrom (DFS)

— Bei kritischer Extremitätenischämie Tieflagerung der betroffenen Extremität (Bettende tiefer stellen).
— Bei nicht tastbaren Fußpulsen sind Kompressionsverbände oder Kompressionsstrümpfe so lange kontraindiziert, bis eine pAVK mit bildgebenden Methoden ausgeschlossen wurde.
— Vor Druck- und Scherkräften schützen.
— Bettlägerige Patienten vor Bettbrettern und mechanischen Vorsprüngen schützen.
— Fersenfreilagerung, Dekubitusprophylaxe.
— Wunden immer gut, aber nichtklebend abdecken.
— **Ausnahme: Keine feuchte Wundbehandlung bei ischämischen, trockenen Nekrosen!**
— Keine Fußbäder! Reinigung mit Einmalwaschlappen, gut abtrocknen, Zwischenzehenräume trocken halten.
— Hautpflege mit rückfettenden und/oder feuchtigkeitsregulierenden Substanzen, z. B. 5%iger Harnstoffcreme.
— Bei Patienten mit Ulzera an den Füßen auf das Einhalten der druckentlastenden Maßnahmen achten, z. B. Nutzung von Rollstuhl, Gehstützen oder das Tragen der verordneten Therapieschuhe. Niemals barfußlaufen!

— Auf eine ausreichende Ernährung achten, Mangelernährung oder Reduktionskostformen sind bei chronischen Wunden kontraproduktiv.
— Weitere wichtige Hinweise finden sich in ▶ Abschn. 2.5.8, und ▶ Abschn. 2.5.9 sowie ▶ Kap. 4.2.4, ▶ Kap. 4.3.4 und ▶ Kap. 4.3.5.

▪ **Antworten auf die Leitfragen**

Frage 1 Bei nicht tastbaren Fußpulsen besteht der Verdacht auf eine arterielle Durchblutungsstörung, auch wenn der Fuß nicht kühl, sondern überwärmt ist. Eine Gefäßdiagnostik sollte unverzüglich eingeleitet werden. In unserem Fall handelte es sich um Verschlüsse in allen drei Unterschenkelarterien.

Frage 2 Die kritische Minderdurchblutung und die Schwere des Krankheitsbildes können durch die verminderte Schmerzempfindung als Folge der diabetischen Neuropathie verschleiert werden. Geringe oder fehlende Schmerzen schließen bei Menschen mit Diabetes eine schwere arterielle Minderdurchblutung nicht aus.

2.5.6 Diabetische Retinopathie

M. Blum

Das Auge

Dieser Abschnitt gibt einen kurzen Überblick über die Anatomie und Physiologie des Sehorgans. Zu den wesentlichen Strukturen des Auges zählen die Hornhaut, die vordere Augenkammer, die Regenbogenhaut, die hintere Augenkammer, die Linse, der Glaskörper und die Netzhaut (◻ Abb. 2.7, Grehn 2012).

Man kann das Auge mit einem Fotoapparat vergleichen:
— Dem Objektiv der Kamera entspricht die Hornhaut und Linse des Auges,
— die Blende der Kamera entspricht die Pupille der Regenbogenhaut,
— dem Film der Kamera entspricht die Netzhaut.

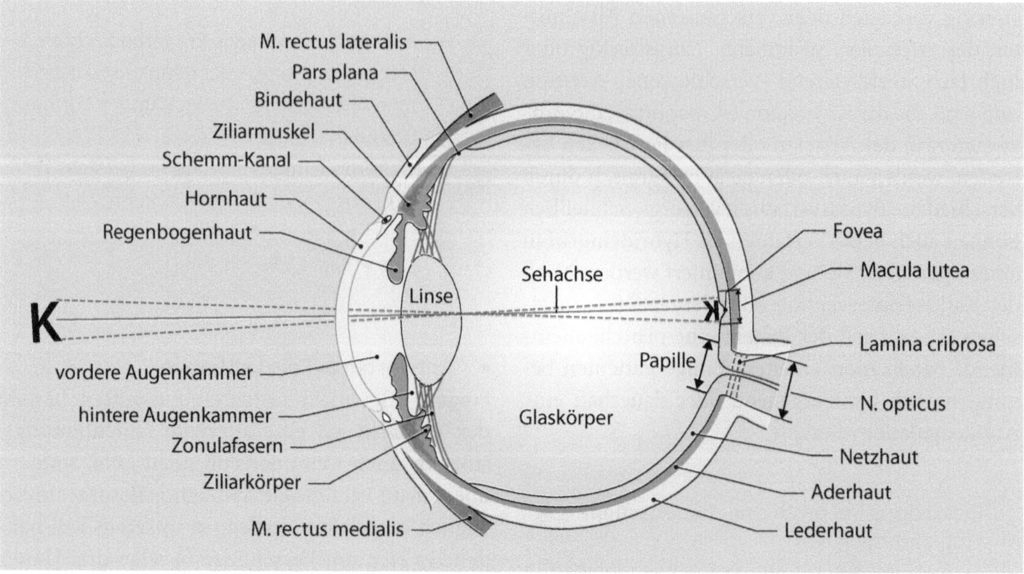

□ Abb. 2.7   Waagrechter schematischer Schnitt durch den rechten Augapfel, von oben gesehen. Axial im Sehnerv verlaufen die A. und V. centralis retinae, was in der Zeichnung durch einen weißen Spalt angedeutet ist. (Aus Grehn 2012)

Die Hornhaut (Cornea) ist ein spezialisierter Teil im vorderen Bereich der äußersten Augenhülle (Lederhaut) und trägt durch ihre hohe Brechkraft von ca. 43 D ganz wesentlich zur Gesamtbrechkraft des Auges bei. Die Hornhaut wird durch den Tränenfilm feucht gehalten, ein instabiler Tränenfilm führt zu Beschwerden. Verletzungen durch Fremdkörper, Verätzungen oder Infektionen zählen zu den Hauptursachen, die zu einer Trübung der Hornhaut führen und damit einen Abfall der Sehschärfe verursachen können.

❯ Viele Patienten mit Diabetes mellitus leiden unter einem »trockenen Auge« (Keratokonjuctivitis sicca). Die Benetzung der Oberfläche wird durch mehrfaches Tropfen (bis stündlich) von künstlichen Tränen verbessert.

Die vordere Augenkammer wird begrenzt durch die Hornhaut, den Kammerwinkel, die Irisvorderfläche und die Linsenvorderfläche im Bereich der Pupille. Sie ist mit Kammerwasser gefüllt. Die Iris als Teil der Regenbogenhaut stellt mit der Pupille die Blende des optischen Systems dar. Durch Verengung und Erweiterung der zentralen Öffnung reguliert sie den Lichteinfall. Ein weiterer wichtiger

Bestandteil der Regenbogenhaut ist der Ziliarkörper (Corpus ciliare) mit dem Ziliarmuskel. Dieser Muskel reguliert über die radiär in die Linse einstrahlenden Zonulafasern die Form der Linse und ist hauptverantwortlich für die Nah- und Ferneinstellung des Auges. Weiterhin wird im Ziliarkörper das Kammerwasser gebildet.

❯ Bei Patienten mit Diabetes mellitus spricht die Pupille schlechter auf Pupillenerweiterungstropfen an. Mehrfaches Tropfen ist häufig erforderlich.

Die hintere Augenkammer wird nach vorn durch die Rückfläche der Iris begrenzt, nach hinten durch die Vorderflächen der Linse. Über die Pupille fließt das im Ziliarkörper produzierte Kammerwasser von der hinteren in die vordere Augenkammer, in welcher es peripher über den Schlemmkanal im Kammerwinkel abfließt. Wird das Gleichgewicht zwischen Produktion und Abfluss des Kammerwassers gestört, so kann es zum Druckanstieg im Augapfel kommen.

❯ Erhöhter Druck im Auge ist der Hauptrisikofaktor für die Entstehung des »grünen Stars« (Glaukom).

Die Linse besteht aus dem Kern und der Rinde, welche von einer Kapsel umhüllt wird und an den Zonulafasern aufgehängt ist. Der Durchmesser der Linse beträgt 8–10 mm, ihre Dicke 3,5–6 mm, wobei die Dicke eine hohe Altersabhängigkeit aufweist. Durch Alter, Trauma und auch Stoffwechselkrankheiten kann es zu einer Trübung der Linse kommen, welche zu einem Abfall der Sehschärfe führt.

> ❯ Der »graue Star« (Katarakt) ist eine Eintrübung der Augenlinse, die durch eine Operation entfernt und durch eine Kunstlinse ersetzt werden kann. Dies ist die häufigste Operation in allen Industrieländern.

Der Glaskörper (Corpus vitreum) füllt den Großteil des Inneren des Auges. Er besteht aus einer gelartigen Substanz, welche sich hauptsächlich aus Hyaluronsäure, kollagenhaltigen Fibrillen und Wasser zusammensetzt. Begrenzt wird er nach allen Seiten durch die Netzhaut mit Ausnahme der Vorderseite, wo er an die Rückfläche der Linse angrenzt.

Vom Ziliarkörper nach hinten wird die zweite Schicht des Augapfels Aderhaut (Choreoidea) genannt. Sie besteht aus vielen Blutgefäßen, 85 % des Blutvolumens des Auges fließt durch diese Schicht. Die Aderhaut steht in enger Beziehung zur 3. Schicht, der Netzhaut (Retina). Die Retina bildet den sensorischen Anteil des Auges. Sie besteht aus 9 Schichten und erstreckt sich über die Innenfläche des Auges. Erkrankungen der Retina werden als »Retinopathie« bezeichnet. Im zentralen hinteren Bereich der Netzhaut befindet sich die Makula lutea (gelber Fleck) mit der Fovea (Grube des schärfsten Sehens). Hier sind die lichtempfindlichen Nervenzellen besonders dicht gepackt. Beim normalsichtigen Auge brechen Hornhaut und Linse das Licht so, dass ein scharfes Bild entsteht.

> ❯ Anatomisch ist die Netzhaut ein »vorgestülpter« Teil des Gehirns. Ein kompliziertes Geflecht von Nervenzellen verarbeitet die Lichtreize. Die Netzhaut hat keine Schmerzempfindung – bei Netzhautschäden bemerkt der Patient nur, dass seine Sehkraft schlechter wird.

Nasenwärts der Makula treten die Nervenfasern der Netzhaut als Nervus opticus (Sehnerv) aus dem Augapfel und leiten die Lichtimpulse zum Gehirn.

Die Austrittsstelle des Nerven (Papille) ist ein rezeptorfreier Bereich (»blinder« Fleck). Blutungen, unkontrollierte Gefäßneubildungen oder Sauerstoffmangel können die Netzhaut erheblich beschädigen und zu einem Untergang von Sinneszellen und somit zu einer Herabsetzung der Sehkraft führen. Dieses Krankheitsbild wird als »diabetische Retinopathie« bezeichnet.

Basisuntersuchung des Auges bei Diabetes mellitus

Fallbeispiel
Die 71-jährige Frau S. leidet unter Diabetes und bemerkt seit Monaten eine langsame Verschlechterung ihrer Sehkraft. Auf Nachfragen gibt sie an, dass sie nach der Diagnosestellung ihrer Zuckerkrankheit vor »mehreren Jahren« einmal beim Augenarzt gewesen sei, es wären aber keine Veränderungen gefunden worden. In der Vorgeschichte sind keine Augenerkrankungen bekannt, nur eine Lesebrille wird seit 20 Jahren genutzt. Eigentlich fühlt sie sich gesund und hat auch keine Schmerzen. Mit der Lesebrille könne sie die Zeitung gerade noch lesen, aber die Zeilen würden »verschwimmen«.

> ❓ **Leitfragen**
> 1. Sollte Frau S. einen Augenarzt aufsuchen?
> 2. Welche Probleme könnten die Ursache für die nachlassende Sehkraft sein?

▪ Anamnese
Häufig machen Patienten nur sehr allgemeine Angaben über ihre Sehstörung – das Sehen »sei halt schlecht«, es sei »verschwommen« oder »unscharf« – es werde immer schlimmer …

Durch gezielte Fragen kann ein klareres Bild gewonnen werden:
1. Hat der Patient/die Patientin eine Brille für die Ferne, zum Lesen oder beides?
   Der Abbildungsfehler des optischen Systems muss korrigiert werden, d. h. die Sehtestung muss immer mit der bestmöglichen Sehhilfe erfolgen. Dass ein älterer Mensch z. B. eine Lesebrille benötigt und beim Absetzen der Brille nicht mehr lesen kann, ist normal (Alterssichtigkeit = Presbyopie) und kein Zeichen einer Augenerkrankung.

2. Kann er/sie noch Zeitungsdruck lesen?
   Ist dies möglich, beträgt die Sehschäfte 0,4 oder besser.
3. Hat der Patient durch Abdecken geprüft, ob die Sehstörung auf beiden oder nur an einem Auge vorliegt?
   Ist die Sehstörung einseitig, so muss der Patient einem Augenarzt vorgestellt werden. Ist sie beidseitig, könnte auch z. B. ein Schlaganfall im Gehirn die Ursache sein, und der Augenarzt findet keine Ursache.
4. Ist die Sehstörung plötzlich aufgetreten oder hat sie sich langsam entwickelt?
   Plötzliche Sehstörungen, deren Ursache unklar ist, sollten umgehend einem Augenarzt vorgestellt werden!
5. Bestehen Schmerzen?
   Schmerzen zusätzlich zur Sehstörung sind immer abklärungsbedürftig. Sie sind kein Zeichen der diabetischen Retinopathie.
6. Bestehen Doppelbilder?
   Bei Polyneuropathie sind auch Lähmungen von Augenmuskeln möglich (▶ Abschn. 2.5.8).

- **Untersuchung**
- Pflegekräfte können durch Inspektion Veränderungen wie Tränenfluss, Rötungen, Schwellungen und Verklebungen des äußeren Auges feststellen. Da die Hornhaut des Auges sehr empfindlich ist, gehen äußerliche Affektionen des Auges mit Druckgefühl und/oder Schmerzen einher, und das betroffene Auge wird zugekniffen.
- Das Tasten (Palpieren) der Augäpfel ist sehr ungenau, aber ein akuter Druckanstieg kann im Seitenvergleich mit dem anderen Auge (und dem eigenen Auge des Untersuchers!) erkannt werden.
- Unterschiedlich weite Pupillen (Pupillendifferenz) können durch Beleuchtung mit einer Taschenlampe festgestellt werden.

Die exakte Untersuchung des Auges an der Spaltlampe, Testung des Gesichtsfeldes (Perimetrie) und die Untersuchung der Netzhaut (Ophthalmoskopie) ist in der Regel dem Augenarzt vorbehalten.

Stadien und Therapie bei Netzhauterkrankung

- **Epidemiologie**

Die diabetische Retinopathie ist eine Erkrankung der kleinen Blutgefäße (Mikroangiopathie) der Netzhaut. Es kommt zu Veränderungen der Gefäßwände, die schließlich zum Verschluss der kleinen Kapillaren führen und damit zum Sauerstoffmangel (Ischämie) im Gewebe (Blum et al. 2005). Hauptursache ist neben den Blutzuckerschwankungen auch Bluthochdruck. Rauchen, Pubertät und Schwangerschaft können zum schnelleren Fortschreiten der Veränderungen führen.

Die Häufigkeit der diabetischen Retinopathie ist auch stark von der Dauer der Erkrankung abhängig. In älteren Studien waren nach 20 Jahren Diabetes-Dauer bis zu 90 % der Menschen mit Typ-2-Diabetes von Netzhautveränderungen betroffen (Diabetic Retinopathy Study Research Group 1987). Neuere Studien zeigen zwar einen Rückgang, aber immer noch ist jeder 3.–4. Patient betroffen (Blum et al. 2007). Deshalb sollte jeder Patient mit Diabetes mellitus, auch im höheren Alter, routinemäßig einmal pro Jahr einem Augenarzt vorgestellt werden (IFDA 2010, Nationale Versorgungsleitlinie Typ-2-Diabetes 2007).

Der Augenarzt unterscheidet folgende Formen der diabetischen Retinopathie:
- milde und mäßige nichtproliferative diabetische Retinopathie,
- schwere, nichtproliferative Retinopathie,
- diabetische Makulopathie,
- proliferative diabetische Retinopathie.

- - **Milde und mäßige nichtproliferative Retinopathie**

Die Netzhautgefäße zeigen erste Mikroaneurysmen. Diese verursachen meist keine Sehstörung – der Patient sollte aber jetzt alle 6 Monate zum Augenarzt zur Kontrolle, da er subjektiv keine Veränderung wahrnimmt.

Bei der mäßigen Form treten zu den Mikroaneurysmen Blutungen in der Netzhaut und beginnende Lipidablagerungen (»harte« Exsudate) hinzu.

Eine gute Stoffwechsel- und konsequente Blutdruckeinstellung sind Eckpfeiler der Therapie. Dia-

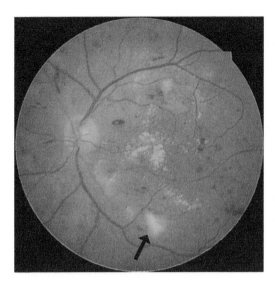

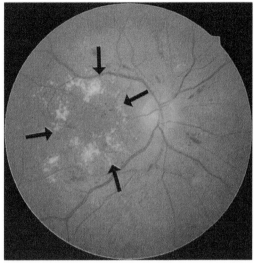

Abb. 2.8 Schwere nichtproliferative diabetische Retinopathie. Cotton-wool-Fleck (→), Lipidexsudate, intraretinale Mikroangiopathien und zahlreiche Blutungen, Netzhautödem. (Aus Grehn 2012)

Abb. 2.9 Diabetische Makulopathie: »Circinata-Atoll« (→) mit Makulaödem. (Aus Grehn 2012)

gnostisch ist die Floureszensangiographie hilfreich, um die Veränderungen zu klassifizieren.

▪▪ Schwere, nichtproliferative Retinopathie
Es bestehen multiple Blutungen in allen 4 Quadranten der Netzhaut. Die Venen zeigen Verdickungen und Segmentierungen (»perlschnurartig«), als Zeichen der Ischämie entstehen »Cotton-wool-Flecken« (▪ Abb. 2.8).

Wenn nicht eingegriffen wird, schreiten die Veränderungen bei der Hälfte der Patienten innerhalb eines Jahres zur proliferativen diabetischen Retinopathie fort. Deshalb wird bei vielen Patienten in diesem Stadium mit der Laserbehandlung begonnen (Diabetic Retinopathy Study Research Group 1987).

▪▪ Diabetische Makulopathie
Das »klinisch signifikante Makulaödem« ist die häufigste Ursache einer deutlichen Sehverschlechterung, die auch von den Patienten wahrgenommen wird. Die geschädigte Gefäßwand wird durchlässig, es entsteht ein Netzhautödem mit einer Verdickung der Makula. In einer 500-µm-Zone um die Makula finden sich Lipidablagerungen (»harte Exsudate«; ▪ Abb. 2.9).

Neben einer gezielten Laserkoagulation der Leckstellen gibt es seit einigen Jahren Medikamente, die in das Auge injiziert werden können und das Ödem günstig beeinflussen. Diese Injektionen müssen von einem Augenarzt unter sterilen Bedingungen durchgeführt werden (Lang u. Lang 2011, Stellungnahme von DOG, Retinologischer Gesellschaft und BVA 2011).

▪▪ Proliferative diabetische Retinopathie
Kommt es durch Sauerstoffmangel zu Gefäßneubildungen (»Neovaskularisationen«), ist die Retinopathie »proliferativ«. Die Gefäßwucherungen treten bevorzugt an der Papille und den großen Gefäßbögen auf. Mit den sich fächerförmig ausbreitenden Neovaskularisationen wächst auch Bindegewebe vor, was zur Ausbildung von Membranen führen kann (▪ Abb. 2.10).

Zu einer dramatisch schnellen Sehverschlechterung kann es kommen, wenn die neugebildeten Gefäße reißen und eine Glaskörperblutung entsteht. Die Gefäßneubildungen können sich aber auch im vorderen Augenabschnitt (Iris und Kammerwinkel) fortsetzen und dadurch eine schwere Abflussstörung des Kammerwassers verursachen (sekundäres neovaskuläres Glaukom – Gefahr der Erblindung).

Behandelt wird die proliferative Retinopathie mit einer flächenhaften Laserkoagulation (»panretinal«).

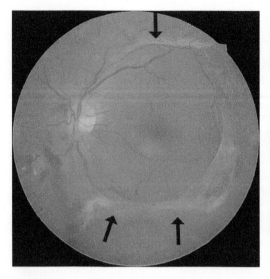

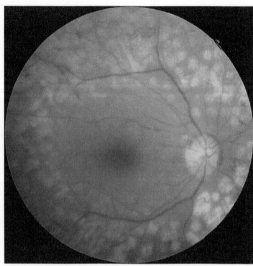

◨ **Abb. 2.10** Proliferative diabetische Retinopathie. Neugebildete Gefäße (→) mit präretinaler Blutung dringen in den Glaskörper ein. (Aus Grehn 2012)

◨ **Abb. 2.11**   Panretinale Laserkoagulation bei proliferativer diabetischer Retinopathie. (Aus Grehn 2012)

Die Netzhaut wird – unter Aussparung der Makula – in mehreren Sitzungen mit mehreren tausend Laserherden verödet. Der Laser koaguliert nur die äußere Netzhautschicht und schont die dazwischenliegenden Areale, damit weiterhin eine Sehleistung möglich ist. Die Behandlung bessert die Sauerstoffversorgung der Netzhaut, führt allerdings zu einer konzentrischen Gesichtsfeldeinschränkung (◨ Abb. 2.11).

In fortgeschrittenen Fällen muss der Augenarzt mit einer Operation den Glaskörper entfernen (Vitrektomie), und das Auge wird dann mit einem Luft-Gas-Gemisch oder auch mit Silikonöl gefüllt.

Fazit

Durch Zusammenarbeit von Pflegenden, Hausarzt, Diabetologe und Augenarzt lässt sich die diabetische Retinopathie häufig vermeiden oder durch frühzeitige Diagnose und konsequente Therapie (Blutzuckereinstellung, Blutdruckeinstellung, stadiengerechte Lasertherapie) die schweren Folgen bis zur Erblindung verhindern. Pflegekräfte tragen durch eine aufmerksame Krankenbeobachtung, frühzeitige Information an den behandelnden Arzt sowie die Nachfrage nach den Ergebnissen der re-

gelmäßigen Augenarztuntersuchungen zur Berücksichtigung im weiteren Pflegeprozess aktiv dazu bei.

Sehbehinderung

In Europa ist Diabetes mellitus eine der häufigsten Ursachen für Sehbehinderung und Erblindung. Das Sehen ist der wichtigste Fernsinn des Menschen. Sehbehinderung oder gar Blindheit beeinträchtigen stark das alltägliche Lebens und die Möglichkeit, am Erwerbsleben teilzunehmen; sie führen zur Abhängigkeit von anderen Menschen.

Viele ältere Menschen leiden unter Sturzangst. Die Kopplung zwischen schlechtem Sehen und der Häufigkeit von Stürzen ist gesichert.

Ist eine Behandlung und Verbesserung der Sehbeeinträchtigung nicht mehr möglich, so sollte das Pflegepersonal ein Grundwissen über die Hilfen haben, die die Sehfähigkeit noch etwas verbessern können und z. B. gedruckte Information zugänglich machen.

> **Praxistipp**
>
> Zur Selbsterfahrung für Pflegepersonal kann in vielen Großstädten ein Dunkelrestaurant besucht werden.

Es gibt gesetzliche Definitionen, um das Ausmaß der Behinderung zu beschreiben:

Eine **Sehbehinderung** beginnt mit einer Sehschärfe des besseren Auges von 0,3 oder schlechter.

Eine **hochgradige Sehbehinderung** liegt bei einer Sehschärfe von 0,05 vor. Die gesetzliche Definition der »Blindheit« ist in Deutschland eine Sehkraft am besseren Auge von 1/50 (0,02) oder schlechter.

Im medizinisch-wissenschaftlichen Sinn liegt eine **Amaurose** (= Blindheit des Auges) vor, wenn kein Lichtschein mehr wahrgenommen werden kann.

Die Anpassung von vergrößernden Sehhilfen sollte durch erfahrene Augenärzte oder speziell ausgebildete Optiker erfolgen. Die Gesamtvergrößerung kann bis auf das 20-fache gesteigert werden, jedoch ändert sich dabei auch der Arbeitsabstand, und der Gesichtsfeldausschnitt verkleinert sich. Bewegungen z. B. durch Tremor bei älteren Menschen können somit sehr störend wirken, die höchste Vergrößerungsstufe ist deshalb nicht immer die beste Lösung für den individuellen Patienten.

An Hilfsmitteln stehen zur Verfügung:

- Lupen (Leselupen, Leuchtlupen, Lesesteine),
- Lupenbrillen und Fernrohrbrillen,
- Bildschirmlesegerät,
- elektronische Vorlesegeräte,
- Bücher, Zeitschriften und Zeitungen auf Tonträgern.

Praxistipp

Regionale Kontaktadressen können über die Blinden- und Sehbehindertenverbände in Deutschland, der Schweiz und Österreich abgerufen werden.

2.5.7 Diabetische Nephropathie

R. Schiel, G. Stein

Fallbeispiel

Frau Niedermeyer ist 76 Jahre alt und hat seit 35 Jahren einen Diabetes mellitus Typ 2. Bei der hausärztlichen Kontrolle fiel eine Mikroalbuminurie auf. Die glomeruläre Filtrationsrate (GFR) liegt bei 35 ml/min. Seit einigen Jahren ist eine diabetische Retino- und Polyneuropathie bekannt. Der Diabetes wird mit Glimepirid (Handelsname Amaryl) 3 mg einmal täglich behandelt.

❓ Leitfragen

1. Was ist die GFR, und wie definiert sich eine Mikroalbuminurie? Ab wann sprechen wir von einer Niereninsuffizienz?
2. Darf die Therapie mit Glimepirid bei Niereninsuffizienz fortgesetzt werden? Welche Alternativen gäbe es?

Die **chronische Niereninsuffizienz** beschreibt einen langsamen, über Monate oder Jahre voranschreitenden Verlust der Nierenfunktion. Das Maß für die Nierenfunktion ist die **glomeruläre Filtrationsrate** (GFR). Eine chronische Nierenkrankheit liegt vor, wenn die glomeruläre Filtrationsrate unter 60 ml/min/1,73 m^2 abgesunken ist oder wenn im Urin Eiweiß (Proteinurie), z. B. Albumin, ausgeschieden wird. Diese Funktionsstörungen müssen seit mindestens 3 Monaten bestehen. Das Terminal- oder Endstadium einer chronischen Nierenkrankheit ist durch eine Nierenleistung von 15 % der Norm oder darunter (entsprechend einer glomerulären Filtrationsrate von unter 15 ml/min/1,73 m^2) gekennzeichnet. Im Endstadium besteht die Notwendigkeit einer Nierenersatztherapie in Form von Dialysebehandlung oder Nierentransplantation.

Aufgaben der Niere

Die Aufgabe der Niere ist neben der Ausscheidung von Stoffwechselprodukten, Medikamenten und Schadstoffen die Regulierung des Flüssigkeits- und Elektrolythaushaltes sowie die Abgabe von Hormonen ins Blut, die z. B. den Blutdruck, die Bildung roter Blutkörperchen und den Knochenstoffwechsel regulieren.

Epidemiologie

Der Diabetes mellitus ist in industrialisierten Ländern heute eine der häufigsten Ursachen einer

Niereninsuffizienz (Bundesärztekammer 2011). Den Daten von QUASI-Niere folgend sind in der Altersklasse der 60- bis 79-Jährigen über 34 % der Fälle terminaler Niereninsuffizienz auf Diabetes mellitus zurückzuführen (Frei et al. 2008). Ca. 57 % der Patienten mit Typ-2-Diabetes entwickeln nach 25-jähriger Diabetes-Dauer eine Proteinurie (= erhöhte Eiweißausscheidung im Urin) als wesentlichen Marker einer Nierenschädigung (Hader et al. 2004).

Nierenfunktionsverlust und Albuminurie (= erhöhte Albuminausscheidung im Urin) gelten auch als unabhängige Risikomarker für kardiovaskuläre Morbidität und Mortalität (Bundesärztekammer 2011). Dabei darf nicht übersehen werden, dass Proteinurie und Albuminurie für ältere Menschen mit Diabetes mellitus keine spezifischen Marker für eine diabetische Nephropathie sind. Proteinurie und Albuminurie können auch Ausdruck einer generalisierten Gefäßschädigung sein, z. B. mit Beteiligung der Nierengefäße (renale Gefäße), arterieller Hypertonie, nichtdiabetesbedingten Nierenerkrankungen, Harnwegsinfekten oder der Applikation von entwässernden Medikamenten (Diuretika) (Hader et al. 2004). Schlechte Stoffwechselkontrolle, höhere Blutglukose- und HbA$_{1c}$-Werte sind wesentlich mit dem Auftreten und Fortschreiten von Albuminurie und Nierenschädigung verbunden. Eine intensive Glukosekontrolle verzögert Auftreten und Progression einer Mikroalbuminurie (Hader et al. 2004).

Risikofaktoren für Nierenerkrankungen bei Patienten mit Diabetes mellitus

In den letzten Jahrzehnten wurden eine Reihe von Risikofaktoren für die Entstehung und Progression von Nierenerkrankungen bei Patienten mit Diabetes mellitus identifiziert. Unterteilt werden diese in:
1. Beeinflussbare Risikofaktoren:
   - schlechte Stoffwechseleinstellung (Hyperglykämie),
   - arterielle Hypertonie,
   - Albuminurie,
   - Nikotinkonsum,
   - Dyslipidämie (erhöhtes LDL-Cholesterin, erhöhte Triglyzeride, erniedrigtes HDL-Cholesterin),
   - erhöhter Body-Mass-Index;
2. Nichtbeeinflussbare Risikofaktoren:
   - höheres Alter,
   - männliches Geschlecht,
   - Dauer des Diabetes,
   - Beginn des Diabetes im Alter <20 Jahre,
   - Retinopathie,
   - positive Familienanamnese hinsichtlich arterieller Hypertonie und Nephropathie,
   - ethnische Herkunft (Afroamerikaner, Lateinamerikaner, indigene amerikanische Völker) (Bundesärztekammer 2011).

Screening und Stadieneinteilung
- **Protein- und Albuminurie**

Ein spezifischer Marker für eine diabetesbedingte Nierenerkrankung bei älteren Menschen mit Diabetes mellitus existiert nicht. Auch wenn Proteinurie bzw. Albuminurie keine spezifischen Marker für eine diabetische Nephropathie bei älteren Menschen mit Diabetes mellitus sind, gelten sie als Risikofaktoren für kardiovaskuläre und renale Komplikationen (Bundesärztekammer 2011). Nach Ausschluss bzw. Berücksichtigung der oben genannten beeinflussenden Faktoren erfolgt die Bestimmung der Albuminausscheidung mindestens einmal jährlich. Gemäß der Menge der Albuminausscheidung wird in Normo-, Mikro- und Makroalbuminurie eingeteilt (◘ Tab. 2.22, KDOQI 2007).

- **Kreatinin und Kreatininclearance**

Kreatinin ist ein Abbauprodukt von Kreatin. Kreatin kommt fast ausschließlich in den Skelettmuskeln vor, die diese Substanz als Energiespeicher für die Muskelarbeit benötigen. Etwa 1–2 % des Kreatins werden pro Tag zu Kreatinin abgegeben. Kreatinin hat im Organismus keine Funktion und wird über die Nieren ausgeschieden. Der Kreatininspiegel im Blut steigt an, wenn die Nierenfunktion nachlässt. Allerdings wird der Kreatininanstieg erst messbar, wenn die Filterleistung der Niere um mindestens 50 % abgenommen hat. Zur Früherkennung eines Nierenschadens ist die Kreatininbestimmung daher nicht geeignet.

◻ **Tab. 2.22** Einteilung der Albuminausscheidung in Normo-, Mikro- und Makroalbuminurie gemäß KDOQI (2007)

Kategorie	Spontanurin [mg/g Kreatinin]	24-h-Sammelurin [mg/24 h]	Befristete Urinsammlung [µg/min]
Normoalbuminurie	Männer <20 Frauen <30	<30	<20
Mikroalbuminurie	Männer 20–200 Frauen 30–300	30–300	20–200
Makroalbuminurie	Männer >200 Frauen >300	>300	>200

Zudem gibt die Konzentration des Kreatinins im Blut (Serum) häufig nur einen ungenauen Hinweis auf die Nierenfunktion. Die Serumkreatininkonzentration ist abhängig von der renalen Kreatininausscheidung und der körpereigenen (endogenen) Kreatininproduktion. Bei älteren Menschen und geringer Muskelmasse oder -aktivität führt die Bestimmung des Serumkreatinins oft zu einer Unterschätzung des Nierenfunktionsverlustes. Empfohlen wird deshalb die Messung der Kreatininclearance oder die Abschätzung der glomerulären Filtration (GFR) mit Hilfe der Cockroft-Gault- oder der MDRD- (Modification of Diet in Renal Disease-)Formel:

Cockroft-Gault-Formel:

$$\text{Kreatininclearance [ml/min]}$$
$$= \frac{(140\text{–Alter}) \times \text{Körpergewicht [kg]}}{72 \times \text{Serumkreatinin [mg/dl]}} \times G$$

Dabei ist G = 0,85 für Frauen und 1 für Männer.

Verkürzte MDRD-Formel:

$$\text{Kreatininclearance [ml/min/1,73 m}^2]$$
$$= 186 \times (\text{Serumkreatinin in mg/dl})^{-1,154}$$
$$\times (\text{Alter})^{-0,203} \times G$$

Dabei ist G = 0,742 für Frauen und 1 für Männer.

MDRD-Formel:

$$\text{Kreatininclearance [ml/min/1,73 m}^2]$$
$$= 170 \times (\text{Serumkreatinin in mg/dl})^{-0,999}$$
$$\times (\text{Alter})^{-0,176}$$
$$\times (\text{Serumharnstoff in mg/dl})^{-0,170}$$
$$\times (\text{Serumalbumin in g/dl})^{+0,318} \times G$$

Dabei ist G = 0,762 für Frauen und 1 für Männer.

┌─ **Clearance** ────────────────

Clearance bezeichnet das Plasmavolumen, welches in einer definierten Zeiteinheit durch die Filtrationsleistung der Niere von einer Substanz (hier Kreatinin) befreit/gereinigt wurde.

Die Nationale Versorgungs-Leitlinie empfiehlt für die Berechnung der Kreatininclearance bei Werten über 60 ml/min die Cockroft-Gault-Formel. Sie sollte in spezifischen Situationen, beispielsweise bei Patienten mit akutem Nierenversagen, bei Patienten mit instabiler Nierenfunktion, extremer Adipositas, ausgeprägter Kachexie oder ausgeprägten Ödemen nicht benutzt werden. Weiterhin muss berücksichtigt werden, dass die Cockroft-Gault-Formel die glomeruläre Filtration über- und die MDRD-Formel sie unterschätzt (Bundesärztekammer 2011).

◻ Tab. 2.23 Stadieneinteilung der Nephropathie und assoziierte Begeltierkrankungen. (Hasslacher et al. 2011)

Stadium	Beschreibung	Albuminaus-scheidung [mg/l]	Kreatinin-clearance [ml/min]	Bemerkungen
Nierenschädigung mit normaler Nierenfunktion				
1a	Mikroalbuminurie	20–200	>90	Serumkreatinin im Normbereich steigend oder Hypertonie, Dyslipidämie, raschere Progression von KHK, AVK, Retinopathie und Neuropathie
1b	Makroalbuminurie	>200		
Nierenschädigung mit Niereninsuffizienz				
2	Leichtgradige NI	>200	60–89	Serumkreatinin grenzwertig oder erhöht, Hypertonie, Dyslipidämie, Hypoglykämie-neigung, rasche Progression von KHK, AVK, Retinopathie und Neuropathie Anämieentwicklung, Störung des Knochenstoffwechsels
3	Mäßiggradige NI	Abnehmend	30–59	
4	Hochgradige NI		15–29	
5	Terminale NI		<15	

AVK arterielle Verschlusskrankheit, *KHK* koronare Herzkrankheit, *NI* Niereninsuffizienz.

■ **Stadieneinteilung der Nierenfunktion**

Die Stadieneinteilung der Nierenfunktion ist in ◻ Tab. 2.23 dargestellt.

■ **Ernährung bei Niereninsuffizienz**

Bei einer Einschränkung der Nierenfunktion werden Stoffwechselendprodukte wie Harnstoff, Kreatinin u. a. nur unzureichend ausgeschieden und somit im Körper angereichert. Die Ernährungsempfehlungen für Menschen mit Niereninsuffizienz unterscheiden sich sehr von den Empfehlungen für eine gesunde Ernährung in der allgemeinen Bevölkerung. Eine einheitliche »Nierendiät« existiert nicht. Empfehlungen müssen an den individuellen Beeinträchtigungen der Nieren, dem Stadium der Niereninsuffizienz und weiteren aktuellen Laborwerten orientiert werden.

Grundsätzlich gelten folgende Empfehlungen:
1. Die Aufnahme von harnpflichtigen Substanzen sollte minimiert werden.
2. Ein ausreichender Ernährungszustand sollte aufrechterhalten werden.
3. Metabolische Komplikationen der Niereninsuffizienz wie renale Osteopathie, Azidose, Hyperkaliämie oder Hyperurikämie sollten vermieden werden.

4. Unter allen Umständen sollte eine Progression der Erkrankung verhindert werden.
5. Bei terminaler Niereninsuffizienz (Dialyse) sollte die Flüssigkeitszufuhr ca. 500 ml über der Urinausscheidung pro Tag liegen.
6. Bei der Getränkeauswahl sollten insbesondere der Gehalt an Natrium, Kalium und Phosphat beachtet werden.

Empfehlungen zur Eiweißzufuhr:
7. Eine kontrollierte Eiweißzufuhr kann die Progredienz einer Niereninsuffizienz unter Umständen verzögern. Ein weiterer erwünschter Effekt ist eine Senkung der Phosphataufnahme und die Verbesserung (Vermeidung) einer Übersäuerung (Azidose). In der Regel sollte sich die Eiweißzufuhr (Protein) an der Höhe des Serumkreatinins und/oder der Höhe der glomerulären Filtrationsrate orientieren.

■ **Dermatologische Veränderungen bei Einschränkung der Nierenfunktion**

Bei einer länger andauernden Nierenfunktionsstörung, vor allem bei chronischer Dialysebehandlung, können Hautveränderungen auftreten. Diese Hauterscheinungen werden als »urämische

Hautveränderungen« bezeichnet. Gekennzeichnet ist das klinische Bild durch Trockenheit des Integumentes (Haut), gelegentlich verbunden mit ichthyosen (verhornenden) Veränderungen, zumeist kombiniert mit unterschiedlich stark ausgeprägtem Pruritus (Juckreiz), der permanent oder in Intervallen auftritt. Die Hauttrockenheit lässt sich mit fettenden Cremes oder Salben, häufig auch mit Ölbädern, behandeln. Antihistaminika haben zumeist nur einen geringen Wert. In schweren Fällen sind unter Umständen eine UV-Bestrahlung oder Capsaicin (in einer Cremegrundlage oder als Schüttelmixtur) hilfreich. Auch eine psychologische Intervention (Gruppentherapie, Verhaltenstherapie, Biofeedback) kann positiv zur Linderung der Symptomwahrnehmung beitragen.

Therapie

■ **Blutglukose und HbA$_{1c}$**

Die straffe Stoffwechselkontrolle kann das Auftreten und das Fortschreiten einer diabetesbedingten Nierenschädigung verzögern. Für die Primärprävention der Nephropathie wird ein HbA$_{1c}$-Wert zwischen 6,5 % (48 mmol/l) und 7,5 % (58 mmol/l) empfohlen. Für Patienten mit makroangiopathischen Komplikationen oder bei Vorliegen einer Hypoglykämiewahrnehmungsstörung wird der obere Zielbereich (HbA$_{1c}$ 7,0–7,5 % [53–58 mmol/mol]) angestrebt. Für die Sekundärprävention wird zur Verhinderung des Fortschreitens der diabetesbedingten Nephropathie ein HbA$_{1c}$-Wert <7,0 % (<53 mmol/mol) angestrebt, wenn keine klinisch relevante Makroangiopathie oder eine Hypoglykämiewahrnehmungsstörung vorliegen (Bundesärztekammer 2011, Hasslacher et al. 2011).

Trotz dieser allgemeinen Empfehlungen muss bei geriatrischen Patienten mit Diabetes mellitus immer ein individuelles Therapieziel gewählt werden. Die HbA$_{1c}$- und Blutglukosezielwerte müssen sich zusätzlich zu pathophysiologischen Erkenntnissen am Alter des Betroffenen, dem Funktionsstatus und an der Lebenserwartung orientieren (▶ Abschn. 2.1). Weiterhin müssen das Wohlbefinden, der Aufwand und die Belastungen durch die Therapie und die Lebensqualität des Patienten sowie seine Integration in das soziale Umfeld berücksichtigt werden (Hader et al. 2004).

Prinzipiell werden auch für geriatrische Patienten zur Stoffwechseleinstellung nichtmedikamentöse und medikamentöse Therapien mit und ohne Insulin angewendet. Zur Insulintherapie stehen prinzipiell alle Formen zur Verfügung:
- die konventionelle Insulintherapie (CIT, 2× täglich Mischinsulin),
- die supplementäre Insulintherapie (SIT, 3× täglich kurz wirksames Insulin),
- die intensivierte konventionelle Insulintherapie (ICT, 3× täglich kurz wirksames Insulin, 1 oder 2× täglich lang wirksames Insulin) oder
- basal unterstützte orale Therapie (BOT, Kombination aus Insulintherapie und Behandlung mit oralen Antidiabetika, ▶ Kap. 3.2.4).

Die Insulindosis muss sorgfältig je nach Therapieziel, prä- und postprandialen Blutglukosewerten sowie dem HbA$_{1c}$-Wert angepasst werden.

> ❯ Beachtet werden muss, dass Patienten mit eingeschränkter Nierenfunktion häufig eine verzögerte Metabolisierung des Insulins aufweisen und daher oft weniger Insulin benötigen.

Bei der medikamentösen Therapie ohne Insulin muss beachtet werden, dass eine Reihe von Präparaten bei geriatrischen Patienten je nach Nierenfunktion in anderer Dosierung verabreicht oder vermieden werden müssen. So ist die Applikation von Metformin, das auch für ältere Patienten mit den Kriterien eines metabolischen Syndroms durchaus indiziert sein kann, bei eingeschränkter Nierenfunktion kontraindiziert (▶ Kap. 3.2.3). Auch Sulfonylharnstoffe sollten aufgrund ihrer überwiegend renalen Elimination bei Niereninsuffizienz (mit Ausnahme von Gliquidon – Kontraindikation: Kreatininclearance ≤30 ml/min) nicht verabreicht werden. Auch für Insulin muss bei eingeschränkter Nierenfunktion von einer reduzierten Metabolisierung mit verlängerter Wirkzeit und der Gefahr von Hypoglykämien ausgegangen werden. Bei Niereninsuffizienz ist also eine sorgfältige, stoffwechselangepasste Dosisreduktion erforderlich (Hader et al. 2004, Hasslacher et al. 2011, ◻ Abb. 2.12).

Frau Niedermeyer aus unserem Fallbeispiel sollte ihre Diabetes-Therapie mit einem Sulfonyl-

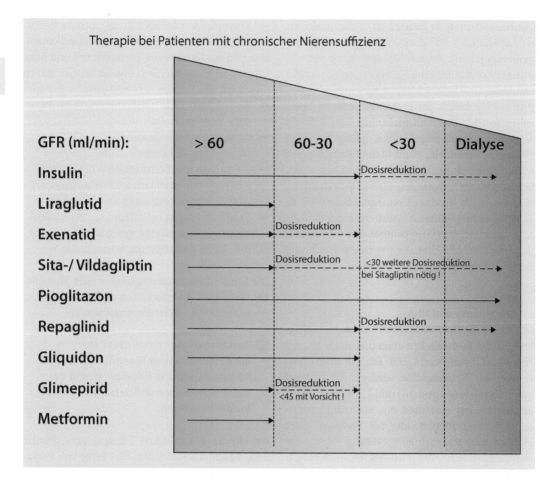

Therapie bei Patienten mit chronischer Nierensuffizienz

GFR (ml/min):	> 60	60-30	<30	Dialyse
Insulin			Dosisreduktion	
Liraglutid				
Exenatid		Dosisreduktion		
Sita-/ Vildagliptin		Dosisreduktion	<30 weitere Dosisreduktion bei Sitagliptin nötig !	
Pioglitazon				
Repaglinid			Dosisreduktion	
Gliquidon				
Glimepirid		Dosisreduktion <45 mit Vorsicht !		
Metformin				

☐ **Abb. 2.12**   Therapie bei Patienten mit chronischer Niereninsuffizienz. (Mod. nach Schernthaner et al. 2010

harnstoff nicht fortsetzen, sondern ein bei Nieren-insuffizienz zugelassenes orales Antidiabetikum erhalten. Alternativ kann auch eine Insulintherapie in Erwägung gezogen werden.

Weitere Präparate, die angewendet werden können, sind (Hasslacher et al. 2011):

- **α-Glucosidase-Hemmer:**
  aufgrund fehlender Studienlage keine Empfehlung möglich,
- **Meglinide:**
  eine Dosisreduktion wird bei einer Kreatinin-clearance ≤ 30 ml/min empfohlen,
- **DPP4-Inhibitoren:**
  Anwendung bis zur terminalen Niereninsuffizienz möglich, Dosisanpassung muss bei einer Kreatininclearance <60 ml/min erfolgen,

- **Inkretinmimetika**, z. B. Exenatide:
  eine Dosisreduktion bei einer Kreatininclearance 50-30 ml/min wird empfohlen, Kontraindikation ab Kreatininclearance <30 ml/min,
- **Liraglutide:**
  Kontraindikation ab Kreatininclearance <60 ml/min.

■ **Blutdruck (arterielle Hypertonie)**
Auch bei älteren Patienten mit Diabetes mellitus kann durch eine gute Blutdruckeinstellung das Risiko schwerer diabetesassoziierter Komplikationen (v. a. kardiovaskuläre Komorbiditäten) reduziert werden. Ob eine Mortalitätsreduktion bei Patienten im Alter über 80 Jahren erzielt werden kann, ist nach den Leitlinien der Deutschen Diabetes Gesellschaft (DDG) derzeit noch offen (Hader et al. 2004).

Heute werden für ältere Patienten mit Diabetes mellitus Blutdruckwerte unter 140/90 mmHg empfohlen (► Abschn. 2.5.1). Die Auswahl der blutdrucksenkenden Medikamente (Antihypertensiva) sollte an den Begleiterkrankungen orientiert werden (Hader et al. 2004). Aufgrund eines vermuteten spezifischen nephroprotektiven Effektes, einer gleichzeitigen Hemmung einer Retinopathieprogression und einer Senkung der kardiovaskulären Mortalität bei jüngeren Patienten befürworten die Praxisempfehlungen der DDG (Version 2012) auch für ältere Menschen mit Diabetes mellitus die primäre Applikation eines ACE-Hemmers oder eines AT1-Blockers allein oder in Kombination mit Diuretika und/oder anderen Substanzen (Hasslacher et al. 2011). Weitere »gute Daten« finden sich für die Applikation von lang wirksamen Calciumantagonisten bei älteren Patienten mit isolierter systolischer arterieller Hypertonie (Hader et al. 2004) sowie für Betablocker bei kardiovaskulären Begleiterkrankungen.

■ **Weitere Therapiemaßnahmen**

Weitere Therapiemaßnahmen zur Verhinderung der Progression einer diabetesbedingten Nephropathie bei älteren Menschen sind:

— Thrombozytenaggregationshemmung (z. B. mit ASS 100 mg/d),
— Senkung des LDL-Cholesterins unter 2,6 mmol/l (100 mg/dl),
— Nikotinverzicht,
— Normalisierung einer erhöhten Eiweißzufuhr (auf 0,8–1,0 g/kg Körpergewicht),
— Behandlung einer Anämie entsprechend der zugrundeliegenden Ursachen,
— Ausgleich eines gestörten Phosphat-Calcium-Stoffwechsels durch Phosphatsenker bzw. Vitamin D oder entsprechende Analoga (Hasslacher et al. 2011).

Darüber hinaus werden folgende Maßnahmen empfohlen:

— Vermeidung der Applikation von Röntgen-Kontrastmitteln,
— Vermeidung von nichtsteroidalen Antirheumatika,
— antibiotische Therapie von Harnwegsinfekten,

— Beachtung einer möglichen Kumulation von Medikamenten sowie Anpassung der Dosierung von Medikamenten bei gestörter Nierenfunktion (Hasslacher et al. 2011).

■ **Dialyse**

Bei terminalem Nierenversagen wird die Dialyse, ein Blutreinigungsverfahren, eingesetzt. Bei einer Hämodialysebehandlung werden unter Verwendung einer sogenannten Hämodialysemaschine Stoffwechselabbauprodukte (Giftstoffen) und niedermolekulare Stoffen durch Osmose und Diffusion über eine semipermeable Membran eliminiert. Eine Hämodialysbehandlung dauert in der Regel 4–5 h und wird mindestens 3-mal pro Woche durchgeführt. Als weitere Dialyseverfahren stehen die Hämofiltration, die Hämodiafiltration und die Peritonealdialyse zur Verfügung.

Häufig treten während der Dialysebehandlungen Probleme bei der Blutzuckereinstellung auf. Bei der Hämodialyse kann der Plasmainsulinspiegel abfallen, da Insulin aus dem Blut dialysiert wird. Je nach Dialysemembran kann es auch zu unterschiedlichen Assoziationen des Insulins an den Membranen kommen. Weiterhin gelangt während der Dialyse Blutzucker in die Dialyseflüssigkeit, sodass Hypoglykämien auftreten können. Andererseits wird während der Dialyse bei absinkendem Insulinspiegel gelegentlich eine Lipolyse und nach Beendigung der Dialyse ein relativ rascher Blutzuckeranstieg beobachtet. Bei den meisten Patienten zeigen sich unterschiedliche Blutzuckerverläufe, je nachdem, welches Dialyseverfahren zur Anwendung kommt und zu welcher Tageszeit dialysiert wird. Ein besonderes Problem stellt die Peritonealdialyse dar, meist als Continuous ambulatory peritoneal dialysis (CAPD) angewendet. Hier werden mit der Dialyseflüssigkeit nicht unerhebliche Kohlenhydratmengen zugeführt, sodass eine individuelle Anpassung der Insulindosis an die jeweiligen Blutglukosewerte erfolgen muss.

■ **Regelmäßige Kontrolluntersuchungen und Langzeitmonitoring**

Auch bei älteren Patienten mit Diabetes mellitus sollten regelmäßige Kontrolluntersuchungen und ein Langzeitmonitoring vorgenommen werden (► Übersicht).

2

Je nach Nierenfunktion und individuellem Therapieziel sollte 2- bis 4-mal jährlich durchgeführt werden:

1. Bestimmung von HbA$_{1c}$ und Lipidstatus
2. Monitoring des Blutdruckes (einschließlich von Selbstkontrollwerten und evtl. einer ambulanten 24-h-Blutdruckmessung)
3. Bestimmung von Serumkreatinin, Harnstoff und Kalium
4. Bestimmung der Albuminausscheidung
5. Berechnung oder Messung der Kreatininclearance bzw. der GFR

Ab Stadium 3 (Kreatininclearance <60 ml/min) wird zusätzlich die Bestimmung folgender Parameter empfohlen:

6. Hämoglobin, Hämatokrit
7. Serumphosphat, Serumcalcium
8. ggf. Parathormon

Weiterhin wird ab diesem Stadium eine nephrologische Mitbetreuung angeraten (Hasslacher et al. 2011).

2.5.8 Diabetische Neuropathie

A. Risse

Einleitung

In der Pflege von Menschen mit Diabetes muss man mit einer Fülle von nervenbedingten Störungen rechnen, die häufig unerkannt bleiben, wenn man nicht gezielt danach fragt oder sucht. Trotzdem beeinflussen sie das Befinden der Patienten meistens stark. Es ist also angeraten, sich mit den Komplikationen zu beschäftigen. Im Folgenden werden nur die häufigsten und für die Pflege wichtigsten Symptom- und Krankheitskomplexe dargestellt.

Fallbeispiele

1. Ein 75-jähriger Bauingenieur mit seit 20 Jahren bestehendem Diabetes mellitus Typ 2 bemerkt in den Nachmittagsstunden Doppelbilder. Das Lid des linken Auges hängt herunter. Der Neurologe schließt aufgrund eines Computertomogramms des Gehirns und einer Lumbal-punktion einen Schlaganfall wegen Durchblutungsstörung oder wegen Hirnblutung sowie eine entzündliche Hirnerkrankung aus. Der Augenarzt findet keine Augenerkrankung. Der Patient erhält eine Augenklappe. Nach einigen Wochen gehen die Doppelbilder zurück. Das Augenlid ist wieder funktionsfähig.

2. Ein 63-jähriger Büroangestellter schildert nach anfänglichem Zögern, dass trotz bestehender sexueller Appetenz im Laufe des Geschlechtsverkehrs die Steifigkeit des Gliedes abgenommen habe. Zuletzt sei das Einführen des Gliedes in die Scheide der Partnerin nicht mehr möglich gewesen.

3. Eine 45-jährige Fachverkäuferin berichtet über unbemerkten Urinabgang und häufig übelriechenden Urin. Diese Störung zwinge sie, Windeln zu tragen. Aufgrund der Störung sei es zum zunehmenden sozialen Rückzug gekommen.

4. Ein 30-jähriger Sportlehrer berichtet über ausgeprägte Schlafstörungen. Immer wenn er müde sei und zur Ruhe kommen wolle, träten merkwürdige Missempfindungen und Schmerzen im Bereich der beider Fußsohlen auf, die bei Bewegung verschwänden. Die Schmerzen führten zu Einschlafstörungen. Häufig wache er mitten in der Nacht auf mit dem Gefühl, die Füsse würden von innen »in Lava getaucht«. Er müsse dann minutenlang herumlaufen, damit die Schmerzen verschwänden.

? **Leitfragen**

1. Wie viele Nervenfunktionen sind eigentlich bei der diabetischen Neuropathie gestört?
2. Warum sollte man auf Suizidalität achten?
3. Welche Nervenstörungen sollten Pflegende von Menschen mit Diabetes kennen?
4. Warum sehen manche Patienten plötzlich Doppelbilder?

Nervensystem ——————————

Das Nervensystem steuert sämtliche Körperfunktionen.

Das **zentrale Nervensystem** besteht aus Gehirn und Rückenmark.

Das **periphere Nervensystem** besteht aus 3 verschiedenen Nervenklassen:

1. Motorische Nerven
   → setzen die Muskulatur in Bewegung
2. Sensible und sensorische Nerven
   → ermöglichen die Empfindungen und die Informationsverarbeitung aus der Umwelt,
3. Vegetative (autonome) Nerven
   → ermöglichen die unbewussten Regulationen in den Körperregionen (z. B. Herzschlag, Verdauung etc.).

Die Schädigung der Nerven bei Diabetes mellitus entsteht durch Glycierung (= Anlagerung von Glukose an die Nerven).

Ganz allgemein gelten folgende Prinzipien:

1. Je höher der Blutzuckerwert, desto mehr Glukose wird an die Nerven angelagert.
2. Je länger die Blutzuckererhöhungen bestehen, desto mehr Glukose wird an die Nerven angelagert.
3. Kleine (autonome) Nerven sind schneller geschädigt als dickere (motorische, sensible) Nerven.
4. Die Schädigung kleiner Nerven bleibt häufig ohne Symptome.
5. Je länger ein Nerv, desto früher tritt die Schädigung auf, und zwar beginnt sie an dessen distalem Ende.
6. Eine klinisch relevante Nervenschädigung betrifft meistens alle Systeme.

Bei Menschen mit Diabetes sind folgende Nervenstörungen häufig:

1. Polyneuropathien
   a. Sensible, sensorische Neuropathie
   b. Motorische Neuropathie
   c. Neuropathien des autonomen Nervensystems
2. Mononeuropathien
   d. Karpaltunnelsyndrom
   e. Akute Mononeuropathien

Symmetrisches, sensibles Polyneuropathiesyndrom (ssPNP)

■ Diagnose

Das ssPNP beginnt an den distalen Enden der längsten Nerven, also an den Zehenspitzen. Das Verteilungsmuster ist symmetrisch, d. h. nicht an einzelne Nerven (DD zu radikalen oder mononeuralen Ursachen) gebunden. Der Verlauf ist langsam nach proximal aufsteigend und kann im Weiteren auch Hände und Arme erfassen (diabetische Cheiropathie, ▶ Abschn. 2.5.10).

Die klinische Symptomatik präsentiert sich entweder in Empfindungsminderung (oder gar Empfindungsverlust) mit Taubheitsempfinden oder in Empfindungsstörungen mit sehr verschiedenartigen Beschwerden: Ameisenlaufen, unangenehmes Kribbeln, Brennen, die Bettdecke wird als »tonnenschwer« erlebt, ein Gefühl wie Stromschläge usw. Charakteristisch ist, wie am Beispiel des 30-jährigen Sportlehrers zu sehen, die Verstärkung der Beschwerden in Ruhe und besonders nachts. Dies ist ein wichtiges differenzialdiagnostisches Kriterium gegenüber durchblutungsbedingten Beschwerden (pAVK: Schmerzverstärkung durch Bewegung [»Schaufensterkrankheit«], ▶ Abschn. 2.5.5).

◘ Tab. 2.24 zeigt die wesentlichen Unterscheidungsmerkmale zwischen neuropathischem und angiopathischem Fuß.

Neben Diabetes mellitus können auch andere Erkrankungen oder Medikamente eine periphere Polyneuropathie verursachen. Dazu gehören z. B. Vitamin-B$_{12}$-Mangel, Alkoholismus (= Alkoholkrankheit), zusätzlich Syphilis, Lepra, Autoimmun- oder Infektionserkrankungen oder Medikamente wie z. B. Chemotherapeutika.

Diagnostiziert wird die Polyneuropathie mittels gezielter Anamnese, gründlicher Fußinspektion und klinischer Untersuchung. Die klinische Untersuchung erfolgt mittels Stimmgabel (Tiefensensibilität), Monofilament (Tastsinn), Tip-Therm (Temperaturwahrnehmung) sowie Relfexhammer (◘ Abb. 2.13). Bei auffälliger Untersuchung sollte eine erweiterte Diagnostik erfolgen. Diese beinhaltet z. B. die Erstellung eines Neuropathiesymptom-Scores und des Neuropathiedefizit-Scores durch den behandelnden Arzt.

◻ Tab. 2.24 Unterscheidung neuropathischer versus angiopathischer Fuß

	Neuropathisch	Angiopathisch
Anamnese	Schmerzlose Läsion	Claudicatio, Ruheschmerz
Inspektion	Rosige Haut Hyperkeratosen Fehlstellungen	Blasse, atrophische Haut
Palpation	Tastbare Fußpulse Warme, trockene Haut	Fehlende Fußpulse Kühle Haut
Lokalisation der Ulzerationen	Druckbelastete Stellen	Zehen, Finger
Radiologischer Befund	Evtl. Spontanfrakturen, Osteomyelitis	Geringe Osteoporose
Einfache Tests	Reflexprüfung, Stimmgabeltest (Vibrationsempfinden), Weinstein-Monofilament, reduziertes Temperatur-, Schmerz- und Berührungsempfinden	Pathologische Dopplerdruckwerte (ABI)

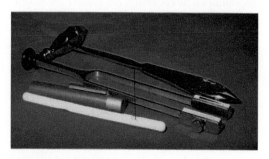

◻ Abb. 2.13 Monofilament, Tip-Therm, Stimmgabel, Reflexhammer (von vorne)

❯ Entsprechend den Empfehlungen der Deutschen Diabetes Gesellschaft sollte jeder Patient mit Diabetes mindestens einmal im Jahr auf das Vorliegen einer peripheren Polyneuropathie untersucht werden. Bei Auftreten typischer Beschwerden natürlich sofort.

▪ Einfluss auf die Lebensqualität

Der Verlust der Warnfunktion des Schmerzes ist die wesentliche Ursache des diabetischen Fußsyndroms (▶ Abschn. 2.5.9). Die Beschwerden werden von den Patienten als sehr quälend empfunden. Nicht selten sind Suizidgedanken. Verständlich, denn immer, wenn die Patienten zur Ruhe kommen wollen, beginnen die Missempfindungen. So ist natürlich auch der Schlaf beeinträchtigt. Aber auch die Polyneuropathien, die ohne solche prominenten Symptome einhergehen, sind für die Patienten schrecklich. Die Füße werden nicht mehr gespürt. »Mit beiden Beinen im Leben stehen« wird unmöglich.

Das Erleben der Polyneuropathie schildert Marlene Rupp eindringlich in ihrem Buch »Mein bewegtes Leben mit der bitter-süßen Krankheit« (Rupp 2005).

▪ Therapie

Therapeutisch steht neben einer optimalen Blutzuckereinstellung insbesondere die konsequente Fußpflege im Vordergrund. Der Patient sollte täglich seine Füße inspizieren und bei neu aufgetretenen Verletzungen, Hyperkeratosen oder Infektionen umgehend einen Arzt konsultieren. Bei der Schuhauswahl ist auf eine weiche Fußbettung ohne Druckstellen zu achten, ggf. müssen die Schuhe individuell angefertigt werden (▶ Abschn. 2.5.9, ▶ Kap. 4.3.4, ▶ Kap. 4.3.5 und ▶ Kap. 8.7).

Der therapeutische Nutzen von α-Liponsäure als Infusion oder Tablette wird kontrovers diskutiert.

Zur Behandlung der schmerzhaften Neuropathie stehen mehrere Substanzen zur Verfügung. Aus der Gruppe der Antidepressiva werden Duloxetin und Amitriptylin empfohlen. Bei den Antikonvulsiva werden Pregabalin oder Gabapentin bevorzugt. Als Mittel der zweiten Wahl können

Schmerzmedikamente wie Opioide eingesetzt werden (z. B. Tramadol oder Oxycodon). Die Auswahl einer Substanz richtet sich vor allem nach den Begleiterkrankungen.

Insbesondere bei alten Menschen wird aufgrund des Nebenwirkungsprofils eine einschleichende Dosissteigerung empfohlen. Realistische Therapieziele sind eine Reduktion der Schmerzen sowie eine Verbesserung des Nachtschlafs und damit der Lebensqualität. Bei therapieresistenten Schmerzen ist eine spezialisierte schmerztherapeutische Mitbetreuung empfehlenswert.

> **·Praxistipps: Allgemeine pflegerische Maßnahmen bei peripherer Polyneuropathie**
>
> — Füße einschließlich der Zehenzwischenräume regelmäßig auf Verletzungen und übermäßige Hornhautbildung inspizieren. Bei eingeschränkter Beweglichkeit können die Patienten einen Handspiegel benutzen. Bei Vorliegen einer proliferativen Retinopathie und Z. n. Laserkoagulation (häufig) oder gar Vitrektomie (Glaskörperentfernung) kann ein Spiegel wegen der hochgradigen Sehstörung allerdings nicht weiterhelfen.
> — Füße auch zwischen den Zehen gut abtrocken, damit kein Fußpilz entsteht.
> — Täglich frische Strümpfe anziehen (ohne Naht, aus Baumwolle, mit einem nicht zu engen Bündchen).
> — Nicht barfuß laufen, um das Verletzungsrisiko gering zu halten, insbesondere wenn schon eine Neuropathie vorliegt.
> — Trockene Haut und Hornhäute können rissig werden und eine Eintrittspforte für Keime bilden. Zur Hautpflege sind harnstoffhaltige Produkte am besten geeignet. Harnstoff (Urea) bindet Wasser in der Haut.
> — Zehennägel sollten möglichst kurz gehalten werden (keine Scheren verwenden, Nägel feilen). Eingewachsene Nägel gehören in die Hände von speziell ausgebildeten Podologen (▶ Kap. 8.3).
> — Passendes Schuhwerk tragen (weiche Fußbettung, keine Druckstellen).
> — Wasser für Fußbäder immer mit Thermometer oder Ellenbogen auf angemessene Temperatur prüfen, um Verbrühungen zu vermeiden.
>   – Pflegerisches Schmerzmanagement bei neuropathischen Schmerzen: Ablenkung vom Schmerz z. B. durch Bewegung,
>   – Eincremen mit harnstoffhaltigen Produkten und leichter Massage,
>   – Kälte oft ungünstig bei gleichzeitig vorliegender pAVK,
>   – Wärme ungünstig wegen Verbrennungsgefahr.

Motorische Neuropathie (NP)

Auch die motorische Nervenstörung bei Diabetes beginnt am Fuß und steigt dann nach proximal auf. Durch verminderte Innervation (= funktionelle Versorgung eines Organs, eines Körperteils oder eines Gewebes mit Nervengewebe, d. h. Nervenzellen und Nervenfaser) der kleinen Fußmuskeln mit Überwiegen der langen Zehenstrecker kommt es zur typischen »Krallenzehenbildung« (◘ Abb. 2.14).

Durch die Lähmung der Unterschenkel- und Fußmuskulatur kommt es, verstärkt durch die Lagesinnstörung, zu einer gesteigerten Fallneigung. Typisch für die motorische Polyneuropathie ist auch die sogenannte Ataxie, d. h. die Unfähigkeit, koordinierte Bewegungen gezielt auszuführen. Sie führt zu einer Gangstörung und verstärkt die Fallneigung. Insbesondere für ältere Patienten ist dies bedrohlich, zumal die Gangunsicherheit noch durch Visusstörungen (Makulopathie, diabetische Retinopathie, ▶ Abschn. 2.5.6) erheblich verstärkt werden kann.

Um das Fortschreiten der motorischen Polyneuropathie zu verzögern, ist eine optimale Einstellung der Blutzuckerwerte empfehlenswert (▶ Kap. 3.1). Bei Gangstörungen und Fallneigung sollte entsprechend des Expertenstandards »Sturzprophylaxe in der Pflege« rechtzeitig ein individueller Maßnahmenplan entwickelt und an die Versorgung mit Hilfsmitteln – wie z. B. einen Rollator oder Gehbock – gedacht werden (▶ Abschn. 2.4.2).

2

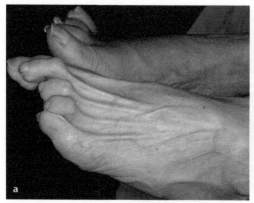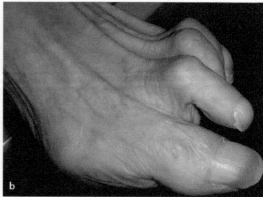

☐ **Abb. 2.14   a, b** Krallenzehenbildung bei Diabetes mellitus mit motorischer Neuropathie

Autonome Neuropathie (ANP)

Autonome Neuropathie bedeutet Befall und Funktionsstörung der kleinen und kleinsten Nerven des vegetativen Nervensystems. Nahezu alle Organsysteme können sehr früh betroffen sein (☐ Tab. 2.25). Häufig bleiben diese Störungen klinisch stumm. Verschiedene Störungen treten jedoch häufig auf und sind für den Patienten belastend:

Autonome Kardiopathie   Bei autonomen Störungen des kardiovaskulären Systems mit dem Frühsymptom einer fixierten Ruhetachykardie kommt es gehäuft zu orthostatischer Hypotonie, insbesondere bei Lagewechsel vom Liegen zum Stehen, ggf. zu Synkopen (plötzlicher Bewusstseinsverlust). Narkosezwischenfälle durch Instabilitäten sind gehäuft. Patienten mit autonomer diabetogener Neuropathie sollten daher perioperativ und operativ ausschließlich von sehr erfahrenen Anästhesisten betreut werden.

Eine autonome Neuropathie kann auch dazu führen, dass typische Symptome eines Myokardinfarktes wie retrosternale Schmerzen mit Ausstrahlung in den linken Arm nicht gespürt werden (sogenannte stumme Myokardinfarkte, ▸ Abschn. 2.5.3). In den Vordergrund treten vegetative Symptome wie Übelkeit, Blässe, Kaltschweißigkeit oder neu aufgetretene Luftnot. Daher sollte bei diesen Symptomen auch an einen Myokardinfarkt gedacht werden.

Autonome Zystopathie   Da der Füllungszustand der Blase nicht mehr gespürt wird, kommt es zu »Überlaufblase« mit Harnträufeln und gehäuften Harnwegsinfekten (▸ Kap. 4.3.2) (Fallbeispiel 45-jährige Fachverkäuferin).

Erektile Dysfunktion, retrograde Ejakulation   Auch bei erhaltener Libido ist die Erektion, wie in unserem Fallbeispiel des 63-jährigen Büroangestellten, gestört. Dieses Problem wird von den Patienten häufig aus Scham nicht angegeben. Man sollte danach fragen, weil man diese Störung gut behandeln kann. Bei retrograder Ejakulation bleibt der Kinderwunsch eines Paares ggf. unerfüllt.

Diabetische Gastroparese   Hier stehen Völlegefühl, z. T. Übelkeit, epigastrische Schmerzen oder gar Erbrechen im Vordergrund.

Die verzögerte bzw. unvorhersehbare Magenentleerung kann zu Schwierigkeiten in der Diabetes-Therapie mit unerwarteten Blutglukoseanstiegen führen. Andererseits kommt es durch Verzögerung der Magenentleerung zu postprandialen Hypoglykämien.

❯ **Daher bei Gastroparese: Insulin nach dem Essen spritzen.**

Angio-/neuropathische Ödeme   Die Regulation der Gefäßweite, eine gestörte Kapillarpermeabilität und die Eröffnung aller arteriovenöser Shunts führen zu einer Überdurchblutung des Fußes. Folge: Ödeme an Fußrücken und Unterschenkel. Fatal ist die hier häufig geübte Praxis, Diuretika

Tab. 2.25 Diabetogene und diabetesassoziierte autonome Neuropathie. (Mod nach Pfeiffer 1985, S. 230)

Betroffenes System	Objektivierbare Befunde/Störungen	Subjektives Empfinden	Konsequenzen für den Patienten	Soziale Behinderung
Kardiovaskulär	Ruhetachykardie	Unbemerkt	Mortalität 5× ↑ ↑	Keine
	Herzfrequenzstarre	Unbemerkt	Mortalität 5× ↑ ↑	Keine
	Posturale Hypotension	Ggf. Synkopen	Mortalität 5× ↑ ↑	Arbeitsplatz
Gastrointestinal	Magenatonie: Gastroparese	Ggf. Völleempfinden etc.	Schwankende Blutzuckerwerte	Ggf. groß
	Darmmotilität gestört	Diarrhoen	Stark	Deutlich
		Stuhlinkontinenz	Schambesetzt u. massiv	
Urogenital	Blasenatonie: Überlaufblase	Schmerzlos	Gehäufte Harnwegsinfekte	Geruchsbedingt
	Erektile Impotenz	Libido ohne Erektion	Scham, Insuffizienzgefühle	Ggf. Gefährdung der Partnerschaft
	Retrograde Ejakulation	Unbemerkt	Kinderlosigkeit	Ggf. Gefährdung der Partnerschaft
Pupillenfunktion	Miosis	Sehverschlechterung in der Dunkelheit		Arbeitsplatz
Schweißsekretion	Trockene Füße	Angenehm	Rissbildungen	Keine
	Gustatorisches Schwitzen (= Schwitzen durch Geschmacksreize)	Schwitzen beim Essen		Deutlich
DFS	Arteriovenöses Shunting (= arteriovenöse Kurzschlussverbindungen)	Warme Füsse	?	?
	Hyperperfusion	Unbemerkt	Entwicklung eines Charcot-Fußes? (▶ Abschn. 2.5.9)	Amputation
	Trophische Ödeme	Schwellungen am Fuß	u. U. sinnlose Diuretikatherapie	Amputation

DFS Diabetisches Fußsyndrom.

zu verschreiben, weil hierunter die Ödeme nicht abnehmen, die Viskosität des Blutes aber zunimmt.

Verlust der Schweißsekretion am Fuß Der Verlust der Schweißsekretion ist der Beginn des diabetischen Fußsyndroms (DFS) und damit ein frühes Warnsymptom (▶ Abschn. 2.5.9).

Mononeuropathien

▪ Karpaltunnelsyndrom

Wird der Durchgang des Nervus medianus (N. medianus) durch glyciertes und damit derbes und verdicktes Bindegewebe behindert, kommt es zu Reizungen durch Druck. Die Patienten klagen über Kribbelparästhesien, Taubheitsempfinden, ggf. Lähmungen im Versorgungsbereich des Nervus medianus, der die ersten drei Finger (Daumen, Zeige- und Mittelfinger) versorgt. Da die Beschwerden häufig nachts auftreten, wird dieses Störung auch als »Brachialgia parästhetica nocturna« bezeichnet. Die Patienten werden vor Schmerzen wach, können die Beschwerden aber durch Schütteln der Hände häufig lindern. Das Karpaltunnelsyndrom kann sehr belastend für die Patienten sein. Eine frühzeitige Vorstellung bei einem versierten Handchirurgen ist zu empfehlen (▶ Abschn. 2.5.10).

■ **Akute Mononeuropathien**
Diese treten an einzelnen Nerven auf. Die am häufigsten betroffenen Nerven sind:

— N. facialis: Plötzlich ist eine Gesichtshälfte gelähmt, die Augenlider können nicht mehr geschlossen werden, das Auge ist von Austrocknung bedroht. Zusätzlich funktionieren die Gesichtsmuskeln nicht mehr, das Trinken wird unmöglich, der Kaffee läuft aus den Mundwinkeln.
— N. oculomotorius: Plötzlich sehen die Patienten, so wie bei unserem Fallbeispiel des 75-jährigen Bauingenieurs, Doppelbilder und können das Augenlid nicht mehr heben.

Auch einzelne große, motorische Nerven können betroffen sein. Durch das akute Auftreten lösen diese Störungen bei den Patienten große Angst aus. Hier kann man sie – nach differenzialdiagnostischem Ausschluss eines Schlaganfalles – aber beruhigen: In der überwiegenden Zahl der Fälle bilden sich diese Lähmungen komplett zurück.

2.5.9 Diabetisches Fußsyndrom (DFS)

A. Risse

Einleitung
Die diabetische Neuropathie ist die einzige notwendige und gleichzeitig hinreichende Ursache des diabetischen Fußsyndroms. Das mag zunächst erstaunen, verbinden die meisten Menschen damit doch Durchblutungsstörungen und immer noch auch die sog. »diabetische Mikroangiopathie«, die mit dem Verschluss der kleinsten Gefäße am Fuß assoziiert wird.

> ❯ Die Beschäftigung mit der herausragenden Rolle der Neuropathie ist gerade in der Pflege daher besonders wichtig, um Therapiefehlern und Missverständnissen vorzubeugen.

Die im ▶ Abschn. 2.5.8 »Diabetische Neuropathie« geschilderten Probleme können zunächst als Körperstörungen angenommen werden. Durch die Neuropathie kommt es aber darüber hinaus zu einer tiefgreifenden Veränderung der gesamten Persönlichkeit des Patienten, die mit normalen psychologischen Mitteln nicht erfasst wird. Bei den Pflegenden wie den Ärzten kommt es daher regelhaft zu einem Gegenübertragungsaffekt nach Art der oben angeführten Frage: »Wie kann das sein?« oder dem Ausruf: »Das gibt es doch gar nicht!«. Darüber hinaus sieht man oft, dass Ärzte und Pflegende die Schwere des Krankheitsbildes und die Bedrohlichkeit einer Wunde unterschätzen und sehr (d. h. zu) lange warten, bis die entscheidenden Schritte unternommen werden.

Dieses Kapitel versucht, diesen komplexen Zusammenhang zu erläutern und geht damit den Fragen nach:
1. Warum gehen die Patienten zu spät zum Arzt?
2. Warum warten die Ärzte und Pflegenden zu lange?
3. Warum ist das Problem der Druckentlastung beim DFS nicht gelöst?

Im Weiteren befassen wir uns notwendigerweise mit den Dimensionen und Ursachen des »Wahrnehmungsverlustes« beim DFS: also notwendigerweise mit dem Leib und nicht nur mit dem »Körper« oder der »Körpermaschine« der Organmedizin.

Therapeuten betrachten Patienten in naturwissenschaftlicher Perspektive als Objekte mit einer Körpermaschine und einer »Psyche«. Die Körpermaschine wird als »objektiv« angesehen, die Psyche als »subjektiv«. Medizinisch ausgebildete Therapeuten zielen daher auf objektive Ergebnisse, Patienten leben aber in einer Welt subjektiver Tatsachen (Schmitz 1994). Subjektivität (subjektive Tatsächlichkeit) findet sich in der Gesamtheit des Leibes (s. unten). Therapeuten und Patienten begegnen sich somit dauernd auf völlig unterschied-

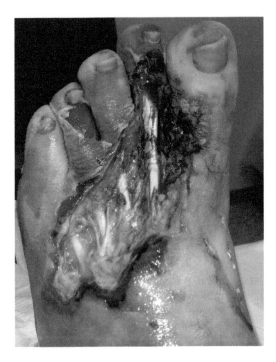

Abb. 2.15   Diabetisches Fußsyndrom

lichem anthropologischen Niveaus. Die Bedeutung dieses anthropologischen Grundkonfliktes besteht für Patienten und Angehörige darin, dass sie permanent missverstanden werden, häufig sogar beschimpft. Die Bedeutung für Therapeuten besteht in Fassungslosigkeit gegenüber dem Verhalten der Patienten mit häufig aggressiver Schuldzuweisung und Entwertung (Risse 1995, 1998).

Fallbeispiel

Ein sechzigjähriger Patient kommt mit den Symptomen einer Blutvergiftung (Sepsis) in die Notaufnahme. Er stellt sich hier vor, weil er sich allgemein schlecht fühlt und hohes Fieber hat. Der Bericht des aufnehmenden Arztes: vor 5 Wochen zunächst Spannungsblase, dann zunehmende Verschlechterung. Bislang wurde nur konservativ behandelt. Der Patient war vor 3 Tagen im Krankenaus N.N. vorstellig, wurde dort aber nicht aufgenommen, sondern es wurde nur ein Verband angelegt. Der Patient wurde auch nicht, wie sonst üblich, bei uns vorgestellt.

Im Rahmen der Sepsis ist bereits ein akutes Nierenversagen aufgetreten. Die Infektion hat weite Bereiche des Fußes bereits zerstört (◘ Abb. 2.15).

? **Leitfragen**

1. »Wie kann das sein?«
2. Warum hat der Patient so lange gewartet, bis sein gesamter Fuß zerstört war?
3. Warum war der Aufnahmegrund überhaupt nicht der Fuß, sondern die Blutvergiftung?
4. Warum wurde in der ambulanten Behandlung so lange gewartet?
5. Warum haben die Ärzte die Dramatik der Wunde offenbar völlig unterschätzt?
6. Warum wurde der Patient wieder nach Hause geschickt?
7. Warum laufen die Patienten auf ihren Wunden herum?
8. Warum werden immer noch sog. »Vorfußentlastungsschuhe« verordnet?
9. Warum kaufen die Patienten zu enge Schuhe?

Somatisches

Das diabetische Fußsyndrom betrifft 4–15 % der Menschen mit Diabetes. 25.000 Patienten verlieren pro Jahr ihren Unterschenkel oder das ganze Bein (sog. »Majoramputation«). Die Amputationshäufigkeit ist in Deutschland höher als in anderen europäischen Ländern. Die Sterblichkeit ebenfalls, und zwar sowohl unmittelbar perioperativ (Mortalität: 9–25 %) als auch im weiteren Verlauf: 39–68 % der Patienten sterben in den nächsten 5 Jahren (Lobmann u. Balletshofer 2011).

▪ Durchblutungsstörungen

In ca. 50 % der Fälle liegt neben der wesentlichen Polyneuropathie bei den Patienten auch eine Durchblutungsstörung vor (Morbach et al. 2004) (▸ Abschn. 2.5.5). Diese betrifft charakteristischerweise die unteren Extremitäten. Immer muss eine solche Durchblutungsstörung behoben werden, entweder durch Ballondilatation (PTA, perkutane, transluminale Angioplastie) oder durch Bypassoperation.

❯ Für die Pflege wie für Wundmanager und Podologen gilt: Keine Behandlung eines Fußulkus, bevor nicht die Durchblutung gesichert ist (Morbach et al. 2004).

2

■ **Verlauf der Erkrankung**

Zu Beginn steht meistens eine (Bagatell-)Verletzung des Fußes: Tragen zu engen Schuhwerkes, Fremdkörper im Schuh, Laufen auf zu heißem Sand, Auflegen einer zu heißen Wärmflasche, Verletzungen bei der Nagelpflege. Durch die Neuropathie sind diese Verletzungen schmerzlos und werden daher entweder nicht wahr oder nicht ernst genug genommen. Der Patient geht zu spät zum Arzt (Morbach et al. 2004).

Alarmsignale für die Entstehung von Wunden
— Rötung
— Schwellung
— Schmerz (bei diabetischer PNP fehlend)
— Überwärmung
— Bewegungseinschränkung (■ Abb. 2.16)
— Unerklärliches Fieber (Infektion!)
— Warnsignal: Blutzuckeranstieg oder -schwankungen bei Infektion und/oder erhöhter Insulinbedarf

---

Aufgrund der Neuropathie entstehen zusätzlich Fußdeformitäten, die einen erhöhten Druck auf die Mittelfußköpfchen erzeugen. Auch ohne äußere Verletzung kommt es dann zum typischen Malum perforans unter dem Fuß (■ Abb. 2.17c). Verletzungen führen im Weiteren zur Besiedlung mit Bakterien und damit zur Infektion. Weil schmerzlos, breitet diese sich im Fuß aus und zerstört das umliegende Gewebe, ggf. auch die Knochen. Die gleiche Problematik besteht bei den Fersenulzerationen: Mit oder auch ohne Durchblutungsstörung ändern die Patienten, insbesondere ältere, bettlägerige Patienten, ihre Lage nicht reflektorisch (■ Abb. 2.16). So kommt es zu enormen Druckerhöhungen und letztendlich zum Absterben des Fersengewebes (Morbach et al. 2004).

Anhand der Wagner-Armstrong-Klassifikation wird die Ausprägung und der Schweregrad der Fußläsionen beim diabetischen Fußsyndrom nach Vorliegen eines Infektes und nach Vorhandensein

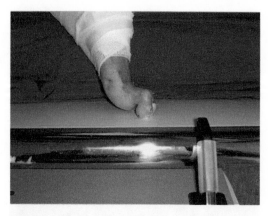

■ **Abb. 2.16**   Risiko »Brett am Fußende von Betten«

einer arteriellen Verschlusskrankheit eingeordnet (■ Tab. 2.26).

Die ■ Abb. 2.17 zeigt unterschiedliche Wagner-Stadien: Wagner 0 (a), Wagner 2 (b), Wagner 3 (c), Wagner 4 (d), Wagner 5 (e).

Die herausragende Bedeutung der Neuropathie für die Entwicklung eines diabetischen Fußsyndroms zeigt sich an der Problematik der Neuroosteoarthropathie (sog. »Charcot-Fuß«; ■ Abb. 2.18). Die Erstbeschreibung erfolgt durch den französischen Nervenarzt Jean Martin Charcot bei Patienten mit Tabes dorsalis, einer Folgekomplikation der Syphilis. Auch hier ist es die Nervenstörung mit Empfindungsverlust, die zu permanenter Drucküberlastung des Fußes führt mit der Folge der partiellen oder kompletten Destruktrion der Knochen und der Lockerung des Bandapparates sowie der Gelenke. Da die Patienten trotz der Zerstörung weiter auf ihren Füßen herumlaufen, bricht am Ende das gesamte Fußskelett ein, und es entstehen typische Läsionen mitten unter dem Fuß (■ Abb. 2.19).

■ **Behandlung**

Die Behandlung des diabetischen Fußsyndroms ist eigentlich trivial und banal. Sämtliche Handlungsschritte sind wissenschaftlich gut begründet und in der Leitlinie der Deutschen Diabetes Gesellschaft eingehend beschrieben (Morbach et al. 2004, 2012).

Tab. 2.26 Wagner-Armstrong-Klassifikation des diabetischen Fußsyndroms

Wagner-Armstrong-Stadium	0	1	2	3	4	5
A	Keine Läsion	Oberflächliche Wunde	Wunde bis Sehnen/Kapsel	Wunde bis Knochen/Gelenke	Nekrose von Fußteilen	Nekrose des gesamten Fußes
B	Mit Infektion	Mit Infektion	Mit Infektion	Mit Infektion	Mit Infektion	Mit Infektion
C	Mit Ischämie	Mit Ischämie	Mit Ischämie	Mit Ischämie	Mit Ischämie	Mit Ischämie
D	Mit Infektion u. Ischämie	Mit Infektion u. Ischämie	Mit Infektion u. Ischämie	Mit Infektion u. Ischämie	Mit Infektion u. Ischämie	Mit Infektion u. Ischämie

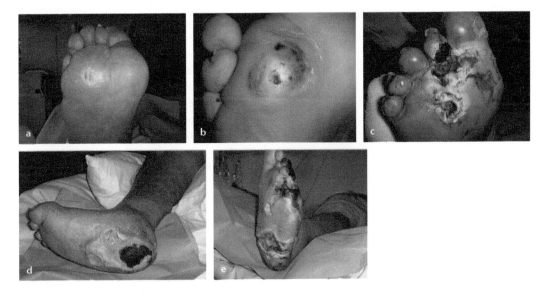

Abb. 2.17 **a** Hyperkeratose, **b** Hyperkeratose mit Einblutungen, **c** Malum perforans, **d** Fersenläsion, **e** Nekrose des gesamten Fußes

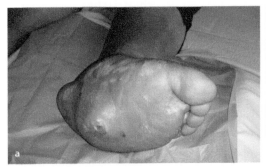
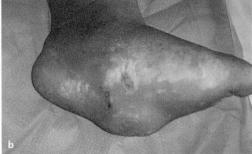

Abb. 2.18 **a, b** Charcot-Fuß

2

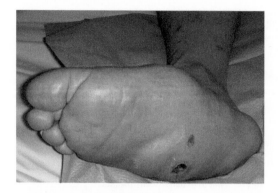

□ Abb. 2.19 Typische Charcot-Läsion

Therapie des diabetischen Fußsyndroms
1. Antibiotikatherapie bei Infektion
2. **Immer** Revaskularisation bei bestehender arterieller Verschlusserkrankung
3. Ausreichendes Debridement (= Sanierung des Wundbettes durch Abtragung abgestorbener Gewebereste)
4. Ggf. Entfernung bakteriell befallender Knochenanteile
5. **Immer** feuchte Wundbehandlung
   Ausnahme: keine feuchte Wundbehandlung bei ischämischen trockenen Nekrosen und palliativer Therapie
6. **Immer** Druckentlastung (▶ Abschn. unten: »Der sog. Vorfußentlastungsschuh«)

Aufgrund des fehlenden Schmerzes und den daraus resultierenden fehlenden reflektorischen Schutzmaßnahmen bleibt die Druckentlastung einer akuten Läsion das letzte ungelöste Problem. Patientinnen und Patienten entlasten ihre Läsionen nicht, sie tragen die Orthesen nicht, gehen auch bei blutenden Wunden aus dem Bett »kurz« auf die Toilette, kaufen ihre Schuhe zu eng usw. Dennoch bleibt die Druckentlastung die Grundvoraussetzung jeder Wundbehandlung. Die nationale Versorgungsleitlinie 2010 (NVL Typ-2-Diabetes – Präventions- und Behandlungsstrategien für Fußkomplikationen) gibt hierzu eindeutige Hinweise:

» Grundvoraussetzung für die Heilung von Fußläsionen ist bei Diabetikern – neben der ausreichen-

den Durchblutung – die vollständige und andauernde Entlastung von Druckkräften. (S. 62) **«**

Empfohlen werden Bettruhe, Gehstützen oder Rollstuhl. Darüber hinaus: Vollkontaktgips (»Total Contact Cast«) oder Kunststoffstiefel (»Scotchcast boots«). Die NVL 2010 warnt:

» Wegen des Risikos einer Verursachung neuer Ulzerationen müssen diese Techniken jedoch mit Vorsicht und durch erfahrenes Personal angewandt werden. (S. 62) **«**

Viele Zentren nutzen die Vakuumdevices der Firma OPED (»Vacodiaped«, ▶ www.vacopeddiabetic.com/de-de/home.html), da sie relativ therapiesicher und leicht anwendbar sind.

Auch nach der Abheilung bedürfen die Füße eines dauerhaften, sachgerechten Schutzes. Die AG Diabetischer Fuß der DDG (▶ www.ag-fuss-ddg.de) hat hierzu eine ein Verordnungsschema zur stadiengerechten Versorgung auf ihrer Internetseite bereitgestellt (▶ www.ag-fuss-ddg.de/downloads.html, Dokument »Schuhverordnungsbogen« [pdf]).

Die Praxisleitlinie der DDG »Diabetisches Fußsyndrom« (Morbach et al. 2012, S. 146) empfiehlt engmaschige präventive Kontrolluntersuchungen in Abhängigkeit vom individuellen Risikostatus (□ Tab. 2.27).

Pflegekräfte können durch eine regelmäßige Fußkontrolle und angemessene Fußpflege zur Prävention der Entwicklung eines DFS beitragen (▶ Kap. 4.3.4). Liegt ein DFS vor, so ist auf eine adäquate stadiengerechte Wundversorgung zu achten (▶ Kap. 4.2.4).

Interaktives, Psychiatrisches

Die kleine Liste zeigt schon, daß hier die von allen beschworene sog. »interdisziplinäre, multiprofessionelle« Behandlung unabdingbar ist. Einer der Gründe für das Scheitern der DFS-Behandlung liegt im Versagen dieses Ansatzes. Da die »Kooperation rationaler Egoisten« (Schüßler 1997) in Deutschland ohne sachgerechte Steuerung verläuft, sind die Arbeitsabläufe zwar objektiv notwendig, leider aber regional und subjektiv zufällig. Häufig hängt es von der passenden bzw. unpassenden Psy-

◻ Tab. 2.27 Kontrolluntersuchungen in Abhängigkeit vom individuellen Risikostatus

Risikokategorie	Risikoprofil	Untersuchung
0	Keine sensorische Neuropathie Keine pAVK	1× jährlich
1	Sensorische Neuropathie ± Deformität	1× alle 3–6 Monate
2	pAVK ± sensorische Neuropathie	1× alle 2–3 Monate (Spezialist: diabetische Fußambulanz)
3	Früheres Ulkus oder Amputation	1× alle 1–2 Monate (Spezialist: diabetische Fußambulanz)

pAVK Periphere arterielle Verschlusskrankheit.

chopathologie der Therapeuten ab, ob eine Zusammenarbeit gelingt oder nicht.

Leib und neuropathiebedingter »Leibesinselschwund«

Die diabetische Neuropathie führt zur Änderung aller Empfindungsqualitäten bis hin zur völligen Empfindungslosigkeit – genauso wie bei Lepra, Syringomyelie, Tabes dorsalis (Neurosyphilis).

Während es bei anderen Körperkrankheiten (Knochenbruch, Durchblutungsstörung, Lähmung etc.) zu vom Patienten bemerkten und den Patienten quälenden Störungen kommt, verändert die Polyneuropathie den Menschen selbst, d. h. im Ganzen. Das klingt zunächst merkwürdig und bedarf daher der Erklärung:

Nach unserem Selbstverständnis sind wir zusammengesetzt aus Körper und Seele (Bewusstsein). Aus diesem »psychosomatischen« Verständnis entsteht die Auffassung, Patienten mit Polyneuropathie könnten – so wie andere Menschen auch – einfach besser auf ihre Füße aufpassen – man müsse sie eben nur entsprechend aufklären, also schulen.

▪ »Leib« statt »Körper«

Diese Auffassung (anthropologischer Dualismus) ist historisch bedingt, aber verkürzt. Das, was den

Menschen wirklich angeht, ist nicht körperlich, sondern leiblich. Der Leib ist das, was wir unmittelbar in der Gegend unseres Körpers wahrnehmen. Um auf die Spur dieses Leibes zu kommen, sollte man einmal versuchen, bei geschlossenen Augen an sich herunterzuspüren. Man merkt sofort, dass man nicht genauso kontinuierlich an sich herunterspüren kann, wie man sich betasten kann. Das, was uns hier begegnet, ist eine lose Abfolge von Inseln in der Gegend unseres Körpers: (orale, gastrale, genitale, anale) Leibesinseln. Hinzu kommen die immer vorhandenen Leibesinseln der Füße. Die oben ausgeführte, skizzenhafte Darstellung kann in der umfangreichen Literatur detaillierter nachgelesen werden (Schmitz 1965).

Die Systematik der Leibesinseln wurde an Patienten erforscht, die im ersten Weltkrieg durch Kriegsverletzung amputiert werden mussten und an »Phantomschmerzen« litten. Erstaunlicherweise hatten viele Patienten immer gleichartige Beschwerden im Bereich der amputierten, fehlenden Gliedmaßen. Trotz fehlenden Körperteils bestand die Leibesempfindung weiter: Phantomglieder sind also »Leib ohne Körper«. Diese Forschungsergebnisse sind alt und daher in der Diabetologie und der gesamten Medizin in Vergessenheit geraten.

▪ Leibesinselschwund

Bleibt man auf der Spur der Leibesinseln und dem Phänomen des Leibes überhaupt, bedeutet das bei diabetischer Polyneuropathie – in Umkehrung der Phantomgliederlebnisse – also nicht »Leib ohne Körper«, sondern »Körper ohne Leib«: Die Patienten können die Beine sehen, aber die Leibesinseln sind durch die Polyneuropathie verschwunden. Die Subjektivität, das Betroffensein, ist vom Körperteil abgezogen. Man könnte auch von einer »inneren Amputation« sprechen. Anthropologisch bedeutet dies: »Leibesinselschwund«.

▪ Konsequenzen

Das grundlegende Drama der diabetischen Polyneuropathie besteht nun darin, dass durch den Verlust der Empfindungen auch die Subjektivität im Bereich der Leibesinseln der Füße verlorengeht: Menschen mit Polyneuropathie behandeln ihre Füße wie Umgebungsbestandteile. Nicht nur die Warnfunktion des Schmerzes ist verlorengegangen, sondern auch die spontane Sorge um die Füße. Es handelt sich also nicht nur um einen »Wahrnehmungsverlust«, sondern um Leibesinselschwund. *Dieser* verändert den gesamten Menschen von Grund auf (Risse 1965, 1998, 2006).

Die Polyneuropathie hat weitere Konsequenzen: Die Betroffenen haben das Gefühl, nicht mehr »mit beiden Beinen im Leben« zu stehen: Beim Schuhkauf werden häufig Schuhe ausgesucht, die mehrere Nummern zu klein sind. Grund: Die Oberflächenempfindung ist verlorengegangen, man hat das Gefühl, keinen Schuh anzuhaben. Werden die Schuhe enger gewählt, vermittelt der dumpfe Druck, der dann entsteht, wieder das Gefühl, Schuhe anzuhaben. Hier helfen das Aufzeichnen der Füße und der Vergleich mit dem Grundriss der Schuhe nicht. Das Verhalten der Patienten wird sich nicht ändern, denn nicht die Wahrnehmung ist gestört, sondern das gesamte »In-der-Welt-sein«.

Verlorengegangene Subjektivität und fehlendes Schmerzempfinden machen dann auch erklärlich, warum die Patienten ihre hässlichen breiten, flachen Schuhe, die lästigen Orthesen, nicht mehr tragen und damit Verletzungen immer wieder durch Druck unterhalten. Im Krankenhaus stehen die Patienten kurz nach einer Minimalamputation »mal eben zur Toilette!« auf und zerreißen sich die frischen Operationsnähte etc. (Risse 2006).

■ **Der sog. »Vorfußentlastungsschuh«**

Fatal in diesem Zusammenhang ist auch die Verordnung der sog. »Vorfußentlastungsschuhe«. Der Begriff suggeriert, dass diese Schuhe den Vorfuß entlasten. Das tun sie aber nur bei Menschen ohne Neuropathie, also bei Menschen, die den Vorfuß auch ohne Vorfußentlastungsschuh entlasten, indem sie den erkrankten Fuß schmerzbedingt schonen und nie *hinter* den gesunden Fuß bringen. Bei Neuropathie fehlt die schmerzausgelöste, reflektorische Schmerzhaltung: In der normalen Gangphase ist der kranke Fuß bei diesen Patienten hinter dem gesunden Fuß, und damit verwandelt sich der Vorfußentlastungsschuh in einen Vorfußüberlastungsschuh (Risse 2006).

Häufig haben die Patienten schon Laserbehandlungen einer Retinopathie hinter sich. Sie können also ihre Füße auch nicht sehen und sind damit komplett getrennt von ihnen. Die Gefährdung nimmt weiter zu. Hier potenzieren sich die durch Leibesinselschwund bedingte Änderung der gesamten leiblichen Ökonomie und der »echte« Wahrnehmungsverlust durch Visuseinschränkung bei Retinopathie.

■ **Konsequenzen für die Pflege**

Nicht nur die Wahrnehmung des Patienten scheint verändert, die geänderte leibliche Ökonomie scheint auch die Wahrnehmung des Therapeuten zu verändern. Es kommt offenbar zu einer völlig falschen Signalvermittlung seitens des Patienten. Trotz manchmal grotesker Verletzungen sind die Patienten entspannt und signalisieren: »Es ist alles in Ordnung, mach dir keine Sorgen«. Dies könnte erklären, warum auch die Therapeuten häufig nicht schnell genug handeln. Umgekehrt können die Therapeuten, solange sie von Körper und Geist ausgehen, die Patienten, deren Subjektivität durch Polyneuropathie verändert ist, nicht verstehen. Sie nennen dieses Verhalten »schlechte Compliance« und werden entweder aggressiv, zynisch oder resignieren (▶ Kap. 4.1.1). Das gilt insbesondere dann, wenn die zuvor mehrfach vermittelten Schulungsinhalte auf kognitiver Ebene immer wieder schlichtweg vergessen werden.

Fazit

1. Diabetische Neuropathie bedingt nicht »Wahrnehmungsverlust als Wahrnehmung des Körpers durch eine Psyche«. Hier handelt es sich um eine durch »Leibesinselschwund« hervorgerufene radikale Änderung der leiblichen Ökonomie und damit der Gesamtheit des Menschen und seiner Lebenswelt.

2. Patienten mit Leibesinselschwund durch diabetogene Polyneuropathie leiden auch ohne prominente Symptome: Sie können nicht mehr »mit beiden Beinen im Leben stehen«. Therapeuten sollten hier immer Verständnis signalisieren, ggf. auch nach vorhandenen Suizidgedanken fragen.

3. Werden bei der Untersuchung Zeichen einer Polyneuropathie festgestellt, sollte man den Patienten bitten zu schildern, was er »in der Gegend« seiner Füße spürt. (Beispiele solcher Empfindungen und das Leiden durch Empfindungslosigkeit finden sich bei Risse 2006, S. 126.)

4. Unabhängig von diesen tiefergehenden Ver-
    ständnisüberlegungen
    a. Muss immer die Durchblutung sicherge-
        stellt sein,
    b. sollte in jedem Fall streng nach der Leitlinie
        verfahren werden.

2.5.10 Die diabetische Hand

T. Neumann

> **Diabetische Hand**
>
> Typische Veränderungen an den Händen von
> Patienten mit einem Diabetes mellitus sind die
> diabetische Cheiropathie, die Tenosynovitis
> der Flexoren, die Dypuytrensche Kontraktur
> und das Karpaltunnelsyndrom. Als Cheiro-
> pathie bezeichnet man eine eingeschränkte
> Beweglichkeit der kleinen Fingergelenke. Die
> Tenosynovitis der Flexoren ist eine schmerz-
> hafte Blockierung einzelner Finger in der
> Beugung. Unter Dypuytrenscher Kontraktur
> versteht man eine fibrotisch bedingte Ver-
> dickung und Verkürzung der Palmarfaszie der
> Hand (Bindegewebe der Handinnenfläche),
> und das Karpaltunnelsyndrom ist ein Ner-
> venengpasssyndrom, bei dem es durch eine
> Druckschädigung der Nervus medianus zu
> einer typischen Beschwerdesymptomatik in
> der Hand kommt.

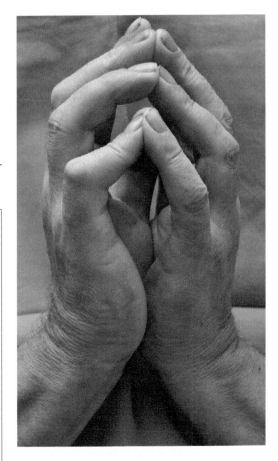

◻ **Abb. 2.20**   Diabetische Cheiropathie bei einem
60-jährigen Patienten mit Typ-1-Diabetes

Das klinische Bild

❓ **Leitfragen**
1. Welche Veränderungen treten an den
    Händen bei Patienten mit einem Diabetes
    mellitus gehäuft auf?
2. Mit welchen Beschwerden präsentieren
    sich die Patienten, und wie kann die Diag-
    nose der Erkrankungen gesichert werden?
3. Welche spezifischen therapeutischen Mög-
    lichkeiten stehen zur Verfügung?

▪ Diabetische Cheiropathie
Eine diabetische Cheiropathie tritt sowohl bei Patienten mit einem Typ-1- als auch solchen mit Typ-
2-Diabetes auf. Synonym werden für dieses Krankheitsbild die Begriffe diabetisches Handsyndrom
oder Syndrom der limitierten Gelenkbeweglichkeit
(»limited joint mobility syndrome«) benutzt. Der
Begriff Cheiropathie leitet sich vom griechischen
Wortstamm »cheiros« (= Hand) ab. Es handelt sich
um eine schmerzlose Beeinträchtigung der Beweglichkeit der kleinen Fingergelenke, wodurch
ein Streck- und Beugedefizit der Finger resultiert
(◻ Abb. 2.20) (Jelinek 1993, Keith et al. 2010).

Die Veränderung beginnt meist an den proximalen Fingergelenken und breitet sich nach distal
aus. Am häufigsten ist der fünfte Finger betroffen.
Beim Betrachten der Hände fallen neben den Einschränkungen der Beweglichkeit auch Veränderungen der Haut auf. Die Haut erscheint typischerweise zuerst auf der Handinnenseite wachsartig ge-

schwollen und wird später derb und straff. Schmerzen an den Händen treten selten auf. Die Patienten sind nicht in der Lage, die Hände mit den Handinnenflächen komplett aufeinander zu legen. Man nennt dieses Phänomen auch Predigerzeichen.

In der klinischen Untersuchung wird versucht, genau dieses Funktionsdefizit herauszuarbeiten. Eine weitere Untersuchung ist das flache Ablegen der Hände auf eine Tischplatte, was ebenfalls nicht komplett gelingt. Nach diesen Tests kann man die Gelenkbeweglichkeit in 3 Stadien einteilen:

- Im Stadium 0 berühren sich alle kleinen Fingergelenke beider Hände,
- im Stadium 1 kann nur an einem Gelenk kein Kontakt hergestellt werden und
- im Stadium 2 kann an mehr als einem Gelenk kein Kontakt hergestellt werden (Rosenbloom 1989).

Die Prävalenz der Cheiropathie variiert in der Literatur zwischen 8 und 58 % bei Patienten mit Typ-1-Diabetes und zwischen 25 und 76 % bei Patienten mit Typ-2-Diabetes (Arkkila et al. 1994, Traisman et al. 1978). Es ist allerdings auch unabhängig von einem Diabetes mellitus möglich, dass diese Veränderungen auftreten. Einige Untersuchungen deuten darauf hin, dass ein Zusammenhang der diabetischen Cheiropathie mit der Dauer des Diabetes und dem Alter der Patienten besteht (Jennings et al. 1989, Lawson et al. 1983). Es gibt darüber hinaus Hinweise auf eine Assoziation mit mikrovaskulären Komplikationen des Diabetes, wie z. B. Retinopathie oder Mikroalbuminurie (Lu et al. 1993).

Die genaue Ursache der diabetischen Cheiropathie ist bisher nicht geklärt, es gibt allerdings mehrere Hypothesen. Da es zu einer Fibrosierung der Haut und Bindegewebsstrukturen kommt, sind Veränderungen im Kollagenstoffwechsel anzunehmen. Die Bestandteile des Kollagens unterliegen physiologischen Veränderungen, die mit dem Alterungsprozess auftreten. Eine wesentliche Veränderung verschiedener Proteine des menschlichen Körpers erfolgt durch eine nichtenzymatische Glykierung (Salmela et al. 1989, Vishwanath et al. 1986). Dabei entstehen durch eine Reihe biochemischer Reaktionen sogenannte Advanced Glycation Endproducts (AGEs). Im Rahmen dieser Reaktionen verändern die Proteine ihre Eigenschaften und

demzufolge auch die Eigenschaften der Gewebe, in die sie eingebaut sind. Die Bildung von AGEs kann unter bestimmten pathologischen Konditionen wie beispielsweise chronischer Hyperglykämie gesteigert sein. Es ist inzwischen umfangreich nachgewiesen, dass eine Ursache verschiedener Organveränderungen bei Patienten mit Diabetes mellitus die gesteigerte Bildung von AGEs ist (Monnier et al. 2008). Dazu gehören auch die Veränderungen bei der diabetischen Cheiropathie. Darüber hinaus gibt es Veränderungen in der Struktur des Kollagens, die sich aus der Quervernetzung der einzelnen Kollagenfibrillen ergeben. Diese Quervernetzung, auch »Cross-linking« genannt, ist ebenfalls bei Diabetes gestört. Sowohl die Veränderung der Strukturproteine als auch die der Kollagenstruktur selbst resultieren in veränderten Materialeigenschaften des Bindegewebes. Das klinische Bild ist die Abnahme der Elastizität und Zunahme der Festigkeit des Gewebes. Inwieweit zusätzlich noch eventuelle Entzündungsprozesse eine Rolle bei der Entstehung der diabetischen Cheiropathie spielen, ist unklar.

- **Tenosynovitis der Flexoren**

Die Tenosynovitis der Flexoren, auch als Triggerfinger bezeichnet, beschreibt eine häufig schmerzhafte Blockierung einzelner Finger in der Beugung. Betroffen sind meist der Daumen, der Mittel- und der Ringfinger der rechten Hand (Arkkila et al. 2003). Diese Beschwerdesymptomatik, die auch sehr viel seltener bei stoffwechselgesunden Menschen auftritt, weisen etwa 20 % der Patienten mit Typ-1-Diabetes und etwa 3 % der Patienten mit Typ-2-Diabetes auf (Cagliero et al. 1988). Auch eine Beteiligung mehrerer Finger ist bei Patienten mit Diabetes gehäuft. Es wird angenommen, dass die Symptomatik mit der Dauer des Diabetes, der Stoffwechseleinstellung und dem Vorhandensein von mikrovaskulären Komplikationen an anderen Organen assoziiert ist (Arkkila et al. 2003). Die Patienten weisen häufig auch weitere Komplikationen an den Händen auf wie z. B. eine diabetische Cheiropathie oder Dypuytrensche Kontrakturen.

Ursächlich für die Einschränkung der Beugung der Finger ist eine entzündliche Veränderung der Sehnenscheide, die das freie Gleiten der Beugesehne in der Sehnenscheide behindert. Es finden sich typischerweise Knoten im Verlauf der Beugesehne

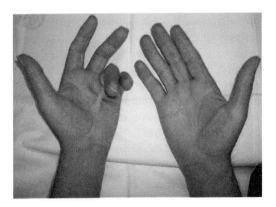

Abb. 2.21 Dupuytrensche Kontraktur an beiden Händen, rechts nach operativer Korrektur

(Yosipovitch et al. 1990). Die Entzündungsreaktion führt zu einer Proliferation und Verdickung des Bindegewebes, in deren Folge ein mechanisches Hindernis resultiert.

▪ Dupuytrensche Kontraktur

Als Dupuytrensche Kontraktur wird eine fibrotisch bedingte Verdickung und Verkürzung der Palmarfaszie der Hand bezeichnet (Meyer 1991). Die Patienten bemerken im frühen Stadium der Erkrankung eine Knotenbildung an der Handinnenfläche. Später bilden sich dann Grübchen der darüberliegenden Haut und die Bänder in der Faszie der Hand verdicken sich, was letztlich zu den Kontrakturen der Finger führt. Bei der klinischen Untersuchung fällt als erstes eine verminderte Fingerbeweglichkeit auf. Wenn die Erkrankung fortschreitet, können einzelne oder mehrere Finger weder aktiv noch passiv komplett gestreckt werden. Auch der Faustschluss kann limitiert sein. Am häufigsten ist der Ringfinger beider Hände betroffen (◘ Abb. 2.21).

Es ist in verschiedenen Untersuchungen gezeigt worden, dass Patienten mit einem Diabetes mellitus häufiger unter der Erkrankung leiden als stoffwechselgesunde Menschen. Die Prävalenz wird in der Literatur mit etwa 30 % angegeben, unabhängig davon, ob ein Typ-1- oder ein Typ-2-Diabetes vorliegt (Cagliero et al. 2002). Männer sind deutlich häufiger betroffen als Frauen. Auch diese Erkrankung findet sich häufiger bei Patienten mit Diabetes mellitus, die bereits unter mikrovaskulären Komplikationen an anderen Organen leiden

und bei denen die Stoffwechselsituation schlecht eingestellt ist. Das Risiko steigt mit zunehmendem Lebensalter.

Wie bei der diabetischen Cheiropathie kommt es zu Veränderungen an den Kollagenstrukturen der Faszie und die Ätiologie ist vergleichbar (Cagliero et al. 1988). Im Bindegewebe werden verstärkt Mediatoren für das Wachstum von Fibroblasten – den spezifischen Zellen des Bindegewebes – gebildet. Auch hier sind möglicherweise entzündliche Prozesse beteiligt, die jedoch bisher noch nicht genau beschrieben wurden.

▪ Karpaltunnelsyndrom

Das Karpaltunnelsyndrom ist ein Nervenengpasssyndrom, bei dem es zu einer Druckschädigung des Nervus medianus innerhalb des Karpaltunnels im Bereich des Handgelenks kommt (Kamolz et al. 2004). Daraus resultiert eine typische Beschwerdesymptomatik mit Schmerzen in Daumen, Zeige- und Mittelfinger. Die Beschwerden können sich auch auf den gesamten Unterarm ausdehnen. Im weiteren Verlauf treten dann Sensibilitätsstörungen und eine Lähmung der betroffenen Finger auf. Mit Fortschreiten der Erkrankung erkennt man eine Atrophie der Muskulatur.

Frauen sind von der Erkrankung häufiger betroffen als Männer. Es wird angenommen, dass die Prävalenz des Karpaltunnelsyndroms in der Bevölkerung zwischen 11 und 25 % liegt und der Diabetes mellitus einen zusätzlichen Risikofaktor für das Auftreten der Erkrankung darstellt (Geoghegan et al. 2004). Da es sich um ein Engpasssyndrom handelt und die Ausbildung von Fettgewebsstrukturen in diesem Bereich eine wesentliche Rolle spielt, ist möglicherweise die mit dem Diabetes assoziierte Adipositas ein unabhängiger Risikofaktor.

Die zuverlässigste diagnostische Methode ist die Kombination aus einer klinischen Untersuchung und einer speziellen elektrophysiologischen neurologischen Untersuchung. Diese Untersuchung ist auch wegweisend für die Entscheidung, wann eine operative Behandlung notwendig ist (Rempel et al. 1998).

Welche therapeutischen Möglichkeiten gibt es?

Für jede einzelne der beschriebenen Erkrankungen ergeben sich spezielle Möglichkeiten, die Patienten zu behandeln, die im Folgenden beschrieben werden sollen.

Diabetische Cheiropathie Die Behandlung der diabetischen Cheiropathie ist auf die Verbesserung des Bewegungsumfangs der einzelnen Fingergelenke ausgerichtet und umfasst verschiedene physiotherapeutische Übungen (Wong 2002). Da ein Zusammenhang zur Stoffwechseleinstellung der Patienten angenommen wird, sind Maßnahmen zur Optimierung sinnvoll, obwohl der Nachweis dieses Konzeptes in Studien bisher nicht erfolgt ist.

Tenosynovitis der Flexoren Patienten mit einer Tenosynovitis der Flexoren werden mit einer Ruhigstellung der betroffenen Finger behandelt. Darüber hinaus sind lokale Injektionen eines Kortikosteroids in den Verlauf der Sehnenscheide möglich (Baumgarten et al. 2007). Der Erfolg dieser Maßnahmen ist jedoch bei Patienten mit einem fortgeschrittenen Diabetes mellitus begrenzt; alternativ bietet sich eine operative Freilegung der Sehnenscheide an (Stahl et al. 1997).

Dypuytrensche Kontraktur Die Dypuytrensche Kontraktur wird im fortgeschrittenen Stadium in den meisten Fällen operativ behandelt. Diese Intervention ist insbesondere dann notwendig, wenn durch die Erkrankung eine Deformität der Hand besteht und dadurch eine erhebliche funktionelle Beeinträchtigung resultiert. Bei Patienten mit Diabetes mellitus werden nach einer operativen Korrektur jedoch häufiger Rezidive beobachtet. Eine Optimierung der Stoffwechselsituation ist auch hier sinnvoll (Norotte et al. 1988).

Karpaltunnelsyndrom Die Behandlung des Karpaltunnelsyndroms ist etwas differenzierter zu betrachten. Im frühen Stadium der Erkrankung, wenn lediglich Reizsyndrome auftreten, kann ein konservativer Behandlungsversuch durch Anpassung einer nächtlich zu tragenden Handgelenksschiene oder durch Infiltration eines Kortikosteroids in den Bereich des Karpaltunnels erfolgen (O'Connor et al. 2003). Zu beachten ist, dass es auch bei lokaler Behandlung mit Kortikosteroiden zu einer Erhöhung des Blutglukosespiegels kommen kann. Wenn diese Maßnahmen nicht erfolgreich sind oder in

der neurologischen Untersuchung bereits direkte Zeichen einer Schädigung des Nervus medianus festgestellt werden, dann besteht die Indikation zur Operation mit Freilegung und Entlastung des Karpaltunnels. Dieses Vorgehen ist in den amerikanischen Leitlinien mit einem guten bis moderaten Evidenzgrad belegt (Keith et al. 2010). Die chirurgische Behandlung des Karpaltunnelsyndroms ist mit einem hohen Evidenzgrad abgesichert. Die Operation ist bei Patienten mit Diabetes mellitus nach der aktuellen Datenlage genauso erfolgreich wie bei stoffwechselgesunden Patienten (Thomsen et al. 2009).

2.5.11 Diabetesbedingte Hauterkrankungen

J. Dissemond

Einleitung

Im Folgenden sollen die am häufigsten mit Diabetes mellitus assoziierten Hauterkrankungen, deren Pathophysiologie sowie die Grundzüge der Therapie vorgestellt werden. Nachdem die Verdachtsdiagnosen bei den hier vorgestellten Hauterkrankungen gestellt wurden, sollte die weiterführende Diagnostik und Therapie unbedingt in Kooperation mit einem Dermatologen erfolgen.

Fallbeispiel

Herr Haussner ist 76 Jahre alt und wiegt 103 kg. Vor 15 Jahren wurde ein Typ-2-Diabetes bei ihm diagnostiziert. Zudem leidet er an einer arteriellen Hypertonie sowie einer Hyperurikämie. Seit mehreren Monaten verspürt er am gesamten Körper einen ausgeprägten Juckreiz, der zum Abend hin und insbesondere, wenn er im Bett liegt, sehr unangenehm wird. Wenn Herr Haussner die juckenden Stellen kratzt, verspürt er für eine kurze Zeit Linderung. Kratzspuren, die teilweise von blutigen Krusten bedeckt sind, befinden sich mittlerweile an allen Stellen, die er gut erreichen kann. Der Juckreiz vermindert sich, wenn er die Hautareale mit kaltem Wasser abduscht. Eine spezifische Hautpflege hat Herr Haussner in seinem gesamten Leben noch nie durchgeführt.

? Leitfragen

1. Hat Herr Haussner ein dermatologisches Problem?
2. Was sollte Herr Haussner tun, um seinen Juckreiz loszuwerden?
3. Welche verschiedenen Fachdisziplinen sollten für die Besserung der Symptomatik zusammenarbeiten?

Necrobiosis lipoidica

Die Necrobiosis lipoidica (Oppenheim-Urbach Syndrom) ist eine entzündliche granulomatöse Hauterkrankung, die bei mindestens 60 % der betroffenen Patienten mit Diabetes mellitus assoziiert ist (Muller u. Winkelmann 1966). Etwa 0,5–1 % aller Patienten mit Diabetes mellitus entwickeln eine Necrobiosis lipoidica. Betroffen sind 2- bis 3-mal häufiger Frauen als Männer mit einer Erstmanifestation meist im mittleren Lebensalter.

Die Pathogenese der Necrobiosis lipoidica ist nicht eindeutig geklärt. Aktuell diskutiert wird eine zugrundeliegende diabetische Mikroangiopathie mit erhöhter Thrombozytenaggregation und Einlagerung von Glykoproteinen in der Gefäßwand nach lokalem Trauma mit konsekutiver fokaler Degeneration von Kollagen und granulomatöser Entzündungsreaktion. Als Prädilektionsstellen werden die Unterschenkelstreckseiten beschrieben. Seltener können auch die Oberschenkel oder Fußrücken betroffen sein. Zu Beginn der Erkrankung sind diese Hautveränderungen meist einseitig lokalisiert. Im weiteren Verlauf können sie auch symmetrisch auftreten.

> Bei gelblich-braunen Hautveränderungen an den Unterschenkeln von Menschen mit Diabetes sollte an eine Necrobiosis lipoidica gedacht werden!

Durch charakteristische perizentrale Fetteinlagerung erscheinen die Plaques gelblich-braun, sind von einem erythematösem Randsaum umgeben und von zahlreichen Teleangiektasien durchzogen (◘ Abb. 2.22). Durch Atrophie treten bei etwa einem Drittel der Betroffenen – meist nach Minimaltrauma – Wunden auf. Diese bizarr konfigurierten Wunden sind sehr therapierefraktär und äußerst schmerzhaft (Dissemond 2012).

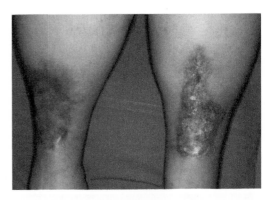

◘ **Abb. 2.22**   Necrobiosis lipoidica

Die symptomatische Therapie gestaltet sich aufgrund des bislang ungeklärten Pathomechanismus kompliziert und langwierig. Bei größenprogredienten Plaques kann eine externe Therapie mit Kortison oder UV-Bestrahlungen versucht werden. Bei Persistenz der Hautveränderungen ist es meist notwendig, eine systemische Behandlung mit Kortison, Colchicin und/oder Ciclosporin durchzuführen. Neue Therapieoptionen sind Fumarsäureester oder Tumornekrosefaktor-α-Inhibitoren (TNFα-Inhibitoren; Aslan et al. 2007, Barde et al. 2011, Kreuter et al. 2005). Nach Ausschluss einer peripheren arteriellen Verschlusskrankheit (pAVK) sollte zusätzlich eine Kompressionstherapie durchgeführt werden. Wenn eine Necrobiosis lipoidica ulzeriert sein sollte, ist es wichtig, die für Patienten mit komplizierten bzw. chronischen Wunden üblichen Grundsätze der modernen feuchten Wundtherapie umzusetzen (Wozniak et al. 2011).

Infektionen

Der bei Menschen mit Diabetes erhöhte Glukosegehalt in der Haut wird für eine erhöhte Hautinfektionsrate durch saprophytäre Organismen verantwortlich gemacht. Darüber hinaus prädisponieren verschiedene weitere Faktoren wie beispielsweise Mikrozirkulationsstörungen, Hyper- oder Hypohidrosis (vermehrtes oder vermindertes Schwitzen) und möglicherweise Störungen der zellvermittelten Immunität für Infektionen.

▪ Mykologische Hautinfektionen

Bei den mykologischen Krankheitsbildern können klinisch atypische bzw. rezidivierende Infektionen

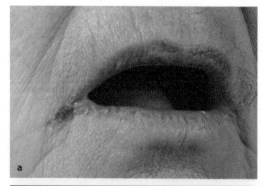

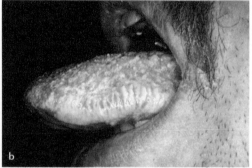

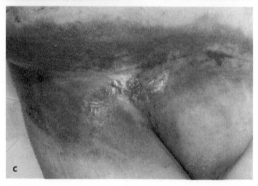

Abb. 2.23 Mykologische Hautinfektionen: **a** Angulus infectiosus, **b** Mundsoor, **c** Candida-Intertrigo

mit Hefen, insbesondere Candidosen, ein früher Hinweis auf eine Assoziation mit Diabetes mellitus sein. Bei Kindern findet sich beispielsweise der meist durch Candida albicans verursachte sogenannte infizierte Mundwinkel (Angulus infectiosus, »Faulecken«; **Abb. 2.23a). In der Mundhöhle kann Candida gehäuft zu Mundsoor führen (**Abb. 2.23b). Auch atrophische Veränderungen des Zungenepithels durch Candida werden insbesondere bei Menschen mit Diabetes gefunden. Weitere Manifestationen von Candidosen sind bei

Diabetikern die Intertrigo (»Hautwolf«) in den Leisten, im Genitalbereich, in der Gesäßfalte oder unter den Brüsten (**Abb. 2.23c). Neben den typischen klinischen Zeichen der Rötung, Mazeration und ggf. Rhagaden finden sich im Randbereich der Candida-Intertrigo häufiger Pusteln. Bei Menschen mit Diabetes kann auch eine Candida-Paronychie (Nagelbettentzündung, »Umlauf«) mit Rötung und schmerzhafter Schwellung der Nagelfalz auftreten. Für die Sicherung der Verdachtsdiagnose sollte ein Abstrich erfolgen und/oder Schuppen für eine mykologische Kultur abgenommen werden.

Die Candida-Therapie kann mit einem extern aufgetragenen Antimykotikum durchgeführt werden. Wichtig ist es, dass die befallenen Hautareale gut gereinigt und belüftet sind. Für die Vermeidung von »feuchten Kammern« sollten die Hautbereiche beispielsweise durch die Einlage von Leinenläppchen voneinander getrennt werden. Bei therapierefraktären, sehr ausgeprägten oder häufig rezidivierenden Verläufen kann auch eine systemische Antimykotikatherapie erforderlich sein.

Onychomykose

Onychomykosen (»Nagelpilze«) können durch verschiedene Pilzspezies verursacht werden. Meist handelt es sich um Infektionen mit Dermatophyten (»Fadenpilze«). Der mit etwa 70 % am häufigsten nachgewiesene Erreger ist Trichophyton rubrum (Eckhard et al. 2007). Die Zehennägel sind etwa 5-mal häufiger betroffen als die Fingernägel. Etwa 30 % aller Menschen mit Diabetes haben eine Onychomykose (Gupta u. Humke 2000).

Entsprechend dem Infektionsmodus des Nagelapparates (**Abb. 2.24) können verschiedene klinische Erscheinungsbilder der Onychomykose differenziert werden. Die Manifestation als distolaterale subunguale Onychomykose ist die am häufigsten auftretende Form (**Abb. 2.25a). Der Erreger dringt über das Hyponychium (Bereich zwischen Nagelplatte und Nagelbett) in die Unterseite der Nagelplatte ein und breitet sich von distal oder lateral langsam nach proximal zur Nagelmatrix (»Nagelwurzel«, Bereich, in dem die Nagelplatte gebildet wird) hin aus. Durch die sich langsam entwickelnde subunguale Hyperkeratose (»übermäßige Verhornung« unter der Nagelplatte) wird die Nagelplatte angehoben und weiß-gelblich verfärbt. Bei

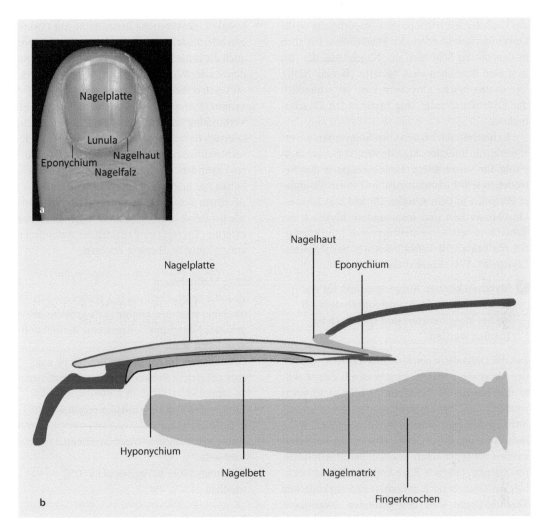

◘ Abb. 2.24 Aufbau eines Nagels **a** von oben, **b** im schematischen Querschnitt

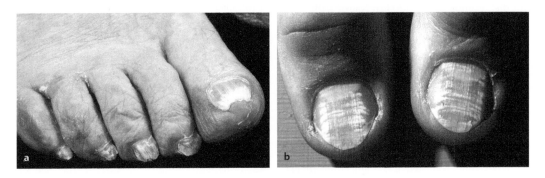

◘ Abb. 2.25 **a** Distolaterale subunguale Onychomykose an den Zehennägeln, **b** Leukonychia trichophytica an den Fingernägeln

der Leukonychia trichophytica (superfizielle weiße Onychomykose) finden sich Pilzelemente lediglich in den oberen Schichten der Nagelplatte, die sich in diesen Bereichen weiß verfärbt (◘ Abb. 2.25b). Die dystrophische Onychomykose ist schließlich der Endzustand jeder lang bestehenden Onychomykose.

Es handelt sich bei den Onychomykosen um erregerreiche Infektionskrankheiten, die Ausgangspunkt für verschiedene Hautinfektionen des Betroffenen selbst (Autoinokulation) sowie für andere Personen in dem sozialen Umfeld sein können. Onychomykosen und insbesondere Mykosen der Zehenzwischenräume stellen zudem Eintrittspforten für bakterielle Infektionen wie beispielsweise Erysipele (»Wundrosen«) dar.

> Mykosen können Ausgangspunkt für weitere Infektionen sein und sollten deshalb immer diagnostiziert und spezifisch behandelt werden.

Für die Diagnostik der Onychomykose ist die Art der Materialgewinnung entscheidend. Zuerst sollte der Nagel mit 70%igem Alkohol desinfiziert werden. Eine antimykotische Lokalbehandlung, insbesondere mit antimykotischen Lacken, sollte mehrere Wochen vor der Untersuchung ausgesetzt werden, da sonst falsch negative Befunde resultieren können. Lebende Pilze finden sich hauptsächlich im Grenzbereich zwischen den mykotischen Veränderungen und der gesunden Nagelplatte. Der Nagel wird daher so weit wie möglich zurückgeschnitten und das Material für die Pilzuntersuchung so proximal wie möglich entnommen. Die für die Diagnostik gewonnenen Nagelpartikel sollten klein, aber zahlreich sein.

Die Therapie ist vom Stadium der Onychomykose abhängig. Therapeutisch sind verschiedene Aspekte zu beachten (Seebacher 2003):

— Möglichst vollständige mechanische Entfernung des klinisch veränderten pilzhaltigen Nagelmaterials. Da sich die mechanische Entfernung für die Betroffenen oft schwierig gestaltet und durch unsachgemäße Entfernung Verletzungen entstehen können, empfiehlt es sich, hier eine medizinische Fußpflege bzw. einen Podologen miteinzubeziehen.

— Lokale antimykotische Behandlung mit Lösungen oder Lacken. Bei dem Auftragen müssen auch die seitlichen Nagelanteile behandelt werden, da der Wirkstoff senkrecht in das Keratin diffundiert. Bei ausgeprägtem Befall ist die externe Therapie als zusätzliche Maßnahme in Verbindung mit einer systemischen Therapie sinnvoll, da sich in jeder Onychomykose auch nichtproliferierende Pilzelemente (Arthrosporen) befinden, die durch systemische Antimykotika nur unzureichend abgetötet werden.

— Ab einem Befall von 50 % der Nagelplatte sowie bei Befall der Nagelmatrix sollte neben der externen Therapie eine zusätzliche systemische antimykotische Therapie erfolgen.

Additive Maßnahmen:

— Es sollte besprochen werden, woher die Pilzinfektion stammen könnte (z. B. gemeinsam genutzte Nassräume?), damit eine Reinfektion vermieden wird.

— Insbesondere im häuslichen Bereich ist auf eine zeitgleiche Behandlung aller Betroffenen zu achten.

— Schuhe und Strümpfe müssen regelmäßig desinfiziert werden.

— Täglich Handtücher, Waschlappen etc. wechseln.

— Kleidungsstücke bei mindestens 60°C waschen.

● **Bakterielle Hautinfektionen**

Die häufigste bakterielle Hautinfektion (Pyodermie) bei Menschen mit Diabetes ist das durch Corynebacterium minutissimum verursachte Erythrasma (Baerensprungsche Krankheit). Klinisch fällt das meist in den Leisten lokalisierte Erythrasma durch gelb- bis rotbraune, scharf begrenzte, meist asymptomatische Flecken auf, die im Verlauf konfluieren und flache Plaques mit feiner Schuppung bilden können (◘ Abb. 2.26).

Nach Erregernachweis im Abrisstest mit einem Klebestreifen oder durch die karminrote Fluoreszenz in der Wood-Licht-Diagnostik (UV-A, »Schwarzlicht«) können als externe Therapie sowohl Antibiotika als auch Antimykotika angewendet werden. Lediglich bei therapierefraktären Verläufen sollten systemische Antibiotika gegeben

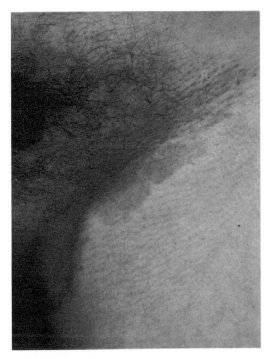

◘ **Abb. 2.26** Erythrasma in der Leiste

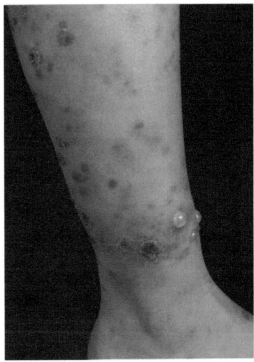

◘ **Abb. 2.27** Großblasige Impetigo contagiosa

werden. Weitere häufig bei Menschen mit Diabetes auftretende Pyodermien sind die oft durch Streptokokken oder Staphylokokken bedingte Impetigo contagiosa (»Borken-, Grind- oder Eiterflechte«) (◘ Abb. 2.27), Follikulitis (»Haarwurzelentzündung«), Furunkel und Karbunkel.

Eine Besonderheit stellen die bei Diabetikern häufiger ulzerierenden Pyodermien (Ecthyma, »Schmutzflechte«) dar. Initial kommt es dabei zu bakteriellen Superinfektionen von vorbestehenden Verletzungen wie beispielsweise banalen Traumata, Insektenstichen, Follikulitiden oder Exkoriationen. Es entwickelt sich eine Pustel (»Eiterbläschen«) auf erythematösem Grund. Sekundär bildet sich zentral eine scharf begrenzte Nekrose, die in der Folge ulzeriert. Diese sehr therapierefraktären, meist multipel vorkommenden und wenig schmerzhaften Ulzera treten bevorzugt an der unteren Körperhälfte und insbesondere an den Unterschenkeln auf. Die Diagnose ist klinisch zu stellen. Dennoch sollte immer auch versucht werden, in Abstrichen oder Blutkulturen die Erreger zu identifizieren, um die initial oft erforderliche, systemische antibiotische Therapie an das jeweilige Resistogramm anzu-

passen. Zudem sollten externe antiseptische Therapien beispielsweise mit Polihexanid-(PHMB-) oder Octenidin-haltigen Präparaten auf den betroffenen Arealen und ggf. als antiseptische Waschlotion verwendet werden, um eine weitere Verbreitung der Bakterien zu verhindern.

■ **Andere Hautinfektionen**

Ebenfalls an das Vorliegen eines Diabetes mellitus sollte bei ungewöhnlich schweren Ausprägungen von Infektionskrankheiten gedacht werden, wie zum Beispiel bei einer Skabies norvegica (»Borkenkrätze«) oder einem Zoster generalisatus (»generalisierte Gürtelrose«) (Graue et al. 2006).

■ **Bullosis diabeticorum**

Die Bullosis diabeticorum ist eine seltene Hauterkrankung, bei der meist ohne erkennbaren Auslöser Blasen an der Haut auftreten. Die Bullosis diabeticorum tritt zumeist bei schon länger bestehendem Diabetes mellitus auf und neigt zu rezidiveirenden Verläufen (Meurer et al. 2004). Die Ätiologie der

2

Krankheit ist weitgehend ungeklärt. Eine exogene Auslösung durch Traumen, bakterielle oder mykotische Infektionen oder auch durch Medikamente wurde wiederholt diskutiert, konnte bislang aber nicht bewiesen werden. Es wird propagiert, dass hier der funktionellen Ischämie im Rahmen der diabetischen Mikroangiopathie der Haut pathogenetisch eine wesentliche Bedeutung zukommt (Ferringer u. Miller 2002).

Die Bullosis diabeticorum tritt zumeist bei älteren weiblichen Patienten an der unteren Extremität, insbesondere an den Füßen und Streckseiten der Unterschenkel auf. Spontan kommt es zum Auftreten einiger weniger schmerzloser Blasen, die wenige Millimeter bis zu mehrere Zentimeter messen können. Die Blasen heilen meist nach mehreren Wochen spontan ab. Wichtig ist es, bei den Patienten mit Blasen an der Haut andere relevante Differenzialdiagnosen auszuschließen. Dies sind in erster Linie bullöse Autoimmunerkrankungen wie beispielsweise bullöses Pemphigoid und Pemphigus vulgaris. Blasen können aber auch bei allen Krankheitsbildern, die zu Ödemen führen, als Begleitsymptomatik auftreten.

Aufgrund der hohen Spontanheilungsrate ist eine kausale Therapie der Bullosis diabeticorum meist nicht erforderlich.

Acanthosis nigricans

Bei dem Auftreten einer Acanthosis nigricans müssen die wesentlich häufiger auftretenden Formen einer Acanthosis nigricans benigna (Pseudoacanthosis nigricans) von einer Acanthosis nigricans maligna abgegrenzt werden. Während die Acanthosis nigricans maligna als Paraneoplasie vor allem mit Adenokarzinomen – meist des Magens – assoziiert ist, wird eine vollkommen harmlose Acanthosis nigricans benigna bei bis zu 90 % aller Patienten mit einem Typ-2-Diabetes gefunden (Torley et al. 2002).

Klinisch manifestiert sich die Acanthosis nigricans benigna als asymptomatische, braun-schwarze Verfärbung und Verdickung der Haut mit Prädilektion im Bereich von Axillen, Leisten, Hals und Nacken (◘ Abb. 2.28). Als klinischer Hinweis auf eine Acanthosis nigricans maligna können auch die Handinnenflächen, Fußsohlen oder Zungen betroffen sein. Symptomatisch können diese eher

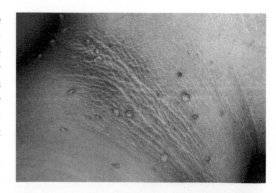

◘ **Abb. 2.28**   Acanthosis nicricans benigna am Nacken

kosmetisch störenden Areale mittels Dermabrasion oder Laser abgetragen werden. Externe Behandlungsversuche werden mit Präparaten unternommen, die Harnstoff, Salicyl- oder Vitamin-A-Säure enthalten.

Pruritus diabeticorum

Pruritus (Juckreiz) ist ein bei mindestens 10 % der Diabetiker vorkommendes, jedoch auch sehr unspezifisches Symptom unklarer Ätiologie (Ahmed et al. 2009). Beim Pruritus diabeticorum handelt es sich zumeist um einen generalisierten, seltener um einen ausschließlich genitoanalen Juckreiz ohne primär sichtbare Hautveränderungen (Pruritus sine materia). Die im Verlauf der Erkrankung auftretenden Hautveränderungen resultieren aus dem Kratzen der Haut. So finden sich oft zahlreiche Exkoriationen (»Schrunden«), die von Erythemen (»Rötungen«) oder im weiteren Verlauf von postinflammatorischen Hyperpigmentierungen und gelegentlich auch Narben umgeben sein können (◘ Abb. 2.29). Eine Korrelation zwischen dem Auftreten bzw. der Intensität des Pruritus und der Ausprägung des Diabetes besteht nicht.

> Generalisierter Juckreiz ist bei Menschen mit Diabetes weit verbreitet. Die Symptome werden häufig unterschätzt, obwohl sie oft eine massive Einschränkung der Lebensqualität bedeuten. Eine interdisziplinäre Diagnostik und Therapie ist meist sinnvoll.

Symptomatisch können die Patienten beispielsweise mit Polidocanol-haltigen Externa (Handelsname

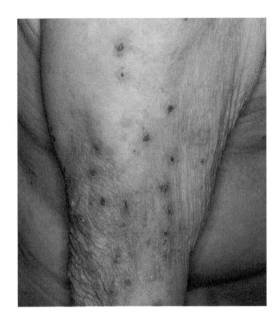

Abb. 2.29 Pruritus diabeticorum

Thesit) und/oder mit systemisch eingenommenen Antihistaminika behandelt werden.

Rubeosis diabeticorum

Bei der Rubeosis diabeticorum handelt es sich um eine symmetrische Rötung der Wangen, teilweise auch der Hände und der Brust, die durch Gefäßerweiterungen in Form von Teleangiektasien entstehen. Diese häufig auch schon bei jugendlichen Diabetikern zu findende harmlose, aber oft kosmetisch störende Hautveränderung kann bei optimierter Stoffwechsellage symptomatisch mittels Lasertherapie behandelt werden (Namazi et al. 2010).

Fazit und Antworten auf die Leitfragen

Der Juckreiz von Herrn Haussner macht sich an der Haut bemerkbar, ohne dass hier eine spezifische Hauterkrankung (Pruritus sine materia) besteht. Es liegen somit andere, meist internistische Ursachen für dieses sehr weit verbreitete Symptom vor. Wenn nach interdisziplinärer Diagnostik der verschiedenen potenziell relevanten Ursachen (Hausarzt), die zu einem generalisierten Juckreiz führen können, eine Assoziation zu einem unzureichend eingestellten Diabetes mellitus gefunden wird, ist es unbedingt notwendig, dass zeitgleich zu einer spezifischen dermatologischen Behandlung

(Dermatologe) auch eine Optimierung des Diabetes (Endokrinologe) erfolgt. Eine dauerhafte Hautpflegetherapie wäre sinnvoll.

Es existieren viele Hauterkrankungen, die gehäuft bei Patienten mit Diabetes mellitus auftreten können (▶ Übersicht »Weitere Hautveränderungen«). Auch wenn die meisten der hier vorgestellten dermatologischen Krankheitsbilder nicht pathognomonisch sind, kann über die Diagnose der Hautkrankheitsbilder immer wieder die Erstdiagnose einer diabetischen Stoffwechselstörung gestellt werden. Da eine dauerhaft erfolgreiche Behandlung kausal erfolgen sollte, ist es für die Patienten essenziell wichtig, dass eine interdisziplinäre Betreuung erfolgt.

Weitere Hautveränderungen, die gehäuft bei Patienten mit Diabetes mellitus auftreten können

- Eruptive Xanthome
- Fibroma molle
- Granuloma anulare (disseminatum)
- Hypertrichose
- Porphyria cutanea tarda
- Pseudoacanthosis nigricans
- Purpura pigmentosa
- Scleroedema diabeticorum
- Teleangiektasien des Nagelbettes
- Vitiligo
- Xanthelasmen

2.5.12 Orale Folgeerkrankungen

A. Ratzmann, J. Fanghänel

Mundhygiene: Zusammenhänge zwischen Diabetes und Zahnmedizin

Die Relevanz oraler Erkrankungen wird bei Diabetes mellitus noch zu oft übersehen. Wissenschaftliche Studien (Chávarry et al. 2009, Demmer et al. 2010, Deschner et al. 2011) haben gezeigt, dass zwischen Diabetes mellitus und entzündlichen Erkrankungen der Mundhöhle enge Zusammenhänge bestehen. Bestimmte Veränderungen können als erste Hinweise auf das Vorliegen eines Diabetes

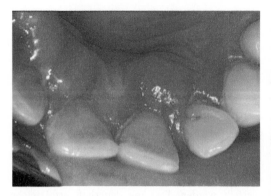

◻ **Abb. 2.30**   Akuter Abszess der Oberkieferfrontzähne

mellitus dienen. Dazu gehören Symptome wie Mundtrockenheit, Pilzbefall, Geschmacksirritationen, Zungenveränderungen sowie schwere Zahnbetterkrankungen (Parodontitis).

Fallbeispiel

Herr Baum, ein 72-jähriger, übergewichtiger Patient, stellt sich in der Abteilung für Parodontologie eines Universitätsklinikums mit starken Schmerzen und mehreren Abszessen an den Zähnen des Oberkiefers vor (◻ Abb. 2.30). Er ist Nichtraucher und kann keine Angaben zu Allgemeinerkrankungen machen. Der Patient leidet an einer Parodontitis, die bisher erfolglos behandelt wurde. Im Oberkieferfrontzahnbereich ließ sich röntgenologisch bereits ein Knochenabbau auf die Hälfte der Wurzel nachweisen (◻ Abb. 2.31). Anamnestisch sind mehrere akute Zahnfleischentzündungen im Abstand von wenigen Wochen bekannt, deren Schmerzintensität immer mehr zunahm. Neben der Akutbehandlung der Abszesse wurden weitere zahnärztliche Behandlungstermine erforderlich, um das Gebiss in einen hygienefähigen Zustand zu überführen und den Patienten über Maßnahmen einer optimalen Mundhygiene einschließlich geeigneter Hilfsmittel zu instruieren.

Da der letzte Arztbesuch über 4 Jahre zurücklag, erhielt der Patient einen Brief an seinen Hausarzt mit der Bitte, ein Blutbild anzufertigen und eine Blutzuckerbestimmung durchzuführen. Anhand der aktuellen Laborwerte konnte durch den Hausarzt die Diagnose eines bisher nicht bekannten Diabetes mellitus Typ 2 gesichert werden.

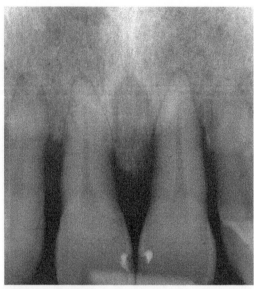

◻ **Abb. 2.31**   Röntgenbefund: Knochenabbau der Oberkieferfrontzähne bis zur Zahnwurzelmitte

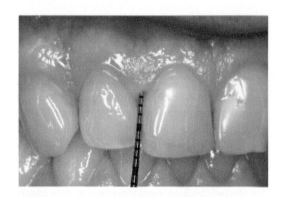

◻ **Abb. 2.32**   Gesundes Zahnfleisch ohne Sondierungsblutung

? **Leitfragen**

1. Was ist eine Parodontitis?
2. Welche therapeutischen Maßnahmen sind notwendig?
3. Welche Zusammenhänge bestehen zwischen Diabetes und Parodontitis bzw. Mundgesundheit?

■ **Was ist eine Parodontitis?**

Um eine Parodontis zu erkennen, sollte man wissen, wie gesundes Zahnfleisch aussieht. Es ist blassrosa, straff und blutet nicht auf Berührung (◻ Abb. 2.32).

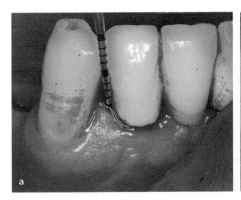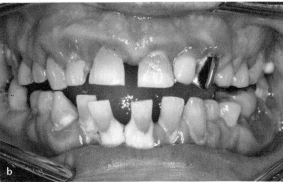

◻ **Abb. 2.33** **a** Zahnfleischentzündung (Gingivitis) mit Blutung auf Sondierung, **b** schwere Form der Zahnbetterkran-kung (Parodontits)

Parodontitis

Die Parodontitis, im Volksmund auch Paro-dontose genannt, ist eine durch Bakterien ver-ursachte Entzündung des Zahnhalteapparates (Kieferknochen, Wurzelelement, Zahnfleisch und Wurzelhaut).

Krankheitsbild Parodontitis
- Anfangsstadium: reversible Zahnfleisch-entzündung (Gingivitis)
- Fortgeschrittenes Stadium: irreversibler Knochenabbau, Zahnfleischrückgang, Zahnlockerung
- Symptome: Schwellung, Blutung, Sekret-entleerung, Mundgeruch, Schmerzen in akuten Phasen

Die Bakterien gehören in geringen Mengen zur natürlichen Mundflora. Erst wenn sie sich unkon-trolliert im weichen Zahnbelag vermehren, lösen sie die Erkrankung aus. Zuerst entwickelt sich eine Zahnfleischentzündung (Gingivitis), welche gekennzeichnet ist durch entzündungsbedingte Veränderungen am Zahnfleisch wie Blutung und Schwellung (◻ Abb. 2.33a). Die betroffenen Patien-ten leiden häufig unter fauligem Mundgeruch. Eine Gingivitis lässt sich bereits durch einfache Mund-hygiene- und Prophylaxemaßnahmen behandeln. Besteht die Entzündung weiter, reagiert der Kiefer-knochen mit Knochenabbau. Infolgedessen kommt es zu Zahnlockerungen und das Zahnfleisch zieht sich zurück. Der Knochenverlust lässt sich aller-dings kaum durch therapeutische Maßnahmen rückgängig machen (◻ Abb. 2.33b). Dieses Er-krankungsstadium wird als Zahnbetterkrankung (Parodontitis) bezeichnet. Die Parodontitis ist eine chronische Erkrankung, welche schubweise akute Phasen hat, wobei der Abstand zwischen den ein-zelnen Schüben Jahre betragen kann.

Das Vorliegen einer parodontalen Erkrankung kann bereits mit einer einfachen Blickdiagnostik erkannt werden (◻ Abb. 2.33b). Das gesunde Zahn-fleisch hat eine blassrosa Farbe und blutet nicht bei Berührung (◻ Abb. 2.32). Hingegen ist entzündetes Zahnfleisch gerötet, geschwollen und blutet leicht auf Druck mit der Zahnbürste und/oder Parodon-talsonde (◻ Abb. 2.33a). Eine genaue Diagnostik sollte jedoch durch den Zahnarzt erfolgen.

Dazu ist die Erstellung eines speziellen Befun-des notwendig. Um den Umfang des Knochenab-baues genau zu erfassen, werden mit einer speziel-len Sonde (Paradontalsonde) möglichst 6 Stellen pro Zahn untersucht (◻ Abb. 2.32). Behandlungs-bedarf besteht ab einer Sondierungstiefe von 4 mm und mehr. Die Diagnostik wird komplettiert durch Röntgenbefunde wie Orthopantomogramm und Zahnfilme. Liegt ein Verdacht auf Mundsoor

2

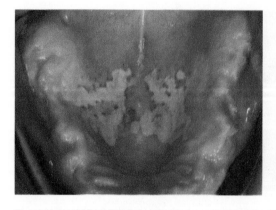

◘ **Abb. 2.34**   Pilzbefall (Mundsoor)

(Pilzbefall) vor (◘ Abb. 2.34), ist ggf. ein Abstrich mit anschließender Labordiagnostik indiziert. Da der Zusammenhang zwischen parodontalen Erkrankungen sowie Diabetes mellitus und Herz-Kreislauf-Erkrankungen in zahlreichen Studien beschrieben wird, sollte ein mögliches Diabetes-Risiko internistisch abgeklärt werden (Demmer et al. 2010, Deschner et al. 2011, Dörr u. Kocher 2010).

> ❯ Eine Parodontitis kann die Ernährung und den Ernährungszustand des pflegebedürftigen Diabetes-Patienten beeinträchtigen.

Diagnostische Maßnahmen
- Erfassung von Entzündungssymptomen und Belägen durch einfache Blickdiagnostik
- Spezielle zahnärztliche Befunderhebung durch Messung der Zahnfleischtaschen und Röntgenbefundung
- Erfassung von Begleitsymptomen wie Pilzbefall, Mundtrockenheit, Mundgeruch
- Internistische Abklärung eines möglichen Diabetes-Risikos (falls keine Diabetes-Diagnose vorliegt)

- **Welche therapeutischen Maßnahmen sind notwendig?**

Die Behandlung einer Parodontitis kann nur durch einen Zahnarzt und geschultes zahnärztliches Fach-

personal (Prophylaxeassistentin, Dentalhygienikerin) erfolgen. In der Regel haben sich im Verlauf der Erkrankung viele weiche und mineralisierte Beläge an den Zähnen angelagert (◘ Abb. 2.35a). Deshalb ist es erforderlich, das Gebiss zuerst in einen hygienefähigen Zustand zu bringen (◘ Abb. 2.35b).

Diese Maßnahmen werden von geschultem Prophylaxepersonal durchgeführt. Dazu werden die Zahnflächen mittels Handschall- und Ultraschallinstrumenten gereinigt, anschließend poliert und fluoridiert. Der Patient wird instruiert, wie die häusliche Zahnpflege in Abhängigkeit vom Ausprägungsgrad seiner Erkrankung durchzuführen ist. Diese Unterweisung beinhaltet Hinweise zum Gebrauch geeigneter Zahnbürsten und Hilfsmittel zur Zahnzwischenraumpflege sowie praktische Anwendungsübungen mit dem Patienten. Der Übungserfolg wird in mehreren nachfolgenden Kontrollsitzungen überprüft.

Die Reinigung von tiefen Zahnfleischtaschen erfolgt in der Regel unter Lokalanästhesie durch den Zahnarzt. Durch dieses Vorgehen werden auch Bakterien, die sich in den tiefen Zahnfleischtaschen zum Biofilm organisiert haben, zerstört. Gleichzeitig wird die Wurzeloberfläche geglättet, wodurch ein erneutes Anheften der Bakterien erschwert wird.

Zur Unterstützung der Wundheilung erfolgen regelmäßige Mundhygienekontrollen in der Zahnarztpraxis. Die Behandlung kann zum Teil auch durch den Hauszahnarzt in der Pflegeeinrichtung durchgeführt werden oder in Praxen, die behindertengerecht ausgestattet sind. Der Behandlungserfolg ist frühestens nach 3 Monaten durch Messung der aktuellen Sondierungstiefen der Zahnfleischtaschen beurteilbar.

> ❯ Da die Parodontitis eine chronische Erkrankung ist, bedarf es einer lebenslangen Kontrolle und Nachsorge, auch als Recall-Maßnahme bezeichnet.

Bei Menschen mit Diabetes und schlechtem Stoffwechsel werden alle 3 Monate Termine zur Prophylaxe und Kontrolle empfohlen, bei optimaler Diabetes-Einstellung sind halbjährliche Kontrollintervalle ausreichend.

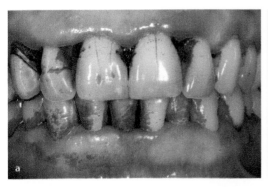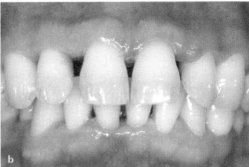

❏ Abb. 2.35 **a** Angefärbte Zahnbeläge, **b** Hygienefähiger Zustand

---

Therapeutische Maßnahmen
- Internistische Abklärung und Einstellung der diabetischen Stoffwechsellage
- Herstellung eines hygienefähigen Gebisses
- Anleitung zu einer optimalen Mundhygiene mit Instruktion des Patienten
- Durchführung einer professionellen Parodontalbehandlung
- Recallmaßnahmen (nach Stoffwechsellage, ▶ Kap. 3.1):
  - bei schlechtem Stoffwechsel alle 3 Monate
  - bei guter Einstellung alle 6 Monate
- Regelmäßige Überprüfung der Blutzuckereinstellung (HbA$_{1c}$-Wert)

■ **Welche Zusammenhänge bestehen zwischen Diabetes und Parodontitis und Mundgesundheit?**

Eine der häufigsten Komplikationen bei Vorliegen eines Diabetes ist das Vorliegen einer schweren Zahnbetterkrankung (Parodontitis).

Zwischen Diabetes und Parodontitis besteht ein bidirektionaler Zusammenhang (Demmer et al. 2010, 2012, Deschner et al. 2011). Bei chronisch schlechter Stoffwechseleinstellung kann die Hyperglykämie über verschiedene Mechanismen die Entstehung einer Parodontitis begünstigen. Dies geschieht zum einen durch die direkte Freisetzung von Entzündungsmediatoren, welche das parodontale Gewebe schädigen, zum anderen durch eine Schwächung von Immunabwehrmechanismen.

Weiterhin verursacht die chronische Hyperglykämie eine gesteigerte Produktion sogenannter AGEs (Advanced Glycation End Products), welche Entzündungsprozesse im Zahnhalteapparat fördern und das innere Gleichgewicht des parodontalen Gewebes – die parodontale Homöostase – verändern können (Deschner et al. 2011). Bei längerer Diabetes-Dauer kann es infolge einer Mikroangiopathie zur Mangelversorgung des parodontalen Gewebes mit Sauerstoff und Nährstoffen kommen, was eine weitere Reduktion der Entzündungsabwehr nach sich ziehen kann.

Andererseits gibt es Hinweise, dass eine Parodontitis ähnlich wie andere Entzündungsprozesse zu hyperglykämischen Blutzuckerauslenkungen und damit zu einer Verschlechterung der diabetischen Stoffwechseleinstellung führt (Demmer et al. 2010, 2012, Taylor et al. 1996). Die Parodontitis fördert eine Zunahme der bakteriellen Besiedelung der Mundhöhle mit der Folge einer gesteigerten Freisetzung von Entzündungsmolekülen. Diese können über die Zahnfleischtaschen in den Blutkreislauf gelangen. Die Entzündungsmoleküle können die Insulinwirkung auf der Rezeptor- und Postrezeptorebene beeinflussen und eine Insulinresistenz verstärken, sodass eine Verschlechterung des Stoffwechsels resultiert. Für parodontale Erkrankungen wird eine Wechselwirkung und Risikoerhöhung für diabetesassoziierte Komplikationen (Retinopathien, Neuropathien, Nephrophien, ischämische Herzkrankheit) diskutiert (Dörr u. Kocher 2010, Taylor et al. 1996).

Jedoch ist ein Patient mit gut eingestelltem Diabetes und erfolgreich behandelter Parodontitis aus zahnärztlicher Sicht einem Patienten ohne Diabetes gleichzusetzen. Grundsätzlich ist bei Menschen mit Diabetes und schlechter Stoffwechseleinstellung das Risiko für die Entstehung parodontaler Erkrankungen signifikant erhöht. Die Verläufe sind progressiver, schwerer und rezidivierend (Chávarry et al. 2009). Das Behandlungsziel muss deshalb neben der Therapie der Parodontitis eine Optimierung der Stoffwechseleinstellung einschließen. Eine optimale Versorgung erfordert die Zusammenarbeit von Zahnarzt, Hausarzt bzw. Diabetologen und betreuender Pflegeeinrichtung (▶ Kap. 8).

> **Zusammenhänge zwischen Diabetes und Parodontitis**
> ▬ Bidirektionaler Zusammenhang
> ▬ Hyperglykämiebedingte Entstehung von Entzündungsmediatoren
> ▬ Beeinflussung der Insulinwirkung durch parodontale Entzündungsmoleküle
> ▬ Erhöhtes Risiko diabetesassoziierter Komplikationen
> ▬ Bei schlechter Diabetes-Einstellung signifikante Erhöhung des Parodontitisrisikos und -ausprägungsgrades

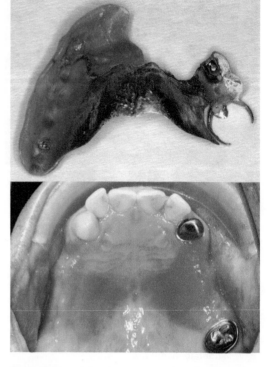

◘ Abb. 2.36   Prothesestomatitis

Bestimmte Veränderungen in der Mundhöhle können erste Hinweise für das Vorliegen eines Diabetes sein. Neben den beschriebenen Zahnbetterkrankungen, Entzündungen von Zahnfleisch (Gingivitis) und Zahnhalteapparat (Parodontitis) klagen Diabetes-Patienten häufig über Mundtrockenheit, Mundbrennen oder Geschmacksirritationen. Ursache ist eine verminderte Speichelproduktion aufgrund von degenerativen Speicheldrüsenveränderungen insbesondere der Glandula parotis (Ohrspeicheldrüse) (Hitz-Lindenmüller 2012). Dies begünstigt auch die Entstehung von Pilzinfektionen (◘ Abb. 2.34), Druckstellen und Prothesenstomatitis (Entzündung der Mundschleimhaut unter der Prothese) (◘ Abb. 2.36). Eine weitere Ursache für Pilzinfektionen ist der erhöhte Glukosespiegel im Speichel, welcher den Bakterien im Mund als Nahrungsquelle dient, sodass diese sich schneller vermehren

können. In den meisten Fällen handelt es sich dabei um die Pilzart Candida albicans, welche ebenfalls als Mitverursacher von Prothesenstomatitis und Mundwinkelrhagaden (Mundwinkeleinrisse) gilt (Hitz-Lindenmüller 2012). Durch den entzündungsbedingten Zahnfleischrückgang und Knochenabbau kommt es häufig zu freiliegenden Zahnwurzeln. Die Veränderungen von Speichelmenge und -zusammensetzung können eine Wurzelkaries mit verursachen (◘ Abb. 2.37). Weiterhin kann eine chronisch schlechte Stoffwechseleinstellung zur Schädigung der kleinen Blutgefäße (Mikroangiopathie) führen. Daraus resultiert eine Mangelversorgung des parodontalen Gewebes mit Sauerstoff und Nährstoffen, wodurch dessen Abwehrmechanismen gegenüber Infektionen herabgesetzt werden. Infolgedessen kommt es zu einer deutlich schlechteren Wundheilung mit einem erhöhten Risiko für Wundinfektionen und Mundschleimhauterkrankungen (Hitz-Lindenmüller 2012).

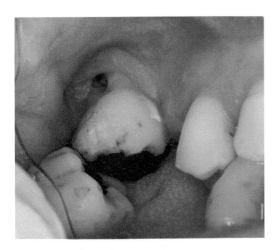

◨ **Abb. 2.37** Wurzelkaries

Diabetes-Symptome in der Mundhöhle
- Mundschleimhauterkrankung
- Verminderter Speichelfluss/Mundtrocken-heit
- Wurzelkaries
- Pilzinfektionen
- Druckstellen/Prothesenstomatitis
- Verzögerte Wundheilung
- Mundwinkelrhagaden

Fazit

Es besteht ein gesicherter Zusammenhang zwischen Diabetes mellitus und Parodontitis. Neben dem manifesten Diabetes gelten auch asymptomatische, d. h. nicht erkannte Diabetesverläufe als Verursacher von schweren Zahnfleisch- und Zahnbetterkrankungen. Orale Veränderungen wie Mundtrockenheit, atypische Entzündungen, Pilzinfektionen, Wundheilungsstörungen etc. stellen für den Zahnarzt Symptome dar, die den Verdacht eines Diabetes aufkommen lassen oder einen Hinweis auf einen schlecht eingestellten Diabetes geben. Die diagnostische Abklärung beim Hausarzt oder Diabetologen ist erforderlich. Eine schlechte Diabetes-Einstellung geht häufig mit progressiven und schwereren Verlaufsformen der Zahnbetterkrankung einher. Andererseits kann eine Parodontitis über die Verstärkung einer Insulinresistenz eine Stoffwechselverschlech-

terung verursachen, die wiederum den Heilungsprozess verzögert. Bei Menschen mit Diabetes ist deshalb eine komplexe Therapie – d. h. optimale Stoffwechseleinstellung und konsequente Parodontitisbehandlung mit dauerhafter Kontrolle – erforderlich. Bei pflegebedürftigen Patienten sollte das Pflegepersonal in der Lage sein, mit vertretbarem Aufwand durch einfache Blickdiagnose Entzündungen in der Mundhöhle zu erkennen und die Mundpflege sowie ggf. die Prothesenpflege professionell zu unterstützen (► Kap. 4.3.1).

Literatur

Zu 2.1

Bahrmann A., Abel A, Specht-Leible N, et al. (2010) Treatment quality in geriatric patients with diabetes mellitus in various home environments. Z Gerontol Geriatr 43: 386–392

Bahrmann A, Wernecke J, Bahrmann P, et al. (2012) Diabetes mellitus im Alter. Teil 1: Prävalenz, Symptome und aktuelle Leitlinie. Diabotolge 8: 587–600

Kerner W, Brückel J (2012) Praxisleitlinie der Deutschen Diabetes Gesellschaft. Definition, Klassifikation und Diagnostik des Diabetes mellitus. Diabetologie 7: 84–87

Rathmann W, Haastert B, Icks A, et al. (2003) High prevalence of undiagnosed diabetes mellitus in Southern Germany: target populations for efficient screening. The KORA survey 2000. Diabetologia 46: 182–189

Rathmann W, Strassburger K, Heier M, et al. (2009) Incidence of Type 2 diabetes in the elderly German population and the effect of clinical and lifestyle risk factors: KORA S4/F4 cohort study. Diabet Med 26: 1212–1219

Zeyfang A, Bahrmann A, Wernecke J (2012) Praxisleitlinie der Deutschen Diabetes Gesellschaft. Diabetes mellitus im Alter. Diabeteologie 7: 163–169

Zu 2.2.1

Bahrmann A, Wernecke J, Bahrmann P, et al. (2012) Diabetes mellitus im Alter. Teil 1: Prävalenz, Symptome und aktuelle Leitlinie. Diabetologe 8: 587–600

Deutsche Gesellschaft für Geriatrie (DGG) ► www.dggeria-trie.de/nachwuchs/was-ist-geriatrie.html. (Zugriff vom 1.Februar 2012)

Sieber CC (2007) Der ältere Patient – wer ist das? Der Internist 48:1190–1194

Wernecke J, Bahrmann A, Zeyfang A (2012) Individuelle Therapieziele bei Betagten Diabetespatienten. Diabetologie 8 108–112

Zeyfang A, Bahrmann A, Wernecke J (2012) Praxisleitlinie der Deutschen Diabetes Gesellschaft. Diabetes mellitus im Alter. Diabeteologie 7: 163–169

2

Zu 2.2.2

Folstein MF, Folstein SE, McMugh PR (1975) »Mini-Mental State«: A practical method for grading the cognitive state of patients for the clinician. J Psychiatr Res 12: 189–198

Guigoz Y, Vellas BJ, Garry P (1994) Mini Nutritional Assessment: A practical assessment tool for grading the nutritional state of elderly patients. Facts and research in gerontology (Suppl on Nutrition and Aging #2): 15–59

Hader C, Beischer W, Braun A, et al. (2004) Diagnostik, Therapie und Verlaufskontrolle des Diabetes mellitus im Alter. Evidenzbasierte Leitlinie der Deutschen Diabetes Gesellschaft (DDG) und der Deutschen Gesellschaft für Geriatrie (DGG). Diab Stoffw 13: 31–56

Lawton MP, Brody EM (1969) Assessment of older people: self-maintaining and instrumental activities of daily living. Gerontologist 9: 179–186

Mahoney FI, Barthel DW (1965) Functional evaluation: The Barthel Index. Maryland State Med J 14: 56–61

Nikolaus T, Specht-Leible N, Bach M, et al. (1994) Soziale Aspekte bei Diagnostik und Therapie hochbetagter Patienten. Erste Erfahrungen mit einem neu entwickelten Fragebogen im Rahmen des geriatrischen Assessment. Z Gerontol 27: 240–245

Podsiadlo D, Richardson S (1991) The Timed »Up & Go«: a test of basic functional mobility for frail elderly persons. J Am Geriatr Soc 39: 142–148

Stuck AE, Siu AL, Wieland GD, et al. (1993) Comprehensive geriatric assessment: a meta-analysis of controlled trials. Lancet. 342: 1032–1036

Watson IJ, Arfken CL, Birge SJ (1993) Clock completion: An objective Screening test for dementia. J Am Geriatr Soc 41: 1235–1240

Yesavage JA, Brink TL, Rose TL, et al. (1983) Development and validation of a geriatric depression screening scale: a preliminary report. J Psychiatr Res 39: 37–49

Zeyfang A, Bahrmann A, Wernecke J (2011) Diabetes mellitus im Alter. Praxisempfehlung DDG. Diabetologie 6: S170–S175

Zeyfang A, Berndt S, Aurnhammer G, et al. (2012) A short easy test can detect ability for autonomous Insulin injection by the elderly with Diabetes mellitus. J Am Med Dir Assoc.81: e15–18

Zu 2.3

Bahrmann A, Wernecke J, Bahrmann P, et al. (2012) Diabetes mellitus im Alter. Teil 1: Prävalenz, Symptome und aktuelle Leitlinie. Diabetologe 8: 587–600

Kerner W, Brückel J (2012) Praxisleitlinie der Deutschen Diabetes Gesellschaft. Definition, Klassifikation und Diagnostik des Diabetes mellitus. Diabetologie 7: 84–87

Schiel R, Müller UA (2000) GAD-Antibodies in a selection-free: Indicator of a high prevalence of LADA? Diab Res Clin Pract 49: 33–40

Zeyfang A, Bahrmann A, Wernecke J (2012) Praxisleitlinie der Deutschen Diabetes Gesellschaft. Diabetes mellitus im Alter. Diabeteologie 7: 163–169

Zu 2.4.1

Budnitz DS, Lovegrove MC, Shehab N, Richards CL (2011) Emergency hospitalizations for adverse drug events in older Americans. N Engl J Med 365:2002–2012. doi: 10.1056/NEJMsa1103053

Fried LP, Tangen cm, Walston J, Newman AB, Hirsch C, Gottdiener J, Seeman T, Tracy R, Kop WJ, Burke G, McBurnie MA; Cardiovascular Health Study Collaborative Research Group (2001) Frailty in older adults: evidence for a phenotype. J Gerontol A Biol Sci Med Sci 56: M146–156. ▶ http://www.midfrail-study.org/

Ott A, Stolk RP, van Harskamp F, Pols HA, Hofman A, Breteler MM (1999) Diabetes mellitus and the risk of dementia: The Rotterdam Study. Neurology 53: 1937–1942

Whitmer RA, Karter AJ, Yaffe K, Quesenberry CP Jr, Selby JV (2009) Hypoglycemic episodes and risk of dementia in older patients with type 2 diabetes mellitus. JAMA 301: 1565–1572. doi: 10.1001/jama.2009.460

Zeyfang A (2005) Neue Diabetes-Leitlinie für geriatrische Patienten: Die Besonderheiten bei Senioren auf einen Blick. MMW Fortschr Med 147: 37–40

Zeyfang A (2008) Diabetes mellitus. Ther Umsch 65: 437–440. doi: 10.1024/0040-5930.65.8.437

Zeyfang A (2012) Frailty is not a must in the old age. MMW Fortschr Med 154: 44

Zu 2.4.2

Clemens TL and Karsenty g (2011) The osteoblast: an insulin target cell controlling glucose homeostasis. J Bone Miner Res 26: 677–680

Consensus development conference (1991) Prophylaxis and treatment of osteoporosis. Am J Med 90: 107–110

DVO Guideline 2009 for Prevention, Diagnosis and Therapy of Osteoporosis in Adults. Osteologie 20: 55–74

Hadji P, Klein S, Gothe H, et al. (2013) The epidemiology of osteoporosis–Bone Evaluation Study (BEST): an analysis of routine health insurance data. Dt Arzteblatt Int 110: 52–57

Hofbauer LC, Brueck CC, Singh SK, et al. (2007) Osteoporosis in patients with diabetes mellitus. J Bone Miner Res 22: 1317–1328

Ishii S, Cauley JA, Crandall CJ, et al. (2012) Diabetes and femoral neck strength: findings from the Hip Strength Across the Menopausal Transition Study. J Clin Endocrinol Metab 97: 190–197

Janghorbani M, Van Dam RM, Willett WC, et al. (2007) Systematic review of type 1 and type 2 diabetes mellitus and risk of fracture. Am J Epidemiol 166: 495–505

Monnier VM, Sell DR, Dai Z, et al. (2008) The role of the amadori product in the complications of diabetes. Ann N Y Acad Sci 1126: 81–88

Murad MH, Elamin KB, Abu Elnour NO, et al. (2011) Clinical review: The effect of vitamin D on falls: a systematic review and meta-analysis. J Clin Endocrinol Metab 96: 2997–3006

Perez-Lopez FR, Brincat M, Erel CT, et al. (2012) EMAS position statement: Vitamin D and postmenopausal health. Maturitas 71: 83–88

Podsiadlo D, Richardson S (1991) The timed »Up & Go«: a test of basic functional mobility for frail elderly persons. J Am Ger Soc 39: 142–148

Saito M, Marumo K (2010) Collagen cross-links as a determinant of bone quality: a possible explanation for bone fragility in aging, osteoporosis, and diabetes mellitus. Osteoporosis Int 21: 195–214

Thrailkill KM, Lumpkin CK Jr., Bunn RC, et al. (2005) Is insulin an anabolic agent in bone? Dissecting the diabetic bone for clues. American journal of physiology. Endocrinology and metabolism. 2005;289(5):E735–745.

Volpato S, Leveille SG, Blaum C, et al. (2005) Risk factors for falls in older disabled women with diabetes: the women's health and aging study. J Geront A Biol Sci Med Sci 60: 1539–1545

Zeyfang A, et al. (2013) Basiswissen des Alterns und des alten Menschen, 2. Aufl. Springer, Berlin, Heidelberg

Zu 2.5.1

ACCORD Study Group, Cushman W, Evans G, Byington R, Goff DJ, Grimm RJ, Cutler J, Simons-Morton D, Basile J, Corson M, et al. (2010) Effects of Intensive Blood-Pressure Control in Type 2 Diabetes Mellitus. New Engl J Med 362: 1575–1585

Bahrmann P, Zeyfang A (2013) Bluthochdruck-Therapie im Alter: Lebensverlängerung ja, Demenzschutz wahrscheinlich. MMW Fortschr Med155: 67–68

Blood Pressure Lowering Treatment Trialists' Collaboration (2008) Effects of different regimens to lower blood pressure on major cardiovascular events in older and younger adults: meta-analysis of randomised trials. BMJ 336: 1121–1123

Elliott WJ, Meyer PM (2007) Incident diabetes in clinical trials of antihypertensive drugs: a network meta-analysis. Lancet 369: 201–207

Evans J, Rose g (1971) Hypertension. Br Med Bull 27: 37–42

Ferrannini E, Cushman WC (2012) Diabetes and hypertension: the bad companions. Lancet 380: 601–610

Franklin SS, Jacobs MJ, Wong ND, L´Italien GJ, Lapuerta P (2001) Predominance of Isolated Systolic Hypertension Among Middle-Aged and Elderly US Hypertensives : Analysis Based on National Health and Nutrition Examination Survey (NHANES) III. Hypertension 37: 869–874

Meinertz T, Rösen P, Schömig A, Tschöpe D, Ziegler D (Hrsg) (2005) Diabetes und Herz. Steinkopff, Darmstadt

O'Rourke MF (2002) From theory into practice: arterial haemodynamics in clinical hypertension. J Hypertension 20:1901–1915

Ostchega Y, Dillon CF, Hughes JP, Carroll M, Yoon S (2007) Trends in Hypertension Prevalence, Awareness, Treatment, and Control in Older U.S. Adults: Data from the National Health and Nutrition Examination Survey 1988 to 2004. J Am Geriatr Soc 55: 1056–1065

Pickering TG, Gerin W, Schwartz AR (2002) What is the white-coat effect and how should it be measured? Blood Press Monit 7: 293–300

Schwegler JS (2006) Blutdruckmessung nach Riva-Rocci In: Schwegler JS (Hrsg) Der Mensch, Anatomie und Physiologie, 4. Aufl. Thieme, Stuttgart

UK Prospective Diabetes Study (UKPDS) Group (1998) Tight blood pressure control and risk of macrovascular and microvascular complications in type 2 diabetes: UKPDS 38. BMJ 317: 703–713

Wiysonge C, Bradley H, Volmink J, Mayosi B, Mbewu A, Opie L (2012) Beta-blockers for hypertension. Cochrane Database Syst Rev 15: CD002003. doi: 002010.001002/14651858.CD14002003.pub14651853. Review

Vanpee D, Swine C, Vandenbossche P, Gillet JB (2001) Epidemiological profile of geriatric patients admitted to the emergency department of a university hospital localized in a rural area. Eur J Emerg Med 8: 301–304

Zu 2.5.2

Bahrmann P, Haack A, Sieber CC (2011) Iatrogenität. Dtsch med Wochenschr 136: 1169–1171

Braunstein JB, Anderson GF, Gerstenblith G, Weller W, Niefeld M, Herbert R, Wu AW (2003) Noncardiac comorbidity increases preventable hospitalizations and mortality among medicare beneficiaries with chronic heart failure. J Am Coll Cardiol 42: 1226–1233

Bundesärztekammer (BÄK), Kassenärztliche Bundesvereinigung (KBV), Arbeitsgemeinschaft der Wissenschaftlichen Medizinischen Fachgesellschaften (AWMF) Nationale VersorgungsLeitlinie Chronische Herzinsuffizienz – Langfassung. Version 1.5. 2012. ▶ www.versorgungsleitlinien.de/themen/herzinsuffizienz. (Zugriff am: 28.12.2012)

Haas M (2013) Therapie der Begleiterkrankungen bei Patienten mit Herzinsuffizienz. Kompendium Herz-Kreislauf 9: 40–44

Haffner SM, Lehto S, Rönnemaa T, Pyörälä K, Laakso M (1998) Mortality from Coronary Heart Disease in Subjects with Type 2 Diabetes and in Nondiabetic Subjects with and without Prior Myocardial Infarction. New Engl J Med 339: 229–234

Iribarren C, Karter AJ, Go AS, Ferrara A, Liu JY, Sidney S, Selby JV (2001) Glycemic Control and Heart Failure Among Adult Patients With Diabetes. Circulation 103: 2668–2673

Khand A, Gemmel I, Clark AL, Cleland JGF (2000) Is the prognosis of heart failure improving? J Am Coll Cardiol 36: 2284–2286

Luchner A, Holmer S, Schunkert H, Riegger GA (2003) Bedeutung der Herzinsuffizienzmarker BNP und NT-proBNP für die Klinik. Dtsch Arztebl Int 100: 3314

McMurray JJ, Adamopoulus S, Anker SD, Auricchio A, Böhm M, Dickstein K, Falk V, Filippatos GS, Fonseca C, Gomez Sanchez MA, et al. (2012) ESC Guidelines for the diagnosis and treatment of acute and chronic heart failure 2012. Eur Heart J 33: 1787–1847

O'Connor cm, Jiang W, Kuchibhatla, Rivelli SK, et al. (2010) Safety and Efficacy of Sertraline for Depression in Patients With Heart Failure: Results of the SADHART-CHF Trial. J Am Coll Cardiol 56: 692–699

Stratmann B, Hertrampf K, Tschöpe D (2013) Diabetes. Diabetologe 9: 157–168

Stratton IM, Adler AI, Neil HAW, Matthews DR, Manley SE, Cull CA, Hadden D, Turner RC, Holman RR (2000) Association of glycaemia with macrovascular and microvascular complications of type 2 diabetes (UKPDS 35): prospective observational study. BMJ 321: 405–412

von Haehling S, van Veldhuisen DJ, Roughton M, Babalis D, de Boer RA, Coats AJS, Manzano L, Flather M, Anker SD (2011) Anaemia among patients with heart failure and preserved or reduced ejection fraction: results from the SENIORS study. Eur J Heart Fail 13: 656–663

Widya R, van der Meer R, Smit J, Rijzewijk L, Diamant M, Bax J, de Roos A, Lamb H (2012) Right ventricular involvement in diabetic cardiomyopathy. Diabetes Care 36: 457–462

Zobel C (2013) Medikamentöse und operative Therapie. Bessere Schlagkraft für schwache Herzen. MMW Fortschr Med 155: 41–46

Zu 2.5.3

Allender S, Scarborough P, Peto V, Rayner M, Leal J, Luengo-Fernandez R, Gray A (2008) European cardiovascular disease statistics 2008. European Heart Network, Brussels

Hamm CW, et al. (2011) ESC Guidelines for the management of acute coronary syndromes in patients presenting without persistent ST-segment elevation: The Task Force for the management of acute coronary syndromes (ACS) in patients presenting without persistent ST-segment elevation of the European Society of Cardiology (ESC). Eur Heart J 32: 2999–3054

Gutstein DE, Fuster V (1999) Pathophysiology and clinical significance of atherosclerotic plaque rupture. Cardiovasc Res 41: 323–333

Terkelsen CJ, et al. (2010) System delay and mortality among patients with STEMI treated with primary percutaneous coronary intervention. JAMA 304: 763–771

Thygesen K, et al. (2012) Third universal definition of myocardial infarction; J Am Coll Cardiol 60:1581–1598

Zu 2.5.4

Hader C, Beischer W, Braun A, et al. (2004) Diagnostik, Therapie und Verlaufskontrolle des Diabetes mellitus im Alter, Evidenzbasierte Diabetes-Leitlinie der Deutschen Diabetes Gesellschaft (DDG) und der Deutschen Gesellschaft für Geriatrie (DGG), Diabetes und Stoffwechsel 13/2004

Leitlinie zum Schlaganfall. ► www.awmf.org/uploads/tx_szleitlinien/053-011l_S3_Schlaganfall_2012-10.pdf (letzter Zugriff 01.08.2013)

Münzinger F (2010) Qualitätsbasiertes Case Management beim Schlaganfall, Zukunft der vernetzten Pflege mit Fokus auf Informations- und Kommunikationstechnik (IKT), Abschlussveranstaltung Projekt VitaBIT, 4. November 2010, Heilbronn

Schlaganfall-Hilfe (2012) ► www.schlaganfall-hilfe.de/documents/10156/151318/2012_zahlen_daten_fakten.pdf/2b0154bf-e148-463f-8876-a79261a168b1?version=1.0 (letzter Zugriff 31.07.2013)

Zeyfang A, Bahrmann A, Wernecke J (2012a) Diabetes mellitus im Alter, Praxisleitlinie der Deutschen Diabetes Gesellschaft (DDG). Diabetologie 7: S163–S169

Zeyfang A, Berndt S, Aurnhammer G, et al. (2012b) A short easy test can detect ability for autonomous insulin injection by the elderly with diabetes mellitus. JAMDA 81.e15–18

Zeyfang A, Hagg-Grün U, Nikolaus T (2013) Basiswissen Medizin des Alterns und des alten Menschen, 2. Aufl. Springer, Heidelberg

Zu 2.5.5

Hirsch AT, Haskal Z, Hertzer N, et al. (2006) ACC/AHA Guidelines for the Management of Patients With Peripheral Arterial Disease (Lower Extremity, Renal, Mesenteric, and Abdominal Aortic). Circulation 113: 463–654

Lawall H, Diehm C, et al. (2009: Leitlinien zur Diagnostik und Therapie der peripheren arteriellen Verschlusskrankheit (pAVK). Deutsche Gesellschaft für Angiologie – Gesellschaft für Gefäßmedizin Arbeitsgemeinschaft der Wissenschaftlichen Medizinischen Fachgesellschaften (AWMF)

Ludwig M, Rieger J, Ruppert V (2010) Gefäßmedizin in Klinik und Praxis. Thieme, Stuttgart, S 91

Van der Feen C, et al. (2002) Angiographic distribution of lower atherosclerosis in patients with and without diabetes. Diabet Med 19: 366–370

Zu 2.5.6

Blum M, Eichhorn M, Vilser W (2005) Hämodynamik und diabetische Retinopathie. Klin Monatsbl Augenheilkd 222: 463–470

Blum M, Kloos C, Müller N, et al. (2007) Prävalenz der diabetischen Retinopathie. Studie bei Versicherten der Deutschen Betriebskrankenkasse 2002 bis 2004. Ophthalmologe 104: 499–504

Grehn F (2012) Augenheilkunde, 31. Aufl. Springer, Heidelberg

Initiativgruppe »Früherkennung diabetischer Augenerkrankungen« (IFDA) (2010) Empfehlungen der Initiativgruppe, Report Nr.4. Dr. R. Kaden Verlag, Heidelberg. ► www.die-ifda.de

Lang GE, Lang SJ (2011) Klinik und Therapie des diabetischen Makulaödems. Klin Monatsbl Augenheilkd 228: R1–R13

Nationale Versorgungsleitlinie Typ-2-Diabetes (2007) Prävention und Therapie von Netzhautkomplikationen. Dtsch Ärztebl 104: A211–A214. ► www.diabetes.versorgungsleitlinien.de

The Diabetic Retinopathy Study Research Group (1987) Indications for photocoagulation treatment of diabetic retinopathy: Diabetic Retinopathy, Study Report no. 14. Int Ophthalmol Clin 27: 239–253

Stellungnahme der Deutschen Ophthalmologischen Gesellschaft, der Retinologischen Gesellschaft und des Berufsverbandes der Augenärzte Deutschlands zur Therapie der diabetischen Makulopathie (2011) Klin Monatsbl Augenheilkd 228: 446–459

Zu 2.5.7

Bundesärztekammer (BÄK) Arbeitsgemeinschaft der Deutschen Ärztekammern, Kassenärztliche Bundesvereinigung (KBV), Arbeitsgemeinschaft der Wissenschaftlichen Medizinischen Fachgesellschaften (AWMF) (Hrsg) (2011) Nationale Versorgungsleitlinie. Nierenerkrankungen bei Diabetes im Erwachsenenalter. ▶ www.deutsche-diabetes-gesellschaft.de/fileadmin/Redakteur/Leitlinien/Evidenzbasierte_Leitlinien/NVL-DM2-Nephro-lang-ddg-1.3-111121.pdf (Zugriff 07.12.2012)

Frei U, Schober-Halstenberg HJ (2008) Nierenersatztherapie in Deutschland. Bericht über Dialysebehandlung und Nierentransplantation in Deutschland 2006/2007. QuaSi-Niere, Berlin

Hader C, Beischer W, Braun A, Dreyer M, Friedl A, Füsgen I, Gastes U, Grüneklee D, Hauner H, Köbberling J, Kolb G, von Laue N, Müller UA, Zeyfang A (2004) Diagnostik, Therapie und Verlaufskontrolle des Diabetes mellitus im Alter. In: Scherbaum WA, Kiess W (Hrsg) Evidenzbasierte Diabetes-Leitlinie der Deutschen Diabetes-Gesellschaft (DDG) und der Deutschen Gesellschaft für Geriatrie (DGG). Diab Stoffw 13: 31–56

Hasslacher C, Wolf G, Kempe P, Ritz E (2012) Diabetische Nephropathie. In: Kellerer M, Matthaei S im Auftrag der DDG (2012) Praxisempfehlungen der Deutschen Diabetes-Gesellschaft. Diabetologie 7: S99–102

Kidney Disease Outcomes Quality Initiative (2007) KDOQI Clinical practice guidelines and clinical practice recommendations for diabetes and chronic kidney disease. ▶ www.kidney.org/professionals/KDOQI/guideline_diabetes/guide1.htm (Zugriff 07.12.2012)

Schernthaner G, et al. (2010) Strict glycaemic control in diabetic patients with CKD or ESRD: beneficial or deadly? Nephrol Dial Transplant 25: 2044–2047

Zu 2.5.8

Ludin HP, Tackmann W (1984) Polyneuropathien. Thieme, Stuttgart, New York

Luft D (2006) Diabetische Neuropathien In: Schatz H (Hrsg) Diabetologie kompakt – Grundlagen und Praxis, 4. Aufl. Thieme, Stuttgart, S 256–266

Pfleiffer EF, Gross R (1985) Diabetes mellitus. Deutscher Ärzteverlag, Köln

Rupp M (2005) Mein bewegtes Leben mit der bitter-süßen Krankheit. Selbstverlag, Niederhelfenschwill

Scheid W (1980) Lehrbuch der Neurologie. Thieme, Stuttgart, New York

Zu 2.5.9

Lobmann R, Balletshofer B (2011) Diabetisches Fußsyndrom. In: Häring HH, Gallwitz B, et al. (Hrsg) Diabetologie in Klinik und Praxis, 6. Aufl. Thieme, Stuttgart, S 495–523

Morbach S, Müller E, Reike H, Risse A, Spraul M (2004) Diabetisches Fuß-Syndrom; Praxisleitlinie der Deutschen Diabetes Gesellschaft. Diabetologie und Stoffwechsel (Suppl 2) 73–76

Morbach S, Müller E, Reike H, Risse A, Rümenapf G, Spraul M (2012) Diabetisches Fußsyndrom, Praxisempfehlungen der DDG. Diabetologie und Stoffwechsel 7: S143–151. ▶ www.deutsche-diabetes-gesellschaft.de/leitlinien/praxisempfehlungen.html

Nationale VersorgungsLeitlinie »Typ-2-Diabetes – Präventions- und Behandlungsstrategien für Fußkomplikationen« (2010) Langfassung, Version 2.8. ▶ www.deutsche-diabetes-gesellschaft.de/leitlinien/evidenzbasierte-leitlinien.html (letzter Zugriff 30.07.2013)

Risse A (1995) Phänomenologie und Diabetologie. In: Großheim M (Hrsg) Leib und Gefühl. Akademie, Berlin, S 241–270

Risse A (1998) Phänomenologische und psychopathologische Aspekte in der Diabetologie. DeGruyter, Berlin

Risse A (1999) Besonderheiten von Patienten mit diabetischem Fußsyndrom und ihren Therapeuten. Internist 40: 1051–1055

Risse A (2006) Anthropologische Bedeutung der Polyneuropathien für Patienten und Versorgung – Qualitätiver, neophänomenologischer Beitrag. Diabetologe 2: 125–131

Schmitz H (1965) System der Philosophie, Bd. II, Tl. 1: Der Leib. Bouvier, Bonn

Schmitz H (1994) Neue Grundlagen der Erkenntnistheorie. Bouvier, Bonn

Schüßler R (1997) Kooperation unter Egoisten: Vier Dilemmata. Scientia Nova, Oldenbourg

Zu 2.5.10

Arkkila PE, Gautier JF (2003) Musculoskeletal disorders in diabetes mellitus: an update. Best Pract Res Clin Rheumatol 17: 945–970

Arkkila PE, Kantola IM, Viikari JS (1994) Limited joint mobility in type 1 diabetic patients: correlation to other diabetic complications. J Intern Med 236: 215–223

Baumgarten KM, Gerlach D, Boyer MI (2007) Corticosteroid injection in diabetic patients with trigger finger. A prospective, randomized, controlled double-blinded study. J Bone Joint Surg Am 89: 2604–2611

Cagliero E, Maiello M, Boeri D, et al. (1988) Increased expression of basement membrane components in human endothelial cells cultured in high glucose. J Clin Invest 82: 735–738

Cagliero E, Apruzzese W, Perlmutter GS, et al. (2002) Musculoskeletal disorders of the hand and shoulder in patients with diabetes mellitus. Am J Med 112: 487–490

Geoghegan JM, Clark DI, Bainbridge LC, et al. (2004) Risk factors in carpal tunnel syndrome. J Hand Surg [Br] 29: 315–320

Jelinek JE (1993) The skin in diabetes. Diabet Med 10: 201–213

Jennings AM, Milner PC, Ward JD (1989) Hand abnormalities are associated with the complications of diabetes in type 2 diabetes. Diabet Med 6: 43–47

Kamolz LP, Beck H, Haslik W, et al. (2004) Carpal tunnel syndrome: a question of hand and wrist configurations? J Hand Surg [Br] 29: 321–324

Kapoor A, Sibbitt WL Jr. (1989) Contractures in diabetes mellitus: the syndrome of limited joint mobility. Semin Arthritis Rheum 18: 168–180

Keith MW, Masear V, Chung KC, et al. (2010) American Academy of Orthopaedic Surgeons clinical practice guideline on the treatment of carpal tunnel syndrome. J Bone Joint Surg Am 92: 218–219

Lawson PM, Maneschi F, Kohner EM (1983) The relationship of hand abnormalities to diabetes and diabetic retinopathy. Diabetes Care 6: 140–143

Lu YC, Wang PW, Liu RT, et al. (1993) Limited joint mobility of the hand: prevalence and relation to chronic complications in non–insulin-dependent diabetes mellitus patients. J Formos Med Assoc 92: 139–143

Meyer VE (1991) Dupuytren contracture. Schweiz Rundsch Med Prax 80: 322–324

Monnier VM, Sell DR, Dai Z, et al. (2008) The role of the amadori product in the complications of diabetes. Ann N Y Acad Sci 1126: 81–88

Norotte G, Apoil A, Travers V (1988) A ten years follow-up of the results of surgery for Dupuytren's disease. A study of fifty-eight cases. Ann Chir Main 7: 277–281

O'Connor D, Marshall S, Massy-Westropp N (2003) Non-surgical treatment (other than steroid injection) for carpal tunnel syndrome. Cochrane Database Syst Rev 2003(1): CD003219

Rempel D, Evanoff B, Amadio PC, et al. (1998) Consensus criteria for the classification of carpal tunnel syndrome in epidemiologic studies. Am J Public Health 88: 1447–1451

Rosenbloom AL (1989) Limitation of finger joint mobility in diabetes mellitus. J Diabet Complications 3: 77–87

Salmela PI, Oikarinen A, Pirttiaho H, et al. (1989) Increased non-enzymatic glycosylation and reduced solubility of skin collagen in insulin-dependent diabetic patients. Diabetes Res 11: 115–120

Stahl S, Kanter Y, Karnielli E (1997). Outcome of trigger finger treatment in diabetes. J Diabet Complications 11: 287–290

Thomsen NO, Cederlund R, Rosen I, et al. (2009) Clinical outcomes of surgical release among diabetic patients with carpal tunnel syndrome: prospective follow-up with matched controls. J Hand Surg [Am] 34: 1177–1187

Traisman HS, Traisman ES, Marr TJ, et al. (1978) Joint contractures in patients with juvenile diabetes and their siblings. Diabetes Care 1: 360–361

Vishwanath V, Frank KE, Elmets CA, et al. (1986) Glycation of skin collagen in type I diabetes mellitus. Correlation with long-term complications. Diabetes 35: 916–921

Wong JM (2002) Management of stiff hand: an occupational therapy perspective. Hand surgery 7: 261–269

Yosipovitch G, Yosipovitch Z, Karp M, et al. (1990) Trigger finger in young patients with insulin dependent diabetes. J Rheumatol 17: 951–952

Zu 2.5.11

Ahmed K, Muhammad Z, Qayum I (2009) Prevalence of cutaneous manifestations of diabetes mellitus. J Ayub Med Coll Abbottabad 21: 76–79

Aslan E, Körber A, Grabbe S, Dissemond J (2007) Erfolgreiche Therapie einer exulcerierten Necrobiosis lipoidica non diabeticorum mit Ciclosporin. Hautarzt 58: 684–688

Barde C, Laffitte E, Campanelli A, Saurat JH, Thielen AM. Intralesional infliximab in noninfectious cutaneous granulomas: three cases of necrobiosis lipoidica. Dermatology 222: 212–216

Dissemond J (2012) Necrobiosis lipoidica dibeticorum. N Engl J Med 366: 2502

Dissemond J, Gerber V, Kramer A, Riepe G, Strohal R, Vasl-Biergans A, Eberlein T (2009) Praxisorientierte Empfehlung zur Behandlung kritisch-kolonisierter und lokal infizierter Wunden mit Polihexanid. Wundmanagement 3: 62–68.

Eckhard M, Lengler A, Liersch J, Bretzel RG, Mayser P (2007) Fungal foot infections in patients with diabetes mellitus- results of two independent investigations. Mycoses 50 (Suppl. 2): 14–19

Ferringer T, Miller OF (2002) Cutaneous manifestations of diabetes mellitus. Dermatol Clinic 20: 483–492

Graue N, Grabbe S, Dissemond J (2006) Herpes zoster generalisatus bei Diabetes mellitus. Dtsch Med Wochenschr 13: 384–386

Gupta AK, Humke S (2000) The prevalence and management of onychomycosis in diabetic patients. Eur J Dermatol 10: 379–384

Heinzerling L, Raile K, Rochlitz, T. Zuberbier T, Worm M (2008) Insulin allergy: clinical manifestations and management strategies. Allergy 63: 148–155

Kreuter A, Knierim C, Stücker M, Pawlak F, Rotterdam S, Altmeyer P, Gambichler T (2005) Fumaric acid esters in necrobiosis lipoidica: results of a prospective noncontrolled study. Br J Dermatol 153: 802–807

Meurer M, Stumvoll M, Szeimies RM (2004) Hautveränderungen bei Diabetes mellitus. Hautarzt 55: 428–435

Muller SA, Winkelmann RK (1966) Necrobiosis lipoidica diabeticorum: a clinical and pathological investigation of 171 cases. Arch Dermatol 93: 272–281

Namazi MR, Jorizzo JL, Fallahzadeh MK (2010) Rubeosis faciei diabeticorum: a common, but often unnoticed, clinical manifestation of diabetes mellitus. Scientific World Journal 10: 70–71

Seebacher C (2003) Action mechanism of modern antifungal agents and resulting problems in the management of onychomycosis. Mycoses 46: 506–510

Torley D, Bellus GA, Munro CS (2002) Genes, growth factors, and acanthosis nigricans. Br J Dermatol 147: 1096–1101

Wozniak G, Mauckner P, Steinsträsser L, Dissemond J (2011) Standardisierte Wundtherapie. Gefäßchirurg 16: 281–292

Zu 2.5.12

Chávarry NG, Vettore MV, Sansone C, Sheiham A (2009) The relationship between diabetes mellitus and destructive periodontal disease: a meta-analysis. Oral Health Prev Dent7: 107–127

Demmer RT, Desvarieux M, Holtfreter B, Jacobs DR Jr., Wallaschofski H, Nauck M, Völzke H, Kocher T (2010) Periodontal status and A1C change: longitudinal results from the study of health in Pomerania (SHIP). Diabetes Care 33: 1037–1043. doi: 10.2337/dc09-1778. Epub 2010 Feb 25

Demmer RT, Holtfreter B, Desvarieux M, Jacobs DR Jr, Kerner W, Nauck M, Völzke H, Kocher T (2012) The influence of type 1 and type 2 diabetes on periodontal disease progression: prospective results from the Study of Health in Pomerania (SHIP). Diabetes Care 35: 2036–2042

Deschner J, Haak T, Jepsen S, Kocher T, Mehnert H, Meyle J, Schumm-Draeger PM, Tschöpe D (2011) Diabetes mellitus and periodontitis. Bidirectional relationship and clinical implications. A consensus document. Internist (Berl) 52: 466–477

Dörr M, Kocher T (2010) Herz-Kreislauferkrankungen in: Parodontits 2010 – Das Risikokompendium. Quintessenz, Berlin, S 110–112

Hitz-Lindenmüller I, Lambrecht JT (2012) Diabetes und Mundschleimhautveränderungen, Prophylaxedialog, Sonderausgabe Parodontologie 2012:13–14

Taylor GW, Burt BA, Becker MP, Genco RJ, Shlossman M, Knowler WC, Pettitt DJ (1996) Severe periodontitis and risk for poor glycemic control in patients with non-insulin-dependent diabetes mellitus. J Periodontol 67 (10 Suppl) 1085–1093

Therapie bei älteren Diabetes-Patienten

A. Bahrmann, J. Wernecke, A. Zeyfang, R. Schiel, J. Roth, C. Müller, U. Thiem

3.1   Individuelle Therapieziele

A. Bahrmann

Fallbeispiel

Die 78-jährige Frau Martha Krüger hat seit 8 Jahren einen Diabetes mellitus Typ 2. Sie nimmt 2-mal täglich Sitagliptin ein. Neben ihrem Diabetes leidet sie unter Bluthochdruck, Vorhofflimmern, Osteoporose, Arthrosen der Knie- und Hüftgelenke und Sturzneigung. Daher verwendet sie außer Haus einen Rollator. An diabetesbezogenen Folgeerkrankungen sind eine diabetische Poly-, Nephro- und Neuropathie mit Kribbelparästhesien der Beine bekannt. Ihr HbA$_{1c}$-Wert liegt bei 7,3 % (56,2 mmol/mol). Die Blutglukosewerte liegen nüchtern um 120 mg/dl, postprandial zwischen 140 und 200 mg/dl.

❓ Leitfragen

1. Was sind realistische Therapieziele bei Frau Krüger?
2. Muss die Diabetes-Therapie intensiviert werden? Wenn ja, welche Optionen gäbe es?

Die Praxisleitlinie der Deutschen Diabetes Gesellschaft von 2012 berücksichtigt bei der Therapieplanung des Diabetes den funktionellen Status älterer Menschen (Zeyfang et al. 2012). Während sich die Diabetes-Therapie funktionell und geistig fitter älterer Menschen (sog. Go Gos) mit Diabetes an nichtgeriatrischen Leitlinien mit einem strengeren HbA$_{1c}$-Ziel zwischen 6,5 und 7,5 % [47,4–58,2 mmol/mol] orientiert, rücken bei gebrechlichen älteren Menschen zunehmend rehabilitative oder symptomorientierte Therapieprinzipien in den Vordergrund: etwa die Vermeidung einer eingeschränkten Leistungsfähigkeit oder von Diabetes- oder Therapie-bedingten Komplikationen. Nach den aktuellen Leitlinien (Zeyfang et al. 2012) hat bei älteren Menschen mit Diabetes die Vermeidung von therapiebedingten Hypoglykämien höchste Priorität. Zudem müssen bei älteren multimorbiden Menschen mit Diabetes (Slow Gos, No Gos) die Steigerung, der Erhalt oder zumindest eine Verlangsamung des Abbaus der Selbstständigkeit und damit auch der Lebensqualität berücksichtigt werden (Wernecke et al. 2012). Die Patienten sollen nicht an den Symptomen eines schlecht eingestellten Diabetes leiden, wie z. B.

Durst, Polyurie mit Schlafdefiziten, eingeschränkte körperliche und geistige Leistungsfähigkeit oder ein diabetisches Fußsyndrom.

> ❯ Bei gebrechlichen älteren Menschen mit Diabetes ist ein HbA$_{1c}$-Zielbereich zwischen 7 und 8 % (51,8–63,6 mmol/mol) sinnvoll (Zeyfang et al. 2012).

Grund dafür ist, dass bei einem HbA$_{1c}$-Wert über 8 % (63,6 mmol/mol) Hyperglykämie-bedingte Symptome wie Kraftlosigkeit, Müdigkeit, Konzentrationsschwäche oder die Verschlechterung einer bestehenden Inkontinenz die Lebensqualität älterer Menschen erheblich beeinträchtigen können (◻ Abb. 3.1). Bei strengerer Stoffwechseleinstellung besteht eine Hypoglykämiegefahr.

Neueren Studienergebnissen (Currie et al. 2010) zufolge scheint in einer retrospektiven Analyse von über 40.000 medikamentös behandelten Patienten mit Diabetes retrospektiv ein HbA$_{1c}$-Wert um 7,5 % (58,2 mmol/mol) mit der niedrigsten Mortalität verbunden zu sein. In der Zusammenschau der Studien wie ACCORD und VDAT wird abgeleitet (Gerstein et al. 2007), dass die Zielvereinbarung des HbA$_{1c}$ stark von der Diabetes-Dauer, der vorangegangenen Einstellungsgüte, der Art der Blutglukose-senkenden Therapie – insbesondere auch der Hypoglykämiegefahr – und den vorhandenen kardiovaskulären Folgeschäden abhängt. Bei neu entdecktem Diabetes im Alter kann bei gesundem und fittem Allgemeinzustand durchaus noch ein HbA$_{1c}$-Ziel in Richtung 7–7,5 % (52,8–58,2 mmol/mol) sinnvoll sein, während solche Werte bei langjährig bekanntem, chronisch schlecht eingestelltem Diabetes mit erheblichen makrovaskulären Folgen eher gefährlich sind. Wenn diabetische Folgeerkrankungen akut den funktionellen Status bedrohen (z. B. diabetisches Fußsyndrom und drohende Amputation), können passager strengere Therapieziele und Therapieschemata notwendig sein. Eine pflegerische Unterstützung bei der Therapiedurchführung ist im hohen Lebensalter oft notwendig.

Die Therapieziele in Abhängigkeit vom funktionellen Status älterer Menschen mit Diabetes sind in ▶ Abschn. 3.1.1 dargestellt. Es kann nicht eindrücklich genug darauf hingewiesen werden, dass insbesondere jeder ältere Mensch sein eigenes individuelles Therapieziel hat. Aufgrund verschiedener

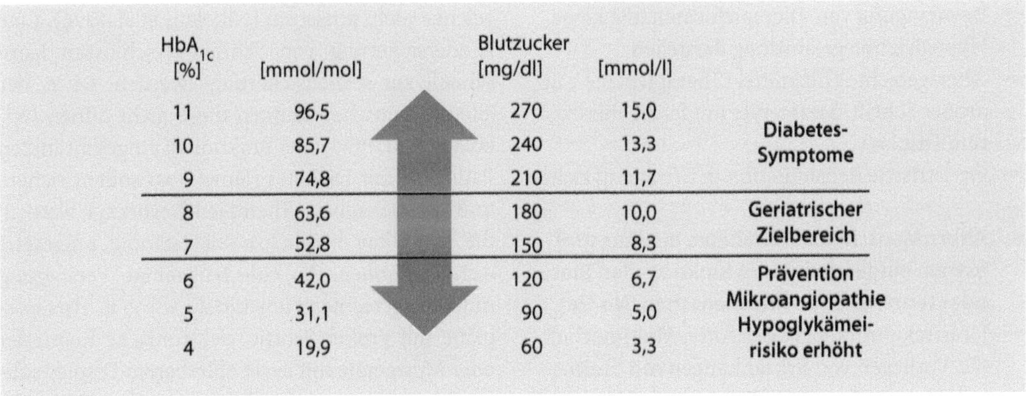

HbA$_{1c}$ [%]	[mmol/mol]		Blutzucker [mg/dl]	[mmol/l]	
11	96,5		270	15,0	Diabetes-Symptome
10	85,7		240	13,3	
9	74,8		210	11,7	
8	63,6		180	10,0	Geriatrischer Zielbereich
7	52,8		150	8,3	
6	42,0		120	6,7	Prävention Mikroangiopathie Hypoglykämei-risiko erhöht
5	31,1		90	5,0	
4	19,9		60	3,3	

Abb. 3.1 Therapieziele bei geriatrischen Patienten mit Diabetes mellitus

Studien wird derzeit ein etwas höherer HbA$_{1c}$-Zielbereich als bisher empfohlen (Zeyfang et al. 2012).

3.1.1 Therapieziele und funktioneller Status

Die Therapieziele geriatrischer Patienten sind abhängig von deren funktionellem Status. Im folgenden Abschnitt sollen die Therapieziele für die einzelnen Gruppen wiedergegeben werden (Zeyfang et al. 2012).

- **Ältere Menschen mit Diabetes mellitus und gutem funktionellen Status (Go Go)**
  - Höheres chronologisches Alter, wenig Komorbidität, keine funktionellen Einschränkungen, gute Kompensationsmöglichkeiten
  - Diabetologisches, problemspezifisches Assessment vordergründig, kein geriatrisches Assessment nötig
  - Ziele sollten zusammen mit dem Patienten/Angehörigen definiert werden und sich nach dem Alter, dem Wohlbefinden, dem Funktionsstatus, der Lebenserwartung und den primären Therapiezielen des Patienten richten (Lebensqualität)
  - Leitliniengerechte Therapie der einzelnen Erkrankungen unter Berücksichtigung primär- und sekundärpräventiver Ansätze, d. h. HbA$_{1c}$-Ziel 6,5 bis eher 7,5 % (47,4–58,2 mmol/mol), normotensive Blutdruckeinstellung, Prävention von mikro- und makrovaskulären

Folge- und Begleiterkrankungen, kritische und individualisierte Orientierung an nichtgeriatrischen Leitlinien
  - Vorgehensweisen mit strukturierter Schulung, modifizierten Ernährungsempfehlungen, grundsätzlich auch komplexere antihyperglykämische Therapieformen möglich

- **Ältere Menschen mit Diabetes mellitus und eingeschränktem funktionellen Status (Slow Go)**
  - Höheres chronologisches Alter, Multimorbidität, funktionelle Einschränkungen, Vorliegen von geriatrischen Symptomen
  - Geriatrisches Assessment empfehlenswert und hilfreich, diabetologisch problemspezifisches Assessment nachrangig
  - Ziele sollten zusammen mit dem Patienten/Angehörigen definiert werden und sich nach dem Alter, dem Wohlbefinden, dem Funktionsstatus, der Lebenserwartung und den primären Therapiezielen des Patienten richten (Lebensqualität)
  - Primär Blutdruckeinstellung, sekundär Blutglukoseeinstellung (HbA$_{1c}$-Ziel 7–8 % bzw. 52,8– 63,6 mmol/mol), Prävention von makrovaskulären Folge- und Begleiterkrankungen
  - Therapie geriatrischer Syndrome
  - Vorgehensweisen mit strukturierter geriatrischer Schulung, stark modifizierten Ernährungsempfehlungen unter unbedingter Berücksichtigung der Patientenwünsche und der Lebensqualität sowie der funktionellen Defizite

- Bevorzugung von Therapieformen, die keine Hypoglykämiegefährdung darstellen
- Altersgerechte Hilfsmittel (Therapiepläne mit großer Schrift, Messgeräte mit leicht ablesbarem Display)
- Geriatrische Rehabilitation in Erwägung ziehen

- Ältere Menschen mit Diabetes mellitus und extrem eingeschränktem funktionellen Status oder terminal erkrankte Menschen (No Go)
- Höheres chronologisches Alter, Multimorbidität, Vorliegen von Erkrankungen mit limitierter Lebensprognose (z. B. terminale Herz-und/oder Niereninsuffizienz, maligne Erkrankungen, Demenz, maligne Erkrankungen), ausgeprägte funktionelle Einschränkungen, Vorliegen von geriatrischen Symptomen
- Symptomkontrolle und Lebensqualität stehen als Therapieziel im Vordergrund
- Geriatrisches oder Diabetes-Assessment nicht erforderlich
- Strikte Prävention von lebensqualitätsmindernden Symptomen und Hypoglykämien
- Vorgehensweisen mit Schulung des Pflegepersonals und evtl. von Angehörigen, möglichst hochkalorische Ernährung, einfache antihyperglykämische Therapieformen sinnvoll
- HbA_{1c}-Ziel sekundär, um 8,0–8,5 % (63,6–69,4 mmol/mol)

3.1.2 Besonderheiten der Diabetes-Therapie im hohen Lebensalter

Im hohen Lebensalter gibt es jedoch viele Faktoren, die eine optimale Umsetzung der Diabetes-Therapie negativ beeinflussen können. Dazu gehören z. B. kognitive Störungen, Depression, Kau- und Schluckstörungen. Funktionelle Einschränkungen wie Arthrosen der Fingergelenke können bei notwendigen Insulininjektionen und Selbstkontrollen hinderlich sein und zu Spritz- bzw. Messfehlern führen. Auch vermeintlich einfache Handhabungen, wie z. B. Tabletten aus Blisterpackungen herausdrücken, sollten regelmäßig kontrolliert werden, denn ca. 10 % der über 80-Jährigen kann diese aufgrund funktioneller Defizite oder Arthrosen der Finger-

gelenke nicht umsetzen (Nikolaus et al. 1996). Eine Kindersicherung von Schraubverschlüssen kann schnell zur »Altensicherung« werden; 64 % der älteren Menschen können diese nicht öffnen (Nikolaus et al. 1996). Bei funktionell eingeschränkten Patienten mit Diabetes (Slow Gos) sollten sichere und überschaubare Therapien bevorzugt werden, die im Alltag möglichst selbstständig umgesetzt werden können. An eine frühzeitige Versorgung mit altersgerechten Hilfsmitteln wie z. B. Therapiepläne mit großer Schrift, elektronische Reminder oder Messgeräte mit leicht ablesbarem Display sollte frühzeitig gedacht und diese mit dem Patienten und ihren Angehörigen trainiert werden.

Alltagsrelevante Probleme in der Diabetes-Therapie geriatrischer Patienten sind in ◻ Tab. 3.1 zusammengefasst (Bahrmann et al. 2012).

■ **Diskussion des Fallbeispiels**
Realistische Therapieziele von Frau Krüger sind z. B. Verbesserung bzw. Erhalt der Lebensqualität, strikte Vermeidung von Hypoglykämie, aber auch von hyperglykämiebedingten Symptome. Bei Frau Krüger handelt es sich um einen sogenannten Slow Go, eine ältere, multimorbide Dame, die mit Hilfsmitteln im Alltag selbstständig zurechtkommt. Ein HbA_{1c}-Ziel zwischen 7 und 8 % (52,8–63,6 mmol/mol) ist anzustreben. Allerdings muss berücksichtigt werden, dass aufgrund der Niereninsuffizienz der HbA_{1c}-Wert falsch niedrig sein kann. Da aber auch die Blutglukosewerte im Zielbereich sind, ist eine Intensivierung der Diabetes-Therapie derzeit nicht erforderlich. Sollte dies notwendig werden, ist eine Umstellung auf eine Insulintherapie empfehlenswert, da die meisten oralen Antidiabetika bei Niereninsuffizienz nicht gegeben werden dürfen.

3.2 Therapiemöglichkeiten

3.2.1 Bewegung

J. Wernecke

> Die Basis jeder Behandlung des Typ-2-Diabetes besteht in nichtpharmakologischen Maßnahmen.

◼ **Tab. 3.1** Übersicht häufiger Probleme in der Diabetes-Therapie geriatrischer Patienten. (Nikolaus et al. 1996)

Problem	Folgen
Depression	Therapiefehler Mangelnde Therapieadhärenz Schlechte Stoffwechseleinstellung
Kognitive Störungen, Konzentrationsstörungen, Demenz	Unregelmäßige Nahrungsaufnahme Unregelmäßige oder falsche Tabletteneinnahme/Insulininjektion (vergessen/doppelt/verwechselt) Schulung der Patienten eingeschränkt/nicht möglich
Untergewicht	Erhöhte Mortalität Veränderter Bedarf an Medikamentendosierungen
Mangelnder Durst	Exsikkose Kollapsneigung Verwirrtheit
Veränderungen des Seh-/Gehör-/Geruchs-/Geschmacksvermögens	Spritzfehler bei Insulininjektion oder Inkretinen Fehlerhafte Tabletteneinnahme Stürze bei eingeschränktem Sehen Vermehrte Unfälle Untergewicht durch Appetitlosigkeit
Schlechter Zahnstatus	Untergewicht Zahnfleischentzündungen Kaustörungen Metabolische Verschlechterung
Mundtrockenheit	Tabletten können nicht/schlecht geschluckt werden
Inkontinenz	Verstärkt bei schlechter Stoffwechseleinstellung Erhöhte Sturzgefahr bei nächtlichem Wasserlassen Infektneigung Dekubitusgefahr Soziale Isolierung
Polypharmazie	Erhöhtes Risiko für Nebenwirkungen wie z. B. Stürze, Konzentrationsstörungen Unklare Pharmakainteraktionen Verwechslungsgefahr
Schlechtere Feinmotorik	Therapiefehler
Schmerzen	Bewegungstherapie erschwert, depressive Verstimmungen → adäquate Schmerzmedikamente erhöhen die Lebensqualität!
Nierenfunktionsstörungen	Polyurie Hypoglykämiegefahr Gefahr von Medikamentenakkumulation
Multimorbidität	Z. B. degenerative Gelenkerkrankungen oder die diabetische Polyneuropathie erschweren die Bewegungstherapie und erhöhen die Sturzneigung Gefahr der Polypharmazie mit Arzneimittelinteraktionen

Fallbeispiel

Frau Sommer, 85 Jahre, seit 12 Jahren Diabetes mellitus Typ 2, zuletzt mit 2-mal täglich Mischinsulin therapiert, lebt im Heim. Gewicht: 56 kg bei 163 cm Körperlänge. Nach einem Sturz mit Schenkelhalsbruch und neuem Gelenk geht sie noch sehr unsicher und ängstlich am Gehwagen, ist schnell erschöpft, kann schlecht schlafen, grübelt oft über ihr Leben, klagt über Appetitlosigkeit und Schmerzen.

? Leitfragen

1. Ist es ratsam, die Patientin im Bett zu lassen, um Schmerzen und Hypoglykämien zu vermeiden?
2. Lohnt Bewegung sich überhaupt, wenn sie nur jeweils 15 Minuten laufen kann?

Bei unzureichender Stoffwechseleinstellung (generell bei einem HbA_{1c}-Wert über 8 % (64 mmol/mol) sollte auch bei älteren Menschen eine begleitende nichtmedikamentöse Therapie ihres Diabetes erfolgen (▶ Kap. 2.1). Die Basis jeder Diabetes-Therapie ist auch im höheren Lebensalter moderate körperliche Bewegung (soweit dies im Rahmen funktioneller Defizite möglich ist) und eine leichte Modifizierung der Ernährung. Anders als der Verzicht auf Nahrungsmittel bei jeder Form der Diät kann die Steigerung einer gesunden Bewegung sogar mit einer Steigerung der Lebensqualität und Gesundheit verbunden sein. Daher ist Bewegung in jedweder Art auch im Alter ein wichtiger Therapiepunkt. Zielsetzung der Bewegung ist dabei nicht mehr in allererster Linie, die Gewichtsabnahme zu unterstützen. Vielmehr gilt es, Muskelmasse zu erhalten und vielleicht sogar zu steigern. Damit lässt sich häufig noch Immobilität vermeiden und Selbstständigkeit und Unabhängigkeit im Sinne von Lebensqualität im Alter bewahren.

> Allgemein ist körperliche Aktivität in jedem Lebensalter mit einer geringeren Sterblichkeit assoziiert. Schon 15 min täglich sind messbar effektiv. Bei Diabetes steigert Bewegung die Aufnahme von Glukose und die Effektivität der Insulinwirkung in den Körperzellen.

Neueste Daten zeigen die Muskulatur als größtes endokrinologisches (hormonaktives) Körperorgan. Unter anderem über die bewegungsabhängige Produktion von Botenstoffen wie Interleukin 6 wird die GLP-1-Produktion und damit die Insulinausschüttung in den Betazellen der Bauchspeicheldrüse gesteigert (Pedersen u. Febbraio 2012).

Das Diabetes-Präventionsprogramm (Diabetes Prevention Program) sollte untersuchen, inwieweit Lebensstiländerungen Menschen mit Diabetes-Risiko vor einer realen Neuerkrankung mit Diabetes bewahren können. Es zeigte sich nach 4 Jahren in der Gruppe mit zusätzlich 3 × 45 min anstrengender Bewegung pro Woche sowie 7 % Gewichtsabnahme eine Halbierung der Diabetes-Neuerkrankungsrate (DPP 2002). Bei schon bestehendem Diabetes kann eine ähnliche Lebensstilveränderung den HbA_{1c} um ca. 0,66 % senken (Boule et al. 2001). Damit liegt allein der Stoffwechseleffekt von Bewegung in einer ähnlichen Größenordnung wie der einer medikamentösen Therapie.

Der größte Zugewinn an HbA_{1c}-Senkung lässt sich dabei durch ein kombiniertes Training aus Ausdauer- und Krafttraining erzielen (Sigal et al. 2007). Körperliches Training im Alter ist nachweislich mit Verminderung der Sturzgefahr und des Frakturrisikos verbunden. Daher ist dieses auch bei hochbetagten Menschen mit Diabetes mellitus, insbesondere solchen mit dem Syndrom der Gebrechlichkeit (Frailty), geeignet und wünschenswert. Natürlich muss berücksichtigt werden, dass Menschen im hohen Lebensalter oftmals deutlich gehandicapt sind, sich viel zu bewegen. Menschen mit Diabetes haben ein doppelt so hohes Risiko für Immobilität sowie Einschränkungen in ihren Alltagsaktivitäten wie Menschen ohne Diabetes.

> Es geht aber nicht darum, besondere sportliche Leistungsfähigkeit zu beweisen, sondern um einfache, etwas anstrengende Bewegung in jeder Form (Wen et al. 2011)!

Selbst kleinste Mehrbewegungen, wie ein kurzer, aber regelmäßiger Gang am Gehwagen zeigen schon Wirkung!

Bewegung hat aber nicht nur auf das Gewicht und den Blutzucker günstige Effekte, sondern wirkt ebenso positiv auf die Stimmung, den Fettstoffwechsel, den Blutdruck, den Knochenstoffwechsel und die Gefäßfunktion (Reddigan et al. 2012) sowie über die Minderung von entzündlichen Stoffwechseleffekten wahrscheinlich auch auf die Krebsentstehung. Eine bessere »Wunderpille« als Bewegung gibt es derzeit nicht. Daher sollte jede noch so kleine Gelegenheit genutzt werden, um die Bewegung zu steigern.

Frauen zwischen 70 und 75 Jahren zeigten eine halb so große Gesamtsterblichkeit bei aktivem Lebensstil im Vergleich zu gleichaltrigen Frauen mit bewegungsarmem Lebensstil. Bei Männern war dieser Unterschied sogar noch etwas größer. Das

Sterberisiko bei übergewichtigen Studienteilnehmern lag um 13 % niedriger als das von Normgewichtigen.

Und selbst auf die Rate der Demenzerkrankung hat Bewegung Einfluss: Je größer das wöchentliche Bewegungspensum in einer Gruppe von 78-Jährigen, umso größer war das Volumen der grauen Hirnsubstanz. Nach 13 Jahren war bei den körperlich Aktiven das Risiko für eine Alzheimer-Demenz halbiert (Pedersen u. Febbraio 2012).

Auch bei depressiven älteren Menschen kann Bewegung die Stimmung aufhellen und für die Depression typische enzymatische Laborwerte parallel verbessern. Bewegung ist mit einem nachweisbar geringeren Risiko für viele Krebsarten verbunden.

Wichtig ist, dass ältere Menschen vorsichtig an gesunde Bewegung herangeführt werden und sich nicht gleich mit jüngeren Aktiven messen. Messen an sich ist aber nicht unbedingt schlecht: In Bewegungsprogrammen verwendete einfache Schrittzähler machen Bewegung auch rechnerisch deutlich. Sie scheinen Patienten nachhaltig dazu anzuregen, sich mehr zu bewegen. So geraten auch ältere Menschen in einen fruchtbaren kleinen »Wettbewerb« um möglichst viele Schritte am Tag. Durch Schulungsmaßnahmen, die solche technischen Hilfen zusätzlich anwenden, wie z. B. das DISCOplus-Projekt, können auch Menschen mit Diabetes im Alter in der Gruppe wieder Spaß und Freude an Bewegung erlangen und damit einen wichtigen Beitrag zur eigenen Gesundheit leisten.

3.2.2 Ernährung

J. Wernecke

Einleitung

Diabetes mellitus Typ 2 zeigt überwiegend die Charakteristika einer Erbkrankheit: Nach Schätzungen sind ca. 70 % aller Diabetes-Erkrankungen genetisch bedingt. In der Menschheitsentwicklung scheint es in der Zeit, als wir noch als Jäger und Sammler unterwegs waren und im Schnitt nur 30–40 Jahre alt wurden, einen Vorteil gegeben zu haben, wenn man die genetische Veranlagung für einen heutigen Diabetes hatte. Ein etwas höherer Spiegel an Blutzucker, im Gehirn der einzige Energiestoff, war am Ende einer längeren Hungerperiode nach tagelangen Fußmärschen von Vorteil, wenn es auf der Jagd wichtige und schnelle Entscheidungen zu treffen galt. Ebenso waren Menschen damals im Vorteil, die schnelle Fettreserven ansetzen konnten und nicht durch ein schnelles Sättigungsgefühl an weiterer Kalorienaufnahme gehindert wurden.

Diese früher positiven Eigenschaften verkehren sich unter Lebensbedingungen in modernen Industriegesellschaften ins Gegenteil: Erhöhter Blutzucker und schnelle Gewichtszunahme unter übermäßigem Nahrungsangebot und mangelnder Bewegung sind Hauptgrund für die rasant steigenden Diabetes-Zahlen insbesondere in noch jungen Industriegesellschaften (Hauner et al. 2012). Diese Entwicklung lässt sich aktuell in Asien, Indien, Südamerika, Afrika und Arabien eindrucksvoll beobachten.

> ❯ Die Basis jeder Behandlung des Typ-2-Diabetes besteht in nichtpharmakologischen Maßnahmen.

Fallbeispiel

Frau Konrad ist gestern 83 Jahre alt geworden. Seit 8 Jahren besteht ein Diabetes mellitus Typ 2. Sie ist 62 kg schwer, 164 cm groß und spritzt seit 2 Jahren Insulin, und zwar 12 E Verzögerungsinsulin zur Nacht. Ihr HbA_{1c}-Wert ist jetzt 8,9 % (73,5 mmol/mol). Auf dem Wohnzimmertisch finden sich die Reste einer Geburtstagsfeier mit einer halben Sachertorte und einer halbvollen Flasche süßen Likörs.

❓ Leitfragen

1. Sollte zur Verbesserung des HbA_{1c}-Wertes eine strengere Diät verordnet werden?
2. Wann sprechen wir von Übergewicht, wann von Mangelernährung?
3. Ist Alkohol für Menschen mit Diabetes verboten?

Hauptursachen für Übergewicht (Hauner et al. 2012) sind:

– genetische Veranlagung,
– moderner Lebensstil mit Überernährung und Bewegungsmangel,
– andere Ursachen wie internistische Erkrankungen oder Medikamente sind selten, müssen aber ausgeschlossen werden.

Traditionell war eine Nahrungsbeschränkung bis hin zur Null-Diät in den Zeiten vor Beginn der Insulinära die einzige Therapiemöglichkeit bei Diabetes mellitus. Diese Tradition der Diät ist bis heute trotz anderslautender moderner Leitlinienempfehlungen im Volksmund, in Patientenmeinungen und auch in den Köpfen vieler Diabetes-Therapeuten verblieben.

Mit ein Grund dafür ist, dass bei Menschen mit Diabetes mellitus Typ 2 Übergewicht in der Regel das markanteste Merkmal bei Diagnosestellung ist (◘ Tab. 3.2).

> Von einem behandlungsbedürftigem Übergewicht (Adipositas) spricht man in der Regel ab einem Body-Mass-Index von über 25 kg/m².

Natürlich ist eine kalorienreduzierte Ernährung bei Übergewicht und Diabetes auch heute noch eine Basistherapie. Diese zielt aber primär auf das Übergewicht und nur indirekt auf die Diabetes-Erkrankung. Für nichtgeriatrische Menschen gelten also dieselben Empfehlungen einer möglichst kalorienreduzierten Kost wie für übergewichtige Menschen ohne Diabetes mellitus.

Body-Mass-Index

$$\text{Body-Mass-Index (BMI)} = \frac{\text{Gewicht in Kilogramm}}{(\text{Körpergröße in Metern})^2}$$

Der Anteil verschiedener Gewebearten am Körpergewicht kann sehr unterschiedlich sein: Das typische Erscheinungsbild eines Menschen mit Typ-2-Diabetes und Übergewicht ist von einem ungesund hohen Anteil insbesondere an Bauchfettgewebe geprägt. Ein normal- bis untergewichtiger Mensch muss aber nicht unbedingt gesünder sein: Besonders im hohen Alter ist niedriges Körpergewicht nicht selten auch in einem Mangel an gesundem Muskelgewebe begründet. In Studien sogar mit mittelalten Patienten ist Normalgewicht bei Typ-2-Diabetes im Gegensatz zu leichtem Übergewicht mit einer erhöhten Sterblichkeit verbunden.

Im Alter sinkt das Risiko durch Übergewicht: Die geringste Sterblichkeit finden wir bei über 70-Jährigen bei einem Body-Mass-Index zwischen 20 und 29 kg/m².

> Im Alter sollte daher ein Body-Mass-Index zwischen 20 und 29 kg/m² angestrebt werden.

Mangelernährung

Im höheren Alter dreht sich die Gewichtskurve langsam um: Nach einer relativ konstanten Phase nimmt das Körpergewicht in der letzten Lebensphase gemeinhin ab. Untergewicht und Mangelernährung sind mit einer deutlichen Steigerung der Sterblichkeit verbunden. Daher gilt es, dieser Entwicklung entgegenzutreten. Die Sterblichkeit bei über 70-Jährigen steigt bei einem BMI unter 20 kg/m² deutlich an. Diese Entwicklung ist auch bei älteren Menschen mit Diabetes mellitus Typ 2 zu verzeichnen. Außerdem nimmt die Produktionsleistung der Bauspeicheldrüse ab, es kann ein relativer Insulinmangel entstehen.

Entsprechend findet sich unter geriatrischen Menschen mit Diabetes in der ambulanten und insbesondere in der stationären Pflege eine wesentlich geringere Zahl an Übergewichtigen und eine deutlich höhere Zahl an untergewichtigen und mangelernährten Menschen. Untergewicht und Mangelernährung werden zum Haupternährungsproblem im Alter. Mangelernährung kann mit Hilfe standardisierter Messungen wie z. B. Body-Mass-Index, Messung des Hüft-Taillien-Umfangs oder mit Hilfe von Fragebögen wie dem Mini Nutritional Assessment standardisiert erfasst werden (▶ Kap. 2.2.2). Darüber hinaus sollten Laborwerte wie z. B. Albumin und Vitamin D bestimmt werden.

> Typisch für Mangelernährung im Alter ist die Konstellation speziell aus Eiweißmangel und Vitamin-D-Defizit.

Ursache dafür ist neben der unzureichenden Nahrungsaufnahme generell auch die fehlende Exposition von Tages- und Sonnenlicht besonders in den Wintermonaten. Dies bedingt eine erhöhte Osteoporoserate (▶ Kap. 2.4.2) und damit ein gesteigertes Risiko für Knochenbrüche nach Stürzen. Sogar spontane Knochenbrüche sind unter ausgeprägter Osteoporose nicht selten. Die daraus resultierende Immobilität kann bei Diabetes mellitus eine Stoffwechselentgleisung provozieren.

Eiweißmangel, speziell Albuminmangel, führt zu mangelnder Zellregeneration. Dies ist insbesondere für den Muskelaufbau und die Wundheilung von entscheidender Bedeutung:

Verminderter Muskelaufbau durch Eiweißmangel, aber auch durch fehlendes Muskeltraining ist Hauptgrund für das gefährliche geriatrische Syndrom der Gebrechlichkeit (Frailty, ▶ Kap. 2.4.1). Dieses durch Muskelarmut (Sarkopenie), Kachexie, in seltenen Fällen aber auch durch Übergewicht aufgrund eines drastischen »Überhangs« an Fettgewebe geprägte Krankheitsbild ist mit einer hohen Sturz- und Knochenbruchrate sowie einer deutlich vorzeitigen Sterblichkeit verbunden. Eiweißmangel führt auch zu einer deutlich verminderten Wundheilung. Dies ist ein wichtiger Behandlungsaspekt beim diabetischen Fußsyndrom (▶ Kap. 2.5.9). Größere Wunden wie das chronische Ulcus cruris, das manchmal den gesamten Unterschenkel betreffen kann, steigern den Eiweißmangel noch durch kontinuierlichen Verlust von Eiweiß über die Wunde und führen somit zu einem Circulus vitiosus.

Therapeutisch ist bei Eiweißmangel und Vitamin-D-Defiziten eine mit reichlich Vitamin D als Zusatz versehene, eiweißreiche Kost zu empfehlen.

Mangelernährung und Kachexie sind wichtige geriatrische Syndrome, die auch in der Diabetes-Therapie von besonderer Bedeutung sind: Diabetes mellitus ist mit vielen Problemen behaftet, die hier beachtet werden sollten. Die Behandlung und Vermeidung von Mangelernährung tritt bei geriatrischen Menschen mit Diabetes in den Vordergrund der therapeutischen Anstrengungen.

❯ **Wichtigste Maßnahme dabei ist die Suche und Ausschaltung von Ursachen für Mangelernährung** (▶ Kap. 2.2.2).

Häufiger Grund für Mangelernährung ist Appetitlosigkeit. Multimedikation, an der auch viele orale Antidiabetika beteiligt sind, kann dafür ein Grund sein (▶ Abschn. 3.2.2). Regelmäßige Überprüfung der Medikamentenindikation und z. B. ein frühzeitiger Wechsel auf Insulin können hier Abhilfe schaffen, denn Insulin hat eine anabole (gewebeaufbauende) Wirkung.

Andererseits können Medikamente auch gegen Appetitlosigkeit wirken: Depressionen treten bei Diabetes auch im Alter etwa doppelt so häufig auf wie bei Menschen ohne Diabetes (▶ Kap. 5.2). Oft lässt sich diese aus der Abhängigkeit von techni-

schen und personell notwendigen Hilfen erklären. Die für die Lebensqualität so wichtige Unabhängigkeit ist ständig in Gefahr. Auch die doch hohen Therapiebelastungen durch regelmäßige Stoffwechselkontrollen und -therapie fördern eine depressive Entwicklung. Diese Aspekte gilt es in der Therapie zu beachten und womöglich zu vermeiden.

Die bei Diabetes mellitus erhöhten Blutzuckerwerte fördern eine Paradontose mit chronischer bakterieller Besiedlung und Entzündung des Zahnfleisches (▶ Kap. 2.5.12). Dies wiederum hemmt eine abwechslungsreiche Nahrungsaufnahme: Viele Nahrungsmittel führen zur schmerzhaften Reizung des entzündeten Zahnfleisches und werden gemieden.

Druckstellen durch schlecht sitzende Zahnprothesen entzünden sich bei schlecht eingestelltem Diabetes deutlich schneller. Eine regelmäßige und sorgfältige Mund- und Zahnpflege ist daher von besonderer Bedeutung zur Vermeidung von Appetitlosigkeit.

In selteneren Fällen verursacht eine Störung der autonomen Nervenfasern (autonome Neuropathie) im Magen-Darm-Trakt allgemeine Verdauungsstörungen, Völlegefühl, Verstopfungen bis hin zur plötzlichen Diarrhoe und verstärkt somit noch die mangelnde Lust am Essen (▶ Kap. 2.5.8). Hier sind physikalische Maßnahmen wie Kolonmassage bis hin zur medikamentösen Darmstimulation angebracht.

Ursachen für Mangelernährung im höheren Lebensalter

- Atrophische Magenschleimhaut, Magenschleimhautentzündung (Gastritis)
- Multimedikation/Polypharmazie
- Zahn-/Prothesenprobleme
- Immobilität
- Depression
- Kognitive Defizite/ Demenz → Essen wird vergessen
- Abnahme des Seh-, Hör- und Geschmacksinnes
- Internistische Erkrankungen, z. B. Schilddrüsenüberfunktion (Hyperthyreose)
- Motorische Handicaps
- Finanzielle Notlagen

3

Eine frühzeitige Insulintherapie bei schlechter Stoffwechseleinstellung gehört mit zur Basistherapie, um Untergewicht zu behandeln. Insulin als Wachstumsfaktor ist insbesondere beim Syndrom der Gebrechlichkeit von enormer Bedeutung.

Kohlenhydrat-kontrollierte Kost ist als Basis einer konventionellen Insulintherapie für junge Patienten mit Normoglykämie als Therapieziel unumgänglich; aufgrund der jedoch sehr regel- und gleichmäßigen Ernährungsgewohnheiten in der geriatrischen Lebensphase ist sie bei älteren Patienten normalerweise verzichtbar. Die Dosierung und das Mischverhältnis von Normal- zu Basisinsulin werden einfach den Alltagsgewohnheiten der Kohlenhydrataufnahme angepasst (▶ Abschn. 3.2.4).

Eine unregelmäßige Nahrungsaufnahme, z. B. bei Menschen mit Diabetes und kognitiven Defiziten und Demenz, stellt eine Herausforderung für die Diabetes-Therapie dar. Bei unregelmäßigen Mahlzeiten sollten generell lang wirksame Diabetesmedikamente wie z. B. Sulfonylharnstoffe gemieden werden, um Hypoglykämien zu vermeiden. Ist eine Insulintherapie notwendig, obwohl unregelmäßig gegessen wird, so besteht z. B. die Möglichkeit, kurz wirksames Insulin nach dem Essen zu spritzen. Die Dosierung kann entsprechend einer vom Arzt hinterlegten Handlungsanweisung an die gegessene Portion angepasst werden (z. B. halbe Portion gegessen – halbe Insulindosis spritzen).

Exsikkose

> **Exsikkose**
>
> Unter Exsikkose versteht man die Austrocknung eines Organismus durch eine negative Flüssigkeitsbilanz.

- **Ursachen**
- Diarrhoen
- Mangelndes Durstempfinden
- Entwässernde Medikation
- Entgleister Diabetes mellitus
- Schluckstörungen nach Schlaganfall oder bei Demenz

- **Symptome**
- »Stehende Hautfalten«
- Konzentrierter Urin
- Verminderte Urinmenge
- Obstipation
- Kreislaufschwäche
- Müdigkeit, Verwirrtheit

- **Komplikationen**
- Harnwegsinfekte
- Sturzgefahr
- Thrombosen
- Pneumonie
- Nierenversagen
- Schlaganfall

- **Spezielle Interaktion bei Diabetes**

Wegen Verschlechterung der motorischen und kognitiven Leistungen durch eine Exsikkose kann die Selbsttherapiefähigkeit stark nachlassen und so eine Stoffwechselentgleisung verursacht werden.

Diabetes-Medikamente werden bei ausgeprägter Exsikkose weniger oder gar nicht mehr über die Niere ausgeschieden.

> ❯ Je nach Medikation besteht u. U. eine verlängerte und gesteigerte Wirkung mit verstärkter Hypoglykämiegefahr, und die Dosierung sollte angepasst werden. Dies gilt auch für Insulin!

- **Therapie**

Ursachenklärung und -bekämpfung:
- Zufuhr von Flüssigkeit oral, subkutan oder intravenös.
- Dabei ist zu beachten, dass der Geschmackssinn (endogen oder durch Medikamente) sich im Alter und besonders bei Demenz deutlich verändern kann. Süße Diätsäfte können daher sonst unzureichende Trinkmengen ausgleichen helfen.

Übergewicht (Adipositas)

> ❯ Ist Gewicht überhaupt ein guter Maßstab für Gesundheit?

Übergewicht kann nach verschiedenen Maßstäben gemessen werden. Der gebräuchlichste ist der Body-Mass-Index (BMI). Danach ist ein Mensch mit einem BMI über 25 kg/m² leicht, ab mehr als 30 kg/m² deutlich übergewichtig (◻ Tab. 3.2). Das

◘ Tab. 3.2 Definition Über- und Untergewicht im höheren Lebensalter

Body-Mass-Index [kg/m²]	Zustand
<17,5	Untergewicht
17,6–22	Risiko für Mangelernährung
22,1–24,9	Normalgewicht
25–29,9	Präadipositas
30–34,9	Adipositas Grad I
35–39,9	Adipositas Grad II
>40	Adipositas Grad III

Körpergewicht nimmt mit zunehmendem Alter zunächst zu.

Umgekehrt ist eine große Fettmasse bei geringer Muskelmasse nicht unbedingt mit deutlichem Übergewicht verbunden. Daher ist die Messung des Körpergewichtes alleine und ebenso der daraus abgeleitete BMI Wert nicht sehr hilfreich für die Einschätzung einer gesundheitsschädlichen Körpermassenverteilung.

Der Messwert, der bei mittelalten Menschen am meisten mit einer erhöhten Sterblichkeit korreliert, ist die Messung des Bauchumfanges auf Nabelhöhe. Normwerte sind hier bei Frauen bis 88 cm, bei Männern bis 102 cm. Allerdings sind diese Daten für Menschen im höheren Lebensalter – wie so häufig – nicht untersucht.

> ❯ Übergewicht gehört neben arterieller Hypertonie, erhöhten Nüchternblutglukosewerten und Fettstoffwechselstörung zum sogenannten metabolischen Syndrom, welches mit einem hohen arteriosklerotischen Risiko verbunden ist.

Das Gesundheitsrisiko durch ein erhöhtes Körpergewicht nimmt im Alter über 70 Jahren deutlich ab. Erst ab einem BMI über 35 kg/m² gibt es Anzeichen für eine zunehmende Beeinträchtigung der Selbsthilfefähigkeiten und damit auch der Lebensqualität. Ob eine Diät zur Gewichtsreduktion dann noch von Nutzen ist, dieses Risiko zu mindern, ob der Verlust an Lebensqualität nicht den Gewinn überwiegt und ob ein Mensch in dieser Lebensphase überhaupt noch in der Lage und willens ist, seine Essgewohnheiten zu ändern, bleibt fraglich.

Bei der Ernährungstherapie sehr übergewichtiger Menschen mit Diabetes sollten folgende Punkte beachtet werden (Hauner et al. 2012, Töller 2005, Zeyfang et al. 2012):

- Leichtes Übergewicht bis zu einem Body-Mass-Index von 30 kg/m² kann toleriert werden.
- Bei kalorienreduzierten Kostempfehlungen sollten auf jeden Fall realistische Ziele für eine Gewichtsreduktion vorgegeben werden. Diese müssen nicht einer »Normalisierung« des Körpergewichtes entsprechen. Erreichbar erscheint eine dauerhafte Gewichtsreduktion um 5–10 % zu sein. Dies kann bei Menschen mit Diabetes nicht nur die Insulinresistenz und damit den Blutglukosespiegel verbessern, sondern führt auch zu einer Dosisreduktion blutzucker- und blutdrucksenkender Medikamente.
- Wichtig ist eine ausgewogene Ernährung nach Empfehlung der Deutschen Gesellschaft für Ernährung, d. h. fettmoderat, stärkebetont und ballaststoffreich: 45–60 % Kohlenhydrate, 25–35 % Fett, 10–20 % Eiweiße.
- Auch auf ausreichende Versorgung mit Spurenelementen und Vitaminen ist zu achten (auch Übergewichtige sind häufig fehlernährt!).
- Ein Ernährungsassessment ist bei gebrechlichen älteren Menschen sinnvoll (▶ Kap. 2.2.2), z. B. mit Hilfe des Mini Nutritional Assessment.
- Kau- und Schluckstörungen, entzündliche Erkrankungen des Zahnfleisches (Parodontitis) sowie Zahnprobleme sind zu berücksichtigen.
- Sinnvoll sind außerdem eine Ernährungsberatung und Diabetes-Schulung zur umfassenden Information des Patienten und ggf. des Ehepartners (▶ Abschn. 3.4).
- Essen bedeutet im hohen Lebensalter in zunehmenden Maße Lebensqualität, daher sollten keine großen Einschränkungen der Lebensmittelauswahl erfolgen (Portionsgrößen beachten, ausgewogene Mischkost in Anlehnung an individuelle Lebensgewohnheiten).
- Merksatz: Essen Sie bunt (◘ Abb. 3.2)!
- Jede körperliche Bewegung ist besser als keine und stoffwechselrelevant (▶ Abschn. 3.2.1).
- Als Zwischenmahlzeiten eignen sich z. B. frisches Obst oder Rohkost. Viele kleine Mahlzeiten sind gegenüber drei Hauptmahlzeiten am Tag bzgl. der Gewichtsreduktion jedoch nicht überlegen.

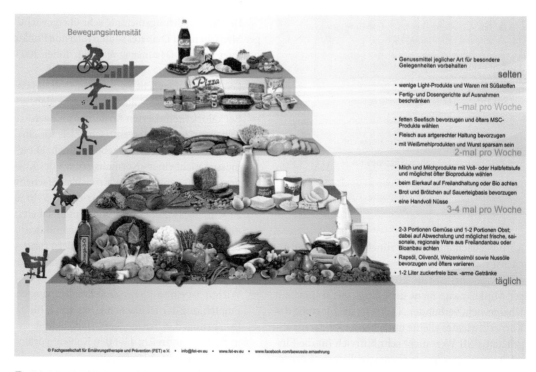

Bewegungsintensität

- Genussmittel jeglicher Art für besondere Gelegenheiten vorbehalten

selten

- wenige Light-Produkte und Waren mit Süßstoffen
- Fertig- und Dosengerichte auf Ausnahmen beschränken

1-mal pro Woche

- fetten Seefisch bevorzugen und öfters MSC-Produkte wählen
- Fleisch aus artgerechter Haltung bevorzugen
- mit Weißmehlprodukten und Wurst sparsam sein

2-mal pro Woche

- Milch und Milchprodukte mit Voll- oder Halbfettstufe und möglichst öfter Bioprodukte wählen
- beim Eierkauf auf Freilandhaltung oder Bio achten
- Brot und Brötchen auf Sauerteigbasis bevorzugen
- eine Handvoll Nüsse

3-4 mal pro Woche

- 2-3 Portionen Gemüse und 1-2 Portionen Obst; dabei auf Abwechslung und möglichst frische, saisonale, regionale Ware aus Freilandanbau oder Bioanbau achten
- Rapsöl, Olivenöl, Weizenkeimöl sowie Nussöle bevorzugen und öfters variieren
- 1-2 Liter zuckerfreie bzw. -arme Getränke

täglich

© Fachgesellschaft für Ernährungstherapie und Prävention (FET) e.V. · info@fet-ev.eu · www.fet-ev.eu · www.facebook.com/bewusste.ernaehrung

◼ **Abb. 3.2**   Ernährungspyramide. (Mit freundlicher Genehmigung der Fachgesellschaft für Ernährungstherapie und Prävention (FET) e.V.)

— Menge, Art und Verteilung der Kohlenhydrate über den Tag sollen so gewählt werden, dass diese zu einer langfristigen normnahen glykämischen Kontrolle (HbA$_{1c}$-Werte) beitragen. Bei Insulinbehandlung oder oralen Antidiabetika sollten der Zeitpunkt und die Dosierung der Medikation mit der Menge und der Art der Kohlenhydrate abgestimmt werden

— »Diabetikerprodukte« bringen bei höheren Kosten keinen relevanten Vorteil (oft schlechte Verträglichkeit der Zuckeraustauschstoffe, erhöhter Fettanteil → hoher Kaloriengehalt), seit Oktober 2012 sind sie daher nicht mehr auf dem Markt.

— Weitere Informationen zur Ernährung enthält das ▶ Kap. 4.3.7.

Ein wichtiger Baustein zur Umsetzung kalorienreduzierter Kostempfehlungen für sehr übergewichtige geriatrische Menschen mit Diabetes mellitus ist die Ernährungsberatung. Ziel einer Ernährungsberatung ist es, zunächst eine Akzeptanz der vorgeschlagenen Ernährungsempfehlungen zu erreichen und den Patienten umfassend über Möglichkeiten einer gesunden Ernährung zu informieren. Am besten sollten auch Angehörige in die Ernährungsberatung miteinbezogen werden.

Bei übergewichtigen Menschen müssen neben krankheitsbedingten Faktoren auch soziokulturelle Barrieren und Faktoren berücksichtigt werden (▶ Übersicht »Soziokulturelle und krankheitsbedingte Faktoren«), um eine erfolgreiche Ernährungstherapie durchführen zu können.

Soziokulturelle und krankheitsbedingte Faktoren für Fehlernährung/Übergewicht

— Geringe körperliche Bewegung/Immobilität
— Essen als Übersprungshandlung bei Frust, Stress
— Überangebot an Essen, Portionsgrößen
— Essen als Ersatz für fehlende körperliche oder emotionale Zuwendung
— Erziehung »Der Teller wird leer gegessen«

- Keine geregelten Mahlzeiten
- Snacking (Zwischendurch essen) → hoher Insulinspiegel → ständig Hunger
- Ungesundes Essen mit hohem Fett-, Salz- und Zuckergehalt (Geschmacksträger)
- Geschmacksverstärker (Glutamat) → appetitanregend
- Schönheitsideal (in manchen Kulturen)
- Jo-Jo-Effekt nach Diät
- Internistische Erkrankungen, z. B. Schilddrüsenunterfunktion (Hypothyreose), M. Cushing
- Medikamente, die zur Gewichtszunahme führen: z. B. Insulin, Kortison, Antidepressiva
- Genetische Faktoren

Übergewicht kann bei Menschen im Alter auch Vorteile haben:

Übergewicht ist ein Schutzfaktor vor Osteoporose und Schenkelhalsfrakturen. Dies stellt die Anstrengungen zur Gewichtsreduktion bei geriatrischen Menschen mit Diabetes mellitus noch weiter in Frage.

Zusammenfassend ist ein moderates Übergewicht im Alter ein Zeichen für gute Gesundheit. Übergewichtige Menschen über 70 Jahre ohne Anhalt für Herz-Kreislauf-Erkrankungen sollten sogar ihr Gewicht beibehalten. Es kommt vornehmlich darauf an, insbesondere sogenannte Standarddiäten zu vermeiden, das Gewicht möglichst konstant zu halten und vor allem die Muskulatur zu trainieren.

Alkohol

Alkohol hemmt die hepatische Glukoneogenese (Zuckerbildung in der Leber). Der Genuss größerer Alkoholmengen blockiert damit die Gegenregulation der Leber, die durch Ausschüttung größerer Zuckermengen eine Unterzuckerung auszugleichen versucht. Dadurch kann es zu besonders lang anhaltenden Hypoglykämien kommen, die sich erst Stunden nach dem Alkoholkonsum zeigen. Je höher die Alkoholmenge, desto länger ist die Hemmung der Glukoneogenese (Mühlhauser 2000). Folge sind vor allem schwere, oft nächtliche, häufig unbemerkte Hypoglykämien. Bei einer Hypoglykämie unter Alkoholeinfluss sind die kognitiven Hirnfunktionen noch stärker beeinträchtigt; zudem kommt es zu einer verringerten Wahrnehmung der Hypoglykämiesymptome.

Empfehlungen, die den totalen Verzicht auf Alkohol bei Diabetes propagieren, sind jedoch heute überholt. Eine gelegentliche, moderate Alkoholaufnahme (für Frauen bis 10 g Alkohol/Tag, für Männer bis 20 g Alkohol/Tag – das bedeutet nach der 2-Gläserregel: maximal 1–2 sortentypische Gläser Alkoholika täglich sind erlaubt)) mit einer kohlenhydrathaltigen Mahlzeit verbunden hat kaum spürbare Effekte auf die Blutzuckerverläufe (Mann et al. 2005). Dies bedeutet, dass Frauen ein Glas Wein, Sekt (etwa 100 ml) oder Bier (etwa 250 ml) und Männer entsprechend das Doppelte zu einer Mahlzeit konsumieren können. Kohlenhydratreiche alkoholische Getränke sollten vermieden werden. Der geschlechterspezifische Unterschied in der Konsumempfehlung beruht auf den unterschiedlichen Fähigkeiten des Organismus von Mann und Frau beim Alkoholabbau.

Bei der Einnahme von oralen Antidiabetika und gleichzeitigem Alkoholkonsum sind Besonderheiten zu berücksichtigen (▶ Kap. 4.2.1).

3.2.3 Orale Antidiabetika

A. Zeyfang

Fallbeispiel

Frau Seidel ist über 80 Jahre alt und hat ihren Diabetes schon sehr lange; mit Glibenclamid (z. B. Euglukon) 2-0-1 ist sie mit einem HbA$_{1c}$ von 6,8 % (50,8 mmol/mol) sehr gut eingestellt. In letzter Zeit seien die Nierenwerte angestiegen, sagte ihr der Hausarzt. Bereits dreimal hatte sie in der letzten Woche eine Unterzuckerung, konnte diese aber durch Traubenzucker selbst abfangen.

Dann plötzlich, beim Einkaufen, geht alles ganz schnell. Sie wird bewusstlos und liegt am Boden. Der Notarzt kommt und spritzt ihr Glukose i. v., woraufhin wie wach wird. Unverzüglich wird sie ins Krankenhaus gebracht. Als sie gerade im Röntgen liegt, wird sie wieder bewusstlos und erleidet einen großen Krampfanfall.

? **Leitfragen**

1. Was war die Ursache für die Unterzuckerungen zu Hause?
2. Was war die Ursache für die Unterzuckerung im Krankenhaus?
3. Kennen Sie wichtige Gründe, die für oder gegen bestimmte Zuckermedikamente sprechen?

Besonderheiten in der medikamentösen Diabetes-Therapie bei Älteren

Im höheren Alter ändern sich die Vorgehensweisen und Ziele der Diabetesbehandlung teilweise enorm. Dies wirkt sich auch auf die medikamentöse Diabetes-Therapie aus. Grundsätzlich haben ältere Menschen natürlich ebenso einen Anspruch auf eine moderne, akzeptable und möglichst gut wirksame Therapie wie Jüngere. Allerdings ist der Einsatz bestimmter Vorgehensweisen mit Risiken verbunden, wie z. B. dem einer Hypoglykämie bei zu starker Blutzuckersenkung oder der Verabreichung von ungeeigneten Medikamenten.

Orale Antidiabetika (OAD) sind Arzneimittel, die zur Behandlung des Diabetes mellitus eingesetzt werden und durch den Mund (oral) aufgenommen werden.

Allein durch diese Einnahmemodalität unterscheiden sich die oralen Antidiabetika (OAD) von anderen Therapiekonzepten, die vorwiegend subkutan durchgeführt werden, z. B. die Insulintherapie oder die Therapie mit den sogenannten GLP-1-Mimetika, welche auch gespritzt werden müssen (▸ Abschn. 3.2.5). Die Einnahmeform durch den Mund ist nur bei Typ-2-Diabetes möglich, da Typ-1-Diabetes immer mit Insulin behandelt werden muss und eine orale Insulintherapie bis heute technisch noch nicht möglich ist. Die Einnahme als Tablette ist für den älteren Menschen wesentlich einfacher in der Handhabung, jedoch können auch hier viele Fehler gemacht werden, die bereits vor der eigentlichen Wirkung im Körper zu Problemen führen (▸ Kap. 4.2.1).

Auch wenn die Einnahme einer Tablette zunächst sehr einfach aussieht, sind ältere Menschen oft allein durch die schiere Zahl der Tabletten, welche sie zu den verschiedenen Tageszeiten einnehmen müssen, überfordert. Ein wichtiges Anliegen ist es deshalb, die Zahl der eingenommenen Medikamente mit Augenmaß so gering wie möglich zu halten. Deshalb sind auch Kombinationspräparate z. B. für den Blutdruck oder auch für die Blutzuckersenkung in der Praxis durchaus von Nutzen.

Die Selbsteinnahme durch den Patienten ist von mehreren Störfaktoren behaftet: Es muss zum Beispiel daran gedacht werden, die Tabletten müssen ggf. geteilt werden (was nicht immer möglich und keinesfalls einfach ist). Arzt und Pflegende sollten sich daher versichern, dass der Patient auch tatsächlich in der Lage ist, seine Medikation korrekt einzunehmen. Eine Untersuchung in einer Abteilung für Altersmedizin ergab (Nikolaus et al 1996), dass jeder Zehnte über 80-Jährige trotz offensichtlicher physischer und psychischer Gesundheit in einer Testsituation nicht in der Lage war, eine Tablette korrekt aus dem Blister zu entnehmen. Beim Vorliegen von Depression oder Demenz sinkt die Zahl der regelmäßig korrekt eingenommenen Tabletten wenige Wochen nach Verordnung auf Werte um 70 % dramatisch ab.

Sind die Medikamente dann im Körper, so gilt es, nicht nur die Wirkung, sondern im Sinne der Sicherheit des Patienten auch die Nebenwirkungen kritisch zu betrachten. Bei älteren Menschen mit Typ-2-Diabetes spielt auch die Ausscheidung eine ganz besondere Rolle. Ein großer Anteil der wichtigsten oralen Antidiabetika wird nämlich über die Niere ausgeschieden.

▸ Einschränkungen der Nierenfunktion (Niereninsuffizienz) sind im höheren Lebensalter, gerade bei Diabetes, sehr häufig, werden aber nicht unbedingt vom Patienten (und seinem behandelnden Arzt!) bemerkt.

Leichtere Einschränkungen der Nierenfunktion lassen sich nicht so einfach im Blut messen, hierzu muss eine sogenannte Kreatininclearance berechnet werden (▸ Kap. 2.5.7). Dieser Wert ist abhängig von den Nierenwerten im Blut, dem Alter, aber auch dem Körpergewicht. Schlanke ältere Menschen haben deshalb oft noch lange normale Nierenwerte im Blut, obwohl die Niere bereits nicht mehr ausreichend ausscheiden kann.

Auch die Leberfunktion kann bei der Ausscheidung eine Rolle spielen, diese ist allerdings noch schwieriger messbar.

In puncto Wirkung werden bei den oralen Antidiabetika (OAD) im groben 2 große Gruppen unterschieden:

— Über die Insulinfreisetzung aus der Bauchspeicheldrüse wirksame OADs haben eine direkte blutzuckersenkende (insulinotrope) Wirkung und können somit auch Unterzuckerungen verursachen. Hierzu gehören alle Arten von Sulfonylharnstoffen wie Glibenclamid, Glimepirid und Glinide. Beispiele für Wirkung, Nebenwirkung und Handelsnamen sind in ◘ Tab. 3.3 aufgeführt.

— Die zweite große Gruppe sind nicht direkt insulinfreisetzende Substanzen, die (wenn sie alleine gegeben werden) keine oder nur selten Unterzuckerungen verursachen können. Da aber häufig als Kombinationen oder Kombinationspräparate eingesetzt werden, ist es nicht immer so einfach zu erkennen, ob eine OAD-Therapie tatsächlich schuld an einer Unterzuckerung sein kann.

Im Folgenden wird für die wichtigsten Medikamentengruppen noch einmal ein besonderes Augenmerk auf Wirkung und Nebenwirkung gerade beim älteren Menschen gelegt.

◘ Tab. 3.3 zeigt eine Auflistung der häufigsten oralen Antidiabetika mit stichwortartiger Nennung der wichtigsten Aspekte.

Ein völlig neues Prinzip zur therapeutischen Blutglukosesenkung, unabhängig von einer Beeinflussung der Insulinsekretion oder der Insulinsensitivität, stellen SGLT-2-Inhibitoren (»sodium dependent glucose transporter 2«) dar, z. B. Dapagliflozin (◘ Tab. 3.4). Sie hemmen einen in der Niere vorkommenden Natrium-Glukose-Transporter. Der Effekt ist eine Verringerung der physiologischerweise im proximalen Tubulus der Niere stattfindenden Glukosereabsorption. Folge ist ein Glukoseverlust über den Urin. Erste Studien zu diesen Präparaten belegen bei ca. 40 g Glukoseausscheidung pro Tag einen Energieverlust von ungefähr 160 kcal und infolgedessen eine Gewichtsabnahme in 6 Monaten von bis zu 2 kg. Auch Nüchtern- und postprandiale Blutglukosewerte können gesenkt werden.

Diese Präparate werden im klinischen Einsatz bei älteren Menschen vermutlich jedoch keinen oder nur einen sehr geringen Stellenwert erlangen. Grund dafür ist, dass bei älteren Menschen nicht die Gewichtsabnahme, sondern im Gegenteil zumeist eine ausreichende Nutrition mit im Vordergrund der Therapieziele stehen. Darüber hinaus scheinen SGLT-2-Inhibitoren mit dem Risiko des erhöhten Auftretens von Urogenitalinfektionen einherzugehen, und außerdem wurde ein blutdrucksenkender und diuretischer Effekt mit negativen Auswirkungen auf die zerebrale Perfusion nachgewiesen.

Die evidenzbasierte Diabetes-Leitlinie und das Disease-Management-Programm (DMP) Typ-2-Diabetes fordern erstrangig den Einsatz von Metformin (Biguanid) bei übergewichtigen Patienten oder Glibenclamid (Sulfonylharnstoff) bei Normal- oder Untergewicht als orales Antidiabetikum.

Dieser Empfehlung steht aber das häufige Vorliegen einer Nierenfunktionsstörung bei geriatrischen Patienten entgegen. Das Serumkreatinin reicht zur Beurteilung der renalen Eliminationskapazität dabei nicht aus, mindestens eine Berechnung der Kreatininclearance (d. h. der glomerulären Filtrationsrate, GFR) mittels Cockroft-Gault-Formel sollte erfolgen.

Cockroft-Gault-Formel

$$GFR = \frac{(140 - Alter) \times K\ddot{o}rpergewicht\ [kg]}{72 \times Serumkreatinin\ [mg/dl]} \times G$$

Dabei ist G = 0,85 für Frauen und 1 für Männer.

Eine Anreicherung von **Metformin** (z. B. Glucophage, Mediabet, Siofor u. a.) im Blut kann bereits ab einer Clearance unter 60 ml/min auftreten.

Unter Metformin allein besteht aber kein Hypoglykämierisiko, und es ergibt sich zusätzlich eine günstige Wirkung auf makrovaskuläre Erkrankungen, weshalb es auch im Alter ein wichtiges und günstiges Medikament darstellt. Die Kontraindikationen sind zu beachten, auch sind Patienten, Angehörige und Pflegekräfte darüber zu informieren, dass das Medikament in Phasen ungenügender Nahrungsaufnahme, vor geplanten Operationen oder auch Kontrastmittelgabe sowie sicherheitshalber bei schwereren intermittierenden Allgemeinerkrankungen und/oder Fieber pausiert werden muss.

Für **Glibenclamid** (z. B. Euglucon, Maninil) gibt es ebenfalls Besonderheiten beim geriatrischen Patienten. Durch seine starke Wirkung besteht im

◘ Tab. 3.3   Übersicht der wichtigsten oralen Antidiabetika mit Namen und Wirkprofilen. (Nach Siegmund und Schumm-Dräger 2010)

Biguanide (Metformin)

Handels-namen (Beispiele)	Monopräparate: Biocos (D), Diabesin (D), Diabetase (D), Diabetex (A), Glucobon Biomo (D), Glucophage (D, A, CH), Juformin (D), Mediabet (D), Meglucon (A), Mescorit (D), Met (D), Metfin (CH), Metfogamma (D), Siofor (D), zahlreiche Generika (D, A, CH)
	Kombinationspräparate: Avandamet (D, A, CH), Competact (D, A, CH), Diabiformin (CH), Efficib (A), Eucreas (D, A), Janumet (D, A, CH), Pioglitazone/Metforminhydrochloride (A), Velmetia (D, A), Vildagliptin/Metforminhydrochlorid (A), Zomarist (A)
WM	Hemmung der hepatischen Glukoneogenese und Steigerung der Glukoseaufnahme im Fettgewebe und der Skelettmuskulatur; senkt Nüchtern- und postprandiale Blutzuckerwerte
Ind.	Mittel der ersten Wahl (auch bei Normalgewicht) bei den OAD
V/N	Keine Hypoglykämiegefahr, keine Gewichtszunahme, mit allen anderen OAD kombinierbar, Verbesserung von weiteren Begleitproblemen (Gefäße, Gerinnung, Krebshäufigkeit)
DO	Einschleichend beginnen mit 1 (–2)× 500 mg nach dem Essen; bei guter Verträglichkeit nach einigen Tagen steigerbar bis auf 2× 1000 mg (effektivste Dosis)
NW	Bei 10–15 % Übelkeit, Magendruck, Blähungen, Durchfälle; jedoch in nur 5 % der Fälle muss die Substanz komplett abgesetzt werden. Bei Unverträglichkeit ist ein Versuch in niedrigerer Dosis sinnvoll. Sehr selten Laktazidose
KI	Häufig: Jede Erkrankung, die eine Akkumulation der Substanz oder Hypoxiegefahr bedeuten kann: Niereninsuffizienz (GFR <60 ml/min), fortgeschrittene Herz- oder Lungeninsuffizienz Selten: schwere Lebererkrankung, Pankreatitis, Alkoholismus, konsumierende Erkrankungen wie z. B. Krebs oder Tuberkulose, Reduktionskost (<1000 kcal täglich)

Das Alter ist keine Kontraindikation für Metformin. Die Substanz ist bei Beachtung der KI auch in höherem Alter einsetzbar, insb. bei Patienten mit metabolischem Syndrom. Vorteile sind je nach Patient der günstige Effekt auf das Gewicht und die Hypoglykämiefreiheit. Aufklärung über das Pausieren der Substanz 48 h vor Operationen, Kontrastmittelgabe oder auch bei schweren Allgemeinerkrankungen muss dringend erfolgen. Eine langsame Dosistitration (Dosissteigerung) ist aufgrund der gastrointestinalen NW sinnvoll.

Glitazone (Thiozolidinedione/Sensitizer)

Namen (Beispiele)	Pioglitazon (Handelsname Actos), Rosiglitazon (Handelsname Avandia)
WM	Verminderung der Insulinresistenz in Fettgewebe, Skelettmuskulatur und Leber; senkt Nüchtern- und postprandiale Blutzuckerwerte
Ind.	Bis 2011 Mittel der zweiten Therapieebene, z. B. in Kombination mit Metformin, Sulfonylharnstoffen, Gliniden. Wegen ungünstiger Wirkung auf Gefäßkrankheiten und erhöhtem Herzinfarktrisiko wird Rosiglitazon seit 2011 nicht mehr eingesetzt, Pioglitazon wird wegen Blasenkrebsrisiko und Frakturrisiko der Unterschenkel ebenfalls nicht mehr empfohlen. Für Pioglitazon ist eine Kombination mit Insulin zugelassen (Insulindosisreduktion von ca. 30 % erforderlich)
V/N	Vorteil: keine Hypoglykämiegefahr Nachteil: Wassereinlagerung.
DO	Pioglitazon (Handelsname Actos): Beginn mit 15–30 mg/Tag. Bei Bedarf nach 6–8 Wochen Steigerung auf 30 mg/Tag bzw. 45 mg/Tag, Einnahme 1×/Tag
NW	Gewichtszunahme 2–5 kg, Ödeme, dekompensierte Herzinsuffizienz (doppelt so häufig wie ohne Glitazon, z. T. bedingt durch vermehrte Flüssigkeitsretention). Bei postmenopausalen Frauen Verdoppelung der Frakturraten (distale Extremitätenknochen) Selten: Cephalgien, Erhöhung von Transaminasen, gastrointestinale (GI)-Beschwerden

◻ **Tab. 3.3** Fortsetzung

KI	Herzinsuffizienz (ab NYHA I), Leberfunktionsstörungen Bei Niereninsuffizienz möglich bis zu einer GFR von 30 ml/min

Wegen den NW (häufigere kardiale Dekompensation sowie erhöhte Frakturrate) keine ideale Substanz für ältere Patienten. Wegen der Gefahr von dekompensierter Herzinsuffizienz empfiehlt sich die Kombination mit einem Diuretikum.

α-Glucosidase-Hemmer (Resorptionsverzögerer/Acarbose, Miglitol)

Namen (Beispiele)	Acarbose (Handelsname Glucobay), Miglitol (z. B. Diastabol – A, D, CH, EU, Glyset – USA)
WM	Hemmung der α-Glukosidasen im Dünndarm und damit Hemmung der Spaltung von Disacchariden; blutzuckersenkender Effekt fast ausschließlich postprandial
Ind.	In der zweiten Therapieebene (nach Metformin), Kombination mit allen anderen OAD möglich, bei Unverträglichkeit bzw. Kontraindikation für Metformin in Monotherapie möglich
V/N	Keine Hypoglykämiegefahr, gewichtsneutral; positive Endpunktdaten nur bei Prädiabetes (Stop-NIDDM-Studie)
DO	Dosisempfehlung lt. Fachinformation: Anfangsdosis: 3× tägl. 50 mg Zur Verminderung gastrointestinaler NW einschleichende Dosierung empfehlenswert: 1–2× tägl. 50 mg. Je nach Blutzuckerwert kann die Dosis anschließend stufenweise und bei unzureichender therapeutischer Wirksamkeit auch im späteren Behandlungsverlauf erhöht werden auf bis zu 3× tägl. 100 mg **Aus der Praxis:** wegen der gastrointestinalen Nebenwirkung sinnvollerweise mit 1–2×25 mg/Tag starten; langsame, d. h. über 2–3 Wochen andauernde Dosissteigerung auf die sinnvolle maximale Dosierung von 3×50 mg!
NW	Häufig: Blähungen, Durchfall und Bauchschmerzen Selten: Erhöhung der Transaminasen (reversibel)
KI	Schwangerschaft, Stillzeit, chronische Darmerkrankungen Bei Niereninsuffizienz möglich bis zu einer GFR von 25 ml/min

OAD mit geringster HbA_{1c}-Senkung ($\varnothing$ 0,5 %-Punkte); aufgrund der langen Titrationsphase über 2–3 Wochen schwierig bei Slow-Go- oder No-Go-Patienten einsetzbar. Oft sehr geringe Compliance wegen der gastrointestinalen NW. Vorteil im Alter: keine Hypoglykämiegefahr. Treten in Kombination mit anderen insulinotropen Substanzen (SH, Glinide) Hypoglykämien auf, ist nur reine Glukose (Zucker/Traubenzucker p. o. bzw. Glukose i. v.) zur Hypoglykämiebekämpfung geeignet!

Sulfonylharnstoffe (SH)

Namen (Beispiele)	Glibenclamid (z. B. Euglucon, Normoglucon, Glucobene, Dia-Eptal, Maninil), Glibornurid (z. B. Globorid, Glutril), Gliclazid (z. B. Diamicron), Glipizid (z. B. Glibenese, Minidiab), Gliquidon (z. B. Glurenorm), Glisoxepid (z. B. Pro-Diaban), Glycodiazin (z. B. Redul), Glimepirid (z. B. Amaryl)
WM	Stimulation der endogenen Insulinsekretion
Ind.	In der zweiten Therapieebene (nach Metformin), Kombination mit allen anderen OAD möglich; bei Unverträglichkeit bzw. Kontraindikation für Metformin in Monotherapie möglich
V/N	Hypoglykämiegefahr, besonders bei fortgeschrittener Nierenfunktionseinschränkung (Achtung: lang dauernde Hypoglykämien bis zu 72 h), Gewichtszunahme; positive Endpunktdaten liegen vor zu Glibenclamid (UKPDS-Studie) und Gliclazid (ADVANCE-Studie)

DO	Substanz	Startdosis	Höchstdosis
	Glimepirid (z. B. Amaryl)	1 mg	6 mg (üblicherweise 2–4 mg)
	Glibenclamid (z. B. Euglucon)	1,75–3,5 mg	10,5 mg
	Gliclazid (z. B. Diamicron uno)	30 mg	120 mg
	Gliquidon (z. B. Glurenorm)	15 mg	120 mg
NW	Häufige Hypoglykämien, Gewichtszunahme		

◻ Tab. 3.3   Fortsetzung

KI	Schwangerschaft, Stillzeit, chronische Darmerkrankungen, Niereninsuffizienz; Sulfonylharnstoffe sollten ab einer GFR von <60 ml/min gemieden werden, da die Rate an schweren Hypoglykämien bei Niereninsuffizienz signifikant zunimmt, Ausnahme: Gliquidon

Vorsicht: ungünstig im Alter aufgrund der erhöhten Hypoglykämiegefahr, insbes. beim Auslassen von Mahlzeiten; wirkt auf Nüchtern- und postprandiale Blutzuckerwerte; nicht kombinieren mit Gliniden (wirken am gleichen Rezeptor), fraglich ungünstig in Kombination mit Metformin bei Patienten mit Zustand nach Herzinfarkt.
Wenn SH verwendet werden sollen, gibt es Hinweise, dass Glimepirid bzgl. der Hypoglykämierate günstiger abschneidet als Glibenclamid. Die sinnvolle maximale Dosis beträgt für Glimepirid 2–4 mg tgl., eine Steigerung auf höhere Dosen ist nur wenig effektiver. Im Alter wegen der Hypoglykämiegefahr nur geeignet für Patienten mit zuverlässiger regelmäßiger Nahrungsaufnahme.

Glinide (Sulfonylharnstoffanaloga)

Namen (Beispiele)	Nateglinid (z. B. Starlix), Repaglinid (z. B. NovoNorm)
WM	Stimulation der endogenen Insulinsekretion. Wirken an einer anderen Untereinheit des gleichen Rezeptors wie SH; im Vergleich zu SH deutlich kürzere Halbwertszeit, daher Gabe 3×/Tag zu den Hauptmahlzeiten
Ind.	In der zweiten Therapieebene (nach Metformin) oder bei KI gegen Metformin auch als Monotherapie zugelassen. Kombination mit allen anderen OAD zugelassen (Metformin, SH, Pioglitazon) Als Add-On zu einer Insulintherapie möglich
V/N	Besser steuerbar als SH aufgrund der kürzeren Halbwertszeit; Hypoglykämien, keine Endpunktdaten

DO	**Substanz**	**Startdosis**	**Höchstdosis**	**GFR [ml/min]**
	Repaglinid (z. B. NovoNorm)	3×0,5 mg	3×4 mg	Bis 30 ml/min
	Nateglinid (z. B. Starlix)	3×60 mg	3×120 mg	Bis 30 ml/min
	Cave: Bei Niereninnsuffizienz vorsichtige Dosistitration! **Cave:** Repaglinid nicht mit Gemfibrozil kombinieren (erhöhte Hypoglykämiegefahr)!			

NW	Hypoglykämien, gastrointestinale Beschwerden
KI	Schwangerschaft, Stillzeit

Wirkt primär auf postprandiale Blutzuckerwerte, Repaglinid wirkt stärker blutzuckersenkend als Nateglinid, eine relevante Nüchternblutzuckerabsenkung ist nur bei Repaglinid nachweisbar und beträgt ca. 10–20 mg/dl. Eine Dosissteigerung von Repaglinid auf über 3×2 mg erbringt keine nennenswerte zusätzliche BZ-Senkung, die Hypoglykämierate ist aufgrund der besseren Steuerbarkeit (Einnahme erfolgt nur, wenn gegessen wird) prinzipiell geringer als bei SH, allerdings bedarf es eines Patienten, der in der Lage ist, dies praktisch umzusetzen. Nachteil ist die hohe Einnahmefrequenz.
Ein großer Vorteil von Repaglinid im Alter ist die Einsetzbarkeit auch bei fortgeschrittener Niereninsuffizienz, die Titrationsmöglichkeit durch unterschiedliche Dosen eröffnet gerade hier eine gute Therapieoption.

DPP4-Inhibitoren (Gliptine)

Namen (Beispiele)	Sitagliptin (z. B. Januvia und Xelevia sowie Janumet und Velmetia als Kombinationspräparat mit Metformin), Vildagliptin (z. B. Galvus und Jalra sowie Eucreas, Icandra als Kombinationspräparat mit Metformin), Linagliptin (Handelsname Trajenta – nicht in D zugelassen), Saxagliptin (z. B. Onglyza) als Kombinationspräparat mit Metformin (z. B. Komboglyze)
WM	DPP4-Inhibitoren hemmen das Enzym Dipeptidyl-Peptidase-4 (DPP4). DPP4 ist ein geschwindigkeitsbestimmendes Schlüsselenzym für den Abbau des Inkretinhormons Glucagon-like peptide-1 (GLP-1). Durch DPP4-Hemmung werden die endogenen GLP-1-Konzentrationen erhöht und damit die Wirkung verstärkt. GLP-1 stimuliert glukoseabhängig nur unter Hyperglykämiebedingungen die Insulinsekretion und hemmt die Glukagonsekretion. Diese Wirkungen sind hauptsächlich für die antihyperglykämischen Eigenschaften der DPP4-Inhibitoren verantwortlich und verschwinden, wenn die Blutzuckerwerte unter den Normalbereich sinken

Tab. 3.3 Fortsetzung

Ind.	In der zweiten Therapieebene (nach Metformin)
	Alle 3 DPP4-Inhibitoren in Zweifachkombination mit anderen OAD (Metformin, SH bzw. Pioglitazon), Fixkombinationen für Sitagliptin bzw. Vildagliptin/Metformin 850 bzw. 1000 mg vorhanden (z. B. Janumet, Velmetia, Eucreas)
	Sita- und Saxagliptin sind in Kombination mit Insulin, Sitagliptin und Vildagliptin speziell auch bei Niereninsuffizienz dosisadaptiert anwendbar

V/N	Keine Hypoglykämiegefahr, Gewichtsneutralität, gute Verträglichkeit

DO	**Substanz**	**Therapeutische Dosis**	**Bei reduz. GFR [ml/min]**
	Saxagliptin (z. B. Onglyza)	1×5 mg	Bis 50 ml/min
	Sitagliptin (z. B. Januvia, Xelevia)	1×100 mg	1×50 mg ab 50 ml/min 1×25 mg ab 30 ml/min
	Vildagliptin (z. B. Galvus)	2×50 mg	1×50 mg ab 50 ml/min

NW	Annähernd auf Plazeboniveau
	Selten: Nasopharyngitis, Cephalgien
	Sehr selten: Überempfindlichkeitsreaktionen
	Bei Vildagliptin: selten Transaminasenerhöhung

KI	Schwangerschaft, Stillzeit, Typ-1-Diabetes

Wirkt primär auf postprandiale BZ-Werte, die Nüchternblutzuckersenkung beträgt ca. 20–25 mg/dl (1,2–1,4 mmol/l). Gut verträgliche Medikamente, soweit bisher bekannt auch im Alter. Keine Hypoglykämiegefahr. Bisher nur wenig Daten bei älteren Patienten, Endpunktdaten liegen noch nicht vor; aufgrund der günstigen Eigenschaften werden DPP4-Inhibitoren zukünftig häufiger bei dieser Klientel eingesetzt werden.

A Österreich, *CH* Schweiz, *D* Deutschland, *DO* Dosierung, *EU* Europäische Union, *Ind.* Indikationen, *KI* Kontraindikationen, *NW* Nebenwirkungen, *OAD* orale Antidiabetika, *SH* Sulfonylharnstoffe, *V/N* Vorteile/Nachteile, *WM* Wirkmechanismus.

Alter eine ausgeprägtere Hypoglykämiegefahr, vor allem zu Therapiebeginn. Aufgrund der vorwiegend renalen Elimination besteht die Gefahr der Kumulation bei eingeschränkter Nierenfunktion, dies gilt im Alter auch bei noch normalen Serumkreatininwerten (▶ Kap. 2.5.7). Lang dauernde Unterzuckerungen können durch Anreicherung der Substanz und ihrer Abbauprodukte im Körper die Folge sein.

Für beide OADs kann empfohlen werden, sicherheitshalber unter der Maximaldosierung zu bleiben bzw. sehr langsam zu steigern. Metformin wirkt bereits in der Dosis von 2-mal 500 mg günstig auf eine Insulinresistenz, dabei ist die abendliche Dosis die wichtigste. Glibenclamid ist oft bereits in einer Dosis von 3,5 mg morgens ausreichend wirksam.

Für andere orale Antidiabetika gibt es bisher wenig Daten zum Einsatz bei einem geriatrischen Patientenkollektiv. Der lang wirksame Sulfonylharnstoff **Glimepirid** (z. B. Amaryl) hat den Vorteil der Einmalgabe. Trotz Elimination durch Niere und Leber kann es aber zu Kumulation und verlängerter Hypoglykämie kommen, weshalb auch hier zur Vorsicht mit maximalen Dosierungen geraten wird.

Der kurz wirksame, ältere Sulfonylharnstoff **Gliquidon** (z. B. Glurenorm) kann wegen der überwiegend hepatischen Elimination auch bei eingeschränkter Nierenfunktion eingesetzt werden, bei schwerer Niereninsuffizienz nicht mehr.

Glinide, speziell Repaglinid (z. B. Novonorm), sind ebenfalls bei Niereninsuffizienz einsetzbar und können auch wechselndem Essverhalten angepasst verabreicht werden. Nicht durch Studien gesichert, aber sehr praktikabel, ist die Gabe während oder direkt nach dem Essen – so werden Unterzuckerungen bei Nahrungsverweigerung verhindert. Von Nachteil ist die notwendige Mehrfacheinnahme.

Glitazone (z. B. Actos) bietet theoretisch den Vorteil des geringen Hypoglykämierisikos in Monotherapie sowie weitere günstige Effekte auf andere Systeme, unter anderem die Verbesserung

▣ Tab. 3.4 SGLT-2-Inhibitoren

Name	Dapagliflozin (Handelsname Forxiga)
WM	Hemmen einen in der Niere vorkommenden Natrium-Glukose-Transporter. Der Effekt ist eine Verringerung der physiologischerweise im proximalen Tubulus der Niere stattfindenden Glukose-Reabsorption. Folge ist ein Glukoseverlust über den Urin Die SGLT-2-Inhibitoren wirken also unabhängig vom Insulinstoffwechsel. Sie können prinzipiell sowohl bei Diabetes mellitus Typ 1 als auch bei Diabetes mellitus Typ 2 eingesetzt werden (sind allerdings nur zur Behandlung des Typ-2-Diabetes in Deutschland zugelassen!)
Ind.	In der dritten Therapieebene: Dapagliflozin kann als Mittel der 3. Wahl eingesetzt werden, wenn Metformin oder Glibenclamid als Monotherapie oder die Kombination von Metformin und Glibenclamid nicht angezeigt sind oder nicht vertragen werden Monotherapie oder in Kombination mit anderen blutzuckersenkenden Medikamenten einschließlich Insulin. Allerdings gibt es keine Studien zur Kombination mit DPP4-Hemmern und GLP-1-Analoga
V/N	Senkung des HbA_{1c} (bis 0,5 %-Punkte) Gewichtsabnahme negative Auswirkungen auf die zerebrale Perfusion; wassertreibender Effekt mit Gefahr der Exsikkose
DO	Therapeutische Dosis: 1×10 mg Bei Leberfunktionsstörung: 1×5 mg **Cave:** Bei einer Nierenfunktionseinschränkung GFR < 60 ml/min nicht empfohlen!
NW	SGLT-2-Inhibitoren haben eine Reihe von Nebenwirkungen, die zu einer negativen Risiko-Nutzen-Bewertung der Food and Drug Administration (FDA) in den USA führten und eine Zulassung verhinderten: Harnwegsinfektion, genitale Infektion bei Frauen, da der erhöhte Glukosegehalt im Urin das Wachstum von Mikroorganismen begünstigt Blasenkarzinome (bei 0,16 % im Vergleich zu 0,03 % in der Kontrollgruppe) Leberfunktionsstörungen Brustkrebs (bei 0,40 % im Vergleich zu 0,22 % in Kontrollgruppen)
KI	Überempfindlichkeit gegen den Wirkstoff oder einen der sonstigen Bestandteile, Schwangerschaft, Stillzeit

Aufgrund negativer Auswirkungen auf die zerebrale Perfusion eher geringer Stellenwert bei der Diabetes-Therapie Älterer. Im Allgemeinen wird keine Dosisanpassung aufgrund des Alters empfohlen. Die Nierenfunktion und das Risiko für das Auftreten eines Volumenmangels sollten berücksichtigt werden. Aufgrund der begrenzten Therapieerfahrung wird der Beginn einer Therapie mit Dapagliflozin bei Patienten im Alter von 75 Jahren und älter nicht empfohlen.

DO Dosierung, *Ind.* Indikationen, *KI* Kontraindikationen, *NW* Nebenwirkungen, *V/N* Vorteile/Nachteile, *WM* Wirkmechanismus.

des Lipidprofils. Aufgrund der Tendenz zur Flüssigkeitsretention mit Gefahr bei Herzinsuffizienz, des Verdachts der Krebsförderung sowie einer erhöhten Frakturneigung werden sie heute praktisch nicht mehr eingesetzt.

Acarbose (Handelsname Glucobay), ebenfalls ohne Hypoglykämierisiko, führt besonders dann häufig zu Nebenwirkungen, wenn es zu hoch dosiert bzw. zu schnell aufdosiert wird. Bereits geringe Dosierungen von 25–50 mg zeigen eine günstige Wirkung auf den postprandialen Blutzuckerspiegel. Acarbose wird aufgrund hoher Kosten und

häufiger Nebenwirkungen zunehmend seltener eingesetzt..

Für die **Gliptine** (DPP4-Hemmer) Sitagliptin (z. B. Januvia), Vildagliptin (z. B. Galvus) und Saxagliptin (z. B. Onglyza) gibt es inzwischen auch Studien an älteren Patienten; diese neue Wirkstoffgruppe ist insgesamt wegen des geringen Hypoglykämierisikos für Ältere sehr interessant (Zeyfang 2012).

An neuen Medikamenten ist auch **Dapagliflozin** (Handelsname Forxiga) zu erwähnen. Dieses Medikament erhöht die Zuckerausscheidung über den Urin und wirkt so blutzuckersenkend ohne Unterzuckerungsgefahr. Allerdings scheint es häufiger Probleme durch die erhöhten Zuckerkonzentrationen im Urogenitaltrakt zu geben. Ob sich diese Therapie bei Älteren bewährt, bleibt abzuwarten.

Zum Zeitpunkt der Drucksetzung ist unklar, ob Dapagliflozin auf dem deutschen Markt zukünftig weiterhin verfügbar sein wird.

■ **Antworten auf die Leitfragen**

Frage 1 Die Unterzuckerungen zu Hause entstanden vermutlich durch die hohe Dosis von Glibenclamid und die gleichzeitig bestehende Einschränkung der Nierenfunktion. Hierdurch reichert sich das Medikament im Körper an.

Frage 2 Die Ursache für die Unterzuckerung im Krankenhaus war vermutlich darauf zurückzuführen, dass die gespritzte Glukose nur kurz im Körper verbleibt, während das im Körper befindliche Glibenclamid noch viele Stunden wirken kann. Sehr lang dauernde Unterzuckerungen sind somit möglich.

Frage 3 Es bewährt sich, die Patienten im Alter in zwei Gruppen einzuteilen: Unterzuckerung möglich/nicht möglich sowie Ausscheidung durch Niere/Ausscheidung durch andere Organe.

3.2.4 Insulintherapie

R. Schiel

Fallbeispiel
Eine 87-jährige Patientin mit Diabetes mellitus Typ 2 seit 17 Jahren hat zunehmend Probleme in der Diabetes-Führung. Seit 9 Jahren erhält die Patientin eine Insulintherapie mit 3-mal täglich Normalinsulin (in fester Dosierung [12-8-10-0 IE]) und zur Nacht 8 IE lang wirksames Insulin (HbA$_{1c}$ 9,3 % [78,1 mmol/mol]). Die Patientin hat in den vergangenen Jahren die Insulininjektionen und auch die Blutglukosekontrollen regelmäßig selbst vorgenommen. Seit einem Jahr besteht eine deutliche Verschlechterung der Blutzuckerwerte. Während die Patientin vorher in der Lage war, eigenständig Insulininjektionen und Blutglukoseselbstkontrollen regelmäßig durchzuführen sowie eine Abschätzung der Nahrungsmittel im Hinblick auf die Kohlenhydrate

einzuhalten, treten jetzt zunehmend Schwierigkeiten auf: Blutglukoseselbstkontrollen werden nicht mehr oder nicht regelmäßig vorgenommen, Insulininjektionen werden vergessen oder unzuverlässig durchgeführt. Die Patientin ist immer mehr auf Hilfe durch Familienangehörige und einen ambulanten Pflegedienst angewiesen, der sie einmal pro Tag (morgens) besucht.

Angesichts der Schwierigkeiten der Umsetzung der Insulintherapie sowie der schlechten Stoffwechsellage wird der Hausarzt mit der Frage konfrontiert, ob eine Umstellung der Insulintherapie sinnvoll wäre. Es stellt sich insbesondere die Frage nach einer Vereinfachung der Therapie. Nach Diskussionen der Therapiestrategien mit der Patientin, den Angehörigen und der Pflegekraft entscheiden sich Hausarzt und Familie zu einer Umstellung auf eine konventionelle Insulintherapie mit 2-mal täglich Mischinsulin sowie einem festen Ernährungsplan. Darunter ergeben sich ausreichende Blutglukosewerte.

❓ **Leitfragen**
1. Welche Strategie der Insulintherapie ist für geriatrische Patienten geeignet?
2. Welche Insuline sind für geriatrische Patienten mit Diabetes mellitus geeignet?
3. Wie wird eine Insulintherapie begonnen?
4. Wie werden ältere Menschen mit Diabetes mellitus geschult?

Beginn der Insulintherapie
Eine Insulintherapie bei geriatrischen Patienten mit Diabetes mellitus ist dann indiziert, wenn das individuelle Therapieziel mit einer alleinigen Therapie mit modifizierter Ernährung oder in Kombination mit oralen Antidiabetika nicht erreicht werden kann. Das individuelle Therapieziel muss sich dabei an der Situation des geriatrischen Patienten (selbstversorgend, pflegebedürftig etc.), an seinem Alter und der Lebenserwartung sowie den bestehenden Begleiterkrankungen (Komorbiditäten) orientieren. Gemäß den aktuellen »Evidenzbasierten Leitlinien der Deutschen Diabetes Gesellschaft« (Hader et al. 2004) sollte eine Insulintherapie bei geriatrischen Patienten in der Regel immer dann eingeleitet werden, wenn der HbA$_{1c}$-Wert trotz Ernährungstherapie und/oder Behandlung

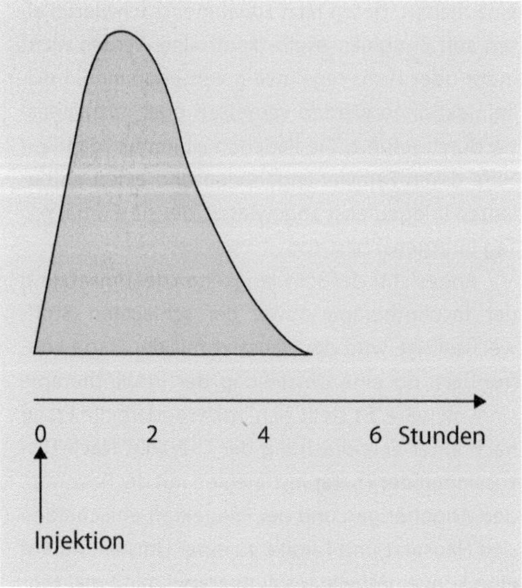

◘ Abb. 3.3   Wirkprofil von Normalinsulin

mit oralen Antidiabetika bei über 8 % (64 mmol/mol) liegt. Zur Überprüfung der Effektivität einer Insulintherapie bei geriatrischen Patienten liegen derzeit aber nur wenige Studien vor (Hader et al. 2004, Zeyfang et al. 2012).

Insulinarten

Für die moderne Insulintherapie stehen heute mehrere verschiedene Insulinarten zur Verfügung:

- **Kurz wirksame Insuline**
- **■ Normalinsulin**

Normalinsuline werden auch als »Regulär-« oder »Altinsuline« bezeichnet. Ihre Wirkung setzt in der Regel nach subkutaner Injektion sehr rasch ein (nach ca. 10 min) und hält, abhängig von der injizierten Insulinmenge, zumeist 4–6 h an (◘ Abb. 3.3). Dieser Zeitraum entspricht der durchschnittlichen therapeutischen Wirkdauer. Werden hohe Insulinmengen verwendet, so kann die Wirkdauer aber auch deutlich länger sein. Man kann hier auch von einer maximalen Wirkdauer reden, die z. T. 8–10 h beträgt.

Die heute eingesetzten kurz wirksamen Humaninsuline werden gentechnologisch hergestellt. Sie sind identisch mit menschlichem Insulin. Die

Handelsnamen einiger gängiger Humaninsuline sind (in alphabetischer Reihenfolge)
- Actrapid Human (Novo Nordisk),
- Berlinsulin H Normal (Berlin Chemie AG),
- Huminsulin Normal (Lilly),
- Insuman Rapid (Sanofi).

- **■ Kurz wirksame Insulinanaloga**

Durch Abänderung der Molekülstruktur, z. B. den Austausch von Aminosäuren, können die Wirkungsweise und -dauer verändert werden. Solche Insuline mit einer im Vergleich zu Humaninsulin veränderten Molekülstruktur werden gentechnologisch hergestellt und als Insulinanaloga bezeichnet. Kurz wirksame Insulinanaloga entfalten ihre Wirkung schneller als Normalinsuline und wirken in der Regel kürzer als diese.

Die Handelsnamen einiger gängiger kurz wirksamer Insulinanaloga sind (in alphabetischer Reihenfolge):
- Apidra (Sanofi),
- Humalog (Lilly),
- Liprolog (Berlin Chemie AG),
- Novorapid (Novo Nordisk).

- **Lang wirksame Insuline**

Lang wirksame Insuline werden häufig auch als Verzögerungsinsuline bezeichnet.

- **■ NPH-Insulin**

Eine Verzögerung der Insulinwirkung kann durch den Zusatz des Fischeiweißstoffes Protamin bei neutralem pH-Wert erreicht werden. Diese Entwicklung wurde 1936 von H. C. Hagedorn, einem dänischen Forscher, zum ersten Mal publiziert. Lang wirksame Insuline dieser Art werden deshalb bis heute als NPH-Insuline (Neutrales-Protamin-Hagedorn-Insulin) bezeichnet.

NPH-Insuline haben, wiederum abhängig von der Dosis, eine Wirkdauer von 8–14 h (◘ Abb. 3.4). Zur Abgrenzung von noch länger wirksamen Verzögerungsinsulinen werden NPH-Insuline auch – seltener – als Intermediärinsuline benannt.

Die Handelsnamen einiger gängiger NPH-Insuline sind (in alphabetischer Reihenfolge):
- Berlinsulin H Basal (Berlin Chemie AG),
- Huminsulin Basal (Lilly),

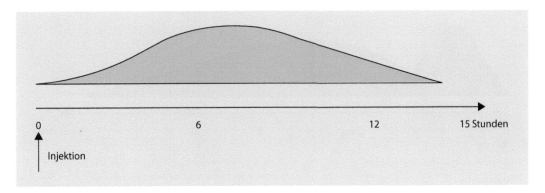

0   6   12   15 Stunden

Injektion

Abb. 3.4 Wirkprofil von NPH-Insulin

— Insuman Basal (Sanofi),
— Protaphan-HM (Novo Nordisk).

Länger als NPH-Insuline wirken Insuline, denen z. B. Zink oder Surfen (Aminochinurid, 1,3-4-amino-2-methyl-6-quinolyl-Harnstoff) zugemischt wird. Eines der letzten häufig eingesetzten Zink-Insuline war das Insulin Semilente (Novo Nordisk), das in Deutschland 2006 aus dem Handel genommen wurde. Zink- und Surfen-Insuline werden in absehbarer Zeit vermutlich nur noch historische Bedeutung haben.

■■ Lang wirksame Insulinanaloga (auch Basalanaloga genannt)

Lang wirksame Insulinanaloga haben im Vergleich zu Humaninsulin eine gentechnologisch veränderte Molekülstruktur. Verglichen mit NPH-Insulin wirken sie in der Regel gleichmäßiger und länger. Die Wirkdauer unterscheidet sich dabei: Während beispielsweise das Insulin Lantus der Fa. Sanofi über zumeist 24 h gleichmäßig wirkt, ist die Wirkdauer des Insulins Levemir der Fa. Novo Nordisk deutlich kürzer, aber zumeist immer noch erheblich länger als die Wirkdauer von NPH-Insulin. Ein weiteres Insulin, das derzeit von der Fa. Novo Nordisk noch in Studien erprobt wird, ist Insulin Degludec (▶ Abschn. 3.2.6). Hierbei handelt es sich um ein Basalinsulin, das eine ultralange Wirkung entfaltet. Erste Studien gehen von einer Injektionshäufigkeit von einmal pro Tag bis einmal alle 3 Tage aus (Garber et al. 2012, Tahrani et al. 2012).

● Mischinsulin

Weiterhin sind heute eine Reihe von Misch- oder Kombinationsinsulinen verfügbar. Diese sind aus kurz und lang wirksamen Insulinarten zusammengesetzt. Verwendet wird in der Regel ein festes Mischungsverhältnis: Zumeist werden 25–30 % kurz wirksames Insulin mit 70–75 % lang wirksamem Insulin kombiniert (● Abb. 3.5). Dabei existieren folgende Kombinationen:

1. Normalinsulin + NPH-Insulin,
2. kurz wirksames Insulinanalogon + lang wirksames Humaninsulin.

Einige handelsübliche Mischinsuline sind (in alphabetischer Reihenfolge)
— Actraphane 30 (Novo Nordisk),
— Berlinsulin H 30/70 (Berlin Chemie AG),
— Huminsulin Profil III (Lilly),
— Insuman Comb 25 (Sanofi-Aventis).

Gemäß den Herstellerhinweisen können, wenn z. B. keine vorgefertigten Pens und die entsprechenden Insulinampullen verwendet werden, sondern mit Spritzen gespritzt wird, Normal- und NPH-Insulin gemischt werden. Dieses gilt aber nicht für Insulinanaloga. Sie sollten nicht mit Humaninsulinen gemischt werden. In Mischinsulinen, die z. B. Kombinationen aus einem kurz wirksamen Insulinanalogon und einem lang wirksamen Humaninsulin enthalten, werden spezielle Verfahren zur Stabilisierung der Zubereitung eingesetzt.

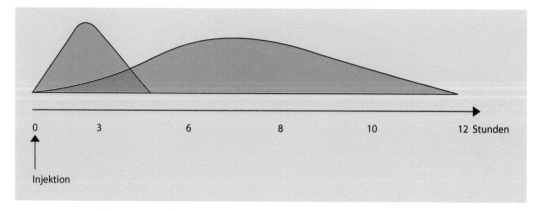

0   3   6   8   10   12 Stunden

Injektion

◻ Abb. 3.5   Wirkprofil von Mischinsulin

■ **Inhalatives Insulin**

Von 2006 bis Anfang 2008 war in Deutschland inhalatives Insulin im Handel verfügbar. Die sog. Alveolaroberfläche der Lunge bietet eine große Fläche. Sie ist zur Aufnahme von Polypeptiden wie Insulin geeignet. Verwendet wurde Normalinsulin, das speziell für die Inhalation zubereitet wurde. Geeignete technische Apparaturen wurden von der Pharmaindustrie entwickelt. Sie gewährleisteten, dass eine berechen- und einstellbare Insulindosis in die Lunge gelangt. Vergleichbar der Applikation mit Insulinpens oder -spritzen konnte jedem Patienten also eine individuelle Insulindosis verabreicht werden. Die blutzuckersenkende Wirkung des Insulins nach Inhalation entsprach etwa dem Verlauf von s. c. verabreichten kurz wirksamen Insulinanaloga.

Inhalatives Insulin wurde in Deutschland aber nur verhältnismäßig selten eingesetzt. Wesentliche Gründe waren relativ hohe Kosten, eine relativ umständliche technische Apparatur zur Inhalation, aber auch nicht völlig geklärte Langzeitwirkungen. So konnten in großen Studien durch die Inhalation von Insulin zwar negative Folgen für Lunge und Stoffwechsel weitgehend ausgeschlossen werden, Unsicherheiten herrschten jedoch weiter. Weiterhin gelangten nur ca. 8–16 % der inhalierten Insulindosis in die Zirkulation (Bioverfügbarkeit). Insgesamt wurde inhalatives Insulin lediglich bei wenigen Patienten mit erheblicher Injektionsphobie eingesetzt (»Spritzenangst«). Die geringe Verwendungsrate, Unsicherheiten hinsichtlich Bioverfügbarkeit und Langzeitwirkungen sowie der vergleichsweise hohe Preis waren vermutlich die Gründe der Rücknah-

me der Präparate vom Markt. Derzeit sind inhalative Insuline nicht verfügbar. Ob inhalatives Insulin nach Vorliegen weiterer Forschungsergebnisse zukünftig wieder Bedeutung erlangen wird, bleibt abzuwarten.

Strategien der Insulintherapie

Gemäß den Leitlinien der Deutschen Diabetes Gesellschaft (Hader et al. 2004) werden für die meisten älteren Menschen mit Diabetes mellitus 2 Injektionen eines Mischinsulins pro Tag empfohlen. Bei flexiblerer Lebensweise kann aber auch eine präprandiale (= vor dem Essen) bzw. supplementäre (= zusätzliche) oder in seltenen Fällen sogar eine intensivierte konventionelle Insulintherapie indiziert sein:

■ **Präprandiale oder supplementäre Insulintherapie**

Eine präprandiale Insulintherapie, die häufig auch als supplementäre Insulintherapie (SIT) bezeichnet wird, verwenden Patienten mit Diabetes mellitus Typ 2 und ausreichender eigener basaler Insulinsekretion. Diese reicht in der Regel aus, dass die nüchtern bestimmten Blutzuckerwerte im Zielbereich liegen. Tagsüber, insbesondere nach Mahlzeiten mit der Zufuhr von Kohlenhydraten, werden aber erhöhte Blutzuckerwerte gemessen. Patienten mit supplementärer Insulintherapie erhalten deshalb 3-mal täglich, zumeist vor den Hauptmahlzeiten, ein kurz wirksames Insulin (Normalinsulin oder ein kurz wirksames Insulinanalogon) (◻ Abb. 3.6).

Die Dosis des Insulins wird individuell festgelegt und ist abhängig von dem Blutzuckerwert vor

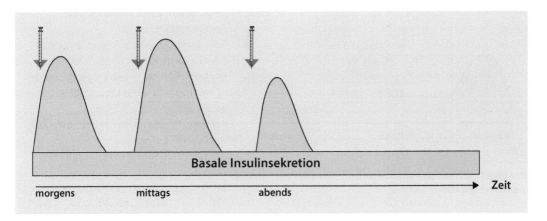

☐ Abb. 3.6 Schema der präprandialen oder supplementären Insulintherapie bei Diabetes mellitus Typ 2 mit erhaltener basaler Insulinsekretion

der Mahlzeit, dem Kohlenhydratgehalt (KE-Gehalt) der Mahlzeit sowie der körperlichen Aktivität. Es wird also zumeist eine Insulindosisanpassung vor jeder Insulininjektion gefordert. Die supplementäre Insulintherapie erscheint daher einerseits für geriatrische Patienten mit Typ-2-Diabetes geeignet, die noch eine relativ hohe Flexibilität besitzen und selbst Insulindosisanpassungen und Insulininjektionen durchführen können. Andererseits ist eine supplementäre Insulintherapie aber unter Umständen auch für pflegebedürftige geriatrische Patienten geeignet. Hier können die Pflegenden individuell und bei jeder Mahlzeit flexibel die Insulindosis festlegen und an die Menge der gegessenen Kohlenhydrate anpassen. Da jede Dosisänderung eine Arztentscheidung ist, wird dabei auf vom Arzt festgelegte Handlungs- bzw. Dosisanpassungsschemata zurückgegriffen. Auch bei Patienten mit kognitiven Störungen/Demenzerkrankung und unregelmäßiger Nahrungsaufnahme wird diese Therapieform im Pflegeheim gelegentlich verwendet, da kurz wirksame Insuline schnell an- und abfluten. In diesem Falle sollte das kurz wirksame Insulin bei unterschiedlicher täglicher Nahrungsaufnahme am besten nach dem Essen injiziert werden, um Hypoglykämien zu vermeiden. Die Pflege muss dabei auf vom Arzt hinterlegte Verordnungsschemata zurückgreifen (wie z. B.: halbe Portion gegessen – halbe Insulindosis spritzen) und dies entsprechend dokumentieren.

■ Intensivierte konventionelle Insulintherapie
Bei der intensivierten konventionellen Insulintherapie (»intensified conventional insulin therapy«, ICT), häufig auch kurz als »intensivierte Insulintherapie« bezeichnet, werden kurz und lang wirksame Insuline verwendet. Eine ICT wird für geistig fitte Patienten mit Diabetes mellitus ohne ausreichende eigene basale Insulinsekretion verwendet. Im sehr hohen Lebensalter ist die ICT allerdings bei Menschen mit Typ-2-Diabetes aufgrund ihrer komplexen Anforderungen eher selten. Treten im hohen Lebensalter bei Patienten mit einer ICT kognitive Störungen neu auf, sollte rechtzeitig eine Deeskalation des Therapieschemas auf ein einfacheres in Betracht gezogen werden.

Zumeist injizieren die Patienten bei einer ICT unmittelbar vor den Hauptmahlzeiten ein kurz wirksames Insulin. Dieses kann Normalinsulin oder ein kurz wirksames Insulinanalogon sein. Weiterhin wird klassischerweise morgens, unmittelbar nach dem Aufstehen und abends vor dem Schlafengehen ein lang wirksames Insulin gespritzt (z. B. NPH-Insulin, lang wirksames Insulinanalogon) (☐ Abb. 3.7). Eine Ausnahme bilden häufig Patienten, die das Insulinanalogon Lantus der Fa. Sanofi verwenden. Dieses Insulin hat in der Regel eine 24-Stunden-Wirksamkeit und wird deshalb üblicherweise nur einmal täglich appliziert.

Während das lang wirksame Insulin in seiner Dosis zumeist in Absprache mit dem behandeln-

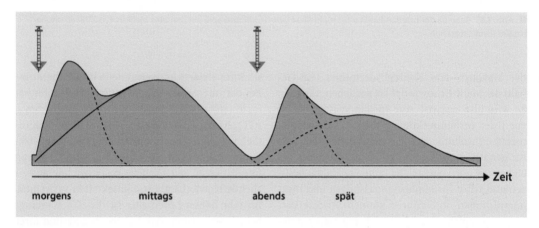

■ **Abb. 3.7**   Schema der intensivierten konventionellen Insulintherapie (ICT) unter Verwendung von kurz wirksamem Insulin und NPH-Insulin

■ **Abb. 3.8**   Schema der konventionellen Insulintherapie (CIT) unter Verwendung von Mischinsulin

den Arzt festgelegt und in den Zwischenzeiten konstant belassen wird, muss die Dosis des kurz wirksamen Insulins vor jeder Injektion neu berechnet werden. Zur Berechnung der Dosis gelten die gleichen Prinzipien wie zur Berechnung des kurz wirksamen Insulins bei der supplementären Insulintherapie.

■ **Konventionelle Insulintherapie**
Bei der konventionellen Insulintherapie (»conventional insulin therapy«, CIT) wird Mischinsulin verwendet. Die Patienten injizieren dieses morgens vor dem Frühstück und abends vor dem Abendbrot (■ Abb. 3.8). Diese unphysiologische Strategie der Insulintherapie erfordert ein recht pünktliches Einhalten der Zeitpunkte der Mahlzeiten. Zumeist müssen auch Zwischenmahlzeiten eingenommen werden. Auch die Menge an Kohlenhydraten zu den einzelnen Mahlzeiten sollte kaum variiert werden. Die starre Insulintherapie verlangt die kons-

tante Aufnahme derjenigen Kohlenhydrate, für die das Insulin berechnet wurde.

Diese Strategie der Insulintherapie bietet sich vor allem für Patienten mit einem vorgegebenen strukturierten Tagesablauf und festen Mahlzeiten (wie z. B. in Pflegeeinrichtungen) an. Die meisten geriatrischen Patienten mit Typ-2-Diabetes können aufgrund ihrer festen Ernährungsgewohnheiten mit einer konventionellen Insulintherapie behandelt werden.

Sonderformen der Insulintherapie
Heute existieren eine Reihe modifizierter Formen der oben dargestellten Insulintherapiestrategien (■ Tab. 3.5).

Bei intensivierter konventioneller Insulintherapie (ICT) werden neben der klassischen Form mit zweimaliger Gabe eines lang wirksamen Insulins oder der einmaligen Gabe von Lantus auch die Va-

Tab. 3.5 Vor- und Nachteile einzelner Insulintherapieschemata

Insulintherapie (Abkürzung)	Erläuterung	Vorteile	Nachteile
Konventionelle Insulintherapie (CT)	Gabe von Mischinsulin 1- bis 2-mal tgl.	Wenig Injektionen	Regelmäßige Mahlzeiten und Zwischenmahlzeiten notwendig (ansonsten Hypoglykämiegefahr) Starres Schema
Supplementäre Insulintherapie (SIT)	Gabe von kurz wirksamem Insulin vor den Hauptmahlzeiten (3×tgl.)	Auslassen von Mahlzeiten möglich Größere Flexibilität	Mehr Injektionen notwendig
Intensivierte Insulintherapie (ICT)	Gabe von kurz wirksamem Insulin zu den Hauptmahlzeiten plus Basalinsulin 1- bis 2-mal tgl.	Gute Kontrolle bei stark schwankenden Blutglukosewerten Therapie der Wahl bei fitten älteren Menschen mit Diabetes mellitus Typ 1	Mindestens 4 Injektionen/Tag notwendig Kompliziertes Spritzschema, nicht geeignet bei kognitiven Störungen
Basal unterstützte orale Therapie (BOT)	Gabe eines Basalinsulins 1×tgl. in Kombination mit einem oralen Antidiabetikum	Wenig Injektionen	Bei Sekundärversagen der oralen Antidiabetika wird Sulfonylharnstoff ggf. zu spät abgesetzt

Insulinarten	Wirkungseintritt	Wirkungsmaximum	Wirkdauer
Normalinsulin	10–30 min	Nach 2 h	4–6 h
Normalanaloga	10–15 min	Nach ca. 1 h	3–4 h
Verzögerungsinsuline (NPH)	45–60 min	Nach 4–6 h	8–12 h
Basalanaloga	180–240 min	–	20–30 h
Mischinsuline	Je nach Mischung		
Mischanaloga	Je nach Mischung		

Abb. 3.9 Wirkdauer der Insuline

rianten der 3- und 4-maligen Gabe eines lang wirksamen Insulins, z. B. eines NPH-Insulins, verwendet. Auch Lantus wird gelegentlich 2-mal täglich injiziert. Die bei der mehrmaligen Gabe von lang wirksamem Insulin verwendeten Insulindosen sind zumeist kleiner als bei der »klassischen« ICT. Gelegentlich kann durch das häufigere Injizieren von lang wirksamem Insulin ein stabileres und gleichmäßigeres Wirkungsprofil mit besseren Blutzuckerwerten im Tages- und Nachtverlauf erzielt werden. Es sollte bei diesen Formen der ICT aber immer be-

rücksichtigt werden, dass mit einer zunehmenden Anzahl von Insulininjektionen die Therapie immer schwieriger und aufwendiger und damit für ältere Patienten häufig immer »ungeeigneter« wird. Aufgrund ihrer langen Wirkdauer (Abb. 3.9) können auch schwer abschätzbare Überlagerungen der Wirkung der lang wirksamen Insuline mit der Gefahr von Hypoglykämien auftreten.

Eine andere in letzter Zeit häufiger verwendete Strategie für Patienten mit Typ-2-Diabetes und einer schlechten Stoffwechseleinstellung unter Ernährungstherapie und Therapie mit oralen Antidiabetika ist die »basal unterstützte orale Therapie« (BOT). In der Regel wird hier ein Langzeitinsulin abends vor dem Schlafengehen gespritzt. Zusätzlich erhalten die Patienten orale Antidiabetika.

Andererseits können Patienten auch mit bereits bestehender Insulintherapie (konventionell oder intensiviert) unter Umständen auf eine BOT »rückumgestellt« werden. Dieses kann z. B. bei geriatrischen Patienten mit geistigem Abbau und/oder zunehmenden Begleiterkrankungen der Fall sein. Mit einer BOT kann die Injektionshäufigkeit gesenkt werden. Auch tägliche Insulindosisanpassungen sind in der Regel überflüssig.

Beginn einer Insulintherapie

Sowohl von Diabetesassistentinnen und Diabetesberaterinnen, aber auch von Medizinstudenten und jungen Ärzten werden häufig Fragen nach dem »richtigen« Beginn einer Insulintherapie und der korrekten Insulindosierung gestellt. Es muss bei der Beantwortung aber immer wieder betont werden, dass es keine allgemeingültigen, verbindlichen Empfehlungen hierzu gibt. Neben »Rahmenempfehlungen« sind für die Insulindosisfindung in hohem Maße Erfahrung und persönliche Einschätzungen der Situation erforderlich. Auch alte Menschen erlernen mit einfachen Pens und Blutglukosemessgeräten oft schnell die Durchführung einer selbstständigen Insulintherapie. Zur Identifizierung von Patienten mit Potenzial für die selbstständige Durchführung der Insulintherapie ist der Geldzähltest nach Nikolaus hilfreich (▶ Kap. 2.2.2).

»Rahmenempfehlungen« zur korrekten Wahl der Insulindosis sind:

> ❯❯ Der durchschnittliche Insulinbedarf eines Erwachsenen beträgt ca. 0,7 IE Insulin pro kg Körpergewicht. Mehr Insulin wird benötigt bei höherem Körpergewicht, bei Insulinresistenz, bei Infektionen und häufig anderen Krankheiten.

Weniger Insulin wird dagegen zumeist benötigt bei schlanken Menschen, bei Patienten mit Störungen der Nierenfunktion (Kreatininanstieg) sowie bei Patienten mit guter eigener basaler Insulinrestsekretion.

Strukturierte Behandlung und Schulung

Die Leitlinien der Deutschen Diabetes Gesellschaft (Hader et al. 2004, Zeyfang et al. 2012) empfehlen auch für ältere Patienten den Beginn einer Insulintherapie im Rahmen der Teilnahme des Patienten an einem strukturierten Behandlungs- und Schulungsprogramm. Für geriatrische Patienten stehen spezielle Programme zur Verfügung, die in ▶ Abschn. 3.4 vorgestellt werden.

3.2.5   Inkretine

R. Schiel, J. Roth, C. Müller

Präparate und Wirkungsweise

Fallbeispiel

In einem Pflegeheim lebt Frau Weber, sie ist 78 Jahre alt und hat vor 6 Jahren die Diagnose Diabetes mellitus Typ 2 von ihrem Hausarzt erhalten. Er macht heute bei Frau Weber einen Hausbesuch. Der letzte HbA$_{1c}$-Wert war 8,5 %, also deutlich über dem wünschenswerten Bereich unter 8 %. Jetzt überlegt er gemeinsam mit der Pflegefachkraft des Wohnbereiches, wie die Stoffwechsellage von Frau Weber verbessert werden kann. Durch ihr unregelmäßiges Essverhalten und die Ablehnung einer Insulintherapie (Frau Weber möchte nicht gespritzt werden) wird die Auswahl an Therapieoptionen eingeengt. Fest steht, dass ihre derzeitige alleinige Behandlung mit Metformin nicht fortgesetzt werden kann. Der Hausarzt entscheidet sich für ein zweites orales Antidiabetikum: einen DPP4-Hemmer. Die Bezugspflegefachkraft von Frau Weber kennt diese Medikamente nicht und nutzt die Gelegenheit des Hausbesuches, um Fragen zu stellen.

❓ Leitfragen
1. Wie wirken diese sogenannten DPP4-Hemmer?
2. Welche Vorteile bietet dieses Medikament?
3. Gibt es Nebenwirkungen, mit denen die Pflegekräfte bei Frau Weber rechnen müssten?

Wenn nach dem Essen der Speisebrei in den Darm gelangt, werden Verdauungsenzyme in das Darm-

◻ Tab. 3.6 Überblick Inkretine

Wirkstoff	Präparat	Dosis	Kosten pro Jahr [€]
Liraglutid	Victoza: 6 mg/ml Injektionslösung, Fertig-Pen	1 × 1,2–1,8 mg/d	1246–1869
Exenatid	Byetta: 5–10 µg Injektionslösung, Fertig-Pen	2 × 5 µg bis 2 × 10 µg/Tag	1322–1258
	Bydureon: 1 Durchstechflasche mit 2 mg	2 mg einmal/Woche	1422

lumen abgegeben, parallel werden die Hormone gastrointestinales Polypeptid (GIP) und Glukagon-like-Peptid 1 (GLP-1) von Zellen der Darmwand ins Blut ausgeschüttet. Sie werden auch als Inkretinhormone bezeichnet. Sie regulieren die Funktion des Magens und Darms, die Abgabe von Galle sowie die Hemmung oder Stimulierung weiterer Hormone. Durch ihren schnellen Abbau im Körper haben Inkretinhormone eine kurze Wirkung von wenigen Minuten. Für die Diabetesbehandlung am wichtigsten ist das GLP-1. Es setzt Insulin aus den β-Zellen der Langerhansschen Inseln frei, hemmt die Ausschüttung des blutzuckererhöhenden Hormons Glukagon aus den α-Zellen der Langerhansschen Inseln, hemmt die Magenentleerung und im Hypothalamus den Appetit (Drucker u. Nauck 2006). Diese vier Wirkungen der Inkretine führen beim Menschen indirekt zum Sinken des Blutzuckers. Die Folge dieser Wirkungen ist eine Stoffwechselverbesserung ohne Risiko für Hypoglykämien oder eine deutliche Gewichtszunahme. GLP-1 ist ein Eiweißhormon und wird nach wenigen Minuten von dem Enzym Dipeptidylpeptidase 4 abgebaut (DPP4). Damit ist die Wirkung des Hormons beendet.

> Um die wünschenswerte blutzuckersenkende Wirkung von GLP-1 zu verlängern, gibt es zwei Möglichkeiten:
> – Blockade des abbauenden Enzyms DPP4 durch Medikamente (Gliptine) oder
> – zusätzliches Verabreichen des Hormons GLP-1.

Therapie

GLP-1 selbst kann nicht als Tablette gegeben werden, weil es als Eiweißhormon bei oraler Aufnahme durch die Verdauungsenzyme zerstört würde. Es wird daher wie Insulin subkutan appliziert. Es stehen zwei GLP-1-ähnliche Eiweißhormone als Medikamente zur Verfügung, die durch die DPP4 nicht abgebaut werden: Exenatide (z. B. Byetta, Bydureon) und Liraglutid (Handelsname Victoza). Beide Stoffe sind nur für die Behandlung von Diabetes Typ 2 zugelassen und gehören zu den teuersten Diabetes-Medikamenten. Sie werden bei ausgewählten Problemen in der Behandlung des Diabetes Typ 2 benötigt (Kassenärztliche Bundesvereinigung 2007 u. 2011), gehören also nicht zur Standardtherapie und dürfen nur in Kombination mit anderen Diabetes-Medikamenten gegeben werden.

Byetta muss 2-mal täglich mit einem Pen s. c. gespritzt werden, Victoza einmal täglich und Bydureon einmal wöchentlich (◻ Tab. 3.6). Für beide Medikamente ist eine Senkung des HbA_{1c}-Wertes und eine Gewichtsabnahme von 2–3 kg im ersten Anwendungsjahr nachgewiesen. Studien zur Verminderung diabetischer Folgeerkrankungen liegen (noch) nicht vor. Wegen der Hemmung der Magenentleerung sind Übelkeit und Erbrechen häufige Nebenwirkungen. Werden Exenatide oder Liraglutid mit nicht Insulin-freisetzenden Medikamenten (z. B. Metformin) gegeben, ist das Hypoglykämierisiko sehr gering. In Kombination mit Insulin oder Insulin-freisetzenden Medikamenten (z. B. Sulfonylharnstoffe oder Glinide) steigt das Risiko der Unterzuckerung an. Bei einem Teil der Patienten entstehen an den Injektionsstellen Rötungen und Juckreiz, vermutlich durch Abwehrreaktionen des

Körpers gegen das fremde Eiweiß. In diesem Fall sollte die Injektionsstelle gewechselt werden und eine Information an den Arzt erfolgen.

Studienlage: Wer profitiert von der Therapie?

Die ersten Studien zum therapeutischen Einsatz der DPP4-Hemmer und GLP-1-Analoga sind vielversprechend: Es wurde nachgewiesen, dass – wie es auch aufgrund der physiologischen Wirksamkeit zu erwarten war – eine Stoffwechselverbesserung ohne zusätzliche Hypoglykämien oder eine signifikante Gewichtszunahme erreicht wird. Im Gegenteil, in den meisten Studien konnte sogar im Mittel eine Gewichtsreduktion belegt werden. Interessanterweise ist das Ansprechen der Patienten auf eine Inkretin-basierte Therapie relativ heterogen: Nicht alle Patienten scheinen gleichermaßen von der Therapie zu profitieren, wobei bisher keine eindeutigen Prädiktoren für einen individuellen Therapieerfolg identifiziert werden konnten. So ergab eine kürzlich publizierte Untersuchung, die bundesweit in 38 Diabetes-Schwerpunktpraxen durchgeführt wurde, dass 12 Monate nach Therapiebeginn nur noch ca. 50 % der Patienten weiter Inkretin-basiert behandelt wurden. Gründe für ein Absetzen der Medikamente waren neben fehlender ausreichender therapeutischer Wirksamkeit bei bis zu einem Drittel der Patienten Unverträglichkeiten, zu denen vor allem Übelkeit und Unwohlsein zählten. Die mittlere Gewichtsreduktion betrug, bezogen auf den BMI und bei Verwendung von DPP4-Hemmern, $0{,}4$ kg/m², bei GLP-1-Analoga $1{,}5$ kg/m². Die HbA_{1c}-Senkung lag bei DPP4-Hemmern bei $0{,}7$ %, bei GLP-1-Analoga bei $0{,}1$ % bei vorheriger Insulintherapie und bei $1{,}1$ % ohne Kombination mit Insulin (Faber-Heinemann 2012).

Da beide Präparate, sowohl DPP4-Hemmer als auch GLP-1-Analoga, erst relativ kurze Zeit verfügbar sind, liegen bisher noch keine Erfahrungen zum Langzeiteinsatz vor. Potenziell negative Folgen durch Veränderungen der T-Zell-vermittelten Immunantwort können, da das DPP4-Enzym auch auf T-Lymphozyten exprimiert (abgegeben) wird, nicht völlig ausgeschlossen werden.

Inkretin-basierte Therapie bei älteren Menschen

Die Praxisempfehlungen der Deutschen Diabetes Gesellschaft geben aufgrund fehlender Studien zur Inkretin-basierten Therapie bei älteren Menschen keine Handlungsleitline (Zeyfang et al. 2012). Grundsätzlich können – den evidenzbasierten Leitlinien der Deutschen Diabetes Gesellschaft zur medikamentösen antihyperglykämischen Therapie folgend – DPP4-Hemmer und GLP-1-Analoga bei Patienten mit Typ-2-Diabetes eingesetzt werden, deren Stoffwechsel trotz Lebensstilintervention und einer anderen oralen Therapie oder sogar unter Insulintherapie nicht befriedigend eingestellt ist (Matthaei et al. 2009). Da für ältere Menschen mit Diabetes mellitus aber andere und stark individualisierte Therapieziele gelten, ergibt sich für den Einsatz einer Inkretin-basierten Therapie nur ein sehr enger Korridor.

Auch Barrieren bei der Applikation müssen beachtet werden: DPP4-Hemmer und GLP-1-Analoga gehen nicht selten mit Unverträglichkeiten, Appetitlosigkeit bis hin zu Übelkeit und Erbrechen, aber auch Durchfall einher. Die häufig potenziell schwierige Ernährungssituation älterer Menschen kann hierdurch weiter verschärft werden. Eine verzögerte Magenentleerung, wie sie ebenfalls in zahlreichen Studien unter Inkretin-basierter Therapie nachgewiesen wurde, kann außerdem zur verzögerten Resorption anderer oral applizierter Medikamente beitragen (Drucker u. Nauck 2006, Meier et al. 2006). GLP-1-Analoga müssen einmal täglich oder wöchentlich injiziert werden. Neben der Problematik der subkutanen Injektion, die bei älteren Menschen häufig von Angehörigen oder Pflegediensten übernommen werden muss, werden an den Injektionsstellen gelegentlich auch lokale Reizungen, sogar »Knötchen« oder Verhärtungen, beobachtet.

Obwohl also »moderne« Therapieoptionen, zu denen die Inkretin-basierte Behandlung zählt, häufig Herausforderungen und Vorteile bieten, sollte hinsichtlich des Einsatzes von DPP4-Hemmern oder GLP-1-Analoga bei älteren Menschen mit Typ-2-Diabetes vorerst große Zurückhaltung geübt werden, bis eindeutige Studien vorliegen, die ein positives Langzeitergebnis ohne schwerwiegende Nebeneffekte belegen.

Bleibt an dieser Stelle noch zu erwähnen: Neuere Studien zeigten, dass die Inkretin-basierte Therapie mit schweren Nebenwirkungen verbunden sein kann, etwa einer Entzündung der Bauchspeicheldrüse oder sogar einer bösartigen Entartung des Pankreas (Pankreatitis und Pankreaskarzinom; Butler et al. 2013).

Da die Diagnose eines Pankreaskarzinoms schwierig zu stellen ist (Herold 2011) und häufig erst Spätsymptome die Erkrankung anzeigen, ist die Prognose für betroffene Patienten denkbar schlecht. Ursache dieser Veränderungen an der Bauchspeicheldrüse könnte sein, dass die normalerweise nur wenige Minuten anhaltende Wirkung des Hormons GLP-1 durch die DPP4-Hemmer oder GLP-1-Analoga stark verlängert wird. Dies könnte einen Wachstumsreiz für die Zellen der Bauchspeicheldrüse bedeuten, sodass im ersten Schritt Ausführungsgänge abgedrückt werden, dann führt ein Sekretrückstau zur Entzündung (Pankreatitis), und im zweiten Schritt (u. U. nach Jahren) kommt es zur malignen Entartung der Zellen (Pankreaskarzinom). Vor dem Hintergrund dieser möglichen Komplikationen der Therapie mit Inkretinen sollten in jedem Fall weitere Untersuchungen der kommenden Jahre abgewartet werden, bevor diese Therapie zu optimistisch breit angewendet wird.

3.2.6 Ausblick

R. Schiel

Die Prävalenz des Diabetes mellitus bei Menschen im Alter über 65 Jahre beträgt ca. 20 % (Rathmann et al. 2002), sie steigt mit zunehmendem Lebensalter weiter an (Hauner 2010). Ältere Menschen haben häufig eine Reihe verschiedener Erkrankungen. Für ältere Menschen mit Diabetes mellitus besteht statistisch ein höheres Risiko, pflegebedürftig zu werden. Dem Gesundheitssystem entstehen daher durch ältere Menschen und speziell Menschen mit Diabetes mellitus ca. 2- bis 3-mal höhere Kosten (Hader et al. 2004, Liebl et al. 2001). Diese ungünstige epidemiologische Entwicklung stellt Gesundheitssysteme und Forschung in den kommenden Jahren vor große Herausforderungen. Es müssen nicht nur Strategien entwickelt werden, die eine möglichst lange und optimale Versorgung älterer Menschen im häuslichen Umfeld ermöglichen, sondern auch Therapieoptionen, die gerade für ältere Menschen von hohem Nutzen und Relevanz sind.

Die Entwicklung der therapeutischen Strategien scheint derzeit in mehreren Richtungen zu verlaufen:

1. Es werden zunehmend technische Entwicklungen auf den Markt gebracht, die eine Erleichterung der Behandlung für Menschen mit Diabetes mellitus sowie eine bessere Therapieadhärenz ermöglichen. Zu den herausragenden technischen Entwicklungen zählen hier insbesondere moderne Insulininjektionshilfen, kleine und zuverlässige Blutglukosemessgeräte, die Technologie der kontinuierlichen Insulinapplikation mittels Insulinpumpen (»continuous subcutaneous insulin infusion«, CSII) sowie die Möglichkeiten des kontinuierlichen Glukosemonitorings (CGMS).

2. Fortlaufend werden neue Medikamente oder Applikationsformen entwickelt, getestet und zum Teil auf den Markt gebracht: Während inhalative Insuline kurz nach Markteinführung wieder zurückgezogen wurden (derzeit gibt es allerdings noch laufende Forschungsprojekte mit dem Ziel der Erreichung einer Marktfähigkeit), waren oral, bukkal (durch Mund- und Zahnschleimhäute) oder transdermal zu applizierende Insulinpräparationen bisher noch nicht auf dem Markt frei verfügbar. Eine Reihe anderer Präparate zur Blutglukosesenkung werden derzeit aber kontinuierlich neu- und fortentwickelt. Hierzu zählen insbesondere die sog. SGLT-2-Inhibitoren.

3. Ein weiterer Aspekt, der die Therapie für Menschen mit Diabetes mellitus vereinfachen und verbessern könnte, ist der Einsatz telemedizinischer Anwendungen (▶ Kap. 4.1.4).

Neue Technologien

Bei Insulininjektionshilfen und Blutglukosemessgeräten betreffen technische Innovationen insbesondere Präzision, Handhabung und häufig die Anbindung an und Übertragbarkeit der Daten auf PC und Internet zur Speicherung und Auswertung. Für ältere Menschen, die häufig weniger auf moderne

Technologien und Medien konzentriert sind, sind diese Entwicklungen häufig nicht oder nur wenig relevant. Möglicherweise ist hier die weitere Entwicklung abzuwarten. Viel wichtiger für den praktischen Einsatz ist die Auswahl von Insulinpens und Blutglucosemessgeräten nach Kriterien der einfachen Handhabung, sodass auch ältere Menschen mit eingeschränkter Sehfähigkeit, taktilen und manuellen Problemen ihre Geräte möglichst lange eigenständig benutzen können und somit ein größtmöglichstes Maß an Unabhängigkeit bewahren.

Auch die neuen Entwicklungen zur kontinuierlichen Insulinapplikation mittels Insulinpumpen oder zum kontinuierlichen Glukosemonitoring spielen für ältere Menschen mit reduzierten Therapiezielen zumeist noch keine Rolle.

Neue Medikamente

Neue Insuline mit noch längerer Wirksamkeit als die Präparate Insulin Glargin oder Levemir könnten dagegen in der Alltagstherapie älterer Menschen eine deutlich größeren Vorteil bieten: Ein Insulin, das derzeit von der Fa. Novo Nordisk in Studien erprobt wird, ist Insulin Degludec. Es handelt sich dabei um ein Basalinsulin, das lösliche, multiple Hexameransammlungen nach subkutaner Injektion formt und so eine ultralange Wirkung entfaltet. Erste Studien gehen von einer Injektionshäufigkeit von einmal pro Tag bis einmal alle drei Tage aus (Garber et al. 2012, Tahrani et al. 2012). Sollte sich dies für den klinischen Einsatz außerhalb von Studien bestätigen, so könnte zumindest theoretisch eine Vereinfachung der Therapie auch für ältere Menschen mit Insulinbehandlung und der Applikation eines lang wirksamen Präparates erwartet werden. Bis zum breiten klinischen Einsatz sollten aber auch hier systematische und kontrollierte Studien abgewartet werden.

Telemedizin

Teletechnologie und telemedizinische Anwendungen gewinnen in der bundesdeutschen Gesundheitsversorgung zunehmend an Bedeutung. Sie können dazu beitragen, medizinisch-therapeutische Ressourcen besser zu nutzen und die Patientenversorgung zu verbessern.

» Für einige Indikationen, etwa Diabetes mellitus, Herzinsuffizienz, Adipositas oder Wundbehandlung, sind Telemonitoring-Dienste inzwischen gut erprobt, der ökonomische und der medizinische Nutzen durch Studien belegt. Einige Krankenkassen haben daher damit begonnen, Telemedizin in der Regelversorgung einzusetzen, … «

konstatierte im November 2011 das Deutsche Ärzteblatt (Editorial 2011).

Ein Problem für die Integration moderner Technologie in den Patientenalltag ist allerdings die häufig nur eingeschränkt mögliche Bedienbarkeit neuer Geräte für ältere Menschen, Personen mit allgemein geringer technischer Erfahrung sowie Patienten mit motorischen, sensorischen und/oder kognitiven Einschränkungen. Aufgrund der fehlenden »Face-to-Face«-Betreuung werden derartige Projekte und Technologien möglicherweise von älteren Menschen auch in naher Zukunft nur sehr marginal angenommen werden. Andererseits wurden bereits einige Pilotprojekte, die Telemonitoring beinhalten, auch für den Bereich der Pflege und Betreuung geriatrischer Menschen gestartet. Hier sind die weiteren Ergebnisse abzuwarten.

Viel größere Bedeutung werden telemedizinische Betreuungsaspekte aber beispielsweise zur Therapiekontrolle durch Dritte oder bei der Erkennung und Prävention von Akutereignissen und Notfällen erlangen (▶ Kap. 4.1.4). Bereits heute existieren Detektoren, die beispielsweise Stürze älterer Menschen erkennen und die Information an Betreuende übermitteln können. Denkbar ist auch die Identifikation von Hypo- und extremen Hyperglykämien, die Kontrolle von und/oder die Erinnerung zur Einnahme von Medikamenten oder der Insulininjektionen.

3.3   Herausforderungen der Therapie

3.3.1   Akutkomplikationen: Hypo- und Hyperglykämie

A. Bahrmann

Hypoglykämie

Fallbeispiel

Der 83-jährige Herr Sebald hat seit 20 Jahren einen Diabetes mellitus, der mit einem HbA$_{1c}$-Wert von 6,8 % (50,8 mmol/mol) gut eingestellt ist. Er nimmt einmal täglich einen Sulfonylharnstoff ein. Zusätz-

Tab. 3.7	Schweregrade der Hypoglykämie
I – Leicht	**Erste Symptome** wie Unruhe, Zittern, Schweißausbruch
II – Mittelschwer	**Deutliche Symptome**, durch orale Gabe schnell resorbierbarer Kohlenhydrate schnell zu beheben
III – Schwer	**Intravenöse Gabe von Glukose** oder intramuskuläre Gabe von Glukagon notwendig
IV – Sehr schwer	Wie III., aber mit **Krankenhauseinweisung**

lich kommt einmal täglich der Sozialdienst und spritzt das Insulin Lantus 20 IE subkutan. Auch an diesem Morgen kommt der Sozialdienst und will das Insulin spritzen. Die Altenpflegerin findet Herrn Sebald im Wohnzimmer auf dem Boden liegend bewusstlos vor. Sie ruft den Notarzt und versucht derzeit den Blutglukosewert zu bestimmen, allerdings zeigt das Blutglukosemessgerät »Error« an.

? Leitfragen

1. Was können Ursachen der Bewusstlosigkeit sein? Liegt eher eine Hypo- oder Hyperglykämie vor?
2. Was sollte die Altenpflegerin sofort tun, bis der Notarzt kommt?

Hypoglykämie

Wenn der Blutglukosewert durch Gabe von Insulin oder insulinfreisetzende Tabletten (z. B. Sulfonylharnstoffe) unter einen bestimmten Wert abfällt, spricht man von einer Hypoglykämie. In der Regel trifft dies bei einem Blutglukosewert unter 50 mg/dl (2,8 mmol/l) mit typischen Hypoglykämiesymptomen zu oder generell bei einem Blutglukosewert unter 40 mg/dl (2,2 mmol/l).

Fällt der Blutglukosewert unter einen Schwellenwert, treten typische Hypoglykämiesymptome auf. Am häufigsten werden von den Patienten Zittern, Schwitzen und innere Unruhe beklagt. Fällt der Blutglukosewert unter einen kritischen Wert, kann dies sogar zu Krämpfen, Bewusstseinsstö-

rungen und Koma bis hin zum Tod führen. Man unterscheidet dabei Symptome, die durch eine Aktivierung des sympathischen Nervensystems (u. a. durch den Botenstoff Adrenalin) vermittelt werden – sogenannte adrenerge Symptome – von Symptomen, die durch eine verminderte Glukoseversorgung der Nerven hervorgerufen werden (sogenannte neuroglukopenische Symptome). Während adrenerge Symptome meist von den Patienten selbst bemerkt werden, nehmen Angehörige oder außenstehende Personen zuerst die neuroglukopenischen Symptome wahr.

Typische Symptome einer Hypoglykämie

Adrenerge Symptome
- Unruhe
- Schweißausbruch
- Zittern/Frieren
- Heißhunger
- Angst
- Herzrasen
- Schweres Atmen
- Parästhesien (Gefühlsstörungen)
- Erweiterte Pupillen
- Warme oder kalte Hände

Neuroglukopenische Symptome
- Sprach-/Sehstörungen
- Müdigkeit
- Unkonzentriertheit
- Willenshemmung
- Stimmungsveränderungen (traurig, entspannt, zuversichtlich, energiegeladen, unbehaglich, nervös, glücklich, besorgt, läppisch, aufgeregt, beunruhigt, ängstlich, gereizt, aggressiv, frustriert, wütend, lustig)
- Halluzinationen
- Einschränkungen der geistigen Leistungsfähigkeiten (z. B. Konzentrationsschwierigkeiten, verlangsamtes Denken, undeutliches Sprechen, Wortfindungsstörungen, Koordinationsschwierigkeiten)
- Somnolenz/Koma
- Krämpfe/Lähmungen

Man unterscheidet unterschiedliche Schweregrade der Hypoglykämie. Diese sind in Tab. 3.7 dargestellt.

> **Schwere Hypoglykämie**
>
> Eine schwere Hypoglykämie ist eine Unterzuckerung, bei der sich der Betroffene nicht selbst helfen kann, also auf die Unterstützung von Angehörigen/Pflegekräften angewiesen ist. Eine schwere Hypoglykämie bedarf der sofortigen Gabe von intravenöser Glukose oder der intramuskulären Gabe von Glukagon (▶ Kap. 4.2.5).

Bei Behandlung mit Sulfonylharnstoffen (zusätzlich zu diätetischer Behandlung) erlebten pro Jahr 1,4 % der Patienten der UKPDS-Studie eine schwere Hypoglykämie (UK Diabetes Prospective Study Group 1998).

Fällt der Blutglukosespiegel ab, schüttet der Körper sofort die Hormone Adrenalin und Glukagon aus. Beide Hormone sind im Prinzip Gegenspieler von Insulin und erhöhen den Blutglukosespiegel. Verzögert werden auch Blutglukose- erhöhende Stresshormone wie z. B. Kortisol freigesetzt. Eine häufige Hypoglykämie führt zur Abschwächung der Symptome und damit zur verminderten Selbstwahrnehmung der Hypoglykämie. Abgeschwächte Hypoglykämiesymptome treten im Alter häufig auf, v. a. bei langer Diabetesdauer, sehr niedriger Blutzuckereinstellung, häufigen Hypoglykämien, Alkoholkonsum und unter Therapie mit einem Betablocker (blutdrucksenkendes Medikament). Unter einer Therapie mit Insulin und/ oder mit insulinotropen (die Insulinsekretion stimulierenden) Medikamenten können sich leichte rezidivierende Hypoglykämien bei hilfsbedürftigen geriatrischen Patienten schnell zu lebensbedrohlichen, schweren Hypoglykämien entwickeln. Daher sollte mehr noch als bei nicht geriatrischen Patienten auf die Vermeidung von Hypoglykämien geachtet werden. Zu bedenken ist dabei, dass die Hypoglykämiewahrnehmung älterer Menschen erheblich eingeschränkt sein kann und bei unklarem Verhalten häufiger ein Blutglukosewert bestimmt werden sollte (Budnitz et al. 2011, Holstein et al. 2012, Zoungas et al. 2010).

Bei Auftreten einer Hypoglykämie gilt Fahruntauglichkeit für alle Fahrzeugklassen, bis eine stabile Stoffwechsellage erreicht ist. Die Behandlung einer symptomatischen und schweren Hypoglykämie wird im ▶ Kap. 4.2.5 detailliert beschrieben. Für die Pflegekräfte ist die Verwendung eines Diabetes- Notfallkoffers sinnvoll. Mögliche Ursachen einer Hypoglykämie sind in ◻ Tab. 3.8 dargestellt.

■ Diskussion zum Fallbeispiel

Kommen wir zurück zu dem Patienten in unserem Fallbeispiel, Herrn Sebald. Wird ein Patient bewusstlos in der Wohnung aufgefunden, können unterschiedlichste Ursachen eine Rolle spielen. Zwar denkt man unter der Therapie mit blutzuckersenkenden Medikamenten sofort an eine Hypoglykämie, allerdings kann auch ein Herzinfarkt oder eine Herzrhythmusstörung, ein Schlaganfall, ein Sturz mit Schädel-Hirn-Trauma/Hirnblutung oder anderes ursächlich sein.

> ❯ Bei Bewusstlosigkeit sollte sofort der Notarzt gerufen werden! Es ist obsolet, bewusstlosen Patienten mit Diabetes Traubenzucker in die Backentaschen zu legen, da die Gefahr einer Verlegung der Atemwege besteht!

> **Handlungsschema bei Auffinden eines bewusstlosen Patienten mit bekanntem Diabetes**
> 1. Notarzt verständigen
> 2. a) Bei Spontanatmung und vorhandenem Puls: Patienten in stabile Seitenlage bringen!
>   b) Bei Kreislaufstillstand: Reanimation beginnen (es sei denn, es liegt eine schriftliche Patientenverfügung vor, die dies untersagt)
> 3. Glukagonspritze i. m. geben (falls vorhanden)

Obwohl die Blutzuckermessgeräte mittlerweile auch in Grenzbereichen sehr gut messen, kann es passieren, dass bei sehr hohen oder sehr tiefen Blutglukosewerten eine Fehlermeldung erscheint. In diesem Falle kann man nicht sicher entscheiden, ob eine Hyper- oder eine Hypoglykämie die Ursache der Bewusstlosigkeit ist. Eine genaue Unterscheidung ist erst laborchemisch durch eine Blutabnahme und Bestimmung der i.v.-Blutglukose möglich. Auch

◻ Tab. 3.8	Ursachen einer Hypoglykämie
Insulin	Zu viel Insulin gespritzt
	Zu viele insulinfreisetzende Tabletten eingenommen (Sulfonylharnstoffe, Glinide)
	Unzureichende Insulindosisreduktion bei niedrigem Blutzucker
	Überkorrektur mit Insulin bei hohem Blutzucker
	Spritz-Ess-Abstand zu lang
	Injektionsstellenwechsel nach unreflektierter/inadäquater Erhöhung der Insulindosis bei Vorhandensein von Lipohypertrophie
	Versehentliche i.m.-Injektion
	Fehlerhafte Injektionsgeräte
	Insulindosis falsch aufgezogen (U100–U40)
	Doppelte Insulininjektion
Kohlenhydrataufnahme	Mahlzeiten ausgelassen
	Kohlenhydratmenge (KH) falsch abgeschätzt
	Erbrechen, Durchfallerkrankungen
	Alkoholkonsum ohne vorherige Kohlenhydrataufnahme
	Gewichtsabnahme ohne vorherige Insulindosisreduktion
Körperliche Belastung	Unzureichende vorbeugende Maßnahmen vor bzw. nach körperlicher Belastung, z. B. keine Insulindosisreduktion vor Sport
Stoffwechselkontrolle	Fehler bei der Blutzuckermessung
	Defekte Blutzuckermessgeräte
	Verwechslung der Maßeinheiten mg/dl und mmol/l
	Frühschwangerschaft
Begleiterkrankungen	Niereninsuffizienz
	Schwere Leberfunktionsstörungen

bei Unklarheit kann die Pflegekraft oder der Ersthelfer jedoch Glukagon intramuskulär spritzen. Ist eine Hypoglykämie Ursache der Bewusstlosigkeit, erlangt der betroffene Patient mit Diabetes in der Regel nach ca. 5–10 min wieder das Bewusstsein.

Ist eine Hyperglykämie die Ursache des Komas, wird diese im Krankenhaus auf der Intensivstation entsprechend behandelt. Die zusätzliche Erhöhung des Blutzuckerspiegels durch Glukagon spielt in diesem Falle eine untergeordnete Rolle. Würde man einem bewusstlosen Patienten mit Hypoglykämie jedoch versehentlich Insulin spritzen, da man fälschlicherweise eine Hyperglyämie als Ursache annimmt, kann der Patient versterben.

> Cave: Niemals einem bewusstlosen Patienten Insulin spritzen, wenn die Ursache der Bewusstlosigkeit unklar ist!

Fortsetzung Fallbeispiel
Der Notarzt gibt Herrn Sebald eine Glukoseinfusion. Herr Sebald ist nach 5–10 min wieder wach und voll orientiert. Eine Hypoglykämie ist als Ursache wahrscheinlich.

 Fortsetzung Leifragen
3. Muss Herr Sebald nach einer schweren Hypoglykämie ins Krankenhaus?

Antwort zur Leitfrage 3
Jede aufgetretene schwere Hypoglykämie unter der Therapie mit Sulfonylharnstoffen bedarf einer stationären Krankenhauseinweisung, da die Wirkdauer der Sulfonylharnstoffe 2–3 Tage anhalten kann. Damit besteht unter der Therapie mit Sulfonylharnstoffen die Gefahr einer erneuten Hypoglykämie.

Auch eine schwere Hypoglykämie durch lang wirksame Insuline oder eine Hypoglykämie unklarer Ursache sollte stationär abgeklärt werden.

Besonders schwierig ist der Umgang mit Blutglukosewerten in der sogenannten »Grauzone« (Blutglukosewerte zwischen 50 und 100 mg/dl) bzw. unterhalb individueller Zielwerte. Auf keinen Fall

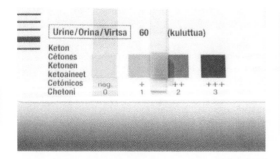

| Urine/Orina/Virtsa | 60 | (kuluttua) | | |
| Keton
Cétones
Ketonen
ketoaineet
Cetónicos
Chetoni | neg.
0 | +
1 | ++
2 | +++
3 |

◻ **Abb. 3.10**   Ketonkörper

sollte gewartet werden, bis im Alltag Blutglukosewerte unter 50 mg/dl bzw. unterhalb der individuellen Zielwerte erreicht werden. Generell sollten bei geriatrischen Patienten schon Blutglukosewerte unter 100 mg/dl gemieden werden. Ist eine Tendenz zu niedrigen Werten gegeben, so sollte der Blutzuckerspiegel in geringeren Abständen gemessen werden, ggf. unter Einbeziehen der Selbstmessung von Patienten oder Angehörigen. Treten gehäuft niedrige Blutzuckerwerte auf, sollte der behandelnde Arzt umgehend kontaktiert werden und festlegen, wie die bestehende Diabetes-Therapie geändert wird (z. B. Dosisreduktion der Diabetes-Medikamente).

Hyperglykämie

Bei einer Hyperglykämie treten typische Symptome wie vermehrtes Wasserlassen (Polyurie) oder Durstgefühl (Polydipsie) auf. Im Alter können auch unspezifische Symptome wie Sehstörungen, Müdigkeit, erhöhte Infektneigung oder trockene Haut durch eine Hyperglykämie bedingt sein. Insulinmangel kann jedoch eine dramatische Erhöhung der Blutglukose zur Folge haben mit schwerem Flüssigkeitsmangel (Exsikkose), Elektrolytverschiebungen und neurologischen Ausfällen bis hin zum Koma. Die laborchemische Definition einer Hyperglykämie ist nicht einheitlich. Generell spricht man bei einer Erhöhung der Blutglukose >250 mg/dl (13,9 mmol/l) von einer Hyperglykämie. Oft ist zusätzlich das Standardbicarbonat <8–10 mmol/l, und eine Ketonämie (Anhäufung von Ketonkörpern) >5 mmol/l liegt vor.

┌─ Ketonkörper ──────────────────

Ketonkörper sind eine Sammelbegriff für 3 Stoffe, die in der Leber gebildet werden: Aceton, β-Hydroxybutyrat und Acetoacetat. Ketonkörper entstehen bei Gewichtsabnahme, Abbau von Fett oder starker körperlicher Belastung.

Grund für die vermehrte Produktion der Ketonkörper bei einer Hyperglykämie ist der Mangel an Insulin: Obwohl eigentlich genügend Glukose im Blut vorhanden ist, kann diese ohne Insulin nicht in die Zellen transportiert werden. Daher entsteht trotz erhöhten Blutzuckerspiegels im Blut in den Zellen ein Glukosemangel. Der Körper versucht nun, ersatzweise Energie durch den Abbau von Fetten zu generieren. Das für diesen Prozess benötigte Oxalacetat wird jedoch zur Aufrechterhaltung der Glukoseversorgung des Gehirns abgezogen, sodass die in aktivierte Essigsäure umgewandelten Fettsäuren nicht in den energiefreisetzenden Zitratzyklus eingeschleust werden können. Die überschüssige Essigsäure wird stattdessen in Ketonkörper umgewandelt. Diese können bei Diabetes vom Körper nicht als alternative Energiequelle genutzt werden, sodass es zu einem Anstieg an Ketonen im Blut (Ketonämie) mit der Gefahr einer Übersäuerung (Ketoazidose) kommt. Der Körper versucht, die Ketone über den Urin und zum Teil mit der Atemluft (typisch: Acetongeruch!) auszuscheiden. Ketonkörper können im Urin mit Hilfe von speziellen Teststreifen mit Farbindikator gemessen werden (Ergebnis: negativ, einfach, zweifach, dreifach positiv, ◻ Abb. 3.10). Man unterscheidet beim hyperglykämischen Koma zwei Formen: die diabetische Ketoazidose und das hyperosmolare Koma.

┌─ Diabetische Ketoazidose ──────────

Die diabetische Ketoazidose tritt meist bei Typ-2-Diabetes auf. Der absolute Insulinmangel führt zur Bildung von Ketonkörpern. Die Blutglukosespiegel liegen in der Regel zwischen 300 und 700 mg/dl (16–39 mmol/l).

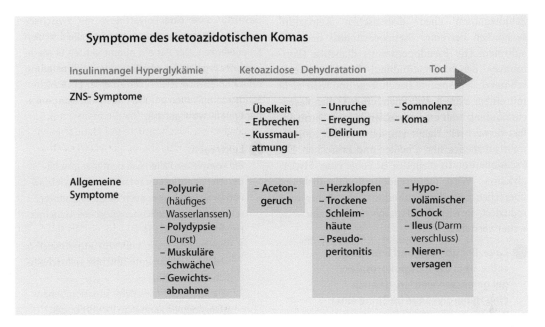

Symptome des ketoazidotischen Komas

Insulinmangel Hyperglykämie   Ketoazidose Dehydratation   Tod

ZNS- Symptome

	– Übelkeit	– Unruche	– Somnolenz
	– Erbrechen	– Erregung	– Koma
	– Kussmaul-	– Delirium	
	atmung		

Allgemeine
Symptome

– Polyurie	– Aceton-	– Herzklopfen	– Hypo-
(häufiges	geruch	– Trockene	volämischer
Wasserlanssen)		Schleim-	Schock
– Polydypsie		häute	– Ileus (Darm
(Durst)		– Pseudo-	verschluss)
– Muskuläre		peritonitis	– Nieren-
Schwäche\			versagen
– Gewichts-			
abnahme			

Abb. 3.11 Akutkomplikationen

Hyperosmolares Koma

Das hyperosmolare Koma tritt meist bei Typ-2-Diabetes auf. Es besteht lediglich ein relativer Insulinmangel, sodass durch das noch vorhandene Insulin eine Bildung von Ketonkörpern vermieden wird. Die Blutglukosespiegel liegen in der Regel zwischen 600 und 800 mg/dl (33–45 mmol/l). Übergangsformen sind möglich. Die Letalität liegt zwischen 5 und 20 %.

Die Symptome einer hyperglykämischen Stoffwechselentgleisung sind in ☐ Abb. 3.11 dargestellt. Ein ketoazidotisches Koma kann z. B. bei Erstmanifestation eines Typ-2-Diabetes entstehen, es kann perioperativ auftreten oder bei Katheterverschluss im Rahmen einer Insulinpumpentherapie.

Unter einer Kussmaulatmung versteht man eine vertiefte Atmung bei normaler Atemfrequenz. Weitere Ursachen einer hyperglykämischen Stoffwechselentgleisung sind in ☐ Tab. 3.9 dargestellt.

> Häufigste auslösende Ursache einer hyperglykämischen Stoffwechselentgleisung (40 % der Fälle) sind Infektionen (▶ Kap. 5.3).

☐ Tab. 3.9 Ursachen einer hyperglykämischen Stoffwechselentgleisung

Fehlende Insulinzufuhr	Erstmanifestation eines bisher unbekannten Diabetes mellitus Insulininjektion vergessen/zu wenig Insulin gespritzt
Erhöhter Insulinbedarf	Infektion (z. B. Harnwegsinfekt/ Pneumonie) Operation/Unfall Schilddrüsenüberfunktion (Hyperthyreose) Therapie mit blutglukoseerhöhenden Medikamenten (z. B. Glukokortikoide) Schwangerschaft
Kohlenhydrate/ Bewegung	Zu viele Kohlenhydrate zugeführt Zu wenig körperliche Bewegung

Mit welcher Geschwindigkeit sich ein ketoazidotisches Koma entwickelt, ist dabei abhängig von

a. dem Grad des Insulinmangels,
b. dem Anstieg der Gegenspielerhormone des Insulins und
c. der Entwicklung des Flüssigkeitsdefizits (Exsikkose).

Fehldiagnosen einer diabetischen Ketoazidose können bei einer Pseudoperitonitis diabetica auftreten. Die Pseudoperitonitis diabetica (Peritonitis= Bauchfellentzündung) bezeichnet eine schmerzhaft gespannte Bauchdecke und wird leicht mit einem akuten Abdomen, einer Gallenblasenentzündung oder einem banalen Magen-Darm-Infekt verwechselt. Hauptsymptome der Pseudoperitonitis diabetica sind Übelkeit und Erbrechen. Die Pseudoperitonitis diabetica ist Folge einer Hyperglykämie. Wird die Pseudoperitonitis diabetica übersehen und die Insulindosis fälschlicherweise reduziert, so wird die Hyperglykämie fatalerweise weiter verstärkt.

> **Cave: Bei Übelkeit und Erbrechen sollte stets der Blutglukosespiegel gemessen werden, da auch eine Hyperglykämie im Sinne einer Pseudoperitonitis diabetica ursächlich sein kann.**

3.3.2 Multimedikation, potenziell inadäquate Medikation und Leitlinienproblematik bei Diabetes mellitus

U. Thiem

Fallbeispiel

Ein 76-jähriger Patient fällt mit latenter Übelkeit und Inappetenz sowie allgemeiner Zustandsverschlechterung auf. Ein Diabetes mellitus ist seit etwa 20 Jahren bekannt und mit zwei oralen Antidiabetika seit längerem stabil eingestellt. Nach einem Herzinfarkt vor zwölf Jahren wurde eine koronare Herzkrankheit (KHK) festgestellt, und der Patient musste sich einer Bypass-Operation unterziehen. Seitdem ist auch eine mittelgradige chronische Herzinsuffizienz bekannt, die in den letzten Jahren öfter zu Beinödemen geführt hat. Vor etwa vier Jahren trat ein permanentes Vorhofflimmern auf, das wegen zu hoher Pulsfrequenzen einer medikamentösen Therapie bedarf. Als weitere Erkrankungen bestehen außerdem ein Bluthochdruck, eine Fettstoffwechselstörung, eine chronische

Gastritis sowie eine Polyarthrose mit zwischenzeitlich auftretenden Schmerzen vor allem in den Kniegelenken. Der Patient nimmt aktuell 14 Medikamente regelmäßig ein. Bis zur Verschlimmerung seiner Kniebeschwerden, die zu einer zusätzlichen Schmerzmedikation geführt haben, hat sich der Patient relativ wohl gefühlt.

? Leitfragen

Bei komplexen Fällen wie dem hier geschilderten Patienten kommt neben einer Vielzahl von Ursachen immer auch eine Zustandsverschlechterung durch unerwünschte Arzneimittelwirkungen in Frage.

1. Welche unerwünschten Wirkungen durch welche Medikamente sind hier wahrscheinlich die Ursache?
2. Wie lässt sich eine solche Situation behandeln, und wie kann man ihr vorbeugen?

Viele chronisch kranke Personen leiden nicht unter einer Erkrankung allein, sondern unter einer Vielzahl chronischer Erkrankungen (sogenannte Multimorbidität). Dies trifft besonders auf Personen mit Diabetes mellitus zu. So haben Menschen mit Diabetes häufig begleitend auch eine Bluthochdruckerkrankung (arterielle Hypertonie) oder eine Fettstoffwechselstörung (Hypercholesterinämie, Hyperlipoproteinämie). Bei einer längjährigen Diabetes-Erkrankung können zudem viele Folgekrankheiten entstehen. Durch Gefäßschäden und Gefäßverkalkungen (Arteriosklerose) kann es zu Schlaganfällen und anderen Formen der Durchblutungsstörung des Gehirns kommen, zu Herzinfarkten und Verengungen der Herzkrankgefäße (koronare Herzerkrankung) und zu Durchblutungsstörungen der Beinarterien und anderer Arterien des Körpers (▶ Kap. 2.5.1, ▶ Kap. 2.5.3, ▶ Kap. 2.5.4, ▶ Kap. 2.5.5). Menschen mit Diabetes haben ein erhöhtes Risiko, an einer Demenz zu erkranken. In der Folge von Durchblutungsstörungen am Herzen können sich eine Herzschwäche (chronische Herzinsuffizienz) sowie Herzrhythmusstörungen, am häufigsten das sogenannte Vorhofflimmern, ausbilden. Nierenschäden mit einer Einschränkung der Ausscheidungsfunktion der Nieren bis hin zur Dialysepflichtigkeit sind häufig, ebenso Sehstörungen durch diabetesbedingte Veränderungen der Netzhaut und Nervenschäden, die die Empfindungsfähigkeit an Füßen und Beinen sowie die Beweglichkeit von Magen und Darm reduzieren können.

Unabhängig von den genannten Zusammenhängen können auch andere chronische Erkrankungen parallel zu einem Diabetes bestehen, z. B. die chronische obstruktive Lungenerkrankung (COPD), schlafbezogene Atmungsstörungen, Arthrose, Osteoporose und anderes mehr.

Multimedikation und Leitlinien

> **Multimedikation**
>
> Liegen viele chronische Erkrankungen vor, werden betroffenen Patienten auch häufig viele unterschiedliche Arzneimittel verordnet. Wenn dies 6 oder mehr Medikamente sind, spricht man typischerweise von Multimedikation.

Multimedikation ist ein Phänomen, das umso häufiger auftritt, je mehr Krankheiten ein Patient hat und je älter er ist. Dies hat unter anderem damit zu tun, dass für viele Einzelerkrankungen Behandlungsempfehlungen, sogenannte Leitlinien, vorliegen. Leitlinien sollen den Handlungsrahmen für die medizinische Behandlung typischer Fälle mit einer Erkrankung aufzeigen und insbesondere die ärztliche Entscheidungsfindung unterstützen. Ein Problem ist allerdings, dass in den gängigen Leitlinien in der Regel nur eine einzelne Erkrankung fokussiert wird und kaum Begleiterkrankungen oder gar Multimorbidität berücksichtigt werden. So empfehlen Leitlinien optimale Maßnahmen und Medikamente für eine Einzelerkrankung, die bei Patienten mit einer Vielzahl von Erkrankungen kaum umsetzbar sind.

Im skizzierten Fall sollte der Patient nach Empfehlung von Leitlinien wahrscheinlich noch mehr Medikamente einnehmen und außerdem eine Reihe nichtmedikamentöser Ratschläge einhalten, z. B. bezüglich körperlicher Aktivität, Sport und Diät. Insgesamt würde dies die ohnehin schon schwierige Behandlung weiter verkomplizieren, und es ist unwahrscheinlich, dass der Patient alle Maßnahmen mitmachen und alle empfohlenen Medikamente auch tatsächlich einnehmen würde.

Übergeordnete Leitlinien, die das Problem Multimorbidität behandeln, gibt es nicht.

Ein weiteres Phänomen bei Multimedikation ist die Wahrscheinlichkeit, dass der Patient ungeeignete (potenziell inadäquate) Medikamente oder ungünstige Medikamentenkombinationen erhält. Außerdem ist die Wahrscheinlichkeit von unerwünschten Wirkungen größer. Darum erfordert die medikamentöse Therapie bei Diabetes mellitus und bestehenden Begleiterkrankungen immer besondere Aufmerksamkeit.

Typische Probleme mit Zusatzmedikamenten bei Diabetes

Ein Problem entsteht für Menschen mit Diabetes, wenn sich unter den anderen Medikamenten solche befinden, die den Blutzuckerspiegel erhöhen können. Dies trifft zum Beispiel auf Kortison und Kortisonabkömmlinge zu, aber auch auf eine Reihe anderer Medikamente, wie harntreibende Medikamente (Diuretika) oder Betablocker. Sollten bei Menschen mit Diabetes unerwartet hohe Blutzuckerwerte auftreten, so sollte an eine geänderte Medikation und an stoffwechselverändernde Medikamente gedacht werden.

❯ Menschen mit Diabetes, die Betablocker einnehmen, sollten auch über eine Abschwächung oder Veränderung der Hypoglykämiewarnsymptome aufgeklärt werden.

Medikamente und Nierenfunktion

Eine ganz besondere Rolle für die Sicherheit der Therapie mit Arzneimitteln spielt bei Menschen mit Diabetes die Nierenfunktion. Sind die Nieren bereits in ihrer Ausscheidungsfunktion eingeschränkt, was insbesondere bei älteren Menschen mit Diabetes sehr häufig ist, so müssen etliche Medikamente in ihrer Dosis reduziert werden, damit sie nicht im Körper angereichert werden und dadurch unerwünschte Wirkungen und Vergiftungserscheinungen hervorzurufen (▶ Kap. 2.5.7). Dies betrifft z. B. bestimmte Herzmedikamente (sog. Digitalis-Präparate), Schmerzmittel, vor allem aber Antibiotika, die in der Regel bei akuten Infektionen eingesetzt werden. Die Anpassung der Dosierung solcher Medikamente kann in der Regel den beiliegenden Informationen eines Medikamentes, dem sogenannten Beipackzettel, oder gängigen Datenbanken zu Medikamenten entnommen werden. Unterbleibt eine Dosisanpassung, kann es zu einem gefährlichen akuten Nierenversagen durch Medikamente und ggf. Dialysepflicht kommen.

Von verschiedenen Medikamentengruppen, die in das Renin-Angiotensin-Aldosteron-System (RAS-System) eingreifen, weiß man, dass sie die Schäden der Nieren durch den Diabetes und eine damit einhergehende Einschränkung der Nierenfunktion zeitlich verzögern können. Zu diesen Medikamentengruppen gehören die ACE-Hemmer (»angiotensin converting enzyme inhibitors«) und die ATII-Blocker (Angiotensin-II-Blocker). Medikamente dieser Gruppen können den Blutdruck senken und bei bestehender Herzschwäche zu einer Herzentlastung führen. Darum sollten diese Medikamente bei Menschen mit Diabetes, die gleichzeitig an erhöhtem Blutdruck oder einer Herzschwäche leiden, bevorzugt eingesetzt werden.

Auskunft über die Nierenfunktion erhält man typischerweise über Blutwerte, und zwar über das Kreatinin und/oder den Serumharnstoff. Aus dem Kreatininwert kann man unter Zuhilfenahme von weiteren Angaben, z. B. Alter, Geschlecht und Gewicht, auch die sogenannte glomeruläre Filtrationsrate (GFR) berechnen, die eine Einschränkung der Nierenfunktion deutlich früher anzuzeigen vermag als das Serumkreatinin (▶ Kap. 2.5.7). Kontrollen der Nierenfunktion sollten bei Menschen mit Diabetes regelmäßig stattfinden, z. B. einmal im Jahr, bei Bedarf auch häufiger.

Liegt Multimedikation vor, ist die Gefahr für den Patienten erhöht, ungünstige Medikamentenkombinationen zu erhalten. Ein Beispiel für eine sehr ungünstige Kombination ist die gleichzeitige Gabe von eigentlich günstigen ACE-Hemmern mit bestimmten Schmerzmitteln, den sogenannten nichtsteroidalen Antirheumatika (NSAR). Diese Kombination kann rasch zu einer verschlechterten Nierenfunktion und zum akuten Nierenversagen führen und sollte darum vermieden werden. Das Gleiche gilt für viele weitere Kombinationen von Medikamenten, die die Niere belasten.

Potenziell inadäquate Medikamente

Nicht nur bei Menschen mit Diabetes, sondern ganz grundsätzlich gibt es Medikamente, die man für nicht oder allenfalls bedingt geeignet, d. h. für potenziell inadäquat bei älteren Menschen hält. Das kann daran liegen, dass der entsprechende Wirkstoff ein ungünstiges Verhältnis von positiven und negativen Effekten (unerwünschten Wirkungen) bei Älteren hat oder weil er bei bestimmten Begleiterkrankungen oder in bestimmten Dosierungen vermieden werden muss.

Welche Arzneimittel im Einzelnen potenziell inadäquat sind, ist schwer zu definieren. Ein einfacher Vorschlag eines Expertengremiums liegt in Form der PRISCUS-Liste vor. Hier haben Experten verschiedener medizinischer Fachrichtungen im Konsens insgesamt 83 Wirkstoffe gelistet, die für ungeeignet bzw. nur eingeschränkt geeignet gehalten werden. Da bei Patienten mit Multimedikation häufig auch eine potenziell inadäquate Medikation vorliegt, sollte bei einer Prüfung der Medikation oder bei Verdacht auf unerwünschte Wirkungen von Arzneimitteln auch immer eine kurze Prüfung auf potenziell inadäquate Medikation erfolgen.

Möglichkeiten zur Begrenzung von Multimedikation

Um Multimedikation zu beenden oder zumindest nicht ausufern zu lassen, muss häufig über eine Pausierung oder ein Absetzen von Medikamenten nachgedacht werden. Da Menschen mit Diabetes in aller Regel nicht auf blutzuckerregulierende Medikamente verzichten können, betrifft dies typischerweise Medikamente für andere chronische Erkrankungen. Wie dabei zu verfahren ist, richtet sich nach dem Krankheitsgefüge des Patienten sowie nach den vordringlichen klinischen Problemen. So wird ein Patient mit fortgeschrittener Herzinsuffizienz und Atemnot bei leichter körperlicher Belastung wahrscheinlich eine intensive Herzmedikation benötigen, sodass vielleicht an Medikamenten gespart werden kann, die für andere Krankheiten vorgesehen sind. Hingegen wird im Fall von ausgeprägten chronischen Schmerzen wohl eine intensive Schmerztherapie im Vordergrund stehen. Im Zweifel muss nach sorgfältiger Abwägung eine versuchsweise Reduktion einzelner Medikamente ausprobiert werden. Entsprechend den Leitlinien der Deutschen Diabetes Gesellschaft sollten maximal zwei orale Antidiabetika kombiniert werden, um unüberschaubare Arzneimittelinteraktionen zu vermeiden.

Wichtig bei dem Versuch, Multimedikation zu begrenzen, ist eine gute Aufklärung des Patienten und seiner Angehörigen über mögliche Risiken zusätzlicher Medikamente, eine kritische Prüfung der Notwendigkeit neuer, zusätzlicher Arzneimittel sowie die wiederholte Durchsicht der laufenden, regelmäßigen Medikation auf Angemessenheit, Dosierung und Dauer der Behandlung. Eine enge Zusammenarbeit zwischen Pflegenden, behandelnden Ärzten und Apothekern ist hierbei zentral (► Kap. 8).

■ **Antworten auf die Leitfragen**
Aufgrund der Vielzahl vorhandener Erkrankungen nahm der Patient bereits etliche die Nierenfunktion beeinträchtigende Medikamente ein. Dies waren unter anderem ein ACE-Hemmer und wassertreibende Medikamente (Diuretika). Wegen der Verschlimmerung der Gelenkbeschwerden kam außerdem neu ein nichtsteroidales Antirheumatikum (NSAR) dazu. Diese Dreierkombination an Medikamenten führte zu einer drastischen Abnahme der Nierenfunktion mit der Folge eines akuten Nierenversagens. Der behandelnde Hausarzt sicherte die Diagnose durch Bestimmung der Nierenwerte und wies den Patienten in ein Krankenhaus ein. Dort wurde zusätzlich eine Überdosierung des Digitalis-Präparates festgestellt, was ebenfalls häufig bei eingeschränkter Nierenfunktion der Fall ist.

Durch Absetzen der genannten Medikamente, ausreichende Flüssigkeitsgabe und weitere Maßnahmen konnte die Nierenfunktion innerhalb einer Woche wieder hergestellt werden.

3.4 Strukturierte Behandlung und Schulung der Patienten

A. Zeyfang

Fallbeispiel
Frau Kasper ist 83 Jahre alt, als bei ihr erstmalig Diabetes festgestellt wird. Sie ist eine rüstige Seniorin, die noch Auto fährt und im Betreuten Wohnen

ehrenamtlich das Pflegepersonal unterstützt. Entdeckt wurde die Diabetes-Erkrankung anlässlich eines schweren Harnwegsinfektes. Der Langzeitzuckerwert sei bedenklich hoch gewesen, erklärte ihr Hausarzt. Frau Kasper möchte an einer Diabetes-Schulung teilnehmen, denn so erfährt sie einiges zur Erkrankung und kann selbst zur Therapie beitragen. Ihr Hausarzt hält das nicht für notwendig.»So ein bisschen Alterszucker hat doch jeder in Ihrem Alter. Ich sage Ihnen dann schon, was wichtig ist!« Frau Kasper ist mit dieser Aussage nicht zufrieden.

? Leitfragen
1. Was meinen Sie, wer hat eigentlich recht? Ist es wirklich sinnvoll, eine 83-jährige Patientin zu einer Diabetes-Schulung zu schicken?
2. Welche Inhalte halten Sie für eine Diabeetes-Schulung älterer Menschen für besonders relevant? Kann man einen älteren Menschen ohne Weiteres in eine Schulung für jüngere Menschen mit Typ-2-Diabetes schicken? Weshalb nicht?
3. Was halten Sie für die effektivste Strategie zur Vermittlung von Motivation zum Diabetes-Selbstmanagement?

» Der beste Diabetologe ist der Patient selbst. Eine Diabetes-Schulung ist nicht Teil eines Behandlungskonzepts, sondern letztlich die Behandlung selbst. Sir Elliott Proctor Joslin (1869-1962) **«**

Strukturierte Schulungs- und Behandlungsprogramme sind seit Jahrzehnten Basis einer jeglichen Diabetes-Therapie. Dennoch hat es viele Jahre gedauert, bis man verstanden hat, dass Lernen im Alter anders abläuft und dass ältere Menschen ganz spezielle didaktische und inhaltliche Vorgehensweisen bei der Diabetes-Schulung benötigen.

Eine Schulung ist neben Bewegung, Ernährung und Medikamenten die wichtigste durchzuführende Maßnahme. Diese kam aber bisher nur sehr wenigen älteren Patienten zugute, da es bis 2002 auch kein anerkanntes oder verfügbares strukturiertes Schulungskonzept für diese »schwierige« Patientengruppe gab. In aller Regel sind konventionelle Schulungsprogramme für geriatrische Patienten zu komplex, außerdem berücksichtigen sie inhaltlich nicht die Besonderheiten des Älteren mit Diabetes (Braun et al. 2004).

3.4.1 Alltagsrelevante Probleme bei Menschen im höheren Lebensalter

Ein Schulungs- (besser Trainings-)programm für Ältere sollte immer einen Anreiz zur Verbesserung der eigenen Lebenssituation bieten. Die Auswirkung geriatrischer Syndrome auf die Lebensqualität ist enorm, und diese Problembereiche müssen einem Schulungsteam bekannt und vertraut sein.

Schwindel und die daraus resultierenden Stürze werden von älteren Menschen besonders gefürchtet. Etwa 30 % aller über 65-Jährigen stürzt mindestens einmal pro Jahr. Von diesen erleiden 30–40 % schwerwiegende Verletzungen, nicht selten mit Todesfolge.

Hunger- und Sättigungsregulation ändern sich im Alter. Der daraus resultierende Appetitverlust führt zu einer verringerten Nahrungsaufnahme, die zu einer Mangelernährung (Kachexie) führen kann. Weitere Veränderungen wie z. B. eine verringerte Geschmacks- und Geruchswahrnehmung, oder Kaubeschwerden durch Zahnverlust verstärken die Problematik. Die Einschränkung der Sinneswahrnehmung bereitet vielen älteren Menschen zunehmende Probleme, insbesondere auftretende Sehstörungen. 70 % aller blinden Menschen sind älter als 70 Jahre. Zudem nimmt die Hörfähigkeit im Alter ab.

Eine Folge des Älterwerdens äußert sich auch in nachlassenden feinmotorischen Fähigkeiten. Dies ist ein wichtiger Aspekt, der bei der Schulung (z. B. Blutzuckermessung, Insulintherapie) nicht außer Acht gelassen werden darf.

Da ältere Patienten oft Probleme haben, ihre Füße gut zu pflegen, hat auch das diabetische Fußsyndrom eine besondere Relevanz in dieser Altersgruppe.

Der altersbedingte intellektuelle Abbau oder die häufig auftretende Altersdepression stellen hohe Anforderungen an die Behandlung geriatrischer Patienten. Menschen mit Diabetes leiden im Vergleich zu Nichtdiabetikern häufiger unter Demenz und kognitiven Störungen, die im Verlauf auch schneller fortschreiten (Logroscino et al. 2004). Die Berücksichtigung der individuellen Fähigkeiten des einzelnen Patienten sollte daher immer im Vordergrund stehen.

3.4.2 Lernen und Alter

Mit zunehmendem Alter zeigt sich physiologisch eine Abnahme der sogenannten flüssigen Intelligenz (geistige Flexibilität, Wendigkeit) mit den Teilbereichen Informationsverarbeitungsgeschwindigkeit, Gegenwartsdauer und Kurzspeicherkapazität (Salmasso 1993).

Demgegenüber bleibt die kristalline Intelligenz (Erfahrungsschatz, Wissen) im Alter erhalten oder kann sich noch steigern. Einfluss haben dabei der Bildungsstand, das berufliche Training, der Lebensstil und damit verbundene Interessen und Freizeitaktivitäten. Auch bei Demenzen, die bei den über 85-Jährigen bereits jeden Dritten betreffen, bleibt diese Intelligenz lange erhalten (Engle et al. 1999).

Über diese Unterscheidung hinaus findet man eine Vielzahl von Veränderungen, die das Lernverhalten bei älteren Menschen beeinflussen:

- Die Geschwindigkeit des Lernens und die Bewältigung von Arbeitsaufgaben verlangsamen sich. Die Qualität der Leistung bleibt im Alter jedoch erhalten oder kann noch verbessert werden.
- Die Merkfähigkeit im Kurzzeit- und im Ultrakurzzeitgedächtnis nimmt ab.
- Die Störanfälligkeit beim Lernen nimmt zu und wird auf die stärkere Unsicherheit in der Informationsverarbeitung besonders bei der Reproduktion von Lernergebnissen zurückgeführt.
- Mehrkanaliges Lernen und Arbeiten mit stark emotionalen Inhalten wird bedeutsamer.
- Die Identifikation mit der eigenen Lebenssituation ist hilfreich.

3.4.3 Förderung des Selbstmanagements im Sinne eines Empowerments

Optimale Ergebnisse einer Schulung für geriatrische Patienten mit Diabetes werden mit Empowerment (► Kap. 4.1.1) erreicht. Ziel sollte es sein, die Teilnehmer darin zu unterstützen, ihre eigenen diabetesbezogenen Ziele herauszufinden und sie darin zu befähigen, die Auswirkungen ihres Handelns auf ihre Lebensqualität zu erkennen. Selbstständigkeit zu fördern, ist also besonders wichtig.

Am Ende jeder Unterrichtseinheit bzw. am Schulungsende sollen die Teilnehmer ein in absehbarer Zeit realisierbares eigenes Schulungsziel formulieren. Die praktische Anwendung neuer Erkenntnisse bzw. die Umsetzung des individuellen Schulungszieles kann als Erfolg der Schulung interpretiert werden.

Ein zielgruppengerechtes, strukturiertes Behandlungs- und Schulungsprogramm kann Menschen mit Diabetes im höheren Lebensalter durchaus eine höhere Kompetenz hinsichtlich einer sicheren und selbstständigen Diabetes-Therapie ermöglichen (► Übersicht »Generelle Behandlungsziele«). Eine effektive strukturierte Diabetes-Schulung ist im höheren Lebensalter auch häufiger möglich, als sie von Ärzten und Therapeuten überhaupt in Erwägung gezogen wird.

Generelle Behandlungsziele bei älteren Menschen mit Diabetes

- Erlangung und Erhalt größtmöglicher Selbstständigkeit und Unabhängigkeit
- Erhalt der sozialen Bindungen
- Größtmögliche körperliche und geistige Leistungsfähigkeit
- Verminderung geriatrischer Syndrome
- Erhöhung der »behinderungsfreien Lebenszeit«
- Verringerung von Multimorbidität

3.4.4 Praktische Konsequenzen bei der Schulung älterer Patienten

Um ein Lernen im Alter zu ermöglichen, müssen Besonderheiten wie Nachlassen von Seh- und Hörfähigkeit, kürzere Aufmerksamkeitsspanne, herabgesetzte körperliche Belastbarkeit usw. beachtet werden. Didaktische Besonderheiten in der Schulung geriatrischer Menschen mit Diabetes sowie Möglichkeiten zur Motivation sind in den folgenden Übersichten dargestellt.

Didaktische Besonderheiten der strukturierten geriatrischen Schulung (SGS)

- Die Schulung baut auf vorhandenen Lebenserfahrungen auf.
- Kürzere Lerneinheiten von 45 min sind im hohen Lebensalter günstiger.
- Die Schulung zeigt Möglichkeiten zur Verbesserung der Lebenssituation auf.
- Das Gespräch, der Dialog, Frage und Antwort stehen im Vordergrund, Vorträge dauern nur wenige Minuten.
- Mehrere Wiederholungen innerhalb der Stunde und von Stunde zu Stunde sind besonders wichtig.
- Wichtig ist praxisorientierte Wissensvermittlung im Sinne von »Learning by doing« – z. B. Erstellen eines Speiseplans, Blutdruckmessung am Oberarm.
- Ein gemeinsames, einheitliches Vorgehen des Schulungsteams (z. B. beim Anleiten der Insulininjektion) sowie ein einheitlicher Sprachgebrauch (z. B. Vermeidung von Fremdwörtern) fördern die Motivation der Patienten.
- Auf altengerechte große Schrift und plakative Abbildungen sollte geachtet werden.

Praktische Tipps zur Motivation

- Persönliche Zuwendung
- Rhetorik des Beraters (die Sprache der Patienten sprechen)
- Gemeinsame Ebene und menschliche »Wärme« (Empathie)
- Mitbestimmung/Mitarbeit durch den Patienten (gemeinsame Zielsetzung)
- Anregung zur Selbstdarstellung (Fragetechnik des Beraters)
- Der Berater nimmt sich Zeit und Geduld zum Zuhören
- Wertschätzung bisher erreichter Ziele/Lob (auch für kleine Schritte!)
- Ehrlichkeit, Authentizität
- Praktische Tipps und Anregungen zur Lebensgestaltung
- Auf Wünsche eingehen

- Weniger Verbote
- Erfahrungsaustausch mit anderen Patienten
- Positive Beispiele
- Keine Über- oder Unterforderung
- Selbstbestimmung und Selbstverantwortung

Dabei bietet vor allem die Möglichkeit der Besserung »geriatrischer Syndrome« durch eine bessere Diabetes-Einstellung (Harninkontinenz, Gangstörungen, Schwäche, Schwindel etc.) mit nachfolgend subjektiver Verbesserung der Lebensqualität eine gute Chance zur Motivation.

3.4.5 Die strukturierte Schulung für geriatrische Menschen mit Diabetes

Auf der Grundlage oben aufgeführter und weiterer lerntheoretischer Erkenntnisse wurde 2002 eine spezielle Schulung für geriatrische Patienten mit Diabetes mellitus entwickelt (strukturierte geriatrische Schulung SGS) (Zeyfang et al. 2001, ▶ Kap. 2.2). Stoffwechselsituation, Behandlungsstrategien und -ziele unterscheiden sich bei alten und hochbetagten Patienten teilweise drastisch von denen mittleren Alters, sodass sich das Schulungsprogramm auch inhaltlich von herkömmlichen Programmen unterscheidet. Seit 2010 ist das SGS in den meisten Bundesländern in die Disease-Management-Programme (DMP) der Krankenkassen aufgenommen. Die Schulung wird durch Ärzte und Diabetesberater in der Arztpraxis durchgeführt. Für einen in das DMP eingeschriebenen Patienten übernehmen einige Kassen alle zwei Jahre eine Diabetes-Schulung. Leider ist der Großteil der älteren Diabetes-Patienten (noch) nicht in einem solchen Programm integriert.

3.4.6 Inhalte und Durchführung der SGS

Die Schulung umfasst 6 bzw. bei Insulintherapie 7 Unterrichtseinheiten à 45 Minuten. Es handelt sich um eine geschlossene Schulung mit 4–6 Teilnehmern, Angehörige sind zusätzlich willkommen. Inhaltlich sind die Unterrichtsstunden aufgeteilt in ca. 15 Minuten Einführung bzw. Wiederholung, 15 Minuten Thema und 15 Minuten Wiederholung (Themen der Stunden ▶ Übersicht: »Inhalte der Schulungseinheiten«). Die Patienten erhalten bereits in der ersten Stunde ein für sie erstelltes Patientenbuch zum Thema Diabetes mit der Bitte, dieses immer wieder zu lesen bzw. sich Fragen zu notieren und diese dann auch während der Schulung zu äußern.

Inhalte der Schulungseinheiten der geriatrischen Diabetiker-Schulung SGS

1. Was ist Diabetes mellitus?
2. Ernährung
3. Behandlung ohne Insulin
4. Behandlung mit Insulin
5. Selbstkontrolle, Unterzuckerung – Überzuckerung
6. Folgeerkrankungen, Maßnahmen zur Vermeidung des diabetischen Fußes
7. Fußpflege, Fragen

Durch eine Evaluationsstudie konnte die Effektivität der SGS für Ältere belegt werden (Braun et al. 2009). Insgesamt sind bei älteren Patienten mit Diabetes durch die neue SGS-Schulung folgende Ziele erreicht worden:

- effektive HbA_{1c}-Wertsenkung ein halbes Jahr nach SGS-Schulung,
- signifikanter Wissenszuwachs sofort und ein halbes Jahr nach der SGS-Schulung,
- signifikant weniger symptomatische Hypoglykämien ein halbes Jahr nach SGS-Schulung,
- höhere Selbstständigkeit in der Diabetes-Therapie bei Insulingabe und Blutzuckermessungen.

▪ Antworten auf die Leitfragen

Frage 1 Ja, es ist wirklich sinnvoll, eine 83-jährige Patientin zu einer Diabetes-Schulung zu schicken. In diesem Alter kann gerade der Ältere selbst dazu beitragen, gesund zu bleiben und Komplikationen (z. B. Hypoglykämien) zu vermeiden.

Frage 2 Ältere Menschen benötigen besondere Vorgehensweisen und Inhalte bei der Schulung. In jedem Falle sollte eine spezifische Schulung für Ältere besucht werden, z. B. SGS.

Frage 3 Die effektivste Strategie zur Vermittlung von Motivation für das Diabetes-Selbstmanagement ist positive Verstärkung und die Erfahrung: »Es geht mir wieder besser«.

Literatur

Zu 3.1

Bahrmann A, Wernecke J, Bahrmann P, et al. (2012) Diabetes mellitus im Alter. Teil 1: Prävalenz, Symptome und aktuelle Leitlinie. Diabetologe 8: 587–600

Currie CJ, Peters JR, Tynan A, et al. (2010) Survival as a function of HbA(1c) in people with type 2 diabetes: a retrospective cohort study. Lancet 375: 481–489

Gerstein HC, Riddle MC, Kendall DM, et al. (2007) Glycemia treatment strategies in the Action to Control Cardiovascular Risk in Diabetes (ACCORD) trial. Am J Cardiol 99: 34i–43i

Nikolaus T, Kruse W, Bach M, et al. (1996) Elderly patients' problems with medication. An in-hospital and follow-up study. Eur J Clin Pharmacol 49: 255–259

Wernecke J, Bahrmann A, Zeyfang A (2012) Individuelle Therapieziele bei Betagten Diabetespatienten. Diabetologie 8: 108–112

Zeyfang A, Bahrmann A, Wernecke J (2012) Praxisleitlinie der Deutschen Diabetesgesellschaft. Diabetes mellitus im Alter. Diabeteologie 7: 163–169

Zu 3.2.1

Boule NG, et al. (2001) Effects of exercise on glycemic control and body mass in type 2 diabetes mellitus. A meta-analysis of controlled clinical trials. JAMA 286: 1218–1227

Diabetes Prevention Program Research Group (2002) Reduction in the incidence of type 2 diabetes with lifestyle intervention or metformin. N Engl J Med 346: 393–403

Erickson KI, et al. (2010) Physical activity predicts gray matter volume in late adulthood: the Cardiovascular Health Study. Neurology 75:1415–1422

Pedersen BK, Febbraio MA (2012) Muscles, exercise and obesity: skeletal muscle as a secretory organ. Nature 8:457–465

Reddigan JI, et al. (2012) The joint association of physical activity and glycaemic control in predicting cardiovascular death and all-cause mortality in the US population. Diabetologia 55: 632–635

Sigal RJ, et al. (2007) Effects of Aerobic Training, Resistance Training, or Both on Glycemic Control in Type 2 Diabetes: A Randomized Trial. Ann Intern Med 147: 357–369

Wen CP, et al. (2011) Minimum amount of physical activity for reduced mortality and extended life expectancy: a prospective cohort study. Lancet 378: 1244–1253

Zu 3.2.2

Ajani UA, et al. (2000) Alcohol consumption and risk of coronary heart disease by diabetes status. Circulation 102: 500–505

Flegall KM, et al. (2005) Excess deaths associated with underweight, overweight, and obesity JAMA 293: 1861–1867

Hauner H, Buchholz G, Hamann A, et al. (2012) Diabetes und Adipositas. Praxisleitline der Deutschen Diabetesgesellschaft. Diabetologie 7: 130–135

Mann J, De Leeuw D, Hermansen K, et al. (2005) Evidenz-basierte Ernährungsempfehlungen zur Behandlung und Prävention des Diabetes mellitus. Autorisierte deutsche Version nach M. Toeller: Diabetes and Nutrition Study Group (DNSG) of the European Association for the Study of Diabetes (EASD). Diabetes und Stoffwechsel 14: 75–94

Mühlhauser I (2000) Hypoglykämie. In: Berger M (Hrsg) Diabetes mellitus, Urban und Fischer, München, Jena, S 370–386

Sacco RL, et al. (1999) The Protective Effect of Moderate Alcohol Consumption on Ischemic Stroke JAMA 281: 53–60

Töller M (2005) Evidenzbasierte Ernährungsempfehlungen zur Prävention und Behandlung des Diabetes mellitus. Diabetes und Stoffwechsel 14: 75–94

Zeyfang A, Bahrmann A, Wernecke J (2012) Diabetes mellitus im Alter. Praxisleitline der Deutschen Diabetesgesellschaft. Diabetologie 7: 163–169

Zu 3.2.3

Nikolaus T, Kruse W, Bach M, et al. (1996) Elderly patients' problems with medication: an in-hospital and follow-up study. Eur J Clin Pharmacol 49: 255–259

Siegmund T, Schumm-Draeger PM (2010) Therapie mit oralen Antidiabetika und/oder Insulin im höheren Alter? Diabetologe 6: 560–569

Zeyfang A (2007) Die Hochbetagten passen in kein Durchschnittskonzept. MMW Fortschr Med 149: 29–33

Zeyfang A, Braun A (2009) Guidelines »Diabetes mellitus in the elderly«. MMW Fortschr Med 151: 33–5, 37

Zeyfang A, Bahrmann A, Wernecke J (2012) Praxisleitlinie DDG Diabetes mellitus im Alter. Diabetologie 7: S163–S169

Zu 3.2.4

Garber AJ, King AB, Del Prato S, Sreenan S, Balci MK, Munoz-Torres M, Rosenstock J, Endahl LA, Ocampo Francisco AM, Hollander P on behalf of the NN1250-3582 (BEGIN BB T2D) Trial Investigators (2012) Insulin degludec, an ultra-longacting basal insulin, versus insulin glargine in basal-bolus treatment with mealtime insulin aspart in type 2 diabetes (BEGIN basal-bolus type 2): A phase 3, randomised, open-label, treat-to-target non-inferiority trial. Lancet 379: 1498–1507

Hader C, Beischer W, Braun A, Dreyer M, Friedl A, Füsgen I, Gastes U, Grüneklee D, Hauner H, Köbberling J, Kolb G, von Laue N, Müller UA, Zeyfang A (2004) Diagnostik, Therapie und Verlaufskontrolle des Diabetes mellitus im Alter. In: Scherbaum WA, Kiess W. Evidenzbasierte Diabetes-Leitlinie der Deutschen Diabetes-Gesellschaft (DDG) und der Deutschen Gesellschaft für Geriatrie (DGG). Diab Stoffw 13: 31–56

Tahrani AA, Bailey CJ, Barnett AH (2012) Insulin degludec: A new ultra-longacting insulin. Lancet 379: 1465–1467

Zeyfang A, Bahrmann A, Wernecke J (2012) Praxisleitlinie der Deutschen Diabetesgesellschaft. Diabetes mellitus im Alter. Diabeteologie 7: 163–169

Zu 3.2.5

Butler PC, Elashoff M, Elashoff R, Gale EA (2013) A Critical Analysis of the Clinical Use of Incretin-Based Therapies: Are the GLP-1 therapies safe? Diabetes Care 36: 2118–2125

Drucker DJ, Nauck MA (2006) The incretin system: glucagon-like peptide-1 receptor agonists and dipeptidyl peptidase-4 inhibitors in type 2 diabetes. Lancet 368:1696–705

Faber-Heinemann G (2012) Klinische Wirksamkeit von DPP-4-Inhibitoren und GLP-1-Analoga bei Typ-2-Diabetikern. Diabetes Stoffw Herz 21: 357–368

Herold G (2011) Lehrbuch Innere Medizin. Lehmanns Media

Kassenärztliche Bundesvereinigung (2007) Exenatide (Byetta®). Wirkstoff AKTUELL, Ausgabe 6/2007. ► www. akdae.de/Arzneimitteltherapie/WA/Archiv/Exenatide. pdf (Zugriff 11.02.2013)

Kassenärztliche Bundesvereinigung (2011) Liraglutid. Wirkstoff AKTUELL, Ausgabe 1/2011. ► www.akdae.de/ Arzneimitteltherapie/WA/Archiv/Liraglutid.pdf (Zugriff 11.02.2013)

Matthaei S, Bierwirth R, Fritsche A, Gallwitz B, Häring HU, Joost HG, Kellerer M, Kloos C, Kunt T, Nauck M, Scherntthaner G, Siegel E, Thiemel F (2009) Medikamentöse antihyperglykämische Therapie des Diabetes mellitus Typ 2. Update der Evidenzbasierten Leitlinie der Deutschen Diabetes-Gesellschaft. Diabetologie 4: 32–64

Meier JJ, Gethmann A, Götze O, Gallwitz B, Holst JJ, Schmidt WE, Nauck MA (2006) Glucagon-like peptide 1 abolishes the postprandial rise in triglyceride concentrations and lowers levels of non-esterified fatty acids in humans. Diabetologia 49: 452–458

Zeyfang A, Bahrmann A, Wernecke J (2012) Diabetes mellitus im Alter. In: Kellerer M, Mathaei S, im Auftrag der DDG (Hrsg) Praxisempfehlungen der Deutschen Diabetes-Gesellschaft. Diabetologie 7: S163–S169

Zu 3.2.6

Editorial (2011) Von Projekten zur Regelversorgung. Dtsch Ärztebl 108: A2354–A2358

Garber AJ, King AB, Del Prato S, Sreenan S, Balci MK, Munoz-Torres M, Rosenstock J, Endahl LA, Ocampo Francisco AM, Hollander P, on behalf of the NN1250-3582 (BEGIN BB T2D) Trial Investigators (2012) Insulin degludec, an ultra-longacting basal insulin, versus insulin glargine in basal-bolus treatment with mealtime insulin aspart in type 2 diabetes (BEGIN basal-bolus type 2): A phase 3, randomised, open-label, treat-to-target non-inferiority trial. Lancet 379: 1498–1507

Hader C, Beischer W, Braun A, Dreyer M, Friedl A, Füsgen I, Gastes U, Grüneklee D, Hauner H, Köbberling J, Kolb G, von Laue N, Müller UA, Zeyfang A (2004) Diagnostik, Therapie und Verlaufskontrolle des Diabetes mellitus im Alter. In: Scherbaum WA, Kiess W (Hrsg) Evidenzbasierte Diabetes-Leitlinien der Deutschen Diabetes-Gesellschaft (DDG) und der Deutschen Gesellschaft für Geriatrie (DGG). Diabetes Stoffw 13: 30–56

Hauner H (2010) Deutscher Gesundheitsbericht. Diabetes 2010. ► www.diabetesde.org

Liebl A, Neiss A, Spannheimer A, Reitberger U, Wagner T, Gortz A (2001) Kosten des Typ-2 Diabetes in Deutschland – Ergebnisse der CODE-2 Studie. Dtsch Med Wochenschr 126: 585–589

Rathmann W, Haastert B, Icks A, Löwel H, Meisinger C, Holle R, Giani G (2002) High prevalence of undiagnosed diabetes mellitus in southern Germany: target populations for efficient screening. The KORA Survey 2000. Diabetologia 46: 182–189

Tahrani AA, Bailey CJ, Barnett AH (2012) Insulin degludec: A new ultra-longacting insulin. Lancet 379: 1465–1467

Zu 3.3.1

Budnitz DS, et al. (2011) Emergency hospitalizations for adverse drug events in older Americans. New Engl J Med 365: 2002–2012

Holstein A., et al. (2012) Substantial increase in incidence of severe hypoglycemia between 1997–2000 and 2007–2010: a German longitudinal population-based study. Diabetes care 35: 972–975

UK Diabetes Prospective Study Group (1998) Intensive blood-glucose control with sulphonylureas or insulin compared with conventional treatment and risk of complications in patients with type 2 diabetes (UKPDS 33). Lancet 352: 837–853. Erratum in: Lancet (1999) 354: 602

Zeyfang A, Bahrmann A, Wernecke J (2012) Praxisleitlinie der Deutschen Diabetesgesellschaft. Diabetes mellitus im Alter. Diabeteologie 7: 163–169

Zoungas S, et al. (2010) Severe hypoglycemia and risks of vascular events and death. New Engl J Med 363: 1410–1418

Zu 3.3.2

Hader C, Beischer W, Braun A, et al. (2004) Diagnostik, Therapie und Verlaufskontrolle des Diabetes mellitus im Alter. Diabetes und Stoffwechsel 13: 31–56

Holt S, Schmiedl S, Thurmann PA (2010) Potentially inappropriate medications in the elderly: the PRISCUS list. Dtsch Arztebl Int 107: 543–551

Krüger B, Benck U, Singer T, Krämer BK (2012) Nierenfunktionsstörungen durch Medikamente. Dtsch Med Wochenschr 137: 1873–1877

Viktil KK, Blix HS, Moger TA, Reikvam A (2007) Polypharmacy as commonly defined is an indicator of limited value in the assessment of drug-related problems. Br J Clin Pharmacol 63: 187–195

Zu 3.4
Braun A, Müller UA, Muller R, Leppert K, Schiel R (2004) Structured treatment and teaching of patients with Type 2 diabetes mellitus and impaired cognitive function The DICOF trial. Diabetic Medicine 21: 999–1006

Braun AK, Kubiak T, Kuntsche J, Meier-Höfig M, Müller UA, Feucht I, Zeyfang A (2009) SGS: a structured treatment and teaching programme for older patients with diabetes mellitus – a prospective randomised controlled multi-centre trial. Age Ageing 38: 390–396

Engle RW, Tuholski SW, Laughlin JE, Conway AR (1999) Working memory, short-term memory, and general fluid intelligence: a latent-variable approach. J Exp Psychol Gen 128: 309–331

Logroscino G, Kang JH, Grodstein F (2004) Prospective study of type 2 diabetes and cognitive decline in women aged 70-81 years. BMJ 328: 548–551

Salmaso D (1993) Memory and aging: components and processes. Funct Neurol 8: 165–182

Schiel R, Braun A, Siefke S, Franke I, Helbig C, Höfer A, Müller R, Leppert K und Müller UA (2000) Therapie von Patienten mit Diabetes mellitus und verminderter kognitiver Leistungsfähigkeit. Diab Stoffw 9: 227–233

Zeyfang A (2005) Structured educational programs for geriatric patients with diabetes mellitus MMW Fortschr Med 147: 43, 45–46

Zeyfang A, Feucht I, Fetzer G, Bausenhardt C, Ahl V (2001) Eine strukturierte geriatrische Diabetiker-Schulung ist sinnvoll. Diabetes und Stoffwechsel 10: 203–207

Pflege des älteren Diabetes-Patienten

K. Hodeck, S. Heitel, S. Trept, M. Uhlig, S. Carstensen, G. Schulze, L. Reuber-Menze, A. Vosseler, B. Assenheimer, A. Bahrmann, A. Ratzmann, J. Fanghänel, J. Pannek, S. Hartmann-Eisele, A. Woltmann, B. Övermöhle, M. Althaus

4.1 Förderung des pflegebedürftigen Diabetes-Patienten

4.1.1 Formen der Förderung: zwischen Compliance und Empowerment

K. Hodeck

❓ Leitfragen

1. Weshalb sollte auch ein durch eine professionelle Pflege betreuter Diabetes-Patient in seinem Diabetes-Selbstmanagement gefördert werden?
2. Welche Fördermöglichkeiten stehen für pflegebedürftige Diabetes-Patienten zur Verfügung?
3. Was ist Empowerment, und wie können Sie den Diabetes-Patienten damit unterstützen?

Die Bedeutung der Rolle des pflegebedürftigen Diabetes-Patienten für den Erfolg der Behandlung

Bei einer chronischen Erkrankung wie Diabetes mellitus nehmen die Betroffenen in ihren Alltagsentscheidungen täglich Einfluss auf die Ergebnisse der Diabetes-Behandlung und ihren Gesundheitszustand. Sie müssen Situationen hinsichtlich der Konsequenzen korrekt einschätzen (z. B. beginnende Unterzuckerung), über adäquate Maßnahmen entscheiden (z. B. Traubenzucker essen) und diese umsetzen können (z. B. Traubenzucker finden, Verpackung entfernen und in den Mund nehmen).

Ihre Entscheidungen werden dabei u. a. durch folgende Faktoren beeinflusst:

- Lebensgewohnheiten,
- persönliche Erfahrungen mit der Erkrankung,
- Werte, Normen, kulturelle/religiöse Überzeugungen,
- Erwartungen des sozialen Umfelds (speziell der Angehörigen),
- objektive Rahmenbedingungen (z. B. finanzielle Ressourcen, Infrastruktur).

Trotz begrenzter physischer, kognitiver und/oder psychischer Ressourcen gilt dies ebenso für pflegebedürftige Diabetes-Patienten, solange noch Anteile autonomer Lebensführung (Entscheidungsfähigkeiten) vorhanden sind.

Die Förderung eines pflegebedürftigen Diabetes-Patienten zielt vor diesem Hintergrund darauf ab, zur Akzeptanz der chronischen Erkrankung beizutragen und Hilfestellung zur Bewältigung der Anforderungen des täglichen Diabetes-Selbstmanagements im Rahmen der individuellen Möglichkeiten zu bieten.

Pflegebedürftige Diabetes-Patienten bilden keine homogene Gruppe. Zu Beginn der Betreuung sollte deshalb ein sorgfältiges, diabetesorientiertes Pflegeassessment (▶ Kap. 6.2.2) Klarheit über den individuellen Unterstützungsbedarf sowie über möglicherweise bestehende Barrieren der Teilnahme an speziellen Fördermaßnahmen schaffen.

Zeitlich begrenzte Fördermaßnahmen

Bislang profitiert gerade die Zielgruppe der älteren Diabetes-Patienten noch zu wenig von den vorhandenen Fördermöglichkeiten. Initial kann und sollte über temporäre Fördermaßnahmen wie geriatrische Diabetes-Schulungen (▶ Kap. 3.4), Diabetes-(Pflege-)Beratung (▶ Kap. 4.1.2) und/oder strukturierte Anleitungen (▶ Kap. 4.1.3) das benötigte aktuelle Diabetes-Fachwissen und notwendige Handlungskompetenzen vermittelt werden.

Bei Ansätzen, die vorrangig auf Wissensvermittlung fokussieren, wird häufig davon ausgegangen, dass der Patient auf Basis dieses Wissens rationale Entscheidungen im Sinne einer gesundheitsorientierten Verhaltensänderung fällt. Es wird erwartet, dass er sich im Anschluss an Schulungen oder Beratungen zuverlässig an die Vorgaben des Hausarztes oder der Pflegekräfte hält. Der Diabetes spielt jedoch in der subjektiven Wahrnehmung für viele der älteren Diabetes-Patienten oft eine untergeordnete Rolle. In dieser Lebensphase konkurrieren vielfältige andere Bedürfnisse, wie z. B. ein Leben ohne Einschränkungen führen zu können, die geliebten ausgetretenen Hausschuhe statt gesundes Schuhwerk zu tragen oder beim täglichen Kaffeekränzchen in die Gemeinschaft eingebunden zu sein, mit dem Ziel (relativer) Gesundheit.

Die Diabetes-Patienten übernehmen die Handlungsempfehlungen dann nicht oder nur halbherzig, um Pflegekräfte und Hausärzte zufriedenzustellen, oft ohne zu verstehen, wo ihr persönlicher

Vorteil liegt (Fox u. Kilvert 2009). Ohne das Wissen um den persönlichen Nutzen fehlt jedoch die Motivation und damit die Kraft und Energie, dauerhaft und nachhaltig die empfohlenen Verhaltensweisen umzusetzen. Wenn Pflegekräfte und Ärzte keine Erfolge ihrer ehrlichen Bemühungen um den Patienten erkennen, wird die Ursache nicht selten dem Diabetes-Patienten zugeschrieben, welcher dann als »beratungsresistent«, »nicht einsichtig« oder einfach »non-compliant« gilt. Auch wenn der Begriff »Compliance« (engl.: Therapietreue) für den Bereich des Diabetes-Managements längst als veraltet gilt, hält er sich ebenso wie der synonym verwendete Begriff »Adherence« in der (Pflege-) Praxis nachhaltig. Pflegekräfte und andere Gesundheitsexperten sollten sich der impliziten Schuldzuweisung bewusst werden, die zu einem gegenseitigen Vertrauensverlust führen und eine konstruktive Zusammenarbeit ernsthaft gefährden kann.

Compliance

Compliance (engl. Therapietreue) meint die Zuverlässigkeit, mit der ein Patient sich an die medizinisch-pflegerischen Vorgaben der jeweiligen Experten hält.

Non-compliance bedeutet, dass der Patient sich anders verhält, als die Experten es von ihm erwarten.

Wichtig ist jedoch, dass der pflegebedürftige Diabetes-Patient von den Pflegekräften trotz seiner individuellen Einschränkungen als Experte für seinen eigenen Zustand akzeptiert wird und dass seine Entscheidungen respektiert werden; dann ist die Förderung patientenorientierter und für beide Seiten konstruktiver. Im Bewusstsein dessen sollten Wissensvermittlung und Expertenrat daher immer als Angebot erfolgen.

Fortführende psychosoziale Förderung

Nicht zu unterschätzen sind die Fördermöglichkeiten, die Pflegekräfte im Rahmen der Erbringung von (verordneten) Routineleistungen haben. Dunning (2005) bezeichnet dies treffend als »teaching at a teachable moment«: Hier findet eine fördernde Diabetes-Pflegeberatung dann statt, wenn der Diabetes-Patient sie benötigt, aufnahmebereit und

interessiert ist: in seinem aktiven Leben. Dies verlangt nicht zwangsläufig mehr Zeit, jedoch Hintergrundwissen zu den mit Diabetes assoziierten psychosozialen Problemen und eine Empowerment-orientierte Zusammenarbeit.

Empowerment gilt international in der Betreuung von Diabetes-Patienten als effektivste Herangehensweise, um adäquate Behandlungsergebnisse zu erreichen (Anderson u. Funnell 2010, Fox u. Kilvert 2009). Das auf Anderson und Funnell zurückgehende Konzept trägt der Erkenntnis Rechnung, dass Wissen alleine nicht unbedingt ausreicht, um bei den betroffenen Diabetes-Patienten ein angemessenes Gesundheitsverhalten zu erreichen. Da die jeweilige individuelle Situation des Patienten (u. a. Lebensphase, Erkrankungszustand) sowie subjektive Bedürfnisse, Überzeugungen und Gewohnheiten nicht statisch sind und sich auf die täglichen Selbstsorgeentscheidungen auswirken, sollten sie kontinuierlich berücksichtigt und der Diabetes-Patient fortlaufend psychosozial begleitet werden (Dunning 2005).

Kernelemente eines Empowerment-orientierten Ansatzes. (s. a. Fox u. Kilvert 2009)

- Patientenorientierung:
  - Der Diabetes-Patient wird als Experte für sein eigenes Leben anerkannt.
  - Akzeptanz, dass die vom Patienten gewählten Ziele und Entscheidungen nicht immer mit den aus professioneller Sicht günstigsten Zielen übereinstimmen müssen und auch zu suboptimalen Ergebnissen führen können (Dunning 2005).
  Der Diabetes-Patient hat die Verantwortung für die Konsequenzen seiner Entscheidungen (Anderson u. Funnel 2010).
- Partnerschaftlichkeit zwischen Pflegenden und Diabetes-Patienten (wo Autonomie vorliegt).
- Kontinuität
  - der gemeinsamen Kommunikation,
  - der Verhandlung der Sichtweisen von Patient und Experten,
  - der Entscheidungsfindung.

◻ Tab. 4.1   Motivierende Gesprächsführung. (Hodeck 2012, in Anlehnung an Bundy 2004, vgl. Hood 2011)

Basis:
Annahme einer grundsätzlich vorhandenen Motivation des Diabetes-Patienten zu einer Änderung seines Verhaltens zu seinem Wohle. Da jedoch die subjektiv wahrgenommenen Gründe für und gegen das neue Verhalten im Gleichgewicht sind, sorgt diese innere Ambivalenz für ein Festhalten an gewohnten Verhaltensmustern.

Ziel:
Die vorhandene Motivation soll aktiviert und die innere Ambivalenz (internale Barriere) soll abgebaut werden, indem dem Patienten Raum gegeben wird, seine eigenen Gründe in Worte zu fassen, für die sich eine Änderung der Lebensgewohnheiten lohnen würde (»Change-Talk«).

Kernprinzipien

Ausdruck von Empathie	Zeigen eines echten, informierten Verstehens der verstrickten Lage des Diabetes-Patienten und der Gründe für seine innere Ambivalenz
Vermeidung von Argumentieren	Vermeidung der Infragestellung der Patientenperspektive durch aktives Zuhören, um die Gründe des Patienten für das Beibehalten der Situation zu erfahren
	Konfrontation bewirkt den wenig hilfreichen »Counter-Change-Talk« (Rechtfertigungen, Befassen mit blockierenden, die Selbstwirksamkeit schwächenden Aspekten)
Förderung der Selbstwirksamkeit	Förderung des Glaubens des Diabetes-Patienten an seine eigenen Fähigkeiten zur Verhaltensänderung durch Ermutigung zu positiven Aussagen über die eigene Selbstwirksamkeit
Sanftes Lösen von Widerständen	Vermeidung jeder Konfrontation mit der Perspektive des Diabetes-Patienten. Heranführung an ein Verstehen der Diskrepanzen zwischen dem aktuellen Zustand und dem erwünschten persönlichen Ziel des Diabetes-Patienten.
Entwicklung von Diskrepanzen	Erhöhung der Wahrnehmung des Diabetes-Patienten für Unterschiede zwischen seinem aktuellen Verhalten und seinen zentralen Werten (die normalerweise mit einem Bedarf an Veränderungen einhergehen)

Die Verantwortung der Pflegekräfte liegt nach der Philosophie des Empowerments darin, dem pflegebedürftigen Diabetes-Patienten eine Hilfestellung zu geben, seine eigenen Ziele zu erreichen, innere Barrieren zu überwinden und zur Selbstreflexion des Patienten beizutragen. Im Anschluss an initiale Schulungen, Anleitungen und Beratungen soll der Patient fortlaufende psychosoziale Unterstützung im Diabetes-Selbstmanagement erhalten. Es geht nicht um »Überreden« oder »Überzeugen«. Es geht nicht darum, den Patienten zu ändern oder ihn dazu zu bringen, dass er sich ändert (Anderson u. Funnell 2010).

In diesem Sinne werden die individuellen Bedürfnisse des Diabetes-Patienten in der Pflege und seine vorrangigen Ziele gemeinsam erarbeitet: Was ist für den Diabetes-Patienten wichtig? Welche Gefühle, Sorgen und Überzeugungen beschäftigen den Diabetes-Patienten (Dunning 2005)? Empowerment ist dabei weniger als Strategie, sondern eher als innere Haltung dem pflegebedürftigen Diabetes-Patienten gegenüber zu verstehen, die sich in Auftreten, Kommunikation und Interaktion des Pflegenden ausdrückt. Basis eines Empowermentorientierten Ansatzes ist wertfreies Beobachten und logisches Hinterfragen. Als praktische Hilfsmittel können spezielle Kommunikationstechniken wie die motivierende Gesprächsführung (◻ Tab. 4.1) und aktives Zuhören (▶ Abschn. 4.1.2) dienen.

(Diabetes-)Pflegefachkräfte übernehmen in dem Prozess der kontinuierlichen psychosozialen Förderung des pflegebedürftigen Diabetes-Patienten auch die Rolle von Vorbildern, von denen die Patienten durch Beobachtung lernen (Dunning 2005). Pflegekräfte haben einen starken Einfluss auf die Überzeugungen und Gewohnheiten der von ihnen betreuten Patienten (Fox u. Kilvert 2009). Im Bewusstsein dieser Verantwortung sollten sie regelmäßig ihren Zugang zu den Diabetes-Patienten hinterfragen. Besonders wichtig ist ein fachlich sauberes Arbeiten nach einheitlichem Standard über die Grenzen der verschiedenen Professionen hinweg (► Kap. 8), um für die Diabetes-Patienten sichtbare Konsistenz in den Diabetes-Handlungen und -Empfehlungen herzustellen und Verwirrung zu vermeiden.

> **Selbsttest Empowerment in der Diabetes-Pflege. (In Anlehnung an Anderson u. Funnell 2010)**
> 1. Respektiere ich das Recht des pflegebedürftigen Diabetes-Patienten, eigene Entscheidungen zu treffen, mit denen ich nicht übereinstimme?
> 2. Helfe ich dem pflegebedürftigen Diabetes-Patienten, seine vorrangigen Diabetes-Sorgen zu entdecken, die für ihn wichtigen Ziele in Worte zu fassen und diese zu erreichen?
> 3. **Oder:** Versuche ich den Patienten davon zu überzeugen, das zu machen, was ich vorschlage?

Diabetesbezogenes Empowerment

Unter diabetesbezogenem Empowerment (engl. »to empower« = befähigen) wird ein Prozess verstanden, in dem die Pflegekraft den älteren Diabetes-Patienten dabei unterstützt, seine eigenen Ziele zu finden und seine Fähigkeiten zum Diabetes-Selbstmanagement zu erhöhen und einzusetzen.

Fazit

1. Auch Diabetes-Patienten, die alters- und krankheitsbedingt in ihren Selbstversorgungskompetenzen eingeschränkt sind, nehmen durch Lebensgewohnheiten und täglich neue Entscheidungen Einfluss auf die Ergebnisse der Diabetes-Behandlung und ihr diabetesbezogenes Wohlbefinden. Bei der Pflege eines Diabetes-Patienten wird die praktische Verantwortung für das Diabetes-Management je nach Grad und Ausprägung der noch vorhandenen Autonomie zwischen den Pflegenden und dem Betroffenen aufgeteilt. Ziel der Förderung

dieser Patientengruppe ist es, die noch vorhandene Selbstständigkeit so lange wie möglich zu erhalten und zu maximal möglicher Lebensqualität beizutragen.

2. Praktische Fördermaßnahmen umfassen zeitlich begrenzte Angebote zur Wissens- und Kompetenzvermittlung wie Schulung, Beratung und Anleitung, welche durch eine fortlaufende Unterstützung in der täglichen Diabetes-Selbstsorge ergänzt werden.

3. Bei der Zusammenarbeit zwischen Diabetes-Patienten und Pflegekräften stoßen die Sichtweisen des Diabetes-Patienten – als Experte für sein Leben – mit der Sichtweise der auf Diabetes spezialisierten Pflegekraft – als Experte für Diabetes – aufeinander. Im Sinne des Empowerments werden in einem kontinuierlichen Aushandlungsprozess beide Sichtweisen gemeinsam erkundet und partnerschaftlich die Ziele des Diabetes-Patienten und die Maßnahmen des Diabetes-Managements erarbeitet und umgesetzt. Der Diabetes-Patient erhält so im Rahmen des Pflegeprozesses eine fortlaufende, auf seine Bedürfnisse zugeschnittene Förderung zur Bewältigung seines täglichen Diabetes-Selbstmanagements.

4.1.2 Diabetes-Pflegeberatung: ein Arbeitsbündnis

S. Heitel, K. Hodeck

Fallbeispiel

Karin Holzapfel ist fast 60 Jahre alt. Sie wird oft mit den unterschiedlichsten Diagnosen ins Krankenhaus eingewiesen. Auffällig bei Einweisung sind neben dem Einweisungsgrund meist auch hohe Blutzuckerwerte. Ehemann und Tochter sind sehr besorgt über die Gesundheit von Frau Holzapfel. Am meisten Gedanken machen sie sich über die hohen Blutzuckerwerte und die ablehnende Haltung von Frau Holzapfel, wenn sie sich nach den Blutzuckerwerten erkundigen. Frau Holzapfel fühlt sich von ihrer Familie bevormundet und reagiert mit Rückzug. Sie geht ihrer Familie aus dem Weg: Sie schläft tagsüber und ist nachts wach, »... da habe ich meine Ruhe und kann machen, was ich will«.

Seit mehr als zehn Jahren hat sie das Haus nicht mehr verlassen, weil sie sich wegen ihres Übergewichts schämt. Das Laufen fällt ihr aufgrund der pAVK und der ausgeprägten Neuropathie schwer. Sie vermeidet es, regelmäßig zum Arzt zu gehen – »was der sagt, weiß ich schon« –, um so Diskussionen mit dem Arzt und der Familie zu vermeiden.

❓ Leitfragen

1. In welchem Krankheitsstadium befindet sich Frau Holzapfel?
2. Welche individuellen Faktoren beeinflussen bei Frau Holzapfel das Krankheitsgeschehen maßgeblich?
3. Welche Schwerpunkte würden Sie unter Berücksichtigung des Krankheitsstadiums und der individuellen Faktoren bei Frau Holzapfel im Rahmen einer diabetologischen Pflegeberatung legen und warum?

》 Die Gewalt

Die Gewalt fängt nicht an,
Wenn einer einen erwürgt.
Sie fängt an, wenn einer sagt:
»Ich liebe dich,
Du gehörst mir!«
Die Gewalt fängt nicht an,
Wenn Kranke getötet werden.
Sie fängt an,
Wenn einer sagt:
»Du bist krank
Und du musst tun, was ich dir sage!« **《**
Erich Fried (1989)

Anders als bei Diabetesberatern (hier und im Folgenden sind selbstverständlich immer auch die Diabetesberaterinnen eingeschlossen) findet Pflegeberatung meistens parallel zu körperlichen Pflegeleistungen statt (❑ Tab. 4.2). Die Diabetes-Pflegeberatung stellt hohe Anforderungen an die Pflegefachkraft, da der Beratungsbedarf oft aus dem Moment heraus entsteht und die Pflegefachkraft ihr diabetologisches Fachwissen situationsgerecht einbringen können muss. Diabetes-Pflegeberatung ist eine schwierige, aber auch spannende Arbeit des kontinuierlichen Aushandelns. Gemeinsam mit dem Diabetes-Patienten werden die vielfältigen Möglichkeiten entdeckt, das Leben auch mit der chronischen Erkrankung und Behinderung zu gestalten.

》 Beraten ist Lernen für beide Seiten. 《
(Koch-Straube 2008, S. 80)

Diabetes mellitus fordert von Betroffenen und Angehörigen oft ungeahnte Fähigkeiten ab: Geduld, Hartnäckigkeit, Durchsetzungsfähigkeit und Einfühlungsvermögen wird nicht nur von den Patienten, sondern auch von Familienmitgliedern benötigt. Familien können in ihrem Zusammenhalt gestärkt werden, wenn sie am Erreichen eines gemeinsamen Zieles arbeiten. Betroffene und Familienmitglieder können aber auch an der Belastung zusammenbrechen, und das Familienleben kann zerstört werden. Es ist deshalb ganz wichtig, das soziale Umfeld des pflegebedürftigen Diabetes-Patienten in den Beratungs- und Pflegeprozess einzubeziehen (Hüper u. Hellige 2009).

Praxistipps: Schriftliche Handlungsleitfäden. (Dunning 2005)

Zur Unterstützung pflegender Angehöriger bieten sich schriftliche Handlungsempfehlungen für zentrale Themen des Diabetes-Managements an:

1. Hinweise zur Ernährung und Bewegung
2. Erkennen und Umgang mit Über- und Unterzuckerungen
3. Blutzuckermonitoring (Messung und Bewertung)
4. Umgang mit Medikamenten/Insulin und den mit ihnen einhergehenden Risiken
5. Fußkontrollen und Fußpflege
6. Umgang mit akuten Erkrankungen (z. B. grippale Infekte) und Nahrungsverweigerung
7. Wichtige ärztliche Kontrolluntersuchungen
8. Individuelle, patientenbezogene Empfehlungen

Chronische Erkrankungen wie z. B. Diabetes mellitus begleiten den Betroffenen und seine Familienangehörigen oft das ganze Leben. Sie beeinflussen das psychische, emotionale, soziale Wohlbefinden und die Lebensqualität des Betroffenen. Unter-

◘ Tab. 4.2 Unterscheidung zwischen Diabetes-Beratung und Diabetes-Pflegeberatung

	Diabetes-Beratung	Diabetes-Pflegeberatung
Ziele	Eigenständige Bewältigung des Diabetes durch Patienten	Erhalt der noch eigenständigen (teilautonomen) Bewältigung des Diabetes
Zielgruppe	Diabetes-Patienten aller Altersstufen (sowie Angehörige)	Pflegebedürftige Diabetes-Patienten meist hohen Alters (sowie Angehörige)
Schwerpunkt	Wissens-/Kompetenzvermittlung	Kontinuierliche psychosoziale Begleitung
Inhalte		
Anamnese	Auf Basis der Informationen von Patienten und Angehörigen	Aus fortlaufenden Gesprächen mit Patienten und Angehörigen sowie täglichem Einblick in die häuslichen Bedingungen und Gewohnheiten
Assessment	Screening-/Diagnose (auf die Diabetes-Therapie fokussiert)	Diabetes-Pflege-Assessment (die Gesamtsituation des Diabetes-Patienten erfassend)
Empfehlungen	Erstellung/eigenständige Anpassung des Behandlungsplans Organisation notwendiger Versorgungsleistungen (z. B. Wundversorgung)	Hinweise zur Prävention/Gesundheitsförderung bei Diabetes Hinweise zu notwendigen kurativen/med. und/oder pflegerischen Maßnahmen Hinweise auf örtliche diabetesrelevante Leistungserbringer
Kontrolle	Regelmäßige Überprüfung der Therapieergebnisse und der Durchführungskompetenzen des Diabetes-Patienten	Kontinuierliche Beobachtung des Gesundheitszustands und Wohlbefindens Anpassung der Einschätzung des diabetesrelevanten Unterstützungsbedarfs
Setting	Termingebundene Einzelberatung Angewiesen auf Patientensicht	Begleitend zu körperlichen Pflegeleistungen Termingebundene Einzelberatung zusätzlich möglich Patientensicht wird durch direkte Einsicht in den Lebensraum des Patienten ergänzt
Ort	Diabetologische Schwerpunktpraxis Klinik (zur Einstellung)	In der Häuslichkeit des Diabetes-Patienten »Am Krankenbett« in der Klinik
Beratende Profession	Diabetesberater DDG Diabetesassistentin DDG	Diabetes-Pflegefachkraft (ambulante Pflege/Heim) Diabetes-Nurse (Klinik)

schiedliche Lebenserfahrungen prägen das Verständnis für Gesundheit und Krankheit und wirken sich so auf das diabetesbezogene Handeln aus.

Das Selbstbestimmungsrecht ist Ausgangspunkt der professionellen Beratungsbeziehung. Jeder Mensch hat das Recht, sein Leben nach eigenem Ermessen selbst zu gestalten. Der betroffene Mensch mit Diabetes ist und bleibt auch bei zunehmendem Pflegebedarf Experte für seine eigene Situation, seine Bedürfnisse, Probleme und Ressourcen. Er verfügt über eigene diabetesrelevante Erfahrungen und Bewältigungsstrategien in den unterschiedlichsten Situationen seines Lebens. In der diabetologischen Pflegeberatung geht es darum, ihn in seinem Diabetes-Selbstmanagement nach seinem Bedarf und seinen Wünschen zu unterstützen.

Das in den USA von der Krankenschwester und Pflegewissenschaftlerin Juliet Corbin und dem Soziologen Anselm Strauss entwickelte »Corbin-Strauss-Modell« berücksichtigt in besonderer Weise die Situation chronisch kranker Menschen. Es handelt sich um ein ganzheitliches, fallbegleitendes Bezugspflegesystem, das darauf basiert, bei chronischen und sehr schweren Krankheitsverläufen die Biografie des Patienten (also seine Lebensgeschichte) und sein soziales Umfeld einzubeziehen (Grötken u. Holkenbecker-Belke 2006).

Beratung im Pflegeprozess

◨ **Abb. 4.1** Pflegeprozessmodell der WHO-Studie. (Aus Koch-Straube 2008, S. 136, adaptiert nach Ashworth et al. 1987)

Hier wird der Patient als aktiver Partner in Fragen der Gesundheit, Prävention, Krankheit und Rehabilitation angesehen. Die Aufgabe der Pflegefachkraft als Dialogpartner ist es, den Patienten in seiner Selbstständigkeit, Selbsthilfe und Selbstbestimmung zu unterstützen und zu fördern. Sie gibt Hilfestellung beim Zugang zu Gesundheits- und Sozialleistungen sowie zu weiteren Versorgungspartnern und begleitet den Betroffenen und seine Familie so lange, wie Hilfebedarf besteht. Case Management soll hier praktisch umgesetzt werden.

Ein weiterer wichtiger Punkt im Corbin-Strauss-Modell ist der Beziehungsaufbau zwischen Pflegefachkraft und Betroffenen sowie seinen Angehörigen.

Patienten, Angehörige und Pflegende stehen sich als gleichwertige Partner gegenüber (◨ Abb. 4.1).

Eine diabetologische Pflegeberatung beinhaltet als Teil des Pflegeprozesses nach diesem Modell:

1. Diabetologisches Pflegeassessment
   (▶ Kap. 6.2.2):
   Erfassung und Analyse des individuellen Unterstützungsbedarfs in der Diabetes-Selbstsorge
2. Diabetesbezogene Empfehlungen im Rahmen der Pflegeplanung:

a. Empfehlung sinnvoller Maßnahmen zur diabetesbezogenen Gesundheitsförderung und Prävention (z. B. Hinweise auf diabetesbezogene Pflegerisiken und relevante ärztliche Kontrolluntersuchungen, Fußkontrollen, Beratung im Umgang mit Ernährungsbesonderheiten)
b. Empfehlung kurativer, medizinischer und pflegerischer Maßnahmen bei Vorliegen diabetesbezogener oder assoziierter Gesundheitsprobleme (z. B. kurativ/medizinisch: bei vorhandener Wunde am diabetischen Fuß, Verdacht auf Depression; pflegerisch: Haut-/Fußpflege, Kleidungs-/Schuhauswahl)
c. Empfehlung von örtlich vorhandenen Kooperationspartnern und deren Leistungsangeboten für die unter b) empfohlenen (nichtpflegerischen) Maßnahmen (z. B. Diabetologen, Diabetesberater, Podologen, Diabetes-Selbsthilfegruppen, …)
d. Prüfung und Einbeziehung vorhandener Ressourcen zur Unterstützung durch Angehörige sowie Empfehlung von Unterstützungsangeboten für pflegende Angehörige des Diabetes-Patienten

> Wird eine diabetologische Pflegeberatung als Einzelberatung (mit Termin) für den betroffenen Diabetes-Patienten und/oder Angehörige durchgeführt, empfiehlt sich die zusammenfassende Erstellung eines individuellen Diabetes-Versorgungsplans als Leitfaden für den Diabetes-Patienten und seine Angehörigen.

3. Beratung während der Durchführung pflegerischer Leistungen:
   Beziehungsaufbau ist der zentrale Moment für eine erfolgreiche diabetologische Pflegeberatung im Pflegeprozess. Dies bedeutet, den Diabetes-Patienten in seiner Gesamtheit wahrzunehmen und zu achten:
   a. Intensive Gespräche mit dem pflegebedürftigen Diabetes-Patienten und den pflegenden Angehörigen. Hier werden Fragen über die aktuelle Lebenssituation und Unterstützungsbedarf thematisiert, Ängste und Sorgen im Zusammenhang mit dem Diabetes werden ernst genommen. Diabetesspezialisierte Pflegefachkräfte unterstützen den Pflegebedürftigen dabei, seine eigenen diabetesrelevanten Wünsche und Ziele herauszufinden.
   b. Biografisches Arbeiten ermöglicht, die Lebenserfahrung des Diabetes-Patienten als wertvolle Ressource für die Bewältigung des Diabetes-Managements einzubeziehen:
      – Bewältigungsstrategien von Krisensituationen in der Vergangenheit (z. B.: Wie werden Lebenskrisen allgemein, auch im sozialen Umfeld, bewältigt? Wie wurde in der Vergangenheit mit neuropathischen Schmerzen umgegangen? Wie wurden Unterzuckerungen bewältigt?)
      – Verständnis über Gesundheit und Krankheit (z. B. fatalistische Einstellung: »Ach, in meinem Alter ist doch eh nichts mehr zu machen«, sorglose Einstellung: »Das bisschen Zucker – ich habe auch den Krieg überlebt«, selbstwirksame Einstellung: »Was kann ich tun, damit meine Wunde am Fuß endlich zuheilt?«)

      – Selbstpflege (z. B.: »Wie achte ich mich persönlich? Bin ich mir selbst etwas wert?« u. a. Gewohnheiten der Haut-/Körperpflege, des Einsatzes von Körperpflegeprodukten etc. kennen und berücksichtigen)
   c. Soziale Ressourcen, also Familienverhältnisse, Freundschaften, Nachbarschaft: Rolle und Bedeutung des sozialen Umfelds für den Umgang mit Diabetes kennen und so gut wie möglich einbeziehen (z. B.: Wie wird die Erkrankung Diabetes im familiären Umfeld wahrgenommen? Fühlt sich der betroffene Diabetes-Patient dadurch unterstützt oder beeinträchtigt?)
   d. Über welche materiellen Ressourcen (finanzielle Ausstattung, Wohnstandard usw.) verfügt der Pflegebedürftige? (z. B. sollten bei Empfehlungen von geeigneten Pflegeprodukten und Hilfsmitteln oder Ernährungshinweisen auch kostengünstige Angebote und Alternativen genannt bzw. aufgezeigt werden)
   e. Kulturelle Ressourcen, also Schulbildung, Ausbildung (handelt es sich bei den Patienten z. B. um Analphabeten, funktionale Analphabeten, Migranten mit spezifischen Transferproblemen?)
   f. Weltbildressourcen (wie sind die religiösen Bindungen und Überzeugungen? ► Kap. 5.7)

| Praxistipp | | |

Empfehlungen, die der Patient nicht umsetzen kann, brauchen nicht ausgesprochen zu werden.

4. Evaluation/Kontrolle:
   Unter Beachtung der im Pflegeprozess erhobenen diabetesrelevanten Informationen erfolgt eine kontinuierlich angepasste Einschätzung der aktuellen Situation. Erforderliche Maßnahmen werden zeitnah und bedarfsgerecht mit dem Diabetes-Patienten und den Angehörigen besprochen.

> Die Situationseinschätzung muss regelmäßig aktualisiert werden, weil Veränderungen im Lebensfluss Einfluss auf das Wohlbefinden des Betroffenen und seiner Angehörigen haben.

Hintergründe und Umgang mit ausbleibender Therapietreue

> Es ist nicht genug, eine Sache zu beweisen. Man muss die Menschen zu ihr auch noch verführen. «

Friedrich Nietzsche

Es gibt viele Gründe, weshalb ein Diabetes-Patient die diabetologisch-pflegerischen Empfehlungen zur Steigerung seines gesundheitlichen Wohlbefindens nicht realisiert.

Die WHO definiert miteinander verknüpfte Ebenen, die die »Therapietreue« beeinflussen (Grundsatzpapier WHO 2008):

- sozioökonomische Faktoren (Armut, Ausbildungsstand, Arbeitslosigkeit),
- patientenabhängige Faktoren (Fähigkeit zur Selbstorganisation, Vergesslichkeit, Wissen),
- krankheitsbedingte Faktoren (Symptome, gefühlter Nutzen, gleichzeitige Depression),
- therapiebedingte Faktoren (Nebenwirkungen, Komplexität der Verabreichung),
- gesundheitssystem- und therapeutenabhängige Faktoren (Kostenübernahme, Behandlungsmöglichkeiten, Kommunikation).

Bestimmt wird die Beratung auch durch den Krankheitsverlauf: In welcher Phase befinden sich der Diabetes-Patient und seine Angehörigen? Corbin und Strauss stellten fest, dass Verläufe chronischer Erkrankungen individuell und unterschiedlich von Betroffen und ihren Angehörigen erlebt werden. Sie unterscheiden:

1. **Erstes Stadium**: die Zeit vor Diagnosestellung.
2. **Krise**: Diagnosestellung, akute Krankheitsperiode und Interventionsbeginn, evtl. Krankenhausaufenthalt.
3. **Akute Phase**: Um eine Verschlechterung der Situation zu vermeiden, sollten Versorgungsstrukturen greifen.
4. **Stabile Phase**: abhängig von der Krankheitsverlaufskurve, weitere Anpassungen der Maßnahmen können ambulant erfolgen.
5. **Instabile Phase**: Begonnene Maßnahmen sind evtl. nicht erfolgreich, die Situation des Betroffenen kann sich verschlechtern.
6. **Abfallende Phase**: Sterbephase.

Jedes Stadium bringt neue Probleme und wirft weitere neue Fragen auf. Die Einteilung der Phasen hilft Symptome rechtzeitig zu erkennen, einzuschätzen und notwendige Maßnahmen einzuleiten. Dies kann nur durch intensives Beobachten und Beziehungsaufbau im Rahmen eines langfristigen Managements erfolgen.

- **Antworten auf die Leitfragen**

Frau Holzapfel aus unserem Fallbeispiel befindet sich aufgrund der seit längerem bestehenden Diagnose in einer stabilen Phase, die jedoch durch akute Phasen mit notwendigen Krankenhausaufenthalten unterbrochen wird. Ihr Alltag (stabile Phase) ist geprägt durch die pAVK und eine schwere Neuropathie, die das Laufen beschwerlich machen.

Als individuelle Faktoren, die das Krankheitsgeschehen von Frau Holzapfel beeinflussen, ist neben den körperlichen Einschränkungen durch die Neuropathie und die pAVK vor allem die psychosoziale Belastung (Scham und Vermeidungsverhalten) aufgrund des Übergewichts zu berücksichtigen. Ihre bisherigen Erfahrungen mit Ärzten konnte sie für sich nicht als hilfreich einordnen, was zu einer ablehnenden Haltung gegenüber weiterer Beratung durch Experten und Familie beigetragen hat. Auch die Fürsorge ihrer Familie kann Frau Holzapfel bislang nicht als Ressource nutzen, da sie diese als Bedrängung/Bevormundung wahrnimmt und daher in Form ihrer überwiegend nächtlichen Aktivität die Flucht ergreift. Ihre Motivation zur Veränderung ist am Boden.

Aus dem Verhalten von Frau Holzapfel wird deutlich, dass ihre persönlichen Bedürfnisse von ihrer familiären und der professionellen Umgebung bislang zu wenig berücksichtigt wurden. Ein wichtiger Schwerpunkt der diabetologischen Pflegeberatung sollte die psychologische Bewältigung des Gewichtsproblems und eine Rückkehr zu

◘ Tab. 4.3 Praxistipps Selbsttest »Aktives Zuhören«. (Hodeck 2012, mod. nach Stempfle 2011)

Lasse ich den Diabetes-Patienten/Angehörige ausreden?	☐ Ja	☐ Nein
Bestätige ich seine Äußerungen durch nonverbale Signale? (z. B. Nicken)	☐ Ja	☐ Nein
Möchte ich den Diabetes-Patienten wirklich verstehen?	☐ Ja	☐ Nein
Nehme ich das Gesagte auf und umschreibe es zusammenfassend mit eigenen Worten (Paraphrasieren)?	☐ Ja	☐ Nein
Stelle ich wertschätzende Fragen?	☐ Ja	☐ Nein
Wie hoch ist mein Redeanteil im Vergleich zu dem des Diabetes-Patienten/Angehörigen? Kann ich schweigen? (2/3 der Zeit sollte die zu beratende Person sprechen!)	☐ Ja	☐ Nein

same pflegerische Diabetes-Beratung die subjektiven Wünsche, Erfahrungen und Ziele des Diabetes-Patienten Kern jeder fördernden Intervention sein sollten. Aktives Zuhören verschafft einen entsprechenden Zugang zu der subjektiven Welt des älteren Diabetes-Patienten.

Unterziehen Sie sich in regelmäßigen Abständen einem Selbsttest, um ein Bewusstsein für Ihre eigene Gesprächsführung zu bekommen (◘ Tab. 4.3).

Fazit
Unter Berücksichtigung der Biografie kann durch Hilfestellungen bei der Selbstversorgung und psychosoziale Unterstützung der Krankheitsverlauf bei Diabetes mellitus erleichtert und die Lebensqualität verbessert werden.

Dies mindert das Gefühl der Patienten, dem Diabetes machtlos gegenüberzustehen und ermöglicht es ihnen, auch mit der chronischen Erkrankung Gestalter ihres eigenen Lebens zu sein und nicht nur nach den Anweisungen der medizinischen Fachkräfte zu »funktionieren«.

mehr Aktivität im Alltag sein. Zusammen mit der Familie sollten Wege gefunden werden, dass Frau Holzapfel ihre persönliche Autonomie mit der Erkrankung Diabetes zurückgewinnt und ihren Umgang mit der Erkrankung selbstverantwortlich in ihrem sozialen Umfeld vertritt. Im Vordergrund steht also vor allem eine psychologische Stärkung der Diabetes-Patientin sowie die Vermittlung innerhalb der Familie. In akuten Krankheitsphasen (Klinikeinweisung) sollte gemeinsam nach Ursachen geforscht werden, diese sollten dann im Diabetes-Versorgungsteam behoben werden. Dabei ist immer darauf zu achten, dass Frau Holzapfel die gemeinsame Arbeit als Unterstützung für ihre persönlichen Ziele (z. B. Autonomie, selbst entscheiden können) wahrnehmen kann.

Aktives Zuhören
Die Bemühungen des therapeutischen Teams werden weitestgehend fruchtlos bleiben, wenn der pflegebedürftige Diabetes-Patient in den Empfehlungen der Experten keinen individuellen Sinn und persönlichen Nutzen wahrnimmt. Es kann daher nicht oft genug betont werden, dass für eine wirk-

4.1.3 Anleitung zum Diabetes-Selbstmanagement

K. Hodeck, S. Trept

Herr Horst Gunter ist 89 Jahre alt und lebt mit seiner elf Jahre jüngeren Lebenspartnerin in einer Mietwohnung im dritten Stock. Er hat seit fünfzehn Jahren Diabetes und ist bislang gut mit Tabletten zurechtgekommen. Er ist ein schüchterner Mensch, der nicht gerne in die Öffentlichkeit geht. In letzter Zeit vermeidet er zunehmend, die Wohnung zu verlassen, da seine Muskelkraft in den vergangenen zwei Jahren deutlich abgenommen hat. Der Hausarzt hat ihm den Beginn einer Insulintherapie vorgeschlagen. Da Herr Gunter geistig noch fit ist, hat er bereits an einer Schulung zur Insulintherapie teilgenommen. Er fühlt sich jedoch noch immer sehr unsicher und zweifelt, ob er mit der Insulintherapie nicht überfordert sei. Er möchte lieber bei den Tabletten bleiben, um seine Unabhängigkeit zu behalten.

◘ Tab. 4.4 Schulung und Anleitung im Vergleich. (Quelle: Fortbildungsprogramm zur Diabetes-Pflegefachkraft)

	Diabetes-Schulung	Anleitung
Zielgruppe	Diabetes-Patienten bei Therapieumstellung/Neueinstellung ohne bisherige Schulung	Diabetes-Patienten bei Therapieumstellung/Neueinstellung nach erfolgter Schulung
Therapeutisches Ziel	Selbstständige Therapiedurchführung, Sicherheit im Umgang mit zentralen Therapiehandlungen (z. B. Insulininjektion)	Erhalt der selbstständigen Therapiedurchführung, Erhalt der Sicherheit im Umgang mit zentralen Therapiehandlungen (z. B. Insulininjektion)
Ziel der Maßnahme	Erwerb von Diabetes- und Handlungswissen: Erlernen der Insulininjektion, Blutzuckermessung, Medikamenteneinnahme	Vertiefung des Handlungswissens: Sicherheit bei der Durchführung von Insulininjektion, Blutzuckermessung, Medikamenteneinnahme unter häuslichen Bedingungen gewinnen und zur Routine machen
Durchführung	Gruppenschulung in Arztpraxis	Einzelanleitung entsprechend des individuellen Bedarfs in der Häuslichkeit
	Strukturierte evaluierte und von der Deutschen Diabetes Gesellschaft anerkannte Schulungsprogramme	Strukturiertes Anleitungsprogramm
Gesetzliche Grundlagen	Sonderverträge (Disease Management Programme)	Häusliche Krankenpflege-Richtlinie
Inanspruchnahme nach	Überweisung zur Schulung	Verordnung und Genehmigung durch die Krankenkasse
Ausführung durch	Arzt und Diabetesberater	(Diabetes-)Pflegefachkraft

❓ Leitfragen

1. Kann Herr Gunter durch eine Anleitung profitieren, obwohl die bereits absolvierte Schulung nicht zu ausreichender Sicherheit beigetragen hat? Wenn ja, wie?
2. Zu welchen Therapieaspekten wäre eine Anleitung bei Herrn Gunter empfehlenswert?
3. Erklären Sie anhand des Fallbeispiels, was Selbstversorgungsgrade sind und wozu sie dienen.

Anleitung als Leistung der Behandlungspflege

Das Ziel einer Anleitung des Diabetes-Patienten ist die Herstellung der therapiebezogenen Selbstversorgungskompetenz.

Inhalte können zentrale Handlungen des Diabetes-Managements wie die korrekte Einnahme von oralen Antidiabetika sowie die Durchführung der Insulininjektion und Blutzuckermessung sein, welche der Behandlungspflege zugeordnet werden.

Eine Anleitung ist von Diabetes-Schulungen in vielerlei Hinsicht zu unterscheiden (◘ Tab. 4.4). Sie fokussiert auf die praktische Durchführung der Diabetes-Therapie und setzt das Vorhandensein von Diabetes-Wissen zum Verständnis voraus. Eine Anleitung sollte deshalb erst dann stattfinden, wenn der Diabetes-Patient schon an einer Diabetes-Schulung teilgenommen hat und im Anschluss trotzdem noch nicht ausreichend Sicherheit für die selbstständige Durchführung der Diabetes-Therapie im Alltag besitzt. Im Rahmen der Anleitung unterstützt die anleitende Pflegefachkraft den Diabetes-Patienten darin, das erlernte Handlungswissen in seinem häuslichen Kontext umzusetzen, zu vertiefen und so die nötige Sicherheit zu bekommen.

Die Anleitung zur Behandlungspflege ist in den Richtlinien der Häuslichen Krankenpflege (HKP) geregelt und damit verordnungsfähig. Die Leistung der Anleitung ist nicht auf die Maßnahmen der Behandlungspflege bei Diabetes begrenzt, sondern kann auch zu anderen pflegerischen Maßnahmen erfolgen. In der zugehörigen Anlage nach § 92 Abs. 1 Satz 2 Nr. 6 bzw. Abs. 7 SGB V ist die Anleitung (Nr. 7) wie folgt definiert:

Anleitung

»Beratung und Kontrolle der Patientin oder des Patienten, Angehöriger oder anderer Personen in der Häuslichkeit bei Unfähigkeit zur Durchführung der Maßnahmen und vorhandenem Lernpotenzial (z. B. Blutzuckerkontrolle).«

Die anzuleitende Person soll »in der Durchführung einer Maßnahme […] unterstützt und im Hinblick auf das Beherrschen einer Maßnahme kontrolliert« werden, »um die Maßnahme dauerhaft selbst durchführen oder dauerhaft Hilfestellung bei der eigenständigen Durchführung der Maßnahme geben zu können.«

Demnach können bei Umstellung oder Neueinstellung der Therapie die pflegebedürftigen Diabetes-Patienten selber angeleitet werden, aber auch Bezugspersonen, die den Betroffenen in seiner Häuslichkeit unterstützen. Auch ist an die große Anzahl älterer Diabetes-Patienten zu denken, die bislang noch keiner professionellen Pflege bedürfen. Studien zeigen, dass die Stoffwechselsituation dieser Patientengruppe deutlich schlechter ist als bei jenen, die durch einen Pflegedienst oder im Pflegeheim versorgt werden. Dies deutet auf Defizite in der Diabetes-Selbstsorge und handlungsorientierten Förderungsbedarf hin.

Von einer Anleitung ausgeschlossen sind alle Personen, bei denen eine zuverlässige Durchführung des Diabetes-Selbstmanagements nicht sicher gewährleistet ist. Hierzu zählen vorrangig kognitiv schwer eingeschränkte Menschen.

> Aber auch bei Alkoholismus oder psychischen Problemen wie z. B. Depressionen ist Vorsicht geboten.

Insgesamt sind 10 Termine innerhalb einer Anleitung verordnungsfähig (HKP-RL 2011). Außerdem sollten die Rahmenverträge mit den jeweiligen Kostenträgern auf Besonderheiten hinsichtlich der Anleitung geprüft werden.

Aufbau eines strukturierten Anleitungsprogramms

Oft wird die Anleitung in der Praxis intuitiv, d. h. ohne strukturiertes Programm und ohne abschließende Evaluation des Erfolges, durchgeführt. Zur Sicherung der Anleitungsqualität ist die Verwendung eines inhaltlich strukturierten Anleitungsprogramms hilfreich. Es dient der anleitenden Pflegefachkraft als roter Faden und erlaubt dennoch ein individuelles Eingehen auf die situationsspezifischen Bedürfnisse des Diabetes-Patienten.

■ **Erstellung und Einsatz von Fähigkeitsprofilen**
Um zu Beginn der Anleitung die vorhandenen Fähigkeiten analysieren und hinsichtlich des weiterführenden Unterstützungsbedarfs bewerten zu können, ist es hilfreich, die für die korrekte Durchführung einer Therapiemaßnahme notwendigen Fähigkeiten in kleinste Schritte aufzugliedern und in verschiedene Selbstversorgungsgrade zusammenzufassen (◨ Tab. 4.5).

Mit Hilfe von einfachen Checklisten (s. Beispiel ◨ Tab. 4.6) lässt sich ein übersichtliches, aussagekräftiges Fähigkeitsprofil erstellen, welches Auskunft über den Grad der vorhandenen Fähigkeiten gibt und auch dem Arzt die Entscheidung über die Art der Folgeverordnung erleichtern kann. So setzt professionelle Unterstützung unter Berücksichtigung der noch vorhandenen Fähigkeiten des Diabetes-Patienten da an, wo der Patient tatsächlich Bedarf hat.

> Aufgrund der alters- und krankheitsbedingt zunehmenden Einschränkungen der Selbstversorgungsfähigkeiten ist ein regelmäßiges Assessment empfehlenswert, um frühzeitig neuen Förderungsbedarf oder veränderten Unterstützungsbedarf zu erkennen.

■ **Durchführung der Anleitung**
Der Ablauf einer strukturierten Anleitung mit 10 Terminen ist exemplarisch ◨ Tab. 4.7 zu entnehmen. Im Erstgespräch sollte vor allen Dingen eine vertrauensvolle Beziehungsebene hergestellt und das subjektive Ziel des betreffenden Diabetes-Patienten (individueller Nutzen) herausgearbeitet werden. Ältere Menschen benötigen für die Aufnahme neuer Informationen mehr Wissen um den

4

◻ Tab. 4.5 Selbstversorgungsgrade mit weiterführendem Unterstützungs- oder Übernahmebedarf

Blutzuckermessung	Medikamenteneinnahme	Insulininjektion	SVG	Unterstützungs-/Übernahmebedarf
Keine verlässliche Erinnerung an zentrale Regeln und Handlungen der jeweils notwendigen Maßnahmen (fehlende kognitive Leistungsfähigkeit)			0	Volle Übernahme: Die Pflege muss alle Selbstversorgungsschritte I–IV übernehmen
Geistige Leistungsfähigkeit: Erinnerung an …			I	Die Pflege übernimmt die Selbstversorgungsschritte II–IV
– Messzeiten und zugehörige Blutzuckerzielwerte – Dokumentation Messwerte – Messwerte mit Zielwert vergleichen und deuten – Angemessene Reaktion bei Über-/Unterschreiten des Zielwertes wählen	– Art der oralen Antidiabetika – Dosis – Einnahmezeitpunkt – Einnahmebedingungen – Dokumentation der Einnahme	– Insulinart – Dosis – Injektionszeit – Essen – Dokumentation der Injektion		
Körperliche, motorische Leistungs- und Sehfähigkeit: Durchführung von …			II	Herrichten: Die Pflege übernimmt die Selbstversorgungsschritte III und IV
– Hände waschen und Blutentnahmestelle vorbereiten – Stechhilfe richtig halten und auslösen – Blutstropfenbildung abwarten und auf Teststreifen auftragen – Angezeigten Messwert ablesen	– Öffnen der Tablettenverpackung – Herausnehmen der Tablette – Tablette einnehmen	– Mischinsulin schwenken – Korrekte Injektionsstelle wählen und (ggf.) Hautfalte bilden – Pen richtig halten und Kanüle in Haut einführen – Pen auslösen und 10 s warten – Pen herausziehen – Prüfung auf vollständige Abgabe der eingestellten Dosis		
Körperliche, motorische Leistungs- und Sehfähigkeit: Vorbereitung durch			III	Herrichten: Die Pflege übernimmt nur den Selbstversorgungsschritt IV
–	–	Dosiseinstellung am Pen		
Körperliche, motorische Leistungs- und Sehfähigkeit: Vorbereitung durch			IV	Keiner (vollständige Selbstversorgung durch Patienten)
Stechhilfe: – Lanzette aus Behälter entnehmen – Lanzette einsetzen – Stechhilfe spannen Blutzuckermessgerät: – Teststreifen aus Behälter entnehmen (und Behälter wieder verschließen) – Teststreifen einlegen	Ggf. Tablette teilen	Insulinpatrone einlegen Kanüle aufschrauben Funktionstest durchführen		

SVG Selbstversorgungsgrade.
Das Beurteilungssystem der Selbstversorgungsgrade im Diabetes-Management wurde auf Basis der Inhalte der Fortbildung zur Diabetes-Pflegefachkraft weiterentwickelt.

◻ **Tab. 4.6** Fähigkeitsprofil »Selbstständige Blutzuckermessung«

	Fähigkeit sicher vorhanden		Nur unter Einsatz folgender Hilfsmittel:	
Patient kennt die Messzeiten	☐ Ja	☐ Nein		
Patient kennt seine Blutzuckerziele	☐ Ja	☐ Nein		
...	☐ Ja	☐ Nein		
Kognitive Fähigkeiten insgesamt sicher vorhanden:			☐ Ja	☐ Nein
Patient wäscht sich vor Messung die Hände	☐ Ja	☐ Nein		
...	☐ Ja	☐ Nein		
Fähigkeiten zur Durchführung insgesamt sicher vorhanden:			☐ Ja	☐ Nein
Patient nimmt Lanzetten aus Behälter	☐ Ja	☐ Nein		
...	☐ Ja	☐ Nein		
Fähigkeiten zur Vorbereitung insgesamt sicher vorhanden:			☐ Ja	☐ Nein
Erreichter Selbstversorgungsgrad:	☐ SVG 0	☐ SVG I	☐ SVG II/III	☐ SVG IV

SVG I: Bereich kognitive Fähigkeiten vollständig sicher.
SVG II/III: Bereich SVG I und Durchführungsfähigkeiten vollständig sicher.
SVG IV: Bereich SVG II/III und Vorbereitungsfähigkeiten vollständig und sicher.

◻ **Tab. 4.7** Ablauf einer strukturierten Anleitung

Termin	01	02	03	04	05	06	07	08	09	10
Phase	Beziehungsebene herstellen	Erkunden und Lernen					Festigung/Entwicklung von Routineabläufen			Evaluation
Älterer Mensch mit Diabetes (oder Angehöriger)	Erwartungen, Bedürfnisse und Sorgen im Zusammenhang mit den Anleitungsthemen ansprechen Persönliches Ziel formulieren	Ausprobieren Fragen stellen Lernen mit Wiederholung Üben					Zunehmend eigenständige Durchführung Wiederholung			Selbstständige Durchführung
Anleiter	Vorstellung Ziel besprechen Überblick geben Rollenverteilung klären Widerstände bemerken/Entwicklung von Lösungsansätzen in Aussicht stellen Bereitschaft zur Anleitung herstellen Fähigkeitsanalyse	Vorführen Zum Ausprobieren, zu Fragen und Diskussion ermuntern Verschiedene Hilfsmittel (z. B. BZ-Geräte, Pens) zum Ausprobieren anbieten Übungsaufgaben stellen Korrigieren Individualisiertes schriftliches Unterstützungsmaterial zur Verfügung stellen					Zunehmend passive Beobachtung Ggf. korrigieren			Beobachtung und Ergebnisdokumentation

Sinnzusammenhang als jüngere Menschen; daher ist es besonders wichtig, den Diabetes-Patienten einen klaren Überblick zu geben, was sie im Rahmen der Anleitung erwarten wird. Gleichzeitig sollten sie dazu ermuntert werden, ihre Sorgen und Bedürfnisse hinsichtlich des Diabetes anzusprechen. Durch aktives Zuhören und Achtsamkeit des Anleiters können schon zu Beginn bestehende

Widerstände, die die Lernfähigkeit hemmen könnten, wahrgenommen werden. Die Aussicht auf eine gemeinsame Entwicklung von Lösungsansätzen kann Vertrauen bilden und zur Motivation beitragen. Wenn beim Diabetes-Patienten die Bereitschaft zur Anleitung besteht, kann das Fähigkeitsprofil erstellt werden, auf dessen Basis die Schwerpunkte der Anleitung geplant werden.

Bei der Durchführung an den Folgeterminen ist neben der Berücksichtigung der Besonderheiten des Lernens im Alter darauf zu achten, dass genügend Raum zur Übung und Wiederholung der Inhalte geschaffen wird. Der Anleiter nimmt dabei zunehmend eine passive, beobachtende Rolle ein. Er »moderiert« den Lernprozess des Diabetes-Patienten und ermuntert zum aktiven, erkundenden Lernen. Menschen finden ihre individuellen Lösungswege für zu bewältigende Aufgaben oft durch »trial and error« (Versuch und Irrtum), weshalb eine aktive Rolle des Diabetes-Patienten besonders wichtig ist. Pflegekräfte, die eine Anleitung durchführen, sind deshalb aufgefordert, einen Rollenwechsel aus ihrer sonst aktiven (versorgenden) Rolle in die passive (anleitende) Rolle zu vollziehen. Da oftmals eigenständiges Lernen an sich eine Herausforderung darstellt, sind klare Aufgabenstellungen, die einfach und im Alltag »nebenbei« machbar sind, Spaß machen, fordern ohne Überforderung und auch zwischen den Anleitungsterminen alleine bewältigt werden können, wesentliche Elemente des Anleitungsprozesses.

> **Altersbedingte Veränderungen mit Einfluss auf den Lernprozess.**
> (s. a. Dunning 2005)
> - Abnahme
>   - des Kurzzeitgedächtnisses
>   - der Grob-/Feinmotorik, Sensorik
>   - der Fähigkeit, Konzepte und komplexe Prozesse zu verstehen/umzusetzen
>   - der Reaktionszeit (um ca. 20 %)
> - Geringes Selbstwertgefühl/Selbstwirksamkeitsgefühl
> - Reduzierte Bereitschaft zu Veränderung

Ältere Menschen lernen anders als jüngere. Bei der Vermittlung des Handlungswissens sollte deshalb auf eine altersgerechte Lehrstrategie geachtet werden. Ältere Menschen haben etablierte Überzeugungen, Lebensgewohnheiten und feste Problemlösungs- und Entscheidungsmuster. Sie lernen am besten, wenn die neuen Informationen für ihr tägliches Leben relevant sind und in den Kontext ihrer Lebenserfahrung eingebettet werden (Dunning 2005).

Da im höheren Alter der Lernprozess insgesamt störanfälliger ist und gleichzeitig die Konzentration schnell nachlässt (Lehr 2000, Zeyfang 2010), sind kürzere Lehreinheiten ohne Pausen zu bevorzugen. Die Pausengestaltung sollte sich jedoch nach dem subjektiven Bedarf des Lernenden richten. Außerdem sollten Konflikte mit anderen Aktivitäten wie Mahlzeiten, Besuchen, Spaziergängen oder Ähnlichem vermieden werden.

> **Lehrstrategien im Erwachsenenalter.**
> (Dunning 2005, Fox u. Kilvert 2009, Lehr 2000, Zeyfang 2010)
> - Klare Benennung der Lernziele
> - Lernen im Ganzen: übersichtliche Gliederung des Lehrstoffes und Herstellung von Sinnzusammenhängen/Einbeziehung des persönlichen Alltags der Patienten und ihrer Erfahrungen/Einordnung der Lernabschnitte in das Gesamte
> - Beschränkung auf das Wesentlichste
> - Themen in Teilabschnitte aufgliedern
> - Sprache: kurze Sätze, einfach, aber präzise, angemessen laute Sprache, Wiederholung und Paraphrasierung (mit eigenen Worten das Gesagte des Betroffenen wiedergeben), bewusst langsam sprechen
> - Bilder und praktische Anwendungsbeispiele aus dem Alltag des Betroffenen nutzen
> - Vom Einfachen zum Komplexen steigern
> - Subjektiven Nutzen des neuen Wissens für den Betroffenen bewusst machen
> - Raum und Zeit geben zum selber Ausprobieren, Üben, Wiederholen sowie Nutzen vorhandener Fähigkeiten
> - Verschiedene Sinne ansprechen (Lerntypen berücksichtigen)
> - Interaktive Lehrstile (Erfahrungsaustausch, Fragen stellen, Rückmeldung geben lassen): »entdeckendes Lernen«

■ **Lernumgebung**

Eine adäquate Lernumgebung unterstützt den Lerneffekt. Da die Anleitung normalerweise im Wohnumfeld des Diabetes-Patienten stattfindet, kann die Einflussmöglichkeit hier begrenzt sein. Zentral ist, dass der Diabetes-Patient sich wohl fühlt, komfortabel sitzt und so weit wie möglich frei von Schmerzen ist. Der Raum sollte ruhig (frei von Störquellen wie Telefon, Musik u. Ä.), gut beleuchtet und angemessen temperiert sein.

■ **Lehrmaterial und Hilfsmittel**

Eine Auswahl marktüblicher Blutzuckermessgeräte, Pens, Blister und ähnlicher Hilfsmittel können zum Ausprobieren angeboten werden und ermöglichen dem Diabetes-Patienten, das für seinen Bedarf optimale Gerät zu finden.

Je nach Förderungsbedarf können vielfältige Materialien aus dem Alltag des Patienten für Übungen herangezogen werden (z. B. Schraubverschlüsse von Flaschen/Kugelschreibern zur Übung von Drehbewegungen, Kneten/Bälle zur Kräftigung der Hände). Der Phantasie sind hier keine Grenzen gesetzt.

Zusätzlich unterstützen und vertiefen klare, konsistente, schriftliche Patienteninformationen – wie z. B. Prozessbeschreibungen oder ein Medikamentenplan – das Gelernte. Die Informationsmaterialien sollten immer so gut wie möglich auf die individuelle Situation des Patienten angepasst sein. Große Schrift (14–16 pt), gut lesbare Schrifttypen, starke Kontraste, große Bilder mit Wiedererkennungseffekt sowie kurze, einfache Sätze in aktiver Sprache unterstreichen die Verständlichkeit.

■ **Antworten auf die Leitfragen**

Frage 1 Obwohl eine Schulung in Kleingruppen aufgrund des Austausches zwischen den Patienten oft der Einzelschulung überlegen ist, könnte der selbstständige Transfer des erlernten Wissens in der Arztpraxis auf die Situation der eigenen Häuslichkeit für Herrn Gunter problematisch gewesen sein. In der Anleitung hat Herr Gunter die Möglichkeit, die Insulininjektion dort zu üben, wo er sie täglich durchführen wird. Eine 1:1-Unterstützung, ohne das Publikum der Gruppe, könnte ihm zudem einen geschützteren Raum bieten, in dem er seine Sorgen und Fragen leichter thematisieren kann.

Frage 2 Da bei Herrn Gunter die Blutzuckermessung und Medikamentengabe aus 15-jähriger Erfahrung vermutlich keine Probleme bereiten, sollte sich die Anleitung auf die Insulininjektion fokussieren.

Frage 3 Selbstversorgungsgrade bei der Anleitung zur selbstständigen Insulininjektion fassen die wesentlich benötigten Teilkompetenzen zur Insulininjektion so zusammen, dass hiermit die sichere Fähigkeit zur Insulininjektion bei Herrn Gunter abgestuft feststellbar ist. Herr Gunter kann anhand des erreichten Selbstversorgungsgrades eine auf seinen individuellen Bedarf zugeschnittene Unterstützung empfohlen bekommen (z. B. Herrichten des Insulinpens mit Patronen-/Kanülenwechsel zur eigenständigen Dosiseinstellung und Injektion).

4.1.4 Zukunft Telemonitoring

M. Uhlig

❓ **Leitfragen**

1. Wann ist der Einsatz eines Diabetes-Telemonitorings sinnvoll?
2. Was kann Telemonitoring in der Diabetologie leisten?
3. Welche Bedeutung wird Telemonitoring zukünftig haben?

Definition, Möglichkeiten und Bedeutung des diabetologischen Telemonitorings

┌─ **Telemonitoring** ─────────────

Unter Telemonitoring als Teilgebiet der Telemedizin versteht man die Überwachung von Patienten bzw. von Vitalfunktionen durch den Arzt oder das Pflegepersonal über eine räumliche Distanz hinweg. Gegenstand sind die Beobachtung physiologischer Parameter sowie die interaktive Kommunikation zwischen Leistungserbringer und Patient bzw.

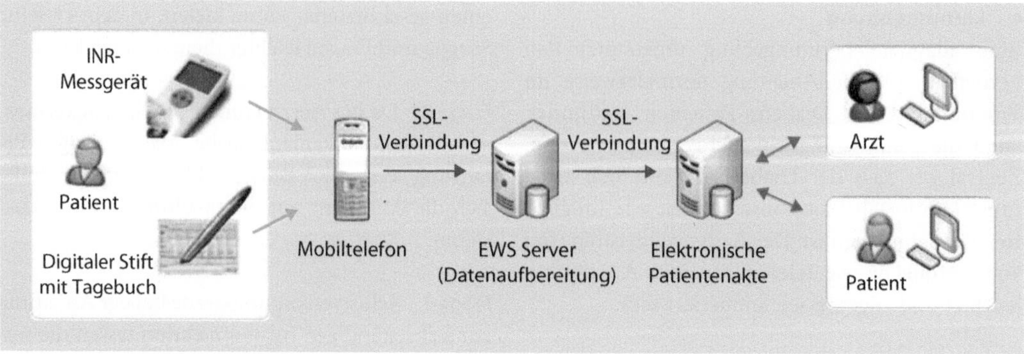

◘ Abb. 4.2   Datentransfer bei Telemonitoring

vertretungsberechtigten Personen und/oder betreuendem Personal.

In der Telediabetologie müssen bzw. können insbesondere Blutzucker, Gewicht, Körperfett, Aktivität, Puls, Blutdruck, Sauerstoffsättigung und EKG diese indikationsrelevanten Vitalparameter sein, die über körpernahe Sensoren erfasst werden. Die Daten werden zunächst an eine Basisstation übermittelt und von dort aus an ein telemedizinisches Servicezentrum weitergeleitet (◘ Abb. 4.2). Hier werden sie erfasst und ausgewertet (in Anlehnung an DGTelemed u. VDE-Positonspapier).

Die Ursache-Wirkungs-Beziehungen zwischen den Messparametern und dem Risiko des Eintretens von Folgewirkungen sowie deren Einfluss auf die individuelle Lebensqualität der Diabetes-Patienten sind wissenschaftlich belegt. Das Telemonitoring lässt sich daher im Bereich der Diabetes-Versorgung grundsätzlich einsetzen. Erschwert wird seine Anwendung allerdings durch die Vielzahl der zu beachtenden und miteinander in Verbindung stehenden (Risiko-)Faktoren. Die Definition von Zielwerten in einem Programm mit festgelegten Algorithmen – bei gleichzeitig aber individuellen Therapiezielen – ist schwierig. Das Monitoring- und Begleitsystem ist insofern recht komplex zu gestalten. Entscheidend ist die präzise Planung der Kooperation mit den lokalen Ärzten und betreuenden Kräften (in Anlehnung an Tschöpe 2012).

Das deutsche Gesundheitswesen ist inzwischen von erheblichem personellem Ressourcenmangel gekennzeichnet, insbesondere durch Ärztemangel in ländlichen Regionen und flächendeckendem Mangel an Betreuungs-, vor allem Pflegepersonal. Der Bundesverband privater Anbieter sozialer Dienste e. V. (bpa) geht hier von etwa 100.000 zusätzlich benötigten Pflegefachkräften in den nächsten Jahren aus (Bundesverband privater Anbieter sozialer Dienste). Parallel ist ein dramatischer Anstieg der Prävalenz der chronischen Krankheit Diabetes – bei gleichzeitigem Wissen um die in Deutschland vorhandene (fachspezifische) Expertise – zu verzeichnen. Beide Entwicklungstrends lassen die Nutzung der telemedizinischen Möglichkeiten in der Diabetologie als Form qualitätsgesicherter, effizienzverbessernder Arbeitsteilung zwingend erforderlich erscheinen.

Integration in das Diabetes-Pflegemanagement

Grundsätzlich ist das diabetesspezifische Telemonitoring auch für pflegebedürftige Patienten einsetzbar. Allerdings ist zu beachten, dass pflegebedürftige Menschen in der Regel hoch betagt und oft multimorbid erkrankt sind. Besondere Bedeutung kommt dem Krankheitsbild der Demenz zu. Bereits im Jahr 2009 waren rund 1,2 Mio. Menschen in Deutschland demenziell verändert. Etwa 90 % von ihnen sind oder werden im Verlauf der Erkrankung pflegebedürftig (Rothgang et al. 2010). Die Selbstmanagementkompetenz ist erheblich eingeschränkt, oft nicht mehr gegeben. Hier kommt dem Zusammenspiel zwischen lokalen Medizinern, telemedizinischen Servicezentren und Pflegenden sowie Betroffenen und Angehörigen eine besondere Bedeutung zu. Gleichzeitig bietet das Telemonitoring aber gerade hier einen entscheidenden weiteren Aspekt: die fachliche Unterstützung des Pflegeteams.

Fallbeispiel

Frau L. hat Diabetes mellitus Typ 1, eine geistige Behinderung sowie ein multimorbides somatisches Krankheitsbild. Sie wohnt in einer Pflegeeinrichtung im Kreis Westfalen-Lippe und hat dort selbstverständliche Bewegungsfreiheit im Haus. Aufgrund ihrer psychiatrischen Erkrankung sind die Diabetes-Parameter sehr schwierig zu stabilisieren. Die Blutglukosewerte liegen teilweise über 700 mg/dl bzw. 38,9 mmol/l.

Verwendetes Programm: »Telebetis« des Instituts für Angewandte Telemedizin (IFAT) am Herz- und Diabeteszentrum NRW, Bad Oeynhausen. (U. a. die Anbieter Sinovo und HHM Diagnostics sowie BodyTel bieten ebenfalls Telemonitoring-Lösungen im Bereich der Diabetologie an.)

Betreuungskonzept: Messung durch das Pflegeteam und automatische Übertragung von Glukosewerten vom Messgerät über Mobilphone (Infrarot/SMS-Technologie) an das IFAT, tägliche Blutzuckerbewertung durch IFAT-Ärzte; diagnosebezogene, strukturierte Gespräche vor allem mit dem Pflegeteam; regelmäßige Informationsübermittlung an die niedergelassenen Ärzte; ergänzendes Monitoring der Risikofaktoren (Blutdruck, Adipositas etc.).

Erfahrungen aus der Praxis: Die Telebetis-Technologie ist kontinuierlich, mehrmals täglich, im Einsatz. Dies ist ein Erfordernis angesichts des Risikopotenzials, das aus dem Typ-1-Diabetes, der weitgehenden Handlungsfreiheit und gleichzeitig fehlenden Selbststeuerungsfähigkeit der pflegebedürftigen Patientin rührt. Die Kurven des IFAT verfeinern die Datentransparenz der Dokumentation und die Diagnostik des eng angebundenen und so entlasteten Hausarztes. Aufgrund des seit langem bestehenden Betreuungssettings zwischen Patientin, Pflegeteam und Hausarzt sowie entsprechend gewachsener Handlungssicherheit sind die Empfehlungen der IFAT-Fachärzte in diesem Fall meist von bestätigendem Charakter. Weitergehende Effekte sind zu erwarten, wenn Telebetis engmaschig bei der Integration neuer Bewohner mit Diabetes eingesetzt wird. Sehr maßgeblich ist die fachlich hochqualifizierte Beratung des Pflegeteams bei der souveränen Umsetzung der flexiblen Insulintherapien nach Werten. Der Mehraufwand des Pflegeteams für Erfassung und Kommunikation wird durch die Effekte der Vermeidung von medizinischen und pflegerischen Notfallsituationen überkompensiert.

Zum Hintergrund: Für einen Teil der IFAT-Programme bestehen Vereinbarungen mit den Kostenträgern zu einer sog. »Integrierten Versorgung« gemäß § 140 a ff. SGB V; für Telebetis noch nicht. Der (sehr begrenzte) finanzielle Aufwand für das Leasing der Geräte wird hier von der Pflegeeinrichtung getragen.

Zusammenfassender Ausblick

Die Ressourcenknappheit im deutschen Gesundheitswesen verlangt eine effizientere Arbeitsteilung zwischen den Akteuren, gerade in der Versorgung chronisch erkrankter Menschen. Telemonitoring wird dabei eine wichtige Rolle spielen. Der Einsatz in der Diabetologie ist wirksam möglich. Erste Praxiserfahrungen zeigen insbesondere folgende Effekte für die Betreuungskonzepte an der Schnittstelle zwischen Medizin und Pflege:

— Maßgebliche Unterstützung durch die Experten des telemedizinischen Zentrums bei der Umsetzung der ärztlichen Verordnungen – unter Gewährung größtmöglichen Freiraums für die individuellen Lebensstile der Patienten; die damit verbundene Arbeitserleichterung für die Pflegenden in ihrem sehr beanspruchenden Tätigkeitsumfeld ist besonders hervorzuheben.

— Wesentliche Unterstützung bei der Implementierung des Diabetes-Pflegemanagements bei neu aufgenommenen Bewohnern einer Pflegeeinrichtung mit multimorbidem Krankheitsbild (inkl. Diabetes mellitus).

Die Expertise ist jeweils sofort und ortsunabhängig verfügbar. Das virtuelle Diabetes-Versorgungsnetz ermöglicht speziell in ländlichen Regionen, wo die klassische Versorgungsinfrastruktur nicht vorhanden ist, das fachliche Zusammenrücken örtlich getrennter Professionen. Die Handlungsempfehlungen fußen auf objektiven Parametern und sind sehr schnell zugänglich für alle Beteiligten, zu denen auch die behandelnden lokalen Ärzte gehören. Der tatsächliche Wirkungsgrad hängt aber immer von der Verbindlichkeit des Zusammenspiels der Partner ab.

4.2   Diabetes-Behandlungspflege

4.2.1   Umgang mit oralen Antidiabetika

S. Carstensen

Die Behandlung des Diabetes mellitus und seiner Folge- und Begleiterkrankungen erfordert häufig eine komplexe pharmazeutische Behandlung. Die Vielzahl der erforderlichen Medikamente, die Komplexität bei den Einnahmeverordnungen, ständig wechselnde Präparatenamen aufgrund von Kosteneinsparungen im Gesundheitswesen sowie einzeln verpackte, schwer oder gar nicht teilbare Medikamente sind große Herausforderungen für ein zuverlässiges, selbstständiges Medikamentenmanagement (▶ Kap 3.3.2 u. ▶ Kap. 8.6). 10 % aller im Mittel 82-Jährigen können Tabletten aus normalen Blisterpackungen nicht herausdrücken. 64 % dieser Patienten konnten Schraubverschlüsse mit Kindersicherung nicht öffnen (Nikolaus 1996). Kindergesicherte Verpackungen haben sich auch als »altersgesichert« erwiesen (Schoberberger et al. 2007). In einer anderen Studie (Atkin et al. 1994) wurde gezeigt, dass über 70 % der betagten Patienten (Durchschnittsalter: 81,2 Jahre) ihre Tabletten nicht teilen konnten.

Gute kognitive, emotionale und feinmotorische Fähigkeiten sind ebenso wie eine gute Sehfähigkeit von besonderer Bedeutung. Da diese Fähigkeiten mit zunehmendem Alter gerade bei Vorliegen eines Diabetes eingeschränkt sind, gehört das Stellen oder Reichen der Medikamente zu einer häufig verordneten behandlungspflegerischen Leistung im Rahmen der Diabetes-Versorgung von geriatrischen Patienten. Aber auch Pflegekräfte stellt die Übernahme des Medikamentenmanagements vor große Herausforderungen.

Nicht alle Tabletten dürfen und können geteilt werden. Zur Unterstützung beim Teilen von Medikamenten sind sogenannte Tablettenteiler in verschiedenen Ausführungen erhältlich. Grundsätzlich bestehen sie aus einem Unterteil mit einer Führung und einem beweglichen Oberteil mit einer scharfen Stahlklinge. Auch hier ist darauf zu achten, dass die Klinge genau in der vorgesehenen Bruchrille angesetzt wird, da sonst – wie bei dem Teilen von Tabletten mit einem Küchenmesser auch – ungleich große Bruchstücke entstehen, welche zu einer unterschiedlich hohen Wirkstoffeinnahme führen und somit die zielgerichtete Behandlung gefährden. Licht- und feuchtigkeitsempfindliche Substanzen sollten erst unmittelbar vor der Einnahme aus der Originalpackung entnommen werden, da sie sich zersetzen können, wenn sie dem Sonnen- bzw. Raumlicht oder der Luftfeuchtigkeit ausgesetzt werden. Ebenso sind ggf. Hinweise zur Lagerungstemperatur zu beachten.

❯ Um den fachgerechten Umgang mit Medikamenten sicherzustellen, sollten immer die jeweiligen Vorschriften aus den entsprechenden Beipackzetteln oder den Fachinformationen beachtet werden.

Im Idealfall vergewissert sich der Arzt vor der Verordnung darüber, ob der Patient mit dem Medikamentenmanagement zurechtkommt. In der Praxis fallen solche Probleme aber eher Angehörigen oder Pflegekräften in der häuslichen Umgebung auf; darüber sollte immer sofort der behandelnde Arzt informiert werden.

Das Wissen um Wirkung und Nebenwirkungen oraler Antidiabetika, deren Einnahmezeiten und wann ein Medikament nicht gereicht werden darf bzw. wann der behandelnde Arzt zu informieren ist – das sind wichtige Voraussetzungen für die Einschätzung der Pflegerisiken, für eine gezielte Krankenbeobachtung und für die Durchführung der im Rahmen der Leistungserbringung geforderten Pflegeberatung.

So ist der richtige Einnahmezeitpunkt für das Wechselspiel zwischen Nahrungsaufnahme und Blutzuckerverlauf für den behandelnden Arzt zur Therapieeinschätzung und -anpassung von großer Bedeutung. Wann ein orales Antidiabetikum eingenommen werden muss, ist davon abhängig, wo, wie schnell und wie lange ein Medikament wirkt. Ebenso ist das Hypoglykämierisiko von der Wirkweise des Medikaments abhängig und im Falle von Acarbose (α-Glukosidasehemmer, s. unten) auch die Behandlung der Hypoglykämie. Darüber hinaus spielt die Auswahl der Diabetes-Medikamente u. U. für die Zusammensetzung und die Häufigkeit der gereichten Mahlzeiten eine Rolle.

In den folgenden Abschnitten werden die pflegerelevanten Informationen zu den verfügbaren oralen Antidiabetika nach Wirkstoffgruppen zugeordnet beschrieben und in ◘ Tab. 4.8 zusammengefasst.

Biguanide

Bei Metformin spielt der Zeitpunkt der Einnahme für die Wirkung keine Rolle, dennoch wird eine Einnahme unmittelbar nach den Mahlzeiten im Interesse einer besseren gastrointestinalen Verträglichkeit empfohlen (Wunderer 2000). Insbesondere zu Beginn der Therapie mit Metformin sind dosisabhängig Blähungen und Durchfälle als Nebenwirkungen häufig; meist ist dies nach einigen Tagen wieder rückläufig. Bei anhaltenden Beschwerden sollte der behandelnde Arzt informiert werden, da eine Dosisreduktion diese Nebenwirkungen beseitigen kann. Hypoglykämien treten unter Metformin in Monotherapie im Prinzip nicht auf.

Die am meisten gefürchtete Nebenwirkung ist eine Laktatazidose, die durch die Anhäufung des Wirkstoffes im Blut (Übersäuerung durch Milchzucker) zustandekommt. Sie kann z. B. auftreten

- bei vorliegender Niereninsuffizienz (GFR unter 60 ml/min),
- bei fortgeschrittener Herzinsuffizienz,
- bei schweren Lebererkrankungen,
- bei Pankreatitiden (Bauchspeicheldrüsenentzündungen),
- im Rahmen eines erhöhten Alkoholkonsums,

- bei konsumierenden Erkrankungen,
- bei Erkrankungen, die eine Mangelversorgung mit Sauerstoff zur Folge haben, wie z. B. chronische Atemwegserkrankungen, akute bronchiale Infekte und auftretendes Fieber,

ebenso aber auch

- durch die Gabe von iodierten Röntgenkontrastmitteln oder
- durch eine reduzierte Mahlzeitenaufnahme (<1000 kcal täglich).

Eine Laktatazidose kann im schlimmsten Fall zum Tod führen. Daher ist eine gezielte Krankenbeobachtung auf Symptome einer Laktatazidose – z. B. vertiefte Atmung, Übelkeit oder Bauchschmerzen – erforderlich; ggf. muss mit dem zuständigen Arzt Rücksprache gehalten werden.

❯ Treten schwere Allgemeinerkrankungen auf, insbesondere solche mit Fieber, stellt der pflegebedürftige Diabetes-Patient die Mahlzeiteneinnahme ein oder reduziert sie deutlich, so ist der behandelnde Arzt über die Zustandsveränderungen zu informieren!

Glitazone

Glitazone werden in Deutschland seit 2011 nicht mehr eingesetzt (Rosiglitazon) bzw. nicht mehr empfohlen (Pioglitazon) (▶ Kap. 3.2.3). Wird Pioglitazon (Handelsname Actos) im Rahmen einer bestehenden Insulintherapie dennoch neu angesetzt, ist darauf zu achten, dass die Insulindosis um ca. 30 % reduziert wird. Diese Insulinreduktion sollte die erfahrene Pflegefachkraft gezielt erfragen und entsprechend dokumentieren. Da Nahrung die Wirkweise der Glitazone nicht klinisch relevant beeinflusst, kann Pioglitazon unabhängig von der Nahrungsaufnahme eingenommen werden (Liebl et al. 2005). Hypoglykämien treten nur in Kombination mit Insulin oder Sulfonylharnstoffen gehäuft auf.

Im Rahmen der Krankenbeobachtung ist unter der Einnahme von Pioglitazonen auf Wasseransammlungen (Ödeme) und Luftnot (Dyspnoe), insbesondere in Ruhe, zu achten. Der behandelnde

4

◨ Tab. 4.8   Übersicht orale Antidiabetika

Gruppe	Wirkstoff und Präparate	Einnahmezeitpunkt	Wichtigste Nebenwirkungen	Hinweise
α-Glukosidasehemmer	Acarbose (z. B. Glucobay) Miglitol (z. B. Diastabol)	Mit dem ersten Bissen der Mahlzeit	Flatulenz, Bauchschmerzen, Diarrhoe	In Monotherapie keine Hypoglykämien! In Kombination mit SH oder Insulin auftretende Hypoglykämien müssen mit Traubenzucker behoben werden!
Biguanide	Metformin (z. B. Glucophage)	Unmittelbar nach der Mahlzeit oder vor dem Zubettgehen	GIT, Laktatazidose	In Monotherapie keine Hypoglykämie! Bei Fieber, schweren Infekten, Reduktionskost <1000 kcal und/ oder Symptomen einer Laktatazidose (vertiefte Atmung, Übelkeit oder Bauchschmerzen) sofortiger Arztkontakt, da das Medikament in der Regel abgesetzt werden muss!
Sulfonylharnstoffe (SH)	Glibenclamid (z. B. Euglucon)	15–30 min vor der Mahlzeit	Hypoglykämien, GIT, allergische oder toxische Hauterscheinungen	Gefahr von lang anhaltenden Hypoglykämien mit der Notwendigkeit der wiederholten BZ-Kontrollen im Verlauf
	Glimipirid (z. B. Amaryl)	1-mal tägl. vor der ersten Hauptmahlzeit	Hypoglykämien, Sehstörungen, GIT, Allergien	Gefahr von lang anhaltenden Hypoglykämien mit der Notwendigkeit der wiederholten BZ-Kontrollen im Verlauf
	Glinide (z. B. NovoNorm)	Direkt vor der Mahlzeit	Hypoglykämie, Bauchschmerzen, Diarrhoe	Geringe Hypoglykämiegefahr, kann nach Rücksprache mit dem behandelnden Arzt auch nach der Mahlzeit gereicht oder bei ausbleibender Mahlzeit weggelassen werden
Glitazone	Pioglitazon (z. B. Actos)	Unabhängig von der Mahlzeit	Kardiale Dekompensation mit Ödemen und Dyspnoe	Hypoglykämien treten nur in Kombination mit Insulin oder Sulfonylharnstoffen auf
Gliptine (DPP4-Hemmer)	Sitagliptin (z. B. Januvia, Xelevia) Vildagliptin (z. B. Galvus, Jalra) Saxagliptin (z. B. Onglyza)	Einnahme erfolgt zusammen mit dem in Kombination angeordneten OAD	Infektionen der oberen Atemwege, Bronchitis, Hypästhesien, Kopfschmerzen, Sehstörungen, vermehrte Knochenbrüche Benommenheit und Flatulenz in Kombination mit SH Herzinsuffizienz, Atemnot, Rückenschmerzen und Ödeme in Kombination mit Insulin	Hypoglykämien treten nur in Kombination mit SH oder Insulin auf

GIT gastrointestinale Beschwerden, *OAD* orales Andidiabetikum, *SH* Sulfonylhanstoffe.

Arzt muss über die Symptome der kardialen Dekompensation sofort informiert werden.

α-Glukosidasehemmer

Acarbose (z. B. Glucobay) oder Miglitol (z. B. Diastabol) hemmen die enzymatische Spaltung von Mehr- und Zweifachzuckern durch das Enzym α-Glukosidase im Dünndarm. Dadurch wird die Aufnahme von Kohlenhydraten verzögert, und postprandiale (nach den Mahlzeiten) Blutzuckerspitzen werden reduziert. Aufgrund der Wirkweise des Medikamentes treten in Monotherapie keine Hypoglykämien auf. In der Kombinationstherapie mit insulinotropen Medikamenten (Medikamente, die eine Insulinausschüttung bewirken, z. B. Sulfonylharnstoffe) oder Insulin kann jedoch eine Hypoglykämie entstehen, die durch die Pflegekräfte nur über die Einnahme von Traubenzucker behoben werden kann.

> ❯ Auftretende Hypoglykämien im Rahmen einer Kombinationstherapie von α-Glukosidasehemmern mit Insulin oder insulinotropen Medikamenten können durch Pflegekräfte oral ausschließlich über die Einnahme von Traubenzucker behoben werden.

Ein Resultat der Wechselwirkung zwischen den über die Nahrung aufgenommenen Kohlenhydraten und den oral eingenommenen α-Glukosidasehemmern ist, dass überschüssige Zuckermoleküle in den Darm gelangen und von Bakterien abgebaut werden. Typische Nebenwirkungen sind dabei zum Teil sehr störende Blähungen und Flatulenz, aber auch Diarrhoen. Um die Wirkung sicherzustellen und die Nebenwirkungen so gering wie möglich zu halten, müssen diese Medikamente mit dem ersten Bissen der Mahlzeit eingenommen bzw. gereicht werden. Sollte dies nicht möglich sein, weil der Diabetes-Patient bei Ankunft der Pflegeperson z. B. schon gegessen hat, ist es nicht sinnvoll, das Medikament nachzureichen. Dies ist entsprechend bereits im Vorfeld mit dem behandelnden Arzt abzusprechen und jeweils im Rahmen der Pflegedokumentation zu vermerken. Sollten sich diese Situationen häufen, so muss erneut der behandelnde Arzt informiert werden, damit er, wenn erforderlich, die Therapie anpassen kann.

Sulfonylharnstoffe

Glibenclamid, Glimipirid und Glinide fördern die Insulinausschüttung aus der Bauchspeicheldrüse. Daher muss schon während des Essens ein ausreichender Wirkstoffspiegel vorhanden sein.

Nahrung verändert bei Glibenclamid (z. B. Euglucon) zwar nicht das Ausmaß der Resorption, verzögert sie jedoch (Wunderer 2000). Um unerwünschte Blutzuckerspitzen als Folge der Nahrungsaufnahme zu vermeiden, sollte das Medikament 15–30 min vor dem Essen gereicht werden (Ammon 2005).

Bei Glimepirid (z. B. Amaryl) hat die Nahrungsaufnahme dagegen keinen relevanten Einfluss auf die Resorption. Hier wird die einmal tägliche Einnahme unmittelbar vor dem Frühstück beziehungsweise, wenn nicht gefrühstückt wird, unmittelbar vor der ersten Hauptmahlzeit empfohlen (Ammon 2005). Eine gefürchtete Nebenwirkung unter Einsatz der lang wirkenden Sulfonylharnstoffe ist die schwere Hypoglykämie, die auch protrahiert über viele Stunden verlaufen kann. Besonders problematisch ist hier, dass die bei älteren Menschen ohnehin reduzierte Hypoglykämiewahrnehmung infolge einer vorangegangenen Hypoglykämie noch weiter herabgesetzt ist. Das heißt, dass die erneut drohenden Blutzuckerabfälle nur sicher mittels weiterer Blutzuckerkontrollen ausgeschlossen werden können. Im Rahmen der pflegerischen Versorgung ist hier neben den üblichen Maßnahmen bei einer aufgetretenen Hypoglykämie zu bedenken, dass weitere Blutzuckerkontrollen im Verlauf erfolgen müssen (▶ Kap. 3.3.1). In der ambulant pflegerischen Versorgung empfiehlt es sich, bereits im Rahmen des Aufnahmegesprächs zu klären, wer die Folgekontrollen übernimmt bzw. wie die Finanzierung bei Übernahme durch den Pflegedienst erfolgt.

> ❯ Unter Sulfonylharnstoffen können schwere Hypoglykämien auftreten, die protrahiert über viele Stunden bzw. Tage verlaufen können. In diesen Fällen ist meist eine stationäre Behandlung erforderlich.

Nach der Einnahme von Sulfonylharnstoffen muss für den gesamten Wirkzeitraum sichergestellt sein, dass alle Mahlzeiten blutzuckerwirksame Kohlenhydrate (z. B. Brot, Reis, Nudeln, Kartoffeln, Obst oder Joghurt) enthalten. Es sollten keine Mahlzeiten weggelassen oder zeitlich deutlich verschoben werden, da sonst das Hypoglykämierisiko erhöht ist (Liebl et al. 2005).

Dies gilt auch für die neuere Generation der kurzwirksamen Sulfonylharnstoffe, die Glinide. Allerdings darf bei Repaglinid (z. B. NovoNorm) und Nateglinid (z. B. Starlix) aufgrund der kürzeren Wirkzeit nach ärztlicher Anweisung eine Tabletteneinnahme unterbleiben, wenn der Patient keine Mahlzeit zu sich nimmt. Aufgrund der rasch einsetzenden Wirkung sollte die Gabe direkt vor den Hauptmahlzeiten erfolgen. Nach ärztlicher Anordnung kann das Medikament auch erst nach der Mahlzeiteneinnahme gereicht werden. Sollte nicht oder nicht ausreichend gegessen werden, kann das Medikament dann auch reduziert gegeben oder ganz weggelassen werden. Dies kann u. U. eine gute Option in der Betreuung geriatrischer Patienten sein, bei denen eine regelmäßige Nahrungsaufnahme nicht sichergestellt ist.

Als für die Krankenbeobachtung relevante Nebenwirkungen sind hier neben Sehstörungen auch gastrointestinale Beschwerden und für Glibenclamid noch allergische oder toxische Hauterscheinungen zu nennen.

Gliptine (DPP4-Hemmer)

Die DPP4-Hemmer Sitagliptin (z. B. Januvia, Xelevia), Vildagliptin (z. B. Galvus, Jalra) und Saxagliptin (z. B. Onglyza) werden in der Kombination mit Metformin oder Sulfonylharnstoffen gereicht. Sitagliptin und Vildagliptin steht auch in fixen Kombinationen mit Metformin (z. B. Janumet, Velmetia, Eucreas) zur Verfügung, wodurch die einzunehmende Tablettenzahl reduziert werden kann. Sitagliptin und Vildagliptin dürfen auch mit Insulin kombiniert werden. Die Einnahme erfolgt praktisch zusammen mit dem in Kombination angeordneten Präparat. Hypoglykämien treten auch hier nur in der Kombination mit insulinotropen Medikamenten oder Insulin auf.

Das für die Krankenbeobachtung relevante Nebenwirkungsprofil ist vielfältig:

- in Monotherapie Infektionen der Atemwege, Bronchitis, Hypästhesien, Kopfschmerzen, Sehstörungen,
- in Kombination mit Sulfonylharnstoffen Benommenheit und Flatulenz,
- in Kombination mit Insulin Herzinsuffizienz, Atemnot, Rückenschmerzen und Ödeme.

Wechselspiel oraler Antidiabetika mit Alkohol

Alkohol hemmt die hepatische Glukoneogenese (Zuckerbildung in der Leber) (▶ Kap. 3.2.2). Liegen der Pflegekraft Hinweise auf einen höheren Alkoholkonsum unter oraler Diabetes-Therapie vor, so ist der behandelnde Arzt hierüber zu informieren und es sind weitere Anweisungen für den Bedarfsfall einzuholen und zu dokumentieren.

Für Patienten, die Metformin einnehmen, gelten die gleichen Empfehlungen zum Alkoholkonsum wie bei Einnahme anderer Antidiabetika (Stockley Editorial Team 2006), obwohl unter der Einnahme von Biguaniden das Laktatazidoserisiko erhöht ist. Dies gilt jedoch nur für den Konsum von Alkohol in größeren Mengen als in der allgemeinen Empfehlung postuliert, weshalb Metformin bei alkoholabhängigen Patienten kontraindiziert ist.

4.2.2   Injektionen von Insulin und Inkretinen

S. Carstensen, G. Schulze

Fallbeispiel

Frau Meurer, 79 Jahre, Diabetes mellitus Typ 2, mit Erstmanifestation vor 30 Jahren, gut eingestellte Hypertonie seit 15 Jahren bekannt, Apoplex vor 8 Jahren mit deutlichen motorischen Einschränkungen und Kraftverlust rechts, Lipidämie seit 8 Jahren mit Fettsenkern behandelt.

Seit einigen Jahren wird durch einen ambulanten Pflegedienst neben der Unterstützung bei den grundpflegerischen Tätigkeiten zweimal täglich ein humanes Mischinsulin (30/70) gespritzt und einmal in der Woche ein Blutzuckerprofil (3 Messungen,

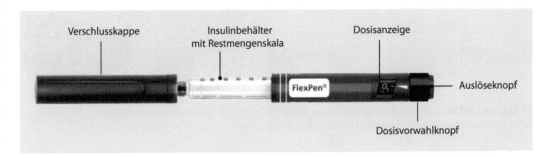

◻ Abb. 4.3 Aufbau eines Insulinpens (Beispiel des Flexpen®, Einwegpen der Firma Novo Nordisk). (Mit freundlicher Genehmigung der Fa. Novo Nordisk Pharma GmbH, Mainz)

jeweils vor den Hauptmahlzeiten) durchgeführt. Die gemessenen Blutzuckerwerte lagen über lange Zeit stabil zwischen 120 und 180 mg/dl (6,7 und 10,0 mmol/l), und die mittleren HbA$_{1c}$-Werte in den letzten 2 Jahren betrugen 7,8 % (±0,3 %) entsprechend 61,6 mmol/mol. Der aktuelle HbA$_{1c}$ war auf 8,5 % (69,4 mmol/mol) angestiegen, und die gemessenen Blutzuckerwerte wiesen seit einigen Wochen eine größere Spannbreite (120–240 mg/dl, also 6,7–13,3 mmol/l) auf.

In der letzten Woche fand die Tochter die Patientin hilflos und kaum ansprechbar in der Wohnung vor. Der gerufene Notarzt stellte einen Blutzuckerwert in Höhe von 20 mg/dl fest. Eine solche Situation hatte die Patientin bis dahin nicht erlebt.

❓ Leitfragen

1. Was hat aktuell den drastischen Blutzuckerabfall hervorgerufen?
2. Was sind die Gründe für die Blutzuckerveränderungen in den letzten Wochen?

Injektionssysteme zur Insulininjektion

Voraussetzung für eine erfolgreiche Insulintherapie ist die richtige Spritztechnik. Zur Verfügung stehen Einwegspritzen aus Plastik, die mit einer speziellen Skalierung für Insulin ausgestattet sind, und Insulinpens.

▪ Insulinpens

Die Injektion mit einem Insulinpen (◻ Abb. 4.3) ist heute die gebräuchlichste Form der Insulinselbstinjektion. Die Selbstinjektion mit einem Pen ist in der Handhabung einfacher und unauffälliger als mit einer Insulinspritze. Die Insulinhersteller bieten eine große Anzahl verschiedener Pens an.

▪▪ Pentypen

Man unterscheidet folgende Pentypen:
— wiederverwendbare Pens, in die der Verwender eine Insulinpatrone einlegt, die nach dem Aufbrauchen des Insulins durch eine neue, volle Patrone ersetzt wird,
— Fertigpens, die das Insulin bereits enthalten und die nach Aufbrauchen des enthaltenen Insulins komplett entsorgt werden.

Einige Pens sind mit Erinnerungsfunktion (z. B. Humapen Memoir, Novopen Echo, Pendiq) ausgestattet. Je nach Pen wird eine unterschiedliche Anzahl der letzten Insulinentnahmen mit zugehörigen Zeitpunkten gespeichert. Der Einsatz dieser Funktion ist besonders bei solchen Patienten mit Diabetes mellitus sinnvoll, die nicht in der Lage sind oder vergessen, die Dosis und den Zeitpunkt der Injektion zu dokumentieren.

▪▪ Weitere Unterscheidungsmerkmale von Insulinpens

— Anzahl der maximal pro Injektion einstellbaren Insulineinheiten
— Schrittweite beim Einstellen und bei der Abgabe der Insulindosis (0,5, 1 oder 2 Einheiten)
— Anzeige der Dosisvorwahl entweder durch Graduierung oder durch digitale Anzeige (wobei die Batterien nicht ausgetauscht werden können)
— Größe und Ablesbarkeit der Dosisanzeige

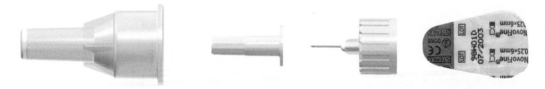

⬛ Abb. 4.4 Aufbau einer Penkanüle am Beispiel der NovoFine® Nadel (inkl. Verschlusskappen mit Lasche). (Mit freundlicher Genehmigung der Fa. Novo Nordisk Pharma GmbH, Mainz)

— Unterschiede in Form, Farbe und Gewicht
— Unterschiede in der Handhabung (z. B. Dosierknopf lässt sich leicht oder schwer drücken, Gewindestange muss beim Ampullenwechsel manuell zurückgeschraubt werden oder fällt automatisch zurück)

Bei der Auswahl eines passenden Insulinpens sollten die persönlichen Vorlieben und individuellen Ressourcen des Patienten berücksichtigt werden.

> **Zu beachten:**
> — Es dürfen nur die für die jeweiligen Pens empfohlenen Insuline der Hersteller genutzt werden.
> — Pens dürfen zur Vermeidung der Übertragung von Krankheiten nur personenbezogen verwendet werden (Cureu et al. 2012)!
> — Bei Versorgung mehrerer Diabetes-Patienten in einer Pflegeeinheit (z. B. Wohnbereich) sind die Pens namentlich zu kennzeichnen.

▪▪ Penkanülen
Um den Wirkstoff bei einer Injektion zuverlässig und möglichst schmerzarm in das Unterhautfettgewebe einbringen zu können, sind die Wahl der richtigen Penkanüle bzw. Pennadel und ein korrekter Umgang damit ausschlaggebend (Cureu et al. 2011, 2012). Penkanülen stehen von verschiedenen Herstellern in unterschiedlichen Längen und Lumen sowie mit unterschiedlichen Gewinden zum Aufsetzen auf Pens zur Verfügung (⬛ Abb. 4.4). Einige Penhersteller bieten auch Penkanülen an. Ist dies der Fall, findet sich in den Angaben zum Pen auch eine Zulassungsbeschränkung auf die

von ihnen vertriebenen Penkanülen. Jedoch passen i. d. R. auch Kanülen anderer Hersteller auf die Pens. Um rechtlichen Unsicherheiten im Problemfall aus dem Weg zu gehen, empfiehlt es sich jedoch, die Kanülen der Firma zu nehmen, die auch den Pen herstellt bzw. vertreibt.

> **Sicherheitskanülen**
> Die Technischen Regelungen für Biologische Arbeitsstoffe (TRBA 250) verpflichten zum Einsatz sicherer Instrumente u a. bei der Versorgung gefährdeter Patienten und/oder Patienten mit Infektionen sowie bei der Entnahme von Blut und gelten auch für die subkutane Injektion (TRBA, letzte Aktualisierung 2012). Spezielle Sicherheitskanülen können im Sinne der Arbeitsschutzrichtlinien eine risikofreie Injektion für das Pflegepersonal sowie die Verhinderung von Mehrfachnutzungen der Kanüle garantieren. Pflegekräfte sind in der Anwendung zu schulen, um den korrekten und effektiven Einsatz sicherzustellen.
> Sicherheitsnadeln sind dadurch gekennzeichnet, dass die Nadel nach Herausziehen aus der Haut durch ein automatisches Schutzschild verriegelt wird (Cureu et al. 2012). Die Anwendung von Sicherheitsnadeln ist in der ambulanten Pflege verordnungsfähig. Es sind unterschiedliche Sicherheitskanülen passend für alle Pens erhältlich.

> ❯ Penkanülen sind sterile Einwegprodukte und somit zum einmaligen Gebrauch bestimmt. Im Umgang mit Einmalprodukten sind die Vorschriften der Medizinprodukte-Betreiberverordnung und das Medizinproduktegesetz einzuhalten.

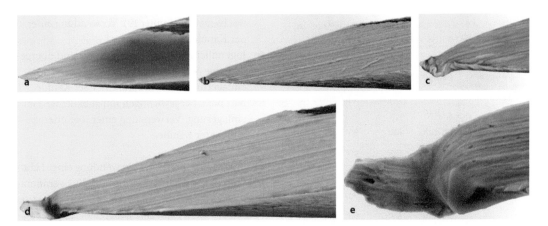

Abb. 4.5   **a** 370-fache Vergrößerung einer unbenutzten Pennadel, **b** 370-fache Vergrößerung einer wiederverwendeten Pennadel, **c** 2000-fache Vergrößerung der Pennadel in **b**, **d** 370-fache Vergrößerung einer mehrfach wiederverwendeten Pennadel, **e** 2000-fache Vergrößerung der Pennadel in **d**. (Fotoaufnahmen von Dr. Dieter Look und Dr. Kenneth Strauss: »Nadeln mehrfach verwenden?« Diabetes Journal 10, 1998, S. 34, Copyright 2012 BD Diabetes Care)

Was passiert, wenn die Injektionsnadel wiederverwendet wird?

- Die Nadel ist nicht mehr steril.
- Die Spitze wird stumpf und kann sich verbiegen (Abb. 4.5).
- Der Silikonschutzfilm, der zum besseren und schmerzärmeren Einstechen aufgebracht wird, wird durch die Wiederverwendung vollständig abgerieben. Die Kanüle gleitet nicht mehr in die Haut, sondern »reißt« sie auf und die Injektionen werden zunehmend schmerzhafter. An der Injektionsstelle können Blutungen auftreten und Hämatome entstehen.
- Das Insulin, das im Inneren der Kanüle verbleibt, kann bis zur nächsten Injektion auskristallisieren und die Kanüle vollständig oder teilweise verstopfen (insbesondere bei Insulin detemir, Handelsname Levemir). Das Insulin wird gar nicht oder langsamer abgegeben. Die Injektion wird ggf. beendet, ohne dass die vollständige Dosis injiziert wurde, was nicht unbedingt bemerkt wird! Dies führt zu Blutzuckerschwankungen.

Was sind die medizinischen Risiken einer Mehrfachverwendung?

- In seltenen Fällen kann die Kanüle abbrechen und in der Haut des Patienten stecken bleiben, sodass sie im schlimmsten Fall operativ entfernt werden müsste.
- Die Injektion mit einer mehrfach verwendeten, verformten Kanüle beschädigt das Gewebe und verursacht kleinste Verletzungen. Dadurch werden vermehrt Wachstumsfaktoren freigesetzt, was in Verbindung mit Insulin zur Bildung von Lipohypertrophien (Fettgewebswucherungen) führen kann.

Luftblasenbildung durch die Wiederverwendung der Penkanülen   Bleibt die Penkanüle zwischen den Injektionen auf dem Pen, kann bei Temperaturschwankungen Luft in die Penpatrone eindringen. Wenn Insulin aus einer solchen Patrone gespritzt wird, tropft der Pen i. d. R. bei der Insulinabgabe nach. Die vom Hersteller geprüfte Dosisgenauigkeit ist nicht mehr gewährleistet. In der Folge kann es zu Blutzuckerschwankungen kommen, deren Ursache häufig nicht erkannt wird.

▣ Tab. 4.9 Empfehlungen des VDBD zur Nadellänge und Injektionstechnik. (Cureu et al. 2011, 2012)

Patienten-gruppe	Nadel-länge	Haut-falte	Injektions-winkel
Erwachsene	4 und 5 mm	Ohne [a]	90° (senkrecht)
	6 mm	Mit	90° (senkrecht) [b]
	8 mm	Mit	90° (senkrecht) [b]
Kinder/Ju-gendliche	4 mm	Ohne [a]	90° (senkrecht)
	5 mm	Mit	90° (senkrecht)
	6 mm	Mit	90° (senkrecht) [b]

[a] Sehr schlanke Menschen bilden zur Injektion eine Hautfalte.
[b] Statt der Bildung einer Hautfalte ist auch eine Injektion im 45°-Winkel (schräg) möglich.

Wahl der Kanülenlänge Penkanülen sind in den Längen 4, 5, 6, 8, 10 und 12 mm, Einwegspritzen sind mit einer Kanülenlänge von 8, 12 und 16 mm verfügbar. Grundsätzlich richtet sich die Kanülenlänge nach den individuellen Dicken des Unterhautfettgewebes.

Für die Definition der Dicke des subkutanen Fettes sind nicht allein der Bauchumfang oder der BMI (Body Mass Index, ▶ Kap. 3.2.2) entscheidend. Es kommt auch auf die Orte der Fetteinlagerungen an. Bei Menschen mit Diabetes mellitus finden sich die größten Mengen an Körperfett meist im abdominalen Bereich (androgene/männliche Fettverteilung), insbesondere innerhalb der Muskulatur (intramuskuläre Fetteinlagerung) und nicht unter der Haut. So kann es sein, dass ein Patient einen »sehr dicken« Bauch hat und laut BMI stark übergewichtig ist und dennoch kaum Unterhautfettgewebe aufweist. In solch einem Fall kann es erforderlich sein, die Insulininjektion mit einer 6er oder 8er Kanüle durchzuführen, obwohl diese Nadellängen eigentlich eher bei Kindern, Jugendlichen und sehr schlanken Erwachsenen angewendet werden.

In der praktischen Diabetologie wird für die Auswahl der Kanülenlänge folgende Faustregel angewendet:
— Kinder unter 12 Jahren, sehr schlanke und muskulöse Jugendliche sowie kachektische Er-

wachsene (BMI unter 19): Verwendung einer 6er Kanüle,
— Jugendliche, schlanke Erwachsene und übergewichtige Menschen mit intramuskulärer Fetteinlagerung: Verwendung einer 8er Kanüle,
— Nur bei Übergewichtigen mit subkutaner Fetteinlagerung: Verwendung einer 10er oder maximal 12er Kanüle.

Die Angaben gelten unter Verwendung einer Hautfalte bei der Injektion. Ein im Jahr 2011 veröffentlichter Leitfaden zur subkutanen Insulininjektion (Cureu et al. 2011) gibt eine Differenzierung der Nadellänge in Abhängigkeit davon an, ob eine Hautfalte gegriffen wird oder nicht (▣ Tab. 4.9).

Ob beim Spritzen von Insulin das Greifen einer Hautfalte erforderlich ist, wird aufgrund nicht ausreichender wissenschaftlicher Belege kontrovers diskutiert. Der Insulininjektion unter Anwendung einer Hautfalte wird eine bessere Verteilung und Aufnahme des Insulins ins Blut und der Verschluss des Stichkanals beim Herausziehen der Kanüle nachgesagt. Eindeutige Aussagen dazu werden erst nach weiteren wissenschaftlichen Untersuchungen möglich sein. Bis dahin bleibt abzuwarten, welche Kanülenlängen und Techniken im Rahmen der Diabetes-Beratung bzw. durch den behandelnden Arzt festgelegt werden.

> ❯ Eine Änderung der Kanülenlänge sollte immer erst nach Rücksprache mit dem behandelnden Arzt erfolgen, da sie ein entscheidender Faktor für eine gute Blutzuckereinstellung ist.

■ **Insulinkonzentrationen**
Insulin wurde bisher in Deutschland in zwei verschiedenen Konzentrationen verwendet: U40 und U100. Das U steht für das englische Wort »Unit« (Einheit). U40-Insulin enthält in 1 ml Lösung 40 IE (internationale Einheiten) Insulin. U100-Insulin enthält in 1 ml Lösung 100 IE Insulin, es ist also viel stärker konzentriert.

Insulinkonzentrationen
U100 = 100 Units (Einheiten) pro ml
U40 = 40 Units (Einheiten) pro ml

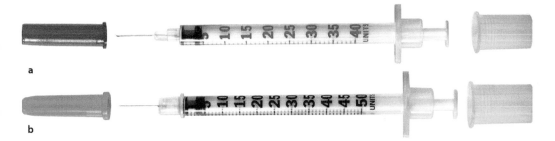

□ Abb. 4.6 **a** U40-Insulinspritze mit roter Skala, **b** U100-Insulinspritze mit schwarzer Skala. (Copyright BD Diabetes Care)

Die in Deutschland verfügbaren Insulinpens enthielten bisher 3-ml-Ampullen mit U100-Insulin, also 300 IE Insulin je Ampulle. Seit 2011 ist das Insulin Deglutec zugelassen, welches auch in Konzentrationen von U200 im Pen angeboten wird.

Das Insulin kann aus dem Pen in bedarfsgerechten Insulineinzeldosen entnommen werden, bis die Ampulle fast leer ist.

Durchstechflaschen, aus denen man Insulin mit der Spritze aufzieht, stehen sowohl als U100- als auch als U40-Insulin zur Verfügung. Ebenso sind unterschiedliche Insulinspritzen für beide Konzentrationen (U40 und U100) auf dem Markt, die auf keinen Fall verwechselt werden dürfen, da es sonst zu erheblichen Fehldosierungen des Insulins kommt! Werden z. B. fälschlicherweise 10 IE eines Peninsulin (U100) mit einer Einwegspritze für U40-Insulin aufgezogen, bekommt der Patient anstelle der 10 IE dann 25 IE Insulin!

▶ Eine Verwechslung der Spritzen führt zu 2,5-facher Über- bzw. Unterdosierung!

▪ **Insulineinwegspritzen**
Die Insulinspritzen gibt es in verschiedenen Ausführungen. Sie haben eine Skalierung für internationale Einheiten Insulin und eine fest integrierte Kanüle. Sie unterscheiden sich
– im Volumen (0,3; 0,5 oder 1 ml),
– in der Skalierung (ein Teilstrich gleich 0,5 oder 1 IE),
– in der Nadellänge (8, 10, 12 mm) und
– in der für sie vorgesehenen Konzentration des Insulins (U40- oder U100-Insulin) (□ Abb. 4.6).

Die Spritzen für die unterschiedlichen Insulinkonzentrationen sind dank einer WHO-Empfehlung zur Farbcodierung von Insulin und Insulininjektionsgeräten gut an ihren Nadelkappen zu unterscheiden.

Auch wenn die große Mehrzahl der insulinpflichtigen Diabetes-Patienten zur Insulininjektion einen Pen verwendet, gibt es dennoch Bedarf an Insulinspritzen:
– Nur Insulinspritzen bieten die Möglichkeit, eine frei wählbare Mischung aus kurz und lang wirkendem Insulin mit einer Injektion zu verabreichen (mit Pens müsste zweimal gestochen werden).
– Das in einigen Fällen (Kindertherapie, Intensivstation) verwendete und in Deutschland kaum noch verfügbare U40-Insulin kann nur mit Spritzen verabreicht werden.
– In Situationen, in denen man sicher sein muss, dass das Insulin auch wirklich im Körper ankommt (z. B. wenn ein Mensch mit Diabetes kurz vor oder im Beginn einer Stoffwechselentgleisung durch einen absoluten Insulinmangel steht), wird eine Spritze bevorzugt, da der Injektionsvorgang der Insulindosis damit genau zu beobachten ist.
– Eine Insulinfremdinjektion z. B. durch Pflegekräfte ist mit einer Insulinspritze vorgesehen.
– Im Notfall (bei Defekt des Pens/der Insulinpumpe) ermöglichen Insulinspritzen die notwendige Insulingabe.

▶ Insulinspritzen gehören als Ersatz für defekte Pens zu den Notfallmaterialien professionell Pflegender.

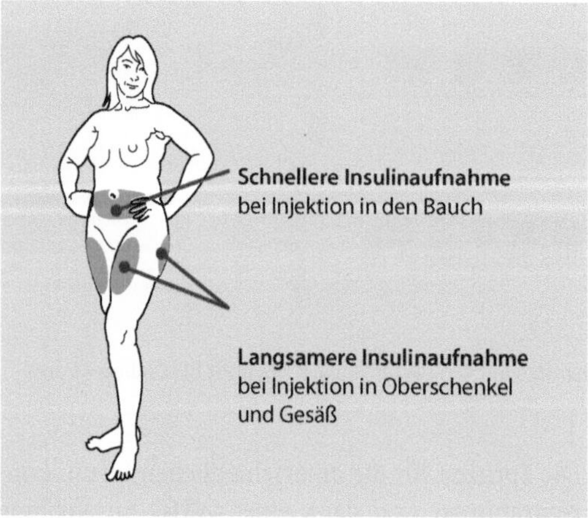

4

Schnellere Insulinaufnahme
bei Injektion in den Bauch

Langsamere Insulinaufnahme
bei Injektion in Oberschenkel
und Gesäß

◘ **Abb. 4.7**   Spritzstellen

Diabetes-Patienten erlernen i. d. R. das Aufziehen des Insulins aus der Patrone mit Insulinspritzen im Rahmen einer Diabetes-Schulung. In Pflegeeinrichtungen sollte sichergestellt werden, dass jede Pflegefachkraft den sicheren Umgang damit beherrscht.

■ **Insulinpumpen**

Ca. 30.000 Menschen in Deutschland, vorrangig mit Diabetes Typ 1, führen eine Insulintherapie mit Insulinpumpe durch (Thomas 2011). Derzeit stellt die pflegerische Versorgung von geriatrischen Patienten, die eine Insulinpumpentherapie durchführen, noch eine Ausnahme dar. Es ist jedoch davon auszugehen, dass sich dies in den nächsten Jahren ändern wird. Die Gründe sind darin zu sehen, dass Menschen mit Diabetes mellitus Typ 1, die eine Insulinpumpentherapie durchführen, heute immer älter werden und auch im Alter nicht darauf verzichten möchten und dass die guten Therapieerfahrungen dazu geführt haben, dass die Altersgrenzen zur Ersteinstellung auf eine Insulinpumpe immer weiter gestiegen sind.

Speziell weitergebildete Diabetesberater schulen und unterstützen Patienten und betreuende Pflegekräfte im Umgang mit einer Insulinpumpe und den zugehörigen Materialien. Auf die gesamte Komplexität des Themas kann an dieser Stelle nicht näher eingegangen werden.

Spritzstellen für die Insulininjektion

— Bauchdecke zwei Finger breit oberhalb der Leiste und zwei Finger breit unterhalb des Rippenbogens unter Aussparung der Region, die sich 1–2 cm um den Bauchnabel herum und mittig bis zur Symphyse (Schambeinfuge) herunter befindet (◘ Abb. 4.7)

— Vorder- und Außenseite des Oberschenkels (seitlich zwischen Bügelfalte und äußerer Hosennaht, eine gute Handbreit oberhalb des Knies und zwei Finger breit unterhalb der Leiste)

— Flanken (obere, äußere Gesäßseite)

— Die Insulininjektion in den Oberarm wird seit langem nicht mehr empfohlen, da das Risiko für unbeabsichtigte intramuskuläre Injektionen groß ist. Insulin wird aus der Muskulatur deutlich schneller resorbiert als aus dem Fettgewebe, wodurch es zu kaum kalkulierbaren Veränderungen der Insulinwirkung kommt.

Die Insulinaufnahme ist in Abhängigkeit vom Injektionsort unterschiedlich schnell. Aus diesem Grund wird empfohlen, schnell wirksame Insuline zu den Mahlzeiten oder zur Korrektur erhöhter Blutzuckerwerte in den Bauch und Mischinsuline sowie lang wirkende Verzögerungsinsuline in den Oberschenkel zu spritzen.

❯ Kurz wirksames humanes oder analoges Insulin immer in den Bauch, lang wirkendes humanes oder analoges Insulin immer in den Oberschenkel spritzen.

■ **Insupad**

Seit kurzem ist ein neues Hilfsmittel, das Insupad (Fa. Insuline medical), auf dem Markt. Es handelt sich dabei um ein kleines Gerät, welches, auf der Injektionsstelle aufgesetzt, durch eine zyklische Hauterwärmung nach der Insulininjektion zu einer veränderten kutanen Mikrozirkulation führt. Das injizierte Insulin wirkt hierdurch schneller und trägt zu verbesserten postprandialen Blutzuckerwerten bei.

Die Datenlage ist allerdings bislang noch recht dünn, praktische Erfahrungen stehen zum großen Teil noch aus. Erste Ergebnisse zeigen, dass durch

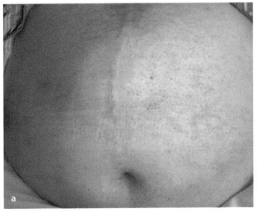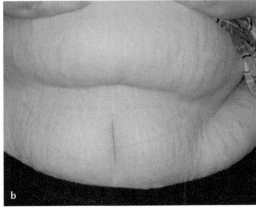

Abb. 4.8   **a** Große Operationsnarbe und ein Hämatom mit multiplen Einstichstellen. **b** Dehnungsrisse über den gesamten Bauch: Eine Insulininjektion ist hier nicht möglich! (Mit freundlicher Genehmigung der Fa. Novo Nordisk Pharma GmbH, Mainz)

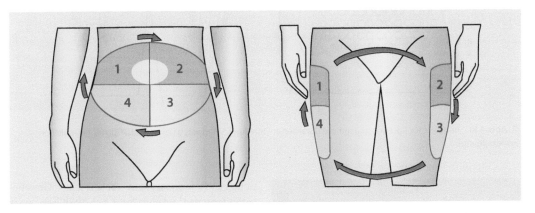

Abb. 4.9   Rotationsmuster nach Quadranten. (Mod. nach Cureu et al. 2011; mit freundlicher Genehmigung)

den Einsatz des Insupads eine Dosisreduktion bei vergleichbaren Ergebnissen möglich ist. Blutzuckerspitzen können besser vermieden werden (Pfützner et al. 2013). Das neue Hilfsmittel ist rezeptpflichtig und ab 01.12.2013 in den Apotheken erhältlich.

Ungeeignete Injektionsstellen sind
- Fettgewebsveränderungen (Lipodystrophien),
- blaue Flecken (Hämatome),
- Verhärtungen,
- Narbengewebe (■ Abb. 4.8a),
- Leberflecken, Muttermale,
- Haarwurzeln,
- Krampfadern, Besenreißer (Oberschenkel!),
- Dehnungsstreifen der Haut (Striae;
  ■ Abb. 4.8b), z. B. Schwangerschaftsstreifen,

- ödematöses, infiziertes oder entzündetes Gewebe,
- sonstige Hautveränderungen.

- **Spritzstellenwechsel mit individuellem Rotationsplan**

Bei der Auswahl der Injektionsstelle ist auf einen systematischen, konsequenten Wechsel der Spritzstellen und -regionen zu achten, um das Gewebe vor unerwünschten Veränderungen (Lipodystrophien) zu schützen. Ein individueller Rotationsplan und die Dokumentation der jeweils genutzten Spritzstelle helfen, ein festes Rotationsprinzip (■ Abb. 4.9 u. ■ Abb. 4.10) einzuhalten. Innerhalb einer Injektionsregion sollten Injektionen mindestens im Abstand von 2,5 cm (ca. 2 Fingerbreit) voneinander entfernt liegen.

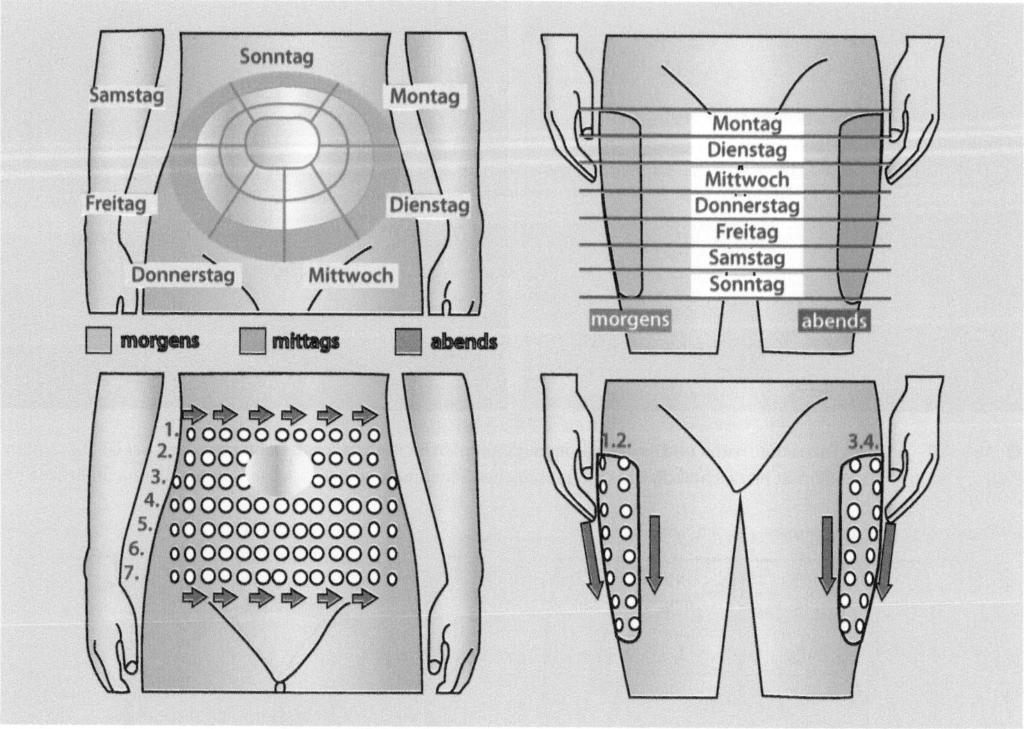

4

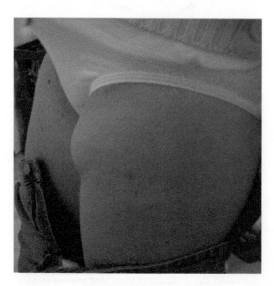

Abb. 4.10   Beispiele für Rotationsmuster mit detaillierter Einteilung. (Mod. nach Cureu et al. 2011; mit freundlicher Genehmigung)

Abb. 4.11   Lipohypertrophien am Oberschenkel

Betreuende Pflegekräfte sollten sicherstellen, dass der selbst injizierende Diabetes-Patient ein sicheres Rotationssystem beherrscht, Gewebeveränderungen erkennt und bei Vorliegen einer Lipohypertrophie seinen behandelnden Arzt, Diabetesberater oder die Diabetes-Pflegefachkraft informiert.

Die Injektion sollte nicht durch die Kleidung erfolgen, denn:

- Eine Beurteilung der Spritzstelle durch die Kleidung ist nicht möglich,
- es kann keine Hautfalte gebildet werden,
- durch das Durchstechen der Kleidung könnte Kleidungsgewebe unter die Haut gelangen.

- **Entstehung von Fettgewebsveränderungen (Lipodystrophien)**

Die Ursachen für Lipohypertrophien (vermehrte Fettgewebsbildung und -verhärtung ◘ Abb. 4.11, ◘ Abb. 4.12) und die heute sehr seltenen Lipohypothrophien (Fettgewebsschwund) sind noch nicht vollständig geklärt. Es gibt Hinweise darauf, dass die Entstehung einer Lipohypertrophie mit falschen

Injektionsgewohnheiten bzw. häufigen Injektionen in dieselbe Stelle und mit der Wiederverwendung von Pennadeln in Zusammenhang stehen. Darüber hinaus wird der wachstumsfördernde Faktor des Insulins, insbesondere wenn es immer wieder in die gleiche Stelle injiziert wird, als weitere Ursache für diese Veränderungen diskutiert.

Wird Insulin in eine veränderte Fettgewebsregion gespritzt, wird es entweder gar nicht, nur teilweise oder zu völlig unterschiedlichen Zeiten aufgenommen. Im Ergebnis zeigen sich erhöhte bzw. stark schwankende Blutzuckerwerte. Die Insulindosis wird daraufhin fälschlicherweise angepasst, und die Blutzuckerverläufe werden völlig unkalkulierbar. Nicht selten ist dies der Grund für Blutzuckerentgleisungen, die bis hin zur Bewusstlosigkeit reichen können.

In der Praxis finden sich weit häufiger Fettgewebsveränderungen, die besser ertastet als optisch wahrgenommen werden können. Um das Vorhandensein einer Lipohypertrophie zu erkennen, muss die Spritzstelle deshalb in Augenschein genommen und abgetastet werden. Sollten sich Auffälligkeiten im Tastbefund ergeben, ist der behandelnde Arzt hinzuzuziehen und bis zur Klärung – z. B. durch eine Ultraschalluntersuchung – der Bereich für die Injektion auszuschließen.

> Bei Vorhandensein einer Lipohypertrophie (ebenso wie bei der seltenen Lipohypotrophie) sollte bis zur Normalisierung des Gewebes keine weitere Injektion in das betroffene Gebiet erfolgen.

Die Umstellung auf Spritzstellen in normale Gewebebereiche erfordert häufig eine ärztlich festgelegte Absenkung der bislang verwendeten Insulindosis.

> Da der Umfang der Reduzierung individuell variiert, muss die Umstellung durch engmaschige Blutzuckerkontrollen begleitet werden (Cureu et al. 2011, 2012).

Hygienemaßnahmen bei der Selbst- und Fremdinjektion

Was die erforderlichen Hygienemaßnahmen bei der Selbst- und Fremdinjektion betrifft, so besteht hier ein fachlicher Konflikt. Hintergrund ist,

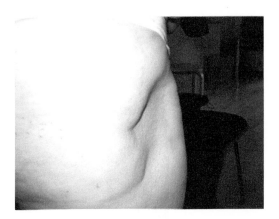

☐ **Abb. 4.12**   Lipohypertrophien am Gesäß

dass die im Insulin befindlichen Konservierungsstoffe (Phenol und Kresol) antibakteriell wirken und es in der Literatur keine beschriebenen Fälle von Infektionen nach subkutaner Insulininjektion gibt. Andererseits können durch die Nichtbeachtung der Abtrocknungszeit nach der Desinfektion Alkoholreste in die Haut eingebracht werden, was Allergien auslösen und schmerzhaft sein kann. Es können Hautveränderungen verursacht werden, die nicht nur kosmetisch störend sind, sondern auch die Insulinresorption verändern. Ebenso sind lokale Hautreizungen und Austrocknung der Haut möglich.

Von der Deutschen Diabetes Gesellschaft wurde die Empfehlung ausgesprochen, im Rahmen der Diabetes-Schulung auf die Desinfektion der Haut im Rahmen einer Insulin-Selbstinjektion zu verzichten. Im Gesetz ist jedoch definiert, dass medizinisches Personal vor jeder Punktion der Haut eine 30 s lange Wischdesinfektion durchführen muss. Neben einrichtungsinternen Hygienestandards gelten auch im ambulanten Bereich die Empfehlungen der DGKH 2010, des RKI (2005, 2011) sowie die Hygiene- und Infektionsverhütungsverordnungen der Länder (z. B. Baden-Württemberg, Bayern, Berlin, Bremen, Hamburg, Hessen, Mecklenburg-Vorpommern, Niedersachsen, NRW, Schleswig-Holstein):

>> Wer Eingriffe durchführt, die eine Verletzung der Haut vorsehen, muss vorher seine Hände reinigen und desinfizieren und die zu behandelnde Hautfläche desinfizieren. <<

4

◱ Abb. 4.13   Markierung der Entnahmegrenze (roter Strich unten) und Restinsulinmenge (ca. 150 Einheiten). (Mit freundlicher Genehmigung der Fa. Novo Nordisk Pharma GmbH, Mainz)

Um Verunsicherungen aufseiten der Patienten und Angehörigen zu vermeiden, sind sie über diesen Konflikt zu informieren.

> Bei Durchführung der Injektion durch medizinisches Personal ist die Einstichstelle sorgfältig durch 30 s lange Wischdesinfektion abzureiben. Die Einstichstelle muss vor Injektion vollständig abgetrocknet sein.

Ablauf der Insulininjektion

Grundsätzlich sollten bei der Insulininjektion immer die dem Arzneimittel und den verwendeten Injektionshilfsmitteln beigefügten Gebrauchsinfor-

mationen befolgt werden, ebenso auch die schriftlichen Anweisungen des behandelnden Arztes.

Der Ablauf der einzelnen Schritte bei einer Insulininjektion ist je nach Verwendung eines Pens oder einer Insulinspritze den Übersichten ▸ »Injektion mit Insulinpen« und ▸ »Injektion mit Insulinspritze« (s. unten) zu entnehmen.

- Vorbereiten einer Insulininjektion mittels Pen
- ▪ Spritz-Ess-Abstände (SEA)

Die Berücksichtigung von Spritz-Ess-Abständen (SEA) wird kontrovers diskutiert und sollte deshalb individuell mit dem behandelnden Arzt abgestimmt werden.

▪ ▪ Überprüfung der Insulinrestmenge

Bei der Vorbereitung der Insulininjektion muss geprüft werden, ob ausreichend Insulin im Pen enthalten ist. Erscheint der Ampullenstopfen an der Markierung oder dem Sichtfester für die Entnahmegrenze (◱ Abb. 4.13), muss die Ampulle gewechselt werden (auch wenn noch enthaltenes Insulin sichtbar ist), da sonst eine ausreichende Durchmischung von NPH-verzögertem Insulin und/oder die Dosisgenauigkeit nicht mehr gewährleistet ist.

> Achtung: Die Restmengenskala auf dem Pen (◱ Abb. 4.13) darf auf keinen Fall zur Insulindosierung verwendet werden.

▪ ▪ Resuspendierung von NPH-/Mischinsulinen

Bei NPH- und Mischinsulinen können sich die Verzögerungssubstanzen durch die Lagerung am Boden als weißer Niederschlag absetzen. Vor der Injektion muss deshalb eine sorgfältige Durchmischung dieser Insulinsorten erfolgen:

- Schwenken Sie die Penpatrone mindestens 20-mal (Penstopfen zeigt dabei 20× zur Decke und zum Boden) (◱ Abb. 4.14).

Das Rollen des Pens reicht nicht aus, um das Insulin in einer Penampulle aufzumischen. In Penampullen, die Insulin mit Verzögerungsstoffen enthalten, befinden sich eine oder mehrere kleine Kügelchen, die erst durch das 20-malige Schwenken (bei Erstentnahme aus einer neuen Ampulle häufiger) ausreichend durchmischt werden.

- Nicht schütteln!

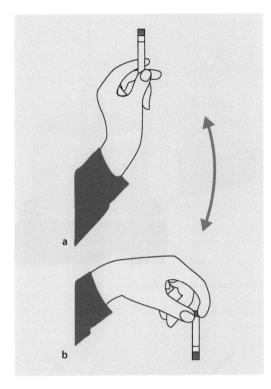

■ **Abb. 4.14**   Schwenken einer Insulinampulle

Insulin ist ein großes Eiweißmolekühl, welches bei kräftigem Schütteln zerfallen könnte. Darüber hinaus kann es zu einer optisch nicht oder kaum erkennbaren Mikroverteilung von Luft kommen, die eine Fehldosierung des Insulins zur Folge hat.

Nach dem Mischen des Insulins sollte sofort injiziert werden, da sich die Verzögerungsstoffe sonst wieder absetzen.

■■ **Funktionskontrolle des Pens**
Vor jeder Injektion wird eine neue Pennadel aufgesetzt. Um sicherzustellen, dass die Pennadel frei, korrekt aufgesetzt und mit Insulin gefüllt ist, muss eine Funktionskontrolle erfolgen:
— Stellen Sie 1–2 IE (4 IE nach Ampullenwechsel) am Dosierknopf ein.
— Halten Sie Ihren Pen mit der Nadel nach oben. Klopfen Sie mit dem Finger vorsichtig einige Male gegen den Ampullenhalter, damit eventuell vorhandene große Luftblasen nach oben steigen.

— Drücken Sie den Dosierknopf vollständig ein (■ Abb. 4.15a). Die Dosisanzeige geht dabei auf 0 zurück. Dieser Vorgang wird so lange wiederholt, bis aus der Nadelspitze ein Insulintropfen austritt (■ Abb. 4.15b).
— Nach erfolgreicher Funktionskontrolle kann die zu injizierende Dosis eingestellt werden.

■ **Durchführung der subkutanen Insulininjektion**
Vor Durchführung der Injektion ist daran zu denken, den Patienten zu informieren und das Einverständnis zur subkutanen Insulininjektion einzuholen.

■■ **Spritzstelle auswählen und Hautfalte bilden**
Unter Berücksichtigung des individuellen Rotationsplans (s. oben) wird eine geeignete Spritzstelle gewählt. Die Bildung einer Hautfalte ist immer notwendig, wenn der Abstand zwischen Hautoberfläche und Muskel weniger als die gewählte Nadellänge ist (z. B. bei sehr schlanken oder kachektischen Menschen; ■ Tab. 4.9). Es wird diskutiert, dass es durch das Greifen einer Hautfalte zu einer gleichmäßigeren Insulinverteilung im Fettgewebe bei der Injektion kommt. Wird die Kanüle beim Lösen der Hautfalte herausgezogen, verschieben sich die Hautschichten, der Stichkanal wird verschlossen und das Insulin verbleibt im subkutanen Fettgewebe.

Die Hautfalte sollte locker und entspannt zwischen Daumen und Zeigefinger (ggf. zusätzlich Mittelfinger) gehalten werden (■ Abb. 4.16).

■■ **Injektion durchführen**
Der Pen wird, ohne den Dosierknopf zu drücken, in die Hand genommen und die Kanüle senkrecht zur Hautoberfläche (90°) eingestochen. Bei schrägem Einstichwinkel besteht erhöhte Gefahr für Durchstichverletzungen!

Die Injektion erfolgt nun durch langsamen und gleichmäßigen Druck auf den Dosierknopf (oder durch Auslösen des seitlichen Dosierknopfs), bis die Dosisanzeige auf »0« steht. Um die komplette Abgabe der Insulindosis sicherzustellen und einen Rückfluss des Wirkstoffs zu vermeiden, wird langsam bis 10 gezählt, bevor die Nadel wieder

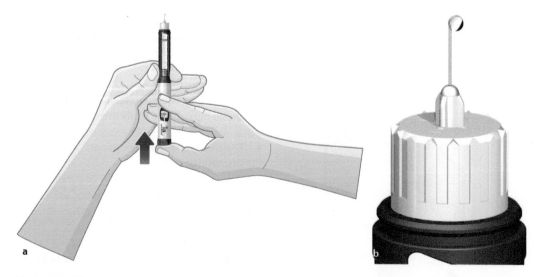

◘ **Abb. 4.15**   **a** Drücken des Dosierknopfes, **b** Austritt eines Tropfens Insulins aus der Penkanüle

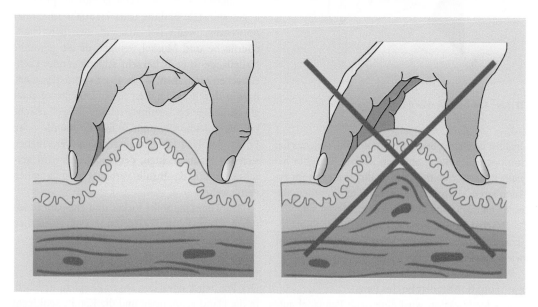

◘ **Abb. 4.16**   Hautfalte bilden. (Cureu et al. 2011; mit freundlicher Genehmigung)

senkrecht aus der Haut gezogen wird (◘ Abb. 4.17). Falls eine Hautfalte gebildet wurde, wird diese zeitgleich mit (oder direkt nach) dem Entfernen der Kanüle gelöst. Nach dem Entfernen der Kanüle ist es üblich, dass ein kleiner Tropfen an der Kanülenspitze hängt. Sollte jedoch Flüssigkeit nachträufeln, ist davon auszugehen, dass die Kanüle zu früh entfernt wurde und nicht die volle Insulindosis im Fettgewebe angekommen ist. Da nicht abzuschät-

zen ist, wie viel Insulin herausgelaufen ist, darf auf keinen Fall nachgespritzt werden.

Falls nach der Injektion Gewebewasser oder Blut an der Einstichstelle austritt, sollte dieses nur leicht mit einem Tupfer abgewischt werden. Durch eine Kompression oder Massage der Einstichstelle würde die Durchblutung erhöht, sodass es zu einer schnelleren Insulinaufnahme ins Blut und somit zu unkalkulierbaren Insulinwirkzeiten kommen kann.

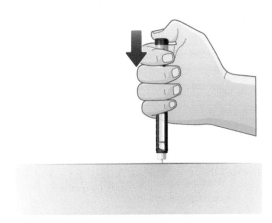

Abb. 4.17 Die Injektionskanüle muss nach Abgabe der Dosis mindestens 10 s in der Haut verbleiben

> Einstichstelle nach Injektion nicht kompri-
> mieren und auch keine kreisenden oder
> massierenden Bewegungen machen!

Blut an der Einstichstelle kann ein Hinweis auf eine zu lange Kanüle oder fehlerhafte Injektionstechnik sein.

Alle Besonderheiten, die im Rahmen der Insulininjektion aufgetreten sind, müssen entsprechend dokumentiert werden, da sie dem mitbetreuenden Pflegepersonal und dem behandelnden Arzt wichtige Informationen zur Einschätzung der Blutzuckerverläufe geben.

- Nachbereitung der subkutanen
  Insulininjektion
- - Entsorgung der Penkanülen/Insulinspritzen

> Penkanülen oder Insulineinwegspritzen
> sind nach jeder Injektion sachgerecht und
> stichsicher zu entsorgen.

Um Stichverletzungen zu vermeiden, wird im pflegerischen Einsatz die Verwendung von Sicherheitskanülen empfohlen. Werden für die Selbstinjektion übliche Kanülen verwendet, dürfen die Schutzkappen der Kanülen nicht wieder aufgesetzt werden (kein Recapping). Zur Reduktion von Stichverletzungen stehen für die Entfernung von Penkanülen sogenannte Nadel-Remover zur Verfügung.

Gebrauchte Kanülen von nichtinfektiösen Patienten kommen in den meisten Bundesländern laut Müllverordnung in den Hausmüll. Um Verletzungen Dritter (z. B. Haushaltshilfen, Müllmänner, Kinder etc.) zu vermeiden, muss die gebrauchte Kanüle in einem bruchsicheren, verschlossenen Gefäß entsorgt werden. Hierfür können spezielle Abwurfbehälter oder dickwandige, durchstichsichere Plastikflaschen verwendet werden (Cureu et al. 2011).

Sollte es dennoch zu einer Stichverletzung mit einer gebrauchten Kanüle gekommen sein, ist hierüber entsprechend der gesetzlichen Vorgaben Meldung zu leisten.

- - Dokumentation

> Spritzstelle, Insulinpräparat und -dosis
> mit Uhrzeit und Handzeichen sind in der
> Patientendokumentation und ggf. in das
> Patiententagebuch einzutragen!

Injektion mit Insulinpen. (In Anlehnung an »Checkliste Insulininjektion mit Sicherheits-Pen-Nadel in Krankenhaus und Pflege«, Cureu et al. 2012)

1. Spritzstelle auswählen und überprüfen
2. Hygienemaßnahmen durchführen:
   - Hände waschen und desinfizieren
   - Einweghandschuhe anziehen
   - Septum der Insulinpatrone mit einem geeigneten Flächendesinfektionsmittel behandeln
   - Einstichstelle desinfizieren (auf geltende Hygienevorschriften achten!)
3. Insulin prüfen und vorbereiten: NPH-Mischinsulin gründlich aufmischen (Pen 20× langsam rollen oder schwenken) Achtung: Rollen reicht bei Penpatronen nicht aus!
4. Papiersiegel von der Schutzkappe der Sicherheitsnadel entfernen und Sicherheitsnadel senkrecht auf den Pen aufschrauben
5. Schutzkappe der Sicherheitsnadel abziehen
6. Funktionskontrolle durchführen (Abgabe von 1–2 IE, ggf. wiederholen, bis großer Tropfen aus der Kanüle austritt)
7. Gewünschte Insulindosis einstellen

4

8. Pen in die Hand nehmen (Dosierknopf dabei noch nicht herunterdrücken!)
9. Hautfalte bilden
10. Penkanüle in einer zügigen Bewegung senkrecht in die Haut einführen (bei Verwendung von Sicherheitskanülen: Empfehlungen des Herstellers beachten!)
11. Dosierknopf bis zum Anschlag mit dem Daumen eindrücken und anschließend 10 s warten
12. Penkanüle wieder gerade aus der Haut ziehen und Hautfalte dabei lösen
13. Abschrauben der Kanüle und sichere Entsorgung in einen Abwurfbehälter
14. Penkappe wieder auf den Pen stecken und Pen bei Raumtemperatur lagern
15. Spritzstelle, Insulinpräparat und -dosis, Uhrzeit, Handzeichen und ggf. Besonderheiten (z. B. Klient hatte beim Eintreffen schon gegessen) in Pflegedokumentation und ggf. Patiententagebuch eintragen

Injektion mit Insulinspritze
1. Spritzstelle auswählen und überprüfen
2. Hygienemaßnahmen durchführen:
   – Hände waschen und desinfizieren
   – Einweghandschuhe anziehen
   – Durchstechstopfen der Ampulle mit einem geeigneten Flächendesinfektionsmittel behandeln
   – Einstichstelle desinfizieren (auf geltende Hygienevorschriften achten!)
3. Passende Insulinspritze für das entsprechende Insulin auswählen (U100/U40)
4. Insulin prüfen und vorbereiten: bei NPH-Insulin Durchstechflasche zur Aufmischung 20× vorsichtig rollen
5. Schutzkappe entfernen und die der Dosis entsprechende Menge Luft aufziehen
6. Nadel senkrecht durch Stopfen stechen und Luft in die Durchstechflasche hineindrücken (cave: nicht bei Penpatronen!)
   Achtung: Um eine mikrofeine Luftblasenentwicklung und somit Fehldosierung zu vermeiden, darf die Luft nicht in die Flüssigkeit gelangen, sondern

muss in das Luftreservoir gespritzt werden (Metallbördelung der Ampulle zeigt nach oben und die Kanüle der Spritze zum Boden)
7. Spritze mit Durchstechflasche umdrehen (Metallbördelung der Ampulle nach unten, Spritzennadel nach oben zeigend) und gewünschte Insulindosis zzgl. 2–5 IE langsam aufziehen
   Achtung: Kanüle muss sich im Flüssigkeitsspiegel befinden!
8. Spritzenkanüle aus dem Fläschchen herausziehen
9. Leicht gegen den mit der Kanüle nach oben gehaltenen Spritzenkörper klopfen, damit sich evtl. vorhandene Luft unter der Kanüle sammelt und durch Drücken des Kolbens zusammen mit dem »zu viel aufgezogenen Insulin« herausgespritzt werden kann
   Achtung: Nach dem Entfernen der Luft muss die gewünschte Insulindosis noch enthalten sein (ggf. korrigieren)!
10. Insulin sofort nach dem Aufziehen unter Beachtung der üblichen Richtlinien spritzen.
    Hinweis: Anders als bei Injektion mit Pen gibt es hier keine Belege dafür, dass die Spritzennadel nach dem vollständigen Hineindrücken des Kolbens noch 10 s in der Haut verbleiben muss (Cureu et al. 2011)
11. Stichsichere Entsorgung der Einmalspritze
12. Spritzstelle, Insulinpräparat und -dosis, Uhrzeit, Handzeichen und ggf. auftretende Besonderheiten in Pflegedokumentation und ggf. Patiententagebuch eintragen

Achtung beim Mischen von Insulinen:
 — Nicht jedes Insulin darf mit anderen Insulinen in einer Spritze gemischt werden! Es sind die Herstellerangaben zu beachten!
 — Zur Verhinderung der Verunreinigung des klaren Insulins muss darauf geachtet werden, dass zuerst das klare Insulin (Kurzzeit-/Normalinsulin), danach das trübe (Verzögerungs-) Insulin aufgezogen wird. Generell ist darauf zu achten, dass sich die Insuline beim Aufziehen in den Ampullen nicht mischen.

Lagerung von Insulin

- Insulin, das sich im Gebrauch befindet, sollte bei Raumtemperatur unter 30 °C und vor direkter Sonneneinstrahlung geschützt gelagert werden. Wird Insulin wärmer als 30 °C gelagert, verliert es einen Teil seiner Wirkung!
- Insulinvorräte sollten im Kühlschrank zwischen +2 und +8 °C (am besten im Butterfach) gelagert werden. Damit das Insulin nicht kälter wird, ist darauf zu achten, dass es nicht an die Rückwand des Kühlschranks kommt oder in unmittelbarer Nähe zum integrierten Eisfach gelagert wird! Wird Insulin unter +2 °C gelagert bzw. gefriert, verliert es seine Wirkung!
- Die Haltbarkeit von in Gebrauch befindlichem Insulin beträgt bei korrekter Lagerung je nach Sorte 4–6 Wochen.
- Beim Transport müssen Insulinpatronen/Fertigpens vor Bruchgefahr, Sonneneinstrahlung sowie Frost/Hitze (s. oben) geschützt werden. Es eignet sich die Aufbewahrung u. a. in dafür vorgesehenen Etuis, gepolstert in einer Thermoskanne, in einer Kühltasche oder in anderen Gefäßen mit Styroporisolierung. Werden mobile Patienten pflegerisch betreut, sollte der Hinweis erfolgen, dass unterwegs die Pens bzw. das Insulin immer körpernah, z. B. in der Innentasche der Jacke oder des Mantels, transportiert werden sollte. Im Winter wird damit das Insulin durch die Körperwärme vor Frost und im Sommer durch die Verdunstungskälte vor Überhitzung geschützt.

Aufgrund der starken Temperaturschwankungen dürfen Insuline – auch nicht kurzfristig – im Auto gelagert oder ohne Schutz transportiert werden!

> **Praxistipp**
>
> Insulin sollte nicht erst unmittelbar vor der Injektion aus dem Kühlschrank genommen werden.
> Die Injektion des kalten Insulins kann für den Patienten sehr unangenehm bis schmerzhaft sein. Zudem ist die Wirkung des kalten Insulins verändert, sodass es zu unkalkulierbaren Blutzuckerverläufen kommen kann.

Injektionen von Inkretinmimetika (GLP-1)

Für die Therapie des Typ-2-Diabetes stehen neben oralen Antidiabetika und Insulinen auch Inkretinmimetika (GLP-1) zur Verfügung (▶ Kap. 3.2.5). Sie sind im Fertigpen verfügbar und werden subkutan appliziert. Es gelten dieselben Lagerungs- und Verfallshinweise wie bei Insulin (2–8 °C im Kühlschrank, 10–15 min vor Gebrauch aus dem Kühlschrank zu entnehmen).

Nach derzeitigem Wissensstand folgt die Injektion von GLP-1 denselben Empfehlungen hinsichtlich Nadellänge und Wechsel des Injektionsortes wie die Insulininjektion. GLP-1 Wirkstoffe können in jeden beliebigen Injektionsbereich verabreicht werden (Resorptionsraten unabhängig vom Bereich) (Cureu et al. 2011). Eine Übersicht zu den GLP-1-Analoga finden Sie in ▶ Kap. 3.2.5.

Das einmal wöchentlich zu applizierende Exenatid Bydureon steht mit Injektionsset zur Verfügung. Das Medikament liegt in Depotform vor und muss unmittelbar vor Injektion in Lösung gebracht werden. Bei erstmaligem Gebrauch empfiehlt sich eine Einweisung durch eine im Umgang geübte Diabetesberaterin unter Rückgriff auf spezielle Schulungssets.

Antworten auf die Leitfragen

In den letzten Wochen kam es im Rahmen der pflegerischen Versorgung von Frau Meurer aufgrund eines erhöhten Krankheitsaufkommens und einigen Wechseln im Mitarbeiterstand zu einem stärkeren Personalwechsel. Um die Gründe für die in den letzten Wochen bei Frau Meurer zunehmend aufgetretenen erhöhten Blutzuckerwerte sowie die plötzlich und nie zuvor aufgetretene, schwere Hypoglykämie zu erforschen, wurde eine Pflegevisite einberufen.

Im Rahmen der Pflegevisite stellte sich heraus:
- Die aufgetretene schwere Hypoglykämie ist darauf zurückzuführen, dass das NPH-verzögerte Mischinsulin vor der Injektion nicht geschwenkt wurde. Es kam dadurch zu einem deutlich kürzeren Wirkzeitraum mit gleichzeitig stärkerer Wirkung des Insulins und deutlich stärkerem Blutzuckerabfall als gewünscht. Unterstützt wurde das Geschehen noch dadurch, dass Frau Meurer an diesem Vormittag

mehr Bewegung durch die wöchentlich statt-findende Krankengymnastik hatte.

— Der individuell angelegte Rotationsplan für die Insulininjektion wurde nicht konsequent an-gewendet. Es wurde in Areale mit Schwanger-schaftsstreifen (bindegewebige Narben) und in einigen Fällen auch in den Oberarm gespritzt. Es ist wahrscheinlich, dass die Insulinaufnah-me beeinträchtigt wurde und zumindest für einen Teil der Blutzuckerschwankungen ver-antwortlich war.

— Nicht jede Pflegekraft hat darauf geachtet, das bei der Durchführung der Funktionskontrol-le des Pens auch ein Tropfen Insulin aus der Kanüle ausgetreten ist, was insbesondere im Zusammenhang mit dem Ampullenwechsel zu einer Unterdosierung des Insulins geführt hat.

4.2.3   Stoffwechselkontrolle

S. Carstensen, L. Reuber-Menze

Fallbeispiel
Helga Lustig ist eine 79-jährige, insulinpflichtige Diabetes-Patientin mit leichten kognitiven Ein-schränkungen. Seit einer Woche lebt sie in einem Altenheim und wird bei der dreimal täglichen In-sulingabe durch das Pflegepersonal unterstützt. Es liegt keine Verordnung für eine Blutzuckermessung vor, da Frau Lustig bei den Kontrollterminen gute Langzeitwerte hat und auch die von ihr selbst ab und zu durchgeführten Blutzuckermessungen kei-ne größeren Schwankungen aufweisen. Sie schläft sehr unruhig und wacht nachts oft auf.

Als Frau Lustig in dieser Nacht aufwacht, fühlt sie sich sehr schwach und ist schweißgebadet. Die Uhr zeigt 2.15 h, als sie sich entschließt, eine Pflegekraft zu rufen. Die Pflegekraft misst den Blutzucker mit dem von Frau Lustig mitgebrachten Blutzuckermess-gerät. Dieses zeigt »LO« an. Bei dem Blutzuckermess-gerät handelt es sich um ein sogenanntes B-Gerät.

? Leitfragen
1. Welches Problem vermuten Sie bei Frau Lustig? Was könnte die Ursache dafür sein?
2. Wie hätte die Pflegekraft reagieren sollen, als sie von Frau Lustig gerufen wurde?

3. Sollte Frau Lustig nach diesem Vorfall statt ihres alten B-Gerätes ein A-Gerät erhalten?

Stoffwechselkontrollen bei Menschen mit Diabe-tes mellitus dienen der Diagnose und der Über-wachung der durchgeführten Diabetes-Therapie. Für die pflegerische Versorgung von Patienten mit Diabetes mellitus haben das HbA_{1c}, der Blutzucker und bei Patienten mit Diabetes mellitus Typ 1 zu-sätzlich das Keton den höchsten Stellenwert. Eine Urinzuckerkontrolle hingegen ist heute eher nach-rangig.

HbA_{1c}
Die Glukose wird am roten Blutfarbstoff (Hämo-globin = Hb) gebunden transportiert. Ist die Blut-glukose über einen längeren Zeitraum erhöht, so kommt es, vereinfacht dargestellt, zu einer Verzu-ckerung der Transportstelle. Dies wird mittels La-boranalyse aus dem Vollblut bestimmt. Gemessen wird dabei der Anteil des glykierten Hämoglobins.

> ❯ Das HbA_{1c} ist ein Maß für den mittleren Blutzuckerwert der letzten 8–12 Wochen (mittleres Alter der Erythrozyten) und wird daher auch als Langzeitblutzucker oder Blutzuckergedächtnis bezeichnet.

Da es sich bei der Bestimmung des HbA_{1c} um einen Mittelwert handelt, kann keine Aussage zum Maß der Blutzuckerschwankungen bzw. zu einzelnen oder aktuellen Blutzuckerwerten und somit auch nicht zum Auftreten von hypo- und hyperglykämi-schen Werten gemacht werden.

Der praktische Nutzen des HbA_{1c}-Wertes für die Kontrolle der Blutzuckereinstellung wurde in den Studien DCCT (Diabetes Control and Com-plication Trial) und UKPDS (United Prospektive Diabetes Study) unter Beweis gestellt. Sie belegen, dass eine verbesserte, an der HbA_{1c}-Senkung aus-gerichtete Diabetes-Therapie die Entwicklung dia-betischer Folgekomplikationen verhindern oder verzögern kann. Ihre Ergebnisse bilden heute die Grundlage für die praktische Beurteilung von HbA_{1c}-Werten und die Festlegung von Therapiezie-len (▶ Kap. 3.1) durch die behandelnden Ärzte, die dann auch mit Patienten und/oder Angehörigen abgesprochen werden. Pflegekräfte unterstützen im Rahmen der pflegerischen Versorgung das Erreichen der angestrebten Therapieziele.

Je nach Bestimmungsmethode des HbA_{1c} kann der Referenzbereich und die Angabe der Maßeinheit variieren, im Mittel liegt er bei gesunden Menschen zwischen 4 und 6 % bzw. zwischen 20 und 42 mmol/mol Hämoglobin (Reinauer u. Scherbaum 2009).

Umrechnungsformel HbA_{1c} von mmol/mol in %

$$HbA_{1c}[\%] = HbA_{1c}\ [\text{mmol/mol Hb}] \times 0{,}092 + 2{,}152$$

Eine internetbasierte Umrechnung von der alten Einheit (%) in die neue (mmol/mol) wird für den Patientengebrauch auch auf ► www.diabetes-deutschland.de angeboten.

In Deutschland ist derzeit die Angabe des HbA_{1c} noch in % üblich. So wird in der von der Deutschen Diabetes Gesellschaft herausgegebenen Leitlinie »Diabetes mellitus im Alter« in Abhängigkeit von der Selbstversorgungskompetenz ein HbA_{1c}-Zielbereich zwischen 7 und 8 % (53–64 mmol/mol) gefordert. Bestimmt werden sollte der Wert alle 3 Monate.

Da Betroffene, Angehörige und auch Pflegepersonal eher mit Blutzuckerwerten in mg/dl (Milligramm pro Deziliter) oder mmol/l (Millimol pro Liter) umgehen, ist es oft schwierig, die erhobenen HbA_{1c}-Werte zu deuten. Zur leichteren Interpretation sind in ■ Abb. 4.18 die HbA_{1c}-Werte nach einer derzeit gültigen Formel (Rohlfing 2002) in die mittleren Blutglukosewerte (mg/dl und mmol/l) umgerechnet.

Darüber hinaus stellt das HbA_{1c} zur Beurteilung der individuellen Situation des pflegerisch versorgten Diabetes-Patienten eine wichtige Größe dar. Liegt der mittlere Blutglukosewert oberhalb der Nierenschwelle (180 mg/dl/10 mmol/l), d. h. das HbA_{1c} über 8 % (64 mmol/mol), so ist mit einer Zunahme der geriatrischen Syndrome und allen damit verbundenen Pflegerisiken (► Kap. 6.2) zu rechnen.

Ketonkörper im Urin oder Blut

Keton oder Aceton entsteht, wenn statt der Kohlenhydrate Fette zur Energiegewinnung genutzt werden. Sie werden in der Leber gebildet und sind ein Hinweis auf eine katabole (abbauende) Stoffwechselsituation durch einen sogenannten Hungerstoffwechsel (aufgrund geringer Kohlenhydratzufuhr findet statt der Glukose- eine Fettverwertung statt) oder auf einen absoluten Insulinmangel. Im Rahmen der Diabetes-Therapie ist dies ein Indikator für eine akute Stoffwechselentgleisung. Die Messung hat einen Stellenwert im Rahmen der Betreuung von Menschen mit Diabetes mellitus Typ 1, der auf Grundlage eines absoluten Insulinmangels entsteht. Empfohlen wird hier diese Messung

- beim Auftreten von ketoazidotischen Symptomen (► Kap. 3.3.1),
- bei Blutzuckerwerten über 250 mg/dl bzw. 13,9 mmol/l unter Insulinpumpentherapie und
- bei Blutzuckerwerten über 300 mg/dl bzw. 16,7 mmol/l im Rahmen einer Insulinspritzentherapie.

Keton wird vom Körper über den Atem oder den Urin abgegeben. Der Geruch nach vergorenem Obst oder Nagellackentferner kann von Außenstehenden oftmals wahrgenommen werden.

In häuslicher Umgebung wird Keton meist mittels Urinteststreifen gemessen, wohingegen in akutklinischer Betreuung eher der pH-Wert im Blut bestimmt wird. Wenn die Gewinnung von Urin für die Ketonmessung mittels Teststreifen z. B. bei inkontinenten Patienten nicht möglich ist, kann das Keton auch mittels eines Patientenhandmessgerätes und den entsprechenden Teststreifen im Blut bestimmt werden. Die Blutprobengewinnung erfolgt hierbei kapillar aus der Fingerbeere analog der Blutzuckermessung, die im entsprechenden Absatz beschrieben ist. Die Grenzwerte sind vom Messstreifen bzw. Messsystem abhängig und können den entsprechenden Beipackzetteln oder dem Gerätehandbuch entnommen werden.

Liegen Urin- oder Blutketonwerte oberhalb einer festgelegten Grenze, ist dies ein Hinweis auf eine ketoazidotische Entgleisung, die sich über Stunden zu einer lebensbedrohlichen Situation entwickeln kann. Patienten mit Typ-1-Diabetes lernen im Rahmen von Diabetesschulungen, wie sie sich selber in einer solchen Situation behandeln sollten. Im Rahmen der pflegerischen Versorgung obliegt die erforderliche sofortige Insulingabe der

4

◻ **Abb. 4.18**   Grafische Darstellung der Umrechnung von HbA$_{1c}$ in % in die mittlere Blutglukose in mg/dl und mmol/l.
(Adaptiert in Anlehnung an Patientenmaterial der Fa. Bayer)

therapeutischen Entscheidung des behandelnden Arztes. Zur Sicherstellung des Notfallmanagements ist es deshalb für die versorgenden Pflegekräf-

te wichtig, schon zum Zeitpunkt der Übernahme des Pflegeauftrages genaue Handlungsanweisungen vom behandelnden Arzt zu den individuellen

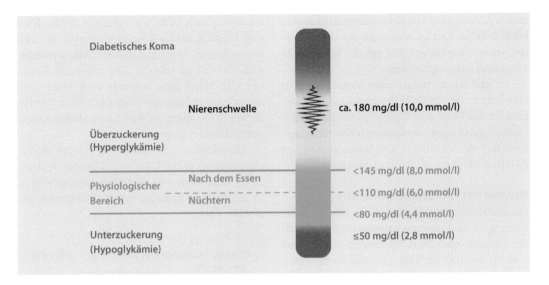

Diabetisches Koma

Nierenschwelle   ca. 180 mg/dl (10,0 mmol/l)

**Überzuckerung
(Hyperglykämie)**

                          Nach dem Essen   <145 mg/dl (8,0 mmol/l)
Physiologischer   –––––––––––––––––   <110 mg/dl (6,0 mmol/l)
Bereich   Nüchtern
                                                 <80 mg/dl (4,4 mmol/l)

**Unterzuckerung
(Hypoglykämie)**   ≤50 mg/dl (2,8 mmol/l)

☐ Abb. 4.19   Blutglukosebereiche nach IDF 2005. (Adaptiert nach Novo Broschüre)

Messzeitpunkten einzuholen sowie die Kostenübernahme mit der Pflegeperson bzw. den Angehörigen zu klären.

Urinzuckermessung

Steigt der Blutzucker auf Werte über 160–180 mg/dl (8,9–10,0 mmol/l), wird Glukose über die Nieren mit dem Harn ausgeschieden. Dieser Zeitpunkt wird auch Nierenschwelle genannt. Die Nierenschwelle kann jedoch – z. B. in Abhängigkeit von dauerhaft erhöhten Blutzuckerwerten – auch höher sowie z. B. bei Kindern und schwangeren Frauen niedriger sein. Zur sicheren Beurteilung des Ergebnisses ist eine Bestimmung der Nierenschwelle erforderlich.

Die Glukose im Urin kann mittels Teststreifen im Urin gemessen werden. Das Messergebnis macht eine Aussage darüber, ob der Blutglukosewert vom Zeitpunkt der letzten bis zur aktuellen Blasenentleerung oberhalb der Nierenschwelle lag. Es kann also keine Aussage getroffen werden über den aktuellen Blutzuckerwert oder einen Blutzuckerwert unterhalb der Nierenschwelle, wie z. B. bei einer Unterzuckerung der Fall ist. Aus diesen Gründen kam die Urinzuckermessung auch in erster Linie bei Menschen mit Diabetes mellitus Typ 2 zum Einsatz, die entweder mit Ernährungstherapie allein behandelt wurden oder die Medikamente einnahmen, die keine Unterzuckerungen hervorrufen.

2009 untersuchte das Institut für Qualität und Wirtschaftlichkeit im Gesundheitswesen (IQWIG) im Auftrag des Gemeinsamen Bundesausschuss (GBA) auf Grundlage der vorliegenden Evidenz den Nutzen der Urinzuckerselbstmessung bei nicht insulinpflichtigem Diabetes mellitus Typ 2. Dabei kam das Institut zu dem Ergebnis, dass diese Messung keinen belegten Nutzten aufweist, sodass im Jahr 2011 die Verordnungsfähigkeit von Teststreifen zur Harnzuckerselbstmessung für nicht insulinpflichtige Patienten mit Diabetes mellitus Typ 2 zurückgenommen wurde.

Blutglukosebestimmung

Blutzuckerwerte (☐ Abb. 4.19) stellen eine Momentaufnahme des aktuellen Glukosegehaltes im Blut dar. Zur Richtung und Geschwindigkeit der Konzentrationsänderung können keine eindeutigen Aussagen gemacht werden. Die Blutglukosekonzentration kann im Tagesverlauf in Abhängigkeit z. B. von der Nahrungsaufnahme, der körperlichen Belastung, dem Gesundheitszustand und den eingenommenen Medikamenten mehr oder weniger große Schwankungsbreiten aufweisen.

Blutzuckerzielbereiche sollten auf evidenzbasierter Grundlage individuell für jeden Patienten und in Abhängigkeit von der Gesamtsituation vom behandelnden Arzt in Absprache mit dem Klienten, seinen Angehörigen und ggf. der betreuenden Pflegekraft festgelegt werden.

Im Rahmen der pflegerischen Versorgung ist es erforderlich, die Zielbereiche, Handlungsmaßnahmen für das Über- oder Unterschreiten des Zielbereiche, Anweisungen zum konkreten Notfallmanagement und die Schnittstelle zum behandelnden Arzt zu erfragen und entsprechend zu dokumentieren.

Nutzen der Blutzuckerkontrolle

Die Blutzuckermessung wird in der ärztlichen Betreuung am häufigsten im Rahmen der Diagnostik, der Verlaufs- und Therapiekontrolle des Diabetes mellitus bzw. bei der Kontrolle von Stoffwechselentgleisungen angewendet. Während für die ärztliche Diagnostik ausschließlich qualitätsgeprüfte Labormesssysteme zugelassen sind, ist die Verwendung von Blutzuckermesssystemen zur patientennahen Sofortdiagnostik in der Verlaufs- und Therapiekontrolle gelebter Standard.

Bei der pflegerischen Versorgung ist die Blutzuckermessung wichtig für die Beurteilung der vorliegenden Pflegerisiken und des pflegerischen Notfallmanagements sowie für die Abschätzung der zu erwartenden Blutglukoseverläufe in Abhängigkeit von den Begleitbedingungen, z. B. den Insulinwirkzeiten, der Wirkung der oralen Diabetes-Therapie oder dem Maß an körperlicher Aktivität des Klienten. Daraus können sich wertvolle Hinweise für erforderliche pflegerische Interventionen ableiten.

Liegen die gemessenen Werte über einen längeren Zeitraum oberhalb der Nierenschwelle (im Mittel über 180 mg/dl/10 mmol/l) und wird der Flüssigkeitsverlust nicht ausreichend über eine Flüssigkeitsaufnahme der Klienten ausgeglichen, so ist mit einer Zunahme der geriatrischen Symptome und allen damit verbundenen Pflegerisiken (▶ Kap. 6.2) zu rechnen. Menschen mit Glukosewerten von unter 75 mg/dl (4,2 mmol/l) hingegen sind durch den auftretenden Glukosemangel im Körper gefährdet.

Herkunftsort und Maßeinheiten der Glukose

Der Blutzucker kann kapillar oder venös, aus dem Vollblut oder aus dem Plasma bestimmt werden.

Darüber hinaus ist es seit Mitte der 1990er Jahre auch möglich, die Glukose kontinuierlich im Zwischenzellraum (kontinuierliches Glukosemonitoring, CGMS) zu messen. Aus unterschiedlichen Gründen findet diese Methode auch heute noch nur in seltenen Fällen bei pflegerisch versorgten Patienten Anwendung, weshalb an dieser Stelle nicht weiter darauf eingegangen wird.

Die internationale Maßeinheit für den Blutzuckergehalt ist mmol/l. In weiten Teilen Deutschlands, insbesondere in den alten Bundesländern, ist jedoch die Angabe in mg/dl (Milligramm pro Deziliter) üblich.

> **Umrechnungsformel mmol/l in mg/dl und umgekehrt:**
>
> $$1\ mmol/l = 18,014\ mg/dl$$
>
> oder
>
> $$1\ mg/dl = \frac{1}{18,014}\ mmol/l = 0,05551\ mmol/l$$

Die meisten Blutzucker(hand-)messgeräte, wie sie in praktischen Pflegeeinsätzen oder zur Selbstmessung verwendet werden, messen den Zuckeranteil im wässrigen Anteil der Blutprobe und rechnen ihn dann auf Vollblut oder Plasma um. Wegen des unterschiedlichen Anteils der Bestandteile im Blut lassen sich Vollblut- und Plasmawerte nur nach entsprechender Umrechnung miteinander vergleichen.

> ❯ **Der ausgewiesene Blutzuckermesswert liegt bei Messgeräten, die auf Plasma kalibriert sind, um etwa 10–15 % höher als bei vollblutkalibrierten Geräten.**

Das bedeutet: Ein aus dem Vollblut bestimmter Blutzuckerwert von 100 mg/dl (5,5 mmol/l) entspricht einem Plasmawert von 115 mg/dl (6,4 mmol/l).

Die meisten laborgenauen Blutzuckermessgeräte messen den Blutzucker im Plasma, weil dies genauere Werte ergibt. Internationale wissenschaftlich-medizinische Fachgesellschaften empfehlen daher auch, die Werte der Patientenmessgeräte durchweg als Plasmawerte anzuzeigen, was in Deutschland weitestgehend, aber nicht vollständig umgesetzt ist. Die in Leitlinien angegebenen Zielwerte beziehen sich in der Regel auf die Plasmawerte.

> ❯ **Zur sicheren Beurteilung der Blutzucker-messwerte ist die Kalibrierung des Blut-zuckermessgerätes zu überprüfen, insbe-sondere bei Pflegekunden, die ein älteres Blutzuckermesssystem verwenden.**

Im Rahmen der diabetologischen Betreuung werden ältere Messgeräte i. d. R. gegen Plasmakalibrierte ausgetauscht.

Messfrequenz und Messzeitpunkte

Häufigkeit und Zeitpunkte der Blutzuckerbestimmung werden dem selbstständigen Patienten vom behandelnden Arzt in Abhängigkeit von der Diabetes-Therapie und der individuellen Stoffwechselsituation empfohlen und lehnen sich an nationale und internationale Leitlinien an. Eine erforderliche Übernahme der Blutzuckerbestimmung durch Pflegekräfte bedarf der ärztlichen An- und Verordnung und einer Prüfung der Kostenübernahme durch die Krankenkassen.

Grundsätzlich gilt hierbei, dass eine Blutzuckermessung nur dann durchgeführt werden sollte, wenn aus dem Ergebnis auch eine Konsequenz gezogen wird. Beispiele hierfür sind die Berechnung der aktuell erforderlichen Insulindosis im Rahmen einer intensivierten Insulintherapie, eine Messung zur Entscheidung über eine erforderliche systemische Dosisanpassung der Dauermedikation oder die situativ erforderliche Messung zum Ausschluss einer akuten Stoffwechselentgleisung.

In der diabetologischen Fachwelt werden die in ❑ Tab. 4.10 aufgeführten Messzeitpunkte unterschieden.

Messgenauigkeit, Zulassungskriterien und Unterscheidungsmerkmale von Blutzuckermesssystemen zur patientennahen Sofortdiagnostik

Es werden qualitätsüberprüfte, laborgenaue Messgeräte unterschieden von sog. Blutzucker(hand)messgeräten, die zur patientennahen Sofortmessung und zur Selbstkontrolle durch Betroffene entwickelt wurden.

Blutzuckermessgeräte sind Medizinprodukte nach § 3 Nr. 4 Medizinproduktegesetz (MPG) und ein Hilfsmittel nach § 33 SGB V und fallen schon seit vielen Jahren unter die Pflicht zur CE-Kennzeichnung. Mit der CE-Kennzeichnung erklärt der Hersteller gemäß EU-Verordnung 765/2008, »dass das Produkt den geltenden Anforderungen genügt«. Erst das CE-Zeichen ermöglicht den Vertrieb des Produkts innerhalb Europas, es stellt somit eine Art »technischen Reisepass« dar (Deutsches Institut für Normierung, ❯ www.din.de/). Die CE-Kennzeichnung ist jedoch kein Qualitätsnachweis (AGDT 2013).

Deshalb fordern diabetologische Fachgremien darüber hinaus die Einhaltung der in der Europäischen Norm EN ISO 15197 beschriebenen Anforderungen an Blutzuckermesssysteme zur Eigenanwendung. Die Einhaltung dieser Norm ist jedoch kein Zulassungskriterium für Blutzuckerhandmessgeräte. Im Rahmen einer Untersuchung von Freckmann et al. (2010) erfüllten nur 16 von 23 CE-gekennzeichneten Gräten die Ansprüche der EN ISO 15197:2003. Diese Norm fordert eine Messreihe bei mindestens 100 Patienten über einen Zeitraum von 10 Tagen, einen Verbrauch von mindestens 10 Packungen Teststreifen, eine Temperatur von 23±5 °C und eine definierte prozentuale Verteilung der Messwerte auf unterschiedliche Blutglukosebereiche. Für laborgenaue Ergebnisse müssen 95 % der Glukosemesswerte ≤75 mg/dl (≤4,2 mmol/l) innerhalb ±15 mg/dl (0,84 mmol/l) und ≥75 mg/dl (≥4,2 mmol/l) innerhalb von ±20 % liegen (Freckmann et al. 2010).

Vergleicht man also zwei zur selben Zeit am selben Ort entnommene kapillare Blutproben mit unterschiedlichen Blutzuckerhandmessgeräten gegen eine laborgenaue Blutzuckerbestimmung von 250 mg/dl (13,9 mmol/l), kann das eine Gerät 200 mg/dl (11,1 mmol/l) und das andere 300 mg/dl (16,7 mmol/l) anzeigen. Die beiden Geräte würden damit immer noch die EN ISO 15197:2003 erfüllen. Um Verunsicherungen zu vermeiden, sollte deshalb die Überprüfung der Messgenauigkeit von solchen Handmessgeräten oder der verwendeten Teststreifen immer über eine laborgenaue Messung oder über die von den Geräteherstellern speziell dafür hergestellten Kontrolllösungen erfolgen.

4

◻ **Tab. 4.10** Messzeitpunkte

Morgens nüchtern

Ziele	Überprüfung der abendlichen bzw. spätabendlichen Insulindosis
Hinweis	Nüchternwerte um 200 mg/dl (11,2 mmol/l) können ein Hinweis auf eine nächtliche Hypoglykämie sein! Symptome erfragen und ggf. Arztinformation

Präprandial (vor den Mahlzeiten)

Ziele	Überprüfung der vorherigen Mahlzeiteninsulindosierung, Bestimmung der aktuell erforderlichen Insulindosis im Rahmen des ärztlich angeordneten Spritzschemata, ggf. Ableitung des Spritzzeitpunktes
Hinweis	Bei Werten unter 100 mg/dl (5,6 mmol/l) sollte unter Normalinsulin kein Spritz-Ess-Abstand eingehalten werden. Bei Verwendung schnell wirksamer Insulinanaloga sollte das Insulin nach dem Essen verabreicht werden. Im Einzelfall ist vor der Insulingabe auch eine Anhebung mit schnell wirksamen Kohlenhydraten sinnvoll, hierzu bedarf es jedoch einer ärztlichen Anweisung, die am besten bereits im Spritzplan angegeben ist. In der ambulanten pflegerischen Versorgung ist aufgrund der strukturellen Vorgaben eine Anpassung des Spritzzeitpunktes kaum durchführbar. Hierüber sind der behandelnde Arzt, der Patient bzw. dessen Angehörige zu informieren, und gemeinsam sollten schon vor dem Eintreten solcher Situationen Lösungen und ggf. die Refinanzierung der Maßnahmen geklärt werden.

Postprandial (1–2 Stunden nach einer Mahlzeit)

Ziele	Überprüfung der Mahlzeiteninsulindosis bzw. der Blutzuckerspitzen nach Nahrungsaufnahme, ggf. Ableitung des Spritzzeitpunktes
Hinweis	Es finden sich in der Fachliteratur unterschiedliche Aussagen zum gewünschten Ergebnis. Eine häufige ist, dass der Blutzucker 2 h nach dem Essen um 30–40 mg/dl (1,7–2,2 mmol/l) über dem Ausgangswert (vor der Mahlzeiten) liegen sollte. In der Leitlinie für die postprandiale Glukoseeinstellung (IDF 2007) wird 2 h nach einer Mahlzeit ein Wert unter 140 mg/dl (7,8 mmol/l) gefordert. In der Praxis zeigt sich, dass diese Therapieziele mit der medikamentösen Therapie allein kaum erreicht werden können. Es sind zusätzliche Maßnahmen wie z. B. die Verlängerung des Spritz-Ess-Abstandes und eine ballaststoffreiche, vollwertige Ernährung nötig, was vor allem innerhalb der Zielgruppe der in der Selbsthilfe eingeschränkten geriatrischen Patienten unrealistisch erscheint. In der Leitlinie »Diabetes mellitus im Alter« werden dazu keine konkreten Angaben gemacht. Vom Grundsatz her obliegt es jedoch dem behandelnden Arzt, hier konkrete Therapieziele, möglichst in Absprache mit allen Beteiligten, zu definieren.

Nachtwert (zwischen 2 und 3 Uhr nachts)

Ziele	Überprüfung der Nachtinsulindosis, Ausschluss von nächtlichen Hypoglykämien
Hinweis	Zwischen 2 und 3 Uhr ist der physiologische Insulinbedarf am niedrigsten und im Gegenzug – je nach verwendetem Insulin – die Wirkung des gespritzten Insulins mehr oder weniger hoch. In der Folge ist zu diesem Zeitpunkt das nächtliche Hypoglykämierisiko am höchsten. Studien haben gezeigt, dass ein Großteil der nächtlichen Hypoglykämien überschlafen wird. Die Nachtmessung stellt in der ambulant pflegerischen Betreuung eine große Herausforderung dar, da die meisten Pflegedienste zu dieser Zeit keine Einsätze fahren. Hier gilt es, im Gespräch mit allen Beteiligten nach Lösungen zu suchen.

Gelegenheitsblutzucker

Ziele	Ausschluss von akuten Stoffwechselentgleisungen aufgrund körperlicher oder psychischer Veränderungen oder vor oder nach besonderen Situationen (z. B. vor einer Autofahrt, vor oder nach Bewegung oder einer besonderen Mahlzeit)
Hinweis	In der pflegerischen Versorgung sind bereits bei Übernahme des Pflegekunden Handlungsanweisungen für den Verdacht von akuten Entgleisungen beim behandelnden Arzt einzuholen und die Notwendigkeit, Übernahmemöglichkeit und Refinanzierung von eventuell erforderlichen Kontrollmessungen mit allen Beteiligten zu klären.

Die EN ISO 15197 wurde mit verschärften Kriterien 2013 aktualisiert: Der Schwellenwert wurde von 75 mg/dl (4,2 mmol/l) auf 100 mg/dl (5,6 mmol/l) angehoben und die Anforderungen an die Systemgenauigkeit im hohen Blutzuckerbereich (≥100 mg/dl bzw. 4,2 mmol/l) von 20 % auf ebenfalls 15 % abgesenkt. Zudem wurden Anforderungen an Hämatokritwerte, die Anwendergenauigkeit sowie Störfaktoren neu eingefügt. Während einer Übergangsfrist von drei Jahren gelten beide Versionen der ISO-Norm.

Für die Qualität der Messwerte spielt jedoch auch das Einhalten z. B. der zulässigen Bereiche für die Cholesterin-, Hämoglobin- und Hämatokritwerte, insbesondere für die Zielgruppe der geriatrischen Klienten, eine entscheidende Rolle. Die zulässigen Referenzbereiche, die dem Gerätehandbuch zu entnehmen sind, variieren je nach Messsystem und sind mit den patientenspezifischen Labordaten abzugleichen.

Neben der Qualität der Messergebnisse gibt es Unterschiede in Handhabung und Größe des Gerätes, im Display und seiner Beleuchtung, in den Teststreifen und der Teststreifendose, in der Teststreifenführung, in Aussehen, Farbe, Messmethode, Messbereichen (Höhe des mini- und maximalen Messwertes), Messdauer, Maßeinheit (mg/dl, mmol/l), Codierung und Kalibrierung. Auch die Anschlussmöglichkeit an ein Smartphone, das Vorliegen einer geeigneten Software zum Auslesen und Verwalten der Messergebnisse sowie der empfohlene Preis für die Geräte und für 50 Teststreifen spielen eine immer größere Rolle. Es gibt Geräte mit Teststreifenreservoirs, bei denen nicht jedes Mal ein neuer Teststreifen manuell eingeführt werden muss, Geräte mit Sprachfunktionen in verschiedenen Sprachen, Erinnerungs- und Warnfunktionen.

A-/B-Blutzuckermesssysteme.
(Stellungnahme der Arbeitsgemeinschaft Diabetologische Technologie der DDG (AGDT) zur Frage von A-/B-Blutzuckermesssystemen)
Mit Wirkung zum 01.10.2010 wurde zwischen dem Apothekerverband (DAV) und dem Verband der Ersatzkassen (vdek) eine Vereinbarung über Preisregelungen für Teststreifen geschlossen, der sich in den Folgejahren diverse Kassenärztliche Vereinigungen angeschlossen haben. Mit dieser Regelung wurde eine Unterscheidung der Blutzuckermesssysteme in sogenannte A- und B-Geräte vorgenommen, was zu erheblicher Verunsicherung mit Blick auf eine sichere Blutzuckermessung und Therapieführung gesorgt hat. Die Einteilung der Blutzuckermesssysteme in A- und B-Systeme stellt keine qualitätsorientierte, sondern eine rein kostenorientierte Systematisierung dar und gibt somit keine Auskunft über die Genauigkeit und/oder Verlässlichkeit der jeweiligen Geräte. Ziel der Vereinbarung ist es, Einsparungen durch den Einsatz preiswerterer B-Systeme zu erzielen (eine dritte C-Kategorie für noch günstigere Messsysteme ist in Diskussion). Die Arbeitsgemeinschaft »Diabetologische Technologie« (AGDT) der DDG weist in einer Stellungnahme darauf hin, dass die Auswahl des Blutzuckermesssystems eine gemeinsame Entscheidung zwischen Arzt, Patienten und Diabetesberatern sein sollte und die Therapiesicherheit dabei im Vordergrund stehen muss.

Soll dennoch eine Umstellung auf ein neues Blutzuckermessgerät erfolgen, empfiehlt die AGDT darauf zu achten, dass der Wechsel nicht gleichzeitig mit einem Therapiewechsel oder einer starken Änderung der Rahmenbedingungen (z. B. Umzug in eine stationäre Einrichtung der Altenpflege, Urlaub) einhergeht. Außerdem ist es hilfreich, während der Umstellung ca. 3–5 Blutzuckermessungen parallel mit dem alten und neuen Blutzuckermessgerät durchzuführen, um ein Gefühl für eventuelle gerätebedingte Messunterschiede zu bekommen.

Eine sorgfältige und zielgerichtete Auswahl des Blutzuckermesssystems ist entscheidend für die Qualität der Messergebnisse und somit für die Sicherheit der Patienten sowie den Erhalt oder die Wiederherstellung der Selbsthilfefähigkeiten. Die Veränderungen auf dem Markt gehen so schnell voran, dass es einer Pflegekraft kaum mehr möglich ist, auf dem Laufenden zu bleiben. Eine erfahrene

Diabetesberaterin kann hier im Bedarfsfall eine wertvolle Unterstützung sein.

Qualitätskontrolle von Blutzuckermessgeräten zur patientennahen Sofortdiagnostik

Die Vorgaben zur Qualitätskontrolle von Blutzuckermessgeräten zur patientennahen Sofortdiagnostik sind über die Richtlinie der Bundesärztekammer zur Qualitätssicherung laboratoriumsmedizinischer Untersuchungen (RiLiBÄK) geregelt.

Die Richtlinie regelt die Qualitätssicherung sämtlicher laboratoriumsmedizinischer Untersuchungen in der Heilkunde und betrifft alle, die diese Untersuchungen vornehmen – also auch professionell tätige Pflegekräfte.

Für die in ambulanten und stationären Pflegeeinrichtungen genutzten Blutzuckermesssysteme heißt das, dass die jeweiligen Qualitätskontrollen nach Herstelleranweisung mit den dafür vertriebenen Kontrolllösungen zu erfolgen haben und die Ergebnisse entsprechend zu dokumentieren sind. Laut RiLiBÄK (2008) ist »für Geräte mit benutzungstäglicher Anwendung […] eine wöchentliche Kontrollprobeneinzelmessung ausreichend«. Abweichend davon fordern einige Gerätehersteller bei sehr häufig benutzten Geräten (mehr als 20-mal täglich) eine tägliche Qualitätskontrolle, die dann auch verpflichtend ist.

> ❯ Die Messgenauigkeit von Blutzuckermessgeräten muss gemäß RiliBÄK entsprechend den Herstellerangaben, mindestens aber 1-mal pro Woche mit der/den dafür angebotenen Kontrolllösung/en durchgeführt und dokumentiert werden.

Aus der Dokumentation müssen hervorgehen: Gerätename, Hersteller, Geräteseriennummer, Datum und Uhrzeit der Kontrollmessung, Chargen-Nummer der Teststreifen und der Kontrolllösung, der maximal zulässige Kontrollbereich (ist auf der Teststreifenpackung angegeben), der Zielwert (Mittelwert zwischen dem minimalen und maximalen Wert des Kontrollbereichs), der mittels Kontrolllösung bestimmte Wert, die Abweichung des gemessenen Wertes zum Zielwert, eine Bewertung, ob der gemessene Wert innerhalb der zulässigen

Abweichung liegt, sowie die durchführende Person. Für die Dokumentation der durchgeführten Qualitätskontrollen gilt eine Aufbewahrungspflicht von 5 Jahren (nach RiLiBÄK 2008).

Die Überwachung der Einhaltung der sachgerecht durchgeführten Qualitätskontrolle unterliegt den jeweiligen Eichämtern.

> ❯ Zum Nachweis der sachgerecht durchgeführten Qualitätskontrolle gilt für die Dokumentation eine Aufbewahrungspflicht von 5 Jahren.

In der ambulanten pflegerischen Versorgung werden nicht selten die Blutzuckermessgeräte der Patienten verwendet. Die Verwendung patienteneigener Blutzuckermessgeräte für die Sofortmessung durch medizinisches Personal ist eine nicht vorgesehene Praxis und innerhalb der RiliBÄK nicht beschrieben. Aus therapeutischer Sicht und im Sinne der Patientensicherheit sollten alle Geräte, deren Messergebnisse als Grundlage für therapiewirksame Entscheidungen herangezogen werden, in regelmäßigen Abständen auf ihre Messgenauigkeit überprüft werden. Zumindest sind die Patienten und/oder deren Angehörige hierüber zu informieren.

Verordnungsfähigkeit von Blutzuckerteststreifen zur patientennahen Sofortdiagnostik

In § 31 Abs. 1 Satz 1 SGB V ist der Anspruch auf Blutzuckerteststreifen zur Selbstmessung als Leistung der gesetzlichen Krankenversicherung geregelt. Teststreifen sind Medizinprodukte und Hilfsmittelzubehör (§ 3 Medizinproduktegesetz). Nach § 31 Abs. 3 Satz 2 SGB V sind sie grundsätzlich zuzahlungsfrei.

Die bereits erwähnte Untersuchung durch das Institut für Qualität und Wirtschaftlichkeit im Gesundheitswesen (IQWIG), die 2009 auch den Nutzen der Blutzuckerselbstmessung bei nicht insulinpflichtigem Diabetes mellitus Typ 2 untersucht hat, kam ebenso wie bei der Urinzuckerbestimmung zu dem Ergebnis, dass auch die Blutzuckerselbstkontrolle keinen belegten Nutzten aufweist (Abschlussbericht Urin- und Blutzuckerselbstmessung 2009).

Die deutschen Diabetes-Fach- und Patientenverbände kritisierten diese Bewertung und wiesen auf deren entscheidende Bedeutung für Motivation, Schulung und Therapieführung hin.

Dennoch wurde daraufhin 2011 die Verordnungsfähigkeit von Teststreifen zur Blutzuckerselbstmessung für nicht insulinpflichtige Patienten mit Diabetes mellitus Typ 2 auf Situationen mit instabilen Stoffwechselverläufen, z. B. durch interkurrente Erkrankungen oder im Rahmen einer Ersteinstellung oder Therapieumstellung auf Medikamente mit einem hohem Hypoglykämierisiko und 50 Teststreifen je Fall beschränkt (Zusammenfassende Dokumentation über die Änderung der Arzneimittel-Richtlinie 2011). Die Verfahrensänderungen haben zu einer hohen Verunsicherung bei Betroffenen und den verordnenden Ärzten geführt, was ein Grund für die bundesweit unterschiedliche Verschreibungspraxis sein kann.

Die Angaben zur Verordnungsfähigkeit von Teststreifen können als Grundlage für das Genehmigungsverfahren zur Übernahme der Blutzuckermessung bei nicht mit Insulin behandelten Patienten mit Diabetes mellitus Typ 2 durch ambulante Pflegedienste herangezogen werden.

Verwendung von Stechhilfen und Lanzetten zur kapillaren Probengewinnung

Lanzetten sind sterile Einwegprodukte und dürfen grundsätzlich nur einmal verwendet werden.

Handelsübliche Stechhilfen, wie sie den Blutzuckermessgerätesets beigefügt sind, sind nur für die Selbstmessung durch Betroffene vorgesehen und nicht für die Fremdmessung durch Pflegekräfte zugelassen.

In der Literatur gibt es Hinweise auf gefährliche Kreuzkontaminationen bei der Verwendung einer Stechhilfe mit jeweils frischer Lanzette, aber von unterschiedlichen Nutzern. Es wird vermutet, dass dies über die Auflagefläche der Stechhilfe zustande kommt, die nicht mitgewechselt wird.

Darüber hinaus ist der Wechsel der Lanzetten mit einer großen Verletzungs- und somit Infektionsgefahr verbunden.

> ❯ Bei der Fremdmessung durch Pflegekräfte sollte entsprechend der TRBA 250 eine Sicherheitslanzette verwendet werden.

Nach der einmaligen Nutzung dieser Einwegstechhilfen blockiert die Nadel in verschlossener Position, sodass ein Verletzungs- oder Kontaminationsrisiko für die Pflegekraft minimiert und eine versehentliche Mehrfachverwendung ausgeschlossen ist. Solche Stechhilfen werden von unterschiedlichen Herstellern angeboten (z. B. Unistik® 3, MiniCollect®, BD Genie, Accu-Chek Safe-T-Pro®, Medlance plus®, Terumo Finetouch®) und sind – wenn auch teurer als einfache Lanzetten – mit der Begründung für die Fremdmessung durch Pflegekräfte grundsätzlich verordnungsfähig (TRBA 250).

Übernahme der Blutzuckermessung durch Pflegekräfte

Im Rahmen der ambulanten pflegerischen Versorgung stellt die Blutzuckermessung eine behandlungspflegerische Maßnahme nach § 92 Sozialgesetzbuch (SGB) fünftes Buch (V) dar.

Blutzuckermessungen können grundsätzlich, wenn kein Angehöriger aus dem häuslichen Umfeld des Patienten die Messung übernehmen kann, bei Erst- und Neueinstellung eines Diabetes (insulin- oder tablettenpflichtig) zeitlich begrenzt verordnet werden. Routinemäßige Dauermessungen sind nach der Häuslichen-Krankenpflege-Richtlinie (HKP-Richtlinie) nur zur Fortsetzung der sog. intensivierten Insulintherapie (mit Insulindosisanpassung) verordnungsfähig. Bei der Folgeverordnung muss der verordnende Arzt den HbA_{1c}-Wert und die Häufigkeit erforderlicher Blutzuckerkorrekturen mit Insulin berücksichtigen.

Im Rahmen des Kostenübernahmeverfahrens durch die Krankenkassen wird häufig die Übermittlung von patientenbezogenen Therapiedaten angefordert. Eine frei einsehbare Übermittlung dieser Daten an die Kostenträger bzw. die Sachbearbeiter ist nicht zulässig. Patientenbezogene Daten dürfen nur im verschlossenen Umschlag mit dem Hinweis »Wichtige patientenbezogene Daten zur Übermittlung an den Medizinischen Dienst der Krankenkassen (MDK)« und mit dem schriftlichen Einverständnis der Patienten weitergeleitet werden.

Durchführung der Blutzuckermessung durch Pflegekräfte

Bei der Durchführung behandlungspflegerischer Leistungen haben sich Pflegeeinrichtungen an die rahmenvertraglichen Vereinbarungen zwischen Kostenträgern und Leistungserbringern zu orientieren.

Hinsichtlich der hygienischen Aspekte sind die Vorgaben des Infektionsschutzgesetzes, die Empfehlungen des RKI (2005, 2011), die TRBA 250 (2003) sowie die jeweils gültigen Hygieneverordnungen der Länder und einrichtungsinterne Hygienestandards einzuhalten. Die Deutsche Gesellschaft für Krankenhaushygiene e. V. (DGKH) hat 2013 in einem Konsensuspapier zur Blutzuckermessung die vorhandenen Empfehlungen zusammengefasst.

Materialien zur Blutzuckerbestimmung

- Geeignetes Händedesinfektionsmittel
- Einmalhandschuhe
- Geeignetes Hautdesinfektionsmittel für Blutentnahmestelle
- Blutzuckermessgerät
- Teststreifen
- Stechhilfe/Sicherheitslanzetten
- Tupfer/Papierhandtuch/ggf. Pflaster
- Pflegedokumentation/Blutzuckertagebuch
- Abfallbehälter zur stichsicheren Entsorgung der Lanzetten

Durchführung der Blutzuckerbestimmung

- Patienteninformation und Einholen der Patientenerlaubnis zur Punktion der Fingerbeere
- Händedesinfektion der Pflegefachkraft
- Einmalhandschuhe anziehen
- Teststreifen aus Verpackung nehmen (Verpackung anschließend sofort wieder fest verschließen)
- Teststreifen in Blutzuckergerät einlegen
- Auswahl der Blutentnahmestelle (Außenseite der Fingerbeere, Ohrläppchen), dabei die Einstichstelle regelmäßig wechseln!
- Desinfektion der Einstichstelle (45 s Wischdesinfektion)
- Einstich in Außenseite der Fingerbeere, Ohrläppchen
- Einstichstelle nicht quetschen (Hortensius et al. 2011)
- Den ersten Blutstropfen abwischen und verwerfen

- Den zweiten Blutstropfen für die Messung verwenden
- Blut in Teststreifen einsaugen oder auf dem Testfeld absetzen
- Das Messgerät startet die Messung, Messwert ablesen
- Dokumentation: Datum, Uhrzeit, Einstichstelle, gemessener Blutzuckerwert mit Maßeinheit, Anlass des Messens (z. B. Symptome der Unterzuckerung, Insulinanpassung), ggf. abgeleitete Maßnahmen und Handzeichen
- Stichsichere Entsorgung der verwendeten Lanzette

Häufige Fehlerquellen bei der Blutzuckermessung

- Rückstände von Parfüm, Hautcreme oder Nahrungsmittelresten an der Punktionsstelle
- Rückstände von Desinfektionsmittel (bei enzymatischer Messung)
- Unzureichende Blutmenge
- Blutstropfen mit Druck gewonnen
- Falsche Codierung des Messgerätes
- Verwendung unterschiedlicher Messorte
- Abgelaufene oder feucht gewordene Teststreifen
- Lagerung des Gerätes oder der Teststreifen außerhalb des angegebenen Temperaturbereichs
- Teststreifen außerhalb der Originaldose aufbewahrt

Häufige Errormeldungen

- Displayanzeige »LO« oder »HI« bei Werten unter- oder oberhalb der möglichen Messwerte
- Weitere Errormeldungen, siehe Bedienungsanleitung

• **Antworten auf die Leitfragen**

Frage 1 Frau Lustig zeigt Symptome einer Hypoglykämie, die möglicherweise auf eine zu hohe Nachtinsulindosis zurückzuführen sein könnte.

Frage 2 Nach dem Prinzip »Erst essen, dann messen« sollte Frau Lustig zuerst 4 Stück (ca. 20 g) Traubenzucker erhalten (▶ Abschn. 4.2.5). Im Anschluss sollte zum Ausschluss einer Fehlmessung erneut eine Blutzuckermessung erfolgen. Bei Bestätigung des Verdachts einer Unterzuckerung sollte entsprechend der ärztlichen Anweisung für diesen Fall reagiert werden. Im Rahmen der Handlungsanweisungen im Falle der Hypoglykämien muss natürlich ebenfalls festgelegt sein, bei welchen Werten und wann genau der behandelnde Arzt kontaktiert werden muss.

Frage 3 Da die Einordung in A- oder B-Geräte sich nicht auf die Qualität der Geräte (deren Messgenauigkeit) bezieht, besteht kein Anlass, das Gerät auszutauschen, sofern keine anderen Gründe vorliegen. Ein Austausch des Gerätes käme nur nach Rücksprache mit dem behandelnden Arzt oder der Diabetesberaterin in Frage, wenn die Messgenauigkeit im Rahmen von durchgeführten Qualitätskontrollen nicht sichergestellt werden kann oder die Selbsthilfefähigkeit von Frau Lustig durch einen Gerätewechsel verbessert bzw. wieder hergestellt werden kann.

4.2.4 Wundmanagement beim diabetischen Fußsyndrom

A. Vosseler, B. Assenheimer

Fallbeispiel
Herr Martin, 69 Jahre, hat seit mehreren Monaten eine Wunde im rechten Vorfuß im Bereich des Metatarsalknochens der Großzehe: plantar, ca. 3×3 cm, 4 mm Tiefe. Die Wunde ist mit gelblichen Belägen belegt. Der Wundrand ist von mazerierter Hornhaut umrandet, die Wundumgebung ist trocken und hyperkeratotisch. Das Wundmilieu ist feucht bei einer mittleren Exsudatmenge.

Herr Martin verspürt keine Schmerzen in der Wundregion, weder in Ruhe noch beim Auftreten.

Aufgrund körperlicher Einschränkungen wird die Wundversorgung momentan durch die Ehefrau von Herrn Martin im zweitägigen Rhythmus durchgeführt. Laut Angabe von Frau Martin stagniert die Wundheilung auf einem unbefriedigenden Niveau, Frau Martin sagt, dass die Wundverhältnisse tendenziell »schlechter aussehen«. Zuhause wird die Wunde bislang mit in 0,9 % physiologischer Kochsalzlösung getränkten Kompressen versorgt, die mit Mullbinden fixiert werden.

Bei der Vorstellung in der Wundsprechstunde fällt ein durchnässter Verband auf, der auch die getragene Socke durchnässt hat.

? Leitfragen
1. Wie ist das im Fallbeispiel geschilderte Verbandregime zu beurteilen, welche alternativen Verbandmöglichkeiten gibt es?
2. Welche zusätzlichen Maßnahmen (außer Verbandwechsel) könnten Herrn Martin empfohlen werden?
3. Welche Maßnahmen könnten im häuslichen Umfeld zu einer Verbesserung des Wundmanagements beitragen?

Wunden und Wundheilungsphasen

> **Chronische Wunde**
>
> Eine Wunde kann dann als chronisch bezeichnet werden, wenn unter fachgerechter Therapie nach 4 Wochen keine Heilungstendenz erkennbar ist (DNQP 2008).

Der Wundheilungsprozess lässt sich in 3 Phasen gliedern.
1. In der ersten Wundheilungsphase (Reinigung und Exsudation) werden Bakterien und Zelltrümmer ausgeschwemmt, durch Aktivierung des Gerinnungssystems bildet sich ein Fibrinnetz. Die Inaktivierung von Bakterien und der Abbau von Zelltrümmern erfolgt durch Makrophagen.
2. In der zweiten Phase (Granulation/Proliferation) erfolgt die Auffüllung des Substanzverlustes durch neu gebildetes Gewebe und die Festigung des Gewebes durch Kollagen. Durch einwandernde Zellen vom Wundrand her (Zellmigration) beginnt in diesem gut durchbluteten Wundmilieu der allmähliche Verschluss der Wunde.
3. Die letzte Phase der Wundheilung (Regeneration/Epithelisierung) führt durch Bildung von faserreichem Narbengewebe zum vollständigen Verschluss der Wunde (Protz 2011).

Das Wundmanagement beim diabetischen Fußsyndrom (DFS) ist im Sinne der stadienorientierten

Wundbehandlung (Klassifikation nach Wagner/ Armstrong) durchzuführen (▶ Kap. 2.5.9). Dies bedeutet, dass bei der Auswahl einer geeigneten Wundauflage folgende Kriterien für das Verbandmaterial zu berücksichtigen sind: Die Exsudatmenge der Wunde, vorhandene oder nicht vorhandene Infektionszeichen, eine Reduktion der Verbandwechselfrequenz und auch der Kosten-Nutzen-Aspekt. Als Basis für ein wirksames Wundmanagement ist eine gründliche Reinigung der Wundoberfläche bei jedem Verbandwechsel indiziert (Morbach et al. 2012).

Bildgebende Diagnostik wie die Röntgenuntersuchung zur Knochendiagnostik (Osteitis) und Gefäßdiagnostik (Ultraschalluntersuchung) sowie ggf. angiographische Diagnostik und Intervention zur Revaskularisierung und damit Wiederherstellung der Durchblutung im Wundgebiet sind die Grundlage für ideale Wundheilungsbedingungen.

Neben einer wirksamen Druckentlastung und Infektsanierung kommt der lokalen Wundbehandlung als Teil eines Gesamtkonzeptes zur Wundtherapie eine wesentliche Bedeutung zu. Ein feuchtes Wundmilieu bewirkt eine beschleunigte Gefäßneubildung und Granulation und ist wesentlicher Bestandteil des Heilungsprozesses. Bei gut durchbluteten Wunden ist ein keimarmes, feuchtes und warmes Milieu sinnvoll (physiologisch feuchtes Mikroklima), eine Wunde mit ischämischer Ursache oder eine Nekrose wird in der Regel trocken behandelt (Lederle et al. 2011).

> **Bei der Behandlung chronischer Wunden sind verschiedene Angriffspunkte zu berücksichtigen:**
>
> 1. Debridement/Nekrosen-/Belagentfernung: Ziel hierbei ist die Wiederherstellung eines vitalen Wundgrundes, um den Heilungsprozess aufrechtzuerhalten. Das Debridement kann chirurgisch (z. B. Skalpell/scharfer Löffel), autolytisch, mechanisch (z. B. mit steriler Kompresse), enzymatisch (z. B. Einsatz von Wundgels) oder biochirurgisch (Maden) erfolgen. Das chirurgische Debridement bietet oftmals die effektivste und zeitsparendste Maßnahme, die Wunde von avitalem Gewebe zu befreien.

> 2. Infektbekämpfung: Sowohl die lokale Reinigung und Desinfektion der Wunde als auch eine systemische Antibiotikatherapie sowie eine normoglykämische Stoffwechsellage sind hierfür erforderlich.
> 3. Feuchtigkeitsbilanz: Verschiedene Wundauflagen und Behandlungsverfahren können ein feuchtes Wundmilieu schaffen und erhalten.
> 4. Behandlung des Wundrandes: Der Wundrand spielt im Heilungsprozess der Wunde eine gewichtige Rolle, da durch einwandernde Zellen (Zellmigration) vom Wundrand her der Verschluss der Wunde erfolgt. Eine Behandlung des Wundrandes kann beispielsweise durch eine chirurgische Wundrandanfrischung zur Aktivierung der Wundheilung erfolgen.

Zusammenfassend kann das TIME-Prinzip für das praktische Vorgehen herangezogen werden, das die 4 Kardinalaspekte der Wundbehandlung beinhaltet: **T**issue (Debridement) (◘ Abb. 4.20), **I**nfection (Infektkontrolle), **M**oisture (physiologisch feuchtes Mikroklima), **E**pidermal Margin (Wundrandanfrischung) (Balletshofer u. Lobmann 2011).

In ◘ Tab. 4.11 ist eine Auswahl von verschiedenen Arten der Wundauflagen aufgelistet (Lederle et al. 2011).

Wundauflagen können zudem Silber (Ag) enthalten, das eine bakterizide Wirkung entfaltet, Aktivkohle zur Geruchshemmung und Bindung von Eiweißmolekülen sowie Kollagen zur Förderung eines günstigen Wundmilieus.

Auch kombinierte Wundverbände sind erhältlich, beispielsweise hoch absorbierende Hydrokapillarverbände, sog. Superabsorber (z. B. Alione®, Sorbion®), die ein optimal feuchtes Wundmilieu bei exsudierenden Wunden schaffen (Vasel-Biergans 2006).

Eine Druckentlastung des Fußes (insbesondere auch eine adäquate Schuhversorgung, ◘ Abb. 4.21), eine ausreichende Durchblutung sowie die Infektbekämpfung sind grundlegende Voraussetzungen

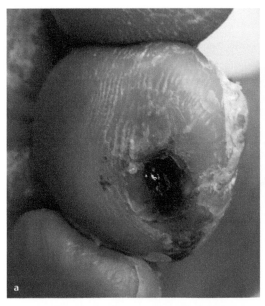
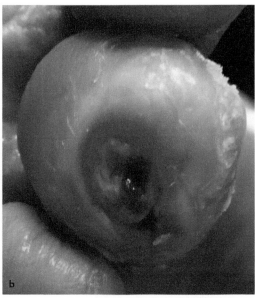

Abb. 4.20 Wundverhältnisse **a** vor Debridement, **b** nach Debridement. (Mit freundlicher Genehmigung von Anna Bury)

Tab. 4.11 Überblick Wundauflagen

Produktgruppe	Indikation und Kontraindikation	Beispiel (Auswahl)
Alginat Aufnahme von Wundexsudat (bis zum 20-fachen des Eigengewichtes), Gelbildung zur Erhaltung eines feuchten Wundmilieus	**Indikation:** (starke) Exsudation, chronische Wunden, tiefe Wunden, Wundhöhlen, infizierte und nichtinfizierte Wunden **Kontraindikation:** Nekrosen, trockene Wunden	SeaSorb® Soft Suprasorb® A Trionic® SeaSorb® Ag Suprasorb® A + Ag
Hydrofaser Gute Saug- und Speicherfähigkeit, Gelbildung zur Erhaltung eines feuchten Wundmilieus	Indikation: (starke) Exsudation, chronische Wunden, tiefe Wunden, Wundhöhlen, infizierte und nichtinfizierte Wunden Kontraindikation: Nekrosen, trockene Wunden	Aquacel® Aquacel® Ag
Wundgels/Hydrogels Feuchte Wundbehandlung bei trockeneren Wunden, Unterstützung des autolytischen Debridements, auch mit antiseptischer Wirkung	Indikation: Autolyse von Nekrosen, schwach exsudierende Wunden Kontraindikation: stark nässende Wunden, deutlich infizierte Wunden	Purilon®Gel NU-Gel® IntraSite®Gel Octenilin®Gel
Hydrokolloide Zäh-feuchte Gelbildung, Unterstützung des autolytischen Debridements	Indikation: gut durchblutete granulierende Wunden Kontraindikation: infizierte Wunden (Anaerobier), freiliegende Sehnen, Muskeln, Knochen	Comfeel®plus Hydrocoll® Askina®Hydro
Hydropolymere/Schaumstoffe Aufrechterhaltung eines feuchten Wundmilieus; können bis zum 30-fachen des Eigengewichtes an Flüssigkeit aufnehmen	Indikation: gering bis mäßig exsudierende Wunden **Kontraindikation:** Nekrosen	Allevyn® Askina®Heel Biatain® Mepilex® Tielle®

4

◘ **Tab. 4.11**   Fortsetzung

Produktgruppe	Indikation und Kontraindikation	Beispiel (Auswahl)
Folienverbände/dünne PU-Schäume oder Hydrokolloide Beurteilung der Wundverhältnisse ohne Entfernung des Verbandes, Wasserfestigkeit, jedoch keine Saugfähigkeit	Indikation: epithelisierende Wunden Kontraindikation: stark exsudierende Wunden, nekrotische oder infizierte Wunden	Opsite® Flexigrid 3M®Tegaderm® Fixomull®Transparent Askina®Derm Allevyn®Thin
Wundgazen Imprägniert mit Vaseline/Weichparaffin	Indikation: Verhinderung des Verklebens der Wunde mit der Wundauflage, exsudierende Wundverhältnisse **Kontraindikation:** keine	Jelonet® Lomatuell® Adaptic®

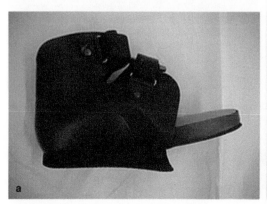
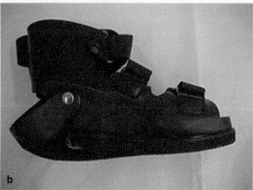

◘ **Abb. 4.21a, b**   Individuell angepasste orthopädische Entlastungsschuhe. (Mit freundlicher Genehmigung von Anna Bury)

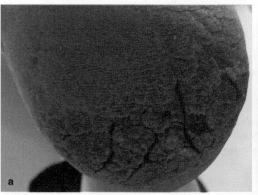
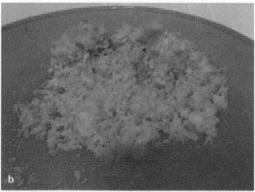

◘ **Abb. 4.22**   Hyperkeratose **a** vor und **b** nach Hornhautabtragung. (Mit freundlicher Genehmigung von Anna Bury)

für ein erfolgreiches Wundmanagement beim diabetischen Fußsyndrom. Vorfußentlastungsschuhe sind ungeeignet, da sie speziell bei älteren Diabetes-Patienten mit einer erhöhten Sturzgefahr einhergehen und nicht selten durch falsches Tragen zu einer unerwünschten Fehlbelastung führen.

Auch die Wundumgebung spielt eine nicht unbedeutende Rolle, so sollten Hyperkeratosen in Wundnähe regelmäßig abgetragen werden (◘ Abb. 4.22), um zusätzlichen Druck durch die überschießende Hornhaut abzubauen (Tigges et al. 2005).

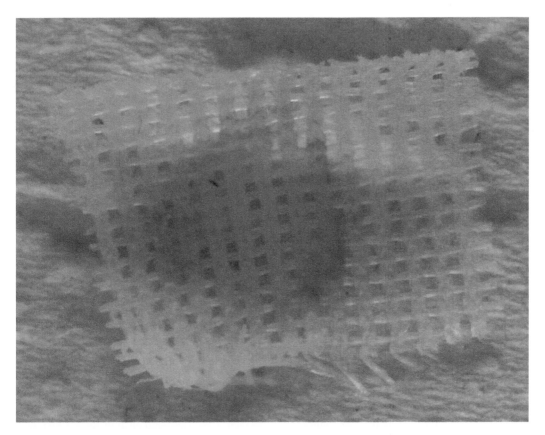

Abb. 4.23 **a, b** Gelbliches Exsudat auf einer Wundauflage. (Mit freundlicher Genehmigung von Anna Bury)

Die individuelle und auf ein wirksames Selbstmanagement ausgerichtete Schulung, Beratung und Anleitung des Patienten zur Wundversorgung und den unterstützenden Maßnahmen (z. B. Druckentlastung, äußerliche Verbandkontrolle, Hautpflege etc.) sowie auch die Miteinbeziehung von Angehörigen spielen eine wichtige Rolle für die Versorgung und den Verlauf chronischer Wunden wie dem diabetischen Fußsyndrom. Hierbei sind die Mitwirkung des Patienten und seiner Angehörigen sowie die aufgrund möglicher körperlicher Einschränkungen vorhandenen Ressourcen zu berücksichtigen. Darauf geht der Expertenstandard Pflege von Menschen mit chronischen Wunden des Deutschen Netzwerkes für Qualitätsentwicklung in der Pflege (DNQP) ausführlich ein.

Anzuraten ist auch die regelmäßige Konsultation eines Podologen (podologische Komplexbehandlung, ▶ Kap. 8.4), die in der multidisziplinären Wundversorgung einen festen Platz hat.

Zum Wundmanagement des diabetischen Fußsyndroms zählen weitere spezielle Therapieverfahren, wie z. B. das biochirurgische Debridement (Madentherapie), die lokale Unterdrucktherapie (z. B. V.A.C.®-Therapie) und die Elektrostimulation, auf die an dieser Stelle nicht näher eingegangen werden kann.

■ **Praktisches Vorgehen**

Bei der **Entfernung des Verbandes** kann die Begutachtung des Verbandmaterials zur Einschätzung der Wundverhältnisse und des Feuchtigkeitsstatus hilfreich sein, so können beispielsweise bei stark exsudierenden Wunden mehrere Verbandbestandteile (Primärverband = direkter Kontakt zur Wunde, Sekundärverband = Fixierung von z. B. Wundtamponaden) durchnässt sein bzw. die abgegebene Flüssigkeit aufgenommen haben (◘ Abb. 4.23). Kleidung und Schuhwerk sind eben-

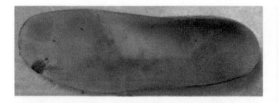

Abb. 4.24 Auf der Schuheinlage ist aufgrund von Wundexsudation die Lokalisation der Wunde sichtbar. (Mit freundlicher Genehmigung von Anna Bury)

falls auf Wundexsudat zu überprüfen (■ Abb. 4.24). Auch Beläge können dem Verbandmaterial anhaften. Olfaktorisch (durch Riechen) können ebenfalls Eigenschaften einer Wunde wahrgenommen werden, da es bei bakterieller Besiedelung der Wunde (z. B. durch Pseudomonaden) zur Geruchsbildung kommt. Bei überwiegend trockenen Wundverhältnissen und beim Verkleben der Wundauflage mit der Wunde ist eine Anfeuchtung und Aufweichung der Wundauflage zur leichteren Ablösung empfehlenswert (z. B. mit 0,9 % physiologischer Kochsalzlösung). Dies verhindert eine Traumatisierung der Wunde beim Verbandwechsel.

Ist der Verbandwechsel für den Patienten mit Schmerzen verbunden, sollte die Gabe eines Analgetikums vor dem Verbandwechsel ermöglicht werden.

Die Begutachtung von Wunde und Wundumgebung erfolgt im nächsten Schritt.

Wichtige Kriterien der Wundbegutachtung und -einschätzung sind insbesondere (Protz 2011):

- Wundgröße und -tiefe (Abmessung in mm und/oder cm)
- Exsudation (Farbe, Konsistenz, Exsudatmenge)
- Hautzustand der Wundumgebung (Farbe, Temperatur, Hautzustand – z. B. schuppig, rissig, trocken; ggf. Fußpulse tasten)
- Wundränder (z. B. gezackt, wulstig, gerötet)
- Aussehen der Wunde (z. B. Nekrose, Fibrin, Granulation, Epithel)
- Infektionszeichen (z. B. Rötung, Schwellung, Überwärmung, Schmerz, Eiter)

- Verlaufskontrolle: Vergleich zum Vorbefund, Fotodokumentation, unbedingt Dokumentation in einem Wunddokumentationsbogen
- Ggf. Wundabstrich zur mikrobiologischen Diagnostik (vor eventueller Desinfektion)

Die **Reinigung der Wundoberfläche** ist bei jedem Verbandwechsel angezeigt (mit 0,9 % physiologischer Kochsalzlösung), bei Infektzeichen und Immunsuppression mit farblosen wässrigen Desinfektionsmitteln (z. B. Umschläge aus sterilen Kompressen mit Octenisept®, Lavasept®) oder Wundspüllösungen. Gefärbte Lösungen können die Wundbeurteilung erschweren. Bei der Reinigung können Beläge mithilfe steriler Kompressen gelöst oder teilweise sogar abgetragen werden.

Wundgels zur feuchten Wundbehandlung bei trockeneren Wunden und zur Unterstützung des autolytischen Debridements sind unter anderem als Hydrogel (z. B. Intrasite® Hydrogel), mit Alginatzusatz (z. B. Purilon®) oder mit desinfizierenden Eigenschaften (z. B. Octenilin® Wundgel) erhältlich. Hydrogele sind auch in Kompressenform verfügbar.

Um Verklebungen zu vermeiden und Feuchtigkeit im Wundgebiet zu halten, können imprägnierte **Wundgazen** miteinbezogen werden.

Die Wahl einer geeigneten **Wundauflage** hängt vom aktuellen Status der Wunde ab und kann entsprechend der Phase der Wundheilung variieren, wenn z. B. die Exsudatmenge einen Wechsel des Verbandregimes erfordert.

Der **Schutz der Wundumgebung** und der Wundrandschutz zur Prophylaxe von Mazerationen sind insbesondere bei mäßig bis stark exsudierenden Wunden bzw. bei Mazerationsgefahr wichtig. Als Mazerationsschutz kann z. B. Cavilon® oder Coryt® Protect als Hautschutzfilm aufgetragen werden, in der Regel ist dieser gut verträglich und reizfrei (Protz 2011). Aber auch der Hautschutz bei gefährdeter Haut (z. B. Hauttrockenheit) in nicht unmittelbarer Nähe zur Wunde ist nicht zu vernachlässigen und kann mit pflegenden, rückfettenden Cremes mit Ureazusatz durchgeführt werden.

Diese Hautpflege kann durch den Patienten selbst erfolgen.

Wundverbände variieren in ihrer Beschaffenheit und Funktion in Abhängigkeit von der Exsudatmenge der Wunde: Stark nässende Wunden können eine saugstarke sekundäre Wundabdeckung (z. B. in Form von Saugkompressen oder Superabsorberkompressen) erfordern, wohingegen wenig nässende oder trockene Wundverhältnisse ein geringeres Aufnahmepotenzial von Sekundärverbänden benötigen.

■ **Auswahl eines geeigneten Verbandregimes**

Das Ausmaß einer Wunde im Rahmen des diabetischen Fußsyndroms kann unterschiedlich ausgeprägt sein. Wesentliche Eigenschaften beeinflussen die Wundheilung, die bei dieser chronischen Wunde oftmals langwierig und auch mit Amputation verläuft. Entscheidend sind hier das Ausmaß der Nerven- und Gefäßschädigung und auch die Lokalisation der Wunde sowie die zeitnahe Initiierung eines umfassenden Wundmanagementkonzeptes durch ein multidisziplinäres Behandlungsteam. Selbst nach Abschluss der Wundheilung bleibt der Fuß lebenslang vulnerabel (Risse 2006).

Die lokale Wundversorgung erfolgt stadienadaptiert. Grundsätzlich ist eine Wundheilung nur im feuchten Milieu möglich, in der Praxis bedeutet dies eine solche feuchte Wundbehandlung bis zum Epithelisierungsstadium (Risse 2006). Ausgenommen hiervon sind Nekrosen, die trocken zu verbinden sind.

■■ **Beläge**

Fibrinbeläge (◘ Abb. 4.25) können mittels Hydrogels aufgeweicht und somit leichter debridiert werden. Sind die Beläge und die Wundtiefe nur oberflächlich, können Hydrokolloidwundauflagen die Fibrinbeläge ebenfalls aufweichen. Beim Vorhandensein eines feuchten Wundmilieus sind auch Alginate oder Hydrofasern in der Lage, Beläge abzutragen. Hydrogels und Alginate/Hydrofasern benötigen einen Sekundärverband, der Exsudat aufnehmen kann (z. B. Schaumstoffauflagen). Bei infizierten Wunden kann ein bakterizides Wundgel oder eine silber- oder aktivkohlehaltige Wundauflage – bei Bedarf auch in Form einer Tamponade – hinzugezogen werden (Protz 2011).

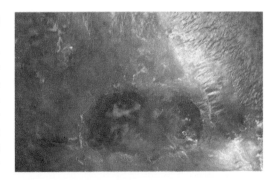

◘ **Abb. 4.25** Fibrinös belegte Ulzeration. (Mit freundlicher Genehmigung von Anna Bury)

■■ **Granulation**

Sind die Fibrinbeläge abgetragen und ein gefäßreicher Wundgrund mit frischem Granulationsgewebe vorhanden, ist ein optimales Wundverhältnis durch Feuchtigkeit und Kontakt des Wundgrundes mit der Wundauflage anzustreben. Für ideale Wundverhältnisse ist ausreichend Wundruhe und ein atraumatischer Verbandwechsel mit langen Wechselintervallen zu gewährleisten (Protz 2011). Geeignet sind hierfür Hydrokolloide, Hydropolymere und auch kombinierte Wundverbände wie Hydrokapillarverbände.

■■ **Epithelisierung**

Bei der Epithelisierung sollte eine Verklebung des Wundverbandes mit dem (empfindlichen) Epithelgewebe vermieden werden. Einsetzbar sind hierfür dünne Hydrokolloidverbände, ein feinporiger Schaumverband oder Hydropolymerverband und auch Hydrogelkompressen (Protz 2011).

■■ **Starke Exsudation**

Eine Herausforderung im Wundmanagement des diabetischen Fußsyndroms ist das Feuchtigkeitsmanagement, das bei übermäßig starker Exsudatbildung auch die Wundumgebung durch Mazeration mitbeeinträchtigt (◘ Abb. 4.26). Als Mazerationsschutz kann ein Hautschutzfilm (z. B. Cavilon®, Coryt® Protect) eingesetzt werden.

Große Exsudatmengen können beispielsweise mit Saugkompressen und superabsorbierenden Vlieskompressen (z. B. Sorbion® sachet, Alione®) wirkungsvoll aus der Wundregion gebunden werden.

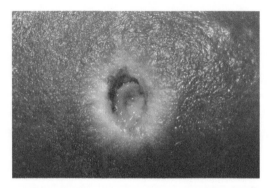

Abb. 4.26 Mazerierter Wundrand. (Mit freundlicher Genehmigung von Anna Bury)

■■ **Tiefe und unterminierte Wunden**

Bei tiefen und/oder unterminierten Wunden ist der Kontakt mit dem verwendeten Produkt zum Wundgrund essenziell wichtig. Das bedeutet in der Praxis eine Austamponierung der Wunde bzw. Wundhöhle. Hier kommen Alginate/Alginattamponaden oder Cavity-Polyurethanschäume in Frage (Protz 2011). Cutimed® Sorbact® ist als eine wirkstofffreie reinigende Tamponade ebenfalls einsetzbar.

■ **Antworten auf die Leitfragen**

Das im Fallbeispiel dargelegte Verbandregime kann aufgrund seines unzureichenden Exsudatmanagements (u. a. Mazeration, durchnässter Verband, der auch die getragene Socke durchnässt) als ungeeignet für die Wundversorgung von Herrn Martin bezeichnet werden.

In einem ersten Schritt könnte ein Wunddebridement (gelbliche Wundbeläge) und je nach Ausprägung der Hornhaut eine Hornhautabtragung empfohlen werden.

Das Wundmilieu sollte feucht erhalten bleiben. Die Wunde könnte mit einem Hydrogel (Feuchthaltung und Auflösung von Belägen) gefüllt werden. Als Wundauflage wäre beispielsweise eine Alginattamponade (Flüssigkeitsaufnahme und -bindung) mit Polymerschaum als Sekundärverband denkbar. Ein Wundrandschutz (z. B. Cavilon®, Coryt® Protect) schützt vor Mazeration.

Die Wundauflage kann mit einer Mullbinde fixiert werden.

Die Wundumgebung (trocken und hyperkeratotisch) ist mit einer pflegenden Creme oder Schaum mit Ureazusatz zu versorgen.

Zusätzlich sind weitere diagnostische Maßnahmen vorzunehmen, z. B. eine Röntgenuntersuchung des Fußes zum Ausschluss einer Knochenbeteiligung (Osteitis), eine Gefäßdiagnostik (Durchblutungssituation), eine neurologische Untersuchung sowie eine laborchemische Diagnostik (z. B. Entzündungsparameter).

Wichtige weitere Maßnahmen sind z. B.:
— Schulung des Patienten und der Angehörigen (Ehefrau),
— ggf. Miteinbeziehung eines ambulanten Pflegedienstes zur Wundversorgung,
— Verbesserung der Stoffwechseleinstellung,
— Druckentlastung des Fußes (orthopädisch angepasste Schuhversorgung),
— Bein- und Fußbegutachtung beider Beine/ Füße,
— Hautpflege durch den Patienten (beide Beine/ Füße),
— Miteinbeziehung eines Podologen.

4.2.5 Umgang mit Akutkomplikationen

A. Bahrmann

Behandlung der Hypoglykämie

Fallbeispiel

Der 81-jährige Herr Kirschbaum erhält zweimal täglich ein Mischinsulin vom Sozialdienst. Als die Pflegekraft die abendliche Insulindosis spritzen will, klagt Herr Kirschbaum über Zittern, Schwitzen und innere Unruhe. Seit 2 Tagen bestehe eine Durchfallerkrankung, die immer schlimmer würde. Seine Ausdrucksweise gegenüber der Pflegekraft ist ungewöhnlich läppisch. Ein Diabetes ist seit 35 Jahren bekannt. Die Stoffwechseleinstellung war bisher mit einem HbA_{1c} von 7,5 % (58,47 mmol/mol) immer zufriedenstellend.

? Leitfragen
1. Wie wird eine symptomatische Hypoglykämie behandelt?
2. Welche Medikamente können eine Hypoglykämie verursachen?
3. Was sollte ein Diabetes Notfallkoffer beinhalten?

- **Behandlung einer symptomatischen Hypoglykämie**

Beschwerden wie Kopfschmerzen, Zittern, Heißhunger, Schwitzen und auch Verhaltensauffälligkeiten sind typisch für eine Hypoglykämie (► Kap. 3.3.1). Bei einer fraglichen oder gesicherten Hypoglykämie sollte die Pflegekraft dem Patienten sofort 2 schnell resorbierbare Broteinheiten in Form von Traubenzucker (z. B. 4 Plättchen Dextro- Energen) oder einem Glas (zuckerhaltigem!) Saft geben. Keine Diätprodukte! Ein Plättchen Dextro-Energen erhöht den Blutglukosespiegel um ca. 20 mg/dl (1,1 mmol/l). Erst nach Gabe schnell wirksamer BEs wird der Blutglukosewert gemessen! Fühlt sich der Patient nach Gabe von Traubenzucker besser, ist eine Hypoglykämie als Ursache wahrscheinlich. Bestätigt sich der Verdacht einer Hypoglykämie, so sollte der Betroffene weitere langsam resorbierbare Broteinheiten wie z. B. eine Scheibe Brot zu sich nehmen, um einen erneuten Abfall des Blutglukosespiegels und somit eine erneute Hypoglykämie zu vermeiden.

Wichtig ist es, die Ursache der Hypoglykämie zu klären (► Kap. 3.3.1) und die Diabetes-Therapie durch den behandelnden Arzt entsprechend ändern zu lassen. Bei Herrn Kirschbaum ist ein Magen-Darm-Infekt mit Durchfall seit 2 Tagen die Ursache der Hypoglykämie. Er konnte nicht ausreichende Mengen an Kohlenhydraten zu sich nehmen. Da die Insulindosis nicht reduziert wurde, trat eine Hypoglykämie auf. Neben Insulin können auch orale Antidiabetika wie Sulfonylharnstoffe oder Glinide eine Hypoglykämie auslösen.

> **Eine Hypoglykämie kann diagnostiziert werden (nach Stellungnahme der DDG)**
> - im Falle einer oder mehrerer schwerer Hypoglykämien (d. h. Hypoglykämie mit Bewusstlosigkeit),
> - im Falle einer oder mehrerer Episoden mit Symptomen und gemessenen Blutglukosewerten <75 mg/dl (4,2 mmol/l), bzw. 65 mg/dl (3,6 mmol/l) +15 % Toleranz aufgrund von Messgeräteschwankungen,
> - bei Hypoglykämiewahrnehmungsstörungen bei einem Blutzuckerwert <90 mg/dl (5 mmol/l):

> Im Falle einer nach oben verschobenen Hypoglykämiewahrnehmungsschwelle muss eine Hypoglykämie auch bei höheren Blutzuckerwerten diagnostiziert werden!

- **Behandlung einer schweren Hypoglykämie**
1. Notarzt verständigen, wenn Patient bewusstlos
2. Patienten in stabile Seitenlage bringen!
3. Glukagonspritze s. c. oder i. m. geben (falls vorhanden)

> **Cave:** Es ist mittlerweile obsolet, bewusstlosen Patienten Traubenzucker in die Backentasche zu legen, da die Gefahr des Verschluckens besteht.

> **Behandlung einer symptomatischen Hypoglykämie bei wachen, ansprechbaren Patienten**
> **Regel: Erst essen, dann messen!**
> 1. Zwei schnell resorbierbare Broteinheiten (ca. 20–24 g Glukose) geben, z. B.:
>   - 4 Plättchen Traubenzucker oder
>   - 1 Glas (= 200 ml) zuckerhaltigen (!) Saft (**keine** Light-Getränke!) oder
>   - Traubenzuckergel (z. B. Jubin, Hypo-Fit)
> 2. Dann erst Blutglukose messen
> 3. Lang wirksame Kohlenhydrateinheiten zum Essen geben, z. B. eine Scheibe Brot
> 4. Weiter beobachten und dokumentieren!
> 5. Zuständigen Arzt informieren, um die Diabetes-Behandlung anzupassen
> 6. Blutglukosewert nach 30 min und 2 h erneut kontrollieren, da eine erneute Hypoglykämie durch langwirksame antihyperglykämische Medikamente, z. B. Insulin oder Sulfonylharnstoffe, möglich ist

> **Behandlung der Hypoglykämie bei bewusstlosen Patienten**
> 1. Notarzt verständigen! Atemwege sichern durch stabile Seitenlage! Bei Kreislaufstillstand Reanimationsmaßnahmen einleiten!

4

2. Falls Arzt/geschultes Personal anwesend: Richten und Gabe von 2 Amp. Glukose 40 % i. v. (=20 g) + Infusion Glukose 5 % Sonst: Gabe von Glukagon 1 mg s. c., i. m. oder i. v. (im Kühlschrank!)
3. Sobald Patient wieder ansprechbar: 4 Täfelchen Traubenzucker + 2 langwirksame BE
4. Blutglukosewert nach 30 min und 2 h erneut kontrollieren, da eine erneute Hypoglykämie durch langwirksame antihyperglykämische Medikamente, z. B. Insulin oder Sulfonylharnstoffe, möglich ist
5. Jede schwere Hypoglykämie, die durch Sulfonylharnstoffe ausgelöst wurde, ist ein Grund zur stationären Einweisung des Patienten!
6. Aktuelles Behandlungsschema des Patienten (v. a. bei Insulintherapie oder Sulfonylharnstoffen) sofort vom Hausarzt überprüfen und anpassen lassen!

Der Diabetes-Koffer

Um eine Hypoglykämie schnell behandeln zu können, ist die Verwendung eines Diabetes-Notfallkoffers sinnvoll. Der Diabetes-Koffer ist ein Behältnis (Koffer, Tasche, Rucksack, im stationären Bereich auch Schrank, Schublade oder Ähnliches), in dem alle für die Betreuung von Diabetes-Patienten notwendigen Materialien, Hilfsmittel und Notfallutensilien aufbewahrt werden und somit für den Notfalleinsatz jederzeit griffbereit zur Verfügung stehen. Jeder Pflegedienstmitarbeiter, der Menschen mit Diabetes betreut, sollte einen Diabetes-Koffer besitzen. Der Diabetes-Koffer wird täglich auf Vollständigkeit und wöchentlich auf Ablauf des Verfallsdatums geprüft. Fehlen erforderliche Utensilien oder ist ihr Verfallsdatum abgelaufen, so sollten diese aufgefüllt werden. Dabei sollte auf korrekte Lagerung und Verfallsdatum geachtet werden.

> ❯ Cave: Eine Lagerung des Diabetes-Koffers im Auto ist wegen der hohen Temperaturen nicht gestattet.

Inhalte eines Diabetes-Koffers.
(Quelle: Standard Diabetes-Koffer, Fortbildungsprogramm Diabetes-Pflegefachkraft, ▶ www.iigm.de)

- Blutzuckermessgerät mit ausreichend Lanzetten und Teststreifen
- Händedesinfektionsmittel, Hautdesinfektionsmittel
- Einmalhandschuhe
- Tupfer (steril und unsteril, jeweils 5)
- Acetonteststreifen
- Traubenzucker/Würfelzucker (Dextro-Energen)
- Mindestanforderung: Spritzen U 100 (2 ml, 3 Stück) (falls Pen defekt ist)
- Ersatzkanülen für verschiedene Pens, jeweils 3 (wird nur im Zusammenhang mit Insulin benötigt)
- Blutdruckmessgerät, Pulsuhr
- Verbandsmaterial/Pflaster
- Abfallbehälter für Spritzen, Kanülen, Lanzetten und Teststreifen (oder Vorhandensein vor Ort bei dem Patienten sicherstellen)
- Diabetes-Tagebuch
- Telefonnummern von Hausärzten, Notärzten (insb. Bereitschaftsdienst), Angehörigen
- Alle notwendigen Standards
- Hinweis Glukagon-Injektionsset

Ein Glukagonset sollte bei allen Hypoglykämiegefährdeten Patienten in deren Wohnbereich zur Verfügung stehen Glukagon ist ein Hormon und der Gegenspieler des Insulins. Glukagon bewirkt die Glukosebereitstellung aus der Leber und erhöht den Blutglukosespiegel. Die Glukagoninjektion erfolgt in der Regel intramuskulär in einer Dosierung von 1 mg. Es gibt »Glukagon-Kits« mit Einmalspritze, Glukagon in Pulverform und Lösungsmittel. Bei Anwendung muss das Lösungsmittel aufgezogen und in das Pulver gespritzt werden. Anschließend wird die Lösung geschüttelt, in einer Spritze aufgezogen und verabreicht. Die Glukagon-Injektion kann auch subkutan oder auf Anweisung des Arztes

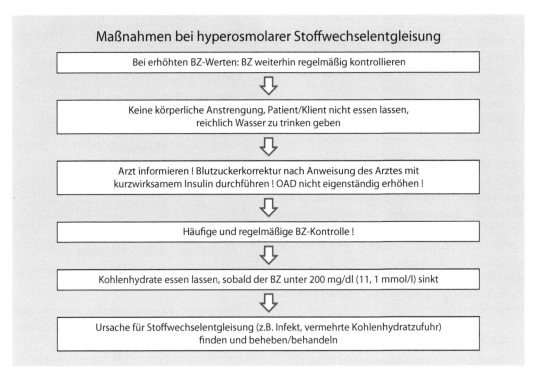

Maßnahmen bei hyperosmolarer Stoffwechselentgleisung

Bei erhöhten BZ-Werten: BZ weiterhin regelmäßig kontrollieren

⬇

Keine körperliche Anstrengung, Patient/Klient nicht essen lassen,
reichlich Wasser zu trinken geben

⬇

Arzt informieren! Blutzuckerkorrektur nach Anweisung des Arztes mit
kurzwirksamem Insulin durchführen! OAD nicht eigenständig erhöhen!

⬇

Häufige und regelmäßige BZ-Kontrolle!

⬇

Kohlenhydrate essen lassen, sobald der BZ unter 200 mg/dl (11, 1 mmol/l) sinkt

⬇

Ursache für Stoffwechselentgleisung (z.B. Infekt, vermehrte Kohlenhydratzufuhr)
finden und beheben/behandeln

◻ **Abb. 4.27** Handlungsschema hyperosmolare Stoffwechselentgleisung

intravenös durchgeführt werden. Intramuskuläre Injektionen sind zu vermeiden, wenn der Patient unter Therapie mit starken Blutverdünnungsmitteln wie z. B. Marcumar steht.

Durch die Injektion von Glukagon erhöht sich der Blutglukosespiegel 20–30 mg/dl (1–1,5 mmol/l). Dies reicht meist aus, damit der Patient das Bewusstsein wiedererlangt. Um ein erneutes Absinken des Blutglukosewertes zu vermeiden, muss der Patient möglichst bald Kohlenhydrate essen.

Die Glukagoninjektion ist jedoch wirkungslos, wenn die Glykogenspeicher der Leber leer sind. Dies ist der Fall nach Alkoholexzess, lang andauerndem Fasten, erschöpfender körperlicher Belastung und Lebererkrankungen. Auch unter der Therapie mit Inkretinen (▸ Kap. 3.2.5) oder bei anderen Ursachen einer Bewusstlosigkeit wirkt die Glukagoninjektion nicht.

Ärztlicherseits wird die schwere Hypoglykämie durch die Gabe von 20 g Glukose intravenös behandelt. Dies entspricht 50 ml 40%iger Glukose. Nach dem Erwachen sollte der Patient langwirk-

same BE essen. Ist die Hypoglykämie unter Therapie mit Sulfonylharnstoffen entstanden, muss eine stationäre Krankenhauseinweisung erfolgen, da Sulfonylharnstoffe eine lange Wirkdauer haben und somit die Gefahr einer erneuten Hypoglykämie besteht.

Behandlung der Hyperglykämie

Insulinmangel führt zu einer dramatischen Erhöhung der Blutglukose mit schwerem Volumenmangel (Exsikkose), Elektrolytverschiebungen und neurologischen Ausfällen bis hin zum Koma. Die laborchemische Definition einer Hyperglykämie ist nicht einheitlich. Generell spricht man bei einer Erhöhung der Blutglukose >250 mg/dl (13,9 mmol/l) von einer hyperglykämischen Entgleisung. Oft ist zusätzlich der Standardbikarbonatwert <8–10 mmol/l und eine Ketonämie (Anhäufung von Ketonkörpern) >5 mmol/l liegt vor. Grund für die vermehrte Produktion der Ketonkörper bei einer Hyperglykämie ist der Mangel an Insulin: Obwohl eigentlich genügend Glukose im

> **Ketonkörper**
>
> Ketonkörper sind eine Sammelbegriff für
> drei Stoffe, die in der Leber gebildet werden:
> Aceton, β-Hydroxybutyrat und Acetoacetat.
> Ketonkörper entstehen bei Gewichtsabnah-
> me, Abbau von Fett oder starker körperlicher
> Belastung.

Blut vorhanden ist, kann diese ohne Insulin nicht in die Zellen transportiert werden. Daher entsteht trotz erhöhten Blutzuckerspiegels im Blut in den Zellen ein Glukosemangel. Ketonkörper können im Urin mit Hilfe von speziellen Teststreifen mit Farbindikator gemessen werden (Ergebnis: negativ, einfach, zweifach, dreifach positiv). Man unterscheidet beim hyperglykämischen Koma zwei Formen: die diabetische Ketoazidose und das hyperosmolare Koma.

> **Diabetische Ketoazidose**
>
> Die diabetische Ketoazidose tritt meist bei
> Typ-1-Diabetes auf. Der absolute Insulinmangel
> führt zur Bildung von Ketonkörpern. Die Blut-
> glukosespiegel liegen in der Regel zwischen
> 300 und 700 mg/dl (16–39 mmol/l).

> **Hyperosmolares Koma**
>
> Das hyperosmolare Koma tritt meist bei Typ-2-
> Diabetes auf. Es besteht lediglich ein relativer
> Insulinmangel, sodass durch das noch vorhan-
> dene Insulin eine Bildung von Ketonkörpern
> vermieden wird. Die Blutglukosespiegel liegen
> in der Regel zwischen 600 und 800 mg/dl
> (33–45 mmol/l). Übergangsformen sind mög-
> lich. Die Letalität liegt zwischen 5 und 20 %.

Die Symptome einer hyperglykämischen Stoffwechselentgleisung sind bereits in ▶ Abb. 3.10 in ▶ Kap. 3.3.1 dargestellt. Zu einem ketoazidotischen Koma kann es z. B. bei Erstmanifestation eines Typ-1-Diabetes, perioperativ oder bei Katheterverschluss im Rahmen einer Insulinpumpentherapie kommen.

◻ Tab. 4.12 Ursachen einer hyperglykämischen Stoffwechselentgleisung

Fehlende Insulinzufuhr	Erstmanifestation eines bisher unbekannten Diabetes mellitus Insulininjektion vergessen/zu wenig Insulin gespritzt
Erhöhter Insulinbedarf	Infektion (z. B. Harnwegsinfekt/ Pneumonie) Operation/Unfall Schwangerschaft Schilddrüsenüberfunktion (Hyperthyreose) Therapie mit blutglukoseerhöhenden Medikamenten (z. B. Glukokortikoide)
Kohlenhydrate	Zu viel Kohlenhydrate zugeführt
Bewegung	Zu wenig körperliche Bewegung

Unter einer Kussmaulatmung versteht man eine vertiefte Atmung bei normaler Atemfrequenz. Weitere Ursachen einer hyperglykämischen Stoffwechselentgleisung sind in ◻ Tab. 4.12 dargestellt. Häufigste auslösende Ursache einer hyperglykämischen Stoffwechselentgleisung sind in 40 % der Fälle Infektionen (▶ Kap. 5.3).

Mit welcher Geschwindigkeit sich ein ketoazidotisches Koma entwickelt, ist dabei abhängig von

— dem Grad des Insulinmangels,
— dem Anstieg der Gegenspielerhormone des Insulins und
— der Entwicklung des Flüssigkeitsdefizits (Exsikkose).

Die Maßnahmen bei einem hyperosmolaren bzw. ketoazidotischen Koma sind in den folgenden Übersichten dargestellt.

> **Handlungsanweisung für die Pflege bei hyperosmolarem Koma**
>
> 1. Bei mehrfach erhöhten Blutglukosewerten (Aceton negativ) und ansprechbarem/ schluckfähigen Patienten:
>   - Arzt informieren!
>   - Regelmäßig weitere Blutglukosekontrollen
>   - Nichts essen lassen, reichlich Wasser zu trinken geben

2. Wenn möglich:
   – Blutglukosekorrektur mit kurzwirksa-
     mem Insulin durchführen
     Cave:
     Jede Insulindosisänderung muss vom
     Arzt angewiesen sein!
   – Blutglukosesenkende Medikamente wie
     orale Antidiabetika dürfen nicht eigen-
     ständig erhöht werden
3. Sobald der Blutglukosewert unter 200 mg/
   dl (11,1 mmol/l) sinkt, Kohlenhydrate essen
   lassen
4. Ursache für die Stoffwechselentgleisung
   finden und behandeln lassen

**Handlungsanweisung für die Pflege bei
ketoazidotischem Koma**

1. Bei mehrfach erhöhten Blutglukosewerten
   >250 mg/dl (13,9 mmol/l) und/oder Übel-
   keit/Erbrechen/Bauchschmerzen:
   – Acetontest!
   – Zuständigen Arzt/Notarzt informieren!
   – Bei schluckfähigen/ansprechbarem
     Patienten: nichts essen lassen, reichlich
     Wasser zu trinken geben!
   – Patient nicht einschlafen lassen
2. Falls
   a. Aceton negativ:
      Blutglukosekorrektur mit kurzwirksa-
      men Insulin nach Anweisung des Arztes
      durchführen
   b. Aceton positiv:
      sofort 20 % der Insulintagesdosis
      spritzen (kurzwirksames Insulin) nach
      ärztlicher Anweisung, maximal 10 IE,
      weiterhin viel trinken lassen, nach 2 h
      Blutzucker kontrollieren
      – Falls BZ bei 2-h-Kontrolle erneut
        >240 mg/dl (13,3 mmol/l) und Aceton
        positiv:
        sofort 20 % der Insulintagesdosis
        spritzen (kurzwirksames Insulin),
        maximal 10 IE, weiterhin viel trinken
        lassen, nach 2 h Blutzucker kontrol-
        lieren

   – Falls BZ bei 2-h-Kontrolle erneut
     <240 mg/dl (13,3 mmol/l) und Aceton
     positiv:
     sofort 10 % der Insulintagesdosis sprit-
     zen (kurzwirksames Insulin), maximal
     10 IE, weiterhin viel trinken lassen,
     nach 2 h Blutzucker kontrollieren
3. Sobald der Blutglukosewert unter 180 mg/
   dl (10 mmol/l) sinkt, kein zusätzliches Insulin spritzen, Kohlenhydrate essen lassen
   (z. B. 2 BE), da der Blutzucker weiter sinkt
   (Hypoglykämiegefahr)
   Nach 2 h erneut Blutzucker messen
4. Ursache für die Stoffwechselentgleisung
   finden und behandeln lassen

Fehldiagnosen einer diabetischen Ketoazidose können bei einer Pseudoperitonitis diabetica auftreten. Die Pseudoperitonitis diabetica (Peritonitis = Bauchfellentzündung) bezeichnet eine schmerzhaft gespannte Bauchdecke und wird leicht mit einem akuten Abdomen, einer Gallenblasenentzündung oder einem banalen Magen-Darm-Infekt verwechselt. Hauptsymptome der Pseudoperitonitis diabetica sind Übelkeit und Erbrechen. Wird die Pseudoperitonitis diabetica übersehen und die Insulindosis fälschlicherweise reduziert, so wird die Hyperglykämie fatalerweise weiter verstärkt.

> **Cave:** Bei Übelkeit und Erbrechen sollte stets der Blutglukosespiegel gemessen werden, da auch eine Hyperglykämie im Sinne einer Pseudoperitonitis diabetica ursächlich sein kann.

4.3 Besondere Pflegeaspekte bei Diabetes

4.3.1 Mundhygiene beim Diabetes-Patienten

A. Ratzmann, J. Fanghänel

Aufgrund der engen Zusammenhänge zwischen der Mundgesundheit und Diabetes mellitus (▶ Kap. 2.5.12) sollte die Mund- und Zahnpflege bei

4

Diabetes-Patienten mit besonderer Sorgfalt erfolgen. Eine unzureichende Mundhygiene ist bei Diabetes-Patienten u. a. mit einem erhöhten Risiko für kardiovaskuläre Ereignisse und Infektionen assoziiert. Unter Einnahme spezieller Medikamente (z. B. bei Chemotherapie) und/oder enteraler Ernährung kann das Risiko für orale Erkrankungen steigen (Dunning 2005). Andererseits geht eine schlechte Stoffwechseleinstellung (oder ein nicht erkannter Diabetes) oft mit schweren Zahnbetterkrankungen einher.

Erkrankungen des Mundraums schränken nicht nur die Lebensqualität des betroffenen Diabetes-Patienten erheblich ein (z. B. Schmerzen, Meiden von Gesellschaft aufgrund vorhandenen Mundgeruchs), sondern wirken sich auch auf das Ernährungsverhalten aus (Vermeidung von Nahrungsmitteln, die schlecht gekaut werden können oder zu Schmerzen beim Essen führen). Bei selektiver Nahrungsaufnahme besteht die Gefahr einer Mangelernährung. Vitamindefizite können wiederum zu geplatzten Lippen, schmerzhaft geschwollener Zunge, Mundulzerationen und blutendem Gaumen beitragen und die Situation weiter verschlechtern.

Letztendlich wirken die genannten Problembereiche auch ungünstig auf die Blutzuckereinstellung zurück. Ein Fallbeispiel, das die Relevanz oraler Erkrankungen aufzeigt, findet sich in ▸ Kap. 2.5.12.

> **?** **Leitfragen**
> 1. Worauf ist bei der Krankenbeobachtung aus Sicht der oralen Gesundheit zu achten?
> 2. Wie ist die Mundhygiene durchzuführen?
> 3. Welche speziellen Maßnahmen/Hilfsmittel sind bei einem pflegebedürftigen Diabetes-Patienten angezeigt?

Orales Assessment

Ein systematisches orales Assessment unterstützt in der Pflege des Diabetes-Patienten dabei, Risikofaktoren einer unzureichenden Mundhygiene und daraus resultierenden Beratungs- und Unterstützungsbedarf festzustellen und einzuleiten. Mit einer einfachen regelmäßigen Blickdiagnose lässt sich der Zustand des Mundraums kontrollieren, und frühzeitig können Behandlungs- und Pflegebedarf bemerkt und eingeleitet werden.

Orales Assessment
Identifikation von Risikofaktoren für eine unzureichende Mundhygiene
- Mundhygienegewohnheiten
- Verwendete Produkte zur Zahnpflege (Zahnpasta, -bürsten, Zahnpflegeprodukte etc.)
- Prothesensitz (Prothesennutzung für Ernährung)
- Wahrnehmung von zahnärztlichen Kontrollterminen
- Medikation
- Rauchen, Alkohol
- Stoffwechseleinstellung
- Ernährungsgewohnheiten

Zustand der Mundhöhle
- Mundgeruch
- Entzündungen in der Mundschleimhaut und des Zahnfleisches
- Diabetes-Symptome der Mundhöhle (▸ Kap. 2.5.12)
- Wangen (z. B. Mundwinkelrhagaden)
- Lippen (z. B. rissige, geplatzte Lippen)
- Zunge (Beläge, z. B. schmerzhafte Schwellungen)
- Gaumen (z. B. Empfindlichkeit, Entzündungen oder Blutungen, weiße Plaque)
- Veränderungen der Mundschleimhaut
- Zähne, Zahnersatz (z. B. Wurzelkaries, Druckstellen/Prothesenstomatitis)

Pflegetipp

Ein systematisches orales Assessment sollte normaler Bestandteil einer hochwertigen Pflege sein und neben den körperlichen auch die funktionalen (Kauen/Beißen) und psychosozialen Aspekte (Zufriedenheit des Diabetes-Patienten auch mit Blick auf das Erscheinungsbild) berücksichtigen.

Hierfür stehen evaluierte Assessmentinstrumente, wie z. B. die Brief Oral Health Status Examination (BOHSE) oder das Oral Health Assessment Tool (OHAT), die speziell für die gerontologische Pflege

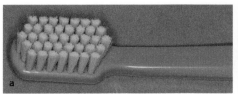
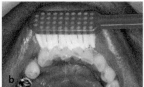
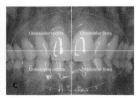

Abb. 4.28 **a** Bürstenkopf, **b** korrekt angesetzte Bürste, **c** Putzsystematik

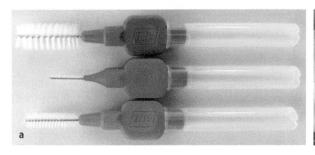
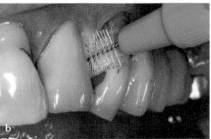

Abb. 4.29 **a** Interdentalbürstchen, **b** Anwendung der Interdentalbürstchen. (Mit freundlicher Genehmigung der Fa. TePe)

entwickelt wurden, zur Verfügung. Pflegepersonal sollte in der richtigen Anwendung solcher Assessment-Tools geschult sein. Eine systematische Einführung zu Assessments der Mundgesundheit findet sich bei Hallberg u. Andersson 2011.

Die empfohlene Häufigkeit der Mundpflege hängt vom jeweils vorgefundenen Zustand des Mundraums ab und davon, wer die Mundpflege durchführt (Patient selbst oder Pflegekraft).

Wie ist die Mundhygiene durchzuführen?

Die Mundhygiene sollte immer in einer definierten Reihenfolge und nicht direkt nach dem Essen durchgeführt werden, da Speisesäuren den Schmelz angreifen. Die neutralisierende Wirkung des Speichels muss sich erst entfalten. Zweimal täglich morgens eine halbe Stunde nach dem Frühstück und abends vor dem Schlafengehen ist empfehlenswert. Bei Prothesenträgern sollte der Mund nach jeder Mahlzeit ausgespült und die Prothese durch Abspülen mit Wasser von Speiseresten befreit werden.

Zuerst erfolgt die Reinigung der Zähne mit Zahnbürste und fluoridhaltiger Zahnpasta, dann werden die Zahnzwischenräume mit speziellen Hilfsmitteln wie Interdentalbürstchen oder Zahn-

seide und anschließend die Zunge gereinigt. Wichtige Qualitätsmerkmale für eine Zahnbürste sind abgerundete weiche bis mittelharte Borsten und ein kurzer Bürstenkopf (**Abb. 4.28a**). Naturborsten sind nicht geeignet, da sich vermehrt Bakterien in den Markkanal der Borsten einlagern. Im Hinblick auf die Zahnputztechnik ist die sogenannte BASS-Technik empfehlenswert. Dabei wird der Bürstenkopf im Winkel von 45° am Übergang von Zahnfleischrand und Zahnfläche angestellt (**Abb. 4.28b**). Durch kleine rüttelnde und kreisende Bewegungen werden die Zahnbeläge gelöst. Es schließt sich die Reinigung der Kauflächen durch horizontale Putzbewegungen an. Dabei ist es sinnvoll, eine Systematik einzuhalten. Man beginnt mit den Zähnen rechts oben und endet rechts unten (**Abb. 4.28c**). Anschließend erfolgt die Reinigung der Zahnzwischenräume mit speziellen Interdentalbürstchen (**Abb. 4.29**). Bei besonderen klinischen Situationen, wie z. B. an Kronen, Brücken und Implantaten wird eine spezielle Form der Zahnseide, das Superfloss, angewendet.

Häufig vorkommende anatomische Variationen der Zungenform, wie die sogenannte Faltenzunge (**Abb. 4.30a**) oder die Haarzunge (**Abb. 4.30b**), begünstigen die Anlagerung von Bakterien. Daher

4

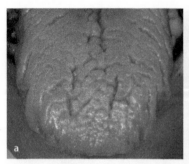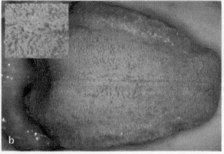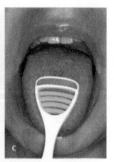

■ **Abb. 4.30**   **a** Faltenzunge, **b** Haarzunge, **c** Zungenschaber

sollte in diesen Fällen eine Zungenreinigung mit einer Zahnbürste oder speziellen Zungenschabern erfolgen (■ Abb. 4.30c). Die tägliche Mundpflege kann unterstützt werden durch Mundspüllösungen. Dabei ist darauf zu achten, dass diese alkoholfrei sind und Fluoride enthalten. Die Verwendung einer Mundspüllösung ersetzt nicht die mechanische Zahnreinigung, sondern stellt lediglich eine ergänzende Maßnahme dar.

> **Mundhygienemaßnahmen**
> - Zahnreinigung ca. 30 min nach jedem Essen
> - Definierte Reihenfolge der Reinigung: Zähne, Zahnzwischenräume, Zunge
> - Zahnputztechnik: Bass-Technik
> - Fluoridhaltige Zahnpasta und Mundspülungen
> - Interdentalbürstchen/Superfloss
> - Zungenreinigung mit Zungenschaber oder Zahnbürste

Welche spezielle Maßnahmen/ Hilfsmittel sind beim pflegebedürftigen Diabetes-Patienten angezeigt?

Bei motorisch eingeschränkten Patienten können Zahnbürsten mit verstärktem Spezialgriff oder eine elektrische Zahnbürste angewendet werden (■ Abb. 4.31).

Ein häufiges Problem bei älteren Patienten ist die Mundtrockenheit infolge des eingeschränkten Speichelflusses. Es ist daher hilfreich, die Speichelproduktion z. B. durch das Lutschen von zuckerfreien Salbeibonbons oder Kaugummikauen anzuregen. Weiterhin ist auf eine ausreichende tägliche Trinkmenge zu achten. Im Tagesverlauf kann der Mund des Patienten mehrfach mit Oliven- oder Sonnenblumenöl ausgetupft oder ausgespült werden. Insbesondere nachts kann die Gabe von Speichelersatzmitteln das Verkleben der Mundschleimhäute verhindern. Zur Pflege trockener rissiger Lippen und Mundwinkel können spezielle Gels aufgetragen werden.

Um Verletzungen bei der Mundpflege zu vermeiden, sollte das Pflegepersonal bei bettlägerigen Patienten keine Einmalzahnbürsten, sondern weiche Zahnbürsten mit abgerundeten Borsten verwenden. Zusätzlich kann die Zahnpflege durch alkoholfreie, fluoridhaltige Mundspüllösungen unterstützt werden. Chlorhexidinhaltige Mundspüllösungen sollten nicht mehr verwendet werden. Bei akuten Entzündungen kann für maximal 14 Tage eine spezielle Mundspüllösung, das Präparat Octenidol, zum Einsatz kommen.

Trägt der Patient einen herausnehmbaren Zahnersatz (Prothese), ist darauf zu achten, dass die Prothese zur Nacht aus der Mundhöhle entfernt wird. Der Zahnersatz muss genau wie die natürlichen Zähne mindestens einmal täglich durch mechanische Reinigung von Ablagerungen befreit werden. Dazu können normale Zahnbürsten oder spezielle Prothesenreinigungsbürsten sowie Zahncreme benutzt werden (■ Abb. 4.32). Eine alleinige Anwendung von Sprudeltabletten im Wasserglas ist nicht ausreichend. Nach jeder Mahlzeit sollte der Zahnersatz mit warmem Wasser abgespült werden. Bei entzündlichen Veränderungen unter der Prothese und an der Mundschleimhaut muss der Patient dem Hauszahnarzt vorgestellt werden. Er legt fest, welche Maßnahmen zur Entzündungs- und

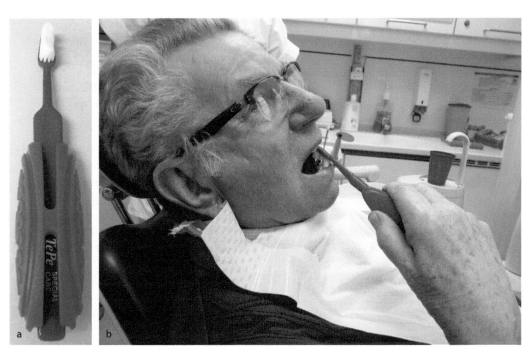

Abb. 4.31 **a** Zahnbürste mit modifiziertem Handgriff, **b** Anwendung des modifizierten Handgriffs. (Mit freundlicher Genehmigung der Fa. TePe)

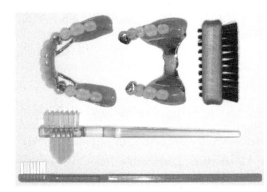

Abb. 4.32 Prothesenreinigungsbürsten

Schmerzbekämpfung durchgeführt werden sollen. Auch sollte er die Prothesen auf Passgenauigkeit überprüfen.

Maßnahmen zum Erhalt der Mundgesundheit bei pflegebedürftigen Patienten
- Griffmodifikation (-verstärkung) bei manueller Einschränkung

- Weiche Zahnbürsten mit abgerundeten Borsten (keine Einmalzahnbürsten)
- Zungenreinigung (inkl. Entfernung von Essensresten unter der Zunge und in Backentaschen)
- Anregen der Speichelproduktion durch zuckerfreie Kaugummis oder Salbeibonbons
- Ausspülen/Ausstreichen der Mundhöhle mit Oliven- oder Sonnenblumenöl
- Gabe von Speichelersatzmitteln
- Verwendung von fluoridhaltigen, alkoholfreien Mundspüllösungen
- Kurzfristiger Einsatz (maximal 14 Tage) von Chlorhexidinlösung bei akuten Entzündungen
- Mechanische Reinigung der Prothesen durch Hilfspersonal
- Prüfung auf korrekten Sitz der Prothesen durch Hauszahnarzt
- Auf Wahrnehmung der halbjährlichen Zahnarztkontrolle achten

4

Fazit

Es ist darauf zu achten, dass der Patient keine entzündlichen Veränderungen in der Mundhöhle hat, die die Nahrungsaufnahme beeinträchtigen. Die Entscheidung, wie die Entzündung behandelt wird, ist durch den Arzt oder Zahnarzt zu treffen. Schlecht sitzende Prothesen müssen einem Zahnarzt vorgestellt werden.

Die Mundhygiene ist immer nach einer bestimmten Reihenfolge und entsprechender Arbeitsanweisung durchzuführen. Diese Anweisungen sind durch das Qualitätsmanagement entsprechend der Hygienerichtlinien der Einrichtungen festgelegt. Es sollten keine Hilfsmittel wie z. B. Einmalzahnbürsten zum Einsatz kommen, da sie eine Verletzungsgefahr darstellen. Verstärkungen des Griffs bei Zahnbürsten sind bei motorisch eingeschränkten Patienten sehr sinnvoll.

4.3.2   Vorgehen bei Harninkontinenz und Harnwegsinfekten

J. Pannek, A. Bahrmann, S. Hartmann-Eisele

Fallbeispiel

Elisabeth Hänschel (geb. 1940) und ihr Ehemann Gerd (geb. 1938) leben in einem kleinen Häuschen am Stadtrand. Beide leiden seit über 10 Jahren an einem Diabetes mellitus Typ 2 und werden bei der Insulintherapie durch einen ambulanten Pflegedienst unterstützt. Sonst sind die beiden recht aktiv und unternehmungslustig. In letzter Zeit jedoch klagt Frau Hänschel darüber, dass sie ständig überstürzt zur Toilette muss. Am liebsten möchte sie das Haus gar nicht mehr verlassen. Wer weiß, ob sich auf dem Weg in die Stadt ein WC findet? Ihr Ehemann kann dies nicht nachvollziehen, da sie doch beide ähnlich viel trinken. Er verspürt selten Harndrang, und selbst wenn er dann auf die Toilette geht, muss er oft »nachhelfen« (indem er auf seinen Unterbauch drückt).

❓ Leitfragen

1. Welche Ursachen für das unterschiedliche Harnverhalten vermuten Sie bei Frau und Herrn Hänschel?

2. Wie könnte ein Pflegeberatungsgespräch mit Frau Hänschel verlaufen? Wie wählen Sie den Gesprächseinstieg?

Medizinische Aspekte bei Diabetes mellitus und Harninkontinenz
J. Pannek

Allein in Deutschland leben zur Zeit ca. 4–5 Mio. Menschen mit Diabetes mellitus, davon 80–90 % mit Typ-2-Diabetes (Thefeld 1999). Seit Einführung des Insulins und der oralen Antidiabetika ist die akute Mortalität des Diabetes mellitus dramatisch gesunken. Heute stehen vor allem chronische Komplikationen des Diabetes mellitus im Vordergrund. Obwohl urologische Komplikationen bereits lange bekannt sind, existieren nur wenige klinische Studien zur Diagnostik und Therapie von Komplikationen dieser Erkrankung am unteren Harntrakt. Insbesondere die Harninkontinenz ist ein häufiges Problem und betrifft über 50 % der in Altenpflegeeinrichtungen lebenden älteren Menschen.

▪ Formen der Blasenfunktionsstörung

Bereits seit langem ist bekannt, dass Diabetes mellitus zu einer Blasenfunktionsstörung führen kann. Prinzipiell lassen sich diese Störungen in 2 Gruppen unterteilen: Harninkontinenz und chronische Restharnbildung (Blasenentleerungsstörung).

▪▪ Diabetische Zystopathie

Am längsten bekannt ist die sogenannte diabetische Zystopathie.

> **Diabetische Zystopathie**
>
> Eine diabetische Zystopathie ist eine Kombination von reduzierter Blasenwahrnehmung, verminderter Detrusorkontraktilität und erhöhter Restharnbildung (Frimodt-Møller 1978).

Diese Trias wird auf eine autonome Neuropathie zurückgeführt. Im ersten, symptomarmen Stadium entwickelt sich langsam und häufig unbemerkt ein Verlust des Blasenfüllungsgefühls. Die verminderte Wahrnehmung zieht eine reduzierte Miktionsfrequenz nach sich und somit eine steigende funktionelle Blasenkapazität. Im weiteren Verlauf kann die dauerhafte Überdehnung der Harnblase zu einer zusätzlichen myogenen Schädigung mit gestörter Detrusorkontraktilität (Nervenschädigung mit nachfolgend gestörter Blasenentleerung) führen.

Der Musculus detrusor ist dabei einer der wichtigsten Muskeln für die Blasenentleerung. Bei einer gestörten Funktion des Muskels ist sowohl die Kraft als auch die Dauer der Detrusorkontraktion eingeschränkt. Dieser Kontraktilitätsverlust bedingt eine Restharnbildung. Mögliche Spätfolge ist eine chronische Harnretention mit den hieraus resultierenden Komplikationen (Nierenversagen, Blasensteinbildung, Harnwegsinfektionen, Urosepsis).

Symptome der diabetischen Zystopathie Das Erststadium der diabetischen Zystopathie verläuft meist symptomlos oder -arm. Im Vergleich zu Frauen ohne Diabetes ist das Risiko subjektiv nicht wahrgenommener Blasenfunktionsstörungen bei Frauen mit Diabetes ca. 5-fach erhöht. Erste Zeichen einer diabetischen Zystopathie sind ein verspätet einsetzender Harndrang, eine reduzierte Miktionsfrequenz und ein abgeschwächter Harnstrahl.

Häufigkeit In einer Studie an Patienten mit Diabetes mellitus und urologischen Symptomen war die klassische Zystopathie der häufigste Befund. Sie trat im Mittel 8–9 Jahre nach Diagnose des Diabetes mellitus auf. Die exakte Inzidenz und Prävalenz der diabetischen Zystopathie ist nicht gut untersucht. In klinischen Studien wurde geschätzt, dass über 50 % der Patienten mit Diabetes mellitus unter einer diabetischen Zystopathie leiden, dass die Inzidenz zwischen 25 und 87 % variiert und mit der Dauer des Diabetes steigt.

■ ■ **Harninkontinenz**

> **Inkontinenz**
>
> Die mangelnde Fähigkeit, den Blasen- und oder Darminhalt sicher zu speichern und selbst zu bestimmen, wann und wo er entleert werden soll, wird Inkontinenz genannt.

Kontinenzprobleme können erhebliche Konsequenzen für die Lebensqualität Betroffener sowie für deren soziales Umfeld haben. Daher ist die Frage nach einer Harninkontinenz ein wichtiger Bestandteil jeder Pflegeanamnese! Die verschiedenen Formen der Inkontinenz sind in ■ Tab. 4.13 dargestellt.

Die Prävalenz für Inkontinenz bei Frauen mit Diabetes mellitus betrug 17,4 %. Das relative Risiko war gegenüber Frauen ohne Diabetes moderat erhöht. Mit zunehmender Dauer des Diabetes stieg das Risiko, an Inkontinenz zu leiden; nach 10 Jahren betrug die Inzidenz fast 50 %. Dabei weist der größere Teil der Betroffenen Symptome der überaktiven Blase auf. Eine reine Belastungsinkontinenz als Folge des Diabetes mellitus ist selten; allerdings steigt in der Altersgruppe der Frauen über 50 Jahren unabhängig vom Diabetes das Risiko, an einer Belastungsinkontinenz zu leiden. Daher ist ohne weitere Diagnostik schwer zu unterscheiden, inwieweit eine Inkontinenz bei einer Person mit Diabetes mellitus auch eine Folge der Erkrankung ist.

Offensichtlich muss den Symptomen der überaktiven Blase (häufiger, nicht unterdrückbarer Harndrang, Urgency, teilweise mit Dranginkontinenz, erhöhte Miktionsfrequenz) eine andere Ursache zugrunde liegen als der diabetischen Zystopathie, die ja durch eine verminderte Wahrnehmung der Blasenfüllung charakterisiert ist. Die genaue Ursache ist bisher nicht vollständig geklärt. Nach aktuellen Studien können klinisch stumm verlaufende, im MRT diagnostizierte, multiple zerebrale Infarkte die zentrale Steuerung des Harntrakts beeinflussen und so die Symptome der überaktiven Blase verursachen. Jedoch ist auch eine periphere Störung der Innervation eine mögliche Ursache.

Zusammenfassend treten bei Personen mit Diabetes mellitus häufig Blasenfunktionsstörungen auf. Die Häufigkeit steigt mit zunehmender Dauer der Erkrankung. Neben den bekannten Folgen der diabetischen Zystopathie mit Problemen der Blasenentleerung (Restharn) können nahezu ebenso häufig auch Probleme mit der Urinspeicherung (Drangsymptomatik, Dranginkontinenz) auftreten.

■ **Diagnostik**
■ ■ **Basisuntersuchungen**
Im Rahmen der Basisdiagnostik sollen eine ausführliche Anamnese sowie die Erstellung eines

◻ Tab. 4.13   Formen und Ursachen der Harninkontinenz gebrechlicher Menschen. (Mod. nach Ouslander u. Schnelle 1995)

Form	Beschreibung	Häufige Ursachen
Dranginkontinenz	Ungewollter Urinverlust (meist größere, oft auch wechselnde Mengen) durch Unfähigkeit, die Miktion hinauszuzögern, nachdem Harndrang empfunden wird	Überaktivität des Detrusors isoliert oder im Zusammenhang mit einer oder mehreren der folgenden Ursachen: *Lokale urogenitale Veränderungen* wie Harnblasen-, Harnröhrenentzündung, Tumor, Steine, Abflusshindernisse *ZNS-Erkrankungen* wie Schlaganfall, demenzielles Syndrom, Parkinson-Syndrom, Rückenmarkserkrankung
Stress-(Belastungs-)inkontinenz	Ungewollter Urinverlust (meist kleinere Mengen), der bei kurzzeitiger Erhöhung des Druckes im Bauchraum (z. B. durch Husten, Niesen, Lachen) auftritt	Schwäche der Beckenbodenmuskulatur, die zu einer vermehrten Mobilität der Blase und der Harnröhre führt Blasenhals- oder Sphinkterschwäche im Zusammenhang mit vorausgegangener Schädigung (z. B. Operation, schwere Geburt)
Überlaufinkontinenz [a]	Ungewollter Urinverlust (häufige, kleinere Mengen), der im Zusammenhang mit einer überdehnten Blase auftritt	Anatomisches Abflusshindernis (z. B. vergrößerte Prostata, Harnröhrenverengung) Akontraktile Blase z. B. im Zusammenhang mit diabetischer autonomer Neuropathie, Rückenmarksverletzung oder Medikamentennebenwirkung

[a] Als Überlaufinkontinenz wird von der International Continence Society die »chronische Harnretention mit Inkontinenz« bezeichnet.

Miktionstagebuches erfolgen (▶ »Pflegerisches Vorgehen bei Harninkontinenz«, s. unten).

Im Anamnesegespräch sollte regelmäßig gezielt nach Miktionsstörungen (Miktionsfrequenz, Restharngefühl, Harnwegsinfekte, Harnstrahlabschwächung, Notwendigkeit der Bauchpresse, Inkontinenz) gefragt werden. Eine Medikamentenanamnese zum Erkennen unerwünschter Wirkungen der Medikation auf den Harntrakt ist obligat. Auch die Darmfunktion und die Sexualfunktion sollten erfragt werden.

Ein Symptomfragebogen kann bei der Anamneseerhebung unterstützend hilfreich sein, darf diese jedoch nicht ersetzen. Der AUA Symptom Score, ein Miktionssymptomfragebogen, der ursprünglich nur für Männer entwickelt wurde, scheint auch bei Frauen ein sinnvolles Instrument zu sein.

Ein Miktionstagebuch sollte über mindesten 2 Tage, besser über eine Woche geführt werden. Dabei sollte neben der Miktionshäufigkeit auch die Miktionsmenge, die Uhrzeit und die Trinkmenge erfasst werden. Das korrekte Führen eines Miktionstagebuchs erfordert viel Motivation und Compliance vonseiten der Betroffenen. Daher ist im Zweifelsfall ein korrekt ausgefülltes Tagebuch über 2 Tage einem nur approximativ ausgefüllten Tagebuch über eine Woche vorzuziehen.

Darüber hinaus gehören die Restharnbestimmung und die Urinanalyse zur Basisuntersuchung. Diese Untersuchungen sollten bei asymptomatischen Patienten jährlich erfolgen. Eine Restharnbestimmung wird in der Geriatrie oftmals mithilfe eines kleinen Ultraschallgerätes, einem sogenannten »Bladder Scan«, von Pflegekräften (nach entsprechender Einweisung) selbst durchgeführt (▶ »Pflegerisches Vorgehen bei Harninkontinenz«, s. unten).

Bei Miktionsbeschwerden, Inkontinenz, erhöhten Restharnwerten (>20 % der Blasenkapazität bzw. >100 ml) und/oder rezidivierenden (mehr als 3/Jahr) Harnwegsinfekten sollte bei Personen mit Diabetes mellitus eine weitere fachurologische Untersuchung initiiert werden.

■■ **Spezifische urologische Diagnostik**

Eine Uroflowmetrie (Harnstrahlmessung) mit Restharnbestimmung sowie eine digitorektale Untersuchung beim Mann sollen als Standarddiagnostik durchgeführt werden. Diese Untersuchungen erlauben jedoch nur eine grobe Orientierung.

Eine urodynamische Untersuchung (Zystomanometrie mit Druck-Fluss-Messung) ist nichtinvasiven Untersuchungen bei der Diagnostik der Blasenfunktionsstörung überlegen (Wang et al. 2003). Allerdings wird für diese Untersuchung ein transurethraler Messkatheter benötigt. Daher sollte die Indikation zur Urodynamik nur dann gestellt werden, wenn eine zeitlich begrenzte probatorische Therapie nicht erfolgreich war. Vor jeder geplanten operativen Intervention am unteren Harntrakt ist eine urodynamische Diagnostik obligat, um eventuelle asymptomatische Störungen der Detrusorkontraktilität präoperativ erfassen zu können.

In Einzelfällen können in Abhängigkeit von den Befunden und klinischen Symptomen weitere urologische Untersuchungen wie Zystoskopie oder vaginale Untersuchung erforderlich werden.

■ **Therapie**

■■ **Therapieziele**

Die Behandlung von Blasenfunktionsstörungen soll einerseits die subjektiven Beschwerden der Betroffenen bessern, andererseits Komplikationen vermeiden.

■■ **Konservative Therapie**

Verhaltensmodifikation Verhaltensstrategien wie Miktion nach der Uhr oder Double Voiding (2 Blasenentleerungen innerhalb kurzer Zeit) können als Erstmaßnahmen empfohlen werden, da eine Verbesserung der Blasenentleerung ohne medikamentöse oder operative Intervention möglich ist.

Elektrostimulation/Biofeedback Besonders bei Frauen können durch Verhaltenstraining in Kombination mit Biofeedback oder durch temporäre ex-

terne funktionelle Elektrostimulation Verbesserungen der Dranginkontinenz erzielt werden, die mit der medikamentösen Therapie vergleichbar sind.

■■ **Medikamentöse Therapie**

Medikamente bei diabetischer Zystopathie Insgesamt sind die Symptome und die Folgen der diabetischen Zystopathie durch eine medikamentöse Therapie nur eingeschränkt beeinflussbar. **Parasympathomimetika** werden zur Therapie bei Restharnbildung eingesetzt, die durch eine Detrusorschwäche verursacht wird. Weder direkte (Betanechol) noch indirekte (z. B. Distigmin) Parasympathomimetika sind objektiv wirksam (Senkung des Restharns), obwohl eine subjektive Besserung möglich ist. Diese Medikamente können daher als Monotherapie zur Therapie der diabetischen Zystopathie nicht empfohlen werden (Barendrecht et al. 2007). **Alphablocker** können Symptome und Restharn bei Männern und Frauen reduzieren. Die sogenannten uroselektiven Alpha-1-Blocker (Tamsolusin, Doxazosin, Terazosin, Alfuzosin) haben sich bei männlichen Patienten mit Diabetes und benigner Prostatahyperplasie als effektiv erwiesen. Die Therapie sollte unter Restharnkontrollen durchgeführt werden. Auch bei Frauen kann eine signifikante Restharnreduktion erreicht werden.

Medikamente bei überaktiver Blase/Dranginkontinenz Die erste medikamentöse Behandlungsoption bei überaktiver Blase sind **Antimuskarinika**. Alle aktuell verfügbaren Substanzen sind bei Symptomen der überaktiven Blase wirksam; vergleichende Studien, die eine Überlegenheit eines bestimmten Präparates zeigen, existieren nicht. Allerdings scheint Oxybutynin die meisten Nebenwirkungen zu verursachen. Da eine typische Nebenwirkung eine Erhöhung der Restharnmenge ist, sollten unter dieser Behandlung Restharnkontrollen erfolgen.

■■ **Physikalische Therapie**

Selbstkatheterismus Bei Patientinnen und Patienten, die eine chronische Harnretention mit symptomatischen Infekten, Überlaufinkontinenz oder beginnender Schädigung des oberen Harntrakts aufweisen, ist eine mechanische Restharnbeseitigung erforderlich. Der intermittierende Katheterismus hat weniger Komplikationen als eine Dauerkatheterableitung und sollte daher primär angestrebt werden. Er kann entweder vom Patienten selber oder – bei Unmöglichkeit, diesen eigenständig anzuwenden – durch Dritte (Pflegepersonen, Angehörige) durchgeführt werden.

Dauerkatheter Wenn ein intermittierender Katheterismus nicht durchführbar ist, wird eine Ableitung mittels Dauerkatheter erforderlich. Bei Männern weist der suprapubische Katheter hinsichtlich schwerer Infektionen (Prostatitis, Epipidymoorchitis, Sepsis) ein deutlich günstigeres Risikoprofil auf. Die Lebensqualität ist mit suprapubischem Katheter bei Männern und Frauen im Vergleich zur transurethralen Ableitung höher (Ahluwalia et al. 2006).

Sakrale Neuromodulation Prinzip der sakralen Neuromodulation ist die permanente Modulation der Sakralnerven durch ein Implantat. Es existieren nur wenige Studien zur Anwendung bei Patienten mit Diabetes mellitus. Die Therapie scheint auch in dieser Patientengruppe häufig erfolgreich zu sein. Allerdings ist ein intakter sakraler Reflexbogen Voraussetzung für die Therapie.

Fazit

Personen mit Diabetes mellitus sind oft von Blasenfunktionsstörungen betroffen. Trotz dieser Tatsache sind die Ursachen und Häufigkeiten von Blasenfunktionsstörungen in dieser Patientengruppe nicht adäquat untersucht. Die Diagnostik und urologische Therapie ist in vielen Fällen lediglich empirisch. Während für die Blasenentleerungsstörung Alphablocker, Biofeedbacktraining, der intermittierende Katheterismus und die sakrale Neuromodulation zur Verfügung stehen, können bei der überaktiven Blase das Verhaltenstraining, Elektrostimulation, Antimuskarinika oder ebenfalls die sakrale Neuromodulation eingesetzt werden. Die Behandlungsstrategien beruhen dabei primär auf analogen Erfahrungen bei Blasenfunktionsstörungen bei Patienten ohne Diabetes mellitus; spezifische Studien bei Diabetes-Patienten sind leider rar.

Harnwegsinfekte

A. Bahrmann

> ┌─ **Harnwegsinfekt** ──────────────
> Unter einem Harnwegsinfekt versteht man eine durch Krankheitserreger verursachte Infektionskrankheit der ableitenden Harnwege.

Während die Inzidenz des Harnwegsinfektes bei jungen Menschen unter 5 % liegt, steigt sie im Alter auf über 20 % an. Gründe im Alter sind oftmals Verengungen der Harnröhre, ein Gebärmuttervorfall, vorhandene Komorbiditäten wie z. B. Diabetes, Blasenkatheter oder Veränderungen der natürlichen Schleimhaut (z. B. durch Medikamente). Diabetes per se führt zu einer Abschwächung des Immunsystems und triggert somit die Entstehung von Harnwegsinfekten. Zudem kann eine Polyneuropathie bei Diabetes zu einer Blasenfunktionsstörung mit Restharnbildung führen. Der ständig vorhandene Urinpool bietet Bakterien günstige Wachstumsbedingungen und fördert damit neue Infekte.

Im Krankenhaus zählen Harnwegsinfekte mit 40 % zu den am häufigsten erworbenen Infektionserkrankungen. In mehr als 95 % der Fälle steigen die Krankheitserreger über die Harnröhre auf. Sie können zu einer Zystitis (Blasenentzündung) oder bei weiterem Aufstieg zu einer Pylonephritis (Nierenbeckenentzündung) führen. Im schlimmsten Fall kann es zu einer lebensbedrohlichen Urospepsis (Blutvergiftung) kommen.

Man unterscheidet die ambulant erworbenen Harnwegsinfekte von den im Krankenhaus erworbenen (nosokomialen) Harnwegsinfekten. Diese haben ein anderes Erregerspektrum. Da Keime in Gesundheitseinrichtungen häufig gegen verschiedene Antibiotika resistent sind, sollte dort eine Resistenzprüfung durchgeführt werden.

> ❯ **Eine rezidivierende Harnwegsinfektion wird angenommen, wenn eine Rezidivrate von ≥2 symptomatischen Episoden pro Halbjahr oder ≥3 symptomatische Episoden pro Jahr vorliegt.**

- **Symptome**

Die Symptome eines Harnwegsinfektes sind gerade im hohen Lebensalter vielfältig. Typisch sind Schmerzen beim Urinieren (Algurie), Abgang von eitrigem (Pyurie) oder blutigem Urin (Hämaturie) sowie häufiger Harndrang mit Abgang kleinerer Urinmengen (Pollakisurie). Bei einer Zystitis tritt meist kein Fieber auf, während bei einer Nierenbeckenentzündung Fieber und Flankenschmerzen im Vordergrund stehen. Bei der klinischen Untersuchung besteht bei einer Nierenbeckenentzündung ein Klopfschmerz des Nierenlagers. Allerdings zeigen 30 % der Patienten mit Harnwegsinfekten einen völlig asymptomatischen Verlauf. Bei alten Menschen kann auch Verwirrtheit als einziges Symptom eines Harnwegsinfektes auftreten. Bei einem hoch fieberhaften Verlauf sollte immer an eine Urosepsis gedacht und möglichst schnell nach Rücksprache mit dem Arzt eine antibiotische Therapie eingeleitet werden.

- **Diagnostik**

Zur Diagnostik eines Harnwegsinfektes wird neben einer gezielten Befragung (Anamnese) eine Urinuntersuchung durchgeführt. Urinschnellteststreifen können Leukozyten, Erythrozyten und Nitrit als Zeichen eines Infektes nachweisen. Eine weitere Untersuchungsmethode ist die Urinkultur, bei der mit Urin benetzte Agarplatten der Anzucht von Bakterien dienen. Hierfür sollte die Urinprobe als Mittelstrahlurin oder durch Katheterisierung gewonnen werden, um eine mögliche Verunreinigung außerhalb der Harnwege zu vermeiden. Die Urinprobe sollte dabei schnell verarbeitet oder gekühlt werden, um falsch hohe Werte zu verhindern. Ab einer Zahl von 10^5 koloniebildender Einheiten pro Milliliter kann von einer bakteriellen Infektion ausgegangen werden. Bei Patienten mit unkomplizierten Harnwegsinfektionen und Diabetes mellitus unterscheidet sich das Erregerspektrum nicht grundsätzlich von dem bei Harnwegsinfektionen bei Patienten ohne Diabetes mellitus. Der häufigste Erreger ist Escherichia coli.

Eine Blutuntersuchung ist bei Fieber sinnvoll (Bestimmung der Leukozyten und des CRP-Wertes im Blut). Die Entnahme einer Blutkultur dient dem Nachweis des Übertritts des Erregers in die Blutbahn. Zudem kann die Art des Erregers durch die Kultur festgestellt werden. Die Entnahme der Kultur hat vor dem Beginn einer antibiotischen Behandlung zu erfolgen. Um Abflusshindernisse als Ursache des Harnwegsinfektes auszuschließen, kann eine Ultraschalluntersuchung notwendig sein.

- **Therapie**

Bei Harnwegsinfekten sollte auf eine ausreichende Trinkmenge (mindestens 1,5 l pro Tag) geachtet werden. Symptomatische Harnwegsinfekte werden mit Antibiotika behandelt. Dabei sollte die Einnahme der Antibiotika idealerweise vor dem Schlafen erfolgen, damit möglichst hohe Konzentrationen des Antibiotikums in der Blase erzielt werden. Die Dauer und die Art des verwendeten Antibiotikums richtet sich danach, welche Komorbiditäten vorliegen und ob ein unkomplizierter oder ein komplizierter Harnwegsinfekt vorliegt.

Finden sich bei der Urinuntersuchung Bakterien in signifikanter Keimzahl, aber keine Symptome eines Harnwegsinfekts, so wird von einer asymptomatischen Bakteriurie gesprochen. Etwa 26 % der Menschen mit Diabetes, aber nur 6 % in der Allgemeinbevölkerung haben eine asymptomatische Bakteriurie. Die AWMF-Leitlinie empfiehlt aktuell keine antibiotische Behandlung der asymptomatischen Bakteriurie bei Menschen mit Diabetes und stabiler Stoffwechsellage (S3-Leitline Harnwegsinfektionen).

Pflegerisches Vorgehen bei Harninkontinenz
S. Hartmann-Eisele

Im pflegerischen Alltag stehen meist weniger differenzialdiagnostische Betrachtungen der Inkontinenz im Mittelpunkt als vielmehr die Betroffenen mit ihrem subjektiven Empfinden und Erleben. Der Verlust über die Kontrolle von Blase und Darm ist in unserer Gesellschaft immer noch ein nicht zu unterschätzendes Tabuthema und oftmals mit hohem Leidensdruck und verminderter Lebensqualität verbunden. Dennoch sucht der Großteil der Betroffenen nicht aktiv nach Hilfe, und im Kontakt mit Pflegenden und Ärzten wird selbst eine bereits bestehende Problematik häufig verschwiegen. Unter- und Fehlversorgung sind daher eher die Regel als eine Ausnahme.

4

Pflegende haben oftmals eine Art Vertrauensstellung und erhalten tiefen Einblick in die Lebenssituation der Betroffenen. So kommt ihnen bei der Bearbeitung dieses sensiblen Themas eine besondere Funktion zu. Wichtige Voraussetzung für kompetentes Handeln ist einerseits pflegerisches Fachwissen über diabetesassoziierte Miktionsbeschwerden und andererseits Beratungskompetenz, um gemeinsam mit dem Betroffenen eine gute Lösung zu finden.

Im Mittelpunkt diabetesassoziierter Miktionsbeschwerden stehen die Beschwerdebilder der überaktiven Blase (OAB = Overactive Bladder) und der chronischen Harnretention. Hinzu kommen bei geriatrischen Patienten häufig weitere, diabetesunabhängige Blasenfunktionsbeschwerden.

Die **überaktive Blase** verursacht eine Drangsymptomatik mit häufigem, imperativem (nicht unterdrückbarem) Harndrang – mit oder ohne Inkontinenz. Der Leidensdruck vieler Betroffener ist extrem hoch. Außerhäusige Aktivitäten werden ausschließlich nach der raschen Erreichbarkeit einer Toilette geplant, sozialer Rückzug ist die Folge. Mehrmalige nächtliche WC-Gänge sorgen für Unterbrechung im Nachtschlaf und ein erhöhtes Sturzrisiko. Kann die Toilette nicht selbstständig aufgesucht werden, ist häufig der (ebenfalls hochaltrige) Lebenspartner mitbetroffen.

Die Symptome der **chronischen Harnretention** sind weniger augenfällig und bleiben daher meist lange unbemerkt. Durch reduzierte Blasenwahrnehmung geht das Gefühl für Blasenfüllung verloren und in Kombination mit einem schwachen Blasenmuskel bleibt immer häufiger Restharn in der Blase zurück. Symptome hierfür sind lange Zeitintervalle zwischen den Toilettengängen, ein hohes Miktionsvolumen bei verzögertem Start, schwachem Strahl und häufigem Nachträufeln nach dem Toilettengang. Die Betroffenen setzen u. U. die Bauchpresse ein, um die Blase zu entleeren, und berichten dennoch von dem Gefühl einer »unvollständig entleerten« Blase. Auch häufige Harnwegsinfekte können ein Hinweis sein. Ist die Speicherkapazität der Blase überschritten, kommt es zum »Überlauf«, der Betroffene wird inkontinent.

Zu diesen beiden diabetesassoziierten Beschwerdebildern treten im geriatrischen Alltag meist weitere kontinenzrelevante Aspekte.

Besteht parallel zur diabetesverursachten Drangproblematik eine Stress-/Belastungskomponente, bedeutet dies, dass zugleich Symptome einer Stress-/Belastungsinkontinenz auftreten können. Die Betroffenen verlieren typischerweise beim Husten, Lachen, Niesen, Lagewechsel (z. B. Aufstehen aus dem Bett) Urin. Meist sind Frauen hiervon betroffen, Männer leiden vorwiegend in Folge einer Prostataoperation unter Stressinkontinenz. Die Kombination von Drang- und Stressinkontinenz wird als Mischinkontinenz bezeichnet. Treten beide Beschwerdebilder parallel auf, gilt es Anlässe/Auslöser und Auswirkungen auf die Lebensqualität genauer in den Blick zu nehmen, meist ergibt sich hieraus eine sinnvolle Reihenfolge der Interventionen.

Eine weitere, insbesondere für Pflegende höchst bedeutsame Form von Inkontinenz wird als **funktionelle Inkontinenz** bezeichnet. Die Betroffenen sind aufgrund körperlicher, kognitiver oder umgebungsbedingter Einschränkungen nicht in der Lage, den Toilettengang selbstständig durchzuführen. Es kommt – trotz intakter Blasenfunktion – zu unwillkürlichem Urinverlust. Körperliche Einschränkungen können beispielsweise im Bereich der Mobilität, Sensibilität und der Sinnesorgane liegen. So gehört zum selbstständigen Toilettengang neben dem zeitnahen Erreichen der Toilette auch der Transfer, das Öffnen und Schließen von Bekleidung, die Reinigung etc. Kann die Toilette nicht selbstständig aufgesucht werden, muss der Betreffende um Hilfe bitten können. Neben den körperlichen Voraussetzungen sind weiterhin die kognitiven Fähigkeiten maßgeblich. Dies gilt für räumliche und zeitliche Orientierung, für Erinnerungsvermögen und Merkfähigkeit. Bei demenziell erkrankten Menschen geht unter Umständen die Fähigkeit verloren, den Druck einer vollen Blase richtig zu interpretieren. Als weiterer kontinenzrelevanten Faktor muss die Lebensumgebung genauer betrachtet werden. Steile Treppen, lange und verstellte Wege, schlechte Beleuchtung oder kleine Bäder mit engen Türen führen häufig dazu, dass die Toilette nicht rechtzeitig erreicht werden kann. Pflegende haben die Aufgabe, diese Einflussfaktoren zu erkennen und durch Beratung über den Einsatz adäquater Hilfsmittel oder die Gestaltung einer kontinenzfreundlicheren Umgebung bei der Lösung dieser funktionellen Probleme mitzuwirken.

Tab. 4.14 Darstellung der Kontinenzprofile

Profil	Merkmal	Beispiel
Kontinenz	Kein unwillkürlicher Harnverlust Keine personelle Hilfe notwendig Keine Hilfsmittel	
Unabhängig erreichte Kontinenz	Kein unwillkürlicher Harnverlust Keine personelle Unterstützung notwendig Selbstständige Durchführung von Maßnahmen	z. B. Patienten/Bewohner, die durch eigenständige Medikamenteneinnahme, eigenständigen Gebrauch von mobilen Toilettenhilfen, intermittierenden Selbstkatheterismus oder Durchführung von Trainingsmaßnahmen (z. B. Blasentraining) keinen unwillkürlichen Urinverlust haben
Abhängig erreichte Kontinenz	Kein unwillkürlicher Harnverlust Personelle Unterstützung bei der Durchführung von Maßnahmen notwendig	z. B. Patienten und Bewohner mit begleiteten Toilettengängen zu individuellen/festgelegten Zeiten oder bei denen ein Fremdkatheterismus durchgeführt wird
Unabhängig kompensierte Inkontinenz	Unwillkürlicher Harnverlust Keine personelle Unterstützung bei der Versorgung mit Hilfsmitteln notwendig	Es kommt zu einem unwillkürlichen Harnverlust, aber der Umgang mit Inkontinenzhilfsmitteln (aufsaugende Hilfsmittel, Kondomurinal, Umgang mit Blasenverweilkatheter) erfolgt selbstständig
Abhängig kompensierte Inkontinenz	Unwillkürlicher Harnverlust Personelle Unterstützung bei der Inkontinenzversorgung ist notwendig	Kompensierende Maßnahmen werden von einer anderen Person übernommen
Nichtkompensierte Inkontinenz	Unwillkürlicher Harnverlust Personelle Unterstützung und therapeutische bzw. Versorgungsmaßnahmen werden nicht in Anspruch genommen	Dieses Profil trifft beispielsweise auf Betroffene zu, die nicht über ihre Inkontinenz sprechen wollen und deshalb keine personelle Hilfe oder Hilfsmittel in Anspruch nehmen bzw. aufgrund kognitiver Erkrankungen nicht akzeptieren oder die Hilfsmittel entfernen

Da Betroffene das Kontinenzthema häufig nicht direkt ansprechen und in der Öffentlichkeit mitunter der Eindruck eines »unabänderlichen Altersschicksals« erweckt wird, ist es an den Pflegenden, einen guten und sensiblen Gesprächseinstieg zu finden. Bewährt haben sich die im Expertenstandard Förderung der Harnkontinenz in der Pflege (DNQP 2007, 40) formulierten Fragen:

– Verlieren Sie ungewollt Urin?
– Verlieren Sie Urin, wenn Sie husten, lachen oder sich körperlich betätigen?
– Verlieren Sie Urin auf dem Weg zur Toilette?
– Tragen Sie Vorlagen/Einlagen, um Urin aufzufangen?

Ist der Gesprächseinstieg gelungen, gilt es die genaueren Umstände der Problematik zu eruieren.

Nachgegangen werden sollten u. a. den Fragen:

– Seit wann besteht das Problem?
– Wie zeigt es sich am Tag und in der Nacht?
– Welche Strategien im Umgang gibt es?
– Welche Lösungswege wurden bereits beschritten?
– Was erwartet der Betroffene?

Zur pflegefachlichen Beschreibung der Ist-Situation und zur Evaluation des Verlaufs im Rahmen des Pflegeprozesses sind die Kontinenzprofile (DNQP 2007, 20) besonders hilfreich (**Tab. 4.14**). Sie bieten die Möglichkeit einer pflegefachlich umfassenden und dennoch kurzen und präzisen Situationsbeschreibung.

Zur Objektivierung und genauen Analyse des Miktionsproblems ist der Einsatz eines Miktions-

Zeit	Nass	Trocken	Wasser gelassen	Meldet sich	Aufgefordert	Trinkmenge (ml) eingeschenkt getrunken		Bemerkungen (z. B. Toilettenstuhl)	HZ
7.00	°o	☺	👆 ml	☽	☞				
8.00	°o	☺	👆 ml	☽	☞				
9.00	°o	☺	👆 ml	☽	☞				
10.00	°o	☺	👆 ml	☽	☞				
11.00	°o	☺	👆 ml	☽	☞				
12.00	°o	☺	👆 ml	☽	☞				
13.00	°o	☺	👆 ml	☽	☞				
14.00	°o	☺	👆 ml	☽	☞				
15.00	°o	☺	👆 ml	☽	☞				
16.00	°o	☺	👆 ml	☽	☞				
17.00	°o	☺	👆 ml	☽	☞				
18.00	°o	☺	👆 ml	☽	☞				
19.00	°o	☺	👆 ml	☽	☞				
20.00	°o	☺	👆 ml	☽	☞				
21.00	°o	☺	👆 ml	☽	☞				
22.00	°o	☺	👆 ml	☽	☞				
23.00	°o	☺	👆 ml	☽	☞				
24.00	°o	☺	👆 ml	☽	☞				
1.00	°o	☺	👆 ml	☽	☞				
2.00	°o	☺	👆 ml	☽	☞				
3.00	°o	☺	👆 ml	☽	☞				
4.00	°o	☺	👆 ml	☽	☞				
5.00	°o	☺	👆 ml	☽	☞				
6.00	°o	☺	👆 ml	☽	☞				
Summe									

°	= inkontinent, geringe Menge	☺	= trocken	☽	= meldet sich
o	= inkontinent, große Menge	👆	= Wasser gelassen	☞	= wird aufgefordert

◻ **Abb. 4.33**   Beispiel Toilettentagebuch

protokolls (◻ Abb. 4.33) empfehlenswert. Je nach Zielsetzung und Erkenntnisinteresse kann auf eines der zahlreich publizierten Protokolle zurückgegriffen werden. Das Protokoll wird vom Betroffenen selbst oder einer Pflegeperson geführt. Miktionsprotokolle geben in der Regel Aufschluss über Uhrzeit und Häufigkeit der Toilettengänge, Miktionsvolumen, das Ausmaß inkontinenter Episoden sowie über Begleitumstände (z. B. imperativer Drang), Hilfsmitteleinsatz und Trinkverhalten (Art, Menge, Uhrzeit).

Ist ein individuelles Ausscheidungsmuster erkennbar, dann ist ein wichtiger Schritt in Richtung Kontinenzförderung gemacht. Oftmals hat bereits das Protokollieren Interventionscharakter, da durch Reflexion der Toilettengewohnheiten ein verändertes Problembewusstsein entsteht. Miktionsprotokolle können sowohl zur Ersteinschätzung wie auch zur Evaluation eingesetzt werden. Bereits nach 2–4 Tagen lassen sich meist die wesentlichen Informationen ablesen.

Im Beratungsgespräch sollten neben Informationen über Krankheitsbild und Risikofaktoren auch allgemeine Maßnahmen zur Kontinenzförderung angesprochen werden. Hierzu gehören Trink-, Ernährungs- und Stuhlgewohnheiten. Insbesondere bei Drangsymptomatik neigen Betroffene häufig dazu, ihre Flüssigkeitsaufnahme einzuschränken und somit den Drang unbewusst zu verstärken. Auch sollte über die möglicherweise »drangverstärkende« Wirkung von Alkohol, Kaffee, Light-Getränken oder Zitrussäften informiert werden. Ebenso können sich Stuhlgewohnheiten, insbesondere Obstipation, ungünstig auf die Blasenfunktion auswirken.

Spezielle pflegerische Maßnahmen bei Drangsymptomatik sind in erster Linie auf der Verhaltensebene angesiedelt. Als wichtigste Intervention gilt das Toilettentraining. Toilettentraining (Hayder et al. 2012) ist hierbei als Überbegriff für verschiedene Arten des Trainings zu verstehen. So kann, je nach Ressourcen und Problemen des Betroffenen und seiner Umgebung, zwischen angebotenem Toilettengang (Prompted Voiding), Toilettentraining zu individuellen Zeiten (Habit Retraining) oder zu festen Zeiten (Timed Voiding) unterschieden werden. Gemeinsames Ziel dieser unterschiedlichen Vorgehensweisen ist, durch geplante Toilettengänge Inkontinenzereignisse zu vermeiden. Das Blasentraining (Bladder Drill) nimmt hierbei eine Sonderrolle ein. Zielsetzung ist, die Ausscheidungsintervalle durch den bewussten Einsatz von Ablenkungsstrategien zu verlängern. Hierzu sind in der Regel nur kognitiv kompetente, selbstständige und hoch motivierte Betroffene in der Lage. Allen Formen des Toilettentrainings sollte immer eine gründliche interdisziplinäre Anamnese vorausgehen, um beispielsweise Harnwegsinfekte, Prostataerkrankungen

oder chronische Harnretention als Drangursache auszuschließen.

Liegen Symptome von Stress-/Belastungsinkontinenz aufgrund einer Beckenbodenschwäche vor, ist immer an Beckenbodentraining (mit oder ohne unterstützende Technik wie Biofeedback oder Elektrostimulation) zu denken. Hier gibt es inzwischen ein breit gefächertes Therapieangebot von speziell weiterqualifizierten Physiotherapeuten. Auch Männer nach Prostataoperation profitieren in der Regel von diesem Angebot. Geht die Stress-/Belastungskomponente auf Senkungsbeschwerden zurück, so kann ggf. der Einsatz eines Pessars die Kontinenzsituation verbessern. Auch eine lokale Östrogenisierung mit Salben oder Vaginalzäpfchen wird von betroffenen Frauen häufig als angenehm empfunden.

Bei chronischer Harnretention sollten zunächst die genaueren Umstände der Blasenentleerung beachtet werden. Im besten Fall findet die Miktion mit gefüllter Blase, aufrecht auf der Toilette sitzend, unter Beachtung der notwendigen Zeit und Privatsphäre statt. Muss die Miktion hingegen im Liegen auf einer Bettschüssel erfolgen oder auf einem Toilettenstuhl im Mehrbettzimmer, so ist letzteres ebenso zu bedenken wie der Umstand, dass demenziell erkrankte Mensch ein Hilfsmittel zur Urinausscheidung häufig nicht als solches erkennen. Bei Vorhandensein von Restharn gilt es eine möglichst störungsfreie und entspannte Atmosphäre zu schaffen, unter Umständen können ein laufender Wasserhahn, ein warmes Handbad oder der Versuch der Doppelmiktion hilfreich sein.

Die Kontrolle der Restharnwerte findet idealerweise mit einem tragbaren Ultraschallgerät statt. Welche Restharnwerte zu weiteren Interventionen wie intermittierendem Einmalkatheterismus oder gar einer transurethralen oder suprapubischen Dauerableitung führen, gilt es interdisziplinär und einrichtungsspezifisch festzulegen.

In Bezug auf einen adäquaten Hilfsmitteleinsatz kommt Pflegenden die zentrale Rolle zu. Hilfsmittel zur Förderung der Kontinenz, insbesondere Ausscheidungshilfen wie Frauenurinflaschen, Urinschiffchen, auslaufsichere Urinflaschen für Frauen und Männer oder Urinalkondome können die Lebensqualität und Selbstständigkeit der

Betroffenen erheblich verbessern. Dies gilt besonders für die Nachtsituation, wenn die Toilette nicht eigenständig aufgesucht werden kann oder erhebliche Sturzgefahr besteht. Ein Toilettenstuhl kann (v. a. in der Nacht) hilfreich sein und leicht zu öffnende Kleidung die Situation verbessern. Wichtig ist die gezielte Verbesserung der funktionellen Fähigkeiten durch pflegerische, physiotherapeutische und ergotherapeutische Maßnahmen. Durch besondere Kennzeichnung der Toiletten in stationären Einrichtungen kann Defiziten des Seh- und Erinnerungsvermögens begegnet werden. Durch Verwendung von Antirutschsocken in der Nacht, ausreichender Beleuchtung beim Weg zur Toilette und Vermeidung von Stolperfallen (z. B. Teppichkanten) kann die Sturzgefahr verringert werden. Die Verwendung von Hüftprotektoren ist bei Vorhandensein einer Inkontinenz u. U. problematisch, da diese oftmals viel Zeit für das An- und Ausziehen benötigen. Hier sollte auf Produkte mit offenem Schritt, eingearbeitetem Wäscheschutz oder Hüftschutzgürtel zurückgegriffen werden.

Bei der Auswahl der zur Kompensation von Inkontinenz eingesetzten Vorlagen gilt es in der Beratung auf Tragequalität, adäquate Größe und Saugkapazität sowie ein möglichst eigenständiges Handling durch den Betroffenen selbst zu achten. Oftmals erhöht auch der Einsatz spezieller Frauen-/Männerprodukte deren Akzeptanz. In der Beratung sollte bei bestehender Harninkontinenz auf die Möglichkeit der Rezeptierung von Inkontinenzhilfsmitteln durch den Arzt hingewiesen werden. Art und Umfang der Kostenübernahme werden von den einzelnen Krankenkassen jedoch höchst unterschiedlich gehandhabt.

Aufsaugende Hilfsmittel werden vorübergehend unterstützend innerhalb einer Therapie oder dauerhaft als Kompensationsmöglichkeit einer nicht behebbaren Inkontinenz eingesetzt. Trotz effektiver Vorlagen müssen die Betroffenen die Möglichkeit haben, regelmäßig eine Toilette aufzusuchen. Hilfsmittel zur Kompensation aus Gründen der Arbeitserleichterung einzusetzen ist ethisch nicht vertretbar. Die in der Praxis immer noch anzutreffende Mehrfachversorgung (offene Vorlage wird in geschlossene Vorlage eingelegt) ist in der Regel nicht nur unsinnig und teuer, sie führt auch

häufig zu Hautkomplikationen und mindert den Tragekomfort für die Betroffenen erheblich. Unabdingbar für eine sichere Versorgung ist die Anleitung der Betroffenen und gegebenenfalls ihrer Angehörigen in der Handhabung der Inkontinenzhilfsmittel. Sie sollte durch eine im Thema sensibilisierte und erfahrene Pflegekraft (z. B. Kontinenzberaterin) erfolgen.

■ **Antworten auf die Leitfragen**

Frage 1 Bei Frau Hänschel liegt eine überaktive Blase vor. Diese verursacht eine Drangsymptomatik mit häufigem, imperativem Harndrang. Bei Herrn Hänschel liegt eine chronische Harnretention vor. Der Übergang zu anderen Formen der Inkontinenz kann fließend sein. Am häufigsten finden sich daher bei älteren Menschen »Mischinkontinenzen«. Verschiedene altersassoziierte Veränderungen (z. B. verminderte Detrusorkontraktilität, Beckenbodenschwäche, verminderte Sensibilität für Füllungszustand der Blase) können an der Entstehung der Harninkontinenzen beim Ehepaar Hänschel beteiligt sein. Häufig sind physiologische Altersveränderungen, urologische und gynäkologische Probleme, neurologische Erkrankungen, Verhaltensfaktoren, psychische Faktoren und funktionelle Beeinträchtigungen in unterschiedlichem Ausmaß miteinander kombiniert. Präventiv sollte das Ehepaar Hänschel über häufige Folgen von ungewolltem Urinverlust, wie z. B. Hautreizungen, verzögerte Heilung von bestehenden Dekubitalgeschwüren und Harnwegsinfekte, informiert werden. Eine weitere bedeutsame Folge kann der soziale Rückzug der Betroffenen, wie er sich bei Frau Hänschel andeutet, auch aufgrund von Schamgefühlen sein. Eine schlechte Blutzuckereinstellung führt zu einer Polyurie und kann die bestehende Harninkontinenz verschlechtern. Bei Frau Hänschel sollte ggf. auch an einen Harnwegsinfekt gedacht werden, welcher sich durch eine plötzliche Zunahme der Miktionsfrequenz zeigen kann. Dieser sollte mit Hilfe von Urinteststreifen bzw. einer Urikultuntersuchung als Ursache ausgeschlossen werden. Akute Harnwegsinfektionen, Östrogenmangel bei Frauen, ungenügende Blutzuckereinstellung oder Ödeme (z. B. im Rahmen einer Herzerkrankung) bedürfen einer spezifischen Behandlung.

Frage 2 Auch wenn Frau Hänschel bisher nicht unter Inkontinenz leidet, so ist ihre Lebensqualität erheblich eingeschränkt. In der Pflegeberatung (▶ Abschn. 4.1.2) sollte Frau Hänschel über Ursachen, Risiken und Zusammenhänge ihrer Drangproblematik informiert sowie über Interventionsmöglichkeiten und Bewältigungsstrategien aufgeklärt werden. Das individuelle Ziel gilt es partnerschaftlich auszuhandeln, d. h. die Wünsche der Betroffenen und die Expertise der Pflegenden müssen jeweils miteinander abgeglichen werden.

Ein guter Gesprächseinstieg gelingt möglicherweise über das beobachtbare und veränderte Verhalten von Frau Hänschel (überstürztes Aufsuchen der Toilette, weniger außerhäusige Aktivitäten) oder auch über die Thematisierung der Problemkonstellation Alter/Blase/Diabetes im Allgemeinen. Oft werden scheinbar beiläufig erwähnte Informationen über den sehr hohen Verbreitungsgrad von Blasenproblemen und die Beschreibung typischer Symptome älterer Menschen mit Diabetes von den Betroffenen als Gesprächseinstieg auch über die eigene Problematik gerne genutzt. Der Türöffner für ein Beratungsgespräch ist gefunden. Neben der ausführlichen Anamnese zur Kontinenzsituation (Wie genau zeigt sich das Problem bei Frau Hänschel? Seit wann besteht es? Gibt es Tag/Nacht-Unterschiede? Welche Lösungsversuche wurden bereits unternommen? etc.) gilt es Zusammenhänge zu den Themen Flüssigkeitsaufnahme (Art, Menge, Uhrzeit), Ernährungs- und Stuhlgewohnheiten aufzuzeigen. Der Einsatz eines Miktionsprotokolls (idealerweise über 3 Tage) gibt Aufschluss über Zeitpunkt und Häufigkeit der Toilettengänge, Miktionsvolumina, Trinkverhalten sowie Tag/Nacht-Unterschiede. Zeigen sich beispielsweise stündliche Miktionsintervalle mit je max. 100 ml Miktionsvolumen und können weitere Ursachen (Restharn, Harnwegsinfekte, Blasensteine etc.) ausgeschlossen werden, wäre ein Blasentraining denkbar. Die Aufgabe der Pflegenden besteht neben der konkreten Anleitung und Begleitung des Trainings in der gemeinsamen Erstellung und Auswertung der Toilettentrainingspläne und der anfangs notwendigen engmaschigen stützenden Gespräche. Die Intervention ist beendet, wenn zufriedenstellende Zeitintervalle erreicht sind, hierfür sind mehrere Wochen, u. U. Monate zu planen.

Weiter gilt es bei Frau Hänschel die Bereitschaft zum Thema Beckenbodentraining (Elektrostimulation, Biofeedback) zu eruieren und sie ggf. an spezialisierte Physiotherapeuten zu verweisen.

Eine erste kurzfristige Maßnahme, um der drohenden Isolation von Frau Hänschel entgegenzuwirken, besteht in der Beratung zum Einsatz geeigneter Inkontinenzvorlagen (Sicherheitsgefühl!) bei außerhäusigen Aktivitäten und ggf. der Vorstellung von Ausscheidungshilfen für Frauen (»Uribag« etc.), die auch unterwegs genutzt werden können.

4.3.3 Körperpflege

A. Vosseler

Fallbeispiel
Frau Kaiser hat seit 15 Jahren Diabetes mellitus Typ 2. Sie ist in ihrer Mobilität stark eingeschränkt und kann die tägliche Körperpflege nicht mehr selbstständig durchführen. Sie benötigt Unterstützung beim Waschen des Rückens, der Intimpflege und der Bein- und Fußpflege.

Im Bereich beider Füße verspürt sie ein Taubheitsgefühl und Schmerzreize. Kälte und Wärme können von ihr nur eingeschränkt wahrgenommen werden. Beide Beine und Füße sind kühl und blass. Die Haut ist insbesondere an den Extremitäten trocken, an den Fußsohlen hat sich vermehrt Hornhaut gebildet.

❓ Leitfragen
1. Worauf ist bei der Körperpflege von Frau Kaiser besonders zu achten?
2. Welche Pflegemittel (Waschzusätze und Hautpflegemittel) sind sinnvoll?
3. Weshalb ist die Hautpflege besonders wichtig?

Bei Diabetes kann eine eingeschränkte Infektabwehr vorliegen, die ein erhöhtes Risiko für Hautschädigungen mit sich bringen kann. Auch das Vorliegen einer Neuropathie (▶ Kap. 2.5.8) und/oder Angiopathie (▶ Kap. 2.5.5) erhöht das Risiko für Hautverletzungen, da die Haut durch Trockenheit schon beeinträchtigt sein kann.

Die Schutzfunktion der Haut kann bei Menschen mit Diabetes gestört sein, die Haut ist aufgrund einer unzureichenden Stoffwechselsituation nicht mehr in der Lage, ausreichend Feuchtigkeit zu speichern mit der Folge einer vermehrten Anfälligkeit für Infektionen und Pilzbefall (Candidosen) (▶ Kap. 2.5.11) (Lederle et al. 2011).

Die Haut bei Diabetes kann eine reduzierte Talg- und Schweißdrüsenaktivität aufweisen und mit Juckreiz und Trockenheit reagieren. Zudem ist die hauteigene Fettproduktion herabgesetzt, Folge ist eine gestörte Hautbarrierefunktion. Außerdem wird eine vermehrte Hornhautbildung beobachtet (Metternich u. Schölerman 2004).

Auch eine verminderte Sensibilität bei der diabetischen Neuropathie (besonders im Extremitätenbereich/Beinbereich) stellt ein Risiko dar, da der Patient den physiologischen Schmerzreiz bei Verletzungen nicht mehr wahrnehmen kann und somit eine Ausbreitung dieser Hautschädigung unbemerkt möglich ist. Ein gestörtes Kälte- und Wärmeempfinden birgt z. B. bei zu heißem Badewasser die Gefahr von Hautschädigungen.

Deshalb ist die Hautbeobachtung im Rahmen der Körperpflege von großer Bedeutung. Erschwerend kann bei der Hautbeurteilung ein altersbedingtes oder durch fortgeschrittene Augenschädigungen eingeschränktes Sehvermögen hinzukommen.

Veränderungen der Haut (Pflegezentrum-Online 2013)

- Trockene und rissige Haut (durch fehlende Schweißsekretion aufgrund einer Neuropathie begünstigt)
- Hautschädigungen (traumatische Wunden, Druckstellen, Verbrennungsblasen etc.)
- Pilzinfektionen
- Kalte Haut aufgrund von Durchblutungsstörungen
- Vorgeschädigte Haut bei Zustand nach Ulzerationen, Narbengewebe
- Hyperkeratosen, Hühneraugen, Nagelschädigungen
- Altersbedingte Hautveränderungen

Die Haut ist auf etwaige Veränderungen hin zu beobachten, wichtig sind dabei auch Hautgegenden, die durch Reibung und ein feuchtwarmes Milieu besonders gefährdet sind, wie die Zehenzwischenräume, Hautfalten und Brustbereich. Auch druckgefährdete Hautareale bei bettlägerigen Menschen mit Diabetes bedürfen einer sorgfältigen und mehrmals täglichen Beobachtung, um rechtzeitig präventive Ansätze einleiten zu können, beispielsweise Druckentlastung bei exponierten Stellen (z. B. Fersenfreilagerung, abwechselnde Seitenlagerung etc.) oder das Einlegen von Kompressen in Hautfalten, um Feuchtigkeit aufzunehmen. Auf Puder sollte verzichtet werden, da gefährdete Hautareale (z. B. Hautfalten) dadurch besonders strapaziert werden können (Reizung der Haut, Reibung).

Bei der Körperpflege von pflegebedürftigen Menschen mit Diabetes sind pH-neutrale und milde seifenfreie Waschzusätze empfehlenswert. Die Wassertemperatur sollte nicht zu warm sein, idealerweise 33–35 °C. Die Temperatur sollte mittels Thermometer überprüft werden. Der Zeitraum für Bäder sollte 10 min nicht überschreiten, um ein zu starkes Aufweichen der Haut zu vermeiden.

Nach dem Waschen sollte die Haut gut abgetrocknet werden, wichtig hierbei sind wiederum Zehenzwischenräume und Hautfalten (Pflegezentrum-Online 2013).

Ein geeignetes Hautpflegemittel schützt die Haut vor weiterer Austrocknung. Es sollten pH-neutrale und rückfettende Pflegecremes verwendet werden. Geeignet sind auch Pflegemittel als Schaum (Lederle et al. 2011). Auf hornhautreichen Hautpartien (v. a. an den Füßen) können harnstoffhaltige Cremes oder Schäume aufgetragen werden. Die Inhalts- und Zusatzstoffe Harnstoff (Urea), Glyzerin und hautverwandte Lipide können den vorliegenden Mangel ausgleichen und Juckreiz reduzieren, parfümfreie Produkte führen weniger zu Allergien und sollten bevorzugt verwendet werden.

Pflegetipp

Eine sinnvolle Einsatzmöglichkeit für harnstoffhaltige Handcremes ist die durch häufige Blutzuckermessungen an den Fingern beanspruchte Haut (Metternich u. Schölerman 2004).

> Desinfektionshaltige und alkoholhaltige Produkte sind prinzipiell zu vermeiden, da sie die Haut zusätzlich austrocknen (Lederle et al. 2011).

Bei Diabetes mellitus liegt per se ein erhöhtes Risiko für Infektionen im Mundbereich, insbesondere Parodontalerkrankungen (▶ Kap. 2.5.12), vor (Willershausen u. Kasaj 2011). Auch Hautveränderungen der Mundschleimhaut (Mundsoor) sind hier zu nennen. Deshalb ist eine genaue Beobachtung der Mundschleimhaut erforderlich sowie eine sorgfältige Mundpflege (▶ Kap. 4.3.1).

Der sorgfältigen und konstanten Mundhygiene kommt eine wichtige Bedeutung zu, um Erkrankungen des Zahnhalteapparates und einer Kariesentstehung vorzubeugen (Willershausen u. Kasaj 2011).

Für die tägliche Mundhygiene sind folgende Utensilien empfehlenswert (Lederle et al. 2011, Willershausen u. Kasaj 2011):

- weiche bis mittelharte Zahnbürste (auch elektrische Zahnbürste),
- Pflegeartikel für Zahnzwischenräume (z. B. Zahnseide),
- Mundspüllösungen,
- flouridhaltige Zahnpasta,
- Reinigungstabs für die Reinigung von Zahnprothesen.

Die Entfernung von Speiseresten sollte regelmäßig durchgeführt werden, um eine Plaque- und Kariesbildung zu vermeiden. Die Mundschleimhaut sollte feucht und rosig sein.

- **Antworten auf die Leitfragen**

Aufgrund einer gestörten Barrierefunktion der Haut ist die Körperpflege bei (pflegebedürftigen) Menschen mit Diabetes besonders wichtig, um Hautschädigungen und Infektionen zu vermeiden.

Verschiedene andere Risikofaktoren für eine Beeinträchtigung der Haut werden im Fallbeispiel zu Beginn dieses Kapitels genannt: Eine Einschränkung der Mobilität mit der Folge einer möglichen Hautschädigung durch lokale Druckerhöhung, eine verminderte Sensibilität der Füße mit konsekutiver Störung des Kälte- und Wärmeempfindens und reduzierter oder fehlender Schmerzwahrnehmung bei bereits geschädigter Haut.

Auch liegt bei Frau Kaiser möglicherweise eine arterielle Durchblutungsstörung der Beine vor, die eine verminderte Infektabwehr (z. B. Nagelmykose) und bei einer bestehenden Wunde eine gestörte Wundheilung mitbegünstigt.

Hornhaut kann bei übermäßigem Vorkommen, insbesondere bei Kallusbildung (umschriebene Hyperkeratose) eine Ulzeration mitauslösen (Lederle et al. 2011).

Bei Frau Kaiser ist bei der Körperpflege besonders auf gefährdete Hautareale zu achten (Zehenzwischenräume, Hautfalten, Beine, Füße, alle druckexponierten Stellen), um entsprechend präventiv tätig zu werden: Hautpflege mit rückfettenden Produkten, harnstoffhaltige Cremes (Fußsohle), Druckentlastung bei häufigem Liegen auf einer Körperseite/-stelle, geeignetes Schuhwerk zur Prävention von Verletzungen, tägliche Fuß- und Hautinspektion, Miteinbeziehung von anderen Berufsgruppen (Diabetologe, Podologe).

4.3.4 Fußkontrolle und -pflege

A. Vosseler

Fallbeispiel

Herr Sommer hat seit 15 Jahren einen Typ-2-Diabetes. Aufgrund einer Neuropathie im Bereich der Beinnerven verspürt er ein Taubheitsgefühl in den Füßen, Schmerzen können kaum mehr wahrgenommen werden. An den Fußsohlen zeigt sich eine übermäßige Hornhautbildung, die Füße sind warm und trocken. Herr Sommer fragt nach geeigneten Maßnahmen zur Hornhautentfernung und Fußpflege, die er selbstständig zuhause durchführen kann.

? Leitfragen

1. Welche Maßnahmen können Herrn Sommer bezüglich der Fußpflege empfohlen werden?
2. Weshalb ist die Fußpflege besonders wichtig?
3. Reicht eine Fußpflege durch den Patienten selbst aus?

4

Fußkontrolle

Durch diabetesassoziierte Folgeerkrankungen kann es zur Veränderung der Nervenfunktion (insbesondere an Beinen und Füßen) und zu Durchblutungsstörungen kommen (▶ Kap. 2.5.8). Dadurch ist die Wahrnehmung von gefährdenden Einflüssen – z. B. erhöhter Druck, Hitze oder durch kleine Verletzungen hervorgerufene Schmerzreize – erheblich beeinträchtigt. Nervenstörungen betreffen auch diejenigen Nerven, die für die Bewegung und Stellung der Fußmuskulatur zuständig sind. Dies kann zu einer Fehlstellung der Füße führen. Die Schweißsekretion der Füße kann ebenfalls durch eine diabetische Neuropathie beeinträchtigt sein und eine trockene und rissige Haut verursachen.

Durch oftmals zu späten Behandlungsbeginn bei Mikroverletzungen und geschwächte Infektabwehr sowie gestörte Wundheilung besteht ein erhöhtes Risiko für chronische Wundverläufe (Lederle et al. 2011).

> ❯ Die tägliche Kontrolle der Füße bei (pflegebedürftigen) Risikopatienten mit Diabetes ist zur Vermeidung von Hautschädigungen und zur Verzögerung der Progression bereits bestehender Hautveränderungen unerlässlich.

Ist die Kontrolle durch den Patienten selbst nicht mehr möglich, z. B. aufgrund von Sehbeeinträchtigungen oder unzureichender Beweglichkeit, so

muss dies von Angehörigen oder Pflegekräften übernommen werden.

> **Pflegetipp**
>
> Bei eingeschränkter Beweglichkeit des Patienten kann u. U. ein Handspiegel Abhilfe schaffen (■ Abb. 4.34).

Folgende Aspekte sollten bei der Fußbeobachtung beachtet werden, zur vollständigen Beurteilung der Fußsohle ggf. mit Hilfe eines Spiegel (Clever u. Fisch 2001):

- Rötung/Blässe der Füße.
- sind die Füße geschwollen, schnürt das Strumpfgummi ein,
- Hautzustand der Füße/Trockenheit/Risse in der Haut/Hornhaut,
- Hornhaut/Hornhautschwielen/Hühneraugen/ Warzen (■ Abb. 4.35a,b),
- Zehenzwischenräume intakt,
- Zeichen einer Pilzinfektion/Nagelpilz (■ Abb. 4.35c),
- eingewachsene Nagelecken,
- Blasenbildung,
- Verletzungen (besonders auch Mikroverletzungen ernst nehmen),
- sonstige Hautveränderungen (z. B. Ekzeme),
- äußerlich sichtbare Deformitäten (■ Abb. 4.35d).

Sinnvoll ist zudem, Angehörige des Patienten miteinzubeziehen, um eine Fußuntersuchung und Fußpflege im häuslichen Bereich sicherzustellen.

> ❯ Das Barfußlaufen ist bei Patienten mit Risikofuß kontraindiziert, da exponierte Stellen verstärkt beansprucht werden und das Verletzungsrisiko steigt (Balletshofer u. Lobmann 2011).

> ❯ Schuhe und Socken sollten auf Fremdkörper und Druckstellenpotential ebenso inspiziert werden.

Bei Auffälligkeiten und auch schon bei kleinsten Verletzungen muss ein Arzt einbezogen werden. Eine regelmäßige Fußkontrolle und Fußpflege

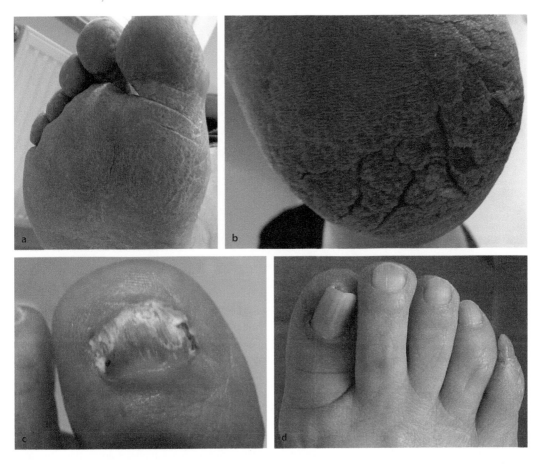

◨ Abb. 4.35 a,b Übermäßige Hornhautbildung an Vorderfuß und Ferse, **c** Nagelmykose (mit antimykotischer Creme behandelt), **d** Fußdeformität (Hallux valgus). (Mit freundlicher Genehmigung von Anna Bury)

durch einen diabeteserfahrenen Podologen ist ratsam.

Zur Fußkontrolle gehört auch die Überprüfung der Durchblutung (Prüfung der Fußpulse durch Tasten), die Prüfung der Nerven (Reflextest, Stimmgabeltest, Monofilament, Kalt-Warm-Empfinden) und die Inspektion der Füße durch den Arzt (empfohlene Kontrollintervalle ▶ Kap. 6.2).

Fußpflege

Beim Waschen der Füße sollte die Wassertemperatur nicht zu warm gewählt werden (33 °C), um Verbrennungen vorzubeugen. Ein Thermometer ist hierbei hilfreich, da zu heiße Temperaturen, insbesondere bei Sensibilitätsstörungen, oftmals nicht erkannt werden. Als Zusatz beim Waschen eignet sich milde, pH-neutrale Seife (Schmeisel 2011).

> **Pflegetipp**
>
> Länger als 2–3 min sollte ein Fußbad nicht dauern.

Nach dem Waschen ist darauf zu achten, dass die Füße gut abgetrocknet werden. Besondere Aufmerksamkeit gilt dabei den Zehenzwischenräumen, die sonst bei feuchtwarmem Milieu einen idealen Nährboden für Mykosen bereiten. Waschutensilien (Waschlappen, Handtücher, etc.) sollten täglich gewechselt werden.

Harnstoffhaltige Cremes und Schäume sind bei trockenen Füßen als regelmäßige Pflege indiziert und ziehen nach Auftragen auf die Haut rasch ein.

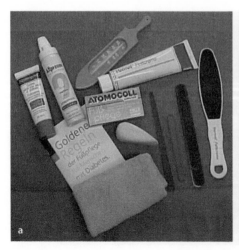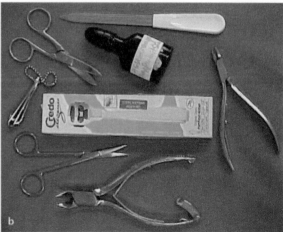

■ **Abb. 4.36**   **a** Geeignete Fußpflegeutensilien, **b** ungeeignete Utensilien

Zudem umfasst die Fußpflege weitere Aspekte, die sorgfältig beachtet werden sollten (Schmeisel 2011):

- vorsichtige Hornhautbehandlung mit Bimsstein,
- Zehennägel gerade und nicht zu kurz feilen,
- die Zehennägel sollten mit der Zehenkuppe gerade abschließen,
- Hühneraugen, Schwielen, eingewachsene Nägel u. a. sind ausschließlich von diabeteserfahrenem podologischem Fachpersonal zu behandeln.

Gefährlich bei der Fußpflege sind folgende Utensilien (■ Abb. 4.36):

- Scheren, Messer, Hornhauthobel,
- Heizkissen und Wärmflaschen,
- Hühneraugenpflaster und -tinkturen.

Diese können zu Verletzungen, Verbrennungen und Verätzungen führen und sind deshalb kontraindiziert. Bereits minimale Verletzungen, sog. Bagatellverletzungen, können Ursache von chronischen Wunden sein und im schlimmsten Falle zu einer Amputation führen.

Neben der regelmäßigen und sorgfältigen Fußpflege ist auf geeignetes Schuhwerk zu achten, dass das Risiko für Verletzungen reduzieren soll. Die Schuhe sollten ausreichend Halt bieten, ohne den Fuß einzuengen oder gar Druckstellen zu verursachen.

Bei Vorliegen einer Neuropathie und plantar hohen Fußdrücken durch die Fehlbelastung der Füße aufgrund der Nervenschädigung oder bei Amputation oder Fußfehlstellung ist eine orthopädische Schuhversorgung indiziert, um eine individuell an den Fußzustand angepasste Druckverteilung zu erreichen (Balletshofer u. Lobmann 2011).

■   **Antworten auf die Leitfragen**

Der sachgemäßen Fußpflege durch den Patienten bzw. unterstützendes Pflegepersonal bei Diabetes kommt eine entscheidende Rolle zu. Sie ist wichtig für die Prävention von Verletzungen und letztendlich von Ulzerationen bis hin zur Amputation, insbesondere wenn das Risiko für Ulzerationen bei eingeschränkter Sensibilität und/oder Durchblutung erhöht ist. Durch eine sorgfältige Fußinspektion und -pflege können Verletzungen minimiert werden.

Die Fußinspektion und -pflege mittels geeigneter Utensilien kann Herrn Sommer wie oben dargestellt empfohlen werden. Die Füße von Herrn Sommer sind besonders gefährdet, da neben dem herabgesetzten Schmerzempfinden bereits Veränderungen (übermäßige Hornhautbildung) vorliegen, die eine zusätzliche Gefährdung mit sich bringen können.

Eine durch den Patienten durchgeführte Fußpflege reicht als alleinige Maßnahme nicht aus. Eine regelmäßige fachärztliche Kontrolle sowie podologische Komplexbehandlung sind anzuraten.

4.3.5 Kleidung und Schuhe

A. Vosseler

Fallbeispiel
Frau Nollert, 69 Jahre, Diabetes mellitus Typ 2 seit 10 Jahren, erkundigt sich nach geeignetem Schuhwerk. Sie fragt, worauf sie bei ihrem geplanten Schuhkauf achten muss, da sie schon häufig von Fußkomplikationen bei Diabetes gehört habe.

Bislang ist bei Frau Nollert noch keine diabetische Polyneuropathie diagnostiziert.

? Leitfragen
1. Worauf ist beim Schuhkauf zu achten?
2. Welche Schuhe sind zu bevorzugen?

Kleidung beim pflegebedürftigen Diabetes-Patienten

Neben modischen Aspekten schützt Kleidung den Körper vor Kälte, Sonnenstrahlung, Nässe und Austrocknung der Haut (Lektorat Pflege 2011). Bei beanspruchter, trockener Haut ist ein besonderes Augenmerk auf die Pflege der Haut zu richten, um möglichen Verletzungen und Veränderungen wirksam vorbeugen zu können. Auch andere Faktoren, wie z. B. die diabetische Neuropathie (Sensibilitätsstörungen, ▶ Kap. 2.5.8) und Angiopathie (Verschlechterung der Durchblutung, ▶ Kap. 2.5.5) stellen eine besondere Gefährdung für Hautveränderungen bei Diabetes dar.

> Bei der Auswahl geeigneter Kleidung ist auf Folgendes zu achten (Clever u. Fisch 2001, Schmeisel 2011):
> - Möglichst Baumwoll- oder Wollstrümpfe verwenden, da diese Feuchtigkeit durch Schwitzen besser aufsaugen
> - Strümpfe mit festem Gummizug vermeiden, um Einschnüren und Anschwellen der Füße zu vermeiden
> - Passende Strumpfgröße wählen, zu große Strümpfe können durch Faltenbildung Druckstellen verursachen
> - Strümpfe ohne dicke Nähte (Druckstellengefahr)
> - Strümpfe täglich wechseln
> - Kleidung sollte bequem sein und atmungsaktiv, zu viele synthetische Anteile können ein Schwitzklima begünstigen

Liegen Nagelpilzinfektionen vor, müssen Schuhe und Strümpfe regelmäßig desinfiziert und die betroffenen Kleidungsstücke bei mindestens 60 °C gewaschen werden, um Reinfektionen zu vermeiden (▶ Kap. 2.5.11).

Schuhe beim pflegebedürftigen Diabetes-Patienten

Sofern aufgrund einer Neuropathie, Fußfehlstellung oder Amputation keine orthopädisch angepassten Schuhe erforderlich sind, kann unter Beachtung einiger Aspekte gewöhnliches Schuhwerk verwendet werden (Clever u. Fisch 2001):
- Die Schuhe sollten Halt bieten, ohne einzuengen,
- es ist auf ausreichend Platz für den Fuß in der Höhe, Breite und Länge zu achten,
- wichtig ist eine feste Sohle, um zu starkes Abbiegen (Belastung des Vorfußes) zu verhindern,
- der Absatz sollte nicht höher als 5 cm sein (bei sturzgefährdeten Menschen: kein Absatz),
- es sollten keine dicken Innennähte oder Ösen vorhanden sein,
- weiches Oberleder ist zu bevorzugen, Plastik und Gummi begünstigen Fußmykosen und sind daher zu meiden,
- das Schuhwerk soll geschlossen sein (Schutz), Sandalen begünstigen außerdem Hornhautbildung an den Fersen,
- die Schuhe sollten einfach in der Handhabung sein (An- und Ausziehen der Schuhe).

Der Schuhkauf ist idealerweise am späten Nachmittag zu tätigen, da dann die Füße meistens dicker sind als am Vormittag und damit die Größe ausreichend gewählt werden kann.

Bis die neuen Schuhe eingelaufen und ideal passend sind, ist eine Tragedauer von einer halben Stunde empfehlenswert.

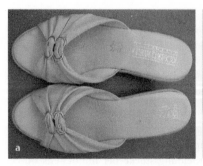
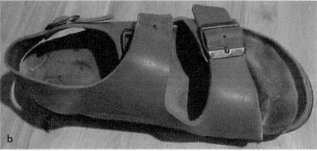

☑ **Abb. 4.37 a, b**   Beispiele für ungeeignetes Schuhwerk. (Mit freundlicher Genehmigung von Anna Bury)

> ❯ Vor und nach jedem Tragen sind die Schuhe und Strümpfe mit den Händen auf Fremdkörper im Innenraum zu prüfen.

Unbemerkte und aufgrund einer Neuropathie nicht spürbare Fremdkörper und Druckpotenziale (z. B. geknickte Einlagen) stellen ein Risiko für Verletzungen dar (☑ Abb. 4.37).

▪ **Antworten auf die Leitfragen**
Die Wahl geeigneter Schuhe hängt maßgeblich vom Zustand der Füße ab, ob Komplikationen wie z. B. Fußdeformitäten, Amputationen oder eine Neuropathie vorliegen.

Im Fall von Frau Nollert können die Schuhe unter Berücksichtigung der oben genannten Kriterien ausgewählt werden, individuell angefertigte orthopädische Schuhe sind bei ihr momentan nicht notwendig.

Zu bevorzugen sind feste Schuhe, die ausreichend Halt bieten und nicht einengen, das Wohlfühlen im Schuh ist wichtig.

Weitere Hinweise zu einer diabetesgerechten Schuhversorgung finden sich in ▶ Kap. 2.5.9.

4.3.6   Bewegung und Mobilisierung

A. Woltmann

❯❯ Leben ist Bewegung, und ohne Bewegung ist kein Leben möglich. ❮❮
Moshe Feldemkrais, 1904–1984, israelischer Physiker und Gelehrter

Fallbeispiel
Der Diabetes-Schwerpunktpflegedienst »Sonnenschein« betreut seit kurzem Herrn Menzel, einen 78-jährigen, noch rüstigen Diabetes-Patienten mit einer proliferativen Retinopathie und Sensibilitätsstörungen in beiden Beinen. Der Pflegedienst unterstützt ihn bei der regelmäßigen Medikamenteneinnahme und Insulininjektion. Seine Blutzuckerwerte liegen mit 200 mg/dl bzw. 11,1 mmol/l oft oberhalb der Nierenschwelle. Da er ab und zu das Essen vergisst, kommt es bisweilen zu leichten Unterzuckerungen, die er jedoch früh bemerkt und auch allein bewältigen kann. Früher hat er leidenschaftlich gerne mit seiner Ehefrau das Tanzbein geschwungen. Seit seine Frau vor 10 Jahren verstorben ist, ist dieses Hobby jedoch eingeschlafen. Nun sagt er dem Pflegedienst, dass er gerne am wöchentlichen Seniorentanz teilnehmen würde.

❓ **Leitfragen**
1. Was sollte im Rahmen einer diabetologischen Pflegeberatung bei Herrn Menzel vor seiner Teilnahme am Seniorentanz thematisiert werden?
2. Worauf sollte bei Herrn Menzel während und nach den Tanzveranstaltungen geachtet werden?

In allen Bereichen unseres Lebens findet Bewegung statt. Wir sind ständig mit ihr konfrontiert, zum großen Teil sogar unbewusst: Hierzu zählen alle Grundfunktionen wie Herzschlag, Atmung, Ernährung, Verdauung, sämtliche Stoffwechselvorgänge u. v. m. Deutlich bewusster ist uns Bewegung bei all unseren Aktivitäten wie Gehen, Schreiben, Tragen usw.

Am meisten bewusst jedoch wird uns die Bewegung leider erst durch Einschränkungen oder gar den Verlust der zuvor so selbstverständlichen Bewegungsvielfalt. Wenn das Atmen schwer wird, wenn es mit der Verdauung nicht mehr klappt, wenn das Besuchen von Freunden nicht mehr möglich ist oder wir unsere Einkäufe nicht mehr nach Hause tragen können, wird uns das Fehlen deutlich. Diese Liste ließe sich unendlich verlängern, und jeder zu Pflegende wird uns andere Bereiche nennen, in denen ihn persönlich die Einschränkungen besonders belasten.

Bei jedem führt mangelnde Bewegungsfähigkeit zu einer starken Minderung der Lebensqualität. Das Selbstwertgefühl sowie die Selbstständigkeit nehmen dramatisch ab, und mit der zunehmenden Abhängigkeit von Dritten verlieren wir die Selbstbestimmtheit und Lebensfreude.

Schließlich erleben wir als in der Betreuung Tätige alltäglich in der Praxis, wie schwer es ist, unbewegliche, steife, von Schmerz betroffene, ängstliche und betrübte Menschen zu pflegen.

Mit zunehmendem Alter wird es immer schwieriger, die Menschen zu körperlicher Aktivität anzuregen, vor allem dann, wenn der Mensch sich im Lauf seines Lebens auf den geruhsamen Lebensstil eingerichtet hat. Im Alter kommen dann diverse körperliche Beeinträchtigungen dazu, der Mut, Neues zu beginnen und die Energie, sich aufzuraffen, nehmen ab.

Dabei ist für jeden älteren Menschen jedes Mehr an Bewegung ein großer Gewinn, der sich auf alle Bereiche positiv auswirkt.

Daher sollte es auch im Bereich der Pflege selbstverständlich sein, nach dem Leitsatz zu arbeiten:

> ❯ »So viel Hilfe wie nötig – so wenig Hilfe wie möglich!«

Was ist körperliche Aktivität?

> **Körperliche Aktivität**
>
> Unter körperlicher Aktivität, auch Bewegung genannt, versteht man jede Körperbewegung durch Muskelkontraktion, die den Energieverbrauch über den Grundumsatz hinaus erhöht.

Der Grundumsatz ist diejenige Energiemenge, die der Körper pro Tag bei völliger Ruhe, bei Indifferenztemperatur (28 °C) und nüchtern (bei leerem Magen) zur Aufrechterhaltung seiner Funktionen benötigt. Anhand dieser physikalischen Größe (Arbeit pro Zeit) lässt sich der Kalorienbedarf des Menschen berechnen.

Anhand der Definition wird ersichtlich, dass körperliche Aktivität stark von der persönlichen Lebenswirklichkeit abhängt: Was für den einen normale Alltagsbewegung ist, kann für den anderen bereits größte Anstrengung bedeuten.

> ❯ Körperliche Aktivität ist also direkt abhängig von der für den Organismus gewohnheitsmäßig geleisteten Arbeit.

Sport im Alter

Im Alter können allerdings eine Vielzahl von Einschränkungen die Bewegungsfähigkeit beeinträchtigen. Gesundheitliche Handicaps müssen bekannt sein und berücksichtigt werden. In jedem Fall sollte vor Neubeginn eines Trainings eine ausführliche klinische Untersuchung auf kardiopulmonale Leistungsfähigkeit und kardiales Risiko eine Tauglichkeit bestätigen bzw. den Intensitätsrahmen festlegen. Ebenso sollten Besonderheiten des Bewegungsapparates (künstliche Gelenke, Osteoporose, M. Bechterew, rheumatisch- oder gichtbedingte Fehlfunktionen, Schmerzgeschehen und weitere), die psychische Situation (soziale Bindungen, Lebensgewohnheiten) sowie besondere Belastungen (Depressionen, Demenzen) bei der Gestaltung des Bewegungsangebotes berücksichtigt werden. Auch Seh- und/oder Hörbehinderungen, plötzlicher Schwindel und Unsicherheiten müssen beachtet werden.

Der Trainingsumfang (Dauer, Intensität, Häufigkeit) muss an die körperlichen Fähigkeiten, den altersbedingten Leistungsabbau, krankheitsbedingte Beeinträchtigungen, individuelle Interessen, soziale Bindungen und Lebensgewohnheiten des Patienten angepasst sein.

> ❯ Die drei Grundfähigkeiten der Bewegung sind Ausdauer, Kraft und Koordination (inkl. Balance). Regelmäßiges Training verbessert die Leistungsfähigkeit in all diesen Bereichen.

4

❯ Auch im Alter sind spürbare Trainingserfolge zu erreichen.

In einer Studie mit knapp 100 gebrechlichen Heimbewohnern (Durchschnittsalter 87 Jahre) konnte gezeigt werden, dass durch ein intensives Krafttraining über 10 Wochen eine enorme Kraftverbesserung erreicht werden kann (Steigerungen bis 113 %). Alltagstätigkeiten (ADL= Activities of Daily Living) wie Aufstehen, Treppensteigen, Essenszubereitung usw. konnten in der Folge leichter vollbracht werden.

Es lohnt sich also. Man muss allerdings bedenken, dass fehlende Bewegung, bedingt etwa durch Bettlägerigkeit, längere Krankheit oder Trägheit, den Kraftverlust beschleunigt und ein Aufbau eine längere Trainingszeit bedarf.

— Kraftaufbau ist bei jeder Form der Immobilität, bei Osteoporose, Rückenschmerzen und Sturzgefahr angezeigt.
— Ausdauertraining wird empfohlen bei Herzerkrankungen (nach Herzinfarkt und Bypass-OP), Bluthochdruck, peripherer arterieller Verschlusskrankheit (pAVK, »Schaufensterkrankheit«), Fettstoffwechselstörungen und Diabetes mellitus.
— Koordinationstraining verbessert alle Bereiche, die sich durch den Alterungsprozess verschlechtern.

Besonders positiv wirkt sich eine regelmäßige Aktivitätssteigerung aus, die dem Patienten Spaß macht, ihn angemessen fordert und alle drei o. g. Grundfähigkeiten ausgewogen fördert. Der Patient sollte nach der Aktivität das Gefühl von wohliger Anstrengung haben.

Besonderheiten beim Diabetes

Bei der Betreuung älterer Diabetes-Patienten müssen noch einige weitere Aspekte beachtet werden, damit die Intensivierung des Bewegungsangebots sinnvoll und erfolgreich verläuft.

Es ist wichtig, dass die pflegende Person sich sehr gut mit Diabetes mellitus im Allgemeinen, den signifikanten Kennzeichen für Typ 1 und Typ 2 (ggf. auch weitere Typisierungen) sowie den individuellen Gegebenheiten des jeweiligen Patienten auskennt.

❯ Denn jeder Diabetes ist anders!

Man sollte daher den Patienten immer sehr genau beobachten und mit ihm im Gespräch sein, um ungewöhnliche Situationen schnellstmöglich zu erfassen und entsprechend reagieren zu können.

■ **Grundsätzliche Überlegungen**
Körperliche Aktivität senkt den Blutzucker, da der Körper sensibler auf Insulin reagiert, die Zuckerverwertung sich verbessert und der Energieverbrauch der Muskulatur steigt.

❯ Der Blutzucker vor der Bewegung darf nicht unter 100 mg/dl bzw. 5,6 mmol/l liegen, um einer Hypoglykämie entgegenzuwirken (▶ »Not-BEs«, s. unten).

Körperliche Aktivität beansprucht das Herz-Kreislauf-System und den Stoffwechsel.

❯ Der Blutzucker vor der Bewegung darf daher auch nicht über 250 mg/dl bzw. 13,9 mmol/l liegen, da sonst eine Stoffwechselentgleisung droht (Ketoazidose unter Insulinmangel).

Aktueller Blutzucker Vor Trainingsbeginn muss der Blutzucker bestimmt werden. Die Aussagefähigkeit des ermittelten Werts ist von folgenden Kriterien abhängig:
— Zeitpunkt, Art und Menge der letzten Nahrungsaufnahme,
— Zeitpunkt, Art und Menge der eingenommenen BZ-wirksamen Medikamente,
— Alkoholkonsum (wann, wieviel),
— aktueller Gesundheitszustand (akute Infekte, Magen-Darm-Verstimmung, u. Ä.).

All diese Faktoren wirken sich auf den Blutzuckerverlauf aus. Im Idealfall kennt der Patient mit Diabetes diese Zusammenhänge und kontrolliert selbstständig die Parameter bzw. berichtet von sich aus darüber. Im anderen Fall müssen diese Informationen erfragt werden, bevor mit der Aktivität begonnen wird.

BZ-Messgerät Mit dem Gebrauch des Messgerätes sollte man vertraut sein, um auch ggf. während und nach der Bewegung den Blutzucker kontrollieren zu können.

Not-BEs Vor Beginn der Aktivität sollten geeignete Notfall-BEs, die der Patient bei Bedarf zu sich nehmen mag, bereitgelegt werden. Geeignet sind sog. schnelle BEs, z. B. Apfelsaft oder Glukosegel. Diese gibt es in normierter Packungsgröße (z. B. 1 BE, 1,5 BE) im Handel. Auch Traubenzuckerplättchen bieten schnelle BEs. Sie lassen sich jedoch recht schwer auspacken (Feinmotorik!) und lösen sich im Mund oft schwer auf, was zu verzögertem Blutzuckeranstieg führt. Daher auch Flüssigkeit (Wasser) bereithalten! Anschließend sollte der Blutzucker mit länger wirkenden Kohlenhydraten stabilisiert werden, wie z. B. eine Scheibe Brot oder ein Müsliriegel (▶ Kap. 4.3.7).

Fokus Füße Im Bereich der Füße kommt es bei Menschen mit Diabetes häufig zu Sensibilitätsstörungen, die Missempfindungen verursachen und die Wahrnehmung von Störfaktoren erschweren (▶ Kap. 2.5.8 u. 2.5.9).

❯ Daher ist es wichtig, auf gut sitzende Strümpfe (faltenfrei) und Schuhe (nicht zu groß/zu klein/zu eng, Vermeidung von Scheuerstellen) zu achten, um Verletzungen zu vermeiden.

Die Füße müssen regelmäßig auf Wunden/Verletzungen kontrolliert und entsprechend versorgt werden (▶ Kap. 4.3.3–4.3.5).

Liegen im Bereich der Füße/Beine bereits Probleme vor, muss bei jeglicher Aktivität im Stehen oder Gehen besonders sorgfältig darauf geachtet werden, dass Stolper- und Sturzgefahren vermieden werden.

Ungewohnte Aktivität Um Rückschlüsse auf den BZ-Verlauf unter Belastung ziehen zu können, sollten die folgenden Parameter der Bewegungseinheit dokumentiert werden:

- Art der Bewegung,
- Dauer und Intensität der Bewegung,
- Tageszeit (!),

- Belastungsreiz für den Patienten, d. h. Grad der Abweichung zum gewohnten Bewegungsumfang.

Mithilfe dieser Informationen können für zukünftige körperliche Aktivitäten adaptierende Maßnahmen erarbeitet werden, wie z. B. (in Abstimmung mit dem behandelnden Arzt) Reduzierung von BZ-wirksamen Medikamenten oder zusätzliche BEs vor dem Sport.

Sport/ungewohnte Aktivität bei Spätschäden. (Vgl. Kemmer et al. 2012)

- Bei proliferativer Retinopathie (▶ Kap. 2.5.6) sollte der Blutdruck nicht über 180–200/100 mmHg steigen.
- Bei Vorliegen einer autonomen Neuropathie muss auf Störungen der physiologischen Regulation von Blutdruck und Herzfrequenz geachtet werden.
- Bei Patienten mit peripherer diabetischer Neuropathie muss zur Vermeidung eines diabetischen Fußsyndroms auf geeignetes Schuhwerk (▶ Kap. 4.3.5) geachtet werden.

■ **Geeignete Bewegungsvorschläge**

Einen deutlichen Vorteil zur Steigerung der Fitness bringt es bereits, wenn es gelingt, die Alltagstätigkeiten »bewegter« zu gestalten. Hierzu zählen das Zufußgehen, Treppennutzung, jegliche Tätigkeiten im Haus (und ggf. Garten) wie Saubermachen, Essenszubereitung und Körperpflege, der tägliche Gang zum Bäcker oder Kiosk usw. Eine gute Motivation kann hier ein Schrittzähler sein, der die tägliche Schrittleistung zählt und es leicht macht, sich neue Ziele zu setzen. (Kommen Sie auf 5000 Schritte am Tag?)

Motivieren Sie Ihre Patienten dazu, beim Zähneputzen leichte Kniebeugen oder kreisende Fußbewegungen zu machen, beim Telefonieren herumzugehen oder Fersen- und Zehenstand zu üben und sich mehrmals täglich genüsslich zu recken und zu strecken. Selbst beim Fernsehen oder beim Nutzen elektronischer Geräte wie PC oder Laptop lassen sich Bewegungen integrieren oder regelrechte Bewegungspausen einbauen.

4

■■ Bewegungsvorschläge im Sitzen

> Wenn möglich frei sitzen (nicht anlehnen),
> Füße stehen fest am Boden, Oberkörper ist auf-
> gerichtet, dann:
> - Knie im Wechsel kraftvoll heben und sen-
>   ken,
> - Im Wechsel ein Bein nach vorn ausstrecken,
> - Fußspitzen hochziehen – Fersen heben, im
>   Wechsel,
> - Füße kreisen,
> - Knie gegen Widerstand (z. B. mit Händen
>   gegenhalten oder Gürtel) nach außen
>   drücken,
> - Schultern kreisen,
> - Schultern hochziehen und senken,
> - Gebeugte Arme zur Seite abspreizen,
> - Arme wie zum »Pflücken« zur Decke stre-
>   cken, im Wechsel,
> - Rücken runden und strecken,
> - Becken in alle Richtungen bewegen,
> - Kopf sanft in alle Richtungen bewegen,
> - Gebeugte Arme wie beim Walken vor- und
>   zurückbewegen (evtl. kombiniert mit Knie-
>   hebung).

Dies ist eine kleine Auswahl, die jeder selbst ausprobieren sollte, bevor er Ideen an Patienten wei-
tergibt. Natürlich können die Bewegungsabläufe
hier nicht ausführlich beschrieben werden. Es soll
aber gezeigt werden, dass bereits mit recht wenig
Aufwand viel zu erreichen ist. Inzwischen sind
auch die Hersteller von medizinischen Diabetiker-
artikeln überzeugt von den Vorteilen gesteigerter
Aktivität und haben Broschüren, Faltblätter oder
Plakate mit Übungsanleitungen herausgebracht,
die bebilderte Anregungen bieten.

Es gibt auch eine Vielzahl von günstigen Klein-
geräten wie Luftballons, weiche Bälle, elastische
Bänder oder kleine Gewichte, die den Trainingsreiz
erhöhen können. Oft lassen sich auch im Haushalt
Hilfsmittel finden wie z. B. kleine Plastikflaschen
(nach Widerstandsbedarf gefüllt).

Ziel sollte es sein, den Betroffenen an eine
grundsätzliche Lebensumgestaltung heranzufüh-
ren, in der die alltägliche Bewegung zum festen Bestandteil des Tagesablaufs wird.

■■ Der »fitte« Diabetes-Patient (»Go Go«)

Hier ist der rüstige, lauffähige und orientierte ältere
Mensch mit Diabetes gemeint, dem vielleicht nur
der richtige Antrieb und die nötigen Informationen fehlen. Es bietet sich an, ihn von dem großen
Nutzen sportlicher Aktivität zu überzeugen, ihm
aufzuzeigen, wie stark er selbst seine Lebensqualität und Selbstständigkeit positiv beeinflussen kann.

Er sollte an einer Patientenschulung teilgenommen haben, damit er den Einfluss von Ernährung,
Medikament und Bewegung auf den BZ-Verlauf
kennt, die o. g. Parameter beachten und sich angemessen verhalten kann.

Auch gibt es inzwischen eine Vielzahl von
Sportgruppen, die speziell für Menschen mit Diabetes gestaltet sind und von erfahrenem Personal
geleitet werden. Stets sollte der Patient zuvor mit
seinem Arzt seine Leistungsgrenzen besprochen
und seine Tauglichkeit bestätigt bekommen haben.

Beispiele für Diabetes-Sport i. S. der Patientenschulung sind das Schulungsprogramm DiSko
(»Wie Diabetiker zum Sport kommen«), das BEL-
Konzept der Sporthochschule Köln, das übergewichtige Diabetiker in kleinen Einheiten an Bewegung heranführen will (»BEL-Bewegung neu erleben«) und das Adipositas-Programm M.O.B.L.I.S.

Außerdem bieten sich Sportarten an, deren
Intensität man langsam starten und allmählich
steigern kann: Spazierengehen, (Nordic) Walking,
Radfahren (auch Heimtrainer),Tanzen, Wandern,
Jogging, Schwimmen. Diese ausdauerbetonten Ak-
tivitäten sollten idealerweise durch gezieltes Kraft-
training ergänzt werden. Es gibt bereits auch für
Diabetes zertifizierte Fitness-Studios.

■■ Regelmäßigkeit ist wichtig

Die Praxisleitlinie »Diabetes, Sport und Bewegung«
(Kemmerer et al. 2012) empfiehlt für Patienten mit
Diabetes Typ 2, mit einer geringen Belastungsin-
tensität zu beginnen und grundsätzlich die Herzfrequenz von 180/min minus Lebensalter nicht zu
überschreiten. Unter Betablocker-Therapie gelten
besondere Bedingungen, die mit dem Arzt abzustimmen sind. Das Training sollte mit maximal
10 min beginnen und über Wochen langsam gesteigert werden. Für Langzeiteffekte sollte 3- bis
4-mal pro Woche eine 30- bis 60-minütige Aktivität erfolgen. Um gute, nachweisbare Effekte zu

erzielen, sollte nicht mehr Zeit als 48 h zwischen den Trainingseinheiten liegen. Andererseits ist bei intensivem Training auch eine Regenerationspause von ca. 24 h zum Muskelaufbau unerlässlich.

> ❯ Im Alter sollte das Hauptziel jedoch in der Freude an der Bewegung liegen und zu einem insgesamt aktiveren Lebensstil anregen.

Wichtig ist, dass der Patient sich in seinem neuen Alltagsablauf wohlfühlt und die Bewegungseinheiten als Bereicherung erlebt.

Wer sich täglich etwa 30 min vermehrt bewegt, steigert seine Energiebilanz deutlich. Dabei ist es unerheblich, ob diese 30 min am Stück stattfinden oder ob man über den Tag verteilt z. B. 3×10 min trainiert. Hier bietet sich auch ein guter Ansatz für die Pflege.

▪▪ Der immobile/eingeschränkte Diabetes-Patient (»Slow Go«)

Dieser Patient kann die Wohnung nicht eigenständig verlassen und benötigt bei einigen Alltagsverrichtungen Hilfe. Wohnt er in einer Betreuungseinrichtung, gibt es sicher Gymnastikangebote wie Hockergymnastik, Qui Gong, Tanzen, gemeinsames Spazierengehen oder Singen. Auch Ausflüge und Wanderangebote sollten genutzt werden.

Im Pflegeumfeld kann man jede Gelegenheit nutzen, die Pflege durch gute Anleitung bewegter zu gestalten. Häufig wirkt Musik anregend, sie beschwingt und lässt manche Bewegung im Rhythmus viel leichter und fröhlicher erscheinen. Mit Luftballons, die so angestupst werden, dass sie nicht herunterfallen, oder leichten Tüchern kann man anregende Bewegungselemente schaffen. Auch die Nutzung eines Heimtrainers, Übungen im Sitzen u. Ä. sind oft hilfreich.

Besonderes Augenmerk sollte jetzt bei der Sturzprophylaxe entsprechend des Expertenstandards »Sturzprophylaxe in der Pflege« liegen. Hier sind Übungen angezeigt, die die Stand -und Gehsicherheit trainieren. Die Feinmotorik sowie die Beweglichkeit der Hände sollten durch gezielte Anreize, wie z. B. Geldzähltest nach Nikolaus (▶ Kap. 2.2.2) oder auch einfache Alltagstätigkeiten wie Schreiben, Malen oder Brettspiele gefördert

werden, damit die BZ-Messung und das Insulinspritzen selbstständig möglich bleiben. Hier wäre es wünschenswert, durch Fachpersonal wie Ergotherapeuten und/oder Physiotherapeuten die Bemühungen des Pflegepersonals zu unterstützen.

Der Patient braucht viel Motivation, positive Leitbilder und das unbedingte Vertrauen, dass es auch jetzt noch sinnvoll ist, mit Sport zu beginnen. Denn:

> ❯ Sport wirkt positiv, sobald man beginnt.

Gerade Anfänger spüren oft besonders schnell Erfolge und profitieren rasch von positiven Veränderungen.

▪▪ Der bettlägerige Diabetes-Patient (»No Go«)

Im Vordergrund gilt es jetzt die Restfunktionen zu erhalten. Bei Bettlägerigkeit muss das Einsteifen der Gelenke verhindert, die Atemtiefe gesteigert, die Eigenwahrnehmung geschult und das Interesse an der Umwelt sowohl im mentalen als auch im physischen Sinn gesteigert werden.

Hier ist der Einsatz von zusätzlichem Personal anderer Disziplinen (Ergotherapie, Krankengymnastik, Logopädie) sicher oft unerlässlich, damit der hilfsbedürftige Patient wichtige Bewegungsabläufe einüben kann und mehr Zeit zum Erlernen und Trainieren hat.

Je mehr Pflege eine Person braucht, desto mehr Zeit wird für die Pflege benötigt – Zeit, die oft im Pflegealltag fehlt. Mit zunehmendem Bewegungsmangel wird das Pflegen umständlicher und oft für den Patienten unangenehmer bis hin zu schmerzhaft.

▪▪ Bewegungsvorschläge bei Immobilität

Alle Bewegungsabläufe, die im Pflegealltag hilfreich sind, sollten durch mehrmalige Wiederholung trainiert werden:
– Füße kräftig im Sprunggelenk hochziehen, strecken; Füße kreisen (Venenpumpe),
– Bein zum Bauch anziehen (dabei kann die Ferse auch auf der Matratze entlangrutschen), anschließend wieder ausstrecken (ggf. mit Hilfe),

4

- Füße aufstellen, Becken zur Brücke hoch-
  drücken (evtl. Füße mit der Hand gegen
  Wegrutschen sichern),
- Armbewegungen wie Vorschläge im Sit-
  zen,
- Hand- und Fingerbewegungen (Faust,
  Spreizen, Spitzgriff …),
- Rumpfrotation, Drehen zur Seite (beide
  Richtungen üben, wenn möglich),
- an die Bettkante setzen, Füße müssen
  Bodenkontakt haben (!), kräftig auf den
  Boden treten,
- Aufstehen üben: Gewicht auf Füße, Ober-
  körper vor und Po abheben.

Eine gute Motivation kann hier oft mit rhythmi-
schem Zählen oder Sprechen, mit Singen oder auch
Musik erreicht werden. Im besten Fall spricht oder
singt der Patient mit (Atemvertiefung).

Ziel sollte immer sein, dem Patienten viel Sitz-
stabilität zu geben und in Richtung Stehen und Gehen weiterzuarbeiten.

- **Abschließende Gedanken**

Der positive Effekt von mehr körperlicher Aktivität
bei Diabetes Typ 2 ist durch zahlreiche Studien inzwischen vielfältig belegt und unumstritten. Dabei
geht es keineswegs um sportliche Höchstleistungen.

Jedem, d. h. dem Betroffenen wie dem Betreuenden, muss bewusst sein, dass jede zusätzliche Aktivität zählt. Mit diesem Bewusstsein lässt es sich
gut in den (Pflege)Alltag starten.

Bewegung soll Spaß machen, damit sie einen
nachhaltigen Platz im Tagesablauf haben kann. Sie
soll eine positive Bereicherung des Alltags sein. Das
ist bei Diabetes-Patienten nicht anders als beim
Rest der Bevölkerung. Bei Menschen mit Diabetes
sollte man aber besonders gut vorbereitet sein, um
Komplikationen zu vermeiden.

In unserem Fallbeispiel bei Herrn Menzel sollte gemeinsam mit dem Arzt die Belastbarkeit des
Patienten geprüft werden. Aufgrund der proliferativen Retinopathie gehört hierzu auch die Klärung
der Blutdrucksituation und die Kontrolle des Blut-
druckanstiegs im Rahmen der ungewohnten Aktivität, um dem Risiko einer akuten Verschlechterung der Retinopathie vorzubeugen. Ebenso sollte
der Blutzucker vor und nach dem Tanz kontrolliert
und im Rahmen der pflegerischen Betreuung mit
Blick auf Veränderungen betrachtet werden. Mit
dem Patienten sind Maßnahmen bei zu hohen oder
zu niedrigen Werten vor und nach dem Tanz zu
besprechen und die Fähigkeit zur korrekten Blutzuckerkontrolle zu überprüfen. Er sollte daran denken, immer Notfall-BEs und ausreichend Flüssigkeit bei sich zu haben. Eine Rücksprache mit dem
Tanzgruppenleiter sowie ggf. begleitenden Angehörigen ist empfehlenswert. Eventuell kann auch
eine Schulung oder Anleitung notwendig sein.

Vor Beginn der Teilnahme am Seniorentanz
sollte zudem die für die Veranstaltungen ange-
dachte Fußbekleidung (Socken/Schuhe) auf guten,
druckfreien Sitz geprüft und ggf. die Anschaffung
von geeignetem Schuhwerk angeregt werden, um
das Risiko eines diabetischen Fußsyndroms zu minimieren. Herr Menzel sollte in der selbstständigen
Fußkontrolle angeleitet werden und beim Anziehen der Schuhe mit der Hand prüfen, ob sich z. B.
Gegenstände im Schuh befinden.

> ▶ Werden BZ-wirksame Medikamente ge-
> nommen, ist es sehr wichtig, den Blutzu-
> cker auch nach dem Sport zu kontrollie-
> ren, da es durch den sog. Nachbrenneffekt
> der Muskulatur auch Stunden später noch
> zu einem BZ-Abfall kommen kann!

Umfassendes Wissen und gute Schulung sind die
wichtigsten Werkzeuge, um den Diabetes-Patienten darin zu unterstützen, möglichst lange ein aktives und selbstständiges Leben zu führen.

4.3.7   Ernährung (oral und künstlich)

B. Övermöhle, M. Althaus

Der Diabetes mellitus stellt eine zusätzliche Herausforderung in jeder Altersphase sowohl für den
Betroffenen als auch für den Pflegenden dar. Die
Pflegenden haben einen großen Einfluss auf das
Ernährungsverhalten ihrer Patienten. Sie sind die
wichtigste Schnittstelle zwischen den Betroffenen
und den kooperierenden Berufsgruppen.

Ernährungsmanagement beim Diabetes mellitus Typ 2

Der Nationale Expertenstandard »Ernährungsmanagement zur Sicherstellung und Förderung der oralen Ernährung in der Pflege« von 2010 fordert, dass die Pflegefachkraft die Lebensaktivität von Essen und Trinken sicherstellt. Die Pflegekraft passt die Ernährung an die Wünsche und Bedürfnisse sowie den Bedarf der Patienten an. Somit kann sie eine Mangelernährung verhindern oder frühzeitig erkennen. Dies geschieht durch die systematische Erfassung (Pflegeprozess) und Bewertung von (Expertenstandard Ernährungsmanagement 2010, S. 1ff.):

- ernährungsrelevanten Gesundheitsproblemen (z. B. die Lockerung des Zahnhalteapparates, das Nachlassen der Geschmacks- und Geruchswahrnehmung, Hindernisse bei den psychomotorischen oder kognitiven Fähigkeiten),
- angemessene Unterstützung und Umgebungsgestaltung (z. B. flexible Speisen- und Getränkeangebote, Hilfsmittel),
- spezifische Maßnahmen (z. B. bei Dysphagie und Demenz),
- ein geeignetes Nahrungsangebot (nährstoff-, vitamin- und mineralstoffreich).

Was ein Betroffener, dessen Angehörige und die begleitenden Pflegenden selbst in Bezug auf eine diabetesgerechte Ernährung wissen müssen und wie die Pflegenden vorgehen können, wird in diesem Kapitel am folgenden Fall veranschaulicht.

Fallbeispiel

Frau Pietsch ist 1930 geboren. Sie ist verwitwet und lebt mit einem ihrer Söhne in ihrem eigenen Haus. Sie wird aufgrund einer vaskulären Demenz und einer Parkinson-Krankheit vom ambulanten Pflegedienst zuhause bei der Körperpflege vollständig unterstützt. Am Gesäß hat sie einen Dekubitus 2. Grades. Dazu hat sich noch ein Diabetes mellitus Typ 2 entwickelt. Ihr Gewicht beträgt 79 kg bei einer Größe von 160 cm (BMI 30,9), und sie hat einen HbA_{1c} von 8,9 % (73,5 mmol/mol).

Die Patientin wurde auf ein Basalinsulin zur Nacht und ein Mahlzeiteninsulin, das 3x täglich verabreicht werden muss, eingestellt. Dennoch schwanken die Blutzuckerwerte zum Teil stark. Der Sohn übernimmt den Einkauf und bereitet das Frühstück am Morgen (1 Scheibe Weißbrot mit Leberwurst und einen Tee) vor. Für den Vormittag legt er ihr noch zwei Karamellbonbons und eine Glas Apfelschorle (200 ml halb/halb) mit auf das Frühstücksbrettchen. Am Mittag reicht der Sohn ihr das Essen an. Es gibt häufig Kroketten, Rahmgemüse, Fischstäbchen und eine großes Glas Apfelschorle, zum Nachtisch Fruchtjoghurt. Wenn der Sohn von der Arbeit kommt, gönnen sich die beiden zusammen ein Stück Torte zum Kaffee mit Milch und Zucker. Ihr Höhepunkt des Tages! Am Abend wird der Patientin ein Graubrot mit Käse und Cervelatwurst gereicht, dazu gesüßter Tee. Die jetzt bestehende Diabetes-Therapie mit Insulin erfordert regelmäßige Mahlzeiten mit festen Broteinheiten.

Frau Pietsch wurde aufgrund einer Exsikkose schon mehrmals in das Krankenhaus eingewiesen.

❓ Leitfragen

1. Wie können Pflegefachkräfte nach den Anforderungen des Expertenstandards »Ernährungsmanagement« sach- und fachgerecht vorgehen?
2. Wie können die Pflegefachkräfte das Ernährungsverhalten in Bezug auf die empfohlene Diabetes-Therapie umsetzen?

Grundlagen der diabetesgerechten Ernährung im Alter

Die aktuellen Praxisleitlinien der Deutschen Diabetes Gesellschaft (DDG) empfehlen für den gebrechlichen älteren Menschen (Slow Go) eine modifizierte Therapie. Das heißt, dass der Therapieplan an die Bedürfnisse des Patienten angepasst wird. Die Erhaltung und Steigerung der Lebensqualität steht im Vordergrund (Morbach et al. 2012, S. 164).

> **Ziele der diabetesgerechten Ernährung im Alter** (▶ Kap. 3.2.2; Morbach et al. 2012, Toeller et al. 2005)
> - Sicherung des Bedarfs an Nährstoffen wie Spurenelemente, Mineralstoffe, Vitamine (Vit. B_{12})
> - Sicherung der Energiezufuhr unter Berücksichtigung der Gewichterhaltung (BMI 20–29,9)

- Aufrechterhaltung der Flüssigkeitsbilanz
- Stabilisierung der Blutzuckerwerte im Therapiebereich (HbA$_{1c}$-Wert evtl. von 7–8 %)
- Vermeidung von hypo-/hyperglykämischen Komplikationen wie Kraftlosigkeit, Verwirrtheit, Inkontinenz u. a.)
- Minimierung der Infektanfälligkeit z. B. durch Vitamin-C-Mangel
- Bewältigung von akuten Erkrankungen

Ernährungsanalyse und Ernährungsplan

Um die Therapie bei Diabetes mellitus mit den Ernährungsbedürfnissen des Diabetes-Patienten in Einklang bringen zu können, benötigt eine Pflegefachkraft spezifische Kenntnisse über die Makronährstoffe (Kohlenhydrate, Eiweiße, Fette), da diese eine unterschiedliche Wirkung auf den Blutzucker haben. Diese können den Blutzucker neutral halten oder ansteigen lassen. Auch die pflegerische Beratung der Betroffenen und ihrer Angehörigen, die Übernahme hauswirtschaftlicher Tätigkeiten wie Einkauf und Kochen sowie die Nahrungsdarreichung (unter Einbezug der künstlichen Ernährung) verlangt von den Pflege(fach)kräften tiefere Kenntnisse über die Nahrungsmittel und ihre Wirkung auf den Glukosestoffwechsel.

Einleitend erfolgt eine Anamnese des Ernährungsverhaltens von Frau Pietsch, um dieses im Anschluss in Zusammenarbeit mit dem Diabetes-Team auf seine Blutzuckerwirksamkeit und den individuell benötigten Nährstoffbedarf zu analysieren und entsprechende Maßnahmen einzuleiten.

Bei Frau Pietsch werden zuerst die Ess- und Trinkgewohnheiten durch Gespräche mit dem Sohn und durch Führen eines Ess- und Trinkprotokolls ermittelt. Gemeinsam mit einer diabetologisch versierten Pflegefachkraft werden dann die Makronährstoffe mit ihren Kalorien, die Trinkmenge und die KE/BE-Verteilung herausgearbeitet (◘ Tab. 4.15).

Eine Ernährung ist ausgewogen, wenn sie entsprechend der Ernährungspyramide (▸ Kap. 3.2.2) zusammengestellt ist. Gemessen an den DGE-

Empfehlungen (45–60 % Kohlenhydrate, 25–35 % Fett, 10–20 % Eiweiß) zeigt sich bei Frau Pietsch zwar eine recht ausgewogene Nährstoffverteilung, jedoch entspricht die Eiweißmenge pro Tag von insgesamt 55,5 g nicht ihrem aufgrund des Alters und des Dekubitus erhöhten Eiweißbedarf (s. unten). Auch nimmt Frau Pietsch über den gesamten Tag kaum Vollkornprodukte, Obst oder Gemüse zu sich, sodass die Kost insgesamt sehr ballaststoff-, vitamin- und mineralstoffarm ist. Insbesondere die schnell resorbierbaren Kohlenhydrate (Weißbrot, Bonbons, Kroketten) können zu den sehr unterschiedlichen Blutzuckerwerten über den Tag mit beitragen. Außerdem trinkt Frau Pietsch aus Sicht aller Experten mit insgesamt 950 ml Flüssigkeit zu wenig. Hervorzuheben ist, dass der strukturierte Tagesablauf eine wesentliche Ressource bei Frau Pietsch darstellt, da sie zu festen Zeiten eine feste KE/BE-Menge zu sich nimmt. Eine detaillierte Bewertung mit Blick auf den individuellen Bedarf von Frau Pietsch und zu ergreifende Maßnahmen erfolgt später in diesem Kapitel.

Blutzuckersteigernde Lebensmittel (Kohlenhydrate)

Das Standardwerk »Kalorien Mundgerecht« ist ein gutes Nachschlagewerk, um auf einen Blick die Kohlenhydrate, Fette und Eiweiße eines Lebensmittels zu ermitteln (Nestlé Deutschland 2010).

Kohlenhydrate gehören zu den Grundnährstoffen, die den Blutzucker erhöhen. Sie werden zur leichteren Erfassung und Einschätzung der Blutzuckerwirksamkeit in Broteinheiten (BE) oder Kohlenhydrateinheiten (KHE/KE) eingeteilt. Sie können auch als visuelle Schätzhilfe genutzt werden, womit das Abmessen der Lebensmittel entfällt. Das vereinfacht den Alltag der Betroffenen ebenso wie den der Pflegenden.

Kohlenhydrateinheit, Broteinheit

1 Kohlenhydrateinheit KHE/KE = 10 g Kohlenhydrate

1 Broteinheit BE = 12 g Kohlenhydrate

1 BE erhöht den Blutzucker um ca. 20–60 mg/dl bzw. 1,1–3,2 mmol/l

◻ Tab. 4.15   Exemplarische Ernährungsanalyse von Frau Pietsch [a]

Tageszeit/Lebensmittel	Kohlenhydrate (g)	Fett (g)	Eiweiß (g)	Kilokalorien (kcal)	Broteinheiten (BE)
Frühstück					
1 Scheibe Weißbrot (40 g)	20	–	3	95	1,7
30 g Leberwurst (Kalb)	–	9	4	100	–
100 ml schwarzer Tee	–	–	–	–	–
2 TL Zucker (10 g)	10	–	–	40	0,8
1 Pkg (6 g) Kondensmilch 7,5 % Fett	1	1	–	10	0,1
Zwischensumme Frühstück	**31**	**10**	**7**	**245**	**2,6**
Zwischenmahlzeit					
2 Hartkaramellbonbons (10 g)	10	–	–	40	0,8
100 ml Apfelsaft und 100 ml Wasser	11	–	–	46	0,9
Zwischensumme Zwischenmahlzeit	**21**	**0**	**0**	**86**	**1,7**
Mittagessen					
4 Stk Kroketten	20	16		200	1,6
150 g Blumenkohl/Rahmgemüse (TK)	8,5	6	5	109	0,7
4 Fischstäbchen (30 g/Stk)	20	8	16	228	1,6
150 g Fruchtjoghurt 3,5 % Fett	24	5	6	152	2
100 ml Apfelsaft und 100 ml Wasser	11	–	–	46	0,9
Zwischensumme Mittagessen	**83,5**	**35**	**27**	**735**	**6,8**
Kaffeemahlzeit					
Nusssahnetorte (120 g)	32	25	5	377	2,7
250 ml Kaffee	1	–	0,5	5	–
2 TL Zucker (10 g)	10	–	–	40	0,8
1 Pkg (6 g) Kondensmilch 7,5 % Fett	1	1	–	10	0,1
Zwischensumme Kaffeemahlzeit	**44**	**26**	**5,5**	**432**	**3,6**
Abendessen					
1 Scheibe Graubrot (Roggenmisch) (45 g)	23	–	2	98	1,9
1 Scheibe Käse (z. B.Gouda) 45 % Fett (30 g)	–	8	7	98	–
1 Scheibe Cervelatwurst (30 g)	–	10	7	112	–
200 ml schwarzer Tee	–	–	–	–	–
2 TL Zucker (10 g)	10	–	–	40	0,8
1 Pkg (6 g) Kondensmilch 7,5 % Fett	1	1	–	10	0,1
Zwischensumme Abendessen	**34**	**19**	**16**	**358**	**2,8**

⬛ Tab. 4.15   Fortsetzung

Tageszeit/Lebensmittel	Kohlenhydrate (g)	Fett (g)	Eiweiß (g)	Kilokalorien (kcal)	Broteinheiten (BE)
Gesamtmenge Tag	213,5	90	55,5	1856	17,5
Prozentuale Verteilung der Nährstoffe	59,5 %	25,0 %	15,5 %		
Flüssigkeitsmenge (gesamt)	950 ml				

[a] Hinweis: Zur Einschätzung der in den Nahrungsmitteln enthaltenen Mengen an Makronährstoffen und Kilokalorien können Nährstofftabellen, Fachbücher wie z. B. das hier verwendete Standardwerk »Kalorien Mundgerecht« (Nestlé Deutschland 2010) oder spezielle Programme herangezogen werden. Es empfiehlt sich zudem die Zusammenarbeit mit einer/m Diabetesberater/in oder -assistent/in.

Kohlenhydrate sind energiespendende Nährstoffe. Der Kaloriengehalt der Kohlenhydrate beträgt 4 kcal pro Gramm. Die Nahrung soll ca. 45–60 % Kohlenhydrate enthalten. Die Kohlenhydrate zählen zu den blutzuckersteigernden Lebensmitteln. Sie werden als Einfach,- Zweifach- und Vielfachzucker aufgenommen. Der Einfachzucker wird über die Mundschleimhaut sofort ins Blut abgegeben. Darüber hinaus beginnt im Mund die Aufspaltung von Zwei- und Mehrfachzucker durch das Enzym α-Amylase. Die weitere Aufspaltung erfolgt im Dünndarm u. a. durch α-Glukosidase. (Schmeisel 2011, S. 101ff.).

Beispiele für Einfach-, Zweifach- und Mehrfachzucker

Einfachzucker
- Glukose (Traubenzucker)
- Fruktose (Fruchtzucker)
- Galaktose (Schleimzucker)

Zweifachzucker
- Haushaltszucker (Glukose/Fruktose): z. B. Obst, Honig, Konfitüre, Dessert, Süßwaren, Säfte/Limonaden
- Malzzucker (Glukose/Glukose): z. B. Bier
- Milchzucker (Glukose/Galaktose): z. B. Milch, Butter-/Dickmilch, Joghurt, Kefir

Mehrfachzucker
- Stärke: z. B. Kartoffeln, Pürree, Kroketten, Pommes frites, Chips, Brot, Getreide
- Glykogen: z. B. Leber, Fleisch

- Inulin: z. B. Schwarzwurzeln, Topinamburknolle
- Zellulose: z. B. Ananas, Schoten, Bohnen

α-Glukosidasehemmer (z. B. Acarbose)
Das Wissen um die Gruppierung der Kohlenhydrate findet sich in der medikamentösen Behandlung wieder. Die α-Glukosidasehemmer bremsen die Aufspaltung von Stärke im Dünndarm. Die Glukose wird langsamer umgewandelt, und in der Folge steigt der Blutzucker langsamer und regelmäßiger an. Die einzige Nebenwirkung, die dies mit sich bringt, sind Blähungen (Schmeisel 2011, S.33).

Cave: Eine Hypoglykämie kann unter Verwendung von Acarbose nur mit Traubenzucker behandelt werden! Denn Cola z. B. enthält Disaccharide!

Die kohlenhydratreichen Lebensmittel können im Alltag eines Betroffenen je nach Bedürfnis untereinander ausgetauscht werden, denn niemand möchte gerne jeden Tag das Gleiche essen. Auch körperliche Beeinträchtigungen, z. B. eine Lockerung am Zahnhalteapparat, können dabei berücksichtigt werden. Es ist möglich, einfach die Lebensmittel einzusetzen, die zur Verfügung stehen (z. B. auch den finanziellen Möglichkeiten des Betroffenen entsprechend).

- Beispiele für eine Kohlenhydrateinheit = visuelle Menge für eine KE/BE

1 kleiner Apfel	1 kleine Birne	10 Kirschen
2 Stk. Knäcke-brot	2 Stk. Zwieback	½ Roggenbröt-chen
½ Scheibe Mischbrot	½ Scheibe Grahambrot	½ Scheibe Vollkornbrot
2 gehäufte Essl. Reis	1 ungekochter Essl. Nudeln	2 Löffel Marme-lade (unge-süßt)
1 Becher Na-turjoghurt	1 Glas Milch	½ Glas Multivit-aminsaft

- Die Blutzuckerwirksamkeit der Kohlenhydrate

Der Blutzuckerspiegel verändert sich bei der Aufnahme von kohlenhydrathaltigen Lebensmitteln unterschiedlich schnell. Diese Wirksamkeit der Nahrungsmittel auf den Blutzucker nennt man glykämischer Index. Beim Konsum von Traubenzucker, Cola, Malzbier oder Obstsäften schießt der Blutzucker förmlich wie eine Rakete in die Höhe. Diese Lebensmittel haben einen hohen glykämischen Index. Der Einsatz dieser (flüssigen) Lebensmittel ist bei der Behebung einer Hypoglykämie sinnvoll (▶ Kap. 4.2.5). Beim Verzehr von Weißmehlprodukten finden wir ebenso einen hohen glykämischen Index vor. Die Blutzuckerwerte schießen in die Höhe und führen zu unerwünscht erhöhten postprandialen Blutzuckerwerten. Bei Milchprodukten, Vollkornprodukten oder Gemüse hingegen tröpfelt der Zucker förmlich ins Blut. Hier liegt ein niedriger glykämischer Index vor. Diese Lebensmittel erhöhen den Blutzucker langsam und nachhaltig. Es stellt sich ein längeres Sättigungsgefühl ein und die Bauchspeicheldrüse wird entlastet. Es ist günstig, diese Lebensmittel zu kombinieren (z. B. ein ½ Brötchen und eine ½ Scheibe Vollkornbrot statt nur zwei halbe helle Brötchenhälften). So kann der Patient einen Teil seiner Gewohnheiten beibehalten und der Blutzuckerspiegel wird ausgeglichen (Schmeisel 2011, S. 101ff.).

Besonderheiten
- Gemüse wird generell nicht berechnet. Ausnahme: Mais und Fertigrotkohl.
- Hülsenfrüchte wie Erbsen oder Bohnen, z. B. im Eintopf, sind bis zu einem Teller voll nicht anzurechnen.
- Eine Hand voll Nüsse kann bedenkenlos gegessen werden.

Nicht blutzuckersteigernde Lebensmittel

- Eiweiß (Protein)

Eiweiß dient als Baustoff für alle Körperzellen (Blut, Muskeln, Organe u. a.) und ist auch bei der Körperabwehr dienlich. Ein ausreichend hoher Eiweißgehalt ist deshalb speziell zur Kräftigung (Muskelaufbau) und in der Wundheilung (Zellerneuerung) notwendig. Da der Körper nur einen Teil seines Eiweißbedarfs selbst produziert, muss Eiweiß über die Nahrung zugeführt werden: etwa 10–20 % der empfohlenen Tagesmenge, das sind 0,8 g/kg Körpergewicht pro Tag. Unter den Experten wird diskutiert, ob aufgrund chronischer Erkrankungen besonders bei älteren Menschen die Eiweißzufuhr sogar auf 1,0–1,25 g/kg erhöht werden müsste (Jacobi u. Biesalski 2004, S. 227). In unserem Fallbeispiel trägt zudem der Dekubitus zu einem erhöhten Eiweißbedarf bei. Das bedeutet: Die 79 kg schwere Frau Pietsch hätte einen Bedarf von (79 kg × 0,8 g/kg =) 63,2 g bis (79 kg × 1,25 g/kg =) 98,8 g Eiweiß pro Tag.

Der Grundnährstoff Eiweiß liefert einen Energiegehalt von 4 kcal pro Gramm und ist u. a. in folgenden Lebensmitteln enthalten: Getreide (besonders Keimlinge/Sprossen/Soja), Hülsenfrüchte, Milch/Milchprodukte, Käse, Eier, Fleisch (Geflügel, Hammel-/Lammfleisch), Wurst, Fisch (Kalorien mundgerecht, S. 10f.).

❯ Empfehlung zur Eiweißzufuhr bei Patienten mit Diabetes mellitus und Niereninsuffizienz: Die tägliche Eiweißzufuhr von 0,8 g/kg sollte nicht überschritten werden. (Nationale VersorgungsLeitlinien 2013/5, S. 29)

4

◻ Tab. 4.16 Makronährstoffe auf einem Blick

	Kohlenhydrate	Fett	Eiweiß
Baustein	Einfach-, Zweifach-, Mehrfachzucker	Glyzerin und 3 Fettsäuren (Triglyzeride)	Aminosäuren
Empfohlener Anteil an der Nahrung	45–60 %	25–35 %	10–20 %
Energielieferant	4 kcal pro Gramm	9 kcal pro Gramm	4 kcal pro Gramm
Blutzuckerwirkung	Unterschiedliche Blutzuckerwirkung je nach glykämischem Index	Keine (ganz gering)	Keine (ganz gering)
Bedarf	Austauscheinheit Kohlenhydrate/Broteinheit als Schätzhilfe	Mehr ungesättigte Fettsäuren aus Pflanzen und Fisch	0,8 g Eiweiß/kg Körpergewicht → höherer Bedarf mit zunehmendem Alter, Wunden

▪ Fett

Der Grundnährstoff Fett hat eine Geschmacks- und Trägerfunktion und ist ein zusätzlicher Energielieferant. In Verbindung mit Fett können die fettlöslichen Vitamine (A, D, E, K) besser vom Körper verwertet werden. Es sollen etwa nur 25–35 % Anteil Fett vom Tagesbedarf aufgenommen werden. Dabei sollte auch darauf geachtet werden, ob Nahrungsmittel gesättigte oder ungesättigte Fettsäuren enthalten. Ungesättigte Fettsäuren sind vor allem in pflanzlichen Produkten und Fisch enthalten und den gesättigten Fettsäuren aus tierischen Produkten vorzuziehen. Zudem ist in Nahrungsmittelfetten Cholesterin enthalten. Cholesterin wird auch im Körper selbst produziert und hat die Funktion, Zellmembranen zu stabilisieren und das Immunsystem zu unterstützen; auch ist es an der Produktion von Hormonen und Vitamin D beteiligt. Zum Transport in die Organe verpackt die Leber das Cholesterin in Eiweißhüllen. Es können zwei Arten Cholesterin unterschieden werden:

High Density Lipoprotein (HDL)	Gefäßschützende Eigenschaften
Low Density Lipoprotein (LDL)	Zu hoher Anteil verweist auf einen gestörten Fettstoffwechsel mit dem Risiko für kardiovaskuläre Komplikationen

Die Menge an mit der Nahrung aufgenommenem Cholesterin sollte am Tag 300 mg nicht überschreiten (Toeller et al. 2005).

Fett liefert 9 kcal pro Gramm und ist u. a. in folgenden Lebensmitteln enthalten: die tierischen Fette z. B. in Schmalz, Schinken und Butter, die pflanzlichen Speiseöle z. B. in Olivenöl, Nüssen, Samen und Margarine. Die pflanzlichen Fette sind den tierischen Fetten vorzuziehen. Werden Kohlenhydrate zusammen mit fettreichen Nahrungsmitteln zu sich genommen, kann durch die längere Verweildauer von Fetten im Magen die Blutzuckerwirksamkeit der Kohlenhydrate verlangsamt werden.

In Tabelle ◻ Tab. 4.16 sind die Makronährstoffe und ihre Blutzuckerwirkung zusammengefasst.

▪ Ballaststoffe

Ballaststoffe, auch Faserstoffe genannt, sind unverdauliche Bestandteile der pflanzlichen Nahrung (Zellwände, Schutz-/Füll-/Begleitstoffe). Sie finden sich z. B. in Getreideflocken, Weizenkleie, Weizenmehl, Kürbis-/Sonnenblumenkernen, Naturreis, Sojaprodukten, Gersten-/Haferkleie, Obst, Gemüse sowie Hülsenfrüchten. Wasserunlösliche Ballaststoffe (insbesondere Zellulose) werden im Dickdarm kaum abgebaut und unterstützen die Darmtätigkeit. Wasserlösliche Ballaststoffe (z. B. Hülsenfrüchte) werden im Dickdarm von Bakterien zersetzt, was zu Blähungen führen kann.

Bei der Ernährung des Diabetes-Patienten tragen Ballaststoffe zu einer guten Stoffwechseleinstellung bei, da sie eine langsamere Verarbeitung und Resorption der Kohlenhydrate bewirken und damit Blutzuckerspitzen vermieden werden. Infolgedessen kann der Insulinbedarf sinken (Schmeisel 2011, S. 110ff.).

Da Ballaststoffe das Volumen der Nahrungsmittel erhöhen, tragen sie zudem zu einem schnelleren und länger anhaltenden Sättigungsgefühl bei. Speziell bei Übergewichtigen kann so die Kalorienzufuhr auf natürliche Weise verringert werden. Ballaststoffe unterstützen die Darmtätigkeit aufgrund ihrer Quelleigenschaften und der Fähigkeit, Wasser zu binden. Zudem haben sie über die Aktivierung zahlreicher Enzyme eine verdauungsförderliche Wirkung. Nahrungsmittelreste werden durch das Gewicht der unverdaulichen Fasern schneller zum Darmausgang transportiert und sorgen für einen weichen, formbaren Stuhl. Einige Ballaststoffe senken auch den Blutcholesterinspiegel und schützen vor Herz-Kreislauf-Erkrankungen (Schmeisel 2011, S. 110ff.).

Aufgrund der faserigen Struktur müssen viele ballaststoffreiche Nahrungsmittel länger und kräftiger gekaut werden, was bei einem intakten Zahnapparat gut für die Zähne ist. Bei hochaltrigen Patienten muss jedoch auf den Zahnstatus und oft eingeschränkte Kaufunktionen geachtet werden. Hier sind leicht zu kauende ballaststoffhaltige Lebensmittel (wie z. B. Obst und Gemüse) vorteilhaft.

> **Cave:** Bei ballaststoffreicher Kost muss zugleich auch die Flüssigkeitsmenge erhöht werden. Ballaststoffe binden Flüssigkeit und sorgen so für einen weicheren Stuhl. Ist nicht ausreichend Flüssigkeit vorhanden, kann der Stuhl zu fest werden und es droht eine Obstipation.

Empfehlung (Toeller et al. 2005)
- Mehr als 40 g/Tag oder 20 g pro 1000 kcal/Tag (die Hälfte als lösliche Ballaststoffe, z. B. frisches Obst und Gemüse)
- Mindestens 5 Portionen täglich ballaststoffreiches Gemüse/Früchte
- Mindestens 4 Portionen wöchentlich Hülsenfrüchte

■ ■ **Hafertage**

Es gibt viele Erfahrungen und Hinweise dafür, dass Hafertage helfen können, die Wirksamkeit von Insulin zu verbessern. Bei vielen Menschen mit Diabetes mellitus sinkt schon während dieser Tage der Blutzuckerspiegel. Der Grund dafür ist, dass in Hafer u. a. viele Ballaststoffe enthalten sind, wie z. B. das β-Glucan. Diesem Ballaststoff wird eine insulinsparende Wirkung nachgesagt. Durch die Aufnahme der Ballaststoffe gelangt die Glukose verzögert ins Blut, und somit wird die Bauchspeicheldrüse entlastet. Unter spezieller Anleitung durch Diabetologen und Diabetesberater kann bei einem insulinresistenten Patienten für 3 Tage eine haferbetonte Kost zur Blutzuckeroptimierung führen.

Vorsicht ist allerdings geboten bei älteren Menschen, die mangelernährt sind. Zum einen ist die Umsetzung im Alltag schwierig, und zum anderen kann es zu Defiziten insbesondere von Vitamin D und Kalzium kommen.

■ **Zuckeraustauschstoffe und Süßstoffe**

Die sogenannten »Diabetiker-Produkte« bringen bei höheren Kosten keinen relevanten Vorteil. Sie sind zudem meistens nicht so gut verträglich und haben durch die erhöhten Fettanteile einen höheren Energiegehalt. Seit Oktober 2012 dürfen sie nicht mehr als diätetische Lebensmittel für Diabetes-Patienten auf den Markt gebracht werden (DiätV, BMELV). Dennoch finden Zuckerstoffe, Zuckeraustauschstoffe und Süßstoffe zum Süßen ihre Anwendung (Schmeisel 2011, S. 123ff.).

- **Zuckerstoffe** wie Zucker (Saccharose), Traubenzucker (Glukose), Honig, Sirup oder Maltodextrin sind wegen ihres hohen Energiegehalts und ihres hohen glykämischen Index für einen Menschen mit Diabetes mellitus nur bedingt geeignet. Ihr Kalorienanteil liegt bei 4 kcal pro Gramm; sie müssen als KE/BE berechnet werden.
- **Zuckeraustauschstoffe** (Fruktose) wie Sorbit, Xylit, Isomalt oder Maltit sind ebenfalls nicht unbedingt zu empfehlen, da sie verspätet und unkalkulierbar wirken und zudem zu Meteorismus und Durchfällen führen können. Ihr Kalorienanteil liegt bei 4 kcal pro Gramm. So müssen für sie trotz langsamen Blutzuckeranstieges 12 g als eine KE/BE berechnet werden.
- **Süßstoffe** wie Aspartame, Cyclamat, Saccharin, Neohesperidin Dihydrochalcon (DC) und Steviolglykoside (z. B. Stevia) sind zum Süßen bei

4

◨ **Tab. 4.17**   Blutzuckerwirksamkeit verschiedener Getränke. (Quelle: Fortbildungsprogramm Diabetes-Pflegefach-kraft, ▶ www.iigm.de)

	Schnelle Blutzuckererhöhung	Mittelschnelle Blutzuckererhöhung	Keine Blutzuckererhöhung
Alkoholfrei	Limonade, Cola, Malzbier	Fruchtsaft, Nektar, alkoholfrei-es Bier, Diätfruchtsaftgetränk, Milch, Buttermilch	Mineralwasser, Tee, Kaffee, Cola Light, Diät
Alkoholhaltig	Likör, Weine (lieblich, süß, halb-trocken), Bier, Light-Bier, Sekt (süß, halbtrocken, trocken)	Wein (trocken), Sekt (extra trocken), Light-Bier von Jever	Korn, Weinbrand, Kräuter-schnaps, Obstler, Whisky, Ouzo, Metaxa

einem Kaloriengehalt von 0 kcal günstiger, da sie nicht als KE/BE angerechnet werden müs-sen. Sie sind als Streusüße, in flüssiger Form und als Süßstofftabletten erhältlich. Sie eigenen sich zum Süßen von Speisen (Quark, Obst), Getränken (Kaffee, Tee) und können beim Ba-cken von flachem Gebäck verwendet werden.

Neuere Ersatzmittel für Zucker (Lorenz 2013)
Erythritol und Tagatose sind für Menschen mit Diabetes mellitus eine echte Alternative zum normalen Haushaltszucker. Tagatose hat einen geringeren Kaloriengehalt und führt zu einem geringeren Blutzuckeranstieg. Erythritol ge-hört zu der Gruppe der Zuckeraustauschstoffe und wird im Körper kaum verstoffwechselt. Jedoch müssen in der Praxis erst noch Er-fahrungen über die neuen Zuckerersatzmittel gesammelt werden.

❯ Cave: Zuckeraustauschstoffe wie Fruktose können bei manchen Menschen zu Diarr-hoen und dadurch zu Flüssigkeitsverlusten führen.

Blutzuckerwirkung von alkoholischen und nichtalkoholischen Getränken

Alkoholische und nichtalkoholische Getränke ha-ben ganz unterschiedliche Blutzuckerwirksamkei-ten (◨ Tab. 4.17) und müssen deshalb sorgfältig in die Ernährungsanalyse einbezogen werden. Ältere Menschen sollen ca. 1,5–2 l Flüssigkeit am Tag zu sich nehmen. Wasser, Tee, Kaffee sind unbegrenzt erlaubt. Milch, Buttermilch, alkoholfreies Bier, un-gezuckerte Säfte sind mit in die Kohlenhydratbe-rechnung einzubeziehen. Limonaden, Malzbier, ge-zuckerte Obstsäfte sind aufgrund des hohen Zucker-gehaltes generell ungeeignet. Sie können allerdings bei Esshindernissen die nötige Kohlenhydratzufuhr gewährleisten, da sie schnell ins Blut übergehen. Die vorhandenen Kohlenhydrate in den Getränken müssen genau wie bei den Lebensmitteln berechnet und sollten kontrolliert eingesetzt werden.

Bei alkoholischen Getränken gilt eine 2-Gläser-Regel in üblichen Portionen. Die Besonderheiten im Umgang mit alkoholischen Getränken sind in ▶ Kap. 3.2.2 zu finden.

▪ Enterale Ernährung bei Diabetes

Eine relevante Anzahl an Diabetes-Patienten in Versorgungseinrichtungen hat Schwierigkeiten, auf normalem, das heißt oralem Wege ausreichend Nahrung zuzuführen. Dies ist etwa bei Erkran-kungen des Magen-Darm-Traktes, Tumoren im Mund- und Rachenbereich, schweren Dysphagien, Komapatienten oder im Zusammenhang mit dem Kostaufbau nach Operationen oder bei schweren Demenzen der Fall. Die Folge sind neben sch-wankenden Blutzuckerwerten Mangelernährung (▶ Kap. 3.2.2) und schlechte Wundheilung.

Hier kann die enterale Ernährungstherapie hel-fen. Dabei handelt es sich um die Ernährung eines Menschen unter Einbeziehung des Magen-Darm-Traktes per Trink- oder Sondennahrung mit dem Ziel, dem Körper ausreichend Nährstoffe zur Ver-fügung zu stellen (▶ Kap. 5.4). Man unterscheidet verschiedene Formen der künstlichen Ernährung. Dazu zählen Trinknahrung, nasale Sonden für die Kurzzeiternährung sowie perkutane Sonden. Je nachdem, ob eine perkutane Sonde endoskopisch oder operativ angelegt ist, spricht man von PEG-Sonden (perkutan endoskopische Gastrostomie), PEJ-Sonden (perkutane endoskopische Jejunostomie) bzw. FKJ-Sonden (Feinnadel-Katheter-Jejunostomie).

Die Behandlung eines enteral ernährten Patienten wird erschwert, wenn ein Diabetes mellitus vorliegt. Zusätzlich zur bedarfsgerechten Ernährung gilt es hier, die Blutzuckerwerte im Blick zu behalten und ggf. korrigierend einzugreifen. So sind Akutkomplikationen wie Hypoglykämien und chronische Hyperglykämien mit Werten >250 mg/dl bzw. 13,9 mmol/l (**cave:** Nierenschwelle und Dehydratation!) und höher zu vermeiden.

Hypoglykämien sind für Patienten per se unangenehm. Überdies können Unterzuckerungen aber auch zu kardiovaskulären Zwischenfällen, im schlimmsten Fall zum Herztod führen. Des Weiteren wird vermutet, dass häufige schwere Hypoglykämien demenzielle Erkrankungen fördern. Chronische Hyperglykämien können Ursache für mikrovaskuläre, neuropathische und makrovaskuläre Komplikationen sein sowie zu Ketoazidose, Hyperosmolarität und einer gestörten Immunabwehr führen. Bei Intensivpatienten sind erhöhte Morbidität und Letalität mögliche Folgen einer Hyperglykämie.

Gemäß den DGEM-Leitlinien für die enterale Ernährung bei Diabetes sollte die Behandlung der Patienten sollte darauf abzielen, einen optimalen Ernährungszustand zu erhalten bzw. zu erreichen, akute und chronische Diabetes-Komplikationen zu verhindern sowie eine ausreichende Stoffwechselkompensation zu gewährleisten.

Hilfreich ist in diesem Zusammenhang der folgende Fragenkatalog:
- Welche Sonden-/Trinknahrung findet Verwendung?
- Wie hoch ist deren Kohlenhydratanteil?
- Welche Menge wird verabreicht?
- Welche Art der Verabreichung soll der Patient erhalten? (Bolus oder Sonde?)
- Zu welcher Uhrzeit wird die Nahrung angehängt und wie lange läuft sie?
- Welches Insulinschema soll angewendet werden? (ICT, CT, SIT oder nur basal?)

Generell ist die Behandlung mit Insulin gegenüber der mit oralen Antidiabetika vorzuziehen. Bei Schluckstörungen und Sondennahrung sollte vollständig auf Insulin umgestellt werden. Gegen eine medikamentöse Therapie sprechen vor allem Kontraindikationen und Nebenwirkungen. Des Weiteren sind gerade Sulfonylharnstoffe nicht zu empfehlen, da sie beim Pausieren der Kostzufuhr eine Hypoglykämie auslösen können (▶ Kap. 5.4).

Enterale Ernährung per Trinknahrung Bei der enteralen Ernährung per Trinknahrungk gilt es, die Menge der Kohlenhydrate (KH) mittels Bolus abzudecken. Als grobe Richtlinie können im Alltag für 15 g KH = ca. 1 IE Insulin genommen werden, bei kachektischen Patienten evtl. auch 0,5 IE Insulin/15 g KH. Nimmt der Patient die Trinknahrung zwischen den Mahlzeiten zu sich, so ist ggf. ein Analoginsulin geeigneter als ein Normalinsulin. Umgekehrt ist Normalinsulin dem Analoginsulin dann vorzuziehen, wenn der Patient sich mit dem Trinken generell etwas Zeit lässt; im Zweifel besteht immer die Möglichkeit, das Insulin auch nach der Aufnahme der Trinknahrung zu injizieren.

Ferner sollte beim behandelnden Arzt um ein Korrekturschema gebeten werden, damit die Pflege auch in Ausnahmesituationen handeln kann. Für spezielle Trinknahrung bei Menschen mit Diabetes gilt dasselbe wie für Diabetikersondennahrung: Es konnte bislang kein Vorteil spezifischer Diabetes-Produkte gegenüber Standardtrink-/sondennahrung gezeigt werden. Diese werden daher generell nicht empfohlen (▶ Kap. 5.4).

Umsetzung und Evaluation

Ausgehend von den in der Anamnese erhobenen Informationen zu den Ernährungsgewohnheiten wird nun der daraus resultierende exemplarische Ernährungsplan in Zusammenarbeit mit dem Diabetes-Team hinsichtlich des Bedarfs von Frau Pietsch ausgewertet. Es ergaben sich folgende Ernährungsempfehlungen.

Damit die Gesundheitssituation erhalten bzw. verbessert und die Diabetes-Therapie umgesetzt werden kann, werden folgende Ziele angestrebt:
- Erhöhung der **Eiweißzufuhr** in den Bedarfsbereich von 63,2–98,8 g/Tag, um den vermehrten Eiweißbedarf abzudecken, der zur Wundheilung des Dekubitus benötigt wird.

- Erhöhung der **Flüssigkeitszufuhr** mindestens um 550 ml auf 1,5 l (besser 2 l) pro Tag, um eine weitere Exsikkose (und bei ballaststoffreicherer Ernährung eine Obstipation) zu vermeiden.
- **Ballaststoffreichere Nahrung**, damit der Blutzuckerspiegel ausgeglichener wird (**cave:** nur bei genügender Flüssigkeit, sonst führt diese zur Obstipation). Hier ist auf leicht kaubare Lebensmittel, insbesondere Obst und Gemüse, achten.
- **Energiezufuhr** von 1856 kcal könnte gesenkt werden. Da Frau Pietsch aus geriatrischer Sicht jedoch nur leichtes Übergewicht hat und es aufgrund ihrer demenziellen Veränderung ratsam ist, nur kleine Gewohnheiten am Tag umzustellen, steht eine Absenkung der Kalorienzufuhr nicht im Vordergrund.
- Beibehalten der festen **BE-Mengen**:
  - Da Frau Pietsch jeden Tag regelmäßig isst (Ressource), kann von einer relativ festen BE- Zufuhr ausgegangen werden.
  - Aufgrund der Demenz ist jedoch gezielt darauf zu achten, dass Frau Pietsch die festen BE-Mengen tatsächlich zu sich nimmt, da die Einheiten des Mahlzeiteninsulins daraufhin abgestimmt sind.
  - Wenn gewohnte Nahrungsmittel nicht zur Verfügung stehen oder Frau Pietsch etwas anderes essen oder trinken möchte, kann das Nahrungsmittel durch die betreuende Pflege(fach)kraft (in Abstimmung mit der Diabetes-Pflegefachkraft) ausgetauscht werden. Hierbei ist darauf zu achten, dass die Lebensmittel den gleichen Kohlenhydratanteil und eine ähnliche Blutzuckerwirksamkeit besitzen.
  - Während der Zeit der Ernährungsanpassung ist der Blutzucker zu beobachten, um frühzeitig den Bedarf der Therapieanpassung festzustellen.

Bei Frau Pietsch ist es wichtig, dass die Ernährung auf ihre Gewohnheiten abgestimmt und an ihre Grunderkrankungen (vaskuläre Demenz, Dekubitus, Diabetes mellitus Typ 2) angepasst wird (■ Tab. 4.18).

An der gewohnten Nahrung wurden nur wenige Lebensmittel geändert. Zum Frühstück kann statt der Leberwurst der sehr eiweißreiche Harzerkäse gereicht werden, den Frau Pietsch gerne mag. Mittags trägt Geflügel statt paniertem Fisch zu einer erhöhten Eiweißzufuhr bei. Morgens und abends ergänzen ballaststoff- und vitaminreiche kleine Portionen Gemüse (z. B. Gurke, Tomate) die Mahlzeit, und zwischendurch kann zusätzlich ein Stück Obst (z. B. Aprikose) gereicht werden. Eine zusätzliche Gabe von Nahrungsergänzungsmitteln kann die Vitamin- und Mineralstoffzufuhr außerdem erhöhen. Da im höheren Alter der Erhalt der Lebensqualität an erster Stelle steht, kann die Kaffeegewohnheit mit Torte beibehalten werden. Statt zweier Karamellbonbons wird ein Bonbon gegen ein kleines Stück Obst ausgetauscht. Die Trinkmenge wird durch eine zweite Tasse Tee zum Frühstück sowie ein kontinuierliches Angebot an frischem Wasser mit einem Spritzer Zitrone – über den gesamten Tag verteilt – erhöht.

Der angepasste Menüvorschlag zeigt die notwendige Steigerung der zugeführten Eiweißmenge in den für Frau Pietsch berechneten Bedarfsbereich. Gleichzeitig ist beiläufig die Energiezufuhr leicht gesunken, sodass auch ein positiver Effekt auf das leichte Übergewicht möglich sein kann. Die Gesamtverteilung der Nährstoffe ist weiterhin relativ ausgeglichen mit einem leichten Gewicht im Eiweißbereich, was jedoch beabsichtigt war. Die BE-Mengen sind weitestgehend beibehalten worden, dennoch sollte das Verhalten des Blutzuckers für die Zeit der Ernährungsanpassung beobachtet werden.

■ Antworten auf die Leitfragen

Die Ernährung älterer Menschen besonders mit Diabetes mellitus ist eine Aufforderung vor allem an die Pflege(fach)kräfte und ihre kooperierenden Berufsgruppen, genau zu prüfen, ob ein Risiko der Mangelernährung oder einer Exsikkose vorhanden ist. Da die Pflegenden die wichtigste Schnittstelle zwischen den Betroffenen und dem Diabetes-Team darstellen, müssen sie den Umgang mit den einzelnen Makronährstoffen kennen, um das Ernährungsverhalten in Bezug auf die empfohlene Diabetes-Therapie umzusetzen.

▣ **Tab. 4.18** Beispiel für ein bedarfsgerecht angepasstes Tagesmenü für Frau Pietsch [a]

Tageszeit/Lebensmittel	Kohlenhydrate (g)	Fett (g)	Eiweiß (g)	Kilokalorien (kcal)	Broteinheiten (BE)
Frühstück					
1 Scheibe Weißbrot (40 g)	20	–	3	95	1,7
Harzer Käse (0,5 %, 30 g)	–	–	9	39	–
5 Scheibchen Gemüsegurke	–	–	–	–	–
250 ml schwarzer Tee	–	–	–	–	–
2 TL Zucker (10 g)	10	–	–	40	0,8
1 Pkg (6 g) Kondensmilch 7,5 % Fett	1	1	–	10	0,1
Zwischensumme Frühstück	**31**	**1**	**12**	**184**	**2,6**
Zwischenmahlzeit					
1 Hartkaramellbonbon (5 g)	5	–	–	40	0,4
1 Aprikose	4	–	–	22	0,3
100 ml Apfelsaft und 100 ml Wasser	11	–	–	46	0,9
Zwischensumme Zwischenmahlzeit	**20**	**0**	**0**	**108**	**1,6**
Mittagessen					
4 Stk Kroketten	20	16	–	200	1,6
150 g Blumenkohl/Rahmgemüse (TK)	8,5	6	5	109	0,7
1 Hähnchenbrust natur (125 g)	–	8	28	180	–
150 g Fruchtjoghurt 3,5 % Fett	24	5	6	152	2
100 ml Apfelsaft und 100 ml Wasser	11	–	–	46	0,9
Zwischensumme Mittagessen	**63,5**	**35**	**39**	**687**	**5,2**
Kaffeemahlzeit					
Nusssahnetorte (120 g)	32	25	5	377	2,7
250 ml Kaffee	1	–	0,5	5	–
2 TL Zucker (10 g)	10	–	–	40	0,8
1 Pkg (6 g) Kondensmilch 7,5 % Fett	1	1	–	10	0,1
200 ml Wasser mit einem Spritzer Zitrone [b]	–	–	–	–	–
Zwischensumme Kaffeemahlzeit	**44**	**26**	**5,5**	**432**	**3,6**
Abendessen					
1 Scheibe Graubrot (Roggenmisch) (45 g)	23	–	2	98	1,9
1 Scheibe Käse (z. B.Gouda) 45 % Fett (30 g)	–	8	7	98	–
1 Scheibe Cervelatwurst (30 g)	–	10	7	112	–
1 Tomate (geschnitten)	–	–	–	–	–
200 ml schwarzer Tee	–	–	–	–	–

4

◻ **Tab. 4.18**   Fortsetzung

Tageszeit/Lebensmittel	Kohlenhydrate (g)	Fett (g)	Eiweiß (g)	Kilokalorien (kcal)	Broteinheiten (BE)
2 TL Zucker (10 g)	10	–	–	40	0,8
1 Pkg (6 g) Kondensmilch 7,5 % Fett	1	1	–	10	0,1
200 ml Wasser mit einem Spritzer Zitrone [b]	–	–	–	–	–
Zwischensumme Abendessen	34	19	16	358	2,8
Gesamtmenge Tag	176,5	81	72,5	1683	15,8
Prozentuale Verteilung der Nährstoffe	53,5 %	24,5 %	22,0 %		
Flüssigkeitsmenge (gesamt)	1500 ml				

[a] Berechnungsgrundlage: Nestlé Deutschland 2010.
[b] Hinweis: Das zusätzliche Wasser mit Zitrone kann über den Tag verteilt gereicht werden und muss nicht zwangsweise zu den Mahlzeiten ergänzt werden.

Damit die Pflege(fach)kräfte den Anforderungen des Expertenstandards – und damit in allererster Linie dem anvertrauten Patienten – gerecht werden, können die Pflege(fach)kräfte folgendermaßen sach- und fachgerecht vorgehen (Risse 2007, Kap. 5ff.):
- Erstellen eines Anamnesebogens: Mini Nutritional Assessment MNA™ (▶ Kap. 2.2.2),
- Erstellen und Führen von Ess- und Trinkprotokollen, Essbiografie (mindestens ein 24-h-Recall),
- Kooperation mit den Berufsgruppen der Diabetesberater/-assistenten, um gemeinsam die KE/BE-Verteilung und die Insulinanpassung aufeinander abzustimmen,
- Information der Angehörigen über wichtige Nährstoffe und Empfehlungen zum Einkauf,
- Beurteilung und Überprüfung der Ess- und Trinkprotokolle in regelmäßigen Abständen,
- nach Bedarf Veränderungen der Maßnahmen mit allen Beteiligten am Pflegeprozess umsetzen.

Ebenso ergibt sich der Einkauf aus den Ernährungsempfehlungen.

Unser exemplarisches Fallbeispiel hat verdeutlicht, dass es einer genauen Ernährungsanalyse bedarf, um die Gewohnheiten, Vorlieben, Ressourcen und Einschränkungen zu ermitteln und zu bewerten. Bei Frau Pietsch ist es von Bedeutung, mit dem Assessmentinstrument MNA™-Bogen das Risiko einer Mangelernährung frühzeitig zu erkennen. Zudem ist die Dokumentation mit einem Ernährungs- und Trinkprotokoll notwendig, um den tatsächlichen Bestand aufzeigen und evaluieren zu können. In Kooperation mit dem Diabetes-Team kann so jede Therapie mit Insulin nach dem Bedarf und Bedürfnis der Patientin angepasst werden.

Ganz gleich, ob der ältere Mensch zu Hause oder im Heim betreut wird, ist es wichtig, dass interdisziplinär gearbeitet wird. Die allgemeingültigen Ernährungsempfehlungen der einzelnen Fachgesellschaften müssen für jeden Patienten individuell modifiziert werden. Geriatrische Menschen mit Diabetes dürfen heute essen, was sie gerne möchten. Die Therapie wird an ihre Gewohnheiten angepasst. Hierfür bedarf es genügend Fachwissens, um die Ernährungsgewohnheiten hinsichtlich der Blutzuckerwirksamkeit und in ihrer Wirkung auf andere bestehende Beschwerden analysieren und die Informationen zur angemessenen Therapieanpassung an den Arzt weitergeben zu können. Eine detaillierte Einschätzung und ggf. auch Anpassung der Ernährungsgewohnheiten, wie im Fallbeispiel dargestellt, erfolgt primär in besonderen Situationen, wie z. B. bei stark schwankenden Blutzuckerwerten und bestehenden Erkrankungen (Akut-, Folge-, Begleiterkrankungen), die eine besondere Ernährung, einen besonderen Nährstoffbedarf erfordern (z. B. bei Wunden, Niereninsuffizienzen).

Literatur

Zu 4.1.1

Anderson RM, Funnel MM (2010) Patient Empowerment: Myths and Misconceptions. Patient Educ Counsel 79: 277–282

Bundy C (2004) Changing behaviour: Using motivational interviewing techniques J R Soc Med 44: 43–47

Dunning T (2005) Education and Communicating with Older People. In: Dunning T (Hrsg) Nursung Care of Older People with Diabetes, Blackwell, Oxford

Fox C, Kilvert A (2009) Diabetes Education in the Elderly. In: Sinclair A (Hrsg) Diabetes in Old Age. John Wiley & Sons, Chichester

Hodeck K (2012) Non-compliant? Raus aus der Betreuungssackgasse. Heilberufe – Das Pflegemagazin 64

Hood G (2010) Patient empowerment in diabetes – past debates and new perceptions. Eur Diab Nursing 7: 77–78

Hunt J (2011) Motivational interviewing and people with diabetes. Eur Diab Nursing 8: 68–73

Zu 4.1.2

Coulter A, Parsons S, Askham J (2008) Welche Stellung haben Patienten im Entscheidungsprozess in eigener Sache. Grundsatzpapier WHO, Tallinn (Estland). ► www.euro.who.int/_data/assets/pdf_file/0007/76435/E93419G.pdf (letzter Zugriff 19.08.2013)

Dunning T (2005) Education and Communicating with Older People. In: Dunning T (Hrsg) Nursung Care of Older People with Diabetes. Blackwell Publishing, Oxford

Fried E (2005) Gründe: Eine Auswahl aus dem Gesamtwerk Gedichte. Klaus Wagenbach, Berlin, S 130

Grötken K, Hokenbecker-Belke E (2006) Das Trajekt Model. In: Die Schwester – Der Pfleger, Heft 04–06: 270–274

Hodeck K (2012): Non-compliant? Raus aus der Betreuungssackgasse. Heilberufe/Das Pflegemagazin 64

Hüper C, Hellige B (2009) Professionelle Pflegeberatung und Gesundheitsförderung für chronisch Kranke, 2. Aufl. Mabuse, Frankfurt

Koch-Straube U (2008) Beratung in der Pflege, 2. Aufl. Huber, Bern

Stempfle D (2011) Patientenkommunikation beginnt beim »richtigen« Zuhören. Med Welt 2/2011

Zu 4.1.3

Dunning T (2005) Education and Communicating with Older People. In: Dunning T (Hrsg) Nursung Care of Older People with Diabetes. Blackwell, Oxford

Fox C, Kilvert A (2009) Diabetes Education in the Elderly. In: Sinclair A (Hrsg) Diabetes in Old Age. Wiley, Chichester

Lehr U (2000) Psychologie des Alterns, 9. Aufl. Quelle & Meyer, Heidelberg

Richtlinie des Gemeinsamen Bundesausschusses über die Verordnung von häuslicher Krankenpflege (Häusliche Krankenpflege-Richtlinie), in der Neufassung vom 17.9.2009, veröffentlicht im Bundesanzeiger 9.2.2010, in Kraft getreten am 10.2.2010, zuletzt geändert am 21.10.2010, veröffentlicht im Bundesanzeiger 2011, in Kraft getreten am 15.1.2011

Zeyfang RA (2010) Strukturiertes geriatrisches Schulungsprogramm für Menschen mit Diabetes (SGS). Diabetes aktuell 8: 184–185

Zu 4.1.4

Bundesverband privater Anbieter sozialer Dienste e. V. (2013) Der Pflegedienst 02/2013: 7

Deutsche Gesellschaft für Telemedizin e. V., ► www.dgtelemed.de/de/telemedizin/glossar/(17.07.2013), Originalquelle: VDE Initiative Mikromedizin. (März 2008)

Rothgang H, et al. (2010) Barmer GEK Pflegereport 2010, Schwäbisch Gmünd, Schwerpunktthema: Demenz und Pflege; Schriften zur Gesundheitsanalyse, Bd 5, Nov. 2010

Tschöpe D (2012) Diabetes: Telemedizin hat Potenzial zur Versorgungsoptimierung, Stellungnahme D. Tschöpe (DHD, DDG), EHEALTHCOM 06/12 (im Nachgang zum 3. nationalen Telemedizinkongress am 25./26.10.2012 Berlin)

VDE-Positionspapier TeleMonitoring zur Prävention von Diabetes-Erkrankungen, ► www.vde.com/de/InfoCenter/Seiten/Details.aspx?eslShopItemID=998e16ea-eb11-42de-8f42-65e672c275dd

Zu 4.2.1

Ammon HPT (2005) Diabetes in Frage und Antwort. Govi, Eschborn

Atkin PA, Finnegan TP, Ogle SJ, Shenfield GM (1994) Functional ability of patients to manage medication packaging: a survey of geriatric inpatients. Age Ageing 23: 113–116

Liebl A, Martin E (2005): Diabetes mellitus Typ 2. Govi, Eschborn

Nikolaus T, Kruse W, Bach M, Specht-Leible N, Oster P, Schlierf G (1996) Elderly patients' problems with medication. An in-hospital and follow-up study, Eur J Clin Pharmacol 49: 255–259

Schoberberger R, Klik K, Korab T, Kunze M (2007) Einfluss der Medikamentenverpackung auf die Compliance bei älteren selbständig lebenden Patienten. Wien Med Wochenschr 157: 271–278

Stockley Editorial Team (2006) Stockley's Drug Interactions. Pharmaceutical Press, Electronic version, London

Wunderer H (2000) Arzneimittel richtig einnehmen, Wechselwirkungen zwischen Medikamenten und Nahrung. Govi, Eschborn

Zu 4.2.2

Cureu B, Drobinski E, Liersch J, et al. (2011) Die Injektion bei Diabetes mellitus, VDBD-Leitfaden

Cureu B, Drobinski E, Liersch J, et al. (2012) VDBD – Praktische Anleitung zur Injektion bei Diabetes mellitus mit dem Pen

Deutsche Gesellschaft für Krankenhaushygiene (DGKH) (2010) Konsensuspapier zur Mehrfachverwendung von

Injektionsnadeln bei Insulinpens und Insulineinmal-
spritzen sowie zur Hautantiseptik (Hautdesinfektion)
vor der subkutanen Insulininjektion. DGKH Sektion
»Hygiene in der ambulanten und stationären Kranken-
und Altenpflege/Rehabilitation«
Pfützner A, Hermanns N, Funke K, et al. (2013) Die standardisierte Erwärmung der Injektionsstelle nach Insulingabe
mit dem InsuPad, Diabetes, Stoffw Herz 22: 295–300
Robert-Koch-Institut (RKI) (2005) Infektionsprävention in
Heimen – Empfehlung der Kommission für Krankenhaushygiene und Infektionsprävention beim Robert-
Koch-Institut (RKI). Bundesgesundheitsbl 48: 1061–1080
Robert-Koch-Institut (RKI) (2011) Anforderungen an die Hygiene bei Punktionen und Injektionen – Empfehlung der
Kommission für Krankenhaushygiene und Infektionsprävention beim Robert-Koch-Institut (RKI). Bundesgesundheitsbl 54: 1135–1144
Technische Regelungen für Biologische Arbeitsstoffe (TRBA)
250, Biologische Arbeitsstoffe im Gesundheitswesen
und in der Wohlfahrtspflege. Gemeinsames Ministe-
rialblatt (GMBl), Ausgabe: November 2003, Änderung
und Ergänzung Juli 2006, Bundesarbeitsbl 7-2006,
Ergänzung April 2007, GMBl Nr. 35 v. 27. Juli 2007, S. 720,
Änderung und Ergänzung November 2007, GMBl Nr. 4
v. 14.02.2008, S. 83, Änderung und Ergänzung April 2012,
GMBl Nr. 15–20 vom 25.04.2012, S. 380
Thomas A (2011) Aktueller Stand von Insulinpumpen, Kompendium 2011 Diabetes. Thieme, Stuttgart, S 42ff

Zu 4.2.3

Abschlussbericht Urin- und Blutzuckerselbstmessung
bei Diabetes mellitus Typ 2, IQWiG-Berichte – Jahr:
2009 Nr. 65. ► www.iqwig.de/download/A05-08_
Abschlussbericht_Zuckerselbstmessung_bei_Diabetes_
mellitus_Typ_2.pdf (letzter Zugriff 30.07.2013)
Deutsche Gesellschaft für Krankenhaushygiene e. V. (DGKH),
Sektion »Hygiene in der ambulanten und stationären
Kranken- und Altenpflege/Rehabilitation« (2013) Kon-
sensuspapier Blutzuckermessung, Hyg Med 38: 250
Freckmann G, et al. (2010) System Accuracy Evaluation of 27
Blood Glucose Monitoring Systems According to DIN EN
ISO 15197, Diabetes Technol Ther 12: 3
Hortensius J, Slingerland RJ, Kleefstra N, Logtenberg SJ,
Groenier KH, Houweling ST, Bilo HJ (2011) Self-monito-
ring of blood glucose: the use of the first or the second
drop of blood. Diabetes Care 34: 556–560
IDF (2005) Global Guideline for Type 2 Diabetes, ► www.idf.
org/webdata/docs/IDF%20GGT2D.pdf (letzter Zugriff
30.07.2013)
IDF (2007) Leitlinie für die postprandiale Glucoseeinstellung,
► www.idf.org/webdata/docs/German_GMPG%20
Final%20110108.pdf (letzter Zugriff 30.07.2013)
Reinauer H, Scherbaum WA (2009) Diabetes mellitus: Neuer
Referenzstandard für HbA1c. Dt. Ärzteblatt 106: A
805–806
Richtlinie der Bundesärztekammer zur Qualitätssicherung
laboratoriumsmedizinischer Untersuchungen (RiliBÄK)

(2008), gemäß Beschluss des Vorstandes der Bundesärztekammer vom 23.11.2007, veröffentlicht im Dt. Ärzteblatt 105: A 341–355, zuletzt geändert durch Beschluss
des Vorstands der Bundesärztekammer vom 22. März
2013, veröffentlicht im Dt. Ärzteblatt 110: A-1056/B-
920/C–916
Robert-Koch-Institut (RKI) (2005) Infektionsprävention in
Heimen – Empfehlung der Kommission für Krankenhaushygiene und Infektionsprävention beim Robert-Koch-Institut (RKI). Bundesgesundheitsblatt 48:
1061–1080
Robert-Koch-Institut (RKI) (2011) Anforderungen an die Hygiene bei Punktionen und Injektionen – Empfehlung der
Kommission für Krankenhaushygiene und Infektionsprävention beim Robert-Koch-Institut (RKI). Bundesgesundheitsblatt 54: 1135–1144
Rohlfing CL, et al. (2002) Defining the Relationship Between
Plasma Glucose and HbA$_{1c}$, Diabetes Care February 25:
275–278
Arbeitsgemeinschaft Diabetologische Technologie der DDG
(AGDT): Stellungnahme der AGDT zur Frage von A-/B-
Blutzuckermesssystemen. ► www.diabetes-technologie.
de (letzter Zugriff 22.0.2013)
Technische Regelungen für Biologische Arbeitsstoffe (TRBA)
250, Biologische Arbeitsstoffe im Gesundheitswesen
und in der Wohlfahrtspflege. Gemeinsames Ministe-
rialblatt (GMBl), Ausgabe: November 2003, Änderung
und Ergänzung Juli 2006, Bundesarbeitsblatt 7-2006,
Ergänzung April 2007, GMBl Nr. 35 v. 27. Juli 2007, S. 720,
Änderung und Ergänzung November 2007, GMBl Nr.4 v.
14.02.2008, S. 83, Änderung und Ergänzung April 2012,
GMBl Nr. 15-20 vom 25.04.2012, S. 380
Zusammenfassende Dokumentation über die Änderung
der Arzneimittel-Richtlinie (AM-RL) (2011) Anlage
III – Übersicht der Verordnungseinschränkungen
und -ausschlüsse Harn- und Blutzuckerteststreifen bei Diabetes mellitus Typ 2. ► www.g-ba.de/
downloads/40-268-1662/2011-03-17_AM-RL3_
Blutzuckerteststreifen_ZD.pdf, (letzter Zugriff 30.07.2013)

Zu 4.2.4

Balletshofer B, Lobmann R (2011) Diabetisches Fußsyndrom.
In: Häring H-U, et al. (Hrsg) Diabetologie in Klinik und
Praxis, 6. Aufl. Thieme, Stuttgart
Deutsches Netzwerk für Qualitätsentwicklung in der Pflege
(DNQP) (2008) Expertenstandard Pflege von Menschen
mit chronischen Wunden
Lederle M, Kersken J, Spraul M (2011) Praxisleitfaden Das
Diabetische Fußsyndrom. Kirchheim, Mainz
Morbach S, et al. (2012) Diabetisches Fußsyndrom, Praxis-
empfehlungen der Deutschen Diabetes Gesellschaft
2012. ► www.deutsche-diabetes-gesellschaft.de/filead-
min/Redakteur/Leitlinien/Praxisleitlinien/2012/DuS_S2-
12_Praxisempfehlungen_Morbach-etal_S143-151.pdf
Protz K (2011) Moderne Wundversorgung, 6. Aufl. Urban und
Fischer, München/Jena

Risse A (2006) Diabetisches Fußsyndrom. In Schatz H, et al. (Hrsg) Diabetologie kompakt, 4. Aufl. Thieme, Stuttgart

Tigges W, Rosch F, Sellmer W, Clever H-U (2005) Moderne Wundbehandlung beim diabetischen Fußsyndrom. ▶ www.wundheilung.net/News/2005/2005_06.html

Vasel-Biergans A (2006) Wundauflagen, 2.Aufl. Wissenschaftliche Verlagsgesellschaft, Stuttgart

Zu 4.2.5

Budnitz DS, et al. (2011) Emergency hospitalizations for adverse drug events in older Americans. New Engl J Med 365: 2002–2012

Deutsche Diabetes Gesellschaft (Hrsg) Stellungnahme der DDG. ▶ www.deutsche-diabetes-gesellschaft. de/fileadmin/Redakteur/Stellungnahmen/ICD-Kodierung_010312_Positionspapiere_DDG_DRG.pdf

Holstein A, et al. (2012) Substantial increase in incidence of severe hypoglycemia between 1997–2000 and 2007–2010: a German longitudinal population-based study. Diabetes Care 35: 972–975

UK Diabetes Prospective Study Group (1998) Intensive blood-glucose control with sulphonylureas or insulin compared with conventional treatment and risk of complications in patients with type 2 diabetes (UKPDS 33). Lancet 352: 837–853. Erratum in: Lancet 354: 602

Zeyfang A, Bahrmann A, Wernecke J (2012) Praxisleitlinie der Deutschen Diabetes Gesellschaft. Diabetes mellitus im Alter. Diabeteologie 7: 163–169

Zoungas S, et al. (2010) Severe hypoglycemia and risks of vascular events and death. New Engl J Med 363: 1410–1418

Zu 4.3.1

Dunning T (2005) Mouth and dental care. In: Dunning T (ed) Nursing Care of Older People with Diabetes, chapt. 2.8. Blackwell, Oxford

Hallberg IR, Andersson P (2011) Mundgesundheit und deren Assessment. In: Reuschenbach B, Mahler C (Hrsg) Pflegebezogene Assessmentinstrumente – Internationales Handbuch für die Pflegeforschung und -praxis (dt. Übersetzung). Huber, Hogrefe, Bern, S 551–569

Zu 4.3.2

Ahluwalia RS, Johal N, Kouriefs C, Kooiman G, Montgomery BS, Plail RO (2006) The surgical risk of suprapubic catheter insertion and long-term sequelae. Ann R Coll Surg Engl 88: 210–213

Barendrecht MM, Oelke M, Laguna MP, Michel MC (2007) Is the use of parasympathomimetics for treating an underactive urinary bladder evidence-based? BJU Int 99: 749–752

Deutsches Netzwerk für Qualitätsentwicklung in der Pflege (DNQP) (2007) Nationaler Expertenstandard: Förderung der Harnkontinenz in der Pflege. Entwicklung – Konsentierung – Implementierung. Osnabrück

Frimodt-Møller C (1978) Diabetic cystopathy. A review of the urodynamic and clinical features of neurogenic bladder dysfunction in diabetes mellitus. Dan Med Bull 25: 49–60

Hayder D, Kuno E, Müller M (2012): Kontinenz – Inkontinenz – Kontinenzförderung. Praxishandbuch für Pflegende, 2. Aufl. Huber, Bern

Thefeld W (1999) Prävalenz des Diabetes mellitus in der erwachsenen Bevölkerung Deutschlands. Gesundheitswesen 61(Sonderheft 2): 85–89

Ouslander JG, Schnelle JF (1995) Incontinence in the Nursing Home. Ann Intern Med 122: 438–449

S3- Leitline Harnwegsinfektionen Registernummer 043/044 vom 17.6.2010, nächste Überprüfung 2015. ▶ www.awmf. org (letzter Zugriff 30.07.2013)

Wang CC, Yang SS, Chen YT, Hsieh JH (2003) Videourodynamics identifies the causes of young men with lower urinary tract symptoms and low uroflow. Eur Urol 43:386–390

Zu 4.3.3

Lederle M, Kersken J, Spraul M (2011) Praxisleitfaden Das diabetische Fußsyndrom. Kirchheim, Mainz, S 5

Lederle M, et al. (2011) Praxisleitfaden Diabetes und Pflege. Kirchheim, Mainz

Metternich K, Schölerman A (2004) Hautpflege bei Diabetes. Diabetes-Journal 53: 46–48

Pflegezentrum-Online (Hrsg) Altenpflegeratgeber – Erkrankungen in der Altenpflege, Diabetes-Hautpflege und Körperpflege. ▶ www.thema-altenpflege.de/altenpflege/ diabetes_hautpflege.html (Zugriff 22.08.2013)

Willershausen B, Kasaj A (2011) Zahnmedizinische Aspekte. In: Häring H-U, et al. (Hrsg) Diabetologie in Klinik und Praxis, 6. Aufl. Thieme, Stuttgart, S 622f

Zu 4.3.4

Clever H-U, Fisch R (2001) Mit Diabetes auf gutem Fuß – Informationen und Tipps für Menschen mit Diabetes und ihre Angehörigen, 9. Aufl. Sanofi Diabetes, S 14ff

Balletshofer B, Lobmann R (2011) Diabetisches Fußsyndrom. In: Häring H-U, et al. (Hrsg) Diabetologie in Klinik und Praxis, 6. Aufl. Thieme, Stuttgart

Lederle M, et al. (2011) Praxisleitfaden Diabetes und Pflege. Kirchheim, Mainz, S 20f

Schmeisel G-W (2011) Schulungsbuch für Diabetiker, 7. Aufl. Urban u. Fischer, München, S 189f

Zu 4.3.5

Clever H-U, Fisch R (2001) Mit Diabetes auf gutem Fuß – Informationen und Tipps für Menschen mit Diabetes und ihre Angehörigen, 9. Aufl. Sanofi Diabetes, S 18ff

Lektorat Pflege (Hrsg) (2011) Pflege Heute, 5. Aufl. Urban u. Fischer, München, S 360f

Schmeisel G-W (2011) Schulungsbuch für Diabetiker, 7. Aufl. Urban u. Fischer, München, S. 189f

Zu 4.3.6

Deutsches Netzwerk für Qualitätsentwicklung in der Pflege (DNQP) (2013) Expertenstandard Sturzprophylaxe in der Pflege, 1. Aktualisierung. Hochschule Osnabrück

Kemmer FW, Halle M, Stumvoll M, Thurm U, Zimmer P (2012) Diabetes, Sport und Bewegung, Praxisempfehlung. Diabetologie 7: S170–S173

Zu 4.3.7

Bundesministerium für Ernährung, Landwirtschaft und Verbraucherschutz (BMELV) (30. April 2013) Diabetiker-Lebensmittel verschwinden aus den Regalen – Übergangsfrist abgelaufen. ▶ www.bmelv.de/SharedDocs/Standardartikel/Ernaehrung/SpezielleLebensmittelUnd-Zusaetze/StreichungDiabetikerLM-DiaetVO.html (letzter Zugriff 24.07.2013)

Deutsches Netzwerk für Qualitätsentwicklung in der Pflege (DNQP) (2010) Expertenstandard Ernährungsmanagement zur Sicherstellung und Förderung der oralen Ernährung in der Pflege. Hochschule Osnabrück, ▶ www.wiso.hs-osnabrueck.de/fileadmin/users/774/upload/ExpertenstandardErnaehrungsmanagement.pdf (letzter Zugriff 06.07.2013)

Jacobi G, Biesalski HK, Gola U (Hrsg) (2004) Kursbuch Anti-Aging. Thieme, Stuttgart

Lorenz C (2013) Alternative Süßungsmittel für Diabetiker. Diabetes Forum 5/2013: 14–16

Nationale VersorgungsLeitlinie – Nierenerkrankungen bei Diabetes im Erwachsenalter, Langfassung. Version 5 September 2010, letzte Änderung Mai 2013 (NVL Nierenerkrankungen bei Diabetes). ▶ www.diabetes.versorgungsleitlinien.de/ (letzter Zugriff 25.07.2013)

Nestlé Deutschland AG (Hrsg) (2010) Kalorien mundgerecht, 14. Aufl. Umschau Buchverlag, Neustadt an der Weinstraße, und Nestlé Deutschland AG, Frankfurt am Main

Raab H (2013) Sinn oder Unsinn – Hafertage bei Diabetes mellitus. Diabtes Forum 5/2013: 17f

Risse T (Hrsg) (2007) Ernährung älterer Menschen richtig gestalten: Anregungen, Anleitungen, Arbeitshilfen. Forum Gesundheitsmedien, Merching

Schmeisel G-W (2011) Schulungsbuch für Diabetiker, Kap. 12 Ernährung, 7. Aufl. Urban u. Fischer, München

Toeller M, et al. (2005) Evidenz-basierte Ernährungsempfehlungen zur Behandlung und Prävention des Diabetes mellitus. Diabetes und Stoffwechsel 14/2005: 75–94

Verordnung über diätische Lebensmittel (Diätverordnung DiätV) in der Fassung der Bekanntmachung vom 28. April 2005 (BGBl. I S. 1161), zuletzt geändert durch Artikel 1 der Verordnung vom 1. Oktober 2010 (BGBl. I S. 1306)

Zeyfang A, Bahrmann A, Wernecke J (2012) Praxisleitlinie der Deutschen Diabetes Gesellschaft. Diabetes mellitus im Alter. Diabeteologie 7: 163–169

Spezielle Situationen

D. Zahn, T. Kubiak, H.-J. Heppner, A. Bahrmann, H. Penner, P. Bahrmann,
M. Pfisterer, V. Yanik

5.1 Diabetes-Pflege bei kognitiven Störungen

D. Zahn, T. Kubiak

Fallbeispiel

Aufgrund einer Fraktur der Hüfte, die sich die 75-jährige Frau Weiss bei einem Sturz in ihrer Wohnung zugezogen hat, ist sie nun im Krankenhaus. Bei Frau Weiss liegt ein Typ-2-Diabetes, eine Hypertonie und eine diabetische Nephropathie vor. Sie erhält morgens und abends ein Mischinsulin vor dem Essen und nimmt ASS, Metroprolol und Ramipril. Frau Weiss ist unruhig und verwirrt. Sie versteht nicht, wo und warum sie hier ist und möchte nicht bleiben. Immer wieder betont sie, dass sie ihren Sohn aus der Schule abholen müsse. Ihre Tochter, die sie besucht, berichtet, dass Frau Weiss bis vor fünf Jahren noch Haushalt und Diabetes-Management eigenständig erledigt habe. Dann sei die Vergesslichkeit immer schlimmer geworden: Sie hätte Schwierigkeiten bekommen, mit dem Insulinpen umzugehen und gute Bekannte nicht mehr auf Anhieb erkannt. Mittlerweile versorge die Tochter die Mutter zu Hause, zum Insulinspritzen komme eine ambulante Pflegekraft.

? Leitfragen

1. Welche (diabetesspezifischen) Risikofaktoren für eine Demenz liegen bei Frau Weiss vor?
2. Welche Frühwarnzeichen für eine Demenz haben bei Frau Weiss vorgelegen? Gibt es bei Frau Weiss Anhaltspunkte für eine Pseudodemenz?
3. Wie wirken sich die kognitiven Beeinträchtigungen auf das Diabetes-Management von Frau Weiss aus? Was müssen Sie bei der Diabetes-Behandlung von Frau Weiss beachten?

5.1.1 Begriffsbestimmung

Kognitive Störung

Allgemein beschreibt der Begriff kognitive Störung eine Störung oder Beeinträchtigung in kognitiven Funktionen. Kognitive Funktionen umfassen dabei

- die Informationsaufnahme und -verarbeitung (z. B. Wahrnehmen und Erkennen von Gegenständen und Personen),
- die Speicherung und den Abruf von Informationen (z. B. Lernen und Erinnern von Sachverhalten und Verhaltensweisen),
- das Ordnen und In-Beziehung-Setzen von Sachverhalten (z. B. Denken, Urteilsvermögen),
- den Ausdruck und die Kommunikation (z. B. über Sprache oder Verhaltensweisen) sowie
- Prozesse der Aufmerksamkeit und Konzentration.

Kognitive Störungen können isoliert, d. h. nur in einem der Bereiche auftreten oder auch mehrere Fähigkeitsbereiche betreffen. Klinisch betrachtet können kognitive Störungen bestimmten Krankheitsbildern oder Ursachen zugeordnet werden. Dazu gehören z. B. Demenzerkrankungen, Depressionen, medikamentöse Nebenwirkungen, Delir, Hypo- oder Hyperthyreose, Vitamin-B_{12}-Mangel, Hydrozephalus, Alkoholmissbrauch oder Schädel-Hirn-Traumata. Je nach Ursache können kognitive Störungen reversibel sein, d. h. sie können durch entsprechende Behandlung behoben werden, oder sie können nicht heilbar oder auch fortschreitend sein, d. h. die Beeinträchtigungen verschlimmern sich trotz Behandlung. Da die Darstellung der verschiedenen kognitiven Störungen den Rahmen dieses Kapitels sprengen würde, beschränken wir uns hier auf Demenzerkrankungen und die leichte kognitive Störung (»mild cognitive impairment«, MCI), da diese bei älteren Menschen besonders häufig vorkommen.

Demenz

Eine Demenz ist nach den Internationalen Kriterien für Erkrankungen (ICD-10) ein Syndrom, d. h. ein Sammelbegriff für verschiedene kognitive Störungen, denen gemeinsam ist, dass sie Folge einer meist chronischen oder fortschreitenden Erkrankung des Gehirns sind, die viele kognitive Funktionen einschließlich Gedächtnis, Denken, Orientierung, Auffassung, Rechnen, Lernfähigkeit, Sprache, Sprechen und Urteilsvermögen betreffen können. Das Bewusstsein ist zumeist nicht getrübt, und die Sinne (Sehen, Hören, Riechen etc.) funktionieren in dem für die Person üblichen Rahmen. Die Symptome müssen über mindestens 6 Monate bestehen und die täglichen Aktivitäten beeinträchtigen. Gewöhnlich zeigen sich begleitend auch Veränderungen der emotionalen Kontrolle (die sich z. B. in Gefühlsausbrüchen, gereizter Stimmung, Wutausbrüchen etc. äußern), des Sozialverhaltens oder der Motivation; gelegentlich treten diese Symptome auch vor den kognitiven Beeinträchtigungen auf.

Je nach Ursache der Demenz spricht man von Demenz bei Alzheimer-Krankheit, vaskulärer (gefäßbedingter) Demenz, Demenz bei anderen Begleiterkrankungen (wie z. B. Morbus Parkinson, Creutzfeld-Jakob-Krankheit) oder anderen, nicht näher bezeichneten Demenzen (AWMF 2009).

In den vergangenen Jahren wurde zusätzlich noch der Begriff »mild cognitive impairment« (MCI) geprägt – ursprünglich, um eine Vorstufe einer Demenz zu umschreiben. Bisher existiert noch keine einheitliche, anerkannte Definition von MCI.

»Mild cognitive impairment« (MCI)

Nach der Leitlinie Demenz (AWMF 2009) der Deutschen Gesellschaft für Psychiatrie, Psychotherapie und Nervenheilkunde (DGPPN) und der Deutschen Gesellschaft für Neurologie (DGN) wird von MCI gesprochen, wenn selbst erlebte und objektiv feststellbare kognitive Leistungsverschlechterungen bei erhaltener Alltagskompetenz vorliegen.

5.1.2   Prävalenz

In Deutschland leiden ca. 1,3 Mio. Menschen an einer Demenz, am häufigsten ist dabei die Demenz vom Alzheimer-Typ (ca. 60–70 % aller Fälle). Mit zunehmendem Alter steigt die Häufigkeit, unter einer Demenz zu leiden. Während bei den 65- bis 69-Jährigen etwa 1,5 % erkrankt sind, sind es bei den 75- bis 80-Jährigen schon ca. 6 % und bei den über 90-Jährigen über 30 %. Frauen erkranken aufgrund ihrer höheren Lebenserwartung häufiger an Demenz (Robert Koch-Institut 2005). In ◻ Tab. 5.1 sind Ursachen und Risikofaktoren für eine Demenz im Überblick zusammengefasst. Diabetes zählt zu den Erkrankungen, die das Risiko für eine Demenz erhöhen. So ist für Menschen mit Typ-2-Diabetes das Risiko für eine Demenz etwa 1,5-mal höher als bei Menschen ohne Diabetes (Brands et al. 2005). Die Ursachen für das erhöhte Demenzrisiko bei Typ-2-Diabetes sind noch nicht vollständig geklärt. Man geht derzeit davon aus, dass es neben der chronischen Hyperglykämie verschiedene Risikofaktoren gibt, die bei Typ-2-Diabetes oft vorhanden sind und zusammenwirken, wie z. B. genetische Disposition, arterielle Hypertonie, Fettstoffwechselstörungen, Depression oder mikro- und makrovaskuläre Erkrankungen (Bahrmann et al. 2012). Bei Typ-1-Diabetes sind Leistungsminderungen in kognitiven Funktionen, wie z. B. der Informationsverarbeitungsgeschwindigkeit, etwas häufiger als bei Menschen ohne Diabetes; zum Risiko für MCI oder Demenz sind bisher noch keine Aussagen möglich (Brands et al. 2005). Inwieweit schwere Hypoglykämien das Risiko für eine Demenz erhöhen, wird diskutiert. Bisher konnte nur eine Studie einen Zusammenhang bei älteren Menschen mit Typ-2-Diabetes belegen – möglicherweise lag aber bei diesen Personen schon vorher eine nicht diagnostizierte Demenz vor (vgl. Bahrmann et al. 2012).

5.1.3   Verlauf und Prognose

Erkrankungsverlauf

Die Prognose bei einer Demenz hängt vom zugrundeliegenden Krankheitsbild ab. Im Falle einer neurodegenerativen Demenzerkrankung, d. h. einer Erkrankung, bei der Gehirnzellen zerstört werden wie Alzheimer-Demenz, frontotemporale Demenz, Parkinson-Demenz oder Lewy-Körperchen-Demenz, ist die Prognose meist schlecht, da es sich um fortschreitende Erkrankungen handelt und es derzeit keine therapeutischen Maßnahmen gibt, um das Fortschreiten dauerhaft aufzuhalten oder die Erkrankung zu heilen. Bei einer

◻ **Tab. 5.1** Risikofaktoren für eine Demenz. (Nach AWMF 2009, Bahrmann et al. 2012)

Allgemeine Risikofaktoren	Diabetesspezifische Risikofaktoren
Weibliches Geschlecht Demenz bei Verwandten ersten Grades Alkoholmissbrauch und Alkoholabhängigkeit Schlaganfall MCI Geringes Bildungsniveau Vaskuläres Risikoprofil (Hypertonie, Diabetes, Adipositas, Rauchen) Schädel-Hirn-Traumata Depression	Insulinresistenz Chronische Hyperglykämie Depression Hypertonie Genetische Faktoren (ApoE-ε4-Genotyp) Kortisolspiegel/erhöhte Freisetzung von entzündungsverstärkenden Botenstoffen (inflammatorische Zytokine wie Interleukin 6)

vaskulären Demenz kann der Verlauf auch stufenförmig sein mit langen Phasen ohne Verschlechterung oder Phasen leichter Besserung (AWMF 2009). Eine Demenz führt zu schrittweisem Funktionsverlust in fast allen Lebensbereichen. Im Vergleich zu Menschen ohne Demenz werden Menschen mit Demenz früher pflegebedürftig, früher im Pflegeheim versorgt und haben eine reduzierte Lebenserwartung.

> ❯ Auch das Risiko für Mangel- bzw. Unterernährung und Stürze ist bei Demenz erhöht (AWMF 2009, Hofmann 2012).

Bei Vorliegen von MCI kann der Verlauf sehr unterschiedlich sein: In etwa 10 % der Fälle entwickelt sich im späteren Verlauf eine Demenz, bei einem Teil der Betroffenen ist die MCI reversibel. Das Risiko für eine spätere Alzheimer-Demenz scheint besonders dann erhöht zu sein, wenn Gedächtnisstörungen im Vordergrund stehen (AWMF 2009).

Psychosoziale Auswirkungen

Schon im Anfangsstadium kann die Belastung für Betroffene und Angehörige erheblich sein: Emotionale Begleiterscheinungen wie Stimmungsschwankungen, unpassendes oder enthemmtes Verhalten können zu Konflikten führen. Auch kann die Mitteilung der Diagnose einer demenziellen Erkrankung für Betroffene und Angehörige zu Zukunftsangst und Perspektivenverlust führen. Auch sozialer Rückzug aus Angst vor Scham oder Überforderung (Was, wenn ich jemanden nicht mehr erkenne?) ist häufig und kann neben dem Verlust von

Lebensqualität und sozialen Kontakten einen Teufelskreis in Gang setzen. Durch den Rückzug kommt es zu einem früheren Verlust von weiteren Fähigkeiten, dem Verstärken der emotionalen Belastung der Betroffenen und dementsprechend einem stärkeren Rückzug (Werheid 2011). Im fortgeschrittenen Stadium der Demenz, wenn Angehörige und andere vertraute Personen nicht mehr erkannt werden und die Betroffenen nicht mehr zu Ort, Zeit oder Person orientiert sind, Medikamente verweigern oder aus dem Haus oder der Pflegeeinrichtung weglaufen, ist die Pflege im ambulanten oder stationären Bereich eine große Belastung für pflegende Angehörige und professionelle Pflegekräfte.

Auswirkungen auf den Diabetes

Bei Menschen mit Diabetes können sich kognitive Einschränkungen im Rahmen einer Demenz oder MCI sehr ungünstig z. B. auf die Blutzuckereinstellung auswirken. Die Betroffenen vergessen z. B. Medikamente oder Insulininjektionen, spritzen Insulin doppelt, lassen Mahlzeiten versehentlich aus; auch Appetitverlust oder ständiges Essen kommen vor. Dadurch steigt das Risiko für Hypoglykämien ebenso wie für eine chronische Hyperglykämie sowie für Folgeerkrankungen und Sturzgefahr. Selbst wenn das Diabetes-Management von Angehörigen oder Pflegekräften übernommen wird, kann es zu Komplikationen kommen, da die Betroffenen zu wenig essen oder sich – weil sie die ärztlichen Anordnungen nicht mehr verstehen oder vergessen – weigern, Medikamente einzunehmen (sogenannte unfreiwillige Non-Adhärenz) (Bahrmann et al. 2012).

5.1.4   Diagnostik

> Oft ist es schwierig, Frühsymptome einer Demenz oder MCI von den altersüblichen Veränderungen in den kognitiven Funktionen zu unterscheiden.

Die folgende Übersicht gibt einen Überblick über mögliche Frühsymptome einer Demenz. Ein Verdacht auf eine Demenz besteht nur, wenn sich die kognitiven Fähigkeiten der betroffenen Person im Vergleich zu früher verändert haben. Daher sollten auch Bezugspersonen (Angehörige, Pflegekräfte) befragt werden. Besteht der Verdacht auf kognitive Beeinträchtigungen, so sollte ein Screening mit einem standardisierten Testverfahren erfolgen, wie z. B. DemTect- oder Mini-Mental-Status-Test (▶ Kap. 2.2.2). Generell sollte beim Screening behutsam vorgegangen werden, um nicht schon durch das Screening Sorgen oder Belastung auszulösen (Hofmann 2012).

Frühsymptome einer Demenz nach Fähigkeits-/Verhaltensbereichen.
(Mod. nach ▶ www.demenz-leitlinie.de/aerzte/Diagnostik/Frueherkennung.html)

1. **Neue Informationen aufnehmen und behalten**
   - Die Person wiederholt sich (z. B. erzählt zum wiederholten Mal vom Besuch der Tochter gestern).
   - Sie hat häufiger Mühe, sich an Gespräche, Ereignisse oder Verabredungen zu erinnern, selbst wenn diese nicht lange zurückliegen (z. B. weiß nicht mehr genau, was Arzt/Ärztin in Bezug auf die Medikamente gesagt hat; zögert auf Nachfrage, ob die Morgenmedikation eingenommen wurde und schaut in der Medikamentenbox nach, ob Tabletten weg sind).
   - Sie findet abgelegte Gegenstände nicht wieder (z. B. verlegt die Medikamentenbox oder das Blutzuckertagebuch).
2. **Komplexere Handlungen durchführen**
   - Die Person hat Mühe, einem komplexeren Gedanken zu folgen oder eine Aufgabe zu erledigen, die mehrere Schritte beinhaltet (z. B. Kochen, eine Tür mit kompliziertem Öffnungsmechanismus öffnen, Packen der Medikamentenbox, Führen des Blutzuckertagebuchs, Insulinpen korrekt einstellen und spritzen).
3. **Vernunft und Urteilskraft**
   - Die Person hat Mühe, vernünftig und praktisch mit alltäglichen Problemsituationen umzugehen (z. B. das Essen brennt an, das Badewasser läuft über oder der Strom fällt aus).
   - Sie kann schlechter einschätzen, welches Verhalten in sozialen Situationen angebracht ist (z. B. lacht bei unpassenden Gelegenheiten).
   - Sie versteht Witze und Ironie nicht mehr so gut wie früher.
4. **Räumliche Orientierung**
   - Die Person hat Schwierigkeiten beim Autofahren (verfährt sich häufiger, Bagatellschäden treten vermehrt auf, z. B. bei der Einfahrt in die Garage).
   - Die Person findet sich in unvertrauter Umgebung nicht mehr gut zurecht (z. B. im neuen Einkaufszentrum oder im Parkhaus).
5. **Sprache**
   - Die Person hat Wortfindungsstörungen (diese werden häufig überspielt, oder es werden neue Worte gebildet).
   - Sie kann einem Gespräch (mit komplexen Sachverhalten) nicht mehr ohne Weiteres folgen (z. B. versteht komplexere Anweisungen des Arztes nicht mehr).
6. **Verhalten**
   - Die Person ist passiver und reagiert langsamer als früher.
   - Sie ist misstrauischer und leichter erregbar.
   - Sie zeigt ein ungewohnt enthemmtes Verhalten (z. B. benutzt Kraftausdrücke, macht sexuelle Anspielungen).
   - Sie missinterpretiert visuelle oder akustische Reize.
   - Sie hat Halluzinationen.

> Da auch eine Depression mit kognitiven Beeinträchtigungen einhergehen kann, wird sie oft für eine Demenz gehalten (»Pseudodemenz«).

Liegt eine Depression vor, so überwiegen meist Klagen über das Altern, nachlassende Vitalität und Motivationsverlust. Gedächtnisstörungen im Kurz- und Langzeitgedächtnis können zwar vorliegen, auf Fragen wird oft mit »weiß nicht« geantwortet, auf Nachfrage können Informationen aber oft abgerufen werden, und die Antworten sind punktgenau, alltagspraktische Fähigkeiten und komplexe feinmotorische Fertigkeiten sind meist erhalten. Zur besseren Unterscheidung zwischen Demenz und Depression kann der Test zur Früherkennung von Demenzen mit Depressionsabgrenzung (TFDD) (Ihl et al. 2000) eingesetzt werden, alternativ oder ergänzend können depressive Symptome auch mit der Geriatrischen Depressionsskala (GDS) (▶ Kap. 2.2.2) erfasst werden (Hofmann 2012).

Besteht nach dem Screening der Verdacht auf kognitive Einschränkungen, sollte eine weiterführende Diagnostik zur neuropsychologischen und neurologischen Abklärung bei Fachärzten und Fachpsychologen eingeleitet werden. Dies ist wichtig, um die Ursachen für die kognitiven Einschränkungen festzustellen und eine adäquate Behandlung einzuleiten. Eine Übersicht zu den diagnostischen Schritten ist unter ▶ www.demenz-leitlinie.de/pflegende/Diagnostik.html verfügbar.

Liegt eine Demenz vor, kommt dem ärztlichen oder psychologischen Aufklärungsgespräch eine besondere Bedeutung zu. Vor der Mitteilung der Diagnose sind die Betroffenen zu befragen, wer über das Ergebnis aufgeklärt werden soll. Betroffene (und Angehörige, je nach Wunsch der Erkrankten) sollten über die Erkrankung, Behandlungsmöglichkeiten etc. ausführlich aufgeklärt werden und Hinweise auf Schulungsprogramme für Angehörige und Anlaufstellen zur Beratung etc. erhalten.

> Um Betroffene und Angehörige nicht unnötig zu verunsichern und zu belasten, sollte vor vollständiger diagnostischer Abklärung der Begriff Demenz im Umgang mit Betroffenen und Angehörigen vermieden werden.

5.1.5 Behandlung und Pflege

Die Behandlung der Demenz soll entsprechend den Empfehlungen der Leitlinien der DGPNN erfolgen. Ein Überblick über Behandlungsmöglichkeiten findet sich unter ▶ www.demenz-leitlinie.de/pflegende/Therapie.html. Daher wird im Folgenden nur auf spezifische Präventions- und Behandlungsaspekte bei Diabetes eingegangen.

Prävention von Demenz

Regelmäßige körperliche Aktivität, ausgewogene Ernährung, aktives geistiges Leben (z. B. Schach, Kreuzworträtsel o. ä.) und Vermeidung bzw. frühzeitige Behandlung von vaskulären Risikofaktoren wie Bluthochdruck, Rauchen, Übergewicht und Fettstoffwechselstörungen können das Risiko für eine Demenz verringern (AWMF 2009).

Für eine MCI gibt es derzeit keine spezifischen Präventionsmaßnahmen. Zur Vorbeugung von MCI sollten daher Ansätze zur Prävention von Demenz eingesetzt werden. Bei Menschen mit Diabetes sollten diabetesspezifische Risikofaktoren minimiert werden. Daher ist eine stabile Blutzuckereinstellung wichtig (bei geriatrischen Patienten: HbA_{1c}-Wert 7–8 % [52,8–63,6 mmol/mol], bei gebrechlichen Patienten: HbA_{1c}-Wert bis 8,5 % [69,4 mmol/mol], ▶ Kap. 3.1), die das Risiko für Hyperglykämie-bedingte Symptome wie Polyurie, Polydipsie, Verschlechterung des diabetischen Fußsyndroms etc. und auch therapiebedingte Hypoglykämien ausschließt (Zeyfang et al. 2012).

Behandlung des Diabetes bei Demenz und MCI

Für die Behandlung und Pflege von Diabetes-Patienten mit Demenz und MCI gilt (Zeyfang et al. 2012):

1. Bei moderaten kognitiven Einschränkungen: strukturierte Diabetes-Schulung bei Diabetes und Demenz (in enger Zusammenarbeit mit Diabetesberaterinnen).
2. Frühzeitiger Einbezug von Angehörigen in das Diabetes-Management und kontinuierliche Beratung/Schulung von Angehörigen in Bezug auf Diabetes und Demenz.
3. So lange wie möglich an altbekannter Therapie des Diabetes festhalten: Therapieänderungen

können zu Behandlungsfehlern führen, daher altbekannte Therapie aufrechterhalten durch Erinnerungshilfen (Medikamentenbox mit Erinnerungsfunktion, Notizzettel zu Insulindosis zu bestimmten Uhrzeiten), klare Tagesstruktur und Einbezug der Angehörigen.

4. Therapieziele: Hypoglykämien und hyperglykämische Symptome vermeiden (Zielbereich HbA$_{1c}$-Wert: 8–8,5 % [63,6–69,4 mmol/mol]).
5. Bei Behandlung mit oralen Antidiabetika:
   - Voraussetzung: regelmäßige Nahrungsaufnahme.
   - Empfehlenswert: Metformin, Dipeptidylpeptidase-4- Inhibitoren (DPP4-Hemmer).
   - Nicht empfehlenswert: Sulfonylharnstoffe, Glinide und Glitazone (Hypoglykämierisiko/kardiale Nebenwirkungen).
6. Bei Behandlung mit Insulin:
   - Voraussetzung: regelmäßig mehrmals täglich Blutzuckerkontrolle.
   - Empfehlenswert: einfache Therapieschemata (z. B. 1× täglich lang wirksames Insulinanalogon oder 2× täglich Injektion von Mischinsulin). Intensivierte Insulintherapie, wenn keine akzeptable Stoffwechselkontrolle erreicht wird (z. B. Basalinsulin morgens und abends und kurzwirksames Normalinsulin zu den Hauptmahlzeiten).
   - Zur Senkung des Hypoglykämierisikos bei unregelmäßiger Nahrungsaufnahme: Insulininjektion auch nach der Mahlzeit möglich (am besten mit kurz wirksamen Insulinanaloga).
7. Bei Insulindosis immer mangelnden Appetit oder Auslassen von Mahlzeiten berücksichtigen. Ggfs. hochkalorische Ernährung erwägen und kurz wirksames Insulin nach Mahlzeiten einsetzen. In Pflegeheimen/Wohngruppen u. Ä. können gemeinschaftliche Mahlzeiten helfen, die Betroffenen auch visuell an die Handlung »Essen« zu erinnern. Häufige Mahlzeitenbeilagen können durch Kombinationen mit anderen Nahrungsmitteln, Kräutern oder Gewürzen für appetitanregende Abwechslung sorgen (z. B. oranges Kartoffelmöhrenpüree oder grünes Kartoffelbärlauchpüree statt einfaches Kartoffelpüree). Zur Sicherstellung einer ausreichenden Kohlenhydratzufuhr empfiehlt

sich auch das Anbieten von kalorienhaltigen Lieblingsgetränken (z. B. Kakao) und das Bereitstellen von ansprechendem Fingerfood an verschiedenen Stellen im Wohnbereich, sodass die Betroffenen im Vorbeigehen zugreifen können. Extravagante (Lebensmittel-)Farben und Formgebung der Nahrungsmittel können Neugier wecken und zum Zugreifen animieren.

8. Widerstände gegen Blutzuckermessung oder Insulininjektionen können auch Folge einer Unsicherheit sein, weil die Patienten sich nicht mehr erinnern können. Eine stärkere Strukturierung des Diabetes-Managements mit festgelegten Uhrzeiten für Messen und Spritzen kann daher hilfreich sein und diese Unsicherheit reduzieren.
9. Weiterbildungsmaßnahmen in der Diabetes-Therapie für Pflegekräfte bietet die Deutsche Diabetes Gesellschaft (DDG) an (▶ Kap. 7.1).
10. Regelmäßiges Screening für Depression: Depressionsrisiko ist bei Diabetes und bei Demenz erhöht, daher Screening wie in ▶ Kapitel 5.2 empfohlen.

Diese Behandlungsempfehlungen können prinzipiell auch bei kognitiven Beeinträchtigungen anderer Ursache Berücksichtigung finden.

> Weitere Informationen für Angehörige, Ärzte und Pflegekräfte zum Thema Demenz unter: ▶ www.demenz-leitlinie.de.

Fazit

Frau Weiss hat als Frau und durch ihre Diabetes-Erkrankung ein erhöhtes Risiko für eine demenzielle Erkrankung. Ihre Hypertonie erhöht allgemein und bei Menschen mit Typ-2-Diabetes im Besonderen das Risiko für eine demenzielle Erkrankung. Bei Frau Weiss lagen schon vor fünf Jahren Frühsymptome vor wie eine leichte Vergesslichkeit, Schwierigkeiten mit dem Ausführen von komplexen Handlungen (Handhabung des Insulinpens) und Probleme beim Erkennen von bekannten Personen. Hinweise darauf, dass sich die kognitiven Beeinträchtigungen auf eine Depression (Pseudodemenz) zurückführen lassen, wie z. B. Antriebslosigkeit, häufiges Klagen, finden sich bei Frau Weiss nicht. Die kognitiven Einschränkungen führen bei Frau Weiss dazu, dass sie ihr Diabetes-Management nicht mehr selbstständig ausführen kann, sie ist auf die Hilfe einer Pflegekraft angewiesen. Da Frau Weiss morgens und abends zu den Mahlzeiten ein Mischinsulin erhält, sollte der Blutzucker regelmäßig kontrolliert und darauf geachtet werden, dass sie ausreichend isst, um Unterzuckerungen und weitere Stürze zu vermeiden. Gemeinsame Mahlzeiten mit der Tochter, abwechslungsreiches Essen und Zwischenmahlzeiten können dabei hilfreich sein.

5.2 Diabetes-Pflege bei Depression

D. Zahn, T. Kubiak

Fallbeispiel

Die 81-jährige Frau Martin hat sich vor zwei Jahren entschieden, von ihrer Wohnung im dritten Stockwerk ohne Aufzug in ein Pflegeheim zu ziehen, da ihr das Treppensteigen und die Haushaltsführung zunehmend schwerer fielen. Ihr Sohn (58) lebt mit seiner Familie 200 km entfernt und besucht sie etwa einmal im Monat. Frau Martin hat seit 20 Jahren Typ-2-Diabetes. Es liegen Folgeerkrankungen vor (Retinopathie, Polyneuropathie, diabetisches Fußsyndrom). Sie erhält ein lang wirksames Insulinanalogon abends und kurz wirksames Insulin zu den Mahlzeiten. Zusätzlich nimmt sie Candesartan, ein Thiaziddiuretikum und ASS. An den Augen wurde sie bereits operiert, trotzdem ist ihre Sehfähigkeit sehr stark eingeschränkt: Ihre Hobbys Handarbeiten und Kreuzworträtsel kann sie kaum noch ausüben.

Bisher war Frau Martin im Pflegeheim gut eingebunden und nahm gerne an Freizeitangeboten, wie Spielnachmittagen oder Gedächtnistraining, teil. In den letzten vier Wochen klagt Frau Martin vermehrt über Schmerzen, auch habe sie Schwierigkeiten beim Einschlafen. Sie klagt über Appetitlosigkeit und muss zu den gemeinsamen Mahlzeiten aufgefordert werden. Auch an den Spielnachmittagen nimmt sie nicht mehr teil – wenn sie aufgefordert wird, sagt sie nur: »Ach, was soll ich denn da? Ich kann doch sowieso kaum noch etwas sehen und halte das Spiel nur auf.«

? Leitfragen

1. Welche Anzeichen für eine Depression liegen bei Frau Martin vor, und wie können Sie vorgehen, um Ihren Verdacht auf eine Depression zu prüfen?
2. Was sollte beim Diabetes-Management von Frau Martin beachtet werden, wenn sich der Verdacht auf eine Depression bestätigt?
3. Welche Möglichkeiten gibt es, die Depression von Frau Martin zu behandeln?

5.2.1 Begriffsbestimmung

Eine Depression ist eine psychische Störung, die durch Veränderungen in verschiedenen Bereichen gekennzeichnet ist:

- Im Bereich des emotionalen Erlebens können z. B. Traurigkeit, Niedergeschlagenheit, Hoffnungslosigkeit, der Verlust von Freude und Interesse an fast allen Dingen und Gefühle von Wertlosigkeit oder Suizidgedanken auftreten.
- Veränderungen im Antrieb können sich in Energielosigkeit, Ermüdbarkeit, fehlender Initiative und Verlangsamung der Psychomotorik (z. B. langsameres Bewegen oder Sprechen) oder auch in innerer und äußeren Unruhe zeigen (ständiges Händekneten, beim Sitzen auf dem Stuhl hin- und herrutschen, umhergehen).
- Bei den kognitiven Fähigkeiten sind Verlangsamung des Denkens, Konzentrations-, Lern- und Auffassungsschwierigkeiten häufig.
- Auch körperliche Symptome wie Appetitlosigkeit und Gewichtsabnahme (oder gesteigerter Appetit und Gewichtszunahme), Ein- und Durchschlafstörungen, Verlust von Libido oder Potenz, Abgeschlagenheit, Erschöpfung und Schmerzen können auftreten.

Depressive Episode – Major Depression

Von einer depressiven Episode oder einer Major Depression spricht man, wenn diese Beschwerden länger als zwei Wochen anhalten, eine Beeinträchtigung für die Betroffenen darstellen und nicht auf eine andere organische Erkrankung zurückzuführen sind.

5.2.2 Epidemiologie

Eine Depression ist im höheren Lebensalter die häufigste psychische Erkrankung (Leitliniengruppe Unipolare Depression 2009). Nach Zahlen der Berliner Altersstudie liegt bei ca. 9 % der Menschen über 70 Jahren eine Depression vor (Saß et al. 2010), noch höher ist der Anteil bei Menschen in Alten- und Pflegeheimen (15–25 %) (Leitliniengruppe Unipolare Depression 2009). Die Risikofaktoren für eine Depression im hohen Lebensalter sind ähnlich wie bei jüngeren Menschen: weibliches Geschlecht, eine körperliche Erkrankung, soziale Isolation (wenig soziale Kontakte, keine Partnerschaft), eine Depression in der Vorgeschichte und Armut. Der Verlust von Angehörigen und dessen Verarbeitung sind häufige Belastungen im Alter, die das Risiko einer Depression erhöhen (Leitliniengruppe Unipolare Depression 2009, Park u. Unützer 2011).

> Bei Menschen mit Diabetes sind Depressionen generell und auch im höheren Lebensalter fast doppelt so häufig wie bei Menschen ohne Diabetes (Anderson et al. 2001, Huang et al. 2010).

Warum eine Depression bei Diabetes häufiger auftritt, ist noch nicht abschließend geklärt: Einerseits ist es möglich, dass sich die Depression infolge des Diabetes entwickelt, z. B. weil die Betroffenen Schwierigkeiten haben, sich mit dem Diabetes abzufinden oder erste Folgeerkrankungen zu bewältigen. Möglicherweise haben eine Depression und ein Typ-2-Diabetes aber auch eine gemeinsame physiologische Grundlage, denn Studien zeigen, dass bei Typ-2-Diabetes nicht nur häufiger eine Depression auftritt, sondern dass umgekehrt auch Menschen mit einer Depression ein erhöhtes Risiko haben, an einem Typ-2-Diabetes zu erkranken (Mezuk et al. 2008). Das Risiko für Menschen mit Diabetes, an einer Depression zu erkranken, steigt zusätzlich mit der Anzahl der Folgeerkrankungen und ist besonders in den ersten 30 Tagen nach einer schweren Hypoglykämie erhöht (Kulzer et al. 2012).

5.2.3 Verlauf und Prognose

Depressionen haben meist einen episodischen Verlauf, d. h. die depressiven Phasen sind zeitlich begrenzt und klingen häufig auch ohne therapeutische Maßnahmen ab. Allerdings dauert die Phase dann meistens länger, und die Symptomatik ist schwerer. Ob eine depressive Episode vollständig abklingt, Restsymptome zurückbleiben oder im Lebensverlauf weitere depressive Episoden auftreten, ist von Person zu Person sehr unterschiedlich. Die Risikofaktoren für einen schlechteren Verlauf der Depression sind ähnlich wie die oben aufgeführten Risikofaktoren für die Entstehung einer Depression (Leitliniengruppe Unipolare Depression 2009).

> Eine unbehandelte Depression ist mit einer deutlich eingeschränkten Lebensqualität verbunden.

Sie kann zu funktionellen Einschränkungen im Alltag z. B. aufgrund von Konzentrations- und Entscheidungsschwierigkeiten führen und zu sozialem Rückzug, wodurch sich die Symptome noch verschlechtern. Besonders Suizidalität stellt ein Problem dar: Das Risiko für Suizidversuche und erfolgte Suizide (Suizidrate) ist bei Depression deutlich erhöht; im hohen Lebensalter ist die Suizidrate am höchsten (Leitliniengruppe Unipolare Depression 2009). Auch ist bei einer Depression langfristig das Risiko für verschiedene körperliche Erkrankungen (z. B. Herz-Kreislauf- und demenzielle Erkrankungen) erhöht.

Für Angehörige oder Pflegekräfte kann die Depression von Betroffenen eine erhebliche Belastung sein, da sie ein hohes Maß an Verständnis und Geduld im Umgang mit den Betroffenen aufbringen müssen (Leitliniengruppe Unipolare Depression 2009, Park u. Unützer 2011).

Auswirkungen auf den Diabetes

Menschen mit Diabetes fällt es aufgrund der Depression oft schwer, ihr Diabetes-Selbstmanagement erfolgreich durchzuführen. Auch die Therapiezufriedenheit ist oft geringer als bei Menschen ohne Depression. Niedergeschlagene Stimmung und Antriebslosigkeit können dazu führen, dass

◘ Tab. 5.2 WHO-5-Fragebogen zum Wohlbefinden

Die folgenden Aussagen betreffen Ihr Wohlbefinden in den letzten zwei Wochen. Bitte markieren Sie bei jeder Aussage die Rubrik, die Ihrer Meinung am besten beschreibt, wie Sie sich in den letzten zwei Wochen gefühlt haben.

In den letzten zwei Wochen ...	Die ganze Zeit	Meistens	Etwas mehr als die Hälfte der Zeit	Etwas weniger als die Hälfte der Zeit	Ab und zu	Zu keinem Zeitpunkt
... war ich froh und guter Laune	5	4	3	2	1	0
... habe ich mich ruhig und entspannt gefühlt	5	4	3	2	1	0
... habe ich mich energisch und aktiv gefühlt	5	4	3	2	1	0
... habe ich mich beim Aufwachen frisch und ausgeruht gefühlt	5	4	3	2	1	0
... war mein Alltag voller Dinge, die mich interessieren	5	4	3	2	1	0

Die Rohwerte werden addiert, ab einem Wert von <13 besteht Verdacht auf Depression.

Medikamenteneinnahme, Insulininjektionen, Blutzuckermessungen, körperliche Aktivität und Ernährungsempfehlungen vernachlässigt werden. Auch Veränderungen des Appetits oder kognitive Beeinträchtigungen, wie Konzentrationsschwierigkeiten, können dazu führen, dass die Stoffwechseleinstellung leidet oder Hypoglykämien auftreten. Daher geht eine Depression bei Diabetes oft mit einer schlechten Blutzuckereinstellung, einem erhöhten Risiko für Folgeerkrankungen und einer erhöhten Sterblichkeit im Vergleich zu Menschen mit Diabetes ohne Depression einher (Kulzer et al. 2012).

5.2.4 Diagnostik

❯ Eine Depression wird bei älteren Menschen häufig nicht oder zu spät erkannt und dementsprechend nicht oder unzureichend behandelt (Park u. Unützer 2011).

Daher ist es wichtig, bei älteren Menschen auf Veränderungen im emotionalen Erleben, Denken und Antrieb sowie auf körperliche Symptome zu achten, die auf eine Depression hinweisen können.

Besonders aufmerksam sollte man bei älteren Menschen sein, die neben dem Diabetes noch weitere Risikofaktoren aufweisen, wie z. B. Depression in der Vorgeschichte, bei Frauen, bei Unverheirateten oder bei Menschen mit wenig sozialen Kontakten, bei Verlust von nahen Angehörigen oder einer Verschlechterung des Diabetes (Akutkomplikationen wie z. B. schwere Hypoglykämie oder Auftreten von Folgeerkrankungen).

Besteht der Verdacht auf eine Depression, so sollte zunächst ein Screening durchgeführt werden. Das Screening kann mit einem standardisierten Fragebogen erfolgen, z. B. der Geriatric Depression Scale (GDS) (▶ Kap. 2.2.2), der Hospital Anxiety and Depression Scale (HADS) oder mit dem WHO-5-Fragebogen (◘ Tab. 5.2), der sich auch im Gesundheitspass Diabetes befindet (▶ www.deutsche-diabetes-gesellschaft.de/meta-navigation/downloads.html) (Kulzer et al. 2012, Zeyfang et al. 2012). Je nach funktionalem Status der Patienten kann es dabei manchmal sinnvoller sein, die Fragen gemeinsam mit dem Patienten in einem Gespräch durchzugehen. Wenn unklar ist, ob die Symptome sich vielleicht auf eine demenzielle Erkrankung zurückführen lassen, kann zur Abgrenzung zusätzlich der TFDD eingesetzt werden (▶ Kap. 5.1).

Gibt das Screening Hinweise auf eine Depression, sollte eine vollständige diagnostische Abklärung durch Psychologen oder Fachärzte erfolgen. Bei Verdacht auf eine Depression muss Suizidalität immer abgeklärt werden.

> ❱ Ausdruck eines Suizidversuchs können z. B. auch schwere Ketoazidosen oder Hypoglykämien sein (Kulzer et al. 2012).

Besonderes Augenmerk sollte bei der Diagnostik darauf liegen, dass eine Depression sich im Alter anders äußern kann als bei jüngeren Menschen. Folgende Besonderheiten erschweren das Erkennen einer Depression (Park u. Unützer 2011):

- Ältere Menschen zeigen häufig nicht das typische Bild einer Depression oder geben zum Teil auch gar nicht an, sich traurig zu fühlen.
- Ältere Menschen berichten eher körperliche Symptome der Depression als emotionale Symptome.
- Die Betroffenen schreiben depressive Symptome häufig körperlichen Ursachen, Lebensereignissen oder einfach dem Alter zu. Häufig wird auf die Frage, woher die Symptome/Gefühle kommen, auch mit »weiß nicht« geantwortet.
- Oft werden depressive Symptome und Beschwerden von Ärzten und Pflegepersonal auf eine der körperlichen Erkrankungen zurückgeführt, die bei älteren Menschen häufig vorliegen, und daher nicht erkannt. Die somatischen Symptome einer Depression (Schlafstörungen, Müdigkeit, Erschöpfung, Energielosigkeit) ähneln häufig den Symptomen einer körperlichen Erkrankung.

> **Hinweise auf eine Depression. (Park u. Unützer 2011)**
> - Verlust von Freude und mangelnder Ausdruck positiver Gefühle
> - Wenig Hoffnung auf Besserung oder Behandlungserfolg
> - Sozialer Rückzug (Gespräche, Besuche, Freizeitangebote)

> - Körperliche Symptome mit ungeklärter Ursache
> - Stärkere funktionale Einschränkungen oder stärkere körperliche Beschwerden als aufgrund der körperlichen Erkrankungen zu erwarten wäre
> - Äußerungen wie »Ich kann das einfach nicht« oder »Irgendwie habe ich das Gefühl, dass ich gar nichts mehr machen kann« (Ausdruck von Motivationsverlust, Abnahme von Selbstwirksamkeit etc. und Ursache für schlechteres Selbstmanagement der Erkrankung aufgrund einer Depression)
> - Eine deutliche Vernachlässigung oder Schwierigkeiten im Selbstmanagement des Diabetes
> - Äußerungen wie »Was soll ich denn noch hier«, »Mich braucht ja keiner mehr«, »Ich bin zu nichts mehr nutze«, »Ich bin allen nur ein Klotz am Bein« (Hinweis auf reduzierten Selbstwert, Wertlosigkeit)

> ❱ Besondere Vorsicht ist bei der Interpretation körperlicher Symptome, wie z. B. Appetitverlust, Schlafstörungen, geboten. Hier sollte in jedem Fall abgeklärt werden, ob die Beschwerden nicht durch eine andere (körperliche) Erkrankung verursacht werden.

Vorsicht ist ebenfalls geboten bei Äußerungen wie »Ich möchte nicht mehr«. Diese sind nicht zwangsläufig im Sinne eines Suizidgedankens zu interpretieren, sondern können auch durch die Belastung (Multimorbidität) oder die eingeschränkte Lebenserwartung ausgelöst werden.

> ❱ In jedem Fall muss abgeklärt werden, inwieweit eine Suizidabsicht vorliegt, um gegebenenfalls eine entsprechende Behandlung einzuleiten, etwa eine stationäre Unterbringung in einer geriatrischen Psychiatrie.

5.2.5 Behandlung und Pflege

Depressionsbehandlung

Bisher gibt es kaum spezifische Behandlungskonzepte für geriatrische Patienten mit Depression und Diabetes. Die Praxisleitlinien der Deutschen Diabetes Gesellschaft empfehlen psychologische Behandlung und eine Behandlung mit Antidepressiva (Zeyfang et al. 2012) mit entsprechender Verlaufskontrolle der depressiven Symptomatik.

Medikamentöse Behandlung Bei der Wahl der Antidepressiva sollte auf selektive Serotonin-Wiederaufnahme-Hemmer (SSRI) wie Citalopram, Escitalopram oder Sertralin oder Serotonin-Noradrenalin-Wiederaufnahme-Hemmer (SNRI) wie Venlafaxin oder Duloxetin zurückgegriffen werden. Zu beachten ist dabei, dass gastrointestinale Nebenwirkungen auftreten können. Alternativ können auch noradrenerge und spezifisch serotonerge Antidepressiva (NaSSA) wie z. B. Mirtazapin gegeben werden. Dabei kann es zu einer Gewichtszunahme kommen. Allgemein ist zu beachten, dass die Dosis niedrig angesetzt und dann langsam auf eine therapeutisch wirksame Dosis erhöht werden sollte. Dadurch ist es möglich, frühzeitig Nebenwirkungen und eventuelle Wechselwirkungen mit anderen Medikamenten zu erkennen und gegebenenfalls das Behandlungsregime zu verändern (Kulzer et al. 2012, Zeyfang et al. 2012).

> ❯ Die medikamentöse Einstellung mit einem Antidepressivum sollte immer nach fachärztlicher Anweisung und gegebenenfalls stationär erfolgen, da es z. B. bei Gabe eines antriebssteigernden Medikamentes bei Depression auch zum Vollzug eines Suizids kommen könnte.

Psychologische Behandlung Die psychologische Behandlung sollte am besten durch mit Diabetes erfahrene Psychologen/Psychotherapeuten erfolgen. Einen Überblick über Psychologen mit entsprechender Weiterbildung oder Spezialisierung auf Diabetes bietet die Arbeitsgemeinschaft Psychologie und Verhaltensmedizin in der DDG (▶ www.diabetes-psychologie.de). Die Behandlung kann sich dabei an den Aspekten der psychotherapeutischen Basisbehandlung orientieren (▶ Übersicht »Schritte der psychotherapeutischen Basisbehandlung«) und diese bei Bedarf um diabetesspezifische Aspekte ergänzen (z. B. Bewältigung von Folgeerkrankungen, Schuldgefühlen oder Hoffnungslosigkeit in Bezug auf Diabetes-Management).

Ein wichtiger Schritt ist die Aktivierung von Ressourcen: So sollten – wenn möglich – Familie und pflegende Angehörige in die Behandlung einbezogen werden, da diese die Behandlung z. B. durch Besuche oder gemeinsame positive Aktivitäten mit den Betroffenen unterstützen und den Verlauf der Depression so positiv beeinflussen können. Auch Aktivitäten, die sich an besonderen Interessen oder Fähigkeiten der Betroffenen orientieren, können die Stimmung verbessern und Gefühlen von Wertlosigkeit entgegenwirken. Familiäre Unterstützung kann sich zusätzlich positiv auf das Selbstmanagement des Diabetes bei Depression auswirken, z. B. über die Begleitung zu Arztbesuchen oder Erinnerung an Medikamenteneinnahme. Pflegende Angehörige sind selbst oft durch die Pflege von depressiven Patienten überfordert und belastet. Ein Einbeziehen in die Behandlung kann daher auch für die Angehörigen zu einer Entlastung und Stressreduktion führen, und sie können so die Betroffenen besser unterstützen. Psychoedukation und verhaltensorientierte Selbsthilfegruppen können daher auch für ältere depressive Menschen und ihre Angehörigen sinnvoll sein (Park u. Unützer 2011).

Menschen, die in Pflegeeinrichtungen leben, können gegebenenfalls zur Teilnahme an im Rahmen der Pflegeeinrichtung angebotenen Aktivitäten oder zu Kontakten mit anderen Bewohnern ermutigt werden.

Schritte der psychotherapeutischen Basisbehandlung depressiver Störungen.
(Mod. nach Leitliniengruppe Unipolare Depression 2009, Kulzer et al. 2012)

- Aufbau einer vertrauensvollen, verlässlichen und konstanten Beziehung zum Patienten
- Aktives, flexibles und stützendes Vorgehen, Vermittlung von Hoffnung und Ermutigung

- Intensive Information und Aufklärung über die Depression, Entwicklung eines gemeinsamen Krankheitskonzeptes
- Klärung aktueller äußerer Problemsituationen und Entlastung
- Entlastung von Vorwürfen, Schuldgefühlen und Versagensgefühlen
- Unterstützung beim Formulieren von Zielen zum Wiedergewinnen von Erfolgserlebnissen
- Vermittlung von Einsicht in die individuelle Notwendigkeit therapeutischer Maßnahmen
- Positive Verstärkung nichtdepressiver Gedanken und Äußerungen
- Erhöhte Verletzbarkeit der Patienten antizipieren; überzogene Therapieerwartungen vermeiden
- Aktivierung und Motivierung der Patienten ohne Überforderung
- Einbezug von Angehörigen, Stärken der Ressourcen
- Suizidalität aktiv ansprechen; Patienten gegebenenfalls durch gezielte Überweisung oder Unterbringung (geriatrische Psychiatrie) schützen

> Bei Menschen mit akuten Suizidgedanken, psychotischen Symptomen oder bei Verweigerung von Essen und Trinken im Rahmen der Depression sollte eine stationäre Aufnahme in eine geriatrische Psychiatrie erwogen werden.

Diabetes-Management bei Depression

Eine Depression kann das Diabetes-Management deutlich erschweren, umgekehrt können Schwierigkeiten im Diabetes-Management und eine schlechte Blutzuckereinstellung dazu führen, dass die Betroffenen noch stärker das Gefühl haben, mit allem überfordert zu sein. Beide Punkte sollten beim Diabetes-Management von depressiven Menschen mit Diabetes beachtet werden. Menschen mit einer Depression sollten so unterstützt werden, dass zwar in Bezug auf die Blutzuckereinstellung die Zielwerte für geriatrische Patienten

nicht verfehlt und Unterzuckerungen vermieden werden, jedoch ohne dass die Patienten dabei überfordert werden. In manchen Fällen kann dies eine Umstellung der Diabetes-Behandlung erfordern, z. B. von einer intensivierten Insulintherapie auf eine konventionelle Insulintherapie (2 präprandiale Injektionen eines Mischinsulins) mit regelmäßigen Mahlzeiten. Bei Einnahme von oralen Antidiabetika sollte darauf geachtet werden, dass die Betroffenen regelmäßig essen – wenn möglich sollten orale Antidiabetika gewählt werden, die das Hypoglykämierisiko nicht oder nur geringfügig erhöhen, wie z. B. Metformin, Glinide (Replaglinid, Nateglinide) oder DPP4-Hemmer (z. B. Sitagliptin, Vildagliptin, Saxagliptin). Bei unregelmäßiger Nahrungsaufnahme kann auch eine (ergänzende) postprandiale Insulininjektion mit kurz wirksamen Insulinanaloga sinnvoll sein (Zeyfang et al. 2012).

Fazit

Bei Frau Martin liegen verschiedene körperliche Symptome (Appetitverlust, Schlafstörungen, Schmerzen), Veränderungen im emotionalen Erleben (Gefühl von Wertlosigkeit, Verlust von Interesse an Aktivitäten) und ein Verlust von Antrieb vor – diese Symptome können auf eine Depression hinweisen. Um den Verdacht zu überprüfen, empfiehlt es sich, mit einem Fragebogen, z. B. aus dem Diabetes-Pass, ein Screening durchzuführen. Bei einem Punktwert <13 sollte eine vollständige diagnostische Abklärung durch Psychologen bzw. Fachärzten veranlasst werden. In Bezug auf das Diabetes-Management sollte darauf geachtet werden, dass Frau Martin trotz Appetitverlust ausreichend isst bzw. die Insulinmenge, die sie zu den Mahlzeiten erhält, angepasst wird, um Hypoglykämien zu vermeiden. Gegebenenfalls können postprandiale Insulininjektionen eine Option sein.

Im Falle einer Depression könnte bei Frau Martin eine medikamentöse Therapie mit einem SSRI eingeleitet werden. Begleitend sollte Frau Martin auch psychologisch unterstützt werden, z. B. durch mit Diabetes erfahrene Psychologen. Weiterhin sollte sie zur Teilnahme an Aktivitäten in der Einrichtung ermuntert werden. Auch häufigere Besuche des Sohnes und gemeinsame Aktivitäten mit ihm können hilfreich sein.

5.3 Diabetes-Pflege bei Infektionen (akut und MRSA)

H.-J. Heppner

Fallbeispiel

Der 81-jährige Herr Kuhn hat seit 36 Jahren einen Diabetes mellitus Typ 2 und ein diabetisches Fußsyndrom mit MRSA-positiven Ulzerationen an beiden Fersen. Er ist wenig mobil, liegt viel im Bett und wird seit 4 Jahren von seiner Ehefrau zu Hause versorgt. Seit 21 Jahren spritzt eine Pflegekraft täglich morgens und abends ein Mischinsulin.

Seit einigen Tagen hustet er, seine Körpertemperatur steigt auf 38,9°C, und er wird zunehmend verwirrt. Phasenweise erkennt er seine Ehefrau nicht und ist örtlich desorientiert. Die Altenpflegerin kontrolliert den Blutzuckerwert und misst 360 mg/dl (20 mmol/l) trotz bisher gut eingestellter Insulintherapie. Die Wundkontrolle der Fußulzerationen zeigt eine lokale Rötung und Schwellung im Sinne einer akuten Infektion der Wunden. Herr Kuhn trinkt aktuell wenig und verweigert die Nahrung, obwohl er bis vor wenigen Tagen immer gut gegessen hat. Er wirkt zunehmend apathisch. Der Hausarzt kommt zur Kontrolle, diagnostiziert eine ambulant erworbene Pneumonie (CAP) und eine lokale Wundinfektion. Er weist Herrn Kuhn aufgrund seines reduzierten Allgemeinzustandes in ein Krankenhaus ein.

❓ Leitfragen

1. Was sind typische klinische Zeichen einer Infektion im Alter?
2. Was versteht man unter einer MRSA und unter CAP? Was ist bei der anitiinfektiven Therapie älterer Menschen zu beachten?
3. Welche hygienischen Maßnahmen müssen bei MRSA-positiven Patienten im Krankenhaus und im Pflegeheim beachtet werden?
4. Was muss bei der Diabetes-Therapie bei akuten Infektionen beachtet werden?

5.3.1 Infektionen beim alten Menschen

Der alterstypische Verlust der Anpassungsfähigkeit des Organismus beeinflusst die Entstehung, den Verlauf und die Prognose von Infektionskrankheiten. Im physiologischen Alterungsprozess sind verschiedene Organsysteme betroffen, die für die antiinfektive Behandlung von Bedeutung sind. In den Organsystemen finden strukturelle und funktionelle Veränderungen statt, die die Immun- und Abwehrlage der Patienten ebenso verändern (Castle 2000) wie die physiologischen Parameter, die die Wirkung und Verteilung von Antiinfektiva im Organismus beeinflussen (Pharmakokinetik und -dynamik).

Komorbiditäten, der funktionale Zustand des Patienten sowie seine Einstellung zur Lebensqualität spielen eine zentrale Rolle. Einzelne Patientengruppen müssen unterschieden werden: So sind solche, die wesentlich agiler sind als es dem kalendarischen Alter nach zu erwarten wäre, von denen abzugrenzen, die gebrechlich oder bereits pflegeabhängig sind und deshalb bei akuten Infektionen auf wesentlich geringere Reserven zurückgreifen können. Studien haben belegt, dass die Prognose bei schweren Infektionen, vor allem bei den über 80-Jährigen, deutlich an den Status der Funktionalität gekoppelt ist (Rozzini et al. 2007).

Vergleicht man die Altersgruppen der Patienten nach ihrem aktuellen Lebensraum – eigener Haushalt oder institutionalisierte Pflegeeinrichtung – so liegt auch eine andere mikrobiologische Ätiologie der Infektionen vor (El-Sohl et al. 2001) und aufgrund des veränderten Keimspektrums damit ein erhöhtes Mortalitätsrisiko (Kollef et al. 2005). Vergleicht man den Aktivitätsgrad anhand verschiedener geriatrischer Assessments, wie z. B. des ADL- oder Barthel-Index (► Kap. 2.2.2), so zeigt sich auch hier, dass die Patientengruppe, die das höchste Funktionsdefizit aufweist, zunehmend an Infekten mit Staphylococcus aureus oder gramnegativen Keimen erkrankt (Albert et al. 2000, El-Sohl et al. 2003).

> ❯ Morbidität und Mortalität steigen bei den meisten Infektionskrankheiten mit zunehmendem Alter, und die klinischen Manifestationen sind im Alter oft untypisch. Die Symptomatik akuter Infektionen ist in der Regel unspezifisch.

Bei Atemwegsinfektionen fehlen die »klassischen« Symptome wie Fieber, Schüttelfrost oder Husten

◻ Tab. 5.3 Einteilung der Haut- und Weichteilinfektionen

Schweregrad	Infektionsart	Maßnahme
Unkompliziert	Phlegmone (oberflächliche Hautinfektion) Impetigo (Grindflechte) Furunkel Kleinere Abszesse	Chirurgische Inzision/Drainage ausreichend
Kompliziert	Tiefe Weichteilinfektionen Infizierte Ulzera Infizierte Verbrennungswunden Große Abszesse	Erfordern meist aufwendigere chirurgische Intervention Ernstere Grunderkrankung mit potenziellem Einfluss auf den Therapieverlauf

und Auswurf häufig. Nicht selten besteht eine monosymptomatische Dyspnoe ohne organspezifische Leitsymptome. Eine verminderte oder gar ausbleibende Fieberreaktion – auch bei schweren Atemwegsinfekten – erschwert die Diagnose. Gründe hierfür liegen in der eingeschränkten Wärmekonservierung und Veränderungen der zentralen Temperaturregulation. In etwa 20 % der Fälle zeigen die Patienten keinen Husten und in ca. 25–50 % kein Fieber (Strüchler 2000, Zalacain et al. 2003). Auch laborchemisch nachweisbare Entzündungsparameter liegen beim geriatrischen Patienten initial nicht oder nur moderat erhöht vor, sodass die antiinfektive Therapie oft erst verzögert begonnen wird (Christ u. Heppner 2009). Häufiges Kennzeichen von Infektionen bei alten Patienten sind stattdessen eine neu auftretende Verwirrtheit, eine akut sich verschlechternde Mobilität und Kreislaufregulationsstörungen anstelle von typischen Infektzeichen (Yoshikawa u. Norman 2000).

5.3.2 Risikokonstellation Diabetes mellitus

In der Zusammenschau von Diabetes mellitus und Infektionen ist zu beachten, dass rund 6 % der Patienten mit Diabetes mellitus an Infektionskrankheiten versterben. Bei schlechter Blutzuckereinstellung erkranken Menschen mit Diabetes mellitus leichter an Infektionen. Aufgrund von erhöhten Blutzuckerwerten bindet sich die Glukose nicht nur an das Hämoglobin, sondern auch an Funktions- und Strukturproteine wie Immunglobuline.

Wegen dieser sogenannten nichtenzymatischen Glykierung wird die Funktion der Immunglobuline – und damit die Immunabwehr – deutlich eingeschränkt. Durch die diabetische Angiopathie, eine gestörte Funktion der Blutgefäße, wird das Gewebe schlechter mit Sauerstoff versorgt und durch das geschwächte Immunsystem sind Infektionen und Entzündungen häufiger. Auch die Wundheilung ist bei Diabetes gestört: Wunden heilen deutlich langsamer ab, und es sind mehr chronische Wunden vorhanden. Bei schweren Infektionen nimmt auch die Insulinempfindlichkeit ab, sodass es über diesen Mechanismus und den infektbedingten Anstieg von Kortisol und Adrenalin wiederum zu einer schlechten Blutzuckereinstellung kommt und somit der Heilungsprozess und die Immunabwehr negativ beeinflusst werden. Dies potenziert die bereits vorhandene Infektanfälligkeit des älteren Patienten aufgrund der allmählich nachlassenden Leistungsfähigkeit des Immunsystems mit zunehmendem Lebensalter und ist Wegbereiter v. a. für Harnwegsinfektionen und Haut- und Weichteilinfektionen (◻ Tab. 5.3).

Unter den vielfältigen Komplikationen des Diabetes mellitus spielt das diabetische Fußsyndrom (DFS) eine bedeutsame Rolle. Nicht nur betroffen von Morbidität und oftmals nachfolgender Invalidität, liegt bei diesen Patienten häufig ein MRSA-Befall vor, der sowohl die Morbidität dieser betroffenen Patienten als auch den zusätzlichen Ressourcenverbrauch deutlich erhöht. Ein weiteres Problem im Rahmen der Behandlung des diabetischen Fußsyndroms stellen die Durchblutungsstörungen durch die diabetesbedingte Mikro- bzw. Makroangiopathie dar: Die Gliedmaßen werden nur unzureichend mit Sauerstoff und Nährstoffen versorgt, und die Antibiotika gelangen nicht an den vorgesehenen Wirkort.

❯ Bei einem infektbedingten Anstieg der Blutzuckerwerte muss die Diabetes-Therapie entsprechend angepasst werden, d. h. die Insulindosis muss kurzfristig entsprechend der gemessenen Blutzuckerwerte und der Anweisung des behandelnden Arztes erhöht werden.

Infektionen führen auch zu einer unmittelbaren Veränderung der Blutzuckerspiegel. Dies macht häufigere Blutzuckerkontrollen erforderlich und auf die – meist erhöhten – Spiegel muss nach entsprechender ärztlicher Anweisung rasch reagiert werden. Diese Aspekte der Krankenbeobachtung spielen bei allen Infekten eine Rolle, selbst milde Verlaufsformen grippaler Infekte oder Magen-Darm-Infektionen dürfen in ihren Auswirkungen nicht unterschätzt werden.

❯ Bei Patienten unter oralen Antidiabetika kann auch die vorübergehende Gabe eines kurzwirksamen Insulins notwendig sein.

5.3.3 Methicillin-restistenter Staphylococcus aureus (MRSA)

Allgemeines zum MRSA
Der menschliche Körper ist natürlicherweise mit einer Vielzahl von Bakterien besiedelt. Diese sind als körpereigene Flora in der Regel unschädlich, ja meist nützlich. Staphylococcus aureus sind Bakterien, die überall vorkommen. Man findet sie regelhaft auf der menschlichen Haut und Schleimhaut (▶ Übersicht »Besiedlungslokalisationen«). Normalerweise ist das Bakterium ungefährlich und der Träger zeigt keine Krankheitssymptome. Bei Verletzungen der Haut kann es jedoch zu Wundinfektionen und Abszessbildung kommen und der Krankheitsverlauf ist je nach immunkompetenter Abwehrlage des Organismus unterschiedlich schwer. Staphylococcus aureus ist ein klassischer Eitererreger.

Besiedlungslokalisationen bei MRSA
- Haut- und Schleimhäute (Nase, Leiste, Haaransatz, Achseln)
- Körperflüssigkeiten (Urin, Sekrete, Nasenschleim)
- Wunden
- Sonden und liegende Katheter (intravasal, PEG u. a.)

Problematischer stellt sich eine Infektion mit einem resistenten Staphylococcus aureus dar. Multiresistente Bakterien unterscheiden sich von den üblichen durch eine erweiterte Widerstandsfähigkeit gegenüber den eingesetzten Antibiotika, was mitunter die antiinfektive Therapie erschwert. Manche Antibiotika sind bereits unwirksam in der Anwendung bei multiresistenten Erregern, so auch beim Staphylococcus aureus, der Resistenzen gegenüber den Wirksubstanzen Methicillin und Oxacillin entwickelt hat und daher als MRSA – Methicillin-resistenter Staphylococcus aureus – bezeichnet wird. Statistiken zeigen seit geraumer Zeit einen steilen Aufwärtstrend hinsichtlich ernstzunehmender Krankenhausinfektionen, allen voran der Methicillin-resistente Staphylococcus aureus, dessen Vorkommen sich zwischen 1990 und 2004 vervierfacht hat (Heudorf u. Tessmann 2005). Die betroffenen Patienten sind einer erhöhten Morbidität mit längerer Krankenhausverweildauer ausgesetzt; dem Krankenhaus entstehen im Behandlungsprozess zusätzliche, nicht vergütete Kosten, und behandelnde Ärzte stehen aufgrund der schwierigen Therapierbarkeit resistenter Bakterien vor neuen Herausforderungen.

Mikrobiologische Beschreibung
Der Begriff des Bakteriums Staphylococcus aureus stammt aus dem Lateinischen und Griechischen und bedeutet »goldene Traubenkugel«. Das Bakterium ist grampositiv – ein wichtiges Kriterium für die Unterscheidung verschiedener Bakterien nach der Struktur ihrer Zellwand und somit ihrer Sensibilität gegenüber Antibiotika – und kommt grundsätzlich überall in der Natur vor. Hier besiedelt es oftmals Haut und obere Atemwege des Menschen,

◘ **Tab. 5.4**   MRSA-multiple Antibiotikaresistenzen

Immer	Sehr häufig	Oft	Selten
Penicilline Cephalosporine Carbapeneme	Fluorchinolone Makrolide Lincosamide	Aminoglykoside Tetrazykline	Rifampicin Chloramphenicol Trimethoprim/Sulfamethoxazol Fusidinsäure

ohne dabei Symptome einer Infektion auszulösen. Patienten bzw. Personal mit einem suffizienten Immunsystem und einer gesunden Hautflora können ohne Krankheitswert mit potenziell krankmachenden Staphylokokken besiedelt sein.

Der Methicillin-resistente Staphylococcus aureus ist gegen das hier vorzugsweise zur Therapie eingesetzte Betalaktam-Antibiotikum (z. B. Methicillin, Oxacillin) resistent. Aufgrund einer Veränderung des bakteriellen Zellwandsynthesemechanismus hat dieses Bakterium Resistenzen erworben, weshalb die Infektion durch die nur sehr eingeschränkten therapeutischen Möglichkeiten eine enorme Gefahr für den Patienten darstellt. Die MRSA-Raten liegen in Deutschland zwischen 10 und 30 % (anteilige Raten resistenter Keime aus allen mikrobiologisch untersuchten Isolaten). Das Robert Koch-Institut prognostiziert für Deutschland mit regionalen geografischen Unterschieden ca. 4000 MRSA-Bakteriämien pro Jahr.

Entstehung des Resistenzmechanismus

Wie bei allen Resistenzen gegenüber Antibiotika verändert sich auch das Staphylococcus-aureus-Bakterium unter Selektionsdruck durch immer wieder neu eingesetzte antibiotische Therapien. Methicillin und Oxacillin sind penicilinasefeste Antibiotika und daher eigentlich gut wirksam gegen Staphylokokken. Methicillin z. B. wirkt durch die Hemmung der Zellwandsynthese der Staphylokokken. Wenn Oxacillin oder Methacillin jedoch nicht wirksam sind, so ist eine Resistenz der Staphylokokken gegen Penicillin vorhanden. Diese Resistenz kann unter den Bakterien sehr einfach auf empfindliche Stämme übertragen werden. Liegt eine Unempfindlichkeit gegenüber mehreren Antibiotika vor, spricht man auch vom multiresistenten Staphylococcus aureus (MRSA).

◘ **Tab. 5.5**   Übersicht MRSA-Risiko

Disposition	Risikofaktor
Krankenhaus	Längerer Krankenhausaufenthalt Antibiotikagabe Immunsuppression Infekt-, Intensiv-, Verbrennungs-, Dialysestation Chirurgische Eingriffe Katheter Wunden (akut, chronisch, offen)
Pflegeheim	Reduzierte Mobilität Katheter Wunden (akut, chronisch, offen) Verlegungen zwischen Heim und Krankenhaus
Ambulante Versorgung	Keimträger Katheter Wunden (akut, chronisch, offen) Immunsuppression Patienten mit Diabetes mellitus
Häusliches Umfeld	Intensive und häufige körperliche Kontakte der Bezugspersonen

Komplizierend können sich im Verlauf Mehrfachresistenzen gegen Antibiotika entwickeln (◘ Tab. 5.4).

MRSA-Risiko

Die wichtigsten Risikofaktoren für den Erwerb von MRSA sind in ◘ Tab. 5.5 zusammengefasst.

● Kolonisation

Die Kolonisation stellt lediglich die Besiedelung des Körpers dar. Sie verläuft klinisch unbemerkt, ohne Krankheitssymptome. Das Vorhandensein und die Vermehrung der Bakterien rufen keine Immunreaktion hervor.

◻ Tab. 5.6 Unterscheidung Kolonisation und Infektion

	Beschreibung	Symptomatik	Risiko
Kolonisation	Träger eines mulitresisten- ten Keims (z. B. MRSA) MRSA ist Teil der Körperflora	Keine	Infektionsrisiko bei Verletzung, invasiven Maßnahmen, Immun- supression Übertragungsrisiko
Infektion	Erkrankung an einer Infektion durch MRSA	Infektionszeichen: Rötung, Überwärmung, Schwel- lung, Schmerz, Funktionsein- schränkung, Fieber möglich	Hohes Übertragungsrisiko Sepsis Erhöhte Morbidität Erhöhte Mortalität

◻ Tab. 5.7 Therapeutische Optionen bei MRSA Infektion. (Mod. nach Welte u. Pletz 2010)

	Linezolid	Tigecyclin	Daptomycin	Ceftarolin
Klasse	Oxazolidinone	Glycylcycline	Lipopeptide	Betalaktam
Wirkung	Bakteriostatisch	Bakteriostatisch	Bakterizid	Bakterizid
Spektrum	Grampositiv	Grampositiv Gramnegativ	Grampositiv	Grampositiv Gramnegativ
Zulassung	Pneumonie Haut- u. Weichteil- infektionen	Pneumonie Haut- u. Weichteilinfek- tionen Intrabdominale Infektionen	Pneumonie Haut- u. Weichteilin- fektionen Endokarditis	Pneumonie Haut- u. Weichteilin- fektionen Pneumonie (CAP)

Sollte eine Herdsanierung (Eradikation) nicht erfolgreich sein, geht es darum, den besiedelten Patienten vor Verletzungen zu schützen.

■ **Infektion**

Ist die intakte Hautbarriere zerstört (Venenkatheter, chronische Wunden, Verletzung, Harnblasenkatheter etc.) können multiresistente Erreger in tiefer gelegene Haut- und Gewebeschichten eindringen und dort Infektionen verursachen, die dann möglicherweise Ausgangspunkt für eine systemische Infektion sein können. Dort wird eine Immunantwort des Organismus ausgelöst, und es kommt zu den klassischen Entzündungszeichen (Schwellung, Schmerzen, Rötung, Überwärmung, Funktionseinschränkung). Weiterhin besteht aufgrund hämatogener oder lymphogener Streuung aus dem Infektionsgebiet die große Gefahr einer septisch-systemischen Inflammation.

Zusätzlich helfen laborchemische Parameter und klinische Zeichen (Rötung, Überwärmung, Schwellung, Schmerz, Funktionseinschränkung, ggf. systemische Reaktion wie beispielsweise Fieber) bei der Interpretation des Lokalbefundes und dem Stellen der Diagnose einer Infektion.

> Die Infektion mit einem multiresistenten Erreger erfordert, im Gegensatz zur Kolonisation, eine sofortige, kalkulierte initiale antimikrobielle Therapie.

Risikofaktoren, wie Bettlägerigkeit, Mangelernährung, Harn- oder Stuhlinkontinenz, aber auch Diabetes mellitus, Dialysepflichtigkeit oder eine geschwächte Immunabwehr, können die Entstehung einer Infektion begünstigen. Die Unterschiede zwischen Infektion und Kolonisation zeigt ◻ Tab. 5.6.

Antibiotisches/antimikrobielles Management

Eine bakteriämische Infektion (hämatogene Streuung, Übertragung auf dem Blutweg) mit MRSA ist mit einer hohen Sterblichkeit verbunden. Daher ist eine rasche und kalkuliert wirksame antimikrobielle Therapie unerlässlich. ◻ Tab. 5.7 gibt eine Übersicht über die wirksamen Substanzen und ihre

Eigenschaften wie auch die therapeutischen Anwendungsgebiete.

Im Rahmen der Therapie von Haut- und Weichteilinfektionen dürfen chirurgische Maßnahmen, wie Inzision, Drainage oder die Abszessexzision, zur Fokussanierung keinesfalls außer Acht gelassen werden. Diese sind oftmals entscheidend für den Behandlungserfolg.

- ■ Aspekte der Pharmakokinetik und Pharmakodynamik einzelner Wirksubstanzen

Generell beruhen die üblichen Empfehlungen zur Dosierung der Antiinfektiva meist auf Studien an jungen Erwachsenen. Untersuchungen zur optimalen Dosierung bei Infektionen bei älteren Patienten liegen nur für einige Antiinfektiva vor. Vancomycin galt über lange Zeit als Erstlinientherapie bei MRSA-Infektionen, jedoch stehen heute neuere Substanzen zur Verfügung, die eine differenzierte Betrachtung und Anwendung zulassen.

■ ■ Vancomycin

Vancomycin wird bei älteren Patienten deutlich langsamer renal eliminiert. Die natürliche Verminderung der glomerulären Filtrationsrate mit zunehmendem Alter führt zu erhöhten Vancomycin-Serumkonzentrationen, wenn die Dosis nicht entsprechend angepasst wird. Daher wird die Messung der Vancomycin-Serumkonzentrationen zur Optimierung der Therapie und Vermeidung von unerwünschten Ereignissen empfohlen.

■ ■ Cephalosporine

Bislang wurden in Untersuchungen bei älteren Menschen keine klinisch relevanten Probleme beschrieben. Da diese Arzneistoffe fast ausschließlich renal eliminiert werden, empfiehlt sich eine Dosisanpassung entsprechend der Nierenfunktion. Mit Ceftarolin ist aktuell ein neuer Wirkstoff auf dem Markt.

■ ■ Daptomycin

Nach intravenöser Gabe einer Einzeldosis von 4 mg/kg Cubicin war bei älteren Patienten (≥75 Jahre) im Vergleich zu gesunden jungen Probanden (18–30 Jahre) die mittlere Gesamtclearance von Daptomycin um etwa 35 % niedriger.

Die beobachteten Unterschiede sind auf die Reduktion der Nierenfunktion in der geriatrischen Population zurückzuführen. Bei einer Kreatininclearance ≥30 ml/min ist keine Dosisanpassung erforderlich.

■ ■ Linezolid

Linezolid gilt bei der Anwendung bei älteren Patienten aufgrund der extrarenalen Elimination als unproblematisch. Interaktionen mit serotoninergen Substanzen (Antidepressiva, MAO-Hemmer, Lithium, Tramadol, Johanniskraut) oder mit Medikamenten, die den Abbau der o. g. Medikamente hemmen, können zu einem Serotoninsyndrom führen.

Der große Vorteil bei dieser Substanz besteht darin, dass im Gegensatz zu allen anderen Therapieoptionen die zwingende intravenöse Gabe nicht notwendig ist, da der Wirkstoff auch in Tablettenform zur oralen Einnahme zur Verfügung steht. Dies bedeutet für den Patienten eine größere Unabhängigkeit, da er wegen der Antibiotikatherapie nicht auf eine stationäre Versorgung angewiesen ist, sondern im gewohnten häuslichen Umfeld verbleiben kann. Die Einnahme erfolgt unabhängig von den Mahlzeiten bei ca. 100 % oraler Bioverfügbarkeit unter Beibehaltung der identischen Dosierung wie i. v. (2×600 mg) (Norrby 2001, Stalker u. Jungbluth 2003). Dies bedeutet, dass die Sequenztherapie ohne Wechsel des Dosierungsschemas angewendet werden kann, was zu einer hohen Therapietreue führt.

- ■ Mischinfektionen

Generell besteht bei Patienten mit Diabetes mellitus aufgrund des abgeschwächten Immunsystems das Risiko, dass der MRSA nur Teil einer bestehenden Mischinfektion ist, die einer erweiterten und differenzierten antimikrobiellen Therapie bedarf. In diesem Fall ist es unerlässlich, das Ergebnis der Abstrichuntersuchungen sowie den Therapieansatz mit dem Mikrobiologen zu besprechen.

Prävention

Um die Übertragung zu vermeiden oder die Verbreitung einzudämmen, sind situationsgerechte Vorbeugungs- und Bekämpfungsmaßnahmen eine Grundvoraussetzung.

Bei Nachweis von MRSA-Besiedlung oder -Infektion im Rahmen des Screenings (Durchführung eines Kombinationsabstrichs Nase und Rachen sowie eines Abstriches perineal bzw. bei Wunden direkt aus der Wunde) sind umgehend die erforderlichen Maßnahmen einzuleiten. Weiterhin besteht nach dem Infektionsschutzgesetz (§ 23) die Pflicht, das Auftreten von Krankheitserregern mit speziellen Resistenzen zu dokumentieren und zu bewerten sowie ein endemisches Auftreten von MRSA in Blut oder Liquor an das zuständige Gesundheitsamt zu melden (§ 7).

Der Umgang mit MRSA-besiedelten bzw. -infizierten Betroffenen erfordert sowohl im klinischen als auch im ambulanten Bereich ein konsequentes Management. Dies umfasst neben der Information und Schulung aller Mitarbeiter, dem frühzeitigen Erkennen der MRSA-Kolonisation bzw. -Infektion (das sog. Screening) und der konsequenten Isolierung MRSA-kolonisierter/-infizierter Patienten vor allem die strikte Einhaltung der erforderlichen Hygienemaßnahmen. Hierfür ist die Hygienefachkraft frühzeitig miteinzubinden, und die Maßnahmen sind entsprechend des Hygieneplans umzusetzen. Es sollte grundsätzlich der Versuch der Sanierung unternommen werden. Eine angeordnete Isolierung kann frühestens nach dem dritten negativen Abstrich der betroffenen Körperregion aufgehoben werden.

Bei einer Verlegung in ein anderes Krankenhaus, eine Pflegeeinrichtung oder in die häusliche Umgebung muss der weiterbehandelnde Arzt über die MRSA-Besiedlung/-Infektion des Patienten informiert und ggf. beraten werden, welche Maßnahmen zu beachten sind. Auch in den Patientenunterlagen müssen die Informationen eingetragen werden. Nur so können entsprechende Maßnahmen zur Prävention der Weiterverbreitung getroffen werden. Während des Transportes des Patienten bei der Verlegung ist auf entsprechende hygienische Maßnahmen zu achten, um eine Gefährdung für andere zu vermeiden.

Patienten, die z. B. nach Hause entlassen werden, sollten darüber aufgeklärt werden, dass kein Infektionsrisiko für gesunde Kontaktpersonen besteht (außer für Personen mit offenen Wunden oder immunsupprimierte Patienten).

Ziel ist die Verringerung und Verhinderung der Ausbreitung und Übertragung von MRSA auf andere Patienten und das Personal. Um die Ausbreitung zu minimieren, müssen Infektionsketten verhindert werden. Hierfür sind bei Menschen mit Diabetes mellitus gut eingestellte Blutzuckerwerte unabdingbar.

Hygienemaßnahmen

Im Folgenden werden einzelne Bereiche nur kurz beleuchtet. Weiterführende aktuelle Informationen lassen sich beim Robert Koch Institut (► www.rki.de) und bei der Deutschen Gesellschaft für Krankenhaushygiene (► www.dgkh.de) ausführlich nachlesen.

- **Stationärer Bereich**

Die allgemeinen Hygienemaßnahmen zeigt folgende Übersicht:

> **Allgemeine Hygienemaßnahmen.**
> (Mod. nach Rutenkröger u. Freund 2012)
> - Unterbringung des Patienten im Einzelzimmer (Isolierung)
> - Sorgfältiges Händewaschen und Händedesinfektion
> - Tragen von Schutzkleidung einschließlich Einweghandschuhen und Mund-Nase-Schutzmaske
> - Abschließende gründliche Desinfektion der Flächen und des Raumes bei Verlegung des Patienten

Bei MRSA-Kolonisation sind bei der Grundpflege des Patienten zusätzliche Risiken zu vermeiden und beispielsweise ein Deospray anstelle eines Deorollers oder Cremes aus Tuben anstatt aus Dosen zu verwenden.

- **Ambulantes/häusliches Umfeld**

Der Patient soll nicht im allgemeinen Wartebereich warten, sondern sofort in den Untersuchungsraum gebracht werden. MRSA-kolonisierte Patienten oder Patienten mit einer MRSA-Infektion sollten nach Möglichkeit zu Randzeiten zur Untersuchung einbestellt werden, um anschließend eine Flächendesinfektion sicherzustellen, ohne dass der Praxisbetrieb wesentlich behindert wird.

■ **Pflegewohnheim**

Der Anteil von MRSA-Isolaten ist bei Langzeitpflegepatienten am höchsten. Besondere Sorgfalt muss der Versorgung von Wunden, dem Wechsel von Inkontinenzmaterialien und der Katheterpflege gelten.

MRSA-besiedelte Heimbewohner mit Wunden, bei denen keine invasiven Maßnahmen durchgeführt werden müssen, können das Zimmer selbstverständlich mit anderen Bewohnern teilen, wenn die Wunden hygienisch einwandfrei abgedeckt sind. Ebenso ist eine Teilnahme am Gemeinschaftsleben in der Regel ohne Einschränkungen möglich.

■ **Beschränkungen für das Personal**

Mitarbeiter mit chronischen Hautveränderungen oder einer immunsuppressiven Behandlung sowie schwangere Arbeitnehmerinnen sollten keine MRSA-positiven Patienten bzw. Bewohner von Pflegeheimen betreuen. Wenn Mitarbeiter als MRSA-Träger identifiziert werden, ist die Hinzuziehung des betriebsärztlichen Dienstes unerlässlich.

Zusammenfassung und Bewertung

Dem Wissen um Besonderheiten von Infektionen älterer Patienten und den sorgfältigen Pflegemaßnahmen im Umgang mit MRSA-Trägern und MRSA-infizierten Menschen mit Diabetes mellitus kommt große Bedeutung zu. Neben den negativen Effekten für den Patienten, sei es der komplizierte Heilungsverlauf oder die negative Stigmatisierung, verursachen MRSA-Infektionen hohe Zusatzkosten. Der geringste Anteil ist dabei auf Antibiotikakosten zurückzuführen; Isolierungsmaßnahmen, Verlängerung der Krankenhausverweildauer und Folgekosten bei nicht gelungener Fokussanierung schlagen wesentlich höher zu Buche.

Die von den Hygienekommissionen und modernen Versorgungsstrukturen eingeforderten Netzwerke und interdisziplinären Zusammenschlüsse von Mikrobiologen, behandelnden Ärzten, Hygienefachkräften und Epidemiologen scheinen neben der überlegten Anwendung von modernen Antibiotikasubstanzen der einzige Weg zu sein, die Ausbreitung multiresistenter Erreger bei Patienten mit Diabetes mellitus einzudämmen.

5.4 Diabetes-Pflege bei Sondenkost wegen Schluckstörungen

A. Bahrmann, H. Penner

Fallbeispiel

Die 76-jährige Pauline Soldner ist eine multimorbide Patientin mit langjährigem insulinpflichtigen Typ-2-Diabetes (Gewicht 46 kg, Größe 158 cm). Sie wurde zur geriatrischen Rehabilitation bei Z. n. Sturz mit konsekutiver pertrochantärer Schenkelhalsfraktur ins Krankenhaus übernommen. An weiteren Diagnosen bestehen eine periphere Polyneuropathie sowie eine pAVK mit Vorfußamputation rechts, eine Dysphagie (Schluckstörung) nach Unterkieferkarzinom, hypertensive Herzerkrankung, Osteoporose, Niereninsuffizienz, Arthrosen der Fingergelenke und der Hüfte sowie eine depressive Verstimmung. Nach erfolgter operativer Versorgung der Schenkelhalsfraktur war es zu Extubationsproblemen (Probleme beim Entfernen des Beatmungsschlauches) mit Anlage eines Tracheostomas gekommen.

Der HbA$_{1c}$-Wert betrug 6,8 % (50,8 mmol/mol), jedoch lagen bei Ernährung über eine PEG-Sonde ausgeprägte Blutzuckerschwankungen vor. Die Blutzuckereinstellung gestaltete sich aufgrund einer schweren Diarrhöe unter Gabe einer diabetesgeeigneten Sondenkost als sehr schwierig. Ziele der Rehabilitation waren die Wiederherstellung der Mobilität und der selbstständigen Gehfähigkeit mit geeigneten Hilfsmitteln sowie eine Optimierung der Blutzuckereinstellung. Zudem sollte eine funktionelle Dysphagietherapie den Tracheostomaverschluss und die Oralisierung der Ernährung ermöglichen.

❓ Leitfragen

1. Benötigen Menschen mit Diabetes eine spezielle Sondenkost?
2. Wie sollte die Sondenkost appliziert werden (kontinuierlich oder Bolus)?
3. Wie sollte die Insulintherapie fortgesetzt werden? Welche Insulinarten sind wann sinnvoll?

> Bei Patienten, die eine Sondenkost via PEG-Sonde (perkutane endoskopische Gastrostomie) erhalten, sollte man zunächst die Ernährungsgewohnheiten klären, d. h. die Art der Kost (Energiegehalt, Kohlenhydratanteil) und den Applikationsmodus.

Es gibt sowohl kontinuierliche Applikationen (über mehrere Stunden, langsam laufend) als auch Bolusapplikationen der Sondenkost (3-mal tgl. mit hoher Infusionsgeschwindigkeit, ähnlich Hauptmahlzeiten). Prinzipiell schließt eine Ernährung via PEG-Sonde nicht die zusätzliche Aufnahme von oraler Kost aus, sofern keine relevante Schluckstörung mit Gefahr einer Aspiration der entsprechenden Nahrung vorliegt.

> So kann die Sonde auch zur Kostergänzung bei kalorisch unzureichender oraler Nahrungsaufnahme oder zur alleinigen Flüssigkeitssubstitution genutzt werden.

Dysphagie

Der Schluckvorgang beinhaltet den Transport von Flüssigkeiten und Nahrungsmitteln vom Mundraum bis in den Magen und schließt die Zerkleinerung von fester Nahrung mit ein. Wenn dieser Ablauf gestört ist, spricht man von einer Dysphagie. Diese kann durch strukturelle Veränderungen und systemische, muskuläre oder neurologische Erkrankungen hervorgerufen werden. Oft besteht bei einer Dysphagie ein hohes Risiko der Aspiration von Sekreten, Flüssigkeit oder Nahrung.

Aspiration

Unter einer Aspiration versteht man das »Einatmen« oder Eindringen von Flüssigkeiten, Objekten (z. B. Kinderspielzeug) oder Substanzen (z. B. Nahrung) durch die Stimmritze in die unteren Atemwege. Dies führt zunächst einmal zu einem starken Hustenreiz, zu einer Reizung der Atemwege sowie im schlimmsten Falle zur teilweisen oder gar kompletten Verlegung der Atemwege mit daraus resultierender, evtl. le-

---
bensbedrohlicher Störung des Gasaustausches (Ersticken). Eine Aspiration bei der Nahrungs- oder Flüssigkeitsaufnahme ist häufig Ursache einer Pneumonie.

Bei dieser Patientin wurde zunächst eine Sondenkost mit einer normokalorischen Sondennahrung (Nutrison Soja) 2×1000 ml/Tag unter kontinuierlicher Applikation durchgeführt. Aufgrund der stark schwankenden Blutzuckerwerte wurde 3-mal täglich Normalinsulin gespritzt (supplementäre Insulintherapie). Unter dieser Therapie zeigten sich vor allem nachmittags hohe Blutzuckerwerte bis 450 mg/dl (25 mmol/l), die erst durch Erhöhung der Insulindosis am Mittag gesenkt werden konnten. Generell ist die supplementäre Insulintherapie unter kontinuierlicher Gabe von Sondenkost kein pharmakologisch günstiges Therapiekonzept, da starke Blutzuckerschwankungen prä- und postprandial auftreten können. Vorteilhaft ist die supplementäre Insulintherapie bei der Gabe von Sondenkost als schnelle Bolusapplikation 3-mal täglich. Bei kontinuierlich laufender Sondenkost werden aufgrund ihres Wirkprofils zunehmend Basalinsuline oder lang wirksame Insulinanaloga zunehmend eingesetzt (Bahrmann et al. 2009). Wird eine Sondenernährung bei Patienten unter oralen Antidiabetika (OAD) begonnen, sollte die Therapie mit OAD beendet und, wenn erforderlich, eine Insulintherapie begonnen werden, da die Tabletten via Sonde nicht sicher zugeführt werden können und die Wirkung schlecht steuerbar wäre.

Die beschriebene Patientin zeigte jedoch unter der Gabe von normalem Basalinsulin immer wieder Hypoglykämien. Läuft die Sondenkost über 12 h, kann die einmalige Gabe eines Basalinsulins ausreichend sein. In diesem Fall wurde die Kost auch auf Wunsch der Patientin nach langsamer Infusionsgeschwindigkeit wegen Völlegefühl sowie einer Refluxproblematik bei schnellerer Infusionsgeschwindigkeit kontinuierlich über 20 h durchgeführt.

> Liegt eine diabetische Gastroparese mit verzögerter Magenentleerung vor, bei der trotz Ausschöpfung aller übrigen (inkl.

medikamentösen) Maßnahmen die Einstellung des Blutzuckers nicht möglich ist, kann die kontinuierliche jejunale Applikation einer Sondennahrung zu einer verbesserten Blutzuckereinstellung führen (Devendra et a. 2000).

Da bei jejunaler Sondenlage jedoch die Reservoirfunktion des Magens entfällt, sollte eine kontinuierliche Gabe der Sondenkost erfolgen.

Die Kost wurde wegen der starken Blutzuckerschwankungen probeweise auf eine diabetesgeeignete Sondenkost umgestellt und die Insulintherapie mit dem lang wirksamen Insulinanalogon Glargin fortgesetzt. Darunter zeigten sich zufriedenstellende Blutzuckerwerte zwischen 150 und 250 mg/dl (8,3 und 13,9 mmol/l). Der höhere Anteil an Zuckeraustauschstoffen führte jedoch zu persistierenden Diarrhöen, sodass erneut eine Umstellung auf normale Sondenkost erfolgte. Die Insulindosis wurde entsprechend dem höheren Kohlenhydratanteil angepasst. Der HbA_{1c}-Wert sank bei der Verlaufskontrolle nach 6 Monaten auf 6,4 % (46,4 mmol/mol) ab. Hypoglykämien traten nicht mehr auf.

> Eine spezielle Sondenkost bei Diabetes wird nach den aktuellen Leitlinien der Deutschen Gesellschaft für Ernährung nicht empfohlen.

Grund dafür ist, dass weder Vorteile hinsichtlich der Blutzuckereinstellung (HbA_{1c}-Wert) noch die Vermeidung von Akut- oder Folgekomplikationen gegenüber einer Standardsondenkost nachgewiesen werden konnten (Parhofer et al. 2003).

> Enterale Nährlösungen sollten grundsätzlich die gleiche Zusammensetzung wie eine ausgewogene Normalkost haben.

Bezogen auf die täglich zugeführte Gesamtenergiemenge wird ein Kohlenhydratanteil von 45–60 %, ein Proteinanteil von 10–20 % und ein Fettanteil von 25–35 % empfohlen (Parhofer et al. 2003). Darüber hinaus müssen ausreichend Elektrolyte, Spurenelemente und Vitamine zugeführt werden.

Industriell hergestellte Sondennahrung ist standardisiert und ihr Nährstoff-, Mineral- und Vitamingehalt genau definiert. Je nach Indikation und vorliegenden Erkrankungen gibt es speziell angepasste Sondennahrungen.

Generell kann auch eine konventionelle Insulintherapie (2-mal Mischinsulin am Tag) bei Sondenkosternährung durchgeführt werden. Dies kann vorteilhaft sein, wenn die Patienten zusätzlich zur kontinuierlichen Sondenkost Nahrung oral aufnehmen.

Problematisch war im vorliegenden Fall die wechselnde Mobilisierung der Patientin. Trotz Vorfußamputation und operativ versorgter Schenkelhalsfraktur konnte die Patientin mit entsprechenden Hilfsmitteln (Schuhversorgung, Rollator) jedoch zunehmend mobilisiert werden (Laufen am Rollator in Begleitung bis 80 m, Treppensteigen bis 2 Stockwerke in Begleitung). Entsprechend sank der Insulinbedarf, und die Insulindosis konnte reduziert werden. Ein körperliches Training ist, wie der vorliegende Fall zeigt, auch bei älteren multimorbiden Patienten häufiger möglich als normalerweise angenommen wird. Es hat positive Effekte auf das subjektive Wohlbefinden, den Knochenmetabolismus und den Stoffwechsel (► Kap. 3.2.1, ► Kap. 4.3.6).

Primäres Ziel aus logopädischer Sicht war die Vermeidung von Aspirationen und Aspirationspneumonien sowie die Oralisierung mit geeigneter Kostform. Außerdem sollten die Dekanülierung und der operative Verschluss des Tracheostomas erfolgen, um die für das Schlucken wichtigen Druckverhältnisse wiederherzustellen und das Husten zu verbessern.

Zur Vorbereitung der Dekanülierung wurde das Tracheostoma unter Beobachtung der Sauerstoffsättigung zunehmend länger abgeklebt. Bei 24-stündigem Abkleben kam es zweimal aufgrund von akuter Luftnot bei refluxinduziertem Laryngospasmus zur Rekanülierung. Zur Refluxbehandlung wurde daher die Liegendlagerung mit erhöhtem Oberkörper auch für Schlafzeiten eingeführt. Die medikamentöse Refluxbehandlung erwies sich aufgrund der schweren Diarrhöen der Patientin als problematisch.

Zu beachten

- Ein häufiges Problem bei enteraler Ernährung ist Diarrhöe, die u. a. durch zu rasche Steigerung der Kostmenge, bakterielle Kontamination der Nahrung, zu hohen Laktosegehalt, Fettintoleranz, zu schnelle Applikation, zu große Volumina oder zu kalte Sondenkost, aber auch durch pathologisch veränderte Darmflora verursacht werden kann.
- Bei einigen Patienten steigen unter hochkalorischer Ernährung die Leberwerte an; meist kehren sie jedoch spontan in den Normalbereich zurück.
- Bei enteraler Ernährung sollten der Allgemeinzustand sowie das Gewicht des Patienten häufig kontrolliert und auf eventuellen Reflux, Darmgeräusche, Stuhlverhalten und Flatulenz geachtet werden.

Parallel wurden in der logopädischen Therapie Schluckversuche mit kleinsten Mengen Breikost (Apfelbrei und Sojapudding) durchgeführt, um den Schluckablauf einzutrainieren und durch gezielte Schluckmanöver zu verbessern. Nach Besserung der Refluxsymptomatik konnte das Tracheostoma gegen Ende des Klinikaufenthaltes verschlossen werden. Dies führte zu einer Verbesserung der Dysphagie und ermöglichte der Patientin effektiveres Husten und verständlicheres Sprechen.

Da das Essen gerade im höheren Lebensalter für die Lebensqualität ein entscheidender Faktor ist, wurde homogen breiige Kost trotz eines verbleibenden Restrisikos der stillen Aspiration freigegeben, jedoch keine oralen Flüssigkeiten, da diese erheblich schwerer zu kontrollieren sind.

Fazit

Bei der von uns beschriebenen Patientin zeigt sich, wie eng die Behandlung eines Diabetes und einer Schluckstörung ineinander greifen können: Für die Einstellung des Diabetes ist die Bolusgabe von Sondenkost sehr vorteilhaft. Diese verursachte aber einen Reflux mit lebensbedrohlichem Laryngospasmus, sodass die Dekanülierung nicht möglich war. Des Weiteren wurde die Blutzuckereinstellung da-

durch erschwert, dass die Patientin auf diabetische Sondenkost mit schwersten Diarrhöen reagierte. In der Folge war auch die medikamentöse Refluxbehandlung – notwendige Voraussetzung für eine erfolgreiche Dekanülierung – problematisch. Ohne die Dekanülierung war jedoch keine ausreichende Verbesserung der Dysphagie zu erzielen, sodass zunächst keine Umstellung auf eine orale Ernährung möglich war, die wiederum eine Einstellung des Diabetes erleichtert hätte.

5.5 Diabetes-Pflege bei intensivmedizinisch betreuten Patienten

A. Bahrmann, P. Bahrmann

Fallbeispiel

Herr Meier, ein 71-jähriger Patient, wird durch den Notarzt auf die Intensivstation des Krankenhauses eingewiesen. Der Patient wurde nicht ansprechbar und unterkühlt in seinem PKW auf einem Parkplatz vorgefunden. Initial waren Blutdruck und Blutzucker nicht exakt messbar. In seiner Brieftasche fand der Notarzt einen Hinweis, dass es sich bei Herrn Meier um einen insulinpflichtigen Diabetes-Patienten handle. Der komatöse Patient wurde ohne Schutzreflexe aufgefunden, durch den Notarzt intubiert, großzügig mit Volumen substituiert und im kreislaufstabilen Zustand in das nächstgelegene Krankenhaus transportiert.

Bei Aufnahme auf der Intensivstation betrug der Plasmaglukosewert 1873 mg/dl (104 mmol/l), der Kaliumwert 5,8 mmol/l, der ph-Wert 7,2 und das Basendefizit 12. Im Urin waren Ketonkörper nachweisbar. Es erfolgte eine kontinuierliche Volumensubstitution und Insulingabe zur langsamen Senkung des Blutzuckerspiegels. Ein toxikologisches Screening, welches zur differenzialdiagnostischen Abklärung des fortbestehenden Komas erfolgte, blieb ohne wegweisenden Befund. Auch eine kraniale Computer- bzw. Magnetresonanztomographie ergaben jeweils keine Hinweise für eine intrakranielle Blutung, zentrale pontine Myelinolyse (bilateral symmetrische Entmarkung im Pons) oder eine andere darstellbare neurologische Ursache. Nach dem Erreichen eines Blutzuckerspiegels von

360 mg/dl (20 mmol/l) verbesserte sich die Bewusstseinslage des Patienten allmählich. Bei wiedererlangten Schutzreflexen konnte er schließlich am dritten stationären Tag extubiert werden. Im weiteren stationären Verlauf erfolgte eine erneute Einstellung auf Insulin, und Herr Meier konnte nach einer Woche das Krankenhaus verlassen.

? **Leitfragen**

1. Welche Erkrankung hat sich bei Herrn Meier eingestellt?
2. Welche Maßnahmen werden im Krankenhaus ergriffen? Wie schnell darf der Blutzucker gesenkt werden?
3. Was ist die Aufgabe für die Pflege?

5.5.1 Begriffsbestimmung

Hyperglykämische Entgleisung

Die Definition einer hyperglykämischen Entgleisung ist nicht einheitlich. Generell spricht man bei einer Erhöhung der Blutglukose >250 mg/dl (13,9 mmol/l) von einer hyperglykämischen Entgleisung. Oft liegt zusätzlich das Standardbikarbonat <8–10 mmol/l und eine Ketonämie (Anhäufung von Ketonkörpern) >5 mmol/l vor.

Hyperglykämisches Koma

Das hyperglykämische Koma ist ein Zustand der Bewusstlosigkeit, der durch einen hohen Glukosegehalt des Blutes bzw. einen absoluten oder relativen Insulinmangel verursacht wird. Es lässt sich in zwei Unterarten einteilen: das ketoazidotische Koma und das hyperosmolare Koma (▶ Kap: 3.3.1). Beide Formen sind Akutkomplikationen des Diabetes mellitus und können lebensbedrohlich sein.

Bei Herrn Meier hat sich ein ketoazidotisches Koma eingestellt.

5.5.2 Pathophysiologie

Was passiert im Körper bei akuten Notfällen – im Stressstoffwechsel?

Im Stressstoffwechsel entsteht unter dem relativen Insulinmangel und dem Phänomen der Insulinresistenz eine metabolische Situation, die der des Diabetes mellitus Typ 2 sehr ähnelt. Die Bereitstellung von Glukose durch die Leber (hepatische Glukoneogenese) ist massiv gesteigert, der Blutzuckerspiegel steigt. Aber auch in der Niere und unter anhaltender Nahrungskarenz im Dünndarm findet eine vermehrte Neubildung von Glukose (Glukoneogenese) aus der Aminosäure Glutamin statt (Mithieux 2005). Die Fähigkeit des Organismus, bei erhöhter Glukosekonzentration im Serum die endogene (körpereigene) Glukoseproduktion zu drosseln und die periphere Glukoseaufnahme zu stimulieren, ist unterdrückt (Tonelli et al. 2005). Im Gegenteil fördern hohe Blutzuckerspiegel die körpereigene Glukoseproduktion und tragen damit zu einem weiteren Anstieg des Blutzuckerwertes und somit zu einer weiteren Verschlechterung der metabolischen Kontrolle bei. Zusätzlich hemmt eine Hyperglykämie die periphere insulinabhängige Glukoseaufnahme und trägt zum Phänomen der Insulinresistenz bei. Eine chronische Hyperglykämie geht mit einer erhöhten Konzentration von freien Fettsäuren einher (Tonelli et al. 2005). Es konnte gezeigt werden, dass die vermehrte Verfügbarkeit von freien Fettsäuren die hepatische Glukoneogenese weiter steigert.

Wurde noch vor Jahren propagiert, dass erhöhte Glukosekonzentrationen im Serum sinnvoll seien, um über insulinabhängige Transportwege eine gute Substratversorgung in der Peripherie herzustellen, so gilt aus heutiger Sicht:

❯ **Nur durch Einstellung einer Normoglykämie kann eine Verbesserung der Regulation metabolischer Prozesse erreicht werden (Mizock 2001). Dies gilt sowohl für Patienten mit Diabetes mellitus Typ 2 als auch für solche mit einer gestörten Glukosehomöostase im Stressstoffwechsel.**

Die Untersuchung von van den Berghe belegt, welche metabolische und klinische Bedeutung der Normoglykämie zukommt (Van den Berghe et al. 2001, 2003, 2006). In historischen Untersuchungen zur parenteralen Ernährung wurde diesem Aspekt wenig Beachtung geschenkt. Es wurden –auf das

Körpergewicht bezogen – fest definierte Substrat- und Energiemengen angeordnet. Glukosekonzentrationen bis 200 mg/dl bzw. 11,1 mmol/l wurden toleriert, bevor eine Insulintherapie begonnen wurde. Somit muss im Einzelfall sehr kritisch überprüft werden, ob Erkenntnisse aus älteren Untersuchungen für die heutige Praxis Relevanz haben.

Bei einer ausgeprägten Hyperglykämie wird der Blutzucker durch Insulin (optimalerweise intravenös mit Hilfe eines Insulinperfusors) gesenkt, wobei auf eine ausreichende Rehydratation (Zufuhr von »freiem Wasser«) und einen Elektrolytausgleich (speziell im Hinblick auf ein schnelles Absinken des Kaliumwertes im Blut) geachtet werden muss.

> Die Behandlung eines hyperglykämischen Komas erfolgt in der Regel aufgrund der Gefahr schwerer Elektrolytentgleisungen und Herzrhythmusstörungen unter intensivmedizinischer Überwachung!

5.5.3 Behandlungsziele

Intensivmedizinische Studien der letzten Jahre haben gezeigt, dass eine optimierte blutzuckersenkende Therapie eine signifikante Reduktion der Morbidität und Mortalität bewirken kann. Im Mittel kann eine optimierte antihyperglykämische Therapie das absolute Mortalitätsrisiko um 9,5 % reduzieren. Dies bedeutet, dass jeder 20. Patient aufgrund der optimierten Blutzuckertherapie den Aufenthalt auf der Intensivstation überlebt. Im Rahmen der bekannten Studien von van den Berghe wurden damals Blutzuckerwerte zwischen 80 und 110 mg/dl bzw. 4,4 und 6,1 mmol/l angestrebt. Hierfür war bei 98 % der Patienten eine Therapie mit Insulin erforderlich. Aufgrund der Daten der van-den-Berghe-Studien wurde daher von den Fachgesellschaften eine intensivierte Blutzuckertherapie auf den Intensivstationen empfohlen.

Im Rahmen der NICE-Sugar-Studie wurden 3054 Patienten mittels intensivierter Therapie behandelt, um Blutglukosezielwerte von 81–108 mg/dl bzw. 4,5–6,0 mmol/l zu erreichen. In der konventionellen Vergleichsgruppe wurden Werte zwischen 140 und 180 mg/dl bzw. 7,8 und 10,0 mmol/l toleriert. Erstaunlicherweise zeigte diese Studie eine signifikant höhere 90-Tage-Mortalitätsrate (27,5 %) in der intensivierten Therapiegruppe, während die Mortalitätsrate in der konventionell therapierten Gruppe mit 24,9 % geringer war. Auch hinsichtlich Aufenthaltsdauer, Beatmungsdauer und Dauer einer eventuell notwendigen Nierenersatztherapie zeigte sich kein signifikanter Unterschied zwischen den beiden Gruppen. In einer Metaanalyse aus 29 Studien mit insgesamt 8432 Patienten konnte ebenfalls kein Unterschied zwischen intensivierter und konventioneller Therapie festgestellt werden. Die Frequenz von Hypoglykämie war mit 13,7 % relativ hoch (The NICE-SUGAR Study Investigators 2009).

> Aktuell wird bei intensivpflichtigen Patienten in den Leitlinien der ADA (American Diabetes Association) ein Blutzuckerziel von 140–180 mg/dl bzw. 7,8–10,0 mmol/l und die Vermeidung von Hypoglykämien empfohlen.

5.5.4 Diagnostik und Therapieoptionen

Die Blutglukosewerte und Elektrolyte werden auf Intensivstation mindestens stündlich gemessen, da die Hyperglykämie und das Absenken des Blutzuckers durch Insulin zu schweren Entgleisungen des Elektrolythaushaltes (v. a. des Kaliumwertes) führen können. Die Korrektur des Blutzuckers erfolgt bei einem hyperglykämischen oder ketoazidotischen Koma vorsichtig und ausschließlich mit kurz wirksamem Normalinsulin, üblicherweise über einen Insulinperfusor. Das Insulin wird über den Perfusor intravenös appliziert, um eine schnelle Steuerbarkeit des Insulins zu gewährleisten. Gefährlich ist ein zu schnelles Absenken des Blutzuckerspiegels, da dies zu einem zu schnellen Absinken des Kaliumwertes im Blut (Hypokaliämie) führen kann und dies wiederum zu tödlichen Herzrhythmusstörungen. Auch kann durch zu schnellen Ausgleich ein oft tödlich endendes Hirnödem entstehen.

> Cave: Die Korrektur hyperglykämischer Stoffwechselentgleisungen erfolgt ausschließlich mit kurz wirksamem Normalinsulin!

Die Behandlung hyperglykämischer Stoffwechselentgleisungen und ihre Ursachen sind in ▶ Kap. 3.3.1 und ▶ Kap. 4.2.5 dargestellt. Im Folgenden werden die intensivmedizinischen Besonderheiten des ketoazidotischen Komas näher besprochen.

Die Ketoazidose ist eine akute und nicht seltene Komplikation des Typ-1-Diabetes. Sie geht mit schweren Elektrolytstörungen, Flüssigkeitsdefizit und Ketoazidose bei erschöpfter Pufferkapazität einher. Meistens werden Bauchschmerzen beklagt. Die Letalitätsrate liegt zwischen 5 und 10 %.

Notfalltherapie des ketoazidotischen Komas (auf ärztliche Anweisung):
- **Kurzwirksames Normalinsulin:** initial 0,2–0,5 IE/kg Körpergewicht als i.v.-Bolus (maximal jedoch 10 IE), dann 0,1 IE/kg kg/Stunde entsprechend ca. 2–8 IE/Stunde. Die Insulinsubstitution erfolgt mittels Insulinperfusor (aufgezogen mit 50 IE/50 ml 0,9%ige NaCl-Lösung)
  Ziel: Absinken des BZ-Spiegels auf nicht unterhalb 50 % des Ausgangswertes innerhalb der ersten 6–8 h; bei sehr hohen Ausgangswerten Blutglukosespiegel bei 250 mg/dl (14 mmol/l) halten, da sonst die Gefahr eines Hirnödems besteht!
- **Glukose 5 % bei Blutglukosespiegeln <200 mg/dl (11,1 mmol/l)** verabreichen mit ca. 20–30 ml/h
- **Kaliumchlorid:** initial 10–20 mmol/h, dann 5–30 mmol/h, je nach Serumkalium und pH-Wert (je niedriger Serumkalium und pH-Wert, umso höher die Kaliumchloridsubstitution)
- **Volumensubstitution:** 1000 ml 0,9%ige NaCl-Lösung in der ersten Stunde, dann 250 ml/h bzw. nach zentralvenösem Druck (ZVD). Bei ZVD <3 cmH$_2$O 500 ml/h, ZVD 8–12 cm H$_2$O: 250 ml/h, ZVD >12 cm H$_2$O: 100 ml/h

- **Wahl der Substitutionslösung:**
  Natriumkonzentration >165 mmol/l: Glukose 2,5 %
  Natriumkonzentration 145–165 mmol/l: NaCl 0,45 %
  Natriumkonzentration <145 mmol/l: NaCl 0,9 %
- **Phosphat-** Substitution bei Serumkonzentrationen <1,5 mg/dl (<0,48 mmol/l)
- **Bikarbonat:** Verabreichung nur bei pH <7,0
  Cave: Kaliumspiegel, Verminderung des Atemantriebs und Verstärkung der Gewebehypoxie, Gesamtrichtdosis 100 mmol Natriumbikarbonat
- **Allgemeine Maßnahmen:** ZVK-Anlage, Blasenkatheter zur Bilanzierung, Magensonde bei Erbrechen und Magenatonie, Low-dose-Heparin
- **Bei tiefem Koma:** Intubation und Beatmung

> Cave: Da der Blutzuckerspiegel schneller abfällt als der Serumketonspiegel, muss bei der Infusionstherapie ausreichend Glukose zugeführt werden, um die Blutglukosekonzentration bei 250–300 mg/dl bzw. 13,9–16,7 mmol/l zu halten, bis die Ketonkörper beseitigt sind!

Tipps für den Pflegealltag
- Bei einem ketoazidotischen Koma muss der Arzt sofort verständigt werden, um oben genannte Behandlungsstrategie festzulegen (weitere Anweisungen für die Pflege ▶ Kap. 4.2.5).
- Die Blutglukosespiegel, Elektrolyte, Ketonkörper und der pH-Wert des Blutes müssen regelmäßig kontrolliert und dokumentiert werden, um auf lebensgefährliche Entgleisungen sofort reagieren zu können. Insbesondere muss eine zu rasche Absenkung des BZ-Spiegels und eine Senkung unter 250 mg/dl bzw. 13,9 mmol/l vermieden werden (Hirnödemgefahr!).

- Keine subkutane Insulingabe wegen unsicherer Resorption – immer intravenöse Insulingabe!
- Keine Unterbrechung der intravenösen (i.v.-)Insulintherapie, wenn der Blutzucker zu stark absinkt, sondern zusätzliche Glukosegabe, da die Lipolyse (Fettabbau) gehemmt werden muss, um die Ketoazidose zu behandeln
- Monitoring in den ersten 12 Stunden:
  - stündlich: BZ, Kalium, Urinmenge, ZVD
  - 2- bis 4-stündlich: Natrium, Kreatinin, Harnstoff, Serumsmolarität
  - 6-stündlich: Blutgasanalyse (BGA), Chlorid, Phosphat, Laktat und pathologische Werte
- Monitoring in den nächsten 24 Stunden:
  - 2-stündlich: BZ, Kalium, Urinmenge, ZVD
  - 4-stündlich: Natrium, BGA, Kreatinin, Harnstoff, Serumsmolarität, Ketone im Urin
  - 8-stündlich: Chlorid, Phosphat, Laktat und pathologische Werte
  - Dekubitusprophylaxe (Fersen, Fußsohlen v. a. bei pAVK, diabetischer Angiopathie) und Infektionsprophylaxe

5.6 Diabetes-Pflege bei palliativmedizinisch betreuten Patienten

A. Bahrmann, M. Pfisterer

Fallbeispiel

Der 84-jährige Herr Bauer hat seit 25 Jahren einen Diabetes mellitus Typ 2 und spritzt 2-mal täglich ein Mischinsulin. Der HbA_{1c}-Wert liegt bei 7,9 % (63 mmol/mol). Vor 3 Jahren wurde ein Prostatakarzinom diagnostiziert. Bei Diagnosestellung waren bereits Metastasen in den Wirbelkörpern vorhanden. Herr Bauer hat in seiner Patientenverfügung eine Operation abgelehnt. Er wird auf der Palliativstation betreut. Mittlerweile ist der Tumor weiter fortgeschritten, und es haben sich Fernmetastasen in der Lunge und anderen Organen gebildet. Herr Bauer ist aufgrund der Wirbelkörpermetastasen immobil, ständig müde, klagt über leichte Dyspnoe und Übelkeit. Unter Therapie nach WHO-Stufenschema Stufe 3 mit Paracetamol und Opioiden ist er derzeit schmerzfrei. Herr Bauer befindet sich im Endstadium der Tumorerkrankung. Seit 2 Tagen ist er zunehmend unruhig, desorientiert und delirant.

❓ Leitfragen

1. Was versteht man unter Palliativmedizin und Palliativ Care?
2. Was ist das WHO-Stufenschema der Schmerztherapie? Wie erfasse ich Schmerz?
3. Sollte Insulin im Endstadium einer schweren Tumorerkrankung bzw. in der Sterbephase noch gespritzt werden?
4. Was kann die Pflege bei einem akuten Delir tun?

Palliativmedizin

Palliativmedizin ist nach den Definitionen der WHO und der Deutschen Gesellschaft für Palliativmedizin die aktive, ganzheitliche Behandlung von Patienten mit einer progredienten (voranschreitenden), weit fortgeschrittenen Erkrankung und einer begrenzten Lebenserwartung zu der Zeit, in der die Erkrankung nicht mehr auf eine kurative Behandlung anspricht und die Beherrschung von Schmerzen, anderen Krankheitsbeschwerden, psychologischen, sozialen und spirituellen Problemen höchste Priorität besitzt.

Sie geht über eine rein palliative Therapie hinaus, denn nicht die Verlängerung der Überlebenszeit um jeden Preis steht im Vordergrund der Behandlung, sondern die Lebensqualität, also die Wünsche, Ziele und das Befinden des Patienten. Somit ist die Palliativmedizin ein Teilbereich des Gesamtkonzeptes Palliative Care.

Der Begriff Palliativmedizin leitet sich vom Lateinischen »palliare« (ummanteln, einhüllen, verbergen) ab. In dem Bild »einen Mantel umlegen« liegt Behutsamkeit, Wärme und Geborgenheit im Umgang mit schwerkranken und sterbenden Menschen. Palliativmedizin ist jedoch keine Sterbeme-

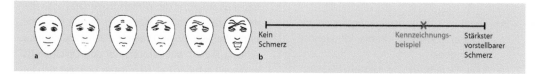

Abb. 5.1 a Gesichterschmerzskala, b visuelle Analogskala. (a: Aus Hicks et al. 2001; ▶ www. painsourcebook.ca; mit freundlicher Genehmigung)

dizin, denn die palliativmedizinische Versorgung ist bereits in früheren Stadien der Erkrankung erforderlich, zum Teil schon, sobald die Diagnose bekannt ist. Ziel ist es, dem Patienten ein beschwerdefreies Dasein zu ermöglichen. Es geht um eine besondere Haltung und Einstellung dem Menschen und seinen Angehörigen gegenüber. Palliative Care hat den Ansatz, körperliche Beschwerden und Symptome zu lindern und Menschen in allen psychischen, sozialen und spirituellen Fragen besonders in der letzten Lebenszeit fürsorglich zu begleiten. Die Erhaltung einer guten Lebensqualität bis zuletzt und die Wahrung der Autonomie und Würde des betroffenen Menschen stehen im Vordergrund. Dafür ist die umfassende Betreuung der Patienten und ihrer Angehörigen durch ein Palliativversorgungsteam aus Ärzten, Pflegepersonal, Sozialarbeitern, Psychologen, Physiotherapeuten und Seelsorgern erforderlich.

Palliativmedizin ist dabei nicht auf die Palliativstationen und Hospize beschränkt. In der ambulanten und stationären Versorgung engagieren sich an vielen Stellen Ärzte, Pflegekräfte und andere in der Betreuung von schwerkranken Patienten mit unheilbaren Erkrankungen. Palliative Care bezieht sich dabei nicht nur auf Patienten mit Tumorerkrankungen, sondern auch auf schwer kranke Patienten mit schmerzhaften Beschwerden z. B. bei Demenz oder einer fortgeschrittenen Herzinsuffizienz.

5.6.1 Symptomkontrolle

Häufig bestehen in der Finalphase einer schweren Erkrankung Müdigkeit, Übelkeit, Luftnot und/ oder Schmerzen. Für die Schmerzbehandlung haben sich die Empfehlungen der Weltgesundheitsorganisation bewährt, nach denen die Schmerzmit-

tel durch den Mund (orale Applikation), nach der Uhr (als Dauertherapie in festgelegten zeitlichen Abständen, nicht nur als Bedarfsmedikation) und auf der Leiter (nach der Stufenschema der WHO) eingesetzt werden. Die analgetische (»schmerzausschaltende«) Stufenleiter empfiehlt bei leichten Schmerzen Medikamente der Stufe 1 (Nichtopioide wie z. B. Metamizol), bei mittelstarken bis starken Schmerzen Medikamente der Stufe 2 (schwache Opioide wie z. B. Tramadol in Kombination mit Nichtopioiden), und in der Stufe 3 die starken Opioide in Kombination mit Nichtopioiden. Ähnliche Stufenpläne liegen auch für andere Symptome wie z. B. Luftnot oder Übelkeit vor. Übelkeit und Obstipation treten häufig als Nebenwirkung der Opioidtherapie auf und müssen entsprechend behandelt werden. Eine Schmerztherapie wird im Endstadium einer Erkrankung häufig auch mit Hilfe von Schmerzpumpen durchgeführt.

Zur Schmerzerfassung stehen Schmerzskalen wie z. B. die Gesichterschmerzskala oder die visuelle Analogskala zur Verfügung (◘ Abb. 5.1). Neben der medikamentösen Schmerztherapie haben physiotherapeutische, physikalische, palliativpflegerische und psychisch begleitende Maßnahmen einen hohen Stellenwert.

Im Terminalstadium einer schweren Grunderkrankung sollte jegliche schmerzhafte Maßnahme vermieden werden. Dazu zählen auch die Durchführung von Blutentnahmen, Blutglukosekontrollen und Insulininjektion, da sie die Lebensqualität des Patienten erheblich einschränken würden.

5.6.2 Palliativpflege

Palliativpflege beschreibt das pflegerische Fachwissen, die Maßnahmen und Aufgaben, die innerhalb des ganzheitlichen Konzeptes der Palliative Care von professionellen Pflegekräften erbracht werden und der Verbesserung der Lebensqualität von Menschen mit unheilbaren, lebensbedrohlichen oder terminalen Erkrankungen sowie deren Angehörigen dienen. Dazu gehört z. B. die Symptomlinderung durch entlastende Lagerung und/oder Mundpflege, die Schmerzerfassung im Rahmen der Pflegediagnostik, Gesprächsbereitschaft und vieles mehr. Die Palliativpflege unterstützt den Pflegebedürftigen bei der Gestaltung des Alltags, strukturiert den Tagesablauf, schafft auf Wunsch Ruhe- und Rückzugsmöglichkeiten oder stellt Kontakt zu Bezugspersonen her.

Die Pflegekräfte sind im Rahmen des zuvor beschriebenen Palliative-Care-Konzeptes ein integraler Bestandteil des interdisziplinären Teams, zu dem neben Ärzten, Seelsorgern und verschiedenen Therapeuten auch freiwillige Helfer gehören. Es gibt spezielle Weiterbildungen ‚Palliativpflege für Pflegekräfte'. Weitere Informationen finden sich auf der Website der Deutschen Gesellschaft für Palliativmedizin (▶ www.dgpalliativmedizin.de).

5.6.3 Spirituelle Begleitung

Die spirituelle Begleitung ist ein wesentlicher Bestandteil der Palliativversorgung. Unter Spiritualität versteht man die innere Einstellung sowie das persönliche Suchen nach Sinngebung eines Menschen, mit der er versucht, persönlichen Erfahrungen des Lebens und insbesondere auch existenziellen Bedrohungen zu begegnen. Spirituelle Begleitung richtet sich an kranke Menschen unabhängig von ihrer Weltanschauung und Konfession. In der christlichen Kirche wird diese spirituelle Begleitung auch Seelsorge genannt.

5.6.4 Physiotherapeutische Maßnahmen

Physiotherapeutische Maßnahmen sollten immer aktuell an die Bedürfnisse und das derzeitige Befinden des Patienten angepasst werden. Ziele sind Symptomkontrolle, Erhaltung der Fähigkeiten und Selbstständigkeit (z. B. Gehen zur Toilette), Hilfsmittelversorgung, Schmerzreduktion, Verbesserung des Wohlbefindens sowie Kontraktur- und Dekubitusprophylaxe und Verbesserung der Lungenbelüftung. Dies kann durch Maßnahmen wie Training der Aktivitäten des täglichen Lebens (ADL), Atemtherapie, Kräftigungsübungen, Behandlung nach dem Bobath-Konzept, Massagen, Fußreflexzonentherapie, Rotlichttherapie oder heiße Rollen (bei Muskelverspannungen), Quarkwickel (bei entzündlichen Prozessen), Lymphdrainage sowie aktives/passives Durchbewegen aller Extremitätengelenke erreicht werden.

Weitere sinnvolle therapeutische Maßnahmen können z. B. die Einbeziehung der Musiktherapie oder das Arbeiten mit ätherischen Ölen sein, um das Wohlbefinden der Patienten zu verbessern.

5.6.5 Das akute Delir – was kann die Pflege tun?

> **Delir**
>
> Unter einem Delir versteht man die gleichzeitige Störung von Bewusstsein, Aufmerksamkeit, Auffassung, Gedächtnis, Orientierung, Affekt, Denken, Wahrnehmung, Antrieb und Schlaf aufgrund einer organischen Ursache. Das Delir tritt akut innerhalb von Stunden oder Tagen auf und hat einen fluktuierenden (schwankenden) Verlauf. Betroffene sind sehr leicht ablenkbar und erinnern sich oft nicht an das Delir selbst zurück.

Die Ursachen eines Delirs sind vielfältig. Schwere Grunderkrankungen, Schmerzen, Medikamente, Elektrolytstörungen, Infekte, Umgebungswechsel oder Stoffwechselentgleisungen können Auslöser eines Delirs in der Palliativmedizin sein. Ca. 30–70 % der über 70-jährigen Patienten entwickeln im Krankenhaus ein Delir. In der Endphase einer schweren Erkrankung sind 90–95 % der Menschen davon betroffen. Das Delir kann auch Vorbote der Sterbephase sein.

Wichtig ist es, das Delir zu erkennen, Auslöser zu suchen und eine entsprechende Therapie einzuleiten. Dazu gehört neben medikamentösen Maßnahmen die Schaffung von optimalen sensorischen, sozialen und pflegerischen Umgebungsbedingungen. Nichtmedikamentöse Maßnahmen des Delirs sind in der folgenden Übersicht dargestellt.

Nichtmedikamentöse Maßnahmen eines akuten Delirs – was kann die Pflege tun?

- Aufmerksamkeit schenken!
- Unruhigen Patienten gegenüber ruhig auftreten, ihnen wiederholt und ruhig erklären, wo sie sind, wer man ist und welche pflegerische Handlung durchgeführt wird
- Auf geregelten Tag-Nacht-Rhythmus achten, für ausreichende Beleuchtung sorgen
- Orientierungshilfen schaffen (z. B. im Krankenhaus Symbole statt Schrift)
- Vertraute Umgebung (soweit möglich), Bezugspersonen einbeziehen
- Überwachung der Flüssigkeits-, Blasen- und Mastdarmfunktion, Schmerzerfassung
- Hör- und Sehhilfen überprüfen
- Verstehende Pflegekonzepte (Validation) anwenden
- Verhaltensauffälligkeiten aushalten! Geduld aufbringen!

5.6.6 Patientenverfügung

Patientenverfügung

Eine Patientenverfügung ist eine individuelle, schriftliche Willenserklärung eines entscheidungsfähigen Menschen über die Durchführung oder Ablehnung einer zukünftigen ärztlichen Behandlung für den Fall der eigenen Entscheidungsunfähigkeit. Mit ihr kann der Patient bestimmen, ob und in welchem Umfang bei ihm in konkreten Krankheitssituationen medizinische Maßnahmen eingesetzt werden sollen. Die Patientenverfügung muss mit Vermerk von Ort und Datum eigenhändig unterschrieben sein. Eine schriftliche Patientenverfügung kann jederzeit mündlich widerrufen werden.

Liegt keine schriftliche Patientenverfügung vor, gilt es Folgendes zu beachten:

Mündliche Aussagen sind keine Patientenverfügungen im Sinne des Bürgerlichen Gesetzbuches, sie sind jedoch für die Behandlung des Patienten zu beachten und als Behandlungswunsch auszulegen.

Der mutmaßliche Wille ist aufgrund konkreter Anhaltspunkte in einem ethischen Fallgespräch zu ermitteln. Zu berücksichtigen sind insbesondere frühere mündliche oder schriftliche Äußerungen, ethische oder religiöse Überzeugungen und sonstige persönliche Wertvorstellungen des Betreuten. An einem ethischen Fallgespräch nehmen in der Regel Therapeuten, Pflegekräfte, Ärzte, Angehörige und Seelsorger teil.

5.7 Diabetes-Patienten mit Migrationshintergrund

V. Yanik

5.7.1 Einleitung

Nach dem »Deutschen Gesundheitsbericht Diabetes 2013« ist der Diabetes mellitus auf dem besten Wege, Volkskrankheit Nummer 1 in Deutschland zu werden: Aktuell sind etwa 6 Mio. Menschen an Diabetes erkrankt. 90 % leiden an einem Typ-2-Diabetes, 300.000 an Typ-1-Diabetes – davon 25.000 Kinder. Des Weiteren meldete das Deutsche Ärzteblatt (2012) im Dezember 2012, dass ca. 600.000 Menschen mit Migrationshintergrund an Diabetes leiden. Eine enorme Zahl und wichtig für die Kollegen des Gesundheitswesens, um diese Gruppe differenzierter zu betrachten und den Aspekt des Migrationshintergrundes näher unter die Lupe zu nehmen.

Um Folgeschäden von Diabetes mellitus zu vermeiden, wird nach Möglichkeit in Schulungen, die meistens in diabetologischen Schwerpunktpraxen stattfinden, den Patienten nahegelegt, in welcher Form sie mit der Krankheit umgehen können. Die Migranten wird in erster Linie das Verständigungsproblem daran hindern, die Krankheit selbst zu verstehen, um dann präventiv gegen die Folgekrankheiten zu handeln. Nach den Statistiken des Deutschen Instituts für Wirtschaftsforschung (DIW) Berlin (Frick u. Wagner 2001) können 40 %

der Zuwanderer kaum Deutsch. Das bedeutet: Die Wahrscheinlichkeit, dass Patienten aus der ersten Generation in einer Diabetes-Schulung den Vortrag zu 100 % verstehen können, ist sehr gering. Insbesondere den weiblichen Migranten, die sich meist dem Haushalt gewidmet haben und das Arbeitsleben kaum oder nie kennenlernten, wird es kaum möglich sein, in einer deutschsprachigen Diabetes-Beratung wichtige Hinweise bezüglich ihrer Krankheit zu lernen.

Fallbeispiel

Herr Gündogan ist 62 Jahre alt und wohnt gemeinsam mit seiner Familie bereits seit drei Jahrzehnten in Deutschland. Seine Ehefrau versorgte, wie es in ihrem Heimatland üblich ist, während dieser Zeit den Haushalt und die Kinder und spricht kaum Deutsch. Hingegen arbeitete Herr Gündogan nach anfänglichen Kurzzeitbeschäftigungen seit 25 Jahren in einer Autofabrik und beherrscht die deutsche Sprache bedeutend besser als sie.

Der Familienvater leidet seit 7 Jahren an Diabetes mellitus. Herr Gündogan wurde von seinem Hausarzt zu einer Diabetes-Schulung geschickt und hat dort halbwegs verstanden, dass er an seinen Essgewohnheiten etwas ändern sollte. Die Kurse werden in deutscher Sprache gehalten und sprechen die Haushalte der Migranten nicht speziell an. Zu Hause erzählte er dann kaum etwas von der Schulung. Nach wie vor kocht die Ehefrau täglich für alle im Haus nach der traditionellen türkischen Küche.

❓ **Leitfragen**

1. Was genau lief an der Schulung von Herrn Gündogan verkehrt?
2. Welche Möglichkeiten hat ein Diabetes-Patient mit Migrationshintergrund in Deutschland, sich Wissen über seine Krankheit anzueignen? Was würden Sie in der Situation empfehlen?

5.7.2 Prävention, Schulung und Anleitung

Patienten, die vor mehr als 50 Jahren nach Deutschland migriert sind, haben die Sozialisierung in ihrem Heimatland durchlebt und sind dementsprechend geprägt. Es ist kein Geheimnis, dass die erste Generation der türkischen Migranten – mit den Gedanken, wieder zurückzukehren – oftmals weniger Initiativen der Integration ergriffen haben als jene, die sich hier eine neue Heimat aufzubauen versuchten.

Neben der fehlenden Sprache gibt es viele Wissenslücken über den Diabetes und die Folgeschäden der Krankheit, aber auch viel Unverständnis hinsichtlich der sozialstrukturellen Rahmenbedingungen. So fragt sich ein Diabetes-Patient mit türkischem Migrationshintergrund z. B., warum er seine Blutzuckerteststreifen trotz jahrzehntelanger Zahlungen von hohen Krankenkassenbeiträgen selber kaufen muss. In seinem Heimatland war es üblich, bei Krankheit selbst zu zahlen; allerdings fielen dort keine monatlichen Krankenkassenbeiträge an. Die Blutzuckerteststreifen, die in erster Linie vorhanden sind, um eine lebensbedrohliche Blutzuckerentgleisung zu ermitteln, müssen selbst gekauft werden, wohingegen die Schulungen, die vorerst nicht lebensnotwendig zu sein scheinen, kostenlos zur Verfügung stehen. Nach dem Motto »kostenlos taugt nichts« erscheinen die Schulungen aus dieser Perspektive wenig sinnvoll.

Von sich aus werden die Betroffenen mittels Internet oder Broschüren kaum auf die Idee kommen, Informationen über die Krankheit einzuholen. Es könnte evtl. doch mit Rechnungen und Zahlungen verbunden sein. Die erste Generation hat eine sehr typische Art und Weise entwickelt, mit Geld umzugehen. Die ständige Planung der »Heimkehr« erlaubt es ihnen nicht, für Luxus und Unnötiges Geld auszugeben. Dazu gehört teilweise die Gesundheit, wenn sie keine Bedrohung darstellt.

Selbst wenn sie sich dazu überreden lassen, an einer Diabetes-Schulung teilzunehmen, kann die geschlechtsspezifische Rollenverteilung eine Barriere darstellen. Ursprünglich war die Rollenverteilung deutlich vorgegeben. Die Frau versorgt den Haushalt und die Kinder, während der Mann arbeitet und die Familie ernährt. Die Problematik ist schon vorprogrammiert, wenn ein männlicher Diabetes-Patient mit türkischem oder arabischem Migrationshintergrund in einer Diabetes-Schulung über das Zubereiten von diabetesgeeigneten Mahlzeiten Hilfestellung erhält. Er wird kaum eine Möglichkeit finden, sich mit seiner Frau über die Lebensmittel und deren Zubereitung zu unterhalten. Ein männlicher Betroffener neigt zudem häufiger zur Bagatellisierung von Krankheiten und verzögert einen Arztbesuch, bis spürbare Symptome auftreten. Er strebt, einem gesellschaftlichen Rollenverständnis entsprechend, die Rolle eines starken, unverletzbaren Mannes an. Migrantinnen hingegen suchen den Hausarzt des Öfteren auf. Jedoch selbst bei einem bilingualen Hausarzt bestehen oft Schwierigkeiten, genaue Symptome zu schildern. Es wird erwartet, dass der Arzt eine Diagnose stellt, ohne dass gezielte Hinweise auf die Krankheit gegeben werden.

Kultursensible Pflegeeinrichtungen, die evtl. zur Hilfestellung mit dazugerufen werden, erleben trotz bilingualer Pflege selbst Hindernisse. Die Pflegeversicherung/Pflegeeinstufung wurde auf den deutschen Haushalt zugeschnitten. Patienten mit Migrationshintergrund erleben schon deshalb zusätzliche Schwierigkeiten.

Um eine individuelle und adäquate Betreuung bei Diabetes-Patienten zu gewährleisten, ist es wichtig, die Lebensgewohnheiten der Patienten mit türkischem Migrationshintergrund zu kennen. Denn nur mit diesem Wissen kann Verständnis aufgebaut und individuell gepflegt werden, und Einflüsse auf die Stoffwechselerkrankung können berücksichtigt werden. Wichtig hierbei ist, dass die genannten Lebensgewohnheiten eine Mehrzahl der türkischen Patienten aus der ersten Generation betrifft, jedoch auch Abweichungen im Lebensstil vorhanden sein können, die von der Pflegeeinrichtung mittels Pflegeanamnese und Biografiebogen erfasst werden können. Durch eine individuelle Pflege werden Zielsetzungen auch tatsächlich erreicht – und somit Pflegekräfte und Patienten weniger frustriert.

> **Wichtige diabetesrelevante Lebensgewohnheiten, die bei den meisten türkischen Patienten zu berücksichtigen sind:**
> - Anzahl, Art und Weise der Mahlzeiten (diabetesgerechtes Kochen in der türkischen Küche)?
>   Meist 2-mal täglich hochkalorische Mahlzeiten
> - Körperpflege: wie oft und in welcher Form am Tag?

>   2- bis 3-mal in der Woche duschen statt einmal täglich die Teilwäsche am Waschbecken
> - Hauswirtschaftliche Versorgung hat eine höhere Priorität:
>   Die saubere Wohnung hat einen ebenso hohen Stellenwert wie der Körper
> - Religiöse und rituelle Gewohnheiten können die Alltagspflege sehr einschränken oder positiv ergänzen
>   - 5-mal am Tag Gebet und die Teilwaschung/Gebetswaschung:
>   → Da die Gebetszeiten zeitlich gebunden sind, können die täglichen Pflegeeinsätze möglicherweise eingeschränkt werden
>   → Das mehrfache Hinknien und Wiederaufstehen wirkt sich auf den Stoffwechsel aus wie jede andere Form der Bewegung (z. B. Gymnastik) und trägt zum Erhalt der Mobilität bei
>   - Krankheit wird als Strafe Gottes gesehen und/oder Abzahlung von Sünden, um dann in das Paradies zu kommen
>   - Das jährliche Ramadanfest/Zuckerfest ist vergleichbar mit Weihnachten, wo die Familie zusammenkommt und ein großes Festessen zubereitet wird
>   - 4 Wochen vor dem Ramadanfest wird von Sonnenaufgang bis Sonnenuntergang gefastet (auch Medikamente werden nicht eingenommen; selbst wenn in den Fastenregelungen steht, dass Kinder und kranke Menschen nicht fasten sollen, betrachten sich die Betroffenen nicht als so erkrankt. Zudem werden körperliche Belastung und Fehldosierung der Medikamente nicht als krankheitsbeeinträchtigend wahrgenommen, da die Fastenzeit eine begrenzte Zeit ist)
>   → Risiko der Glucoseentgleisung in der Fastenzeit
>   → Auch andere Medikamente werden nicht zeitig eingenommen (Dominoeffekt)

Einer der wichtigsten Unterschiede bei den Lebensgewohnheiten der türkischen Bürger wäre die Anzahl der Mahlzeiten pro Tag, um gezielter die Ernährungsberatung ansetzen zu können. Gefrühstückt wird meist sehr reichhaltig mit verschiedenen Sorten Käse und Wurst zu dem typischen Fladenbrot oder anderen Weißbroten (auch Brötchen sind inzwischen in fast allen türkischen Haushalten beim Frühstück integriert), dazu gibt es eine Kanne Schwarztee mit Zucker.

Die nächste Mahlzeit ist dann erst zwischen 17:00 und 18:00 Uhr; hier wird warm gekocht und gegessen. Zwischendurch wird bei jeder Gelegenheit Schwarztee mit Zucker getrunken.

Beide Mahlzeiten beinhalten eine hohe Kalorienanzahl. Die Kalorien kommen jedoch nicht daher, weil die Mahlzeiten fett- und kohlenhydrathaltiger sind, sondern weil insgesamt mehr verzehrt wird (Abstand zwischen den beiden Mahlzeiten). Die türkische Küche ist sonst ähnlich der mediterranen Küche reich an Gemüse und gesundem Olivenöl. Dem Diabetes-Patienten wird empfohlen, die Mahlzeiten am Tag auf bis zu 5-mal zu verteilen. Allerdings besteht hier die Gefahr, dass die zwei üppigen Mahlzeiten beibehalten und zusätzliche drei Zwischenmahlzeiten verzehrt werden, sodass insgesamt mehr Kalorien konsumiert werden als zuvor.

Die Gesellschaft und das »Gerede« von Nachbarn, Bekannten und Verwandten versetzt die weiblichen Migranten oft unter Druck. Eine immer perfekte Wohnung, gehorsame und sittliche Kinder, das Befolgen von Sitten und Bräuchen lasten als Ansprüche auf der Frau. Wenn sie erkrankt und hilfebedürftig wird, kann sie die ganze Verantwortung ablegen und die Krankheit nutzen, sich quasi dahinter verstecken, um diesem Druck zu entkommen. Sie akzeptiert dann die Krankheit und lässt sich hineinfallen. Aus diesem Kreislauf kann sie nur ihr soziales Umfeld wieder herausholen. Hilfreich sind hier Treffen mit gleichgesinnten Diabetes-Patienten in Gruppen, in denen man sich über die Krankheit austauschen, Rezepte ausprobieren und weitergeben und einfach das Leid über den Diabetes loswerden kann.

5.7.3 Besonderheiten bei der Therapie und Pflege

Für die Pflege der Patienten mit Diabetes und Migrationshintergrund ist wichtig zu erwähnen, dass die Körperpflege auf 2- bis 3-mal in der Woche beschränkt wird. Statt der täglichen Teilwäsche am Waschbecken wird gebadet oder geduscht. Das »Schrubben« des Körpers mit einem rauen Waschlappen kennen viele aus den türkischen Hamam. Das gilt auch für zu Hause. Der »Hamam« ist aus Marmorsteinen gebaut und ähnelt vom Klima her einer Sauna. Mittig ist der »Göbektasi« aufgebaut. Der Stein ist warm und feucht. An jeder Ecke fließt zusätzlich warmes Wasser. Man legt sich auf diesem Stein hin. Ein »Hamam-Mitarbeiter« schrubbt den gesamten Körper nach einem Prinzip mit besonderen »Hamamtüchern«. Eine Art von Massage wird ausgeübt, sodass die Epidermis zur Durchblutung aktiviert wird. Schuppen oder Ähnliches werden beseitigt. Aus religiösen Gründen ist das Baden am Donnerstagabend bei den Betenden ein Muss, denn Freitag ist ein heiliger Tag. Die Männer gehen jeden Freitag zum Mittagsgebet in die Moschee. An diesem Tag wollen die Moslems besonders sauber erscheinen.

Bei den weiblichen Migranten hat die hauswirtschaftliche Versorgung einen gleich hohen Wert wie die Körperpflege. Sie fühlen sich in der eigenen Wohnung sehr unwohl, sollten sie einmal nicht in der Lage sein, die in der Gesellschaft bekannte Reinlichkeit einhalten zu können. So lautet das Sprichwort: »Halte deine Wohnung so sauber, als würde jeden Moment ein Gast eintreten, und halte deinen Körper so rein, als würde jeden Moment der Tod eintreffen.« Jedem Pflegenden einer türkischen Migrantin wird es aufgefallen sein, dass die Körperhygiene aus Sicht der Patientin eher zweitrangig behandelt werden sollte und es wichtiger wäre, dass die Fenster geputzt würden. Dies muss vor dem kulturellen Hintergrund dieser Patientinnen verstanden werden. Für die psychische Pflege jedenfalls kann das Wissen um diese Tatsache eine Hilfe sein, um endlose Diskussionen zu verhindern.

Eine weitere Lebensgewohnheit aus dem religiösen Bereich, die im Alltag die Pflege des Diabetes-Patienten beeinflussen kann, ist das Beten

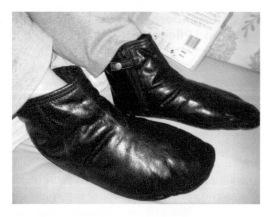

◘ **Abb. 5.2** »Mest«

5-mal am Tag und die dazugehörigen Gebetswaschungen. Beim Beten können die Moslems mit niemandem sprechen, den Gebetsteppich nicht verlassen und somit auch nicht die Tür öffnen. Die Gebetszeiten sollten beispielsweise bei der Verabreichung des Insulins beachtet oder erfragt werden (beim Patienten oder im Internet; Suchwort: Gebetszeiten Wohnort). Ein größeres Problem kann die Gebetswaschung darstellen, wenn die Füße so oft gewaschen und nicht richtig abgetrocknet werden. Feuchtigkeitsansammlungen zwischen den Zehen können Fußpilze hervorrufen, die eine Gefahr für den Diabetes-Patienten sind. Abhilfe kann z. B. mit dem »Mest« (Ledersocken/Lederschuh) geschaffen werden, welcher eine Reduzierung der Fußwaschung auf 1-mal täglich erlaubt (◘ Abb. 5.2).

Der »Mest« besteht aus echtem Leder. Innen ist er mit weichem Flies oder Fell gefüttert. Der Reißverschluss ist eingebettet, sodass keine Druckstellen entstehen können. Zudem sind so wenig Nähte wie möglich eingebaut. Das Leder schützt außerdem in der Häuslichkeit vor Verletzungen durch Scherben o. Ä.

Die Krankheit Diabetes mellitus wird, wie andere Erkrankungen auch, von streng gläubigen muslimischen Diabetes-Patienten als Strafe Gottes gesehen und/oder als Abzahlungen von Sünden, um dann ins Paradies zu kommen. Argumentationshilfe könnte in diesem Fall der Hinweis auf die Folgeschäden der Krankheit Diabetes sein. Schwankender Blutzuckerspiegel und langwierig nicht eingestellter Diabetes würden zu körperli-

chen Schäden führen (Neuropathie, DFS, Verlust von Sehvermögen usw.). Im Islam ist es jedoch in keiner Weise erlaubt, dem Körper zu schaden: »Selbstmörder werden vom Paradies für immer ausgeschlossen!« Es ist demnach nicht gestattet, ärztliche Anweisungen zu ignorieren bzw. abzulehnen, wenn dies gesundheitliche Schäden mit sich bringt.

Ein weiterer Weg, um ins Paradies zu kommen, sind neben dem Gebet das Fasten, das Spenden an Arme bzw. Hilfeleistungen für bedürftige Menschen sowie die Pilgerreise nach Mekka.

Speziell für den Diabetes-Patienten stellt die Fastenzeit eine Bedrohung dar. Im Koran steht, dass Kinder und geistig sowie körperlich erkrankte Menschen zu Ramadan nicht mitfasten müssen. Das Wissen über die Folgen einer Unter- bzw. Überzuckerung fehlt so manchen, sodass sie in der Fastenzeit stundenlang nichts essen und nichts trinken, um dann nach dem Sonnenuntergang eine sehr große Mahlzeit auf einmal zu sich nehmen. Auch die dazugehörigen Medikamente werden nicht rechtzeitig eingenommen. Der Diabetes-Patient fühlt sich nicht krank, da akut keine Schmerzen o. ä. Symptome vorhanden sind. Die Fastenzeit ist nicht so wie Weihnachten und Ostern zu stabilen Jahreszeiten. Der Islam hat einen ganz anderen Kalender, der sich nach dem Mondsystem richtet. So verschiebt sich die Zeit des Ramadan und des Fastens jedes Jahr um 11 Tage nach hinten. Wenn Ramadan in der Winterzeit liegt, besteht aufgrund der kürzeren Zeitabstände zwischen Sonnenauf- und Sonnenuntergang ein geringeres Problem; zu Sommerzeiten hingegen müssen bis zu 19 h Fastenzeit eingehalten werden (die Fastenzeiten sowie der Termin für das Ramadanfest sind im Internet unter den Suchworten: Fastenzeiten Ramadan »Wohnort« zu finden).

Das Ramadanfest, auch bekannt als Zuckerfest, wird im Anschluss an die 29-tägige Fastenzeit gefeiert. Es ist zu vergleichen mit Weihnachten, wo die Familie zusammenkommt und ein großes Festessen zubereitet wird. Die Jüngeren besuchen die Älteren und überall, wo man zu Besuch ist, werden Süßigkeiten, Baklava und Teigwaren angeboten. Hier ist ein Hinweis an den Diabetes-Patienten sinnvoll, dass er an diesen Tagen vermehrt seinen Blutzucker kontrollieren und ggf. Rücksprache mit dem behandelnden Arzt, Diabetologen oder Diabetesberater halten sollte.

5.7.4 Homöopathie und Empfehlungen von Bekannten und Verwandten

Die türkische Küche ist reich an Gemüse und Salaten. Es wird viel mit Olivenöl gekocht und Schweinefleisch, welches einen hohen Fettanteil in sich birgt, wird aus religiösen Gründen nicht verzehrt. Im Koran steht, dass »für alle Krankheiten auch ein Kraut gewachsen« ist, sodass die Homöopathie eine wichtige Rolle in der Gesundheit der muslimischen Patienten spielt. Einige Hinweise stehen auch konkret im Koran, wie beispielsweise, dass Schwarzkümmel und dessen Öl gegen viele Krankheiten prophylaktisch wirke. Doch Fachkenntnisse über einzelne Naturheilverfahren besitzen die meisten muslimischen Bürger nicht. Welches Mittel gegen den Diabetes zum Beispiel am besten hilft, wird oft durch Mundpropaganda weitergegeben und entsprechend gehandelt. So werden viele zusätzliche homöopathische Arzneimittel unwissentlich mitverwendet.

5.7.5 Angehörige im Zwiespalt – besonders die Töchter

In Familien mit türkischem Migrationshintergrund ist es noch immer selbstverständlich, dass die Frauen (Töchter) sich um die ältere Generation kümmern. Die Töchter, Schwiegertöchter und Enkelkinder sind jedoch als 2. oder 3. Generation schon längst in der deutschen Gesellschaft integriert und gehen zur Arbeit aus dem Haus. Das Zusammenleben von drei Generationen in einem Haushalt wird praktisch nicht mehr gelebt, ist aber immer noch in den Köpfen der Älteren verankert. Neben dem Beruf, der Kindererziehung und dem Haushalt schaffen die Töchter und Schwiegertöchter es meist nicht, zusätzlich noch für die Eltern/Großeltern/Schwiegereltern zu sorgen. Dieses Problem führt zu schlechtem Gewissen bei der jüngeren und zu Vorwürfen der älteren Generation, die sich im Stich gelassen fühlt – folglich entstehen psychische

Belastungen und Unzufriedenheit der Kinder bzw. Angehörigen des Patienten.

Auch hier werden die Pflegenden von Patienten mit türkischem Migrationshintergrund des Öfteren Diskussionen führen, wie wenig Zeit die Pflegerin mitbringe; sie werden sich vielleicht Vorwürfe anhören müssen, wie unsachgemäß die Pflege erfolge. Die sich darin äußernde Sorge um die Verwandten und der Wunsch, der familiären Anforderung gerecht zu werden, sich um deren Wohlergehen zu kümmern, können als Ansatz für eine konstruktive Lösung genutzt werden. Eine aktive Einbindung der weiblichen Angehörigen in die Betreuung des Diabetes-Patienten kann hier auch psychische Entlastung bringen.

5.7.6 Zusammenfassung und praktische Tipps

Natürlich wäre es zu viel verlangt, wenn jeder, der einen Patienten mit Migrationshintergrund pflegen, behandeln oder beraten möchte, die gesamte Kultur und am besten die sprachliche Qualifizierung mitbringt. Es ist auch bei den eigenen Landsleuten nicht immer möglich, alle Hindernisse zu erkennen. Hilfreich ist es jedoch, wenn Bemühungen auf beiden Seiten stattfinden. So können sich Fach- und Hilfskräfte, die beide Sprachen sehr gut beherrschen, (Diabetes-)Fachwissen nach den neusten Erkenntnissen aneignen, um dieses dann kultursensibel an den Patienten heranzutragen. Bilinguale Diabetes-Beratungen sind unter ▶ diabetesde.org und bei den örtlichen Krankenkassen zu finden. Mittlerweile gibt es auch die etablierten strukturierten Diabetes-Schulungsprogramme der Deutschen Diabetes Gesellschaft sowie Kursunterlagen in türkischer Sprache.

— Kultursensible Pflegeeinrichtungen können bei der Pflege und Behandlungspflege ggf. auch als Kooperationspartner hinzugezogen werden. Die Pflegestationen sollten interne Schulungen anbieten, um den Diabetes-Wissensstand in der Einrichtung zu erhöhen. Wichtig ist auch die Art und Weise, wie und mit welchen Methoden das Fachwissen an Pflegehilfskräfte herangetragen wird. Fakt ist, dass die Pflegehilfskräfte immer mehr Verantwortung tragen.

Die Tätigkeit der Grundpflege wurde zum größten Teil an die Pflegehilfskräfte übertragen. Pflegefachkräfte übernehmen, vor allem im ambulanten Bereich, oft nur noch die Behandlungspflege, sodass die Pflegehilfskraft immer mehr selbstständig prophylaktisch handeln, Probleme rechtzeitig erkennen und beratend dem Patienten beiseite stehen muss.

— Das Erstellen von Einkaufslisten und Essenplänen gemeinsam mit den Diabetes-Patienten, um dann eine diabetesgerechte türkische Küche zu realisieren, sollte in enger Zusammenarbeit mit diabetologisch qualifiziertem Pflegefachpersonal und Diabetesberatern erfolgen. Eine gute Hilfe ist hier auch das Kochbuch von Sevda Aktas »Das türkische Diabetiker-Kochbuch«.

— Wie oben ausgeführt, kann für die Fastenzeiten der Vers aus dem Koran vermittelt werden, dass erkrankte Menschen und Kinder im Ramadan nicht fasten müssen. Die Fastentage können dann im Winter nachgeholt werden, wo der zeitliche Abstand zwischen Sonnenauf- und -untergang deutlich kürzer sind. Gezielt kann die Beratung und Information noch vor dem Ramadan erfolgen und besprochen werden.

— Die Kinder der Betroffenen, insbesondere die Töchter und Schwiegertöchter, sollten in die Beratung miteinbezogen werden. Das Gefühl, mitentschieden zu haben, wird den Druck der Tochter nehmen. Zudem können Tipps gegeben werden wie zum Beispiel, dass einmal wöchentlich ein Kochtag gemeinsam mit den Eltern geplant wird. Gezielt sollte angesprochen werden, was wichtig ist. Gegebenenfalls sollte die Tochter motiviert werden, 2- bis 3-mal pro Woche mit der Mutter/dem Vater Spaziergänge zu machen. Wichtig ist dabei, dass keine zeitaufwendigen, aber doch nützliche Aufgaben angeboten werden.

— Veranstaltungen für Diabetes-Patienten mit Migrationshintergrund, Zusammenkünfte mit anderen Betroffenen, besonders für die weiblichen Diabetes-Patienten mit Migrationshintergrund, können genutzt werden, um möglichen Folgeschäden vorzusorgen und in Gruppendynamik das Interesse zu erhöhen.

■ **Antworten auf die Leitfragen**

Frage 1 Die Diabetes-Schulung wurde in deutscher Sprache gehalten. Zwar kann Herr Gündogan Deutsch gut verstehen. Allerdings wurden ihm keine Möglichkeiten aufgezeigt, wie diese Neuerungen bezüglich des Kochens danach an seine Frau herangetragen werden könnten. Die Mahlzeiten werden in typischen türkischen Familien von den Ehefrauen zubereitet. Herr Gündogan hat hier auch nicht die Möglichkeit, selbst für Diabetes-Patienten geeignete Mahlzeiten zuzubereiten, weil er nie in der Küche mithelfen musste.

Frage 2 Es gibt Schulungen gezielt für Diabetes-Patienten mit Migrationshintergrund. Einige gesetzliche Krankenkassen (z. B. AOK) haben sich des Problems inzwischen angenommen und laden regelmäßig türkischstämmige Patienten zu Diabetes-Schulungen ein, wo türkisch sprechende Diabetesberater helfen.

Literatur

Zu 5.1

Arbeitsgemeinschaft Wissenschaftlich Medizinischer Fachgesellschaften (2009) S3-Leitlinie »Demenzen«. Langversion. ▶ www.dgn.org/images/stories/dgn/pdf/s3_leitlinie_demenzen.pdf

Bahrmann A, Bahrmann P, Kubiak T, Kopf D, Oster P, Sieber C, Daniel WG (2012) Diabetes und Demenz. Z Gerontol Geriatr 45: 17–22

Brands AMA, Biessels GJ, de Haan EHF, Kappelle LJ, Kessels RPC (2005) The effects of type 1 diabetes on cognitive performance. A meta-analysis. Diabetes Care 28: 726–735

Cheng G, Huang C, Deng H, Wang H (2012) Diabetes as a risk factor for dementia and mild cognitive impairment: A meta-analysis of longitudinal studies. Int Med J 42: 484–491

Hofmann W (2012) Leitliniengerechte Diagnose des Demenzsyndroms. Z Gerontol Geriatr 4: 341–351

Ihl R, Grass-Kapanke B, Lahrem P, Brinkmeyer J, Fischer S, Gaab N, Kaupmannsennecke C (2000) Entwicklung und Validierung eines Tests zur Früherkennung der Demenz mit Depressionsabgrenzung (TFDD). Fortschr Neurol Psychiatr 68: 413–422

Robert Koch-Institut (2005) Altersdemenz. Gesundheitsberichterstattung des Bundes, Heft 28. Robert Koch-Institut, Berlin

Werheid K (2011) Demenzielle Störungen. In: M. Hautzinger (Hrsg.), Kognitive Verhaltenstherapie bei psychischen Störungen. Beltz, Heidelberg, S 360–373

Zeyfang A, Bahrmann A, Wernecke J (2012) Diabetes mellitus im Alter. Diabetologie 7 (Suppl 2): S 163–S169

Zu 5.2

Anderson RJ, Freedland KE, Clouse RE, Lustman PJ (2001) The prevalence of comorbid depression in adults with diabetes: A meta-analysis. Diabetes Care 24:1069–1078

DGPPN, BÄK, KBV, AWMF, AkdÄ, BPtK, BApK, DAGSHG, DEGAM, DGPM, DGPs, DGRW (Hrsg) für die Leitlinien-gruppe Unipolare Depression (2009) S3-Leitlinie/Nationale Versorgungsleitlinie Unipolare Depression-Langfassung, Version 1.3 Januar 2012. DGPPN, ÄZQ, AWMF: Berlin, Düsseldorf

Huang C-Q, Dong B-R., Lu Z-C, Yue J-R, Liu Q-X (2010) Chronic diseases and risk for depression in old age: A meta-analysis of published literature. Ageing Res Rev 9: 131–141

Kulzer B, Albus C, Herpertz S, Kruse J, Lange K, Lederbogen F, Petrak F (2012) Psychosoziales und Diabetes Melitus. Diabetologie 7, 136–142

Mezuk B, Eaton WW, Albrecht S, Golden SH (2008) Depression and type 2 diabetes over the lifespan: A meta-analysis. Diabetes Care 31: 2383–2390

Park M, Unützer J (2011) Geriatric depression in primary care. Psychiatr Clin North Am 34: 469–487

Saß AC, Wurm S, Scheidt-Nave C (2010) Alter und Gesundheit. Eine Bestandsaufnahme aus Sicht der Gesundheitsberichterstattung. Bundesgesundheitsblatt·53: 404–416

Zeyfang A, Bahrmann A, Wernecke J (2012) Diabetes mellitus im Alter. Diabetologie 7 (Suppl 2): S 163–S169

Zu 5.3

Albert S, Schäfer V, Brade V (2000) Epidemiologie und Therapie bakterieller Infektionen in der Geriatrie. Z Gerontol Geriat 33: 357–366

Castle SC (2000) Impact of age-related imune dysfunction on risk of infections. Z Gerontol Geriat 33: 341–349

Christ M, Heppner HJ (2009) Der COPD Patient mit Atemnot. Ther Umsch 66: 657–664

El-Sohl AA, Sikka P, Ramadan F, et al. (2001) Etiology of severe pneumonia in the very elderly. AJRCCM 163: 645–651

El-Solh AA, Pietrantoni C, Bhat A, et al. (2003) Microbiology of Severe Aspiration Pneumonia in Institutionalized Elderly. Am J Resp Crit Care Med 167: 1650–1654

Heudorf U, Tessmann R (2005) Aktuelles zu MRSA im Krankenhaus und anderswo. Hessisches Ärzteblatt 11: 740–744

Kollef MH, Shorr A, Tabak YP, et al. (2005) Epidemiology and Outcomes of Health-care-associated Pneumonia: results from a large US database of culture-positive pneumonia. Chest 128: 3854–3862

Norrby R (2001) Linezolid-a review of the first oxazolidinone. Exp Opin Pharmacother 2: 293–302

Rozzini R, Sabatini T, Trabutchi M (2007) Assessment of pneumonia in Elderly patients. JAGS 55: 308–317

Rutenkröger H, Freund K (2012) Umgang mit multirestisten-ten Keimen. Kuratorium Deutsche Altershilfe, Köln

Stalker DJ, Jungbluth GL (2003) Clinical pharmacokinetics of linezolid, a novel oxazolidinone antibacterial. Clin Pharmakokinet 42: 1129–1140

Strüchler HP (2000) Abklärung und Antibiotikatherapie von Infektionen in der Hausarztpraxis. Schweiz Med Wschr 130: 1437–1444

Welte T, Pletz M (2010) Antimicrobuial treatment MRSA: current and future options. Int J Antimicrob Agents 36: 391–400

Yoshikawa TT, Norman DC (2000) Fever and infection in nursing homes. J Am Geriatr Soc 44: 74–82

Zalacain R, Torres R, et al. (2003) Community-aquired pneumonia in the elderly: Spanish multicenter study. Eur Resp J 21: 294–302

Zu 5.4

Bahrmann A, Penner H, Hübner M, Ernst N (2009) Sondener-nährung einer multi-morbiden Typ-2-Diabetikerin. Diab Stoffw Herz 18: 419–421

Devendra D, et al. (2000) Diabetic gastroparesis improved by percutanueous endoscopic jejunostomy. Diabetes Care 23: 426–427

Parhofer K, et al. (2003) DGEM-Leitlinie für enterale Ernährung: Diabetologie. Akuel Ernähr Med 28: 103–109

Zu 5.5

Mithieux G (2005) The new functions of the gut in the control of glucose homeostasisCurr Opin Clin Nutr Metab Care 8: 445–449

Mizock BA (2001) Alterations in fuel metabolism in critical illness: hyperglycaemia. Best Pract Res Clin Endocrinol Metab 15: 533–551

The NICE-SUGAR Study Investigators (2009) Intensive versus Conventional Glucose Control in Critically Ill Patients. New Engl J Med 360: 1283–1297

Tonelli J, Kishore P, Lee D-E, Hawkins M (2005) The regulation of glucose effectiveness: how glucose modulates its own production. Curr Opin Clin Nutr Metab Care 8: 450–456

Van den Berghe G, Wouters P, Weekers F, Verwaest C, Bruyninckx F, Schetz M, Vlasselaers D, Ferdinande P, Lauwers P, Bouillon R (2001) Intensive Insulin Therapy in Critically Ill Patients. New Engl J Med 345: 1359–1367

Van den Berghe G, Wouters PJ, Bouillon R, Weekers F, Verwaest C, Schetz M, Vlasselaers D, Ferdinande P, Lauwers P (2003) Outcome benefit of intensive insulin therapy in the critically ill: Insulin dose versus glycemic control*. Crit Care Med 31: 359–366

Van den Berghe G, Wilmer A, Hermans G, Meersseman W, Wouters PJ, Milants I, Van Wijngaerden E, Bobbaers H, Bouillon R (2006) Intensive Insulin Therapy in the Medical ICU. New Engl J Med 354: 449–461

5

Zu 5.6

Deutsche Gesellschaft für Palliativmedizin.
▶ www.dgpalliativmedizin.de

Zu 5.7

Ärzteblatt (18.12.2012) Fachgesellschaft kritisiert Diabetesversorgung bei Migranten. ▶ www.aerzteblatt.
   de/nachrichten/52793/Fachgesellschaft-kritisiert-
   Diabetesversorgung-bei-Migranten (letzter Zugriff
   28.07.2013)
Deutsche Diabetes Hilfe (Hrsg) (2013) Deutscher Gesundheitsbericht Diabetes 2013. Kirchheim, Mainz. ▶ www.
   diabetesde.org/fileadmin/users/Patientenseite/
   PDFs_und_TEXTE/Infomaterial/Diabetes_Gesundheits-
   bericht_2013.pdf (letzter Zugriff 28.07.2013)
Frick JR, Wagner GG (2001): Deutsche Sprachfähigkeit
   und Umgangssprache von Zuwanderern, Wochen-
   bericht des DIW Berlin 24/01. ▶ www.diw.de/deutsch/
   wb_24/01_deutsche_sprachfaehigkeit_und_umgangs-
   sprache_von_zuwanderern/30819.html (letzter Zugriff
   28.07.2013)

Diabetes-Pflegequalitätsmanagement

K. Hodeck, N. Heider, S. Carstensen, V. Großkopf

6.1 Qualität in der Pflege von Diabetes-Patienten

K. Hodeck, N. Heider, S. Carstensen

❓ Leitfragen

1. Was heißt für Sie »Qualität« in der Pflege von Diabetes-Patienten?
2. Wie können Sie erkennen, ob in Ihrer Pflegeeinrichtung eine »gute Qualität« in der pflegerischen Betreuung von Diabetes-Patienten vorliegt?
3. Worauf achten Sie, um die Versorgung Ihrer Diabetes-Patienten auf hohem Niveau sicherzustellen?

6.1.1 Qualität in der Pflege von Diabetes-Patienten

Der Begriff ‚Qualität' wird als Herausstellungsmerkmal ebenso verwendet wie als Begründung für die Notwendigkeit verschiedenster, mitunter sehr zeit- und arbeitsintensiver Verpflichtungen. Was aber ist Qualität eigentlich und was bedeutet das für die Pflege von Diabetes-Patienten?

Das Deutsche Institut für Normung e. V. hat Qualität in der international gültigen Norm DIN EN ISO 9000 beschrieben als

>> das Vermögen einer Gesamtheit inhärenter Merkmale eines Produktes, eines Systems oder eines Prozesses zur Erfüllung von Forderungen von Kunden und anderen interessierten Parteien. <<

Einfach gesagt, meint Qualität für den Bereich der Pflege deren Beschaffenheit, welche mehr oder weniger in der Lage ist, die Erwartungen von Pflegebedürftigen und Angehörigen sowie beteiligten Versorgungspartnern zu erfüllen.

Diese Beschaffenheit gilt es für die Erwartungen von pflegebedürftigen Diabetes-Patienten und die in einem Diabetesversorgungsnetz zusammenwirkenden Partner zu konkretisieren. Welche Anforderungen stellt die Erkrankung Diabetes mellitus bei Menschen im hohen Alter an die Pflege? Wie sollte Pflege beim chronisch kranken, oft mul-

timorbiden Diabetes-Patienten aussehen, um optimale Ergebnisse zu erreichen?

Diabetes-Pflegequalität

Diabetes-Pflegequalität beschreibt die spezifische Beschaffenheit der ganzheitlichen Pflege, welche in der Lage ist, die diabetesbezogenen Erwartungen von pflegebedürftigen Diabetes-Patienten (und deren Angehörigen) sowie allen beteiligten Partnern im Diabetes-Versorgungsnetz zu erfüllen.

Die spezielle Diabetes-Pflegequalität wird ebenso wie die allgemeine Pflegequalität in die bekannten Ebenen der Struktur-, Prozess- und Ergebnisqualität untergliedert und im nächsten Abschnitt näher beschrieben.

6.1.2 Bewertung und Messbarkeit der Diabetes-Pflegequalität

Bevor die Güte einer Qualität bestimmbar ist, muss klar sein, was die Pflegeeinrichtung bei ihren Diabetes-Patienten erreichen möchte. Dunning (2005) nennt für ältere Diabetes-Patienten in der Pflege folgende drei große Ziele, die den Empfehlungen der Praxisleitlinie der DDG »Diabetes mellitus im Alter« (Zeyfang et al. 2012) für gebrechliche Diabetes-Patienten (Slow Gos, No Gos; ▶ Kap. 2.2.1) entsprechen:

1. Aufrechterhaltung der Lebensqualität und Unabhängigkeit,
2. Freiheit von unangenehmen Symptomen, die ursächlich auf den Diabetes zurückführbar sind,
3. Management von diabetesbedingten Komplikationen und Komorbiditäten.

Um diese Ziele zu erreichen, sollten proaktive präventive Diabetes-Pflegekonzepte entwickelt werden, die die Rolle des Diabetes-Patienten ebenso berücksichtigen wie die verschiedenen verantwortlichen Partner im Diabetes-Versorgungsprozess.

Da ‚Diabetes-Pflegequalität' eine reine Beschreibung dessen ist, was Pflege beim Diabetes-Patienten ausmacht, ist diese erst einmal vollkom-

◻ **Tab. 6.1** Qualitätsindikatoren der Diabetes-Pflegequalität

	Strukturqualität	Prozessqualität	Ergebnisqualität
Pflege (allge-mein)	**Rahmenbedingungen, die den Pflegeprozess ermöglichen:** Räumliche, sachliche, personelle Ausstattung	**Fachlich korrekter Pflegepro-zess:** Lückenlose Planung, Pflege-maßnahmen nach aktuellstem Fachwissen Dokumentation, Evaluation, Anpassung	**Wirksamkeit des Pflegeprozesses:** Grad des Erreichens definierter Pflegeziele
Dia-betes-Pflege	**Rahmenbedingungen, die den Diabetes-Pfle-geprozess ermöglichen,** z. B.: Aktuelle diabetesspezifi-sche Standards Diabetes-Pflegedoku-mentation Geprüftes Material zur Durchführung des Diabetes-Managements (▶ Kap. 4.2.5) Diabetesqualifikation des Pflegepersonals Informationsmaterial zu diabetesrelevanten Themen für Kunden/ Mitarbeiter Infrastruktur zur Siche-rung der Aktualisierung der Patientendaten nach jährlichen Kontrollter-minen Berücksichtigung relevanter Gesetze, Richt-linien, Verordnungen	**Fachlich korrekter Diabetes-Behandlungs-/Grundpflegepro-zess,** z. B.: Diabetes-Pflegeanmnese Individualisierte Diabetes-Pfle-geplanung unter Berücksichti-gung der Ressourcen/Einschrän-kungen des Diabetes-Patienten Leistungsdurchführung unter Berücksichtigung der Diabetes-Pflegestandards Gezielte Diabetes-Krankenbeob-achtung Führen der Diabetes-Pflegedo-kumentation Zielgerichtete Kommunikation mit behandelndem Arzt und anderen Partnern im Diabetes-versorgungsnetz Nachfrage der Befunde regel-mäßiger ärztlicher Kontroll-untersuchungen, als Basis zur Anpassung der Diabetes-Pflege-planung	**Wirksamkeit des Diabetes-Pflege-prozesses:** ▶ **Grad des Erreichens der Diabetes-Behandlungsziele** (Beurteilung, ob die Pflegemaßnahmen wie geplant korrekt durchgeführt werden konnten und Gründe für Abweichungen), z. B. Erreichen individueller Therapieziele (HbA_{1c}, aktuelle Blutzuckerwerte, Blut-druck, Gewicht) Keine Hyper-/Hypoglykämien Keine diabetesbedingten Notfälle und/oder Krankenhauseinweisungen/-aufenthalte Keine Veränderungen der Spritzstellen Kontrolltermine werden eingehalten ▶ **Grad des Erreichens der Diabetes-Pflegeziele,** z. B.: Falls Anleitung stattgefunden hat: selbstständige sichere Durchführung des Diabetes-Selbstmanagements Keine Veränderungen der Spritzstellen Verbesserung/Aufrechterhaltung des Grades an Abhängigkeit durch physische, kognitive und seelische Funktionseinschränkungen Gesundheitsbezogene Lebensqualität

men wertfrei, d. h. weder gut noch schlecht. Um sie bewerten zu können, bedarf es diabetologisch-pfle-gerischer Zielgrößen als Gütekriterien, auch Quali-tätsindikatoren genannt.

Qualitätsindikatoren

»Qualitätsindikatoren sind Maße, deren Aus-prägungen eine Unterscheidung zwischen guter und schlechter Qualität von Strukturen, Prozessen und/oder Ergebnissen der Versor-gung ermöglichen sollen.« (ÄZQ 2009)

Qualitätsindikatoren sollten für alle Diabetes-Pa-tienten einer Pflegeeinrichtung einheitlich an ak-tuellen und wenn möglich evidenzbasierten (d. h. an wissenschaftlichen Erkenntnissen orientierten) Empfehlungen und Richtlinien aus Diabetologie und Pflege orientiert sein (z. B. MDK [Medizinischer Dienst der Krankenkassen]-Richtlinien, Experten-standards). Sie konkretisieren, wie die Pflege eines Diabetes-Patienten grundsätzlich aussehen sollte (»Soll«), um die bestmöglichen Ergebnisse zu er-zielen (beispielhaft ◻ Tab. 6.1). Die Datenlage in der Pflege ist hier leider noch sehr gering, weshalb an dieser Stelle bei der Entwicklung diabetologischer Pflegestandards überwiegend auf medizinische Behandlungsleitlinien zurückgegriffen werden muss.

Auf der Ebene des einzelnen Diabetes-Patienten gilt es individuelle Diabetes-Pflegeziele zur Sicherstellung einer guten pflegerischen Versorgung und zur Unterstützung der Erreichung der diabetologisch-medizinischen Behandlungsziele zu konkretisieren.

Auch wenn pflegerische und diabetologische Ziele sich überschneiden, sollte der Unterschied zwischen beidem bewusst sein:

- diabetologisch-ärztliche Behandlungsziele beziehen sich auf die Ergebnisse therapeutischer Maßnahmen (z. B. Behandlungsziel: Erreichen individueller Blutzuckerzielwerte, zu bewertende therapeutische Maßnahme: Insulinschema),
- diabetologisch-pflegerische Ziele beziehen sich auf die Ergebnisse von Pflegemaßnahmen (z. B. Pflegeziel: keine Veränderungen der Spritzstellen, zu bewertende Pflegemaßnahme: Durchführung der Insulininjektion).

Die korrekte Durchführung pflegerischer Maßnahmen unterstützt das Erreichen diabetologischer Behandlungsziele.

Ein Vergleich der diabetologisch-pflegerisch definierten Ziele (Soll-Kriterien) mit der in der Einrichtung zum Zeitpunkt der Evaluation erhobenen Pflegesituation (Ist-Beschaffenheit) ermöglicht eine bewertende Aussage im Sinne guter (nahe am Soll) oder verbesserungswürdiger Pflege der Diabetes-Patienten (weit entfernt vom Soll).

Die Qualität der Pflege von Diabetes-Patienten sollte – sowohl quantitativ als auch qualitativ – in regelmäßigen Abständen analysiert werden.

In der quantitativen Analyse werden alle zahlenbasierten Werte, z. B. die medizinischen Ergebnisse sowie die Ergebnisse des diabetologischen Pflegeassessments (▶ Abschn. 6.2.2), erhoben. Hier können zur Messung der Ergebniskriterien anerkannte Erhebungsinstrumente wie z. B. der Diabetes Quality of Life Measure (DQOL) für die gesundheitsbezogene Lebensqualität oder Tools aus dem geriatrischen Assessment für die Funktionseinschränkungen eingesetzt werden. Hinzu kommt die Auswertung der Häufigkeiten aufgetretener Ereignisse, wie z. B. der Anteil an Patienten mit Veränderungen an den Spritzstellen/Fingerkuppen, mit aufgetretenen Exsikkosen, mit aufrechterhaltener oder verbesserter diabetesbezogener Lebensqualität, mit Erreichen ihrer Therapieziele, mit aufgetretenen Hypo-/Hyperglykämiesymptomen oder diabetesbedingten Akutkomplikationen (▶ Ergebnisqualität).

Eine qualitative Untersuchung fokussiert dagegen darauf, die subjektive Wahrnehmung der Diabetes-Pflege durch die zentralen Beteiligten (Diabetes-Patienten/Angehörige, Mitarbeiter der Pflegeeinrichtung sowie externe Versorgungspartner) zu erheben, um Hinweise auf Probleme im Diabetes-Versorgungsprozess zu erhalten. Möglichkeiten zur Erhebung sind offen formulierte Kundenbefragungen zur Diabetes-Versorgungssituation.

Die Messbarkeit von Qualität in der Pflege ist umstritten, insbesondere wenn es um die Ergebnisqualität geht. Tatsächlich stellt die Pflege, insbesondere beim Diabetes-Patienten, nur einen Einflussfaktor unter vielen dar, sodass die Frage, welche Wirksamkeit die Pflege letztendlich erreicht, nicht einfach zu beantworten ist.

Diese Schwierigkeit befreit jedoch nicht von der Aufgabe, die Strukturen und Prozesse in der Pflege des Diabetes-Patienten so zu entwickeln, dass die besten Ergebnisse bei Patient, Einrichtung und Partnern erreicht werden können, also die höchste Effektivität und Effizienz erzielt wird. Das Ziel der Messung von Diabetes-Pflegequalität liegt darin herauszufinden, inwieweit sich

a. die Erkrankung Diabetes auf das Wohlbefinden, die funktionalen Einschränkungen, sowie den Grad an vorhandenen Diabetes-Komplikationen auswirkt und

b. der Ressourceneinsatz (z. B. benötigte Diabetes-Qualifikation der Mitarbeiter, Einsatzzeit des examinierten Pflegepersonals, Hilfsmittel zur Blutzuckerkontrolle) auf die Ergebnisse der Pflege beim Diabetes-Patienten auswirkt (Sinclair u. Aspray 2009).

Auf dieser Basis kann eine angemessene Planung des Einsatzes pflegerischer Ressourcen (Strukturqualität) für die Diabetes-Pflege erfolgen.

6.1.3 Qualitätsmanagement in der Pflege von Diabetes-Patienten

Über die Einführung eines Diabetes-Pflegequalitätsmanagements (DPQM) kann eine den Anforderungen der Erkrankung Diabetes mellitus angemessene Pflege nachhaltig gesichert und kontinuierlich entwickelt werden. Exemplarisch fokussieren die anschließenden Darstellungen auf wesentliche Eckpunkte des DPQM.

Diabetes-Pflegequalitätsmanagement (DPMQ)

DPQM bedeutet, dass die Qualität der Pflege für den Bedarf von Diabetes-Patienten systematisch, kontinuierlich und konsequent definiert, umgesetzt, kontrolliert und angepasst wird. (In Anlehnung an Fröse 2011, S. 13)

Pflegeeinrichtungen sind gesetzlich zum Qualitätsmanagement (QM) verpflichtet (▶ insbesondere §§ 112, 113 SGB XI sowie Heimgesetz für stationäre Pflegeeinrichtungen, MDK-Transparenzkriterien). Die Auswahl eines QM-Systems bleibt der Einrichtung überlassen. Es kann auf die Grundelemente anerkannter QM-Systeme wie z. B. nach DIN EN ISO 9000/9001/9004, TQM (Total Quality Management) oder EFQM-Modell (European Foundation for Quality Management) zurückgegriffen werden.

Grundelemente des Diabetes-Pflegequalitätsmanagements (DPQM) (Mod. nach ISO 2012)

1. Kundenorientierung:
   Orientierung am Bedarf und den Erwartungen des Diabetes-Patienten
2. Verantwortlichkeit der Führung:
   Klares Bekenntnis zur Ausrichtung der Pflege auf den besonderen Pflegebedarf bei Diabetes mellitus und aktive Unterstützung der dafür notwendigen Arbeitsschritte
3. Einbeziehung aller Beteiligten:
   Jeder Mitarbeiter der Pflegeeinrichtung trägt seinen Teil zur Diabetes-

Pflegequalität bei und wird deshalb aktiv einbezogen (z. B. Mitwirkung in Diabetes-Qualitätszirkeln, Übernahme klarer Verantwortungsbereiche in der Diabetes-Pflege)

4. Prozessorientierter Ansatz:
   Definition und Umsetzung eines Diabetes(behandlungs-/)pflegeprozesses mit klaren Verantwortlichkeiten, Schnittstellen und Ressourceneinsatz
5. Systemorientierter Managementansatz:
   Feststellung, Verstehen und Steuern der unterschiedlichen Prozesse einer ganzheitlichen Diabetes(pflege)versorgung (z. B. Durchführung der Diabetespflege, Zusammenarbeit mit relevanten Partnern, Organisation von Materialien zum Diabetes-Management, kontinuierliche Diabetes-Qualifikation der Mitarbeiter)
6. Kontinuierliche Verbesserung:
   Umsetzung eines an den Anforderungen des Diabetes mellitus ausgerichteten PDCA-Zyklus (▶ Abschn. 6.2)
7. Sachbezogene Entscheidungsfindung:
   Regelmäßige Erhebung objektiver diabetesrelevanter Daten zur Evaluation der Ergebnisqualität und zur bedarfsgerechten Anpassung des Ressourceneinsatzes und der Planung des Diabetes-Pflegeprozesses
8. Beziehungen (hier) zu Versorgungspartnern zum gegenseitigen Nutzen:
   Aufbau eines Diabetes-Versorgungsnetzes durch Kooperationen mit relevanten Versorgungspartnern (▶ Kap. 8)

Für ambulante Pflegeeinrichtungen, die sich langfristig auf eine Zertifizierung als Diabetes-Schwerpunktpflegedienst DDG vorbereiten möchten, ist das dort verwendete EFQM-Modell empfohlen (◘ Abb. 6.1).

Beim Aufbau eines Diabetes-Pflegequalitätsmanagements müssen für Diabetes relevante gesetzliche Vorgaben, Empfehlungen und Richtlinien berücksichtigt werden. Darüber hinaus sind vor-

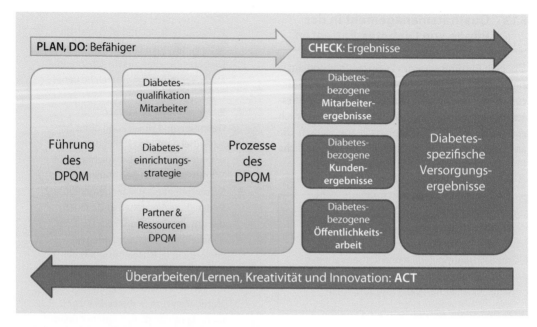

PLAN, DO: Befähiger

Führung
des
DPQM

Diabetes-
qualifikation
Mitarbeiter

Diabetes-
einrichtungs-
strategie

Partner &
Ressourcen
DPQM

Prozesse
des
DPQM

CHECK: Ergebnisse

Diabetes-
bezogene
Mitarbeiter-
ergebnisse

Diabetes-
bezogene
Kunden-
ergebnisse

Diabetes-
bezogene
Öffentlichkeits-
arbeit

Diabetes-
spezifische
Versorgungs-
ergebnisse

Überarbeiten/Lernen, Kreativität und Innovation: **ACT**

☐ **Abb. 6.1**   EFQM-Modell modifiziert für die Diabetes-Schwerpunktpflege. (Adaptiert nach EFQM 2013)

gegebene Standards einzuhalten (allgemeine Qualitätsanforderungen der MDK-Prüfungen: Qualitätsprüfungsrichtlinien QPR), denn das DPQM stellt eine Spezifizierung und keine Ablösung des bestehenden Qualitätsmanagements dar.

Der Aufbau eines Qualitätsmanagementsystems ist eine zeit- und arbeitsaufwendige Herausforderung. Um ein lebendiges DPQM zu realisieren, sollten zwei Grundsätze beachtet werden:

1. Prioritätensetzung: Was muss als erstes getan werden?
2. Intelligente Selektion: Was muss **nicht** getan werden?

Im Sinne des Total Qualitiy Managements (TQM) trägt jeder Mitarbeiter und jede Mitarbeiterin einer Pflegeeinrichtung – unabhängig von Qualifikation oder Funktion – seinen Teil zur Qualität der Diabetes-Pflege bei.

> ❯ Die Aufgabe der Qualitätssicherung bei der Pflege von Diabetes-Patienten ist eine Aufgabe für jede(n) und nicht nur die des Qualitätsmanagementbeauftragten!

Qualität ist eine Frage der inneren Einstellung. Statt Arbeit nach Vorschrift (»Wir dokumentieren, weil es der MDK verlangt«) ist ein Verständnis für die Sinnhaftigkeit dessen, was getan wird, hilfreicher für eine qualitätsorientierte Arbeitsweise (z. B. »Wir dokumentieren, um den Krankheitsverlauf im Blick zu haben und jederzeit eine informierte Entscheidung zum Wohle des Diabetes-Patienten treffen zu können.«). Außerdem trägt das Bewusstsein für die Wirkung des eigenen pflegerischen Handelns und den eigenen Verantwortungsbereich im Rahmen der Diabetes-Pflege sowie auch das Feedback zur geleisteten Arbeit zur Arbeitsmotivation und Identifizierung mit der Aufgabe bei.

Ein effektives, lebendiges DPQM sollte für alle Beteiligten spürbar positive Effekte haben, d. h. es sollte den Diabetes-Versorgungsprozess fördern und unterstützen.

6.1.4   Interne Qualitätssicherung

Im Rahmen des DPQM ist die Qualitätssicherung ein Teilbereich, die den Zweck erfüllt, dass Qualitätsanforderungen eingehalten und umgesetzt werden.

Sicherung des aktuellen Diabetes-Wissens

Ein wesentlicher Aspekt der Qualitätssicherung in der Diabetes-Pflege ist die Sicherstellung von aktuellem fundierten Diabetes-Fachwissen und Wissen aus angrenzenden Fachbereichen (Wundversorgung!) bei Entscheidern der Pflegeeinrichtung und allen Mitarbeitern. Nach erfolgter interner oder externer Diabetes-Qualifizierung (▶ Kap. 7) muss besonders darauf geachtet werden, dass das Erlernte in der Praxis tatsächlich angewendet wird.

Dieser Theorie-Praxis-Transfer ist nicht selbstverständlich und sollte daher gezielt begleitet und unterstützt werden. Diabetesspezialisierte Pflegefachkräfte dienen in der Einrichtung als Multiplikatoren (z. B. Organisation und Durchführung von Teamschulungen). Sie sind gleichzeitig für ihre Kollegen und Partner Ansprechpartner zu allen Fragen im Bereich der Diabetes-Pflege. Nicht immer ist Schulungs-/Unterstützungsbedarf offensichtlich. Eine Blutzuckermessung oder Insulininjektion gehört für examinierte Pflegefachkräfte heute zur täglichen Routine, in die sich Fehler einschleichen können oder die einfach nicht mehr dem neusten Stand des Wissens entspricht.

❯ Gegenseitiges Hospitieren unter Kollegen hilft, Unterschiede in den Versorgungsroutinen (z. B. Injektionstechniken) zu bemerken und zeigen, wo Unsicherheiten oder Nachschulungsbedarf vorliegt.

Diabetesspezifische Einarbeitung

Neue Mitarbeiter sollten ihrer Funktion entsprechend im Rahmen ihrer Einarbeitung auf die Besonderheiten und einrichtungsinternen Standards bei der Pflege von Diabetes-Patienten aufmerksam gemacht werden (diabetesspezifisches Einarbeitungskonzept). Sie bekommen so von Anfang ein Gefühl für ihren eigenen Verantwortungsbereich und ihren Beitrag zur Qualität bei der Pflege von Diabetes-Patienten.

■ Interne Qualitätszirkel und Arbeitsgruppen

Interne Qualitätszirkel und Arbeitsgruppen zu spezifischen Themen der Diabetes-Versorgung (z. B. Entwicklung/Aktualisierung von Diabetes-Pflegestandards, Definition von Schnittstellen zu externen Kooperationspartnern) tragen zur Einbeziehung aller Mitarbeiter bei und fördern die Identifizierung mit den diabetesbezogenen Qualitätszielen der Einrichtung. Hier werden in einer kleinen Gruppe (4–9 Mitarbeiter) regelmäßig und nach einem festen Zeitplan gezielt Probleme der Pflege von Diabetes-Patienten identifiziert, analysiert und Lösungswege erarbeitet (in Anlehnung an Fröse 2011).

■ Interne Fallbesprechung

Hierbei handelt es sich um geplante Besprechungen von Problemen der Versorgungssituation von Diabetes-Patienten mindestens zwischen der Bezugspflegekraft und der Diabetes-Pflegefachkraft (ggf. unter Einbeziehung weiterer relevanter Versorgungspartner: interprofessionelle Fallbesprechung). Fallbesprechungen beim Diabetes-Patienten sollten unabhängig von der Pflegesituation (ambulant/Heim) mindestens einmal jährlich sowie nach Bedarf durchgeführt und dokumentiert werden. Im Bereich der zertifizierten Diabetes-Schwerpunktpflege können engmaschigere Vorgaben verpflichtend sein.

■ Pflegevisiten

Pflegevisiten beim Diabetes-Patienten dienen dazu, die Wahrnehmung der pflegerischen Versorgung und die Zufriedenheit des Diabetes-Patienten sowie die Übereinstimmung der Pflegeleistungen mit dem individuellen Bedarf zu prüfen (Fröse 2011).

■ Interne Audits

Vorliegende schriftliche Verfahrensanweisungen zur Diabetes-Pflege/Diabetes-Pflegestandards sollten regelmäßig (praktikabel ist ein 2-Jahres-Rhythmus) auf Aktualität sowie auf inhaltliche, formale und chronologisch korrekte Ablaufdarstellung und Anwendung durch die Mitarbeiter geprüft und bei Bedarf überarbeitet werden (**Verfahrensaudit**).

❯ Die Praxisleitlinien der Deutschen Diabetes Gesellschaft (DDG) werden in der Regel jährlich aktualisiert!

Ebenfalls mindestens alle 2 Jahre sollte das vorhandene DPQM durch den in der Einrichtung für diese Aufgabe bestimmten Auditor (meist der/die Qualitätsmanagementbeauftragte) auf Funktionalität und Verbesserungsmöglichkeiten geprüft werden (**Systemaudit**; in Anlehnung an Fröse 2011).

6.1.5   Externe Qualitätssicherung

> ┌─ Externe Qualitätssicherung ────────────
> │
> │ »Unter externer Qualitätssicherung werden
> │ Maßnahmen der Qualitätssicherung verstan-
> │ den, die einrichtungsübergreifend durch-
> │ geführt werden.« (Gemeinsamer Bundesaus-
> │ schuss 2009)

■ Interprofessionelle Fallbesprechungen

Mindestens jährlich, in der Diabetes-Schwerpunktpflege halbjährlich sowie nach Bedarf sollten die Ergebnisse der gemeinsamen Betreuung des Diabetes-Patienten zwischen Pflege und Versorgungspartnern besprochen und nach Bedarf Anpassungen in Therapie und Durchführung vorgenommen werden. Hier gelten die gleichen Regeln zur Vorgehensweise wie bei der internen Fallbesprechung.

■ Interprofessionelle Qualitätszirkel

Die Mitarbeit in interprofessionellen Qualitätszirkeln ermöglicht, Probleme der Zusammenarbeit zu identifizieren und gemeinsam Lösungen zu entwickeln. Die gemeinsame Diskussion verbessert zudem das Verständnis für die Rahmenbedingungen der Partner und erleichtert eine aufeinander abgestimmte Leistungserbringung »aus einer Hand«.

■ Kooperationspartner

Da die Versorgung eines Diabetes-Patienten immer eine fachlich komplexe Aufgabe darstellt, gehören gelebte Kooperationen u. a. mit Diabetologen, Diabetesberatern, Podologen, Wundmanagern, Apothekern und orthopädischen Schuhmachern zur Sicherung der Pflegequalität beim Diabetes-Patienten.

Praxistipp
Kooperationsvereinbarungen sollten nie »eingefordert« werden. Im Vordergrund von Gesprächen sollte immer das gemeinsame Ziel

der Verbesserung der Versorgungssituation der gemeinsam betreuten Diabetes-Patienten stehen. Das gegenseitige Kennenlernen, der Aufbau einer Vertrauensbasis und die Aushandlung der konkreten Inhalte benötigen Zeit!

Schriftliche Kooperationsvereinbarungen sind das konsertierte Ergebnis eines meist längeren Austausches zwischen den Kooperationspartnern.

Kooperationsvereinbarungen fassen schriftlich die vorher gemeinsam erarbeiteten Ziele der Zusammenarbeit und die Wege, wie diese Ziele gemeinsam erreicht werden sollen, zusammen. Ebenso wie die Zufriedenheit der Diabetes-Patienten sollte auch die Zufriedenheit der Versorgungspartner regelmäßig erfragt werden.

Ein Beispiel für eine Kooperationsvereinbarung zeigt ◼ Abb. 6.2.

■ Externe Audits und Zertifizierungen

Externe Audits haben den Vorteil, dass die prüfende Person von außerhalb des Pflegeunternehmens in die Einrichtung kommt. Blinde Flecken (»Betriebsblindheit«) oder kritische Probleme im Diabetes-Pflegequalitätsmanagement können so leichter bemerkt und offen aus einer neutralen Position heraus angesprochen werden.

Zertifizierungen – als eine Form externer Auditierung – haben sich in der Pflege noch nicht durchgesetzt, gewinnen aber zunehmend an Bedeutung. Aus einem Aufsatz des wissenschaftlichen Instituts der AOK (WIdO) geht hervor, dass sich 2004 ca. 1900 Pflegeeinrichtungen mit einem pflegespezifischen Qualitätssiegel oder Zertifikat ausgezeichnet haben. Das entspricht ungefähr 9,6 % aller ambulanten Dienste und Pflegeheime. Am meisten verbreitet war der Pflege-TÜV (38 %), gefolgt von der »Geprüften Pflegequalität« (13 %), dem Qualitätssiegel für ambulante Dienste und Heime (9 %) sowie dem Zertifikat ISO PLUS (8 %) (Gerste u. Schwinger 2004). Ungeklärt ist bislang, inwieweit sich eine Zertifizierung auf die Vergütungssituation pflegerischer Leistungen auswirkt.

Kooperationsvereinbarung

Zwischen
Diabetologischer Schwerpunktpraxis (DSP) Dr. Maria Muster
Anschrift
und
Pflegeeinrichtung »DiabPflege zu Hause«
Anschrift

Präambel

Die Diabetologische Schwerpunktpraxis Dr. Maria Muster und die Pflegeeinrichtung »DiabPflege zu Hause« vereinbaren hiermit, in einem kontinuierlichen konstruktiven Dialog die gemeinsamen Versorgungsroutinen zu reflektieren und in einem ständigen Prozess der Optimierung zu überarbeiten mit dem Ziel, gemeinsam eine Verbesserung der Versorgungssituation gemeinsam betreuter pflegebedürftiger Diabetes-Patienten zu erreichen.

§ 1 Dauer der Kooperationsvereinbarung

Die Koperationsvereinbarung beginnt mit dem 01.01.2013 und hat eine Gültigkeit von drei Jahren. Zum Ende der drei Jahre stimmen sich die Vereinbarungspartner über eine Erneuerung der Kooperationsvereinbarung und ihrer Inhalte im gegenseitigen Einvernehmen ab.

§ 2 Ziel der Kooperationsvereinbarung

Für beide Kooperationspartner stehen eine Optimierung des Betreuungsangebotes sowie eine Verbesserung der Versorgungsqualität für Patienten mit Diabetes mellitus Typ 2 im Vordergrund. Das Ziel der Kooperation ist die Therapieoptimierung, die Vermeidung von unerwünschten Ereignissen (schwere Hypoglykämien, diabetisches Koma) und die Vermeidung von Fußamputation durch die Sicherstellung der häuslichen Krankenpflege nach § 132a Abs. 2 SGB V durch Pflegefachpersonal vom Pflegedienst »DiabPflege zu Hause«.

...

§ 3 Maßnahmen zur Zielerreichung

Um das gemeinsam definierte Ziel der Kooperation zu erreichen, sind folgende gemeinsame Aktivitäten geplant:

- Teilnahme an regelmäßigen vierteljährlichen interprofessionellen Qualitätszirkeln zur Besprechung von Problemen in der gemeinsamen Versorgung der Diabetes–Patienten
- Gegenseitige Hospitation zur Vertiefung diabetologischen Praxiswissens der Pflegefachkräfte und zum besseren Verständnis der Praxismitarbeiter in die Rahmenbedingungen der Pflege
- Regelmäßige halbjährliche Durchführung von Diabetes-Teamschulungen durch die DiabetesberaterIn und WundmanagerIn der DSP
- Wöchentliche Zusendung von Blutzuckerwerten an die DSP zur zeitnahen Anpassung der Therapie
- ...

§ 4 Schlussbestimmung

Sollten einzelne Bestimmungen dieser Vereinbarung unwirksam sein, berührt dies nicht die Gültigkeit der anderen Bestimmungen.

Musterort, den 01.01.2013

_____   _____
Dr. Maria Muster   Sandra Müller
Inhabering DSP   Geschäftsführung "DiabPflege zu Hause"

◼ **Abb. 6.2** Beispiel für eine Kooperationsvereinbarung

Auch wenn eine Zertifizierung gesetzlich nicht vorgeschrieben ist, steht ein offizielles Siegel oder Zertifikat jedoch zunehmend für gesicherte, weil extern geprüfte und bestätigte Qualität. Es hat eine positive Außenwirkung (Imagegewinn, ▶ Abschn. 6.1.6) und kann in speziellen Vertragskonstellationen und Modellvorhaben relevant werden.

Für den Bereich der Diabetes-Schwerpunktpflege wurden im Rahmen eines Pilotprojektes des Instituts für Innovatives Gesundheitsmanagement GmbH (IIGM) in Kooperation mit dem Bundesverband privater Anbieter sozialer Dienste e. V. (bpa) 2010 die ersten ambulanten Pflegedienste zu Diabetes-Schwerpunktpflegediensten zertifiziert. Das vom IIGM entwickelte Konzept wurde 2013 offiziell von der Deutschen Diabetes Gesellschaft anerkannt.

> Informationen zur Zertifizierung als Diabetes-Schwerpunktpflegedienst finden Sie unter:
> ▶ www.deutsche-diabetes-gesellschaft.de/zertifizierung.html
> ▶ www.iigm.de
> ▶ www.agdpm.de

6.1.6 Diabetesbezogene Öffentlichkeitsarbeit

Zur Sicherung der Versorgung von pflegebedürftigen Diabetes-Patienten gehört, dass die Pflegeeinrichtung in der Lage ist, genügend qualifiziertes Personal zur Leistungserbringung vorzuhalten, relevante Kooperationspartner zu finden und zu halten sowie für die betroffenen Diabetes-Patienten »sichtbar« zu sein, um von ihnen als versorgende Einrichtung ausgewählt werden zu können.

Eine gezielte Öffentlichkeitsarbeit transportiert das erarbeitete Image der Diabetes-Schwerpunktpflegeeinrichtung als attraktiver Arbeitgeber (Entwicklungsperspektiven für Personal durch Spezialisierung), als erstrebenswerter Partner in der Diabetes-Versorgung, sowie als »fachlich richtige Wahl« für die Betreuung der Pflegebedürftigen mit Diabetes.

Es gibt eine Reihe von Möglichkeiten, die Stärken als diabetesspezialisierte Pflegeeinrichtung zu kommunizieren:

- Tag der offenen Tür (z. B. »Infotag Diabetes«),
- Flyer, Aushänge und Informationsbroschüren,
- Webseite,
- Social Media (Facebook, Twitter etc.),
- Präsenz auf Messen, Tagungen und Kongressen der Pflege, Diabetologie, Wundversorgung u. Ä.,
- Teilnahme an Arbeitsgruppen und regionalen Qualitätszirkeln,
- Zusammenarbeit mit regionalen Selbsthilfegruppen für Diabetes-Patienten, Gremien u. Ä.,
- Angebot einer regelmäßigen Diabetes-Pflegeberatung für Betroffene und Angehörige.

6.2 Diabetes-Pflegeprozess

K. Hodeck, S. Carstensen, N. Heider

Fallbeispiel

Frau Musser ist 86 Jahre alt und hat einen BMI von 28 kg/m². Seit 15 Jahren hat sie Diabetes mellitus Typ 2, eine diabetische Polyneuropathie und weist zuweilen leichte kognitive Einschränkungen auf. Frau Musser lebt mit ihrer Tochter und ihrer Enkelin zusammen. Am Nachmittag und am Abend kümmern sich Tochter und Enkelin um sie. Morgens und mittags ist sie auf sich allein gestellt und soll von einem ambulanten Pflegedienst unterstützt werden. Aufgrund einer Verschlechterung der Blutzuckerwerte wurde vom Hausarzt zusätzlich zu dem seit Jahren eingesetzten Metformin (850 mg 1-0-1-1) ein Sulfonylharnstoff, Glibenclamid (3,5 mg 1-0-0-0), angeordnet. Der Hausarzt verordnet in diesem Zusammenhang eine 3-mal tägliche Blutzuckerkontrolle vor den Mahlzeiten. Wenn BZ-Werte unter 100 mg/dl (5,5 mmol/l) auftreten, wünscht er eine Information.

Im pflegerischen Erstgespräch beschreibt die Tochter, dass ihre Mutter in letzter Zeit morgens die Medikamenteneinnahme vergisst und mit der Blutzuckermessung nicht alleine zurechtkommt. Auf

Nachfrage beschreibt sie, dass die Lanzette nicht in die Stechhilfe und der Teststreifen nicht in das Messgerät eingeführt werden können. Darüber hinaus liegen deutliche Bewegungseinschränkungen durch eine begrenzte Fein- und Grobmotorik an beiden Händen und den Fingern vor.

Im Rahmen der pflegerisch-körperlichen Untersuchung zeigt sich die Haut von Frau Musser trocken und schuppig. Eine gezogene Hautfalte auf dem Handrücken bleibt stehen. Frau Musser geht unsicher und verliert beim Weg zur Toilette fast die Hausschuhe, woraufhin sie diese lieber auszieht und barfuß ihren Weg fortsetzt. Als sie zurückkommt, erzählt sie, dass die Unsicherheit beim Laufen in letzter Zeit größer geworden sei. Daher traue sie sich nicht mehr allein aus dem Haus.

? **Leitfragen**
1. Welche zentralen diabetesassoziierten Pflegeprobleme stellen Sie fest?
2. Welche diabetesassoziierten Pflegerisiken sollten bei Frau Musser berücksichtigt werden?
3. Wie würden Sie die Pflege bei Frau Musser planen (Pflegeziele und -maßnahmen)?

Der Pflegeprozess ist die Kernaufgabe professioneller Pflege und dient dazu, die konkrete Pflegesituation des Diabetes-Patienten zu analysieren. Es werden Pflegeproblematiken festgestellt und darauf bezogene Pflegemaßnahmen ergriffen, um in Zusammenarbeit mit anderen Leistungserbringern die gesetzten Pflegeziele zu erreichen. Die Kompetenzen des pflegebedürftigen Diabetes-Patienten, seine alltäglichen Bedürfnisse zu befriedigen und die Anforderungen der chronischen Erkrankung zu bewältigen, müssen systematisch erfasst und der individuelle Pflegebedarf sowie die zugehörigen Pflegeziele mit dem Betroffenen ausgehandelt werden (MDS 2005, S. 10).

Nach Krohwinkel (1993) wird der Pflegeprozess als dynamischer Problemlösungs- und Beziehungsprozess verstanden, der aus einzelnen, aufeinander aufbauenden Schritten besteht, die sich gegenseitig beeinflussen. Um pflegerisches Handeln beim Diabetes-Patienten begründet ableiten zu können, sollten die Inhalte dieses systematischen Ablaufs anhand diabetologisch-pflegerischer Theorie be-

stimmt werden. Da bislang in Deutschland noch keine evidenzbasierten diabetesspezifischen Pflegeleitlinien vorliegen, muss hier neben allgemein gültigen rechtlichen Rahmenbedingungen und Expertenstandards auf Informationen aus den diabetologischen Leitlinien und Praxisempfehlungen der Deutschen Diabetes Gesellschaft (DDG), des Verbands für Diabetesberatungs- und Schulungsberufe (VDBD) sowie auf wissenschaftliche Untersuchungen und Stellungnahmen insbesondere des Medizinischen Dienstes des Spitzenverbandes Bund der Krankenkassen e. V. (MDS) zurückgegriffen und dies auf das pflegerische Handeln beim Diabetes-Patienten übertragen werden.

Am Beispiel des in Deutschland am weitesten verbreiteten 6-stufigen Pflegeprozessmodells nach Fiechter und Meier (1987) wird im Folgenden gezeigt, wie die Pflegeplanung bei Menschen mit Diabetes mellitus gestaltet werden kann (◘ Abb. 6.3).

Die Anwendung des Diabetes-Pflegeprozesses ist Teil der internen Qualitätssicherung. Die einzelnen Handlungsschritte spiegeln den PDCA-Zyklus nach W. E. Deming wieder (◘ Abb. 6.4).

6.2.1 Behandlungspflege (SGB-V-Leistungen)

Übernimmt eine Pflegeeinrichtung ausschließlich Leistungen der Behandlungspflege (SGB V), so ist keine umfassende Dokumentation jedes einzelnen Schrittes des dargestellten Pflegeprozesses erforderlich, da die Einrichtung im Rahmen des ärztlichen Behandlungsplanes nur die jeweilig angeordneten Therapiemaßnahmen durchführt (MDS 2005, S. 39).

> **Zu den diabetesspezifischen Leistungen der Behandlungspflege gehören nach den Richtlinien der häuslichen Krankenpflege (HKP-Richtlinien 2009):**
> - die Anleitung (Nr. 7),
> - die Blutdruckmessung (bei Neueinstellung) (Nr. 10),
> - die Übernahme der Blutzuckermessung (Nr. 11),

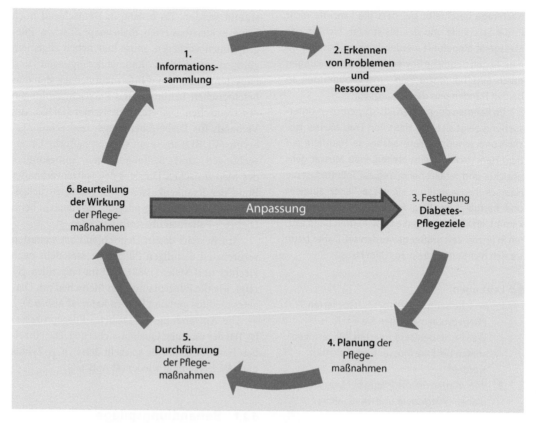

□ Abb. 6.3   (Diabetes-)Pflegeprozess in 6 Stufen. (Adaptiert nach Fiechter u. Meier 1987)

- das Herrichten (Nr. 19) oder Durchführen (Nr. 18) der Insulininjektion s. c. sowie
- das Medikamentenstellen oder die Medikamentengabe (Nr. 26) (hier oraler Antidiabetika) und
- die Wundversorgung (Nr. 31) (hier im Rahmen eines diabetischen Fußsyndroms).

In den jeweiligen Rahmenverträgen zwischen den Krankenkassen und Pflegeeinrichtungen sind die hierfür festgelegten Dokumentationspflichten, u. a. das Führen von Leistungsnachweisen, beschrieben. Zu Beginn der Leistungsübernahme muss zudem geklärt und dokumentiert werden, in welchen Fällen der behandelnde Arzt zu informieren und wann mit ihm Rücksprache zu halten ist.

Abgesehen davon haben alle Beteiligten ihrem Zuständigkeitsbereich entsprechende Sorgfaltspflichten.

Sorgfaltspflichten bei der Pflege von Diabetes-Patienten
- Die einzelne Pflegefachkraft trägt für jede durchgeführte Leistung die Durchführungsverantwortung (MDS 2005, S. 40). Unabhängig davon, ob es sich um Leistungen der Behandlungs- oder der Grundpflege handelt, benötigt die Pflegefachkraft die notwendigen Informationen zum Gesundheitszustand des Diabetes-Patienten (▶ Abschn. 6.2.2), um dieser Verantwortung nachkommen zu können.

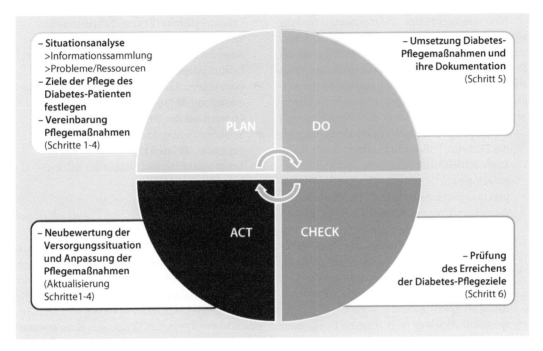

Abb. 6.4 Diabetes-Pflegeprozess im PDCA-Zyklus. (Adaptiert nach MDS 2005, S. 47)

— Der Arzt trägt die Anordnungsverantwortung: Er muss in diesem Zusammenhang der Pflegefachkraft die notwendigen Informationen zu einer sach- und fachgerechten Durchführung behandlungspflegerischer Maßnahmen verfügbar machen und damit auch ihre Mitarbeit bei Diagnostik und Therapie ermöglichen (MDS 2005, S. 40).

Die strukturellen und rechtlichen Vorgaben zur Leistungserbringung eines ambulanten Pflegedienstes können eine fachlich korrekte Durchführung der pflegerischen Maßnahmen beim Diabetes-Patienten zuweilen erschweren. So kann eine Pflegefachkraft in der ambulanten Pflege nicht unbedingt beeinflussen, ob der Klient mit dem Frühstück beginnt, bevor das Insulin gespritzt oder die Medikamente gereicht werden. Es liegt jedoch in ihrer Handlungsverantwortung, im Rahmen einer pflegerischen Beratung den Klienten aufzuklären, den behandelnden Arzt über die Situation zu informieren und gemeinsam nach Lösungen zu suchen. Dieses Vorgehen muss ebenfalls dokumentiert werden.

6.2.2 Informationssammlung

Ziel der Informationssammlung ist es, die für einen Diabetes-Patienten pflegerelevanten Informationen zu erfassen, um einen Gesamteindruck der aktuellen Situation unter Berücksichtigung der Gewohnheiten, der Möglichkeiten und Fähigkeiten sowie der Probleme des Betroffenen zu erhalten. Aufgrund der Komplexität und Vielschichtigkeit des Diabetes bedarf es einer umfassenden Datensammlung zur Verringerung, Abwendung und/oder Vermeidung von pflegerelevanten Risiken. Speziell bei Diabetes-Patienten spielt die Selbsteinschätzung ihrer Situation eine entscheidende Rolle für den Verlauf. Zusätzlich zu den Fremdeinschätzungen durch die Pflegefachkraft und die Angehörigen sollte bei Diabetes eine Situationsbeschreibung durch den behandelnden Arzt oder Diabetologen, ggf. auch eine Diabetesberaterin, erfolgen.

Eine aussagekräftige Informationssammlung schafft eine strukturierte Grundlage für die weiteren Schritte des Pflegeprozesses. Im Rahmen der Diabetes-Pflegeanamnese muss deshalb zum einen eine körperliche Untersuchung vorgenommen werden, zum anderen sind folgende Bereiche zu klären:

- physiologische Aspekte (z. B. Vorhandensein/Ausprägung von Folge-/Begleiterkrankungen des Diabetes, Fußzustand/-pflege/-kontrolle, Stoffwechselsituation, aktuelle Therapie/Pharmakologie),
- psychologische Aspekte (z. B. Depressionen, Akzeptanz/Umgang mit dem Diabetes, Ziele/Wünsche des Diabetes-Patienten),
- soziale Aspekte (z. B. Einbindung von Angehörigen/Nachbarn in das Diabetes-Management bzw. von weiteren Professionen in die Versorgung; Einbindung der Erkrankung in den Alltag als gesellschaftliche Norm),
- spirituelle Aspekten (z. B. religiöse Bedürfnisse mit Auswirkung auf das Diabetes-Management (beispielhaft ▶ Kap. 5.7)

Die Besonderheiten der diabetesspezifischen Pflegesituation sowie daraus resultierende Pflegerisiken werden in der Pflegedokumentation des Diabetes-Patienten erfasst.

Da viele Informationen vom Pflegebedürftigen erst mit gewachsenem Vertrauensverhältnis zur Verfügung gestellt werden und sich die Situation gerade im höheren Alter schnell verändert, muss die Informationssammlung zur nachvollziehbaren Verlaufsdarstellung über die Zeit vervollständigt und ständig aktualisiert werden.

Eine aussagekräftige Informationssammlung bei vorliegendem Diabetes mellitus enthält folgende Themenbereiche:

- Stammblatt (u. a. Diabetesversorgungsnetz),
- Diabetes-Erkrankungszustand:
  Klassifikation des Diabetes mellitus (◻ Tab. 6.2),
  Status der Folgeerkrankungen (◻ Tab. 6.3, ◻ Tab. 6.4, ◻ Tab. 6.5, ◻ Tab. 6.6), speziell Zustand der Füße und Fußversorgung (◻ Tab. 6.7),
  Status der Begleiterkrankungen (◻ Tab. 6.8),
- Therapiestatus (◻ Tab. 6.9),

- Lebensrhythmus (Essens-/Schlafenszeiten, Zeiten wiederkehrender Ereignisse und Abwesenheiten zur Bestimmung des optimalen Leistungszeitpunktes),
- Blutzuckerstabilität (Qualität der Stoffwechseleinstellung, ◻ Tab. 6.11; individuelle Einflussfaktoren auf den Stoffwechsel, ◻ Tab. 6.10),
- Selbstversorgungskompetenz Diabetes-Management (◻ Tab. 6.12),
- Leistungsauftrag und Details zur Behandlungspflege.

Wichtige persönliche Daten zum Pflegebedürftigen werden im Stammblatt festgehalten (MDS 2005, S. 35). Für den Diabetes-Patienten sollten hier u. a. speziell die im Diabetes-Versorgungsnetz eingebundenen (Fach-)Ärzte und die weiteren mit der Betreuung befassten Leistungsträger (z. B. Podologen) aufgeführt sein. Ebenso finden sich hier Angaben zu medizinischen Diagnosen, Krankenhausaufenthalten und Hilfsmitteln, die bei der Bewältigung des Diabetes-Managements benötigt werden.

> **Aufgrund der Komplexität der Erkrankung Diabetes und der regelhaft auftretenden Folge- und Begleiterkrankungen, aus denen sich zahlreiche pflegerelevante Risiken ableiten lassen, sind diese gezielt zu erheben, zu dokumentieren und im Rahmen der Pflegemaßnahmenplanung zu berücksichtigen.**

Die vorliegenden medizinischen Diagnosen zu Folge-/Begleiterkrankungen dienen der Einschätzung der individuellen Erkrankungsschwere (Grad der Schädigung), der Informationslage (Datenqualität) und des damit einhergehenden Bedarfs an Rücksprache mit dem behandelnden Arzt sowie der Ableitung pflegerisch notwendiger Konsequenzen.

Darüber hinaus sind für die individuelle Pflegemaßnahmenplanung Details der medikamentösen und nichtmedikamentösen Therapie (◻ Tab. 6.9) relevant, um z. B. medikamentenbedingte Entgleisungsrisiken und medikamentenabhängige Vorgaben im Notfallmanagement zu kennen.

Pflege(fach)kräfte haben im Vergleich zu anderen Berufsgruppen den tiefsten und oftmals authentischsten Einblick in die Lebensgewohn-

◼ Tab. 6.2   Diabetes-Klassifizierung mit pflegerelevantem Anwendungsbereich

Information	Pflegerelevante Risiken und Anwendungsbereiche
Diabetes Typ 1 (absoluter Insulinmangel)	Höhere Neigung zu Stoffwechselschwankungen (als Typ 2) bis hin zu hypo- und hyperglykämischen Entgleisungen
	Notwendigkeit zur Ketonmessung im Urin oder Blut bei BZ-Werten z. B. >300 mg/dl (16,5 mmol/l) und Behandlung der ketoazidotischen hyperglykämischen Entgleisung nach ärztlicher Anordnung
	Die Insulinsubstitution muss nach ärztlicher Rücksprache auch im Nüchternzustand gewährleistet werden
	Kohlenhydratberechnung erforderlich
	Kohlenhydratmenge und -verteilung sind Teil der therapeutischen Maßnahme und müssen durch den behandelnden Arzt angeordnet werden
Diabetes Typ 2 (absoluter u. relativer Insulinmangel)	Geringere Neigung zu Stoffwechselschwankungen und hypo- und hyperglykämischen Entgleisungen
	Einzelne erhöhte Blutzuckerwerte stellen akut keine Gefahr dar
	Längerfristige BZ-Werte oberhalb der Nierenschwelle – erhöhen das Exsikkoserisiko bis hin zum hyperosmolaren Koma – tragen zur Verschlechterung geriatrischer Syndrome bei – verzögern die Wundheilung
	Essen und Trinken bedarf als Teil der Diabetes-Therapie einer ärztlichen Anordnung; Hinweise zu Besonderheiten sollten immer vom Arzt eingeholt werden.
	Nur in seltenen Fällen ist eine Mahlzeitengestaltung mit definierten Kohlenhydratmengen erforderlich
Diabetes Typ 3 (Insulinmangelart zu klären)	Besonderheiten des vorliegenden Diabetes Typen, sowie die Art des Insulinmangels durch Rücksprache mit dem behandelnden Arzt abklären

◼ Tab. 6.3   Diabetesbedingte Folgeerkrankungen mit pflegerelevantem Anwendungsbereich: Mikroangiopathie

Information	Pflegerelevante Risiken und Anwendungsbereiche
Diabetische Retinopathie	Zu Beginn ohne Einschränkungen des Sehvermögens, später ggf. Sehfeldeinschränkungen bis hin zur Erblindung
	Zunahme der Sturz- und Verletzungsgefahr
	Einschränkungen in der Selbstversorgungsfähigkeit (z. B. Fußkontrolle/-pflege)
	Erforderliche ärztliche Kontrolluntersuchungen (► Kap. 2.5.6): – ohne Diagnose: mind. einmal jährlich Augenarzt – mit Diagnose: mind. alle 6 Monate Augenarzt
Diabetische Nephropathie/ Dialyse	Niereninsuffizienz bis hin zum Nierenversagen mit Dialysepflicht:
	Stadienabhängige Ernährungsempfehlungen einholen
	Stadienabhängige Anordnungen zur Flüssigkeitsaufnahme einholen
	Risiko von Hautveränderungen mit Juckreiz und Infektionsgefahr

◘ Tab. 6.3 Fortsetzung

Information	Pflegerelevante Risiken und Anwendungsbereiche
	Risiko von chronischen Wunden mit Wundheilungsverzögerung
	Risiko einer Mangelernährung
	Erforderliche ärztliche Kontrolluntersuchungen (▶ Kap. 2.5.7): – ohne Diagnose: mind. einmal jährlich – mit Diagnose: 2- bis 4-mal jährlich

◘ Tab. 6.4 Diabetesbedingte Folgeerkrankungen mit pflegerelevantem Anwendungsbereich: Makroangiopathie

Information	Pflegerelevante Risiken und Anwendungsbereiche
Koronare Herzkrankheit (Durchblutungsstörungen der Herzkrankgefäße)/ Z. n. Herzinfarkt	Im frühen Stadium: Belastungsbeschwerden mit Angina pectoris
	Im fortgeschrittenen Stadium: erhöhtes Risiko von Herzrhythmusstörungen, Herzinfarkt und plötzlichen Herztod
	Bei gleichzeitig bestehender Nervenstörung (Neuropathie): Risiko von »stillen/stummen Infarkten« (und unbemerkte Angina pectoris) ohne typische klinische Symptomatik
	Mobilitätsverlust/-begrenzung durch niedrige Belastungsgrenze
	Erforderliche ärztliche Kontrolluntersuchungen: mind. einmal jährlich Ruhe-EKG (Belastungs-EKG bei Diabetesdauer über 10 Jahren oder vor Beginn vermehrter körperlicher Aktivität)
Karotisstenose (Durchblutungsstörungen der Halsschlagadern)/ Z. n. Schlaganfall	Vaskuläre Demenz bis hin zum Schlaganfall (= Apoplex)
	Bei auftretenden Symptomen ärztliche Untersuchungen einleiten – Kognitive Einschränkung – Mobilitäts- und Kraftverlust nach Apoplex – Erhöhte Sturzneigung nach Apoplex
	Erforderliche ärztliche Kontrolluntersuchungen: nur bei Patienten mit sehr hohem Risikoprofil und Symptomatik (keine Standardkontrollen)
Periphere arterielle Verschlusskrankheit (Durchblutungsstörungen an den Extremitäten)	Einschränkungen der Gehstrecke
	Bei gleichzeitiger Neuropathie: Ausbleiben des Belastungsschmerzes bei beginnender pAVK
	Mobilitätseinschränkungen
	Gefahr eines DFS mit Neigung zur Wundheilungsstörung, Nekrosenbildung und Amputation
	Erforderliche ärztliche Kontrolluntersuchungen: – ohne Diagnose: mind. jährlich (▶ Kap. 2.5.5) – mit Diagnose: alle 2–3 Monate durch Spezialisten (Mohrbach 2012)

DFS diabetisches Fußsyndrom, *pAVK* periphere arterielle Verschlusskrankheit.

6

□ Tab. 6.5 Diabetesbedingte Folgeerkrankungen mit pflegerelevantem Anwendungsbereich: diabetische Polyneuropathie

Information	Pflegerelevante Risiken und Anwendungsbereiche
Neuropathie an den Füßen	Motorisch: Atrophie (Abbau) der kleinen Fußmuskeln, »Verrutschen« der plantaren (Fußsohle) Fußpolster, Fußformveränderungen (Subluxation (= unvollständige Ausrenkung eines Gelenkes) der Mittelfußköpfchen nach plantar, Entwicklung von Krallenzehen, »Erhöhung des inneren Fußdrucks«)
	Autonom: verminderte Schweißsekretion, Gefäßweitstellung, verstärkte Hornhautbildung, trockene und rissige Haut
	Sensorisch: vermindertes Druck-, Schmerz- und Temperaturempfinden, Parästhesien wie Kribbeln oder Ameisenlaufen, Veränderungen oder Verlust der Fußwahrnehmung
	Gangunsicherheit mit Zunahme der Verletzungsgefahr und Erhöhung des Sturzrisikos
	Ausbleiben automatischer Entlastung bei Druckulzera
	Erhebliches Risiko zur Entwicklung einer Wunde am Fuß (DFS)
	Mobilitätseinschränkung
	Zunahme von Haut- und Nagelmykosen
	Erforderliche ärztliche Kontrolluntersuchungen nach Risikograd (Morbach 2012): – mind. jährlich (ohne NP, pAVK) – mind. alle 3–6 Monate (bei sensorischer NP ± Deformität) – mind. alle 2-3 Monate durch Spezialisten (pAVK ± sen. NP) – mind. alle 1–2 Monate durch Spezialisten (bei früherem Ulkus/Amputation) **Empfohlene pflegerische Fußkontrolle:** □ Tab. 6.7
Neuropathie an den Händen (= diabetische Cheiropathie)	Motorische, autonome, sensorische Veränderungen der Hände (vergleichbar den Vorgängen an den Füßen)
	Neigung zu Rhagaden an den Fingerkuppen, insbesondere bei Patienten, bei denen auch der BZ gemessen wird
	Verschlechterung oder Verlust der Feinmotorik in den Händen
	Zunahme von Haut-, insbesondere von Nagelmykosen
Autonome Neuropathie am Herzen	Reduzierte Anpassungsfähigkeit des Herzens, ausbleibender Schmerz im Falle der Minderdurchblutung bis hin zum Herzinfarkt
	Bei gleichzeitig bestehender sensibler Nervenstörung auch stummer Infarkt
	Kardiale Überlastungstendenzen
	Mobilitätseinschränkungen
	Erforderliche ärztliche Kontrolluntersuchungen: mindestens einmal jährlich EKG, ggf. Belastungs-EKG
Autonome Neuropathie am Magen-Darm-Trakt	Diabetische Gastroparese (Lähmung der Magenperistaltik) mit Völlegefühl und Übelkeit
	Beschleunigte Magen-Darm-Passage mit Diarrhoen und Verlust der Aufnahme von Flüssigkeit und Nährstoffen
	Verzögerte Magen-Darm-Passage mit Obstipation bis hin zum Darmverschluss
	Verlust der Schließmuskelsteuerung

◘ Tab. 6.5 Fortsetzung

Information	Pflegerelevante Risiken und Anwendungsbereiche
	Bei auftretenden Symptomen ärztliche Untersuchungen einleiten: – Exsikkose – Mangelernährung – Stuhlinkontinenz
	Erforderliche ärztliche Kontrolluntersuchungen: nur bei Symptomatik
Autonome Neuropathie der Harnblase/diabetische Zystopathie	Überaktive Blase und/oder chronische Harnretention
	Wahrnehmungsstörung des Blasenfüllungsgefühls
	Beeinträchtigung des Blasenverhaltes
	Sturzrisiko beim Versuch, schnell die Toilette zu erreichen
	Bei auftretenden Symptomen ärztliche Untersuchungen einleiten: – Harninkontinenz – Unterbrechung der Nachtruhe aufgrund nächtlicher Toilettengänge
	Erforderliche ärztliche Kontrolluntersuchungen: nur bei Symptomatik

DFS diabetisches Fußsyndrom, *NP* Neuropathie, *pAVK* periphere arterielle Verschlusskrankheit.

◘ Tab. 6.6 Diabetesbedingte Folgeerkrankungen mit pflegerelevantem Anwendungsbereich: Weitere Folgeerkrankungen

Information	Pflegerelevante Risiken und Anwendungsbereiche
Diabetesbedingte Hauterkrankungen	Ausgangspunkt für weitere Infektionen der Betroffenen und des sozialen Umfelds
	Risiko der Entwicklung von Wunden
	Erhöhter Leidensdruck (Juckreiz, kosmetische Veränderungen/soziale Ausgrenzung u. Ä.)
	Einschätzung und Planung – der Hautpflege und Hautpflegeprodukte – einer förderlichen Kleidungswahl – des Bedarfs an Rücksprache mit dem behandelnden Arzt
Orale Erkrankungen (Soor, Parotiden, Parodontitis)	Erhöhtes Risiko – für diabetesassoziierte Komplikationen (z. B. ischämische Herzerkrankungen, Retino-/Nephro-/Neuropathien) – für Prothesenstomatitis/Druckstellen und Wunden in der Mundhöhle – für Wundinfektionen/Mundschleimhautinfektionen – bei unbehandelter Gingivitis für die Entwicklung einer schweren chronischen Parodontitis, Wurzelkaries und Zahnverlust
	Verschlechterung der Stoffwechseleinstellung
	Beeinträchtigung des Ernährungsverhaltens und -zustand
	Einschätzung und Planung – der richtigen Mundhygiene sowie Hilfsmittel zur Durchführung und Produktauswahl – des Bedarfs an zahnärztlicher und zahnprothetischer Versorgung
	Erforderliche zahnärztliche Kontrolluntersuchungen (► Kap. 2.5.12, ► Kap. 4.3.1): – mindestens zweimal jährlich – bei schlechter Stoffwechsellage: alle 3 Monate

◘ Tab. 6.7 Diabetesbedingte Folgeerkrankungen mit pflegerelevantem Anwendungsbereich: Fußzustand und Fußpflege

Information	Pflegerelevante Risiken und Anwendungsbereiche
Fußanamnese: Vorhandensein von Fußformveränderungen (z. B. Hallux valgus, Krallenzehen, Amputation) und Hinweisen auf Fehlbelastungen (z. B. Schwielen/Kallus)	Einschätzung – des Risikos für die Entstehung von Druckstellen, Blasen und Verletzungen und eines akuten DFS – des akuten Handlungsbedarfes (z. B. ärztliche Behandlung, podologische Behandlung) – des Bedarfs an druckentlastenden Hilfsmitteln – der Hautpflege und Hautpflegeprodukte – des Beratungsbedarfes zu Fußkontrolle/-pflege – der Entwicklung des Fußzustands **Erforderliche ärztliche Kontrolluntersuchungen:** ◘ Tab. 6.5 **Empfohlene pflegerische Kontrollintervalle:** Die Füße sollten bei Diabetes-Patienten möglichst täglich kontrolliert werden. Sollte dies nicht möglich sein, dann: – mind. 1× monatlich bei risikofreien Füßen – mind. 1× wöchentlich bei Risikofüßen (vorhandenen Deformitäten/Fehlbelastungen/Sensibilitätseinschränkungen) – individuell kürzere Kontrollintervalle (z. B. täglich) (bei akuten Verletzungen u. Ä.)
Fußinspektion: Vorhandensein aktueller Verletzungen, Haut-/Nagelveränderungen, Infektionen und Hinweisen auf unsachgemäße/mangelnde Fußpflege Speziell: Verhornungen, Einrisse in der Hornhaut, eingeschränkte Sensibilität, feuchte/unsaubere Zehenzwischenräume, abgeheilte/beginnende Geschwüre, Blasen, Einblutungen, Rötungen, Entzündungszeichen, Schwellungen, Hautabschürfungen, Pilzinfektion (► Kap. 4.3.4)	
Status Fußpflegemaßnahmen: Kenntnis geeigneter Fußpflegemaßnahmen und Fähigkeit zur korrekten/regelmäßigen Durchführung der Fußkontrolle/-pflege Speziell: tägliches Beobachten der Füße, tägliches Waschen der Füße mit lauwarmem Wasser, regelmäßiges Eincremen bei trockener Haut, Geradefeilen der Zehennägel, Aufsuchen eines medizinischen Fußpflegers/Podologen bei Vorhandensein von Hühneraugen, Schwielen oder eingewachsenen Nägeln (► Kap. 4.3.4)	– Einschätzung des Bedarfs an Beratung zur Fußpflege bei Diabetes – Angebot der Einbeziehung einer professionellen Fachkraft/eines Podologen
Status Schuhe und Strümpfe: Kenntnis und korrekte Nutzung geeigneter Fußbekleidung Speziell: geeignete Strümpfe/Schuhe, orthopädische Einlagen/Schuhe werden bei Fußdeformierungen getragen, Hausschuhe/geschlossene Schuhe statt Barfußlaufen (► Kap. 4.3.5)	Einschätzung – des Bedarfs an Beratung zu geeigneter Fußbekleidung (oder deren Nutzung im Alltag) – von Handlungsbedarf (Organisation von Maßschuhen, Einlagen o. Ä.)

◘ Tab. 6.8 Begleiterkrankungen des Diabetes mit pflegerelevanten Anwendungsbereichen

Information	Pflegerelevante Risiken und Anwendungsbereiche
Stoffwechselbeeinträchtigende Begleiterkrankungen	
Akute und chronisch entzündliche Erkrankungen, z. B. Infektionen, fieberhafte Infekte, Erkrankungen des rheumatischen Formenkreises, Pankreatitis, Morbus Crohn, Prostataentzündungen, Hashimoto Thyreoiditis	Beeinträchtigung der Insulinwirkung durch die Entzündungsprozesse
	Erhöhung des Risikos für hyperglykämische Stoffwechselentgleisungen und -schwankungen
	Instabilität in der Blutzuckerregulation

6

▢ Tab. 6.8 Fortsetzung

Information	Pflegerelevante Risiken und Anwendungsbereiche
Endokrine Erkrankungen mit hormonellen Störungen, z. B. Hyper- und Hypothyreose, Nebennierentumoren, Hypophysentumoren, Morbus Cushing, Morbus Addison	Interaktion der durch die Begleiterkrankung veränderten Hormone mit dem Hormon Insulin
	Erhöhung des Risikos für hyperglykämische und/oder hypoglykämische Stoffwechselentgleisungen
	Instabilität in der Blutzuckerregulation
Weitere Begleiterkrankungen	
Hypertonie, Dyslipidämie (Fettstoffwechselstörung), Hyperurikämie (vermehrte Harnsäure im Blut)	Erhöhung des Risikos für die Entwicklung von diabetesbedingten Folgeerkrankungen
	Basis zur präventiven Krankenbeobachtung zur frühzeitigen Reaktion beim Auftreten erster Zeichen von bislang nicht bekannten, diabetesbedingten Folgeerkrankungen

▢ Tab. 6.9 Medikamentöse und nichtmedikamentöse Diabetes-Therapie und pflegerelevante Risiken

Information	Pflegerelevante Risiken und Anwendungsbereiche
Nichtmedikamentöse Therapie	
Ernährung: Anweisungen der Ernährungstherapie vorhanden?	Einschätzung und Klärung – des Risikos von Hypoglykämie, Mangelernährung, Unterversorgung mit Kohlenhydraten (Notwendigkeit von Zwischenmahlzeiten) – des Beratungsbedarfs – relevanter Schnittstellenkommunikation (z. B. Diabetesberater)
Bewegung: Anweisungen der Bewegungstherapie vorhanden?	Einschätzung und Klärung – des Risikos von Hypoglykämie, Fußverletzungen, Sturzgefahr sowie notwendiger Hilfsmittel und Ressourcen zur Prävention im Zusammenhang mit geplanter Bewegung und/oder pflegerischer Mobilisation – des Beratungsbedarfs – relevanter Schnittstellenkommunikation (z. B. Physiotherapeuten)
Medikamentöse Therapie	
Medikamente: Orale Antidiabetika (OAD), Insuline, Inkretinmimetika, andere stoffwechselwirksame Medikamente Therapieart, -menge/-einheiten, -schema	Einhalten der Vorgaben zu den Einnahmezeiten bei den OAD bzw. des Spritz-Ess-Abstands bei Insulin (▶ Kap. 4.2.1, ▶ Kap. 4.2.2)
	Beachtung der medikamentenabhängigen Vorgaben zur Notfallbehandlung und zielgerichtete Information an den behandelnden Arzt (z. B. Patient hat Fieber – Metformingabe weiter?) (▶ Kap. 4.2.1, ▶ Kap. 4.2.2)
	Risiko von Medikamenteninteraktionen/-nebenwirkungen
	Stoffwechselwirksamkeit der Begleitmedikation (z. B. Cortison, Diuretika, Antihypertonika)
	Therapie mit insulinotropen OAD und/oder Insulin birgt die Gefahr einer Hypoglykämie (= Unterzuckerung)

> ◼ **Tab. 6.10** Pflegedokumentation Qualität der Stoffwechseleinstellung: individuelle (patientenbezogene) Einflussfaktoren auf den Blutzucker

Dieser Dokumentationsteil dient nach Bedarf zur Unterstützung der ärztlichen Situationsanalyse zur Therapieanpassung bei schwer einstellbaren Diabetes-Patienten mit stark schwankenden Blutzuckerwerten

Information	Anwendungsbereiche
Ernährung: Ernährungsgewohnheiten (Vorlieben, Zeitpunkt Nahrungsaufnahme, Mengen, BZ-Wirksamkeit)	Erhebung patientennaher Hintergrundinformationen zur Ersteinschätzung des Zusammenspiels stoffwechselwirksamer Lebensgewohnheiten (Ernährung, Bewegung) und Medikamente möglichst in Zusammenarbeit mit Diabetesberater und/oder behandelndem Arzt
Bewegung: Aktivitäten (Zeitpunkt und Art aktueller und früherer Bewegungsaktivitäten, Dauer, BZ-Wirksamkeit)	Frühere Bewegungsaktivitäten bieten einen Ansatz für geeignete Mobilisierungsmaßnahmen
Medikamente: Alle aktuell eingenommenen Medikamente (Einnahmezeitpunkt, Wirkstoff, Dosis, Menge, BZ-Wirksamkeit)	

> ◼ **Tab. 6.11** Pflegedokumentation: Qualität der Stoffwechseleinstellung

Informationen	Anwendungsbereiche
Individuelle Zielwerte BZ nüchtern, vor dem Schlafengehen, 2 h pp (nur nach Bedarf) HbA_{1c}	Erkennen – stoffwechselabhängiger Pflegerisiken – chronischer Stoffwechseldekompensation (= -entgleisung)
Aktuelle Werte BZ nüchtern, vor dem Schlafengehen, 2 h pp (nur nach Bedarf) HbA_{1c}	Prüfung des Erreichens der medizinischen Behandlungsziele und Rückmeldung an den behandelnden Arzt (nach zuvor festgelegten Kriterien) zur Therapieanpassung
Anzahl aufgetretener Hypo-/Hyperglykämien – ohne/mit Fremdhilfe bewältigt – ohne/mit Notfallbehandlung (ambulant/stationär)	

heiten der pflegebedürftigen Diabetes-Patienten. Bei schwer einstellbaren Stoffwechsellagen können diese Informationen bei der Ursachenanalyse in der interprofessionellen Zusammenarbeit zum Schlüsselelement werden und zur Optimierung der Diabetestherapie beitragen. Die Erhebung stoffwechselrelevanter Einflussfaktoren (◼ Tab. 6.10) (Details zum individuellen Ernährungs- und Bewegungsverhalten sowie weiterführende Informationen zur Anwendung von Medikamenten wie z. B. rezeptfreie und/oder Naturheilprodukte) erfolgt nach Bedarf.

Die Qualität der Stoffwechseleinstellung, gemessen an Blutzuckerwerten und aufgetretenen Hypo-/Hyperglykämien (◼ Tab. 6.11), sollte dagegen fester Bestandteil der Informationssammlung sein. Die Daten dienen dazu, frühzeitig Anpassungsbedarf in der Diabetes-Therapie zu bemerken, um das Neuauftreten oder Fortschreiten von Folge- und Begleiterkrankungen zu reduzieren. Zudem kann blutzuckerabhängigen Risiken vorgebeugt und Genesungsprozesse (z. B. Wundheilung) können unterstützt werden.

> ❯ Zur Therapiebegleitung und Evaluation müssen unbedingt die individuellen Blutzuckerzielwerte bekannt sein.

Im Rahmen der pflegerischen Versorgung liegen nicht immer aktuelle Blutzuckerwerte oder HbA_{1c}-Werte vor. Auch wenn die HbA_{1c}-Werte einmal im

Quartal von den behandelnden Ärzten bestimmt werden sollten, ist dies nur bei Patienten, die im Disease Management Programm (DMP) Diabetes mellitus eingeschrieben sind, verpflichtend. Es lohnt sich, den HbA$_{1c}$-Wert zu erfragen. Denn wenn weder zu verschiedenen Tageszeiten gemessene Blutzuckerwerte noch HbA$_{1c}$-Werte vorliegen, müssen in der Pflege alle angegebenen stoffwechselabhängigen Pflegerisiken im Rahmen der Pflegeplanung berücksichtigt werden.

Neben den medizinischen Parametern ist es wichtig, sich ein Bild davon zu machen, wie der Diabetes-Patient im Alltag selbstständig mit der Erkrankung Diabetes mellitus zurecht kommt. Das Wissen über Zusammenhänge des eigenen Verhaltens mit dem resultierenden Gesundheitszustand, das Erkennen von Notfällen an individuellen Symptomen und die Kenntnis von Notfallmaßnahmen wird oft überschätzt. Hier liegt ein großes Gefährdungspotenzial besonders bei alleinlebenden Diabetes-Patienten. In einem tiefergehenden diabetologischen Pflegeassessment können mittels geeigneter strukturierter Fragebögen und – nach Möglichkeit evaluierter – Assessmentinstrumente die vorhandenen Fähigkeiten des Diabetes-Patienten zur Selbstversorgung und die dafür notwendigen Hilfsmittel konkretisiert werden. Auch diabetesassoziierte Risiken werden damit festgestellt und der individuelle Unterstützungsbedarf ermittelt.

> Bei der Pflege des Diabetes-Patienten ist darauf zu achten, mit Hilfe ausgewählter Assessmentinstrumente insbesondere den Grad der Beeinträchtigung hinsichtlich der Vermeidung unerwünschter diabetesassoziierter Ereignisse (z. B. Hypoglykämien, Harnwegsinfketionen, Druckulzera, Stürze) und den damit verbundenen Handlungsbedarf festzustellen (vgl. Dunning 2005).

Liegen Ergebnisse von Assessments anderer Berufsgruppen (z. B. einem ärztlichen geriatrischen Diabetes-Assessment, ▶ Kap. 2.2.2) vor, sollten diese berücksichtigt werden. Erfolgte kein ärztliches Assessment, können dieselben Instrumente ebenso durch entsprechend geschulte (Diabetes-)Pflegefachkräfte im Rahmen eines Pflegeassessments verwendet werden. Zur strukturierten Erfassung der Selbstversorgungsfähigkeit bieten sich außerdem die Fähigkeitsprofile zur selbstständigen Insulininjektion oder Blutzuckermessung (▶ Kap. 4.1.3) an. Der Expertenstandard »Pflege von Menschen mit chronischen Wunden« nennt zur Erhebung der Selbstpflegefähigkeiten beim diabetischen Fußsyndrom als einziges in Deutschland entwickeltes Messinstrument den »Frankfurter Aktivitätenkatalog der Selbstpflege zur Prävention des Diabetischen Fußsyndroms, FAS-PräDiFuß« (DNQP 2008, S. 94). Auch die Fähigkeiten zur oralen Selbstpflege spielen bei Diabetes-Patienten eine wesentliche Rolle (▶ Kap. 2.5.12, ▶ Kap. 4.3.1) und können beispielsweise mit dem »Index der Aktivitäten der täglichen Mundpflege, ADOH«, der allerdings nicht spezifisch für Diabetes-Patienten entwickelt wurde, systematisch erfasst werden (Hallberg u. Andersson 2011). Die Auswahl und Zusammenstellung der eingesetzten Assessmentinstrumente ergibt sich aus dem jeweils vorliegenden Fall. Zumindest sollten Informationen zur Diabetes-Selbstversorgungskompetenz, wie sie in ◻ Tab. 6.12 dargestellt sind, erhoben werden.

In Zusammenarbeit mit anderen relevanten Begrufsgruppen wie z. B. Diabetesberatern und Podologen sollte anhand der Ergebnisse aus dem diabetologischen Pflegeassessment eine Fallanalyse erfolgen, die den individuellen Bedarf, aber auch die Fähigkeit des Diabetes-Patienten zur Teilnahme an einer Diabetes-Schulung oder -Anleitung konkretisiert.

Die Informationen sollten dahingehend gesichtet werden, welche Art der Wissensvermittlung für den Diabetes-Patienten die am besten geeignete ist. So können Gruppenschulungen aufgrund des Erfahrungsaustausches, der Identifizierung mit den Geschichten der anderen Betroffenen sowie der Diskussion untereinander effektiver sein als Einzelschulungen oder Anleitungen (Fox u. Kilvert 2009). Letztere wiederum sind dort von Vorteil, wo Gruppenschulungen schlecht erreichbar sind oder nicht in altersgerechter Weise (homogene kleine Gruppen mit altersgerechter Didaktik) angeboten werden. Auch verlangt die Gruppenschulung mehr Sozialkompetenz und eine größere Transferleistung vom Diabetes-Patienten, der das Erlernte aus dem Praxiskontext in die eigene gewohnte Umgebung übersetzen muss.

◘ Tab. 6.12 Diabetes-Selbstversorgungskompetenz

Information	Anwendungsbereiche
Letzte Diabetes-Schulung (Datum, Schwerpunkte)	Einschätzung – der Aktualität vorhandenen Wissens beim Diabetes-Patienten über zentrale Aspekte der Erkrankung und die Zusammenhänge täglicher Entscheidungen mit dem eigenen Gesundheitszustand – des Bedarfs an Schulung o. Anleitung (Auffrischung, Schwerpunkte)
Wissen/Umgang des Diabetes-Patienten mit – Symptomen der Hypo-/Hyperglykämie – Blutzuckermessung – Medikamenten/Insulinen – Einkauf/Ernährung/Mahlzeitenzubereitung – Fußkontrollen/-pflege (◘ Tab. 6.7)	Einschätzung – der wissens- und handlungsbasierten Selbstversorgungsfähigkeit bzw. des Selbstgefährdungsrisikos – des individuellen Beratungs-/Schulungs-/Anleitungsbedarfs
	Organisation einer bedarfsorientierten Diabetes-Schulung in anerkannten Diabetes-Schulungszentren bzw. über kooperierende Diabetologen und Diabetesberater
Einschreibung im Disease Management Program (DMP)	Einschätzung – des ärztlichen Betreuungsumfangs – des Vorhandenseins regelmäßiger ärztlicher Kontrolltermine (aktuelle Diagnosen, Therapieergebnisse)

– Liegen physische Einschränkungen vor, die eine Teilnahme an Gruppenschulungen bzw. an Angeboten außerhalb des Wohnbereichs erschweren (z. B. Immobilität, stark minimierte Hör-/Sehfähigkeiten), können Beratung, Einzelschulung und Anleitung in der Häuslichkeit eine gute Alternative bieten.

– Auf psychischer Ebene sollte auf Faktoren geachtet werden, die die Aufnahme neuer Informationen erschweren: Depressionen, niedriges Selbstwertgefühl, Grad der Unabhängigkeit, Flexibilität und Passivität. Auch die Erwartungshaltung des Diabetes-Patienten hinsichtlich dessen, was das Gesundheitssystem zur Verfügung stellen sollte, seine Ideen und Überzeugungen zum Diabetes, zur eigenen Einflussnahmefähigkeit und der eigenen Lernfähigkeit sowie seine Bereitschaft zu Veränderungen spielen hier eine wichtige Rolle.

– Der Schulungs- und Anleitungserfolg kann zudem durch soziale Aspekte gehemmt werden, z. B. durch Isolation des Diabetes-Patienten, Bewegungsradius/Erreichbarkeit notwendiger Einkaufsgelegenheiten u. Ä. oder ökonomische Grenzen.

Sollen ältere Angehörige die Diabetes-Versorgung übernehmen, muss darüber nachgedacht werden, hier ebenfalls sensibel ein entsprechendes Assessment anzubieten.

Für die Behandlungspflege sollte zu Leistungsbeginn ein detaillierter Therapieplan mit dem behandelnden Arzt abgestimmt und dokumentiert werden. Hierfür sind neben dem üblichen Leistungsauftrag, den schon genannten relevanten Diagnosen und Besonderheiten sowie den individuellen Therapiezielen folgende Informationen zu erfragen.

> **Zu erfragende Informationen**
> **Im Rahmen der Anleitung**
> – Wurde ein individueller Fähigkeitstest zur Bewältigung der Anforderungen erhoben (z. B. im Rahmen eines geriatrischen Diabetes-Assessments), und wenn ja, mit welchem Ergebnis?
>
> Es sind die im Folgenden aufgeführten Details der jeweiligen Maßnahme (Blutzuckermessung, Insulininjektion), die angeleitet werden soll, zu erfragen.

Im Rahmen der Blutzuckermessung

- In welchem individuellen Blutzuckerziel-bereich (Ober-/Untergrenze) soll sich der Blutzucker bewegen?
- Bei welchen Blutzuckerwerten außerhalb des Zielbereiches haben welche Handlungen zu erfolgen?
  (z. B. ab einem BZ-Wert von unter 80 mg/dl bzw. 4,5 mmol/l müssen 2 Kohlenhydrat-einheiten in Form von Traubenzucker oder Saft gereicht werden)
- Bei welchen Grenzwerten möchte der Arzt wie informiert werden?
  (z. B. bei einmalig gemessenem Blutzucker von unter 50 mg/dl bzw. 2,8 mmol/l oder über 300 mg/dl bzw. 16,5 mmol/l sowie bei Blutzuckerwerten über 200 mg/dl bzw. 11,0 mmol/l an zwei aufeinanderfolgenden Tagen ist der behandelnde Arzt sofort telefonisch zu informieren)

Im Rahmen der Insulininjektion

- Informationen zur Kohlenhydratzufuhr (Kohlenhydratmenge und ggf. Verteilung)
- Informationen zum individuell festzule-genden Spritz-Ess-Abstand (SEA)
- Informationen zu den Spritzarealen
- Informationen zur Kanülenlänge
- Bei BZ-Wert-abhängiger Insulinanpassung (Anpassungsschema): genaue Angaben, bei welchem Wert welche Insulindosis ge-spritzt werden soll
  Ein therapeutischer Spielraum ist, wenn der Arzt nicht unmittelbar vor Ort ist, nicht zulässig!
- Klare Informationen zum individuellen Notfallmanagement (Umgang mit niedri-gen und hohen Blutzuckerwerten, s. oben)

Im Rahmen der Leistungen »Medikamente stellen und/oder Medikamentengabe«

- Angabe des Präparates, der Stärke und des genauen Einnahmezeitpunktes in Abhän-gigkeit von der Mahlzeitenaufnahme
- Bei insulinotopen Medikamenten: Anga-ben zur Kohlenhydratzufuhr (Kohlenhyd-ratmenge und -verteilung)

- Wirkungen, Nebenwirkungen und wann ein Präparat nicht gereicht werden darf (Die durchführende Pflegefachkraft muss hierin geschult sein und im erforderlichen Fall den behandelnden Arzt kontaktieren, um sich neue Anweisungen einzuholen)

Alle gesammelten diabetesspezifischen pflegere-levanten Informationen bilden neben den therapieab-hängigen Informationen (▶ Kap. 4.2.1, ▶ Kap. 4.2.2) und den blutzuckerabhängigen Symptomen (▶ Kap. 2.3) die Basis für eine zielgerichtete Kran-kenbeobachtung und Dokumentation.

Die Tabellen in diesem Abschnitt fassen die bei Diabetes mellitus zu erhebenden Informatio-nen themenspezifisch zusammen und geben einen Überblick über zentrale pflegerelevante Anwen-dungsbereiche. Die Art und Menge der einzuholen-den medizinischen Informationen macht deutlich, wie groß die Notwendigkeit zur interdisziplinären Zusammenarbeit ist. Je aktiver und zielgerichteter das Schnittstellenmanagement, desto höher die Versorgungsqualität und Handlungssicherheit der Pflege(fach)kräfte und demzufolge auch die Sicher-heit des pflegebedürftigen Diabetes-Patienten.

In ▢ Tab. 6.13 werden der Vollständigkeit halber noch einmal zentrale pflegerelevante Risiken in Ab-hängigkeit von der Höhe des Blutzuckers zusam-mengefasst.

6.2.3 Erkennen von Problemen und Ressourcen des Diabetes-Patienten

Im Anschluss an die Informationssammlung er-folgt die Analyse der erhobenen Einzelinforma-tionen. Hierbei stehen die noch vorhandenen Res-sourcen des Diabetes-Patienten zur Bewältigung des täglichen Diabetes-Managements sowie die zentralen Problembereiche mit pflegerischem Be-ratungs- und Unterstützungsbedarf im Fokus der Aufmerksamkeit.

Die erhobenen Informationen werden zu über-greifenden handlungsleitenden Pflegeproblemen zusammengefasst. Pflegeprobleme sind Zustände,

◘ **Tab. 6.13** Glukoseabhängige pflegerelevante Risiken

Stoffwechselsituation	Pflegerelevante Risiken
Blutzuckerwerte oberhalb der Nierenschwelle Im Mittel >180 mg/dl bzw. 9,9 mmol/l über einen längeren Zeitraum oder einen HBA$_{1c}$ von ≥8 % bzw. 64 mmol/mol	
Erhöhter Flüssigkeitsverlust über die Nieren	Exsikkoserisiko (= Austrocknungsgefahr) steigt
	Häufiges Wasserlassen (insbesondere nachts) kann das Sturzrisiko erheblich erhöhen
	Zunahme der Harninkontinenz, insbesondere der Dranginkontinenz
	Obstipationsneigung
	Trockene Haut mit Juckreiz (Kratzwunden, häufig infiziert)
	Trockene Schleimhäute mit Soorgefahr
	Elektrolyt- und Energieverlust mit der Gefahr der Mangelernährung, auch bei normal- oder übergewichtigen Menschen
	Kognitive Einschränkungen (Abnahme der Fähigkeit, Signale der Umwelt wahrzunehmen und weiterzuverarbeiten)
Glukoseausscheidung über den Urin	Neigung zu Harnwegsinfekten (Zystitis)
	Neigung zu Pilzinfektionen (Mykosen) an den äußeren und inneren Genitalien
Erhöhte Glukosewerte im Blut und im Interstitium	Müdigkeit/Unlust zur Bewältigung von Tagesaktivitäten (durch Energieverlust)
	Neigung zu Haut- und Nagelmykosen
	Neigung zu Wundinfektionen, schlechter Wundheilung
	Wiederkehrende Haut- und Lungeninfekte durch gute Nahrungs-/Vermehrungsgrundlage für Erreger
	Blutzuckerabhängiges Aufquellen der Augenlinse mit Anpassungsstörungen und Abnahme der Sehfähigkeit, ggf. mit Zunahme der Sturzneigung und Verletzungsgefahr
Insgesamt: multifaktorielle Einschränkung der Lebensqualität und Selbsthilfefähigkeit des Menschen mit Diabetes	
Niedrige Blutzuckerwerte unterhalb von 100 mg/dl bzw. 5,5 mmol/l	
Geringe Glukosewerte im Blut und im Interstitium	Erhöhtes Hypoglykämierisiko
	Abnahme der Selbsthilfefähigkeit
	Zunahme der Eigen- und Fremdgefährdung, z. B. durch erhöhtes Sturzrisiko und/oder Nahrungsverweigerung, durch Stimmungsveränderungen
	Kognitive Einschränkungen, z. B. mit Verlängerung der Reaktionszeit und nicht zielgerichtetem Denken und Handeln
	Rezidivierende Hypoglykämien und eine vorliegende autonome Neuropathie können die Adrenalin-gesteuerten Anzeichen einer Hypoglykämie abschwächen oder gänzlich verhindern. Erst wenn bereits ein Energiemangel im Nervensystem vorhanden ist, d. h. wenn Ausfälle der Körperfunktion vorliegen, wird die Unterversorgung mit Glukose sichtbar

◨ Tab. 6.14 Formulierung eines Diabetes-Pflegeproblems mit dem PESR-Konzept am Fallbeispiel Frau Musser

Betroffene Lebensaktivität/Funktion:	BZ-Messung
Problem: Was zeigt sich?	BZ-Messung nicht eigenständig durchführbar
Einflussfaktoren: Warum tritt das Problem auf?	Feinmotorische Einschränkungen aufgrund neuropathischer Sensibilitätsstörungen in den Händen
Symptome: Wie zeigt sich das Problem aus Perspektive des Diabetes-Patienten?	Lanzette kann nicht gegriffen und in die Stechhilfe eingesetzt werden Teststreifendose kann nicht geöffnet, Teststreifen nicht aus der Verpackung genommen und in das Testgerät eingeführt werden
Ressourcen: Welche Fähigkeiten und Potenziale haben der Diabetes-Patient und sein soziales Umfeld?	Fr. Musser kann sich in die Fingerbeere stechen, den Blutstropfen gewinnen und an den Teststreifen heranführen Fr. Musser kann die Anzeige am BZ-Gerät lesen und den BZ-Wert aufschreiben Mittags und abends unterstützen Tochter oder Enkelin bei der BZ-Messung
Diabetes-Pflegeproblem – zusammenfassende Formulierung	**Keine selbstständige BZ-Messung** aufgrund neuropathischer Sensibilitätsstörungen mit feinmotorischen Einschränkungen in den Händen, dadurch kann die Teststreifendose nicht geöffnet, Lanzetten und Teststreifen können nicht gegriffen und in die entsprechenden Geräte eingeführt werden. **Ressource:** Fr. Musser kann bei vorbereiteter Stechhilfe und BZ-Gerät eigenständig Blut entnehmen und das Blut auf den Teststreifen auftragen. Den gemessenen Wert kann Fr. Musser selbst ablesen und in das Tagebuch einschreiben.

bei denen der (Diabetes-)Patient in der eigenständigen Bewältigung seines Alltags und in seinem Wohlbefinden (z. B. durch unerwünschte stoffwechselbedingte Symptome) beeinträchtigt ist und diese Einschränkung nicht selbstständig kompensieren kann (MDS 2005, S. 19).

Eine vollständige Problembeschreibung beinhaltet nach dem PESR-Schema (Sauter et al. 2004) folgende Aspekte:

- Problem (Art der Beeinträchtigung),
- Einflussfaktoren (Ursachen, Zusammenhänge, Risikofaktoren),
- Symptome (Ausdruck, Beobachtungen, Äußerungen des Pflegebedürftigen),
- Ressourcen.

Exemplarisch wird in ◨ Tab. 6.14 das Vorgehen zur Formulierung eines diabetesbezogenen Pflegeproblems anhand der selbstständigen Blutzuckermessung bei Frau Musser gezeigt. Weitere diabetesassoziierte Pflegeprobleme bei Frau Musser sind in ◨ Tab. 6.15 und ◨ Tab. 6.16 beschrieben.

6.2.4 Festlegung der Diabetes-Pflegeziele

Für die festgestellten Pflegeprobleme werden mit dem Diabetes-Patienten nun konkrete Pflegeziele abgestimmt. Bei der Formulierung der Pflegeziele sollte darauf geachtet werden, dass sie spezifisch, messbar, aktionsorientiert, realistisch und terminiert sind. Nur so kann die Wirksamkeit der geplanten Pflegemaßnahmen auf das zu erreichende Ziel auch bewertet werden. Gerade bei Diabetes bestehen oft mehrere Pflegeprobleme nebeneinander, welche sich auf verschiedene Bereiche auswirken und viele Einzelprobleme nach sich ziehen. Hier empfiehlt der MDS (MDS 2005, S. 29) eine Priorisierung nach Wichtigkeit, anstatt dass eine große Anzahl von Einzelzielen (z. B. für jeden ABEDL-Bereich) festgelegt wird.

Je nach Pflegeauftrag sind die Pflegeziele und die darauf bezogenen Pflegemaßnahmen den Bereichen Grundpflege nach SGB XI (Pflegekasse) bzw. SGB V §37 Abs. 1 (Krankenkasse) oder

Behandlungspflege nach SGB V §37 Abs. 2 (Krankenkasse) zugeordnet. Im Rahmen der Grundpflege beziehen sich die Pflegeziele bei Diabetes-Patienten auf die Bewältigung des Alltags und den Erhalt oder die Wiederherstellung des Wohlbefindens mit Diabetes mellitus. Im Bereich der Behandlungspflege nach SGB V gilt es, das Erreichen diabetologischer Behandlungsziele durch eine korrekte Durchführung der pflegerischen Leistungen zu unterstützen.

> Pflegeziele sind keine Pflegemaßnahmen! diabetesbezogene Pflegeziele sind Ergebnisse beim Diabetes-Patienten, die durch Pflegemaßnahmen erreicht werden können.

▪ **Beispiele für diabetologische Pflegeziele in der Grundpflege (SGB XI, SGB V § 37 Abs. 1)**
Pflegeziele in der Grundpflege beziehen sich bei Diabetes-Patienten entsprechend den Kriterien des MDS (MDS 2005, S. 28) auf
– den Zustand des Diabetes-Patienten (z. B. unveränderte Spritzstellen, intakte Haut, gesunde Mundflora, …),
– das Können des Diabetes-Patienten (z. B. geht sicher in Diabetes-Schutzschuhen, selbstständige Insulininjektion/Blutzuckermessung nach Anleitung, Füße regelmäßig kontrollieren/fachgerecht pflegen, …),
– das Wissen des Diabetes-Patienten (z. B. kennt die Wirkung von Insulin oder OAD, kennt die Wirkung seines Ernährungsverhaltens auf den Blutzucker, …),
– das Verhalten des Diabetes-Patienten (z. B. entlastet den Risikofuß mit Druckulzera, …),
– das Wollen des Diabetes-Patienten (z. B. ist bereit, die Füße regelmäßig podologisch versorgen zu lassen, …).

▪ **Beispiele für diabetologische Behandlungsziele in der Behandlungspflege (SGB V)**
– Die Blutzuckerwerte liegen im individuellen Therapiezielbereich.
– Es treten keine Hypo- und Hyperglykämien auf.

– Es gibt keine stationären Aufenthalte wegen Hypo-/Hyperglykämien.
– Die Spritzstellen sind in Ordnung.
– Der Diabetes-Patient hält vereinbarte Untersuchungsrhythmen zur Kontrolle ein.
– Der Diabetes-Patient führt nach Anleitung die angeleiteten Maßnahmen selbstständig und sicher durch.
– Wundheilung im Rahmen der Wundversorgung beim diabetischen Fußsyndrom

6.2.5 Planung der Pflegemaßnahmen beim Diabetes-Patienten

Anschließend erfolgt die Planung der durchzuführenden Pflegemaßnahmen, mit denen die Pflegeprobleme behoben werden sollen. Die Behandlungspflegemaßnahme (SGB V) wird durch den Arzt verordnet. Pflegemaßnahmen (SGB XI) sind pflegerische Tätigkeiten, um einen unerwünschten Zustand zu verhindern oder zu kompensieren. Verordnete Maßnahmen der Behandlungspflege sind, ebenso wie formulierte Pflegemaßnahmen, als pflegerische Anordnung für alle Beteiligten verbindlich (MDS 2005, S. 30).

Unter Einbeziehung einer Diabetes-Pflegefachkraft und ggf. anderer Berufsgruppen muss die Planung der Pflegemaßnahmen an die Lebensgewohnheiten des Diabetes-Patienten (z. B. Essenszeiten) angepasst werden und nicht umgekehrt. Speziell bei Menschen mit Diabetes ist es wichtig, auch die Betroffenen aktiv in die Pflege einzubeziehen, da ihr tägliches Handeln und Entscheiden direkten Einfluss auf ihr Wohlbefinden und ihre Stoffwechselsituation hat. Hierfür müssen Pflegefachkraft und Pflegehilfskraft Hand in Hand arbeiten.

Wie bei allen Pflegeleistungen muss auch hier konkret festgelegt werden, wer welche Pflegeintervention wann, wie oft und wie durchführt. Die möglichen Maßnahmen reichen von Anleitung, Pflegeberatung und Beaufsichtigung über teilweise Unterstützung bis hin zur vollständigen Übernahme von Handlungen zur Bewältigung des täglichen Diabetes-Pflegemanagements (◘ Tab. 6.15, ◘ Tab. 6.16; s. a. MDS 2005, S. 30)

◻ Tab. 6.15 Pflegeplanung exemplarisch nach SGB XI bei Frau Musser

Diabetes-Pflegeproblem	Ressource	Ziele	Erreicht bis	Durchzuführende Maßnahme	Kontrolldatum
ABEDL 02: Sich bewegen können – Gangsicherheit					
Unsicherer Gang mit Sturzgefahr infolge neuropathischer Sensibilitätsstörungen in den Füßen und schlechten BZ-Werten, zeigt sich beim Ausziehen der Hausschuhe, um die Toilette sicher zu erreichen, sowie in der Vermeidung, das Haus alleine zu verlassen	Geht sicherer in geschlossenen Schuhen. Weg zur Toilette ist über Bewegungssensoren gesteuert auch nachts gut ausgeleuchtet	Geht sicher im und außer Haus	01.03.14	**Pflegerische Beratung** durch DPFK zum Risiko »Sturz im Zusammenhang mit PNP und Stoffwechselsituation«, Hinweis auf mögliche Erstverschlechterung von Neuropathieanzeichen, Sehvermögen und kognitiver Leistungsfähigkeit bei Stoffwechselverbesserung, sowie zu Maßnahmen der Reduktion des Sturzrisikos	...
ABEDL 03: Vitale Funktionen des Lebens aufrechterhalten können – Blutzuckerstabilität					
Keine selbstständige BZ-Messung aufgrund neuropathischer Sensibilitätsstörungen mit feinmotorischen Einschränkungen in den Händen, da Teststreifendose nicht geöffnet, Lanzetten und Teststreifen nicht gegriffen und in die entsprechenden Geräte eingeführt werden können	Fr. M. kann bei Vorbereitung von Stechhilfe und BZ-Gerät eigenständig Blut entnehmen und das Blut auf den Teststreifen auftragen. Den gemessenen Wert kann Fr. M. selbst ablesen und in das Tagebuch einschreiben.	Sichere BZ-Messung mit Hilfestellung	01.03.14	**Pflegerische Beratung** durch DPFK zu verschiedenen BZ-Messsystemen und Unterstützung bei der Auswahl eines geeigneten Gerätes; gemeinsame Erstellung eines Rotationsplans für den regelmäßigen Wechsel der Einstichstellen bei der BZ-Messung aufgrund wechselnder unterstützender Personen; Einführung der Tochter (Familie) in den Plan **Hilfsmittel:** auf den Bedarf von Fr. M. angepasstes BZ-Gerät/Stechhilfe	...
Keine sichere eigenständige Bewältigung einer Hypoglykämie aufgrund neuropathischer Sensibilitätsstörungen mit feinmotorischen Einschränkungen in den Händen. Verpackter Traubenzucker kann nicht ausgewickelt und eingenommen werden.	Kennt ihre Unterzuckerungssymptome sicher und ergreift die richtigen Notfallmaßnahmen, wenn unverpackter Traubenzucker zur Verfügung steht. Tochter kann BZ-Messungen nach Hypoglykämie sicherstellen	Bewältigt Hypoglykämie eigenständig und sicher	01.03.14	**Pflegerische Beratung** durch DPFK zum Risiko retardierter Hypoglykämien **Abstimmung**, dass bei morgendlich durch PFK festgestellter Hypoglykämie die Tochter am Arbeitsplatz telefonisch informiert wird und weitere BZ-Messungen zur Gefahrenminimierung sicherstellt (Dienstnummer der Tochter in der Pflegedokumentation vermerken) **Abstimmung**, dass Tochter unverpackten Traubenzuckers besorgt und in Schälchen an mehreren Stellen in der Wohnung verteilt	...

◘ Tab. 6.15 Fortsetzung

Diabetes-Pflegeproblem	Ressource	Ziele	Erreicht bis	Durchzuführende Maßnahme	Kontrolldatum
BZ-Werte über Nierenschwelle, was sich in Harndrang, Exsikkosezeichen, Schwankungen der kognitiven Leistungsfähigkeit und neuropathischen Beschwerden äußert	Regelmäßige Einnahme der OAD wird über Familie tagsüber sichergestellt	Hat keine Symptome der Hyperglykämie	01.03.14	**Pflegerische Beratung** durch DPFK zu stoffwechselbedingten Risiken bei BZ-Werten oberhalb der Nierenschwelle; Aushändigung eines standardisierten Beratungsbogens über die Thematik	…
ABEDL 04: Sich pflegen können – Haut- und Fußpflege					
Exsikkosezeichen infolge erhöhter BZ-Werte oberhalb der Nierenschwelle mit erhöhtem Flüssigkeitsverlust über die Nieren, welcher sich durch trockene Haut mit Spannungsverlust äußert	Will sich bemühen, mehr zu trinken Tochter wird Trinkprotokoll führen und geeignete Hautpflege sicherstellen	Hat gesunde intakte Haut	01.03.14	**Pflegerische Beratung** durch DPFK zu geeigneten feuchtigkeitsspendenden Hautpflegeprodukten und korrekter Hautpflege bei Diabetes; Erläuterung der Führung eines Trinkprotokolls	…
Läuft bei vorhandener PNP barfuß, um einen sicheren Gang zu haben	Kann die eigenen Füße sehen Familie stellt Fußpflege sicher	Hat intakte Füße	01.03.14	**Pflegerische Beratung** durch DPFK zu Risiken des Barfusslaufens und zur Vermeidung eines DFS (Fußkontrollen, Fußpflege und Pflegeprodukte) **Durchführung:** wöchentliche Fußkontrolle durch PFK	…
ABEDL 05: Essen und Trinken – Kohlenhydrat- und Flüssigkeitszufuhr					
Lässt morgens Frühstück gerne ausfallen (keine zuverlässige Kohlenhydratzufuhr), da das Zubereiten der Mahlzeiten aufgrund der feinmotorischen Einschränkungen der Hände schwerfällt	Isst, wenn ihr die Mahlzeit zubereitet wird Familie achtet tagsüber auf Mahlzeiten	Nimmt der Therapie entsprechend ausreichend Kohlenhydrate zu sich	01.03.14	**Pflegerische Beratung** durch DPFK zu Einnahmezeiten der OAD im Zusammenhang mit den Mahlzeiten, zu erforderlichen Zwischenmahlzeiten und der Notwendigkeit, dass alle Mahlzeiten Kohlenhydrate enthalten müssen **Abstimmung**, dass Tochter vom Hausarzt spezielle Hinweise zur Ernährung einholt und diese in der Pflegeakte zur Verfügung stellt **Durchführung:** täglich Zubereitung einer kleinen Mahlzeit morgens durch PHK	…

◘ Tab. 6.15   Fortsetzung

Diabetes-Pflegepro-blem	Ressource	Ziele	Er-reicht bis	Durchzuführende Maß-nahme	Kontroll-datum
ABEDL 07: Sich kleiden können – geeignete Schuhversorgung/-nutzung					
Läuft bei vorhandener PNP barfuß statt mit offenen Hausschuhen, um einen sicheren Gang zu haben	Läuft in ge-schlossenen Schuhen sicher	Trägt immer geeigne-te Schuhe im/außer Haus	01.03.14	**Pflegerische Beratung** durch DPFK zu Risiken des Barfuß-laufens und Empfehlungen zur Vermeidung eines DFS (geeignete Fußbekleidung und Schuhkontrollen)	…
				Hilfsmittel: geschlossene Hausschuhe mit weichem Obermaterial und fester Sohle	

ABEDL Aktivitäten, Beziehungen und existenzielle Erfahrungen des Lebens (nach Krohwinkel), *DFS* diabetisches Fußsyndrom, *DPFK* Diabetes-Pflegefachkraft, *OAD* orale Antidiabetika, *PFK* Pflegefachkraft, *PHK* Pflegehilfskraft, *PNP* Polyneuropathie.

◘ Tab. 6.16   Planung der Behandlungspflege exemplarisch nach SGB V bei Frau Musser

Pflegeproblem	Ressourcen	Ziele der Behand-lungspflege	Pflegeintervention	Kontroll-datum
Gefahr der Hyperglyk-ämie BZ >240 mg/dl (13,3 mmol/l)	Fr. Musser bemüht sich, mehr zu trinken; Familie achtet auf regelmäßige Einnahme der OAD nachmit-tags und abends	BZ-Werte liegen im individuellen BZ-Ziel-bereich 100–180 mg/dl (5,5–9,9 mmol/l) Keine Hypo-/Hyper-glykämien Vermeidung von stoffwechselbeding-ten Notfällen (statio-näre Aufenthalte)	Morgens BZ-Messung durch PFK nach Standard Morgens Verabreichung der OAD durch PFK nach Standard Morgens diabetesspe-zifische Krankenbeob-achtung durch PFK nach Standard Arztinformation bei BZ-Werten <100 mg/dl bzw. 5,5 mmol	…
Gefahr der Hypoglyk-ämie BZ <100 mg/dl (5,5 mmol/l)	Fr. Musser kennt Symptome und weiß, wie sie darauf reagieren muss			

OAD orale Antidiabetika, *PFK* Pflegefachkraft.

6.2.6 Durchführung der Pflegemaßnahmen beim Diabetes-Patienten

Arbeiten nach aktuellen Diabetes-Pfle-gestandards

Um ein personenübergreifendes, diabetologisch-pflegerisch fundiertes und zielgerichtetes Handeln im Sinne der Pflegeplanung sicherzustellen, ist die Entwicklung von diabetesspezifischen Pflegestan-dards und Handlungsabläufen notwendig. Diese müssen inhaltlich an die jeweils aktuellen Leitlinien der Deutschen Diabetes Gesellschaft angelehnt sein.

Folgende Handlungsabläufe sollten für alle Mitarbeiter und Mitarbeiterinnen verbindlich ge-regelt sein:

- Materialien zum Diabetes(notfall)management,
- Qualitätssicherung der Blutzuckermessgeräte (nach RiLiBÄK, ▶ Kap. 4.2.3),
- Diabetes-Dokumentation,
- Diabetesspezifische Krankenbeobachtung,
- Reaktionen bei Über-/Unterzuckerungen,
- Blutzuckermessung,
- Anleitung zu Leistungen des Diabetes-Selbstmanagements (z. B. Insulininjektion, BZ-Messung, Haut-/Fußpflege),
- Herrichten/Durchführen Medikamentengabe,
- Herrichten/Durchführen Injektionen von Insulin (und ggf. Inkretinen),
- Inspektion und Prävention diabetischer Fuß,
- Wundversorgung diabetischer Fuß,
- Ernährungsanalyse (Vorgehen zur Erhebung und Bewertung des stoffwechselwirksamen Ernährungsverhaltens als Basis für individuelle fachkompetente pflegerische Ernährungsempfehlungen sowie Unterstützung der Therapie in der Kommunikation mit Ärzten und Diabetesberatern),
- Anlässe zur Kommunikation mit dem behandelnden Arzt und weiteren Kooperationspartnern (Schnittstellenbeschreibung).

> **Vorgehen bei Hypo-/Hyperglykämie**
> **Die Behandlung einer Hypo- oder entgleisten Hyperglykämie stellt eine therapeutische Maßnahme dar und bedarf der ärztlichen Anordnung.**
>
> Dennoch muss jede Pflegeeinrichtung im Rahmen der Maßnahmen eines zielgerichteten Notfallmanagements über einen Standard zum Umgang mit Hypo- und entgleisten Hyperglykämien verfügen. Diese schriftliche Notfallmaßnahme sollte optimalerweise mit einem kooperierenden Diabetologen abgesprochen sein. Der einrichtungsinterne Standard greift dann, wenn selbst auf Nachfrage beim behandelnden Arzt keine Klienten-bezogene ärztliche Anweisung für den Umgang mit niedrigen oder im Entgleisungsbereich zu hohen Blutzuckerwerten erfolgt. Hierzu bedarf es eines Vermerks im Rahmen der Pflegedokumentation.

> Liegt keine individuelle ärztliche Anweisung zum Umgang mit niedrigen bzw. zu hohen Blutzuckerwerten vor, die auch beinhaltet, in welchen Fällen der Arzt benachrichtigt werden möchte, muss der behandelnde Arzt nach jedem Auftreten einer Unter- oder Überzuckerung im Entgleisungsbereich informiert und dies ebenfalls dokumentiert werden.

Dokumentation durchgeführter Pflegemaßnahmen

Im Rahmen der diabetesspezialisierten Pflege müssen die üblichen allgemeingültigen Vorgaben zur Dokumentation (zeitnah und mit Handzeichen der durchführenden Pflegefachkraft im Leistungsnachweis) eingehalten werden (MDS 2005, S. 31).

Bei der Therapiedurchführung sollten mindestens folgende Informationen erfasst werden:

- Datum, Uhrzeit der Medikamentengabe/Insulin- oder Inkretininjektion,
- Menge/Einheiten des blutzuckerwirksamen Medikaments,
- Spritzstelle,
- gemessener Blutzuckerwert (falls erfolgt), Maßeinheit (mg/dl oder mmol/l),
- Kennzeichnung bei Abweichung vom Zielwert,
- Auffälligkeiten und die darauf erfolgten Maßnahmen.

Im Pflegebericht werden aktuell auftretende Probleme (z. B. diabetesspezifische Symptome, Wunden) und deren Entwicklung sowie die Beschreibung des Befindens des pflegebedürftigen Diabetes-Patienten erfasst (MDS 2005, S. 37).

Je nach vorliegendem Fall sind weitere Erfassungsbögen für die Dokumentation von relevanten Kontrolldaten (z. B. BMI, Blutdruck), zur spezifischen Risikoerfassung (z. B. Sturz, Mangelernährung), Ernährungs- und/oder Trinkprotokolle, Bewegungs- und/oder Lagerungspläne, zur Erhebung und Verlaufsbeschreibung vorliegender Wunden (Füße, Mundraum), Überleitungsbögen (z. B. bei notwendigen Klinikaufenthalten) oder Bögen zur Erfassung spezieller weiterführender Betreuungsangebote (z. B. Ergo-/Physiotherapie, Herzsportgruppen) erforderlich (MDS 2005, S. 37).

6.2.7 Beurteilung der Wirkung der diabetesspezifischen Leistungserbringung

Ein Teil der Dokumentation, die Evaluation, ist der Erfolgskontrolle der Pflegemaßnahmen gewidmet. Notwendige Veränderungen, die sich hieraus ergeben, gehen kurzfristig jeweils in die Maßnahmenplanung ein und langfristig in die Angaben der zu aktualisierenden Informationssammlung.

Die Beurteilung der Wirkung der diabetesspezifischen Pflege erfolgt regelmäßig (mindestens jährlich, in der Diabetes-Schwerpunktpflege quartalsweise sowie nach Bedarf entsprechend der Terminierung in den formulierten Pflegezielen). Sie wird im Pflegebericht schriftlich festgehalten. Es wird unter Einbeziehung der pflegebedürftigen Diabetes-Patienten bewertet, welche individuellen Diabetes-Pflegeziele und Maßnahmen geplant waren, ob diese realisiert wurden und falls nicht, wo die Ursachen dafür möglicherweise lagen. Anhand der Ergebnisse werden dann die Pflegeziele und Maßnahmen neu überdacht und für die aktuelle Situation neu formuliert.

Neben der Sicht des Diabetes-Patienten sollten auch regelmäßig (in der Diabetes-Schwerpunktpflege halbjährlich) und systematisch die an der Betreuung beteiligten Leistungspartner (z. B. Ärzte, Podologen, Wundmanager etc.) in die Bewertung der pflegerischen und diabetologischen Ergebnisse einbezogen und so fachübergreifend abgestimmte Verbesserungen der Versorgungssituation geplant werden.

Da sich gerade bei älteren Diabetes-Patienten der Gesundheitszustand schnell verändert, sollte die Diabetes-Pflegeanamnese inklusive eines diabetologischen Pflegeassessments (Informationssammlung, ▶ Kap. 6.2.2) bedarfsorientiert (bei Veränderungen und stetiger Zustandsverschlechterung), mindestens jedoch jährlich, überprüft und aktualisiert werden. Entsprechend oft muss die Diabetes-Pflegeplanung an den neuen Bedarf angepasst werden (Forbes 2005).

6.3 Rechtliche Aspekte der Pflege von Menschen mit Diabetes

V. Großkopf

Menschen mit Diabetes mellitus und den damit einhergehenden Begleiterkrankungen benötigen eine umfassende Therapie, die individuell auf das ausgeprägte Krankheitsbild abgestellt werden muss. Zweifelsohne liegen sämtliche Fragestellungen rund um die Diabetes-Therapie in ärztlicher Hand. Abseits der Therapiewahl benötigen die Diabetes-Patienten zudem auch ein umfassendes Versorgungsmanagement, in das regelmäßig auch Angehörige nichtärztlicher Professionen eingebunden sind. Das Maß des disziplinübergreifenden Zusammenwirkens darf jedoch den Kern der ärztlichen Aufgabenvorbehalte nicht berühren. Bei der Versorgung von Menschen mit Diabetes sind daher die Rahmenbedingungen bei der Aufgabenübertragung ärztlicher Tätigkeiten auf nichtärztliches Personal in besonderer Weise zu berücksichtigen. Ferner sind die Grundsätze der Dokumentation sowie die Information der Patienten für die risikolose Gestaltung der Behandlungssituation von besonderem Belang.

Fallbeispiel

Eine Patientin erhält von einer Arzthelferin eine Insulininjektion verabreicht. Bei der Patientin bildet sich nach der Injektion ein Spritzenabszess aus. Die Patientin verlangt Schadensersatz. Wie ist die Rechtslage?

❓ Leitfragen

1. Wer haftet für den entstandenen Patientenschaden?
2. Worauf ist bei der Delegation der Verabreichung von Medikamenten und s.c.-Insulininjektionen auf nichtärztliches Personal bzw. Pflegehelfer zu achten?
3. Welche rechtliche Rolle spielt die Dokumentation in der Versorgung des Diabetes-Patienten?

6.3.1 Aufgabentransfer

Zu Frage 1 In einer solchen Sachverhaltskonstellation muss die Patientin als Klägerin in einem zivilrechtlichen Schadensersatzprozess darlegen und beweisen, dass die eingetretene Rechtsgutverletzung und der daraus resultierende materielle und immaterielle Schaden auf ein schuldhaftes Fehlverhalten der Arzthelferin zurückzuführen ist. Gemäß § 280 BGB wird die Klage in der Regel gegen den Vertragspartner gerichtet sein. Dies ist die Gesundheitseinrichtung, der ambulante Pflegedienst oder der Hausarzt bzw. der Facharzt. Der Vertragspartner hat nämlich gemäß § 278 BGB für das fehlerhafte Handeln seines eingesetzten Personals vollumfänglich einzustehen. Da der Vertragspartner in der Regel durch eine Betriebs- oder Berufshaftpflichtversicherung abgesichert ist, stellt dieser für den geschädigten Patienten einen deutlich besseren Schuldner dar als die fehlerhaft handelnde Pflegekraft. Eine unmittelbare Inanspruchnahme des fehlerhaft handelnden Personals, welches über die deliktische Haftung gemäß § 823 Abs. 1 BGB möglich wäre, kommt so gut wie nie vor.

Die Geltendmachung von Schadensersatzansprüchen wird allerdings häufig zu Lasten der klagenden Partei entschieden, da von der klagenden Partei nicht der Beweis für ein schuldhaftes Fehlverhalten erbracht werden kann, denn ein Spritzenabszess kann theoretisch auch bei ordnungsgemäßen Verhalten eintreten. Mithin hängt das Schicksal der Entscheidung über die Haftung maßgeblich von der Frage der Beweislastverteilung ab. Nur wenn dem Kläger Beweiserleichterungen zugute kommen, erhält er die Aussicht auf den Prozesserfolg.

Zu Frage 2 Im vorliegenden Fall könnte die Beweiserleichterung des Nichteinsatzes hinreichend qualifizierten Personals greifen. Zunächst ist festzuhalten, dass jede Injektion – auch die subkutane Injektion – eine ärztliche Tätigkeit darstellt. Wird seitens des Gerichts unter Einbeziehung von Sachverständigen festgestellt, dass die eingesetzten Mitarbeiter – hier die ausführende Arzthelferin – aufgrund der Qualifikation nicht berechtigt waren, die

Maßnahme zu übernehmen und auszuführen, hat nicht der klagende Patient, sondern der Beklagte (in der Regel die Gesundheitseinrichtung oder die Arztpraxis) darzulegen und zu beweisen, dass die mangelnde Eignung des Mitarbeiters für den am Patienten eingetretenen Schaden nicht ursächlich war. Dem Beklagten obliegt also der Beweis, dass die Schädigung auch von einer entsprechend qualifizierten Kraft verursacht worden wäre. Dieser Beweis ist jedoch nur sehr schwer oder meist gar nicht zu erbringen, sodass eine zivilrechtliche Inanspruchnahme der Arztpraxis in einer solchen Fallkonstellation in der Regel unausweichlich ist (Großkopf u. Klein 2012, S. 248).

Um einer Inanspruchnahme wegen nicht hinreichend qualifizierten Personals zu entgehen, sind bei der Übertragung ärztlicher Aufgaben auf Pflegefachkräfte oder medizinisches Fachpersonal zwei Faktoren zu beachten:

❯ Die Zulässigkeit der Delegation von ärztlichen Aufgaben hängt einerseits von der objektiven Gefährlichkeit des Eingriffs und andererseits von der subjektiven Fähigkeit des Handelnden ab (Großkopf 2010, S. 212).

Die objektive Gefährlichkeit der Maßnahme

Die objektive Gefährlichkeit der angewiesenen Maßnahme wird bestimmt durch den Schwierigkeitsgrad des Eingriffs, die Häufigkeit und Unvorhersehbarkeit möglicherweise auftretender Komplikationen sowie die Gefährdungsnähe der angewandten Maßnahme. Bei der objektiven Gefährlichkeit ist zu berücksichtigen, dass der Zustand des Patienten (z. B. Multimorbidität und/ oder stark schwankende Blutzuckerwerte) das Risiko einer Maßnahme erheblich beeinflussen kann (Di Bella 2008, S. 29ff.; Offermanns u. Bergmann 2010, S. 112; Roßbruck 2003, S. 141).

❯ Grundsätzlich gilt: Je gefährlicher die ergriffene Maßnahme für den Patienten, umso qualifizierter muss das handelnde Personal sein.

Tab. 6.17 Übertragbarkeit behandlungspflegerischer Maßnahmen auf Gesundheits- und Krankenpflegeassistenten[a]

Behandlungspflegerische Leistung	Möglichkeit der Übertragung auf obige Berufsgruppe
Maßnahmen der Gesundheitsförderung	Ja
Blutdruckmessung	Ja
Blutzuckermessung	Ja
Temperaturmessung	Ja
Pulsmessung	Ja
Verabreichung von Medikamenten nach ärztlicher An- bzw. Verordnung	Ja
Insulininjektionen s. c. durchführen	Ja, bei Nachweis der materiellen Qualifikation (ggf. durch Spritzenschein)
Einfacher Verbandwechsel	Ja

[a] Ausbildungskatalog gemäß § 3 GesKrPflassAPrV NRW (Ausbildungs- und Prüfungsordnung für den Beruf der Gesundheits- und Krankenpflegeassistentin und des Gesundheits- und Krankenpflegeassistenten vom 6. Oktober 2008). Es handelt sich hier um die Ausbildungs- und Prüfungsordnung des Landes NRW. Die Ausbildungsinhalte können von Bundesland zu Bundesland variieren.

Im Umkehrschluss kann hieraus gefolgert werden, dass je geringer die Komplikationswahrscheinlichkeit und -schwere der vorzunehmenden Maßnahme ist und je weniger Fachwissen und -können zur Durchführung benötigt wird, desto eher ist die Maßnahme übertragbar (Di Bella 2008, S. 29 m.w.N.).

An dieser Stelle ist darauf hinzuweisen, dass nicht jede ärztliche Aufgabe übertragen werden kann. Es gibt hinsichtlich ärztlicher Aufgaben einen Kernbereich von Tätigkeiten, die nur den entsprechend qualifizierten Ärzten vorbehalten sind. Welche ärztlichen Aufgaben nun übertragen werden können und welche zum Kernbereich ärztlichen Handelns gehören, ist keine juristische, sondern eine medizinisch/pflegefachliche Entscheidung, die nur durch Ärzte – gegebenenfalls unter Zuhilfenahme von Pflegekräften, Arzthelferinnen, Apothekern und anderem Fachpersonal – einer Klärung zugeführt werden kann (Di Bella 2008, S. 30ff., Offermanns u. Bergmann 2010, S. 119).

Ebenso wie im Rahmen der ärztlichen Aufgabenmigration ist bei der Übertragung pflegerischer Aufgaben der Kernbereich pflegerischen Handelns von den entsprechenden Experten (Kranken-, Altenpflegekräfte, ggf. Ärzte und/oder MFA) herauszuarbeiten. Aufgaben, die dem Kernbereich pflegerischen Handelns zugewiesen sind, sind einem Aufgabentransfer auf Hilfskräfte verschlossen. Sehr instruktiv ist hierzu die Entscheidung des Sozialgerichts Speyer vom 27.07.2005 (RDG 2006, S. 117 f.). Der dieser Entscheidung zugrundeliegende Sachverhalt handelte von einem Aufgabentransfer behandlungspflegerischer Aufgaben auf Pflegehilfskräfte. Die in einem Altenzentrum tätigen Hilfskräfte übernahmen unter anderem die Verabreichung von Medikamenten, Verbandswechsel bei PEG-Sonden, das Legen von suprapubischen Dauerkathetern sowie das Einbringen von Augentropfen und Salben. Nach Auffassung der Kammer stellte die Delegierung der vorbezeichneten Maßnahmen auf das ausgewählt angelernte Personal einen Qualitätsmangel i. S. d. § 115 Abs. 2 Satz 1 SGB XI dar.

Ein Katalog von übertragbaren ärztlichen Aufgaben findet sich beispielsweise in der Heilkundeübertragungsrichtlinie oder in den verschiedenen Stellungnahmen von pflegerischen oder medizinischen Fachgesellschaften (Tab. 6.17). Bei der Erwägung, ob eine Aufgabe zum Kernbereich ärztlichen Handelns zu rechnen ist, muss zwingend auch der individuelle Zustand des Patienten berücksichtigt werden. Bei dem dargestellten Beispiel der subkutanen Injektion kann ein kachektischer Patient einem deutlich höheren Gefahrenpotenzial ausgesetzt sein als ein Patient mit normalem Körpergewicht. Aufgrund des mit der starken Abmagerung einhergehenden Abbaus der Fettpolster würde sich die – aus technischer Sicht verhältnismäßig einfache – subkutane Spritzengabe zu einer gefährlicheren intramuskulären Injektion wandeln (Beispiel entnommen aus: Di Bella 2008, S. 29 ff.).

Die Berücksichtigung des Gesundheitszustandes der Patienten wird dabei jedoch nur in Form einer Kategorisierung bzw. Gruppierung entlang der mit der Zustandsveränderung bzw. der Krankheit einhergehenden Risikoerhöhung möglich sein.

Festzuhalten bleibt, dass nach ständiger Rechtsprechung eine subkutane Injektion aus dem Gesichtspunkt der objektiven Gefährlichkeit grundsätzlich auf nichtärztliches Personal übertragen werden darf.

Die subjektive Fähigkeit des Handelnden

Als weitere wesentliche Voraussetzung für die Tätigkeitsübertragung ist die absolute Beherrschbarkeit der Aufgabe durch den Delegationsempfänger anzusehen (Offermanns u. Bergmann 2010, S. 118). Dies bedeutet, dass der Ausführende fähig sein muss, die übertragene Maßnahme sach- und fachgerecht zu erledigen. Die subjektive Fähigkeit des Handelnden richtet sich nach dessen formeller und materieller Qualifikation. Die formelle Qualifikation ist die durch das Ausbildungszeugnis bescheinigte Fähigkeit einer Person.

Formelle Qualifikation Rechtlich schwierig und noch nicht abschließend geklärt ist die Frage, inwieweit nicht hinreichend formell, jedoch materiell qualifizierte Personen (die also die entsprechenden Fähigkeiten und Kenntnisse tatsächlich erlangt haben) zum Vollzug ärztlicher Aufgaben herangezogen werden können (BGH, Urteil vom 18.03.1986, Az.: VI ZR 215/84, NJW 1986, S. 2365; Hahn 1981, S. 1977 [1982]). Die Rechtsprechung stellt bei dieser Fragestellung bisher auf eine sehr formalistische Sichtweise ab. Instruktiv hierzu ist eine strafrechtliche Entscheidung des Landgerichts Waldshut-Tiengen (Urteil vom 23.03.2004, Az.: 2 Ns 13 Js

1059/99, RDG 2006, S. 194), in welcher es um die Delegation von subkutanen Insulininjektionen auf Beschäftigte einer stationären Pflegeeinrichtung ohne Pflegeausbildung ging.

> In diesem Zusammenhang ist drauf hinzuweisen, dass aus strafrechtlicher Sicht jede invasive Maßnahme am Patienten auf der Tatbestandsebene eine vorsätzliche Körperverletzung gemäß § 223 StGB darstellt.

Die Bestrafung wegen Körperverletzung entfällt nur dadurch, dass der Eingriff am Patienten gerechtfertigt ist. Der häufigste Rechtfertigungsgrund stellt die ausdrückliche oder Einwilligung durch schlüssiges Verhalten (konkludente Einwilligung) des Patienten dar (weitere Ausführungen zur Einwilligungsproblematik in: Großkopf u. Klein 2012, S. 75–98). In diesem Zusammenhang ist darauf hinzuweisen, dass der Patient seine Einwilligung nur für solche Maßnahmen erteilt, die von hinreichend qualifiziertem Personal sach- und fachgerecht durchgeführt werden. Gemäß den Sachverhaltsausführungen des Waldshut-Tiengener Urteils ist davon auszugehen, dass der Pflegehelfer die Maßnahme ordnungsgemäß durchgeführt hat und daraus schlussfolgernd auch entsprechend materiell qualifiziert war. Das einzige, was der Pflegehelfer nicht vorweisen konnte, war eine formelle Qualifikation, d. h. einen Nachweis über den erfolgreichen Abschluss eines staatlich geregelten Ausbildungsganges, durch den bescheinigt wird, dass das am Patienten vollzogene Handlungsprofil Gegenstand der Ausbildungsinhalte war. Das Gericht sah durch den Mangel der formellen Qualifikation die Insulininjektionen nicht von der Einwilligung der Bewohner bzw. deren gesetzlichen Vertreter als gedeckt an, was schlussendlich zur Verurteilung der Angeklagten führte. Diese Auffassung wurde damit begründet, dass Patienten in einer Gesundheitseinrichtung grundsätzlich davon ausgehen dürfen, dass das dort eingesetzte Personal über eine entsprechende formelle und materielle Qualifikation verfügt. Hinzu kommt noch, dass ein Patient in einer Gesundheitseinrichtung nicht ohne Weiteres selbst entscheiden kann, wer an ihm mit welcher Qualifikation Maßnahmen vollzieht.

Legt man die Inhalte dieses Urteils zugrunde, so bedeutet dies, dass die Mitarbeiter in einer Arztpraxis, aber auch Pflegekräfte in der ambulanten oder stationären Versorgung grundsätzlich nur im Rahmen ihres Ausbildungsprofils zum Einsatz gebracht werden sollten. Das Ausbildungsprofil ergibt sich aus den jeweiligen Ausbildungscurricula zur Kranken- oder Altenpflegekraft bzw. zur medizinischen Fachangestellten.

Materielle Qualifikation Neben der bescheinigten formellen Ausbildungsqualifikation muss der eingesetzte Mitarbeiter auch die materielle Qualifikation zum sach- und fachgerechten Handeln besitzen. Diese wird durch erworbene und erlernte Fähigkeiten, Kenntnisse und Erfahrungen der handelnden Person geprägt.

Dabei kommt es seitens des Angewiesenen nicht nur auf das Beherrschen der Arbeitstechnik oder bestimmter Fertigkeiten an, die erforderlich sind, um die angewiesenen Aufgaben auszuüben. Vielmehr müssen sich die materiellen Kenntnisse des ausführenden Personals auch auf das hinter der Tätigkeit steckende Risikospektrum erstrecken (Offermanns u. Bergmann 2010, S. 119). Mithin ist ein theoretisches Hintergrundwissen vonnöten, das sich nicht nur auf die Frage bezieht, wie etwas geht, sondern auch berücksichtigt, warum es so und nicht anders funktioniert (Offermanns u. Bergmann 2010, S. 119). Im Bereich der Medikamentenverabreichung sollte der Mitarbeiter

1. Wirkungen und Nebenwirkungen des zu verabreichenden Wirkstoffes in groben Zügen kennen,
2. ein Wissen hinsichtlich typischer Spontanreaktionen beim Patienten bezogen auf die verabreichte Medikation aufweisen (er sollte kundig in der Krankenbeobachtung sein) und
3. im Bedarfsfall Erste-Hilfe-Maßnahmen einleiten können.

Im Grundsatz gilt:

> Je qualifizierter ein Mitarbeiter ist, desto umfassendere und komplexere Tätigkeiten können auf diesen übertragen werden.

Die materielle Qualifikation, die zwingend neben der formellen Qualifikation vorliegen muss, kann

durch Befähigungsnachweise bescheinigt werden. Wichtig in diesem Zusammenhang ist jedoch, dass die Inhalte des Befähigungsnachweises den Umfang der materiellen Qualifikation vollumfänglich abbilden. Um dies an dem allseits bekannten Spritzenschein zu verdeutlichen, muss dieser nicht nur die Befähigung des fach- und sachgemäßen Injizierens bescheinigen, sondern er sollte auch die oben aufgeführten Punkte 1–3 abbilden. Mithin macht es Sinn, einen Spritzenschein mit einer sogenannten Medikamenten-Positivliste zu kombinieren. Dies bedeutet, dass die handelnde Pflegekraft bezüglich der in der Positivliste aufgeführten Medikamente (Wirkstoffe) die in den obigen Ziffern 1–3 geforderten Fähigkeiten aufweist. Ein so gestalteter Befähigungsnachweis ist sinnvoll und gibt sowohl dem Anweisenden wie auch dem Durchführenden die notwendige Handlungs- und Rechtssicherheit. Zu erwähnen ist hierbei, dass der so qualifizierte Angewiesene die Durchführungsverantwortung für sein Handeln trägt. Führt er eine ordnungsgemäß angeordnete Maßnahme fehlerhaft durch – wie zum Beispiel die Injektion einer falschen Insulinmenge – ist der fehlerhaft Handelnde hierfür alleine verantwortlich.

In diesem Zusammenhang ist aber auch darauf hinzuweisen, dass der Angewiesene, der sich nicht imstande fühlt, eine delegierte Maßnahme ordnungsgemäß auszuführen, auf seine mangelnde Kompetenz hinzuweisen und die Übernahme der Maßnahme abzulehnen hat. Macht er von seinem Verweigerungsrecht (Remonstrationsrecht) keinen Gebrauch, führt er also die Maßnahme widerspruchslos aus und kommt es dann aufgrund der mangelnden Qualifikation des Handelnden zu einem Patientenschaden, kann der Angewiesene wegen des sogenannten Übernahmeverschuldens strafrechtlich und zivilrechtlich zur Verantwortung gezogen werden (Abb. 6.5).

Übertragungsvoraussetzungen im Überblick

Hinweis: Bei der Frage der Aufgabenübertragung ist zunächst die objektive Gefährlichkeit der zu übertragenden Aufgabe zu klären. Hierbei ist neben der abstrakten Gefährlichkeit der

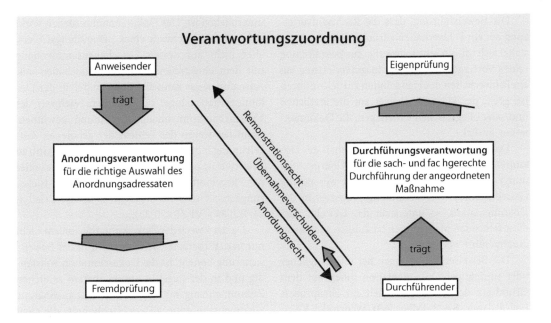

Abb. 6.5 Verantwortungszuordnung. (Quelle: Praktikerseminare und Workshops Prof. Dr. Volker Großkopf, ▶ www.pwg-seminare.de)

Aufgabe der individuelle Zustand des Diabetes-Patienten zwingend zu berücksichtigen. Ferner ist die formelle und materielle Qualifikation der durchführenden Pflegekraft zu beachten sowie die jeweiligen Bestimmungen, die sich aus den Verträgen mit Kostenträgern ergeben können.

Empfehlung: Mitarbeiter in einer Arztpraxis und Pflegekräfte in der ambulanten oder stationären Versorgung sollten grundsätzlich nur im Rahmen ihres Ausbildungsprofils zum Einsatz gebracht werden, da bei der Beurteilung der Aufgabenübertragung nicht alleine nur auf die materielle Qualifikation abzustellen ist. Von entscheidender Bedeutung ist die formelle Qualifikation, da nur über diese im Regelfall ein ausreichender Rückschluss auf die fachliche Qualifikation möglich ist (vgl. hierzu SGB Speyer vom 27.7.2005, RDG 2006, S. 117f.)

6.3.2 Dokumentation

- **Zu Frage 3**

Die Dokumentationspflicht wird von Ärzten, Pflegekräften und medizinischen Fachangestellten häufig als unnötige und zeitraubende Arbeitsbelastung empfunden. Eine unzureichende Dokumentation kann im Schadensfall allerdings fatale Konsequenzen für den Arzt, die Pflegedienst- oder Einrichtungsleitung sowie deren Mitarbeiter haben.

Wie bereits in unserem Fall dargestellt, bedeutet der Eintritt einer Rechtsgutverletzung (Spritzenabszess) nicht zwingend, dass ein pflegerischer bzw. ärztlicher Behandlungsfehler begangen wurde. Denn ein Schaden kann durchaus aufgrund der medizinisch nicht voll beherrschbaren körpereigenen Patientensphäre entstehen. Wegen der komplizierten biologischen und physiologischen Reaktionsabläufe im menschlichen Organismus können ohne Weiteres auch dann Schäden auftreten, wenn Arzt und/oder Mitarbeiter und Pflegekräfte sach- und fachgerecht gehandelt haben (vgl. hierzu BGH in NJW 1991, S. 1540 f.).

Die Beweisführung, dass die Rechtsgutverletzung auf ein Fehlverhalten zurückzuführen ist, gestaltet sich mithin sehr schwierig. Zur Bekräftigung seines Vortrages, dass die Rechtsgutverletzung auf ein Fehlverhalten des Handelnden zurückzuführen ist, greift der klagende Patient auf die ärztlichen und/oder pflegerischen Unterlagen, die Dokumentation, zurück.

Dabei übergibt das Gericht den Inhalt der Dokumentation der gutachterlichen Überprüfung durch den Sachverständigen. Fehlen wesentliche Gesichtspunkte des Behandlungsprozesses in der Dokumentation, so unterstellt das Gericht, dass diese fehlenden Maßnahmen tatsächlich auch nicht durchgeführt worden sind.

Die Beweiserleichterungen bei unzulänglicher oder unrichtiger Dokumentation fußen auf dem Grundsatz der Waffengleichheit im Zivilprozess (vgl. Palandt, § 823, RdNr. 169). Wegen der Komplexität der Behandlung und der Vielzahl der an der Behandlung beteiligten Personen ist dem Patienten der Nachweis eines Behandlungsfehlers nur möglich, wenn er auf umfangreiche und umfassende Krankenunterlagen über den Behandlungsverlauf zurückgreifen kann (vgl. hierzu Baumgärtel et al. 2009, § 823, RdNr. 56). Zu den notwendigen Krankenunterlagen gehören Pflegeberichte, Patientenkarteien, Krankenblätter, Operationsberichte, Röntgenaufnahmen, EKGs u. Ä.

Wird dem geschädigten Patienten durch unzulängliche, lückenhafte oder nachträgliche Anfertigung, Ergänzungen, Veränderungen oder gar Vernichtungen der Behandlungsunterlagen die Grundlage der Beweisführung erschwert oder vereitelt, so gewähren die Zivilgerichte in ständiger Rechtsprechung dem geschädigten Patienten Beweiserleichterungen, die sich bis hin zur Beweislastumkehr erstrecken können (BGH in NZW 1986, S. 2365 f. m.w.N.).

Diese prozessuale Vergünstigung kommt bei einem Dokumentationsmangel allerdings nur dann in Betracht, wenn durch den Fehler die Aufklärung eines immerhin wahrscheinlichen Ursachenzusammenhanges zwischen ärztlichem Behandlungsfehler und Gesundheitsschaden erschwert oder vereitelt wird (BGH in NJW 1988, S. 2949, 2951). In erster Linie indiziert das Fehlen einer Dokumentation, dass die aufzeichnungspflichtige Maßnahme

unterblieben ist. Das Dokumentationsdefizit wirkt sich auf den Nachweis eines Behandlungsfehlers, aber nicht auf dessen Ursachenzusammenhang mit dem eingetretenen Gesundheitsschaden aus. Ausnahmsweise kann allerdings mittelbar der Dokumentationsmangel auch für den Nachweis des Ursachenzusammenhangs Bedeutung gewinnen, wenn der wegen des Fehlens der gebotenen Aufzeichnung indizierte Behandlungsfehler als grob zu bewerten ist oder sich als Verstoß des Arztes oder der Pflegekraft gegen eine besondere Befundsicherungspflicht darstellt (vgl. hierzu BHG, Urteil v. 24.01.1989 – VI ZR 170/88).

Da der Zweck der Dokumentationspflicht nicht nur in der Therapie-, sondern auch in der Beweissicherung besteht, ist die Dokumentation vollständig und in der Regel in unmittelbarem zeitlichen Zusammenhang mit der Behandlungsmaßnahme vorzunehmen. Eine spätere Nachholung, die nicht als verspätetete Eintragung gekennzeichnet wurde, oder gar eine inhaltliche Veränderung der Dokumentation können deren Beweiswirkung vernichten und darüber hinaus ggf. als Urkundenfälschung eingestuft werden (vgl. hierzu die Ausführung des OLG Koblenz, Urteil v. 19.09.1994 – 2 Ss 123/94).

Ergänzend ist darauf hinzuweisen, dass neben den haftungsrechtlichen Gesichtspunkten die ausführliche pflegerische oder ärztliche Dokumentation als Informationsquelle unerlässlich ist. Unterschiedliche funktionelle Zuständigkeitsbereiche, Schichtarbeit, Krankheits- und Ausfallzeiten gebieten, dass dem jeweils am Patienten Handelnden die notwendigen Informationen zur Absicherung angemessener Versorgung vorliegen (Golembiewski et al. 1995, S. 68). Ohne eine schriftliche Dokumentation kann die erforderliche Qualität der Behandlung und Pflege nicht sichergestellt werden, und vermeidbare Patientenschäden sind vorprogrammiert.

Insoweit ist die schriftliche Dokumentation der ärztlichen sowie pflegerischen Leistung eine unabdingbare therapeutische Pflicht. Hinweise auf eine dokumentationsbedingt zu hohe Arbeitsbelastung sind rechtlich unerheblich, weil die Dokumentation dazu beiträgt, das höchste Rechtsgut des Menschen – Leben und Gesundheit – zu bewahren. Darüber hinaus hat der Bundesgerichtshof (BGH) den Nachweis einer dem aktuellen Standard entsprechenden ärztlichen Dokumentation zur selbstverständlichen Pflicht erhoben (BGH in NJW 1988, S. 762 f.). Ferner ist die Dokumentationsverpflichtung auch in das neue Patientenrechtegesetz in § 630f BGB aufgenommen worden.

Nach den Regeln des Anscheinsbeweises gilt die dokumentierte Maßnahme als bewiesen. Der Patient ist in diesem Fall gefordert, diesen Beweis zu erschüttern. Er muss jetzt also den vollen Gegenbeweis antreten und belegen, dass die Schadensursache durch eine schuldhafte pflegerische bzw. ärztliche Handlung hervorgerufen wurde.

In einem solchen Fall kann man mit Fug und Recht nur sagen: Glück gehabt – gut dokumentiert!

6.3.3 Patienteninformation

Gerade bei Patienten, die an einer Diabetes-Erkrankung leiden, stellt die Patienteninformation eine wesentliche Handlungsverpflichtung dar. Im Patientenrechtegesetz ist die Verpflichtung zur Patienteninformation, die auch als Sicherungs- oder therapeutische Aufklärung bezeichnet wird, in § 630c Abs. 2 BGB aufgenommen worden. Hiernach ist der Behandler verpflichtet, dem Patienten in verständlicher Weise zu Beginn der Behandlung und, soweit erforderlich, in deren Verlauf sämtliche für die Behandlung wesentlichen Umstände zu erläutern. Neben der Diagnose und der Therapie, über die der behandelnde Arzt den Patienten zu informieren hat, sind dem Patienten auch wichtige, die Therapie und Diagnose betreffenden Schutz- und Warnhinweise zu geben. Zum Beispiel etwa, dass bestimmte Medikamente die Aufmerksamkeit einschränken, sodass das Führen eines KFZ unter Einfluss dieser Medikamente nicht mehr möglich ist, oder dass bestimmte Nahrungsmittel zu einer Veränderung des Zuckerhaushaltes führen können. Auch Hinweise darauf, wie der Patient sich zu verhalten oder worauf er im Rahmen seiner Krankheit zu achten hat, gehören zu den geschuldeten Informationspflichten.

Grundsätzlich haben die Inhalte der therapeutischen Aufklärung durch einen Arzt zu erfolgen. Inwieweit die Inhalte der Patienteninformation an entsprechend qualifiziertes Personal delegiert

werden können, hängt vom Einzelfall. Hierbei sind die Ausführungen zur Aufgabenübertragung in ▶ Abschn. 6.3.1 zu berücksichtigen.

❯ Stellen Pflegekräfte fest, dass ein Patient die vom Arzt gegebenen Schutz- und Warnhinweise nicht beachtet, sollte der behandelnde Arzt hierüber informiert werden, damit dieser ein Gespräch mit dem Patienten führen kann, um mögliche, durch das Verhalten des Patienten eintretende Schäden abwenden zu können.

Es sollten mithin alle am Behandlungsprozess beteiligten Protagonisten wie zum Beispiel der Arzt, die Pflegekraft, die medizinische Fachangestellte, der Podologe usw. verzahnt zusammenwirken, um gemeinsam das Ziel der Patientengesundung und/ oder Aufrechterhaltung des größtmöglichen Wohlbefindens und Selbstversorgungsfähigkeit sicherzustellen.

Literatur

Zu 6.1

Ärztliches Zentrum für Qualität in der Medizin (ÄZQ) (2009) Programm für Nationale VersorgungsLeitlinien von BÄK, KBV und AWMF: Qualitätsindikatoren – Manual für Autoren – (36). ▶ www.aezq.de/mdb/edocs/pdf/schriftenreihe/schriftenreihe36.pdf (Zugriff 31.01.2013)

Dunning T (2005) Nursing Care of Older People with Diabetes. Blackwell Publishing, Oxford

EFQM (2013) EFQM-Modell. ▶ www.efqm.org/en/tabid/132/default.aspx (Zugriff 06.02.2013)

Fröse S (2011) Was Qualitätsbeauftragte in der Pflege wissen müssen, 2. Aufl. Schlütersche Verlagsgesellschaft, Hannover

Gemeinsamer Bundesausschuss (2009) Externe Qualitätssicherung. ▶ www.g-ba.de/institution/themenschwerpunkte/qualitaetssicherung/extern/ (Zugriff 01.02.2013)

Gerste B, Schwinger A (2004) Qualitätssiegel und Zertifikate für Pflegeeinrichtungen. GGW 4/2004

International Organisation for Standardization (ISO) (2012) Quality Management Principles 2012. ▶ www.iso.org/iso/qmp.2012.pdf (Zugriff 06.02.2013)

Sinclair AJ, Aspray T (2009) Diabetes in Care Homes. In: Sinclair AJ (ed) Diabetes in Old Age, 3rd ed. Wiley-Blackwell, Chichester (UK)

Zeyfang RA, Bahrmann A, Wernecke J (2012) Diabetes mellitus im Alter. Praxisleitlinie der Deutschen Diabetes Gesellschaft. Diabetologie 7:S163–S169

Zu 6.2

Deutsches Netzwerk für Qualitätsentwicklung in der Pflege (DNQP) (Hrsg) (2009) Expertenstandard Pflege von Menschen mit chronischen Wunden. Hochschule Osnabrück, Osnabrück

Dunning T (2005): Education and Communicating with Older People. In: Dunning T (Hrsg) Nursing Care of Older People with Diabetes. Blackwell, Oxford

Fiechter V, Meier M (1987) Pflegeplanung: Eine Anleitung für die Praxis, 5. Aufl. Recom, Basel

Forbes A (2005) Developing Care Systems for Older People. In: Dunning T (Hrsg) Nursing Care of Older People with Diabetes. Blackwell, Oxford

Fox C, Kilvert A (2009) Diabetes Education in the Elderly. In: Sinclair A (Hrsg) Diabetes in Old Age. John Wiley & Sons, Chichester

Hallberg IR, Andersson P (2011) Mundgesundheit und deren Assessment. In: Reuschenbach B, Mahler C (Hrsg) Pflegebezogene Assessmentinstrumente – Internationales Handbuch für die Pflegeforschung und -praxis, Kap. 14 (Deutsche Übersetzung). Huber, Hogrefe AG, Bern, S 551–569

Krohwinkel M (1993) Der Pflegeprozess am Beispiel von Apoplexiekranken: Eine Studie zur Erfassung und Entwicklung ganzheitlich-rehabilierender Prozesspflege. Nomos, Mannheim, S 28

Medizinischer Dienst der Spitzenverbände der Krankenkassen e. V. (MDS) (2005) Grundsatzstellungnahme Pflegeprozess und Dokumentation – Handlungsempfehlungen zur Professionalisierung und Qualitätssicherung in der Pflege. Essen

Morbach S, et al (2012) Diabetisches Fußsyndrom, Praxisleitlinie DDG. Diabetologie 7:S143–S151

Richtlinie des Gemeinsamen Bundesausschusses über die Verordnung von häuslicher Krankenpflege (Häusliche Krankenpflege-Richtlinie) nach § 92 Abs. 1 Satz 2 Nr. 6 und Abs. 7 Nr. 1 SGB V (und deren Anlage), in der Neufassung vom 17.9.2009, veröffentlicht im Bundesanzeiger 9.2.2010, in Kraft getreten am 10.2.2010, zuletzt geändert am 21.10.2010, veröffentlicht im Bundesanzeiger 2011, in Kraft getreten am 15.1.2011

Sauter D, Abderhalten C, Needham I, Wolff S (2004):Lehrbuch Psychiatrische Pflege. Huber, Bern

Zu 6.3

Baumgärtel G, Laumen H-W, Prütting H (Hrsg) (2009) Handbuch der Beweislast – Grundlagen, 2. Aufl. Köln

Di Bella M (2008) Delegation der Behandlungspflege. Perspektiven für die praktische Umsetzung. Kölner Schriften für das Gesundheitswesen, Bd 2. Köln

Golembiewski S, Röhling H-W, Assenheimer B (1995) Verhalten und Maßnahmen sowie zivilrechtliche Verantwortung des Pflegepersonals bei Dekubiti. Krankenpflege-Journal 1995 (No. 3), S. 65–98

Großkopf V, Klein H (2012) Recht in Medizin und Pflege, 4. Aufl. Spitta, Balingen

Großkopf V (2010) Praxiswissen Krankenpflegerecht. Beck, München

Hahn B (1985) Zulässigkeit und Grenzen der Delegierung ärztlicher Aufgaben. NJW 1985: 1972–1984

Offermanns M, Bergmann KO (2010) Neuordnung von Aufgaben des Pflegedienstes unter Beachtung weiterer Berufsgruppen. ► www.dki.de

Palandt O (Begr) (2012) Bürgerliches Gesetzbuch. Bd 7 der Reihe Beck'sche Kurz-Kommentare, 71. Aufl. Beck, München

Roßbruch R (2003) Zur Problematik der Delegation ärztlicher Tätigkeiten an das Pflegefachpersonal auf Allgemeinstationen unter Berücksichtigung zivilrechtlicher, arbeitsrechtlicher und versicherungsrechtlicher Aspekte. Teil 2. PflR 2003: 139–149

Schulung und Personalentwicklung für die Diabetes-Pflege

K. Hodeck, L. Hecht, A. Bahrmann

7.1 Strukturierte Diabetes-Fortbildungen für Pflegekräfte

K. Hodeck, L. Hecht

Geriatrische Diabetes-Patienten sind aufgrund körperlicher Veränderungen im Alter, die mit einer erhöhten physischen Instabilität einhergehen, sowie durch oft parallel bestehende und interagierende Folge- und Begleiterkrankungen und eine verstärkte Anfälligkeit für therapiebedingte Schäden (z. B. Fehler in der Therapiedurchführung, veränderte Pharmakokinetik) besonders verletzlich (Hader et al. 2004). Schwere Krankheitsverläufe mit gravierenden unerwünschten Ereignissen wie u. a. Entgleisungen, Infektionen, Herzinfarkte, Schlaganfälle, ischämische Fußgangräne und Amputationen stellen eine große Gefahr für diese Patientengruppe dar.

Die Betreuung dieser Hochrisikogruppe stellt für das gesamte medizinisch-pflegerische Versorgungsteam eine große Herausforderung dar, der sich bislang leider noch zu wenig angenommen wird. Nur ein kleiner Teil der Betroffenen hat Zugang zu einer diabetologisch spezialisierten Versorgung. Die Mehrheit der älteren Diabetes-Patienten wird allein durch einen Hausarzt (Internist/Allgemeinmediziner) versorgt (Zeyfang et al. 2010). Hier besteht die Gefahr, dass erst (zu) spät – beim Auftreten schwerwiegender Probleme – eine entsprechende spezialisierte Fachdisziplin (z. B. ein Diabetologe) hinzugezogen wird.

Um die Versorgung der pflegebedürftigen Diabetes-Patienten den Anforderungen entsprechend zu realisieren, bedarf es des Auf- und Ausbaus standardisierter diabetologisch-pflegerischer Strukturen mit einem speziellen Qualitätsmanagement. Dass Pflegepersonal muss hierfür spezifisch qualifiziert sein.

> **Diabetes-Pflegekompetenz**
> Die Pflege von Diabetes-Patienten ist vielschichtig und verlangt ein komplexes Kompetenzprofil:
> — Sicheres theoretisches und praktisches Diabetesfachwissen unter Einbeziehung der Besonderheiten des Alters

> — Diabetes-(Pflege-)Managementkompetenzen
> — Diabetes-(Pflege-)Beratungskompetenzen
> — Diabetes-Netzwerkkompetenzen

Diabetologisch qualifiziertes Pflegepersonal kann die Betreuungssituation dieser besonders gefährdeten Diabetes-Patienten deutlich verbessern. Eine korrekte Therapiedurchführung, erhöhte Wachsamkeit für das Auftreten von Komorbiditäten und die im Alter oft untypischen Symptome sowie das Erkennen von medikamentösen Wechsel- und Nebenwirkungen gehören u. a. zusammen mit dem frühzeitigen Einleiten angemessener Maßnahmen zum diabetologisch-pflegerischen Kompetenzprofil. Gravierende unerwünschte Ereignisse, wie Entgleisungen oder ein akutes diabetisches Fußsyndrom, können so in ihrem Verlauf gemindert oder auch ganz vermieden werden.

7.1.1 Strukturierte diabetologische Fortbildungen für Pflegepersonal

Das Angebot an diabetologischen Qualifizierungsmaßnahmen ist groß und reicht von wenige Stunden umfassenden Inhouse-Schulungen, themenspezifischen Tages- und Intensivseminaren über mehrtägige modulare Fortbildungen bis hin zu diversen größeren Tagungen und Kongressen mit breitem Angebot an Symposien.

Um eine solide diabetologische Ausgangsbasis zu erhalten, bieten sich strukturierte Fortbildungsangebote an, die auf einem definierten Curriculum basieren. Hier sind konkrete Lernziele und darauf abgestimmte Inhalte innerhalb eines festen Zeitrahmens definiert, es werden adäquate Lern- und Lehrmethoden eingesetzt, und das Erreichen der Fortbildungsziele wird evaluiert. Zur Erlangung eines Zertifikates müssen meist unterschiedliche Prüfungsleistungen erbracht werden, mit denen der Lernerfolg nachgewiesen wird.

Die Mehrheit der Qualifizierungsangebote berücksichtigt die folgenden Kernthemen:
— Pathophysiologie des Diabetes mellitus,
— Folge-/Begleiterkrankungen,

- Therapie,
- Medikamente (OAD/Insulin/neue Wirkstoffe),
- korrekte Medikamentengabe,
- korrekte Insulininjektion,
- Stoffwechselkontrolle/Blutzuckermessung,
- Aspekte der Beratung/Information.

Alle im Folgenden vorgestellten strukturierten Fortbildungen orientieren sich inhaltlich an den jeweils relevanten Leitlinien der Deutschen Diabetes Gesellschaft. Die Fortbildungsangebote unterscheiden sich nach den Aufgabenfeldern: Pflege in der Langzeitbetreuung (ambulante Pflege, Einrichtungen der stationären Altenpflege), Akutpflege (Klinik) sowie Schulung/Beratung. Je nach Fortbildungsdauer und Schwerpunktsetzung werden die oben genannten Themen unterschiedlich tiefgreifend behandelt und um relevante Module ergänzt.

FoDiAl – Fortbildung Diabetes in der Altenpflege

Die Fortbildung Diabetes in der Altenpflege wurde von einer Expertengruppe aus der Arbeitsgemeinschaft Diabetes und Geriatrie der DDG entwickelt. FoDiAl bietet für alle examinierten Pflegekräfte in 16 Stunden einen schnellen Einstieg in die für die Betreuung von älteren Diabetes-Patienten praxisrelevanten Kernthemen. Die Inhalte wurden entsprechend der ABEDL nach Krohwinkel aufbereitet, sodass für einen leichteren Praxistransfer gesorgt ist.

FoDiAl eignet sich besonders gut zur breiten Basisqualifizierung eines Pflegeteams.

DPFK – Fortbildung zur Diabetes-Pflegefachkraft

Die Fortbildung zur Diabetes-Pflegefachkraft richtet sich entweder aufbauend im Anschluss an FoDiAl oder als Direkteinstieg an dreijährig examiniertes Pflegepersonal aus ambulanten Pflegediensten und Einrichtungen der stationären Altenpflege, welches neben der direkten Pflege auch Aufgaben der Qualitätssicherung und des Versorgungsmanagements in der Betreuung der pflegebedürftigen Diabetes-Patienten übernimmt (oder übernehmen soll).

Die Teilnehmer erarbeiten sich an 10 Kurstagen (80 h), die im 14-tägigen Abstand stattfinden, die Grundlagen eines auf die Anforderungen der Erkrankung Diabetes zugeschnittenen Diabetes-Pflegequalitätsmanagements. Neben medizinisch-diabetologischem Fachwissen und diabetologisch-pflegerischen Handlungskompetenzen zur Betreuung der meist multimorbiden Diabetes-Patienten werden auch die psychologisch-kommunikativen Fähigkeiten für eine sensible Begleitung der chronisch Kranken ausgebildet. Das erlangte Wissen unterstützt gleichzeitig die Interaktion im interprofessionellen Diabetes-Versorgungsnetz.

Zwischen den Kurstagen erproben die Teilnehmer (angeleitet durch Praxisaufgaben) das theoretisch Erlernte im Versorgungsalltag. Ihre Erfahrungen aus der Praxis werden an den folgenden Kurstagen mit den Kollegen und den Dozenten ausgewertet, um gemeinsam Problemlösungen für besondere Herausforderungen zu entwickeln.

Die Teilnehmer erlangen die Fähigkeit, zusammen mit den Entscheidungsträgern und Kollegen ihrer Einrichtung ein bedarfsgerechtes Diabetes-Versorgungsmodell zu entwerfen, umzusetzen und kontinuierlich zu optimieren.

Diese Fortbildungsstruktur ermöglicht die begleitete Einführung diabetesadäquater Versorgungsstrukturen in die Pflege. Die Fortbildung zur Diabetes-Pflegefachkraft bereitet damit gleichzeitig ambulante Pflegedienste auf eine Zertifizierung zum Diabetes-Schwerpunktpflegedienst (DSPD) vor. Die Zertifizierung DSPD und die Fortbildung DPFK wurden im April 2013 offiziell von der DDG anerkannt.

Trainingscurriculum »für diabetesversierte Pflegekräfte«

Seit November 2012 liegt von der DDG ein 12-stündiges Trainingscurriculum »für diabetesversierte Pflegekräfte« im stationären Klinikbereich vor. Das Curriculum dient als Schulungsgrundlage zur eigenverantwortlichen Schulung der Pflegenden durch einen klinikinternen Diabetesberater/-assistenten (gemeint sind hier und im Folgenden selbstverständlich immer auch Diabetesberaterinnen und -assistentinnen) und einen diabetesversierten Arzt.

Ähnlich wie FoDiAl in der Langzeitbetreuung hat diese Qualifizierungsinitiative einen schnellen Einstieg in die Kernthemen und Sensibilisierung für die Anforderungen der Betreuung von Diabetes-Patienten in der Klinik zum Ziel.

Die Durchführung eines solchen Trainings für mindestens 2–4 Pflegende auf jeder Station gehört zu den Mindestvoraussetzungen für das Zertifikat der DDG »Klinik für Diabetes-Patienten geeignet (DDG)«.

> **Klinik für Diabetes-Patienten geeignet**
> Das niedrigschwellige Zertifikat »Klinik für Diabetes-Patienten geeignet (DDG)« soll die Grundversorgung von Patienten mit Nebendiagnose Diabetes bei Einweisung in Akutkrankenhäuser ohne DDG-zertifizierte diabetologische Versorgung verbessern.
> **Weitere Informationen und das Trainingscurriculum:**
> ▶ www.deutsche-diabetes-gesellschaft.de/zertifizierung/nebendiagnose-diabetes.html

DN – Diabetes Nurse

Anders als die vorangegangenen Angebote (FoDi-Al, DPFK) qualifiziert die Fortbildung zur Diabetes Nurse für Aufgaben der pflegerischen Betreuung in Kliniken. Aufgrund der Akutsituationen und kurzen Verweildauern unterscheiden sich die Aufgaben hier deutlich vom ambulanten Pflegebereich bzw. der Heimbetreuung. Oft werden Diabetes-Patienten mit einer anderen Hauptdiagnose in die Klinik eingewiesen und dem Diabetes während des Aufenthalts kaum oder keine Aufmerksamkeit gewidmet, was zu unerwünschten Komplikationen führen kann.

In der Fortbildung zur Diabetes Nurse lernen die Teilnehmer, das Diabetes-Management während des Krankenhausaufenthaltes zu überwachen und bei Bedarf den Betroffenen und seine Angehörigen therapiespezifisch anzuleiten. Über die fachliche Wissensvermittlung hinaus zielt die Fortbildung zur Diabetes Nurse auf die Entwicklung situationsspezifischer Problemlösungsfähigkeiten im klinischen Kontext. Diabetesbedingte Notfallsituationen sollen dadurch auf der Station verringert und eine unnötige Verlängerung der Liegezeiten aufgrund stoffwechselbedingter Komplikationen bei der Behandlung vermieden werden. Die Diabetes Nurse sorgt für ein angemessenes

Schnittstellenmanagement innerhalb des Krankenhauses (z. B. Einbeziehung von Diabetologen und Diabetesberatern, wenn solche in der Klinik vorhanden sind) und zu relevanten Partnern in der ambulanten Betreuung.

Die Fortbildung zur Diabetes Nurse qualifiziert in 170 h Präsenzstunden inklusive einer Hospitation von 38,5 h auf der Basis von diabetesspezifischen und didaktischen Inhalten zu einer umfassenden Unterstützung des Diabetes-Managements in den institutionellen und transsektoralen Strukturen.

❯ Diabetes Nurse und Diabetes-Pflegefachkräfte arbeiten idealerweise sektorenübergreifend eng zusammen und organisieren eine mit Blick auf die ganzheitliche diabetologische Versorgung reibungslose Überleitung zwischen ambulanter und klinischer Betreuung.

Weiterbildung Diabetesassistentin DDG und Diabetesberaterin DDG

Für die therapiebezogene Schulung, Beratung und Begleitung von Menschen mit Diabetes und deren Angehörigen bietet die Deutsche Diabetes Gesellschaft über anerkannte Weiterbildungsstätten die Weiterbildung zur Diabetesassistentin DDG und zur Diabetesberaterin DDG an.

Die Weiterbildung zur Diabetesassistentin DDG ist auf die Entwicklung von

❯❯ Kompetenzen zur selbständigen Planung, Durchführung und Evaluierung allgemeiner und spezieller Anforderungen in Anleitung, Beratung, Schulung und Behandlung von an Diabetes mellitus Typ 2 Erkrankten ❮❮

ausgerichtet (Weiterbildungs- und Prüfungsordnung für Diabetesassistentinnen DDG). Die Dauer der Qualifizierung ist auf 3–8 Monate angelegt und umfasst eine fünftägige aktive Hospitation einer Gruppenschulung für Patienten mit Diabetes mellitus Typ 2 in einem Diabetesteam.

Die Weiterbildung zur Diabetesberaterin DDG (Weiterbildungs-/Prüfungsordnung zur Diabetesberaterin DDG) qualifiziert in ca. 12–14 Monaten

tiefer und umfassender insbesondere für die Aufgabenbereiche:
- Analysieren und Beurteilen der Patientensituation (alle Diabetes-Typen),
- Anleiten, Coachen, Beraten und Schulen von zu Beratenden,
- professionelle, interdisziplinäre Zusammenarbeit,
- Mitwirken bei der Qualitätssicherung in der Diabetologie
- Mitwirken beim Case Management.

Die Weiterbildung umfasst einen umfangreichen Praxisteil und ebenso wie bei der Diabetesassistentin eine 40-stündige Hospitation in einer fremden Einrichtung.

Diabetesassistenten/-berater DDG arbeiten vorrangig in Arztpraxen und Kliniken mit diabetologischen Schwerpunkten. Nur sehr wenige arbeiten nach einer Mitgliederbefragung des Verbandes der Diabetes-Beratungs- und Schulungsberufe in Deutschland (VDBD) direkt in der Pflege von Diabetes-Patienten. Diabetesassistenten/-berater DDG können als wichtige Partner die pflegerische Betreuung von Diabetes-Patienten kompetent unterstützen (▶ Kap. 8.3).

◨ Tab. 7.1 zeigt einen Überblick über die vorgestellten strukturierten Diabetes-Fortbildungen für Pflegefachkräfte.

7.1.2 Ergänzende Fortbildungsmöglichkeiten in der Diabetes-Betreuung

Neben den oben aufgeführten umfassenden Diabetes-Qualifikationen ist insbesondere die vertiefende Fort- und Weiterbildung im Bereich der Wundversorgung ein wichtiges ergänzendes Standbein der pflegerischen Spezialisierung in der Betreuung von Diabetes-Patienten.

Auch hier gibt es eine breite Vielfalt an strukturierten Qualifizierungsangeboten. Bei der Auswahl sollte darauf geachtet werden, dass die Inhalte sich an den Expertenstandards »Pflege von Menschen mit chronischen Wunden« und »Dekubitusprophylaxe in der Pflege« sowie an aktuellen Empfehlungen, Leit- und Richtlinien der entsprechenden

Fachgesellschaften (u. a. ICW, DGfW, DDG) orientieren (▶ Kap. 8.5).

7.2 Interne Diabetes-Schulungen

K. Hodeck

Interne Diabetes-Schulungen eignen sich gut für die Vermittlung von Diabetes-Wissen, welches allen Pflegenden einheitlich in der Einrichtung bekannt sein und konsistent angewendet werden soll (z. B. die Wirkweise und der Umgang mit einem neuen Diabetes-Medikament, neue Diabetes-Pflegestandards, der Einsatz neuer diabetesbezogener Formulare in der Dokumentation).

Pflegerelevante Neuigkeiten aus Diabetologie und Wundversorgung können von den Diabetesspezialisierten Pflegefachkräften auf externen Fortbildungen, Fachtagungen und Kongressen aufgenommen und im Rahmen interner Mitarbeiterschulungen zeitnah weitergegeben werden.

Aufgrund der starken Interaktion zwischen der Erkrankung Diabetes und alterstypischen Einschränkungen sowie den mit dem Diabetes einhergehenden Risiken gilt:

> Jede Pflegekraft, die Diabetes-Patienten versorgt, sollte über aktuelles, ihrer Funktion und Grundausbildung entsprechendes Diabetes-Basiswissen verfügen.

7.2.1 Funktionsspezifische und funktionsübergreifende Diabetes-Schulungen

Nicht selten wird die Verantwortung für diabetesspezifische Themen vorrangig beim examinierten Pflegefachpersonal gesehen. Gerade Pflegehilfskräfte bekommen im Rahmen der Grundpflege jedoch oft einen besseren Einblick in den körperpflegerischen Zustand (u. a. Mund, Haut, Nägel, Füße). Ein geschultes Auge und die Sensibilität für Pflegerisiken beim Diabetes-Patienten können hier viel zur Prävention beitragen. Auch sollten geeignete Körperpflegeprodukte bekannt sein und fachlich richtig eingesetzt werden. Das Erkennen von

◻ Tab. 7.1   Übersicht strukturierter Diabetes-Fortbildungsangebote für Pflegekräfte

	Langzeitpflege Ambulante Pflegedienste Einrichtungen der stationären Altenhilfe		Akutpflege Stationär/ Klinik	Schulung/Beratung Praxis/Klinik	
Titel	Fortbildung Diabetes in der Altenpflege (FoDiAl) Seit 2003	Diabetes-Pflegefach-kraft (DPFK) Seit 2000/2001 Seit 2013 anerkannt von der DDG	Diabetes Nurse (DN) Seit 2008/2009	Diabetesassisten-tin DDG Seit 1996	Diabetesberaterin DDG Seit 1983
Fortbil-dungs-anbie-ter	AG Diabetes und Geriat-rie der DDG	Diabetes-Pflege-Akademie der IIGM GmbH (anerkannte Weiterbildungsstätte der DDG) (in Kooperation mit dem bpa)	Diabetes-Schu-lungszentrum – Sana Klinik Oldenburg	Anerkannte Wei-terbildungsstätten der DDG	Anerkannte Wei-terbildungsstätten der DDG
Ziel-gruppe	Dreijährig examinier-tes Pflege-personal in Altenhei-men	Dreijährig examinier-tes Pflegepersonal in Pflegediensten/ Heimen	Dreijährig examiniertes Pflegepersonal in Kliniken/ Krankenhäu-sern	Dreijährig examiniertes Pflegepersonal, Hebammen, Med. Fachangestellte (MFA), Med.-techn. Assistenten (MTA), Diätassistenten, (Pflege-) Pädago-gen, Gesundheits-/ Pflegewissen-schaftler,(Oeco-) Trophologen (u. a.)	Dreijährig exami-niertes Pflegeper-sonal, Diabetes-assistenten, Hebammen, Med. Fachangestellte (MFA), Rettungs-assistenten, Med-techn. Assistenten (MTA), Diätassis-tenten, Podologen, (Oeco-)Trophologen (u. a.)
Dauer	16 h Theorie (2 Kurstage)	80 h Theorie (10 × 1 Kurstag) zzgl. 7 Praxisarbeiten (ca. 30 h)	132 h Theorie (4 × 5 Kurstage) zzgl. 5 Tage Hospitation	160 UE Theorie (2 × 2 Wochen) 40 h Hospitation	516 UE Theorie (ca. 5 × 2–3 Wochen) 544 h Praxis 40 h Hospitation
Kosten (Stand 2013)	250 Euro	1140 Euro 990 Euro (bpa-Mit-glieder)	1450 Euro	1300–1400 Euro (zzgl. Material-kosten)	3025 Euro
Ziele	Diabetes-Grundla-genwissen vermitteln	Verbesserung und nachhaltige Siche-rung der Versorgung von Diabetes-Pa-tienten in Pflegeein-richtungen durch korrekte Therapie-durchführung sowie den Aufbau eines Diabetes-Pflegequali-tätsmanagements und die Stärkung der Kooperation mit zentralen Leistungs-partnern	Überwachung des Diabetes-managements im stationären Setting, An-leitung von Menschen mit Diabetes wäh-rend des Klinik-aufenthalts, Schnittstellen-management, situationsge-rechte Prob-lemlösung	Schulung und Betreuung von Menschen mit Typ-2-Diabetes	Schulung und Betreuung von Menschen mit Typ-1-und Typ-2-Diabetes sowie Gestationsdia-betes

◘ Tab. 7.1	Fortsetzung				
	Langzeitpflege Ambulante Pflegedienste Einrichtungen der stationären Altenhilfe		Akutpflege Stationär/ Klinik	Schulung/Beratung Praxis/Klinik	
Prüfung	Schriftliche Prüfung	Schriftliche Prüfung Hausarbeiten	OSCE-Prüfung Hausarbeiten	Schriftliche, praktische und mündliche Prüfung	Schriftliche, praktische und mündliche Prüfung Hausarbeiten
Abschluss	Teilnahmezertifikat	Urkunde »Diabetes-Pflegefachkraft«	Urkunde »Diabetes Nurse«	Urkunde »Diabetesassistentin DDG«	Urkunde »Diabetesberaterin DDG«
Information	▶ www.fodial.de	▶ www.iigm.de	▶ www.sana-oh.de/diabetes	▶ www.deutsche-diabetes-gesellschaft.de/weiterbildung/diabetesassistentin-ddg.html	▶ www.deutsche-diabetes-gesellschaft.de/weiterbildung/diabetesberaterin-ddg.html

Entgleisungen (insbesondere Unterzuckerungen) und klare Richtlinien für das Verhalten als Ersthelfer tragen nicht nur zu mehr Patientensicherheit, sondern auch zu einem besseren Gefühl sowohl beim Hilfspersonal wie auch bei vielen examinierten Pflegefachkräften bei. Ebenso sollten die Mitarbeiter, welche für die Mahlzeitenzubereitung und -darreichung zuständig sind, über grundsätzliche Ernährungsprinzipien bei Diabetes informiert sein.

Werden die Diabetes-Themen für die jeweiligen Aufgabengebiete aufbereitet, so können die Mitarbeiter unabhängig von ihrer Qualifikation ihren eigenen Beitrag zur Pflege von Diabetes-Patienten besser nachvollziehen und sich entsprechend einbringen. Für funktionsübergreifende Schulungen spricht der in der Diabetes-Versorgung notwendige Netzwerkgedanke (▶ Kap. 8), für den eine enge Zusammenarbeit auch intern über die Qualifikationsunterschiede hinaus von zentraler Bedeutung ist. Für jedes Schulungsthema ist daher individuell zu überlegen, ob die Schulung für alle Mitarbeiter (funktionsübergreifend) oder speziell für einen Aufgabenbereich zugeschnitten werden soll. Beides hat seine Vor- und Nachteile, sodass sich ein abwechslungsreicher Schulungsplan anbietet, in dem beides realisiert wird.

7.2.2 Praxischecks und Handling-Schulungen im Diabetes-Management

Die tägliche Durchführung z. B. von Insulininjektionen und Blutzuckermessungen führt mit der Zeit zu einer Routinisierung, in die sich unbemerkt Durchführungsfehler einschleichen (können). Auch werden einmal erlernte – inzwischen veraltete – Pflegestandards bei Diabetes ohne systematische Begleitung nur schwer durch neue ersetzt. Deshalb ist es hilfreich, in regelmäßigen Abständen kleine Praxischecks für alle Mitarbeiter zu kultivieren und die Durchführung relevanter Handlungen des Diabetes-Managements auf solche Fehler zu prüfen. Empfehlenswert sind auch gegenseitige Touren- bzw. Einsatzhospitationen von Pflegekräften, um Unterschiede im individuellen Pflegehandeln zu bemerken und diskutieren zu können.

Der einrichtungsinterne Fortbildungsplan sollte regelmäßig Schulungen zur Aktualisierung des Diabetes-Wissens (mindestens halbjährlich) sowie der Wundversorgung beim diabetischen Fuß (mindestens jährlich) berücksichtigen. In die Planung der Diabetes-Schulungen sollte eine auf Diabetes spezialisierte Pflegefachkraft einbezogen werden.

Im Anschluss an alle Fortbildungsmaßnahmen (intern und extern) sollte der Transfer des Erlernten in die Praxis begleitet und dadurch sichergestellt werden.

Planung Interne Diabetes-Schulungen

1. **Funktionsabhängiges Diabetes-Basiswissen definieren**
   - Welche Funktionsgruppen versorgen die Diabetes-Patienten? (z. B. Pflegehelfer, Hauswirtschafterin, Pflegefachkraft)
   - Was müssen die jeweiligen Funktionsgruppen in ihrem Aufgabenbereich wissen und anwenden können, um eine sichere Versorgung des Diabetes-Patienten gewährleisten zu können?

   ▸ *Expertentipp: Für die Bestimmung des für das jeweilige Aufgabengebiet relevanten Diabetes-Wissens kann die Zusammenarbeit mit einer Diabetesassistentin oder -beraterin (und ggf. weiteren Berufsgruppen) hilfreich sein.*

2. **Diabetes-Schulungsbedarf feststellen**
   - Funktionsspezifisch Diabetes-Wissenstests durchführen, um gezielt Wissenslücken/Unsicherheiten festzustellen
   - Mit regelmäßigen Praxischecks sowie gegenseitige Touren-/Einsatzhospitationen Durchführungsfehler im Diabetes-Management feststellen
   - Interessen und Erfahrungen der Mitarbeiter abfragen (z. B. Probleme anhand konkreter Fälle)
   - Neuigkeiten aus Diabetologie und Diabetes-Pflege einbeziehen

3. **Planung und Vorbereitung der Diabetes-Schulungen**
   - Festlegung der Diabetes-Schulungsthemen anhand der Bedarfsanalyse (z. B. Erkennen und Umgang mit Hypo-/Hyperglykämien, Risiken des dementen Diabetes-Patienten)
   - Benennung der für den jeweiligen Schulungstermin geplanten Zielgruppen (z. B. funktionsübergreifend oder nur Pflegefachkräfte, nur Pflegehelfer)
   - Art der Schulung (z. B. Vortrag mit anschließender Diskussion, Workshop mit Praxisanteil)
   - Termine und Dauer (z. B. im Rahmen der regelmäßigen Dienstbesprechungen oder extra Termine)
   - Referenten (z. B. Diabetes-Pflegefachkraft, Mitarbeiter nach externer Schulung, externe Kooperationspartner)
   - Raumreservierung (inkl. notwendiger Ausstattung wie Flipchart, Laptop/Beamer, Verpflegung etc.)
   - Inhaltliche Erarbeitung der Schulung (Festlegung der Schulungsziele, Gliederung/Aufbau, wesentliche Inhalte erarbeiten, nach Bedarf Fallbeispiele zur Erklärung heranziehen)
   - Materialvorbereitung (z. B. Präsentation, Handouts zum Vortrag, Infoblätter, Bild-/Arbeitsmaterial, Ergebnisevaluation, Teilnahmebescheinigung)

   ▸ *Expertentipp: Die Einbeziehung von regionalen diabetesrelevanten Berufsgruppen (z. B. Diabetesberater, Podologen) als Referenten zu speziellen Schwerpunktthemen interner Diabetes-Schulungen kann als positiven Nebeneffekt die lokale Zusammenarbeit vertiefen.*

4. **Durchführung der Diabetes-Schulungen**
   - Teilnehmerliste unterzeichnen lassen (Nachweis im Rahmen von Zertifizierungen zum Diabetes-Schwerpunktpflegedienst)
   - Einbeziehen der Kollegen (z. B. durch Erfragen von deren Erwartungen und Erfahrungen zu Beginn der Schulung, Einbeziehen von Diabetes-Fallbeispielen aus der Praxis, offene Fragen, Raum für Diskussion)
   - Ergebnisevaluation (schriftliches Abfragen der wesentlichen Schulungsinhalte z. B. mit Hilfe von Multiple-Choice-Fragebögen)
   - Vergabe von Teilnahmebescheinigungen mit Thema der Diabetes-Schulung, Datum, Dauer, Name und Qualifikation

des Referenten sowie Name des/der teilnehmenden Kollegen (Kopie in Personalakte)

▶ *Expertentipp: Die Schulung wird umso erfolgreicher, je aktiver die Kollegen in die Thematik und Diskussionen einbezogen werden!*

5. **Nachbereitung der Diabetes-Schulungen**

Auswertung der Ergebnisevaluationen:
Wurden die wesentlichen Inhalte der Diabetes-Schulung von den teilnehmenden Kollegen erfasst und korrekt wiedergegeben?
– Ja: Schulung war erfolgreich
– Nein: Zeitnahe Nachschulung bzw. weitere kompetenzsteigernde Maßnahmen zum selben Thema sind notwendig

7.3 Selbststudium: Diabetes-Fachliteratur und E-Learning

A. Bahrmann K. Hodeck

Unterstützend zu externen Fortbildungen und internen Schulungen bieten Fachliteratur, Zeitschriften und spezielle E-Learning-Programme die Möglichkeit, sich individuell nach eigenem Bedarf und zeitlichen Ressourcen dem Thema Diabetes zu nähern, es aufzufrischen oder sich vertieft mit Schwerpunkten vertraut zu machen.

7.3.1 Fachliteratur und Zeitschriften aus Diabetologie und Wundversorgung

Insbesondere das regelmäßige Studium von Fachzeitschriften trägt dazu bei, immer auf dem aktuellsten Stand des Wissens zu sein. Damit nicht jeder Mitarbeiter alles lesen muss, können sich die interessierten Kollegen z. B. die Zeitschriften unter sich aufteilen und die für die einzelnen Schwerpunkte relevanten Beiträge an den Kollegen/die Kollegin weiterleiten, welche(r) für den jeweiligen Schwerpunkt zuständig ist.

Die Literatur sollte für alle Mitarbeiter der Einrichtung zugänglich sein. Falls in der Einrichtung keine adäquate Lernatmosphäre vorliegt, kann ein Ausleihsystem langfristig den Bestand sichern und gleichzeitig die Möglichkeit bieten, eine den persönlichen Lerngewohnheiten entgegenkommende Lernumgebung aufzusuchen.

Zum Selbststudium empfehlenswerte Fachliteratur und Zeitschriften aus Diabetologie und Wundversorgung können im Anhang nachgeschlagen werden.

7.3.2 Multimediales E-Learning-Programm »Diabetes im Alter« für Altenpfleger und Pflegekräfte

Pflegekräfte können spielerisch am PC ihr Grundlagenwissen auffrischen.

E-Learning ist eine neue Technologie, die bereits seit 2006 im Dienste der Älteren erfolgreich eingesetzt wird. Der Innovationsverbund Pflegewissen bietet mittlerweile 5 E-Learning-Programme für Pflegekräfte zu folgenden Themen an: »Diabetes mellitus im Alter«, »Schluckstörungen«, »Herz-Kreislauf-Wiederbelebung«, »Menschen mit Demenz« und »Akutes Sturzereignis«. Aufgrund der heterogenen Zielgruppen in der Altenpflege wurden die Lernprogramme speziell für Pflegekräfte mit unterschiedlichem Qualifikationsprofil entwickelt. Dies ermöglicht sowohl Fachkräften als auch Auszubildenden in Pflegeeinrichtungen die Vermittlung, Aktualisierung und Vertiefung von Fachwissen und trägt somit zur Förderung der Planungskompetenz bei. Aufgrund der verständlichen Aufbereitung und der konsequenten Visualisierung der Lerninhalte können auch Mitarbeiter mit Sprachbarrieren und pflegende Angehörige von dem Lernprogramm profitieren. Mit Hilfe des E-Learning-Programms kann jeder Lernende sein eigenes Lerntempo bestimmen, die Lerninhalte beliebig häufig wiederholen und seinen Wissensstand eigenverantwortlich kontrollieren. Der Aufbau der E-Learning-Programme ist in der folgenden Übersicht dargestellt.

7

Aufbau der E-Learning-Programme

Benutzeroberfläche

- Übersichtliches Basislayout
- Klare und einfache Bedienungsstruktur
- Intuitive Benutzerführung einschließlich Hilfen
- Einfache Gliederungsebenen

Multimediale Präsentationselemente

- Fokus auf Bilder, Bildserien, Grafiken, Kurzvideos und Animationen
- Reduzierung von Textpassagen auf wesentliche Kernaussagen
- Erläuterungen durch Sprecher
- Anregende Farbgestaltung und Gestaltungselemente

Zusammenfassungen/Lernhilfen

- Ausgewählte Strukturierungshilfen in Form von Überschriften, Hervorhebungen und Zusammenfassungen
- Erläuterungen von Fachbegriffen in einem Glossar
- Ergänzende Informationen zu Fachinhalten
- Ausdruckbare Lerninhalte

Integrierte Übungsaufgaben und Lernzielkontrolle

- Übungseinheit nach jeder größeren Lernsequenz
- Lernzielkontrolle differenziert nach Qualifikation
- Multiple-Choice-Aufgaben
- Zuordnungsaufgaben (Drag-und-Drop-Aufgaben)

Jedes Lernprogramm ist 3-D-animiert und beginnt mit einer Startanimation, die den Lernenden in das Thema einführt. Danach erscheinen auf der ersten Bildschirmseite automatisch die Lernziele, die mit der Bearbeitung des Programms erreicht werden können. Das Lernprogramm ist mit Bildern, Grafiken, Animationen und Textsequenzen ausgestaltet (◘ Abb. 7.1). Ein Sprecher erklärt den didaktischen Aufbau einer Lernsequenz und hat eine informationsvermittelnde Funktion. In einem Glossar können Fachbegriffe jederzeit nachgeschlagen werden.

Hilfreich ist, dass einzelne Lernsequenzen in einer Zusammenfassung ausgedruckt werden können. Zudem bietet das Programm die Möglichkeit, erworbenes Wissen spielerisch durch Multiple-Choice-Aufgaben zu überprüfen.

Bei einer Befragung wurden im Besonderen die einfache Navigation, die eindeutige Gliederungsstruktur, die Gestaltung der Lernprogramme und die ausführliche und präzise inhaltliche Bearbeitung der Lernmodule gelobt. Ganz besonders positiv wurde die integrierte Lernzielkontrolle bewertet. Das angemessene Fragenniveau und der spielerische Charakter der Testaufgaben wirken sich motivationsfördernd auf das Lernen mit dem neuen Lernarrangement aus.

Weitere Informationen sind unter ► www.projekt-pflegewissen.de oder bei ► GOAB (Gemeinnützige Offenbacher Ausbildungs- und Beschäftigungsgesellschaft mbH), Kaiserstr. 66, 63065 Offenbach am Main, erhältlich.

Praxistipps zum effektiven Selbststudium

- Themenschwerpunkt heraussuchen (z. B. diabetisches Fußsyndrom)
- Erst Überblick über Themenschwerpunkt verschaffen (»grobe Landkarte«)
- Spezial-/Detailwissen im Anschluss in dieser »Landkarte« verankern
- Bezug zur Pflegepraxis herstellen (Relevanz des Themenschwerpunktes kennen)
- Eigene Fragen zum Thema formulieren (Was interessiert mich/ist mir unklar?)
- Fachquellen in Hinblick auf die Fragen auswerten
- Mehrere Sinne nutzen (Augen: Fachliteratur lesen, Ohren: Vorträgen zuhören, Handeln: ausprobieren/anwenden in Hospitationen und Diskussionen mit Kollegen und Kooperationspartnern)
- Gelerntes mit eigenen Worten wiederholen/zusammenfassen (z. B. Durchführung interner Schulungen, Info-Handouts für die Kollegen)
- Zusammenhänge zu anderen Diabetes-/Pflegethemen herstellen

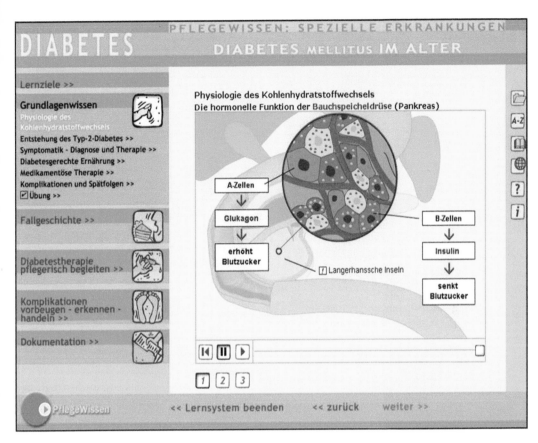

■ Abb. 7.1   Arbeitsoberfläche des E-Learning-Programms »Diabetes im Alter«. (Quelle: ▶ www.projekt-pflegewissen.de)

Literatur

Zu 7.1

Hader C, Beischer W, Braun A, et al. (2004) Diagnostik, Thera-
    pie und Verlaufskontrolle des Diabetes mellitus im Alter.
    Diabetes und Stoffwechsel 13: 31–56

Weiterbildungs- und Prüfungsordnung zur Diabetesassis-
    tent(in) DDG (15.11.2012) ▶ www.deutsche-diabetes-
    gesellschaft.de/fileadmin/Redakteur/Weiterbildung/
    Diabetesassistent_DDG/2012-11-15_WPO_DAss_inkl._
    Anl_1-3_Palitzsch_15022013_final.pdf (Zugriff 02.05.2013)

Weiterbildungs-/Prüfungsordnung zur Diabetesberaterin
    DDG (01.05.2010) ▶ www.deutsche-diabetes-gesell-
    schaft.de/fileadmin/Redakteur/Weiterbildung/Diabe-
    tesberater_DDG/2010-05-01_WPO_DB_Danne_Kurzver-
    sion_Homepage.pdf (Zugriff 02.05.2013)

Zeyfang A, Dippel W, Bahrmann A, et al. (2010) Aktuelle
    Versorgungssituation und Ressourcenbedarf bei
    insulinpflichtigen Typ-2-Diabetikern in ambulanter und
    stationärer Pflege: Ergebnisse der LIVE-GERI Studie.
    Diabetologie 5: 293–300

Zu 7.3

Zeyfang A, Bahrmann A, König C, Mrak P (2010) Technolo-
    gien im höheren Lebensalter. Diabetologe 6: 570–576

Aufbau eines Diabetes-Versorgungsnetzwerkes

N. Heider, A. Bahrmann, N. Müller, A. Lemke, V. Gerber, M. Krüger, M. van Nüss, K. Hodeck

8.1 Einführung: Pflege als aktiver Partner im Versorgungsnetz

N. Heider

❓ Leitfragen

1. Was ist die Aufgabe von professioneller Pflege in Deutschland?
2. Wie kann die Disziplin »Pflege« in den diabetologischen Versorgungsprozess eingebunden werden?
3. Welche Bedingungen müssen vorhanden sein, damit der Pflegebereich seine Aufgaben im diabetologischen Versorgungsprozess wahrnehmen kann?

8.1.1 Aufgabenbereich der professionellen Pflege

Der Aufgabenbereich von professioneller Pflege wurde nicht nur von der Weltgesundheitsorganisation (WHO), dem International Council of Nursing (ICN) und dem deutschen Berufsverband für Pflegepersonen (DBfK e.V.) definiert, sondern ist im Gesetz für die Berufe in der Krankenpflege (KrpflG) in Deutschland konkret benannt.

> **Zusammengefasst ist die Aufgabe von professioneller Pflege:**
> - Verantwortung für die kontinuierliche Aus-, Fort- und Weiterbildung der Pflegepersonen unter Anwendung von aktuellen pflegewissenschaftlichen und benachbarten Disziplinen
> - Sicherstellung und Entwicklung der Qualität im Pflegebereich
> - Beratung, Anleitung und Unterstützung von Menschen und deren Angehörigen, die Pflege benötigen
> - Analyse und Planung, Organisation, Ausführung, Beurteilung und Dokumentation des Pflegebedarfs
> - Pflegerische Hilfestellung zur Erhaltung und Wiederherstellung der physischen, psychischen und sozialen Teilhabe

Im Rahmen der Versorgung von Menschen mit Diabetes, die teilweise oder vollständig auf professionelle Unterstützung angewiesen sind, übernehmen Pflegekräfte eine zentrale Rolle.

Sie verfügen über eine große Nähe zum Pflegebedürftigen und erhalten so einen Einblick in die realen Lebensumstände und Gewohnheiten, welche die Stoffwechselsituation und den Gesundheitszustand des Betroffenen beeinflussen. Diese Informationen sind für die Versorgungspartner, insbesondere Ärzte, besonders wertvoll, da nur auf dieser Grundlage eine passgenaue Diabetes-Therapie möglich wird.

Je nach Leistungsauftrag unterstützen Pflege(fach)kräfte die Diabetes-Patienten täglich, teilweise mehrfach, in ihrem Diabetes-Management und können auf Basis ihres Fachwissens frühzeitig speziellen Versorgungsbedarf erkennen und organisieren. Therapieanpassungen können bei enger Zusammenarbeit mit den behandelnden Ärzten auf kurzem Wege realisiert und so gravierende diabetesassoziierte Ereignisse vermieden werden.

Für die Diabetes-Patienten und ihre Angehörigen stellen Pflegekräfte oft eine seelische Stütze dar. Ängste und Depressionen, die mit der Erkrankung Diabetes einhergehen können (▶ Kap. 5.2), können zwar nicht immer beseitigt, der konstruktive Umgang damit jedoch durch eine erfahrene (Diabetes-)Pflegefachkraft gefördert werden. Diese berät die Betroffenen dann, wenn sie es brauchen: mitten in ihrem Leben. Das erleichtert den Transfer oft abstrakter und für die Betroffenen komplexer Handlungsanweisungen in den Alltag. Zu den Aufgaben der Pflegekräfte gehört z. B. auch die Sicherung einer bedürfnisorientierten und bedarfsdeckenden diabetesgerechten Ernährung. Dies verlangt viel Fingerspitzengefühl und Aushandlungskompetenzen.

> **Übersicht pflegerischer Leistungen in der Diabetes-Versorgung**
> **Analyse der Pflegesituation des Diabetes-Patienten**
> - Erhebung diabetesbezogener Informationen und Diagnosen im Rahmen der Pflegeanamnese (inkl. Screening auf diabetologische Risiken/Selbstversorgungsfähigkeit)

- Auswertung der erhobenen Daten in Zusammenarbeit von behandelndem Arzt, Diabetologen und Diabetesberatern (und ggf. weiteren relevanten Partnern)
- Feststellung des pflegerischen Versorgungsbedarfs

Planung, Umsetzung

- Planung der Pflegeziele und Pflegemaßnahmen gemeinsam mit dem Diabetes-Patienten und relevanten Berufsgruppen
- Pflegerische Beratung/Information/Anleitung u. a.
  - zur Prävention diabetologischer Pflegerisiken
  - zu diabetesgerechter Ernährung
  - zu Auswahl und Handling von Hilfsmitteln (Blutzuckermessgeräte/Pensysteme)
- Anleiten, Herrichten, Durchführen der Behandlungspflege
  - Blutdruckmessung
  - Blutzuckermessung
  - Gabe von oralen Antidiabetika (OAD)
  - Insulininjektion
  - Wundversorgung beim diabetischen Fußsyndrom
- Diabetesspezifische Krankenbeobachtung
  - Besonderheiten und den Zusammenhang mit der Erkrankung Diabetes erkennen
  - Stoffwechselwirksame Veränderungen in den Lebensgewohnheiten erkennen bzw. antizipieren (z. B. Ramadan) (Ernährung, Bewegung, Medikamentenumstellungen)
  - Zustand der Spritzstellen
  - Fußzustand: Situationsbewertung und zeitnahe Rücksprache mit relevanten Versorgungspartnern
- Koordination der intra- und interprofessionellen Versorgung (durch behandelnden Arzt, Pflege(fach)kräfte, Diabetologen, Diabetesberater, Podologen, etc.)

Evaluation der Pflege des Diabetes-Patienten

- Beurteilung der Pflegesituation des Diabetes-Patienten anhand der festgelegten Pflegeziele (Wirksamkeit der Pflegemaßnahmen)
- Nach Bedarf Anpassung der Pflegemaßnahmen in Abstimmung mit Diabetes-Patient und Versorgungsteam

8.1.2   Pflege im diabetologischen Versorgungsprozess

Die Einbindung der Pflegedisziplin in den diabetologischen Versorgungsprozess beinhaltet vor allem, dass die Versorgungspartner über die Aufgaben und Grenzen des anderen Bescheid wissen. Offenheit vonseiten aller Beteiligter und Interesse für die Ziele, Sorgen und Rahmenbedingungen der Partner helfen, Enttäuschungen vorzubeugen. Diskrepanzen in der Wahrnehmung können sich in strukturellen, prozesshaften und ergebnisorientierten Bereichen wiederfinden. Daher ist es wichtig, dass die Versorgungspartner nicht nur die organisatorischen Herausforderungen bewältigen, sondern auch darauf achten, dass Informationen klar kommuniziert und richtig verstanden werden. Aus diesem Grund sollte ein gemeinsames Wissensmanagement von allen Versorgungspartnern forciert werden.

> **Aufgabe der diabetologischen Versorgungspartner**
>
> Wie kann erwartet werden, dass ein Diabetologe den Inhalt des Expertenstandards »Pflege von Menschen mit chronischen Wunden« (DNQP 2009) kennt? Dieser hat seine eigenen rechtlichen und medizinischen Vorgaben entsprechend zu erfüllen. Umgekehrt kann die Frage gestellt werden, ob die Disziplin »Pflege« die Richtlinien der AG Diabetischer Fuß (DDG 2013) kennt?
>
> Die Aufgabe von diabetologischen Versorgungspartnern ist es zu ermitteln, was

von welchem Bereich gefordert wird. Welche Möglichkeiten gibt es, um die geforderten Normen für den Bereich »Pflege« und den Bereich »Diabetologie« kompatibel zu gestalten? Wie können diese Normen mit den vorhandenen (technischen) Möglichkeiten umgesetzt werden?

Denn das Ziel beider Disziplinen ist es, die Lebensqualität eines Menschen mit Diabetes mellitus zu erhalten und wiederherzustellen, damit dieser in seinen sozialen Rollen agieren kann.

Dieses Beispiel soll verdeutlichen, dass die Versorgung von Menschen mit Diabetes mellitus durch ein gemeinsames Wissensmanagement mehr bewirken kann und gilt natürlich nicht nur für die Zusammenarbeit zwischen Diabetologe und Pflege.

Der Aufbau eines diabetologischen Netzwerkes gliedert sich in 4 Phasen (Poser u. Gesell 2008).

Aufbau eines diabetologischen Netzwerks
1. Selektion der vorhandenen möglichen Netzwerkpartner
2. Festlegung von Aufgaben und Bestimmung von Ressourcen der Netzwerkpartner
3. Regeln zur Zusammenarbeit der Netzwerkpartner
4. Überprüfung und Messung der Netzwerkarbeit

Der Aufbau eines Netzwerkes mit einem fachlichen Wissensaustausch ist nicht ohne den Aufbau von Vertrauen möglich. Vertrauen ist jedoch nichts, was sich erzwingen lässt oder das bei der Gründung eines Netzwerks mit den Versorgungspartnern plötzlich vorhanden ist (Möllering 2005). Erst die wertschätzende, kontinuierliche Auseinandersetzung, das gemeinsame Formulieren, Bewerten und Lösen von Problemen in der Zusammenarbeit schafft eine Vertrauensbasis. Damit Aufgaben zum Beispiel von der Disziplin »Pflege« wahrgenommen werden können, bedeutet dies, dass eigene Erfahrungen, egal ob positiv oder negativ besetzt,

überwunden werden müssen, um gemeinsame Zieldefinitionen Realität werden lassen zu können.

8.2 Diabetologen

A. Bahrmann

 Leitfrage
Welche Aufgabe hat der Diabetologe innerhalb eines Diabetes-Versorgungsnetzwerkes?

8.2.1 Weiterbildung zum Diabetologen

Die Weiterbildung zum Diabetologen kann sowohl über die Weiterbildungsordnung nach den Richtlinien der Ärztekammer als auch die der diabetologischen Fachgesellschaft (DDG) erworben werden. Aktuell gibt es derzeit drei verschiedene Diabetologentypen: Diabetologe nach DDG, Internist mit Schwerpunkt Endokrinologie und Diabetologie sowie den Facharzt mit Zusatzbezeichnung Diabetologie. Diabetologen arbeiten vorwiegend in diabetologischen Schwerpunktpraxen, aber auch in spezialisierten Krankenhäusern mit diabetologischem Schwerpunkt.

Der Diabetologe DDG

┌─ **Diabetologe DDG** ─────────────
│
│ Der Diabetologe nach der Weiterbildungsordnung der Deutschen Diabetes Gesellschaft (DDG) ist ein Spezialist, der sich durch eine umfangreiche 2-jährige Weiterbildung in einer DDG-anerkannten Einrichtung (Praxis und/oder Klinik) und die Teilnahme an Fortbildungskursen der DDG auszeichnet.
└──────────────────────────────────

1995 hat die Deutsche Diabetes Gesellschaft die ärztliche Qualifikation eines Diabetologen DDG eingeführt (Anerkennung nach dem Curriculum zum Diabetologen DDG, Version 03.06.2008). Diese Fortbildung setzt mit der Schaffung eines qualifizierten Diabetologen nach bundeseinheitlichem Standard das Streben nach einer Verbesserung der Versorgung von Menschen mit Diabetes im Sinne eines Qualitätsstandards um. Die Voraussetzungen für die Anerkennung als Diabetologe DDG sind neben der Mitgliedschaft in der Fachgesellschaft der DDG eine abgeschlossene Facharztweiterbildung in den Bereichen Innere Medizin oder Pädiatrie. In Einzelfällen können auch Allgemeinmediziner oder Fachärzte der Frauenheilkunde die Anerkennung als Diabetologe DDG beantragen. Diabetologen DDG haben eine zweijährige Weiterbildung in einer von der DDG anerkannten Behandlungs- und Schulungseinrichtung für Typ-1- und Typ-2-Diabetes sowie einen 80-stündigen Weiterbildungskurs der DDG mit entsprechender Abschlussprüfung absolviert. Zur Optimierung der patientenzentrierten Gesprächsführung muss zusätzlich ein 4-tägiger entsprechender Fortbildungskurs der Rhetorik besucht werden. Auch eine zweiwöchige Hospitation in einer anderen von der DDG anerkannten Einrichtung zur Behandlung und Schulung von Menschen mit Typ-1- und Typ-2-Diabetes und die Teilnahme an einem Schulungskurs für Typ-1- und Typ-2-Diabetes sind Voraussetzung für die Anerkennung als Diabetologe DDG.

Der Diabetologe nach den Weiterbildungsordnungen der Landesärztekammern

> **Zusatzbezeichnung Diabetologie**
>
> Die Weiterbildungsordnungen der jeweiligen Landesärztekammern zur Erlangung der Zusatzbezeichnung Diabetologie sind bundesweit unterschiedlich. Generell wird neben einer Facharztanerkennung Innere Medizin, Pädiatrie oder Allgemeinmedizin eine 18-monatige Weiterbildungszeit (davon i. d. R. mindestens 12 Monate in der Klinik) bei einem Weiterbildungsbefugten der Inneren Medizin Diabetes und Endokrinologie vorausgesetzt, bevor eine entsprechende Prüfung bei der Landesärztekammer erfolgt (Landesärztekammer Baden-Württemberg 2013).
>
> Die Zusatzweiterbildung Diabetologie umfasst in Ergänzung zu einer Facharztkompetenz die Erkennung, Behandlung und Rehabilitation aller Formen der diabetischen Stoffwechselstörung einschließlich ihrer Komplikationen.

Die Weiterbildungsinhalte eines Diabetologen sind in der folgenden Übersicht dargestellt.

> **Erwerb von Kenntnissen, Erfahrungen und Fertigkeiten in:**
> - der Vorbeugung, Erkennung und konservativen Behandlung des Diabetes mellitus aller Typen, Formen und Schweregrade einschließlich assoziierter metabolischer Störungen und Erkrankungen
> - der Behandlung der sekundären Diabetes-Formen und des Diabetes mellitus in der Gravidität
> - strukturierten Schulungskursen für Typ-1- und Typ-2-Diabetiker mit und ohne Komplikationen, für schwangere Patientinnen mit Diabetes sowie Schulungen zur Hypoglykämiewahrnehmung
> - der Berufswahl- und Familienberatung bei Menschen mit Diabetes
> - der Früherkennung, Behandlung und Vorbeugung von Diabetes-Komplikationen einschließlich des diabetischen Fußsyndroms
> - der Ernährungsberatung bei Diabetes mellitus
> - der Insulinbehandlung einschließlich der Insulinpumpenbehandlung

> **Facharzt für Innere Medizin und Endokrinologie/Diabetologie**
>
> Nach der neuesten Weiterbildungsordnung für das Fachgebiet Innere Medizin der Ärztekammer werden zukünftig direkt Fachärzte für Innere Medizin und Endokrinologie/Diabetologie ausgebildet. Dies setzt eine 72-monatige Weiterbildung voraus. Von dieser Weiterbildungszeit müssen 3 Jahre in der Diabetologie/Endokrinologie absolviert werden.

8.2.2 Welche Aufgaben hat der Diabetologe im Diabetes-Versorgungsnetzwerk?

Die erfolgreiche Diabetes-Therapie im Diabetes-Netzwerk erfordert die enge interdisziplinäre Zusammenarbeit zwischen Diabetologen, Psychologen, Hausärzten, Diabetesberatern, Diabetesassistenten, Wundmanagern, Apothekern, Podologen, orthopädischen Schuhmachern und weiteren beteiligten pflegenden und therapeutischen Berufsgruppen sowie Patienten und Angehörigen.

Aufgabe der Diabetologen ist vor allem die individuelle Planung der Diabetes-Therapie. Wie in ▶ Kap. 3.1 dargestellt, werden die Therapieziele gemeinsam mit dem Patienten festgelegt und besprochen. Entscheidend für den Erfolg der Diabetes-Therapie ist der Patient mit seinen individuellen Wünschen und Möglichkeiten. Gerade bei älteren pflegebedürftigen Menschen mit Diabetes müssen Änderungen der Ernährung mit Sorgfalt abgewogen werden, da Essen im höheren Lebensalter in zunehmendem Maße Lebensqualität bedeutet (▶ Kap. 3.2.2 u. ▶ Kap. 4.3.7). Körperliche Bewegung ist im sehr hohen Lebensalter oftmals nicht mehr im Sinne von Sport möglich, aber kleinere Spaziergänge, auch mit Rollator, können sich positiv auf den Stoffwechsel auswirken (▶ Kap. 3.2.1 u. ▶ Kap. 4.3.6). Der Diabetologe wägt sorgfältig die Möglichkeiten der Ernährungsmodifikation sowie der körperlichen Bewegung ab.

❯ Idealerweise werden in den Patientenunterlagen vom Diabetologen erstellte Handlungsschemata für die Pflegekräfte für den Fall einer akuten Stoffwechselentgleisung (Hypo-/Hyperglykämie/Nahrungsverweigerung) hinterlegt (▶ Kap. 4.2.5).

Gemeinsam mit dem Patienten entscheidet der Diabetologe, wann eine medikamentöse Therapie des Diabetes notwendig wird. Gerade bei älteren multimorbiden Patienten muss er die Therapiestrategien sorgfältig prüfen, um unerwünschte Arzneimittelnebenwirkungen oder -interaktionen sowie eine Multimedikation zu vermeiden (▶ Abschn. 8.6 u. ▶ Kap. 3.3.2).

❯ Pflegekräfte sollten beachten, dass auch bei akuten Stoffwechselentgleisungen der Patienten jede Medikamentenänderung Arztsache ist!

Während die Diabetes-Therapie bei stabiler Stoffwechsellage oftmals von Internisten und Hausärz-

ten koordiniert und mit den Patienten besprochen wird, ist die Einbeziehung eines Diabetologen sinnvoll und notwendig bei folgenden Zuständen:

- Neumanifestation eines Diabetes,
- schwankende Blutzuckerwerte,
- instabile Stoffwechsellage bei Typ-1- und Typ-2-Diabetes,
- zu hohe HbA_{1c}-Werte (je nach individuellem Therapieziel) trotz eingeleiteter Diabetes-Therapie,
- Schwangerschaft,
- Typ-1-Diabetes,
- Insulinpumpentherapie,
- Akut- oder Langzeitkomplikationen des Diabetes (z. B. Auftreten eines Fußulkus, eines diabetischen Fußsyndroms oder einer Nephropathie).

Da Akutkomplikationen oft nachts oder am Wochenende auftreten, wenn der behandelnde Diabetologe nicht erreicht werden kann, ist es sinnvoll, wenn Diabetologen in den Patientenkurven entsprechende Handlungsanweisungen je nach gemessenen Blutzuckerwerten für die Pflegekräfte hinterlegen. Dies trägt erheblich zur Vermeidung von Unsicherheiten seitens des Pflegepersonals bei (z. B. wenn gemessene Blutzuckerwerte nicht zu einer verordneten unflexiblen Standardinsulindosis passen). Des Weiteren kann dieses Vorgehen bei unregelmäßiger Nahrungsaufnahme unter Insulintherapie, z. B. im Rahmen einer Demenzerkrankung, sehr wichtig sein. Bei schwankenden Blutzuckerwerten können Insulindosis-Anpassungsschemata erstellt und in der Patientenkurve hinterlegt werden.

Der Diabetologe führt das jährliche (oder öfter notwendige) Screening nach diabetesbezogenen Folgeerkrankungen durch und leitet entsprechende Behandlungs- oder Präventionsmaßnahmen ein. Ein zentraler Bestandteil ist dabei die Information des Patienten, z. B. auch im Rahmen strukturierter Behandlungs- und Schulungsprogramme. Diese sollen dem Patienten helfen, die Diabetes-Therapie möglichst eigenständig durchzuführen und gemeinsam mit dem behandelnden Arzt kompetente Therapieentscheidungen zu treffen. Der Diabetologe trifft mit Diabetesberatern/-assistenten und Pflegekräften eine Einschätzung, inwieweit der Patient

☐ Tab. 8.1   Handlungen eines Diabetologen und Kooperation mit anderen Professionen

Tätigkeitsfelder des Diabetologen	Zusammenarbeit mit folgender Profession
Diagnostik bei neu aufgetretenem Diabetes mellitus	Allgemeinmediziner/Hausarzt, Pflegekraft
Leitliniengerechte Einleitung/Anpassung/Änderung der Diabetes-Therapie, ggf. strukturierte Schulung der Patienten, Ernährungsberatung	Diabetesberater, -assistent, Pflegekraft, Hausarzt
Komplexe Diabetes-Therapien, z. B. Insulinpumpentherapie	Diabetesberater, -assistent, Pflegekraft, Hausarzt
Anpassung der Diabetes-Therapie an die aktuelle Versorgungssituation des Patienten	Pflegekräfte, Wundmanager, Podologe
Information und/oder Beratung des Patienten und dessen Bezugspersonen	Diabetesberater, -assistent, Pflegekraft
Vermeidung einer Multimedikation/Polypharmazie	Apotheker, Hausarzt
Screening, Behandlung und Management von Akut- und Folgekomplikationen des Diabetes (Hypo-/Hyperglykämie, diabetische Nephro-, Neuro-, Retinopathie, diabetisches Fußsyndrom, autonome Neuropathie)	Entsprechende Fachärzte (Augenarzt, Nephrologe, Neurologe, Kardiologe), Wundmanager, Pflegekräfte, Podologe, Akutkrankenhaus
Erfassung von Risikokonstellationen/Prävention	Hausarzt, Pflegekräfte, Wundmanager, Podologe, Akutkrankenhaus
Verordnung von Behandlungspflege, Hilfs- und Heilmitteln	Pflegekräfte, weitere relevante Berufsgruppen (z. B. Physiotherapeuten, Orthopäden)
Zusammenarbeit mit Diabetes-Selbsthilfegruppen	Patientenvertreter
Überprüfung der Spritzstellen, Vergewisserung der korrekten Durchführung der Blutzuckermessung und Insulininjektion sowie Überprüfung der Messgenauigkeit der Blutzuckermessgeräte des Patienten	Hausarzt, Diabetesberater, -assistent, Pflegekraft
Diabetesbezogene Weiterbildungen für verschiedene Berufsgruppen	Fortbildungsakademien, Weiterbildungsstätten der DDG

die einzelnen Bausteine der Diabetes-Therapie übernehmen kann. Ist dies nicht möglich, weist er an, welche Bausteine von Pflegekräften übernommen werden sollen (z. B. Tablettenstellen, Insulininjektion, Blutzuckerkontrolle, Wundverbände) und stellt entsprechende Verordnungen aus. Bei Vorhandensein eines diabetischen Fußsyndroms mit Ulzerationen führt er u. a. die regelmäßigen Wundbehandlungen durch, dokumentiert den aktuellen Status der Wunde mit Hilfe der Wagner-Armstrong- Klassifikation (► Kap. 2.5.9), gibt Handlungsanweisungen für die Wundbehandlung an Podologen, Wundmanager und Pflegekräfte und verordnet entsprechende Entlastungsmaßnahmen bzw. orthopädisches Schuhwerk (► Abschn. 8.4, ► Abschn. 8.5, ► Abschn. 8.7). Im Rahmen eines Versorgungsnetzwerkes trifft er auch Sorge dafür,

dass eine entsprechende Informationsweiterleitung seiner ärztlichen Anweisungen an Pflegekräfte, Patient, Wundmanager und Therapeuten erfolgt.

Der Diabetologe prüft in regelmäßigen Abständen bei Patienten mit Insulintherapie die Spritzstellen auf Verhärtungen. Zudem werden verordnete Blutzuckermessgeräte in Krankenhaus oder diabetologischer Schwerpunktpraxis regelmäßig auf ihre Messgenauigkeit und korrekte Anwendung überprüft.

Ein weiterer Schwerpunkt eines Diabetologen ist die enge Kooperation mit Diabetes-Selbsthilfegruppen sowie die Weiterbildung von Pflegekräften, Diabetesberatern und -assistenten. Die Tätigkeitsbereiche und die Kooperation eines Diabetologen mit den anderen Professionen im Versorgungsnetzwerk sind in ☐ Tab. 8.1 dargestellt.

8.2.3 Diabetologen in der Zusammenarbeit mit Pflegeeinrichtungen

Für ein effektives Versorgungsnetzwerk müssen Diabetologen, Fach- und Hausärzte, Pflegekräfte, Diabetesberater bzw. -assistenten, Therapeuten, Wundmanager, Apotheker, andere assoziierte Berufsgruppen sowie Sozialdienste und Pflegeeinrichtungen eng kooperieren und einen schnellen Informationsfluss sicherstellen. Daher ist es von äußerster Wichtigkeit, dass Befunde regelmäßig dokumentiert werden und allen Behandlungspartnern bei Notwendigkeit auch vorliegen. Insbesondere bei Patienten aus Pflegeeinrichtungen sind Diabetologen darauf angewiesen, dass im Falle einer instabilen Stoffwechsellage oder einer Akut- bzw. Langzeitkomplikation eine schnelle Zuweisung und Information seitens des Hausarztes oder der Pflegeeinrichtung erfolgt.

8.3 Diabetesberater

N. Müller

In Deutschland gibt es mittlerweile etwa 3000 ausgebildete Diabetesberater und -beraterinnen (BÄK, KBV, AWMF 2013) mit besonderen Qualifikationen in den folgenden Aufgabenbereichen:

- analysieren und beurteilen der Patientensituation,
- coachen, beraten und schulen,
- professionelle und interdisziplinäre Zusammenarbeit,
- Mitwirken bei der Qualitätssicherung in der Diabetologie,
- Mitwirken beim Case Management.

Der Tätigkeitsschwerpunkt für Diabetesberater (grundsätzlich sind hier immer auch die Diabetesberaterinnen mit eingeschlossen) liegt in diabetologischen Schwerpunktpraxen, in Rehabilitationsbzw. Kureinrichtungen und Akutkrankenhäusern mit einer diabetologischen Station. Eher selten findet man Diabetesberater beim Hausarzt oder bei anderen Fachärzten (z. B. Nephrologen). Voraussetzung für die Weiterbildung zum Diabetesberater ist ein medizinischer Grundberuf. Zumeist absolvieren Gesundheits- und Krankenpfleger, medizinische Fachangestellte, Diätassistenten und Ökotrophologen diese Weiterbildung.

Die Weiterbildung umfasst insgesamt 516 theoretische Stunden, verteilt über 12 Wochen innerhalb eines Jahres, in einer von fünf Weiterbildungsstätten der Deutschen Diabetes Gesellschaft (Bad Mergentheim, Jena, Rheine, Regensburg und Trier), welche der Wissensvermittlung und dem theoretisch-praktischen Kompetenzerwerb in spezifisch fachlicher, aber vor allem auch in pädagogischer und psychologischer Hinsicht dienen. In der Zeit zwischen den einzelnen Kursblöcken gilt es insgesamt 584 Praxisstunden in der eigenen, z. T. aber auch in anderen diabetologisch arbeitenden Einrichtungen zu leisten. Diese dienen dem beruflichen Kompetenzerwerb und der praktischen Anwendung des theoretisch erlernten Wissens in der diabetologischen Schwerpunktpraxis oder im Akutkrankenhaus unter Anleitung eines Diabetologen. Dies alles macht sie in der therapeutischen Unterstützung von Patienten mit Diabetes mellitus sowie deren Bezugspersonen unverzichtbar und gibt ihnen eine wesentliche Aufgabe in der Zusammenarbeit mit anderen Professionen (Deutsche Diabetes Gesellschaft 2010).

8.3.1 Analysieren und Beurteilen der Patientensituation

Diabetesberater erwerben im Rahmen ihrer Ausbildung ein fundiertes fachtheoretisches Wissen der medizinisch-diabetologischen Grundlagen und des Einflusses von verschiedenen Lebenssituationen auf die unterschiedlichen Therapieschemata. Durch diese sowohl theoretischen als auch praktischen Fachkenntnisse sind sie in der Lage, die Komplexität und die Folgen von Behandlungssituationen zu beurteilen und beratend zu begleiten. Sie können zum Beispiel Nebenwirkungen von Medikamenten abschätzen und entsprechend rechtzeitig intervenieren.

Durch die Erhebung einer Patientenanamnese in den für den individuellen Patienten relevanten Bereichen und unter Berücksichtigung persönlicher Problemsituationen (Sozialanamnese,

◻ Tab. 8.2 Erstellung eines Behandlungsplanes in Zusammenarbeit mit dem Diabetologen und Pflegekräften

Handlungsanweisung	Material
Erhebung einer Patientenanamnese, ggf. in Zusammenarbeit mit Angehörigen, Betreuern oder Pflegekräften und unter Zuhilfenahme der Patientenakte	Anamnesebögen (Sozialanamnese, Ernährungsanamnese, Familienanamnese, medizinische Anamnese etc.)
Durchführung und Auswertung der notwendigen Screening- und Diagnoseverfahren	Instrumente für die notwendigen Screening- und Diagnoseverfahren
Darauf aufbauende Beurteilung der Patientensituation und Erstellung eines Behandlungsplanes in Zusammenarbeit mit dem Patienten und dem zuständigen Diabetologen	Patiententagebücher, Diabetes-Pass (Zielvereinbarungen/Therapieziele)
Abstimmung des diabetologischen Pflegeprozesses mit den betreuenden Pflegekräften in Zusammenarbeit mit Diabetologen	Verordnungen mit Therapieplan und zugehörigen Informationen (z. B. Zielwerte, Insulinschemata, Ergebnisse geriatr. Assessment, Vorliegen Folge-/Begleiterkrankungen)
Begleitende Kontrolle der Umsetzung der therapeutischen Empfehlungen	

Ernährungsanamnese, Familienanamnese, medizinische Anamnese etc.) können sich Diabetesberater ein umfassendes Bild über die jeweilige Patientensituation machen. Viele wichtige Patienteninformationen können die Pflegenden, welche sehr intensiven Patientenkontakt haben, beitragen. Dies vermeidet zum einen die doppelte Erfassung verschiedener Daten, zum anderen können wichtige Informationen vom Pflegepersonal erhalten werden, welche vom Patienten selbst nicht zu erfahren sind. So kann in enger Zusammenarbeit von Diabetesberatern und Pflegekräften eine ausführliche Anamnese in allen für den Patienten wichtigen Bereichen entstehen. Diese bildet die Grundlage für einen an den individuellen Patienten angepassten Behandlungsplan.

Diabetesberater verfügen auch über umfassende Kenntnisse im Umgang mit allen gängigen Screening- und Diagnoseverfahren. Diese können sie angemessen anwenden und interpretieren. Hierzu zählen insbesondere auch die Assessmentverfahren der Geriatrie (▶ Kap. 2.2.2). Diese gründliche Analyse und Beurteilung der Patientensituation (◻ Tab. 8.2) dient als Grundlage einer möglichst realistischen und alltagstauglichen Beratung der Patienten, z. B. hinsichtlich altersgerechter Selbstkontrollmöglichkeiten oder auch umfassender Lösungen individueller Therapieprobleme. Dies kann

insbesondere dem behandelnden Diabetologen als wertvolle Zuarbeit in der gemeinsamen Erarbeitung von zielführenden Therapiestrategien für die Patienten dienen, ebenso wichtig ist dies für die betreuenden Pflegekräfte zur sicheren Therapiedurchführung. Mögliche auftretende Probleme sowie Lösungsansätze können bereits vor Beginn der Therapie mit den Pflegekräften besprochen werden, sodass diese im Bedarfsfall adäquat reagieren können. Die Durchführung dieser therapeutischen Maßnahmen können die Diabetesberater eigenverantwortlich begleiten (DDG 2010).

8.3.2 Coaching, Beratung und Schulung

Nach der Analyse und Beurteilung der Patientensituation können Diabetesberater die Bedürfnisse der Erkrankten und ihrer Bezugspersonen wahrnehmen und eine professionelle Beziehung aufbauen. Da sie ein vertieftes Verständnis von lernpsychologischen und pädagogischen Zusammenhängen im Umgang mit verschiedenen Altersgruppen haben, können sie die Beratungsarbeit auf die Lebensphase des betreffenden Menschen mit Diabetes mellitus abstimmen und entsprechend des Behandlungsplanes gestalten. Dabei sind sie offen für individuelle

Tab. 8.3	Handlungsanweisung der Diabetesberater bei Wunden an den Füßen
Handlung der Diabetesberater	Zusammenarbeit mit folgender Profession
Bei Feststellung einer Wunde an den Füßen erfolgt die sofortige Organisation einer adäquaten Wundversorgung. Es wird ein ambulanter Termin vereinbart oder bei Bedarf die stationäre Einweisung organisiert	Diabetologen, ggf. in einer Fußambulanz Pflegekräfte, Wundmanager, Podologen, Akutkrankenhaus
Nach Analyse der aktuellen Wundsituation erfolgt die Aufstellung eines Wundbehandlungsplanes und die Organisation der entsprechenden Termine	Diabetologen, Pflegekräfte, Wundmanager, Podologen
Anpassung der Diabetes-Therapie an die aktuelle Versorgungssituation des Patienten	Diabetologen, Pflegekräfte
Information und/oder Beratung des Patienten und dessen Bezugspersonen	

Problemlösungen, in deren Mittelpunkt die Wiedergewinnung oder Erhaltung der Lebensqualität des älteren Patienten stehen.

Die Beratung der Patienten kann sowohl als Einzelintervention als auch in der Gruppe erfolgen. Die Diabetesberater unterstützen damit sowohl die Patienten als auch deren Angehörige in der Bewältigung erkrankungsbedingter Veränderungen und Einschränkungen. Durch diese intensive Zusammenarbeit mit den Erkrankten und ihren Bezugspersonen können die Diabetesberater auftretende Probleme oder einschneidende Nebenwirkungen der Therapie rechtzeitig erkennen und in Kooperation mit dem Diabetologen und den betreuenden Pflegekräften umsetzbare Problemlösungen erarbeiten (DDG 2010). Da die Umsetzung der Therapie durch die Pflegekräfte erfolgt, ist eine Rückmeldung über den Erfolg oder auftretende Probleme durch die Pflegekräfte unabdingbar. Nur in Zusammenarbeit von Diabetologen, Diabetesberater und Pflegekraft können die individuell für den älteren Patienten in seiner aktuellen Lebenssituation notwendigen Therapieziele erreicht werden.

8.3.3 Professionelle und interdisziplinäre Zusammenarbeit – Case Management

Funktionseinschränkungen bei geriatrischen Menschen mit Diabetes mellitus können die Selbstständigkeit der Therapiedurchführung beeinträchtigen

bzw. auch unmöglich machen. In diesem Fall können Diabetesberater zum Beispiel einen ambulanten Pflegedienst oder die Einweisung in ein Pflegeheim organisieren und anschließend mit dem Pflegepersonal den Behandlungsplan besprechen. Bei Problemen der Umsetzung des Behandlungsplanes können sie beratend zur Seite stehen. Hilfreich ist es, wenn in der Pflegeeinrichtung speziell für Diabetes qualifizierte Pflegefachkräfte als Ansprechpartner zur Verfügung stehen.

Zum Aufgabengebiet der Diabetesberater gehört unter anderem auch die Fußinspektion mit Durchführung der Tests auf Neuropathie. Sollte dabei festgestellt werden, dass bei den Erkrankten eine Wunde vorliegt, können die Diabetesberater die Wundversorgung organisieren (■ Tab. 8.3). Im Rahmen der Grundpflege werden die Füße jedoch in wesentlich häufigeren Intervallen auch durch die Pflegekräfte inspiziert, dadurch kann bei Bedarf frühzeitig eine Wundversorgung begonnen werden. Der Diabetesberater oder die Pflegekraft tritt dabei in Kontakt mit dem behandelnden Diabetologen und bespricht mit diesem die weitere Versorgung. Um eine adäquate Wundversorgung zu gewährleisten, kann die Zusammenarbeit zwischen Pflegekräften, Diabetologen, Wundmanagern und auch Podologen durch die Diabetesberater organisiert werden. Nach Diskussion der Versorgungssituation des Patienten mit den vier genannten Professionen überarbeiten die Diabetesberater bei Bedarf den Behandlungsplan, passen ihn den entsprechenden Gegebenheiten an und besprechen diesen mit den Pflegekräften. Dabei stehen sie auch den Bezugspersonen des Patienten vermittelnd und beratend zur Verfügung.

Sollte bei der Fußinspektion festgestellt werden, dass eine Neuropathie vorliegt und/oder die Betroffenen nicht mehr in der Lage sind, eine adäquate Fußpflege allein durchzuführen, können Diabetesberater den Kontakt zu einem Podologen herstellen und auch Hausbesuche durch diesen organisieren. Die Organisation und Durchführung der Fußpflege kann so in enger Abstimmung zwischen Diabetesberatern, Podologen und betreuenden Pflegekräften erfolgen und Pflegefehler weitestgehend vermieden werden. Sollten Pflegekräften oder dem Podologen bei der Behandlung der Patienten Veränderungen an den Füßen oder auch Wunden auffallen, können sie wiederum Kontakt zu den Diabetesberatern aufnehmen. Diese sind in der Lage, nach Risikoabwägung die weitere Behandlung zu organisieren (DDG 2010).

8.3.4 Fortbildungen

Diabetesberater können zielgruppenspezifische Fachvorträge erarbeiten und halten. Somit können sie an der Fortbildung von Pflegekräften, Podologen und Wundmanagern aktiv beteiligt werden. Insbesondere praktische Themen wie Injektionstechniken, Selbstkontrollen, Ernährung sowie das Verhalten bei Hypo- und Hyperglykämie spielen im Alltag der genannten Professionen immer wieder eine wichtige Rolle und bedürfen ständiger Aktualisierung.

8.3.5 Grenzen der Diabetesberater

Diabetesberater können Patienten sowie deren Bezugspersonen beraten und schulen und auch in Zusammenarbeit mit dem Diabetologen und dem Pflegepersonal Behandlungspläne erstellen. Der regelmäßige intensive Kontakt zu den Patienten und deren Bezugspersonen sowie die Umsetzung bzw. Unterstützung bei der Umsetzung der Therapie bleibt jedoch den Pflegekräften vorbehalten. Somit können diese am ehesten erkennen, ob die vereinbarten Therapieziele mit dem erstellten Be-

handlungsplan erreicht werden können und welche Probleme möglicherweise auftreten. Diese Informationen aus dem Alltag der Patienten sind zum Erreichen der individuellen Therapieziele zwingend notwendig. Nur durch die Kooperation der genannten Professionen kann eine qualitativ hochwertige Versorgung älterer Patienten mit Diabetes mellitus gewährleistet werden.

8.4   Podologen

A. Lemke

8.4.1 Informatives zur Podologie

Die Podologie übernimmt im Versorgungsnetzwerk die Behandlung des diabetischen Fußes im präventiven, therapeutischen und rehabilitativen Bereich.

Schon seit der Antike ist die Bekämpfung des »Fußübels harte Haut« bekannt, sie setzte sich im Mittelalter in der Zunft des Baders fort und fand als Beruf des Fußpflegers in der Reichshandwerksordnung von 1731 (§ 4) ihren festen Bestand als ausübendes Handwerk.

In den weiteren Jahren zeichnen sich zwei Behandlungsrichtungen ab: einmal die pflegende, dekorative Behandlung des Fußes, die kosmetische Fußpflege, zum anderen die medizinale Arbeit an »Problemfüßen«.

Mit der Verabschiedung des Podologengesetzes 2001 – PodG, BGB Teil I, Nr. 64, vom 07.12.2001 – wurde der Beruf des medizinischen Fußpflegers aus der Handwerkerrolle in einen Medizinalfachberuf überführt und somit dem Physiotherapeuten, Ergotherapeuten und Logopäden als Gesundheitsfachberuf gleichgestellt. Damit wurden erstmals gesetzliche Standards geschaffen, die die Tätigkeit des Podologen eindeutig beschreiben und schützen. Dementsprechend endet eine Zeit, in der sich die Fußpflegeausbildung in einer unübersichtlichen Grauzone von mehr oder minder qualifizierten Möglichkeiten bewegte.

Die Ausbildung ist heute durch die Ausbildungs- und Prüfungsordnung für Podologinnen und Podologen – PodAPrV, BGB Teil I, Nr. 1, vom

04.01.2002 – geregelt. In einer zweijährigen Vollzeit- oder einer dreieinhalbjährigen, nebenberuflichen Teilzeitausbildung an staatlich anerkannten Podologie-Schulen werden komplexe Inhalte in Theorie und Praxis vermittelt. Nach der erfolgreich absolvierten staatlichen Prüfung erhält man die Erlaubnisurkunde zum Podologen bzw. zur Podologin.

> **Podologie**
>
> Der Begriff Podologie geht auf die griechischen Wörter »podos« und »logos« zurück und bedeutet »Lehre des Fußes«. Podologie ist die nichtärztliche Heilkunde am Fuß und beinhaltet das selbstständige Erkennen und Behandeln erkrankt veränderter Haut und Nägel.

Die Aufgaben des Podologen werden im Podologengesetz (PodG § 3) fest definiert:

» Die Ausbildung soll entsprechend der Aufgabenstellung des Berufs insbesondere dazu befähigen, durch Anwendung geeigneter Verfahren nach den anerkannten Regeln der Hygiene allgemeine und spezielle fußpflegerische Maßnahmen selbstständig auszuführen, pathologische Veränderungen oder Symptome von Erkrankungen am Fuß, die eine ärztliche Abklärung erfordern, zu erkennen, unter ärztlicher Anleitung oder auf ärztliche Veranlassung medizinisch indizierte podologische Behandlungen durchzuführen und damit bei der Prävention, Therapie und Rehabilitation von Fußerkrankungen mitzuwirken. «

8.4.2 Fußpflege und Podologie – zwei unterschiedliche Berufsbilder

Podologie ist weit mehr als einfache Fußpflege. Im Unterschied zur kosmetischen Fußbehandlung, die ihren Schwerpunkt auf die pflegerische und dekorative Behandlung der gesunden Haut und Nägel setzt, arbeitet die Podologie medizinisch indiziert an erkrankt veränderter Haut und Nägeln. Als krankhaft verändert gelten z. B. das Hühnerauge, eingerissene Hornhaut und verdickte, mykotische und/oder eingewachsene Nägel. Podologen arbeiten als Leistungserbringer der Krankenkassen und

haben die Zulassung zum Erbringen von Heilmitteln, der podologischen Komplexbehandlung.

Fußpfleger haben diese Zulassung nicht und können daher keine vom Arzt ausgestellten Verordnungen übernehmen. Im Vorfeld der medizinischen Versorgung übernehmen die Fußpfleger eine wichtige breitenwirksame präventive Versorgung des gesunden Fußes und sind bei der Bevölkerung beliebt und anerkannt.

8.4.3 Behandlungsgruppen

Zum Behandlungsklientel der Podologen gehören Risikopatienten, wie z. B. Patienten mit Diabetes mellitus, arterieller Verschlusskrankheit, Polyneuropathie, Rheuma, geriatrische, multimorbide Patienten, Demenzerkrankte, Bluter und Patienten mit blutgerinnungshemmender Medikation (Antikoagulanzien), immunsuppressierte Patienten, Patienten mit Veränderungen der Haut und Nägel durch Chemotherapeutika, durch Antirheumatika, durch Stoffwechselstörungen aller Art, Menschen mit körperlichen und/oder kognitiven Einschränkungen, alte Menschen, Kinder und Jugendliche.

— Die größte behandlungsbedürftige Gruppe bilden die Patienten mit Diabetes mellitus und ihrem als Folgeerkrankung entstandenen diabetischen Fußsyndrom (DFS). Gemeinsam stehen Pflegende und Podologen hier an »vorderster Front« bei der Wahrnehmung und Behandlung des diabetischen Fußes.

> Aufgabe des Podologen ist es, die Warnzeichen des diabetischen Fußes zu erkennen und sie richtig einzuschätzen, um eine adäquate podologische Therapie einzuleiten. Aufgrund des peripheren Nervenschadens bemerken die Betroffenen selbst erst viel zu spät eine Verletzung oder Druckstelle, die sich schnell zu einem Geschwür ausbilden kann.

— Bei Patienten mit (diabetischer) Polyneuropathie, gekennzeichnet durch massiv wachsende Keratosen (harte Hornschwielen), die regelmäßig in kurzen Abständen entfernt werden müssen, soll es nicht durch den zu starken Druck der unelastischen harten Haut zu Ulzerationen kommen. Menschen mit Polyneuropathie ohne Diabetes leiden unter der gleichen Symptomatik der massiv wachsenden Keratosen und ihren negativen Auswirkungen auf den Fuß, sind aber in keiner Behandlungsleitlinie erfasst und demzufolge noch zu oft ohne fachspezifische Versorgung.

— Bei Patienten mit Gefäßschädigungen, ganz speziell den arteriell bedingten Gefäßerkrankungen wie bei der pAVK, ist eine besonders defensiv-schonende Behandlung zu beachten, um Verletzungen zu vermeiden. Einmal gesetzte Wunden heilen schlecht bis gar nicht.

— Zur Behandlungsgruppe gehören auch Rheumatiker mit ihren kontrakten entzündlichen Gelenksveränderungen und den sich daraus ergebenden schmerzhaften Veränderungen an Haut und Nägeln durch die extreme Fehlstellung des Fußes.

— Immer häufiger suchen Kinder und Jugendliche mit schmerzhaft eingewachsenen/eingerollten Nägeln die Praxen von Podologen auf. Hier ist es möglich, mittels einer Nagelkorrekturspange (Orthonyxie) den Nagel atraumatisch aus seiner schmerzhaft veränderten Nagelfalz zu heben und ihn beim Herauswachsen korrigierend zu begleiten. Auch bei Erwachsenen bietet diese Therapie eine Alternative zum operativen Eingriff, der Emmert-Plastik oder der Keilexzision.

8.4.4 Arbeitsfeld des Podologen

Podologen arbeiten mit oder ohne Kassenzulassung als Selbstständige, freie Mitarbeiter oder Angestellte in zugelassenen Podologiepraxen. Unter streng definierten Bedingungen und validierbarer Hygienekette wird die Zulassung zum Erbringen von Heilmitteln von den Krankenkassen erteilt.

Podologen fahren zu Hausbesuchen, arbeiten in Kliniken und/oder Pflegeeinrichtungen. In den Leitlinien zur Versorgung und Prävention des diabetischen Fußes schreibt die DDG die Einbindung von Podologen in das Behandlungskonzept

vor. Zur Zertifizierung einer speziellen Behandlungseinrichtung des diabetischen Fußes werden Kooperationsverträge mit Podologen geschlossen. So arbeiten Podologen in Fußambulanzen im klinischen sowie niedergelassenen Bereich oder in diabetischen Schwerpunktpraxen interdisziplinär mit Ärzten (Diabetologe, Gefäßchirurg, Orthopäde), Pflegern, Diabetesberatern, Orthopädieschuhmachern und Wundmanagern zusammen.

Genau hier ergibt sich die Schnittstelle von Pflege und Podologie. An der Basis des Patienten steht täglich die Pflegekraft, als kürzeste kommunikative Verbindung zwischen Patient und Podologe. Die Podologie hat sich auf die Versorgung des Fußes spezialisiert und damit die Aufgabe, Veränderungen am Fuß wahrzunehmen, um korrigierend einzugreifen. Unkompliziertes »Bescheid sagen« hilft, die Patienten mit behandlungsnötigen Füßen herauszufiltern und Behandlungsfrequenzen an Akutzustände anzupassen. Der Fokus der Podologie liegt auf der Behandlung des Fußes, ein eher kleines Teilstück des Menschen. Doch der Mensch besteht aus weit mehr als nur dem Fuß.

Daher benötigen die Podologen die Unterstützung der Pflegenden im ambulanten, stationären oder mobilen Bereich: sei es zur Informationsweitergabe anamnestischer Daten, beim Ab- und Anlegen von Verbänden, beim Transfer vom Bett/Rolli in den Behandlungsstuhl, bei der Begleitung zum Podologen, wenn der Patient nicht im Hausbesuch versorgt wird, zur zeitnahen Sichtung des Zustandes der Füße und zur Durchführung der empfohlenen Pflegemaßnahmen, zur Schuh- und Einlagenkontrolle, wenn der Patient einen Entlastungs- und/oder orthopädischen Maßschuh trägt.

Heilmittelverordnung

Diabetes-Patienten mit Folgeschäden am Fuß im Sinne eines diabetischen Fußsyndroms (DFS) können nach erfolgter diagnostischer Entscheidung des Arztes eine Heilmittelverordnung zur podologischen Therapie (HMVO Nr. 13) erhalten.

❯ Maßgeblich ist das Feststellen eines diabetischen Fußsyndroms (Diagnoseschlüssel DFc mit Angio- und/oder Polyneuropathie).

Ein diabetisches Fußsyndrom infolge von Diabetes mellitus liegt vor bei nachweisbarer Nervenschädigung (diabetische Polyneuropathie) und/oder Durchblutungsstörungen (pAVK, Angiopatie), bei Prä-/Postulzerationen oder vorhandenem Ulkus sowie Fußfehlstellung durch DNOAP (diabetisch-neuropathische Osteoarthropathie), dem Charcot-Fuß.

8.4.5 Leistungsumfang

- Befunderhebung/Anamnese/Fußstatus/Schuhkontrolle
- Podologische Komplexbehandlung
- Anfertigung von Druck- und Reibungsschutz
- Orthonyxiebehandlung (Nagelkorrekturspangen)
- Orthosetechnik, Anfertigung von langlebigen Druckentlastungen
- Nagelprothetik, künstlicher, schützender Nagelersatz
- Pflege- und Schuhberatung, Patienten- und Angehörigenberatung
- Dokumentation/ggf. Fotodokumentation/Therapiebericht an den zuweisenden Arzt

1. Befunderhebung

- Befunderhebung des angezogenen Fußes
- Wie ist das Gangbild des Patienten? O-Bein oder X-Bein-Stellung?
- Wie mobil ist der Patient? Geht er allein oder mit Hilfe von Gehstützen oder einem Rollator?
- Wie viel Hilfe benötigt er beim Aus- und Anziehen der Schuhe und Strümpfe?
- Wie sehen überhaupt die Strümpfe und das Schuhwerk des Patienten aus? Häufig entstehen Druckstellen, die sich zu Geschwüren ausweiten können, durch schlecht angelegte Kompressionsstrümpfe oder gestopfte Strümpfe.
  Patienten mit Polyneuropathie – zu über 60 % beim diabetischen Fußsyndrom anzutreffen – tragen meist viel zu kleine und zu enge Schuhe. Menschen mit Neuropathie spüren ihre Füße nicht mehr. Sie fühlen eine Taubheit, die strumpfförmig bis zu den Waden aufsteigen kann. Deswegen setzen sie durch zu enges Schuhwerk unbewusst einen Reiz auf ihre Füße, um diese überhaupt wahrnehmen zu können. Oder sie tragen viel zu große Schuhe, in denen sie vermeintlich viel Platz haben und doch nur »schlappend« durch die Gegend laufen. Dadurch verstärken sie eine nicht vorhandene oder schon bestehende Krallen- und Hammerzehstellung, um den Schuh am Fuß zu halten. Am abenteuerlichsten sind die vielfältigsten Variationen von Hausschuhen, die in allen Formaten sehr oft der Auslöser für Bagatellverletzungen mit späteren Ulzerationen sind.

❯ Fazit: Der Schuh ist immer bequem, die Pflegenden sind unbequem.

- Befunderhebung des nackten Fußes

Wichtige Hinweise zur Festlegung der podologischen Behandlungsstrategie liefert die Befundung des nackten Fußes. Signalgebend kommen zwei Tests zur Anwendung:
- die Palpation der Fußpulse, um zu wissen, ob die Füße ausreichend durchblutet sind,
- die Bestimmung des Grades der Nervenschädigung am Fuß.

Darüber hinaus sind auch andere Aspekte wichtig:
- Mit der Rydel-Seiffert-Stimmgabel wird das Vibrationsempfinden und mit dem Monofilament die Oberflächensensibilität an festgelegten Punkten beider Füße überprüft. Diese Tests geben Aufschluss über den Schweregrad der Neuropathie am Fuß. Hier sind wir auf die aktive Mithilfe des Patienten angewiesen. Er muss deutlich anzeigen können, ob oder wie lange er die Testinstrumente an den Füßen spürt.
- Über das Erscheinungsbild von Haut und Nägeln können Podologen ableiten, ob der Fuß eher neuropathisch oder ischämisch – sprich minderdurchblutet – ist:
  - Der neuropathische Fuß weist aufgrund des Ausfalls der Sudomotorik starke Verhornungstendenzen mit Hammer- und Krallenzehstellung auf.
  - Der ischämische Fuß sieht blass und kühl aus und hat eine pergamentartige Haut.

— Nicht zu vergessen ist die akribische Kontrolle des interdigitalen Zehenraumes. Durch Engstellung der Zehen kommt es im Zehenzwischenbereich zu Mazerationen (Erweichung der Haut), Ausgangspunkt für feinste Fissuren, die als Eintrittspforte für bakterielle und mykotische Infektionen gelten.

> **Podologisches Behandlungsprocedere beachten:**
> ▶ Ischämischer Fuß: so wenig wie nötig!
> ▶ Neuropathischer Fuß: so viel wie nötig!

2. Podologische Behandlung

Nagelschnitt:
— fachgerechtes Schneiden der Nägel,
— verdickte Nägel auf Nagelniveau fräsen,
— Abtragen von Nagelmykosen durch Fräsen mittels Absaugtechnik,
— Behandlung eingerollter und eingewachsener Nägel,
— Säuberung des Sulkus (Nagelfalz),
— Tamponieren der Nagelfalz, um Rezidivverhornungen zu verhindern oder zur Prävention bei eingewachsenen/eingerollten Nägeln.

Hyperkeratosenbehandlungen:
— Abtragen von übermäßiger Hornhaut, Schwielen und Rhagaden mittels Skalpelltechnik,
— Entfernen von Hühneraugen und Warzen,
— Abtragen von Keratosen am Ulkusrand (nur auf Anordnung des Arztes).

3. Druck- und Reibungsschutz

Wichtig sind Maßnahmen zur Entlastung schmerzhafter Stellen, z. B. Zehenzwischenkeil oder Mullstreifen zum Separieren der Zehen, um den Interdigitalraum zu belüften und zu schützen.

Ein Zehenzwischenkeil wirkt nur, wenn er korrekt eingepasst wird. Bei Patienten, die das nicht mehr allein können, übernimmt die Pflege die tägliche Umsetzung der druckentlastenden Maßnahme.

> ❯ Achtung! Niemals wohlgemeinten Druckschutz am Fuß in Maßschuhen einsetzen: Dieser verursacht seinerseits Druck und ist damit ein hohes Risiko für Läsionen und Ulzera!

4. Pflege- und Patientenberatung

Welche Creme für welchen Fuß?

Der neuropathische Fuß braucht aufgrund seiner trockenen, zu massiver Keratose neigenden Haut eine Feuchtigkeitscreme oder Cremeschaum mit einem Urea-Anteil von 5–15 %. Der ischämische Fuß mit seiner Pergamenthaut benötigt eher eine Feuchtigkeitscreme mit hohem Fettanteil. Wichtig ist, dass Patienten überhaupt cremen, aber nicht zwischen den Zehen. Viel hilft nicht viel. Viel hilft nur dem Verkäufer, fördert aber die Mazeration zwischen den Zehen. Die Beratung der Patienten und auch der Angehörigen während der Behandlung ist von großer Relevanz.

Entscheidend für die Sicherung eines längerfristigen Therapieerfolges ist es, sich die Patienten und die Angehörigen »mit ins Boot zu holen«, ihnen genau die Schwachstellen und die damit verbundenen Risiken aufzuzeigen, z. B. das falsche Anlegen von Druckentlastungen oder das Überpflegen der Haut mit Melkfett.

> **Praxistipp**
>
> Gerade umsetzbare Tipps zu geben, motiviert die Patienten, das Angeratene auch im eigenen Lebensalltag zu integrieren. Bei aller Fachspezifität und allem Beratungseifer lohnt es sich, den ganz individuellen Leidensdruck und die ureigenen Möglichkeiten des Patienten nicht aus dem Auge zu verlieren.

Darüber hinaus ist zu beachten: Podologen sehen ihre Patienten alle 4–6 Wochen, um dann tadelnd oder wohlwollend gebetsmühlenartig auf sie einzureden. Pflegende umsorgen täglich ihre Patienten und haben daher bessere Möglichkeiten, auf die kontinuierliche Umsetzung der Pflege- und/oder Entlastungsempfehlungen zu achten.

Der Arbeitsalltag beider Berufsgruppen, Pflegender wie Podologen, ist von Zeitmangel und Routinestress geprägt. Gerade deshalb ist es so wichtig zu wissen, welche Arbeiten delegiert werden können, um sich konstruktiv aufeinander verlassen zu können.

5. Dokumentation

Der Behandlungsverlauf wird nach jeder erfolgten Fußbehandlung dokumentiert. Das macht ihn transparent und auch für die kooperierenden Pflegenden nachvollziehbar. Ein Therapiebericht geht an den verordnenden Arzt, um Aufschluss über die aktuelle Situation am Fuß zu geben und ggf. die Therapie anzupassen. Daraus resultierende Anordnungen, wie z. B. Verbandwechsel, Orthesenversorgung, Kompressionsstrümpfe an- und ausziehen, werden nach Absprache durch das Pflegepersonal erbracht, da es sich hier nicht mehr um den Aufgabenbereich der Podologie handelt.

Bei speziellen Problemen am Fuß, wie akute Läsionen oder Bagatellverletzungen, die sich beim Diabetes-Patienten schnell zu einem Flächenbrand ausweiten können, gehen »Kurzinfos« an die beteiligten Fachdisziplinen. Im »kleinen Kreis« funktioniert dieser kurze Weg. Doch Leitlinien finden sich dafür noch nicht.

8.4.6 Kooperation

Optimale Behandlungserfolge setzten kommunikatives Miteinander aller Beteiligten am »Versorgungsnetzwerk diabetischer Fuß« voraus. Nur wenn jeder weiß, was der andere leistet oder im Rahmen seiner Inhalte nicht leisten kann, kennt jeder seine eigenen Ansatzpunkte, um kollegial und zum Wohle des Patienten miteinander umgehen zu können.

Schon während der Ausbildungszeit wäre eine Kooperation mit Pflegeeinrichtungen, sei es stationärer oder mobiler Art, wünschenswert. So ist ein frühes Kennenlernen der verschiedenen Fachrichtungen möglich und vertieft das jeweilige Verständnis für den Leistungsumfang und die Sorgen und Nöte der anderen Berufsgruppe. Viele Podologen haben sich in ihrem lokalen Bereich einen »Mikrokosmos« der Interdisziplinarität geschaffen. Eng arbeiten sie mit den Hausärzten, Schwerpunktpraxen, den Wundschwestern, den Pflegedienstleistern und den orthopädischen Schuhversorgern sowie Sanitätshäusern zusammen.

Willkommen wären gemeinsame Inhouse-Schulungen oder Workshops, um die unterschiedlichen Arbeitsfelder kennenzulernen, Leitlinien gemeinsam zu erarbeiten und bestehende Strukturen auszubauen.

> Eine fachgerechte Ausbildung, kompetentes Engagement, ohne die eigenen Fähigkeiten zu überschätzen, und interdisziplinäre Zusammenarbeit mit den angrenzenden Berufsgruppen sichert eine qualitativ hochwertige (Fuß-)Behandlung für den Patienten.

8.5 Wundmanager

V. Gerber

8.5.1 Einführung und Definition

Wundmanager unterstützen Wundpatienten, Angehörige und das Behandlungsteam bei allen wundbezogenen Fragestellungen. Wundmanager verfügen neben ihrer beruflichen Grundqualifikation über Zusatzqualifikationen im Bereich Wundbehandlung.

»Wundexperte ICW«, »Pflegetherapeut Wunde ICW« – Schulungskonzepte der Initiative Chronische Wunden e. V. (ICW) –, »WAcert«, »WTcert« – Schulungskonzepte der Deutschen Gesellschaft für Wundbehandlung (DGfW) – und »ZWM« Kammerlander sind geschützte Titel, die für ein umfassendes Konzept stehen. Die Ausbildungslehrpläne vermitteln leitlinienorientiertes, praxisrelevantes Wissen zur Versorgung von Menschen mit chronischen Wunden. Zugelassene Berufsgruppen sind Pflegefachkräfte, Mediziner, Apotheker, Diabetesberater, medizinische Fachangestellte und Podologen. Alle Absolventen legen eine Prüfung ab und erhalten bei Erfolg ein Zertifikat.

Begriffe wie Wundmanager, Wundtherapeut, Wundbeauftragter, Wundberater oder Wundfachkraft sind nicht geschützt und lassen keinen Rückschluss auf die Grund- und Zusatzqualifikation zu. Auch die Visitenkarte eines ausgebildeten Kaufmanns aus dem Fachhandel darf das Zusatzmerkmal »Wundmanager« enthalten. Somit ist eine Hinterfragung der erworbenen Grund- und Zusatzqualifikation unbedingt erforderlich, wenn externe Berater bei der Wundbehandlung eingebunden werden sollen.

┌─ **Wundmanager** ────────────────┐

Zum besseren Verständnis wird im weiteren
Verlauf ein Wundmanager als examinierte
Alten- oder Gesundheits- und Krankenpfle-
gefachkraft mit Zusatzqualifikation »Wund-
experte ICW«, »Pflegetherapeut Wunde ICW«,
»WAcert«, »WTcert« oder »ZWM« definiert.

└──────────────────────────────────┘

8.5.2 Arbeitsfelder und Aufgabengebiete

Wundmanager arbeiten in unterschiedlichen Einrichtungen: in Kliniken, Pflegediensten, Pflegeheimen, Homecare-Unternehmen, Sanitätshäusern
oder als freie Wundexperten.

Ein Auszug aus dem Positionspapier der Initiative Chronische Wunden e.V. beschreibt die
Rolle der Wundexperten folgendermaßen (▶ www.
icwunden.de):

» Welche Rolle sollen Wundexperten ICW und
Pflegetherapeuten Wunde ICW einnehmen?

Die Rolle ergibt sich aus der beruflichen
Grundausbildung und der Zusatzqualifizierung.
Zusatzqualifizierungen legitimieren nicht automatisch eine andere Stellung im interprofessionellen
Team. Der geltende rechtliche Rahmen bleibt
davon unberührt. (Beispiel: Die Übernahme der
Rolle als Wundberater in einer Einrichtung ergibt
sich durch die Beauftragung durch Vorgesetzte. Ob
und in welchem Umfang der Arbeitgeber Wundexperten ICW oder Pflegetherapeuten Wunde
ICW für diese Aufgabe freistellt, ist individuell zu
klären.)

Die jeweilige Rolle sollte im Rahmen der Organisation in einer Stellenbeschreibung festgelegt
werden. Diese Vorgehensweise verhindert eine
Kompetenzüberschreitung und eigenmächtiges
Agieren. Beides ist gefährlich und nicht im Sinne
der ICW e. V.

Solche Rollen können zum Beispiel in Abhän-
gigkeit von der Grundqualifizierung Folgende sein:
– Übergeordneter Wundberater in der Klinik,
– Tätigkeit in einer Wundambulanz/in einem
  Wundzentrum,
– Dozent,
– Berater in ambulanten und stationären Einrich-
  tungen. «

Die Basis der Handlungsweise von Wundmanagern
bildet der DNQP-Expertenstandard »Pflege von
Menschen mit chronischen Wunden«. Das Deutsche Netzwerk für Qualitätsentwicklung in der
Pflege (DNQP) ist vom Gesundheitsministerium
beauftragt, Qualitätsstandards für die Pflege zu de-
finieren. In diesem Expertenstandard ist auch die
Hinzuziehung einer »pflegerischen Fachexpertin«
gefordert. Diese Fachexperten sollen über spezielle
Kenntnisse und Fähigkeiten in folgenden Berei-
chen verfügen:
- wundspezifische Anamneseerhebung,
- Wundanalyse und Beurteilung des Heilungs-
  verlaufs,
- Wundbehandlungsstrategien,
- Koordination des Behandlungsteams,
- Beratung von Betroffenen, Angehörigen und
  Pflegenden,
- Umsetzung der verordneten Therapie und Be-
  gleittherapie,
- Hilfsmittelauswahl zur Druckentlastung,
- Förderung des alltags- und gesundheitsbezo-
  genen Selbstmanagements der Betroffenen.

Diese Vorgaben erfüllt zur Zeit nur der Abschluss
»Pflegetherapeut Wunde ICW«. In der Zielsetzung
des Expertenstandards steht:

» Jede Patientin mit einer chronischen Wunde [...]
erhält eine pflegerische Versorgung, die ihre Lebensqualität fördert, die Wundheilung unterstützt
und Rezidivbildung von Wunden vermeidet. «

**Hieraus ergeben sich folgende Fragestel-
lungen:**
- Welche Auswirkung hat die Wunde auf die
  Lebensqualität?
- Sind soziale Kontakte erschwert?
- Ist der Bewegungsraum eingeschränkt?
- Können Hobbys ohne Risiko weiter aus-
  geübt werden?
- Was ist die Ursache der Wunde?

> - Kann die Ursache beseitigt oder gemildert werden?
> - Welche Informationen braucht der Patient, um sich gesundheitsförderlich zu verhalten? Was hindert ihn?

Wundmanager übernehmen auch wundspezifische Aufgaben:
- Analyse der Wundsituation: Größe, Wundheilungsphase, Beläge, Gewebeart,
- Auswahl geeigneter Produktgruppen und Veranlassung der Verordnung durch den Arzt,
- fachgerechte Durchführung des Verbandwechsels,
- Beurteilung und Dokumentation des Heilungsverlaufs,
- Anpassung der Wundversorgung an die geänderte Wundsituation.

8.5.3 Die besondere Situation beim diabetesbedingten Fußsyndrom

Wunden an den Füßen bei Menschen mit einer diabetesbedingten Polyneuropathie erfordern sehr viel Erfahrung und spezielle Kenntnisse (▶ Kap. 2.5.8). Bei der Behandlung des diabetesbedingten Fußsyndroms gelten nicht immer die Regeln der feuchten Wundbehandlung, und der fehlende Schmerz kann dazu führen, dass Gefahren wie Infektionen und Verletzungen zu spät erkannt werden. Bei reduzierter Durchblutung fehlen auch die typischen Entzündungszeichen wie Rötung, Schwellung und Überwärmung. Bei einer autonomen Neuropathie hingegen kann der Fuß sogar überwärmt, gerötet und geschwollen sein, obwohl eine Durchblutungsstörung einen schwarzen, nekrotischen Zeh verursacht. Dieses Gangrän darf keinesfalls feucht behandelt werden! Nicht jede Nekrose darf abgetragen oder mit einem Gel aufgeweicht werden. Zudem ist die Wunde selbst oft nur die Spitze des Eisbergs, das Problem liegt unsichtbar im Inneren des Fußes. Radiologische Untersuchungen sind erforderlich.

Es besteht die Gefahr, dass Pflegende die Situation unterschätzen und die Grenzen ihres Kompetenzbereichs nicht erkennen. Eine Fehlinterpretation der Wundsituation kann in kürzester Zeit zu einer Amputation führen. Dies gilt besonders für nicht erkannte Wundinfektionen, die sich am Fuß schnell auf die Knochen ausdehnen können. Es sind spezialisierte medizinische und anatomische Kenntnisse erforderlich, um fachlich korrekt handeln zu können. Selbst die Hautpflege erfordert in diesem Fall spezielle Kenntnisse: Fettfreie Spezialprodukte sind notwendig. Die Fußpflege sowie eine fachgerechte Reduktion der Hyperkeratosen und die Nagelpflege sind am besten durch besonders geschulte Podologen gewährleistet.

Der fehlende Leidensdruck durch die Polyneuropathie erschwert die Erlangung der Mitarbeit des Patienten. Es sind ganz andere Beratungsmethoden gefordert als bei anderen Wundpatienten. Die Konfrontation mit dem kritischen Ereignis steht im Fokus der Gespräche:

> ❯ Auch wenn es nicht weh tut, ist es eine schwerwiegende Erkrankung, die im schlimmsten Fall zum Verlust des Fußes führen kann!

8.5.4 Welche Unterstützung bietet ein Wundmanager den Pflegenden?

Wundversorgung stellt für Pflegekräfte eine besondere Herausforderung dar. Sie sind auf die Verordnung der erforderlichen Materialien durch den Arzt angewiesen. Die Dokumentation erfordert spezielle Kenntnisse und Zeit. Wundversorgung ist sehr zeitaufwendig. In stationären Pflegeeinrichtungen wird die Leistung sogar gar nicht vergütet, da die Behandlungspflege im Pflegesatz enthalten ist. Zudem ist Spezialistenwissen erforderlich, das in der pflegerischen Grundausbildung in der Regel nicht vermittelt wird. Daher ist die Zusammenarbeit mit einem Wundmanager sehr empfehlenswert. Wenn in einer Einrichtung viele Wundpatienten zu versorgen sind, empfiehlt es sich, Wundmanager auszubilden und zu beschäftigen. Der Vorteil ist, dass Kompetenz zeitnah zur Verfügung steht. Externe Wundmanager finanzieren ihre Leistung in der Regel über die Abgabe der verwendeten Produkte, da Beratungsleistung von den Kostenträgern zurzeit nicht finanziert wird.

Externe Wundmanager unterstützen bei der Dokumentation, klären mit dem behandelnden Arzt die Behandlungsstrategie und beschaffen die erforderlichen Materialien. Sie leiten Pflegende an und führen teilweise auch hausinterne Schulungen zur Thematik durch. So wird die Pflege vor Ort entlastet und kann sich auf die Versorgung der Patienten konzentrieren.

8.5.5   Wie kann eine gelungene Zusammenarbeit aussehen?

Entscheidend für den Erfolg einer Zusammenarbeit verschiedener Akteure ist die Regelung der Zuständigkeiten. Hier ist eine festgelegte Verfahrensanweisung empfehlenswert. Es wird geregelt, wer welche Aufgaben übernimmt, wer informiert und wann die Leistung erbracht werden soll.

Fallbeispiel

Herr Miller ist 76 Jahre alt und leidet seit 3 Monaten an einem Malum perforans, das bedingt ist durch Druckbelastung bei akutem Charcot-Fuß und Polyneuropathie. Aufgrund seines ausgeprägten Selbstpflegedefizits kommt er in ein Pflegeheim. Die Versorgungsstruktur muss angepasst werden, da durch den Ortswechsel die bisherigen Akteure nicht zur Verfügung stehen. Das Pflegeteam zieht einen Wundmanager hinzu, um das wundbezogene Assessment durchzuführen und die Koordination der Versorgung zu regeln. Der Wundmanager erfasst alle wund- und therapiebedingten Einschränkungen, die Wundsituation sowie die Ressourcen und Ziele. Mit diesen Informationen wird gemeinsam mit dem behandelnden Arzt ein Therapieplan erstellt. Zur Druckentlastung wird ein Orthopädischer Schuhmacher eingebunden, die Hyperkeratosen werden von einer besonders geschulten Podologin entfernt und der Wundverband unter Anleitung des Wundmanagers von einer Pflegekraft fachgerecht angelegt. Der Wundmanager informiert das Pflegeteam und klärt, wer die Verbandwechsel durchführt. Diese Pflegenden werden exakt eingewiesen und erhalten Informationen, wie der Heilungsverlauf zu beurteilen ist. Der Arzt legt fest, in welchen Abständen Herr Miller ärztlich untersucht werden soll. Der Wundmanager

kommt regelmäßig alle zwei Wochen zur Erfassung des Wundassessments und steht zwischendurch für Rückfragen telefonisch zur Verfügung.

Fazit

Zur Betreuung von an Diabetes erkrankten Menschen mit chronischen Wunden ist sehr viel Erfahrung und Wissen erforderlich. Die Hinzuziehung eines Spezialisten ist sehr ratsam. Eine Festlegung der Zuständigkeiten verhindert Missverständnisse und Unzufriedenheit im Team. Gelingt es, ein geregeltes Wundmanagement in der Einrichtung zu implementieren, profitieren alle davon.

8.6   Apotheker

M. Krüger

8.6.1   Herausforderungen aus Sicht des Apothekers

 Leitfrage

Welche Herausforderungen sieht der Apotheker beim Aufbau eines Diabetes-Versorgungsnetzwerkes?

Medikation im Alter, Patientenbesonderheiten

Arzneimittel sind ein zentraler Baustein der Versorgung und Behandlung in der Pflege. Gerade bei älteren und pflegebedürftigen Menschen ist die Arzneimitteltherapie ein Hochrisikoprozess (Thürmann et al. 2007). Die Vielzahl der unterschiedlichen Medikamente (Polymedikation) und eine veränderte Stoffwechsellage (z. B. Nieren-, Leberfunktion) verlangen besondere Anstrengungen, damit die Arzneimitteltherapiesicherheit (AMTS) gewährleistet ist. Die Patienten leiden häufig an 3 und mehr chronischen Erkrankungen, müssen mindestens 5 Medikamente täglich einnehmen (Bramlage et al. 2004) und haben körperliche und geistige Einschränkungen oder Behinderungen.

Ambulant oder stationär?

Es ist der Wunsch vieler Patienten, so lange wie möglich in der vertrauten häuslichen Umgebung betreut und gepflegt zu werden. Durch die eingeschränkte Mobilität und Hilfsbedürftigkeit sind aber die notwendigen unterstützenden Maßnahmen mit einer Vielzahl von Personen zu organisieren. Für ein funktionierendes System spielen neben den Angehörigen und dem ambulanten Pflegedienst die behandelnden Ärzte und die Versorgung und Betreuung aus der Apotheke eine entscheidende Rolle. Wenn dies nicht mehr leistbar ist, übernehmen stationäre Einrichtungen diese Aufgabe, die in einem Versorgungsvertrag auch die Zusammenarbeit mit der Apotheke regeln.

Eine vertrauensvolle Kommunikation und Kooperation, die die Stärken der einzelnen Berufsgruppen wie Pflegepersonal, Ärzte und Apotheker nutzt und gleichzeitig die Grenzen der beruflichen Möglichkeiten respektiert, ist für Erfolg und Lebensqualität aller Beteiligten zielführend. Dem Apotheker als Arzneimittelfachmann kommt hier eine entscheidende Rolle und Verantwortung zu.

Diabetes-spezifische Probleme und Ereignisse

Menschen mit Diabetes haben eine besondere, eigene Verantwortung für das Selbstmanagement ihrer Erkrankung. Dosierungen und Einnahmezeit der Arzneimittel müssen situationsbedingt angepasst und häufig durch Selbstkontrolle überwacht werden. Die qualitätsgesicherte Umsetzung ist entscheidend für den Therapieerfolg oder kann bei Fehlern und Defiziten zu schweren Kurz- (z. B. Unterzuckerungen) und Langzeitfolgen (z. B. Nerven-, Augen-, und Nierenschäden) führen. Dies erfordert einen erhöhten Aufwand an Zeit und Kenntnissen, der bei Hilfsbedürftigkeit von den Angehörigen oder Pflegekräften aufgebracht werden muss.

8.6.2 Strukturen und Rahmenbedingungen

❓ **Leitfrage**

Welche Strukturen und Rahmenbedingungen sind aus Sicht des Apothekers für ein Diabetes-Versorgungsnetzwerk maßgebend?

AMTS, Bundesinitiative und Landesgesundheitskonferenz NRW

Arzneimitteltherapiesicherheit ist ein Schwerpunktthema des Bundesgesundheitsministeriums mit verschiedenen Initiativen und berufsübergreifenden Kooperationen unter Beteiligung der Patientenvertreter (Aktionsbündnis für Patientensicherheit). In einzelnen Bundesländern werden diese Vorschläge aufgegriffen und in konkreten Projekten umgesetzt und evaluiert. Die Entschließung der Landesgesundheitskonferenz NRW zur Arzneimitteltherapiesicherheit vom 22.11.2012 gibt konkrete Handlungsempfehlungen zum Pharmako-Therapiemanagement in Abstimmung zwischen Arzt, Apotheker und Pflege, zur Arzneimitteltherapiesicherheit in Einrichtungen der Langzeitpflege und der Aus-, Fort- und Weiterbildung aller Professionen (LGK 2012).

DDG/BAK, EADV, Nationale Versorgungsleitlinie Diabetes

Eine erfolgreiche Verbesserung der Arzneimitteltherapiesicherheit ist nur durch eine intensivere Zusammenarbeit der Berufe und Sektoren zu erreichen. Die Deutsche Diabetes Gesellschaft (DDG) hat schon sehr früh in Kooperation mit der Bundesapothekerkammer (BAK) diese Notwendigkeit erkannt und mit der EADV-Kommission (Einbindung des Apothekers in die Diabetes-Versorgung) ein Gremium geschaffen, das konkrete Möglichkeiten und Grenzen der Zusammenarbeit benennt, zertifizierte Fortbildungen zum(r) »diabetologisch qualifizierten Apotheker(in) DDG« anbietet und mit Evaluationen und Arbeitsmaterialien zur Qualitätssicherung beiträgt (ABDA-Kommission 2013).

Diabetologisch qualifizierte Apotheker sind inzwischen in die neue »Nationale VersorgungsLeitlinie Typ-2-Diabetes« (2. Auflage 12/2012) eingebunden (ÄZQ 2013).

Apothekeninterne Strukturen, lokale Vernetzungsstrukturen

Die Betreuung und Versorgung ambulanter und stationärer Patienten in der Pflege bedeutet besondere Anforderungen an die Struktur- und Prozessqualität einer Apotheke. Durch Fort- und Weiterbildungsmaßnahmen, aber auch Leitlinien zur Qualitätssicherung sind hier entsprechende

Voraussetzungen geschaffen. Der Fachapotheker für Pflegeversorgung oder Geriatrische Pharmazie verfügt über eine zertifizierte Zusatzqualifikation, die den besonderen Herausforderungen eines Pflegeprozesses multimorbider Patienten gerecht wird. Die ABDA (Bundesvereinigung deutscher Apothekerverbände) hat in ihren Leitlinien zur Qualitätssicherung den Bereich Heimversorgung besonders berücksichtigt. Neben Schulungsinhalten für die Schulung des Pflegepersonals werden Hinweise gegeben zur Prozessbeschreibung für den Bereich Arzneimittel des Qualitätsmanagementsystems eines Alten- oder Pflegeheims (gemäß § 11 Abs. 2 Nr. 4 Heimgesetz; ABDA 2013).

Die Apothekenbetriebsordnung 2012 sieht verpflichtend die Einführung eines Qualitätsmanagementsystems für jede Apotheke vor. Im Handbuch sind die notwendigen Verfahrens- und Arbeitsanweisungen zur Betreuung und Belieferung von Pflegeeinrichtungen dokumentiert und für Patienten, Angehörige und Pflegekräfte transparent.

Um einen sinnvollen Erfahrungsaustausch zu organisieren, haben sich auf lokaler Ebene Qualitätszirkel oder Pflegekonferenzen gebildet. Im Austausch zwischen Apothekern, Ärzten und Pflegekräften werden Patientenfälle diskutiert, Möglichkeiten und Grenzen der Kommunikation und Kooperation ausgelotet und vereinbart.

Eine strukturierte Einbindung dieser Netzwerke in die Regelversorgung wie in anderen europäischen Ländern ist anzustreben, um aus den wenigen Piloten eine flächendeckende Leistung zu etablieren.

8.6.3 Dienstleistungsangebote im Netzwerk durch den Apotheker

? Leitfrage

Welche Dienstleistungsangebote können durch den Apotheker in ein Diabetes-Versorgungsnetzwerk eingebracht werden?

Aus-, Fort- und Weiterbildung für Pflegeberufe

- Kenntnisse zu Arzneimitteln und deren Anwendung

Die Ausbildung von Pflege- und Pflegehilfskräften sieht verpflichtend den Bereich Arzneimittel vor.

Aus einem früher eher als Randthema wahrgenommenen Bereich ist ein zentrales Aufgabengebiet mit viel Verantwortung geworden, das auch wesentlich zum Rollen- und Selbstverständnis von Pflegekräften beiträgt. Gestärkt hat dies der Beschluss des Gemeinsamen Bundesausschusses in der Richtlinie zur Festlegung zur Übertragung von ärztlicher Tätigkeiten auf Berufsangehörige der Alten- und Krankenpflege im Rahmen von Modellvorhaben, ausdrücklich mit der Diagnose Diabetes Typ 1 und 2 (§ 63 Abs. 3c SGB V vom 20.10.2011, S. 7–14).

Der Apotheker vermittelt als Lehrkraft in Aus-, Fort- und Weiterbildungskursen neben den Grundkenntnissen der Arzneimittellehre auch die Bereiche Anwendung von Arznei- und Hilfsmitteln (Pittrow et al. 2002) sowie rechtliche Aspekte und Arzneimittelmanagement in ambulanten und stationären Einrichtungen. Der Gesetzgeber sieht bei stationären Einrichtungen eine feste vertragliche Vereinbarung zwischen Apotheke und Träger vor. Dieser Vertrag beinhaltet verpflichtend auch eine regelmäßige Schulung und Information des Pflegepersonals.

- Neben- und Wechselwirkungen, arzneimittelbezogene Probleme und Ereignisse

Auch die sinnvolle und effektive Anwendung von Arzneimitteln ist nicht risikofrei. Gerade bei Medikamenten mit hohem Wirkpotenzial (z. B. Psychopharmaka) oder geringer therapeutischer Breite (z. B. Thrombozythenaggregationshemmer) treten Neben- und Wechselwirkungen auf, die unbedingt beobachtet und beachtet werden müssen. Die notwendige Polypharmazie bei vielen älteren Menschen erhöht dieses Risiko erheblich. Arzt und Apotheker schätzen das potenzielle Risiko ab und passen die Therapie entsprechend an. Den Pflegekräften kommt die wichtige Aufgabe zu, arzneimittelbezogene Probleme und Ereignisse zu erkennen und in Rücksprache mit Arzt und Apotheker nötige Korrekturen einzuleiten. Es gibt wichtige Symptome, die häufig auf eine Ursache im Arzneimittelregime zurückgehen.

> **Potenzielle Symptome für Arzneimittelneben- und wechselwirkungen**
> - Stürze
> - Blutungen
> - Sedierung
> - Verwirrtheit
> - Schlafstörungen
> - Einschränkung der Mobilität

Bei Menschen mit der Diagnose Diabetes ist zusätzlich besonders zu achten auf:

- Unter-/Überzuckerungen,
- Gewichtsveränderungen,
- Hautprobleme,
- Müdigkeit,
- Pilzerkrankungen,
- Inkontinenz,
- Polyneuropathien und
- Augenerkrankungen.

■ **Hilfsmittel und Medizinprodukte**

Die Verabreichung und Anwendung der Arzneimittel benötigt verschiedene Hilfsmittel und Medizinprodukte, die vor allem bei Diabetikern Grundlage für eine erfolgreiche Therapie sind und die erwünschte Lebensqualität für die Patienten bietet. Zudem haben sie Bedeutung im Rahmen des Arbeitsschutzes für die Pflegekräfte. Mit gezielten Anforderungskriterien und Informationen zu individuellen Wünschen und Voraussetzungen kann der Apotheker firmenunabhängig beraten und empfehlen, Pflegepersonal schulen, Arbeit erleichtern und die Selbstständigkeit und Unabhängigkeit der Patienten möglichst lange erhalten.

■ **Wundversorgung**

Eine fachgerechte und qualitätsgesicherte Pflege des Diabetes-Patienten kann häufige Krankenhauseinweisungen verhindern und auch aufwendige und intensivierte Fragestellungen ambulant mit Hilfe der jeweiligen Fachberater und Apotheke meistern. Die Versorgung von Ports und die Wundversorgung beim diabetischen Fußsyndrom sind hier beispielhaft zu nennen. In der Zusammenarbeit von Arzt, Pflegekraft und Apotheke erfolgt die individuelle Auswahl der notwendigen Produkte und die Hinweise auf sinnvolle Anwendung.

■ **Arzneimittelmanagement in ambulanten und stationären Einrichtungen**

Arzneimittel können nur bei zeitgenauer und richtiger Anwendung ihre Wirkung entfalten. Die verschiedenen Einnahmezeiten, Darreichungsformen, aber auch Lagerorte (Betäubungsmittel, Kühlartikel) und Eigenschaften (licht-/feuchtigkeitsempfindlich, kühl/kalt) erfordern eine spezielle Logistik und Organisation. Studien haben sehr deutlich gezeigt, dass die Häufigkeit von Fehlern beim Stellen und Verabreichen von Arzneimitteln in direktem Zusammenhang mit den organisatorischen und personellen Voraussetzungen steht.

> **Fehlervermeidung beim Stellen von Arzneimitteln**
> - Spezielle Schulung
> - Separater Raum
> - Genaue, übersichtliche Dokumentation
> - Ordnung und Vollständigkeit des Vorrates
> - Keine Störungen
> - Vier-Augen-Prinzip zur Kontrolle
> - Max. 3 h
> - Nicht im Nachtdienst

Sicherstellung einer zeitnahen und qualitätsgesicherten Versorgung

■ **Organisation der Versorgung**

Der Liefervertrag zwischen Apotheke und Träger einer ambulanten oder stationären Pflegeeinrichtung, aber auch die besondere Betreuung von Pflegebedürftigen durch Angehörige setzt eine spezielle Organisation der Belieferung voraus. Neben gesondert geschulten Mitarbeitern halten die meisten Apotheken eine auf die Abläufe und Patienten abgestimmte Software vor (Patientenakte, Kundenkarte, Programm Heimbelieferung). Hier können schon im Vorfeld die individuellen Verträglichkeiten und Voraussetzungen der Patienten bedacht und in den Lieferprozess einbezogen werden (Allergien, Nebenwirkungen durch Hilfsstoffe). Die Arzneimittel werden mit Namen und Wohnbereichen, aber auch mit Warnhinweisen und Informationen (kühl/kalt, nicht ausblistern, haltbar nach Anbruch bis …, im Abstand zu geben von …) für die Pflegekräfte bedruckt, um so Arbeit zu erleichtern und Fehler zu vermeiden. In enger Kooperation mit den behandelnden Ärzten und den Pflegekräften wird die Gesamtmedikation durch den Apotheker analysiert. Bei nötigen Interventionen ist so eine schnelle Lösung im Sinne der Patienten zu erreichen.

■ **Qualitätskontrolle**

Fehler in der Medikation können für die Patienten fatale Folgen haben. Arzneimittelbezogene Probleme und Ereignisse führen zu einer Vielzahl von Einweisungen in Krankenhäuser und treten mit 60–120 Fällen pro Jahr bei 25 % der Bewohner von stationären Einrichtungen auf (Thürmann et al. 2011). Durch eine durchführbare Anzahl von Qualitätskontrollen lässt sich dies deutlich senken. Der Apotheker leistet seinen Beitrag durch eine genau geführte und geprüfte Patientenakte, die beschriebenen vorgeschalteten Verträglichkeits- und Interaktionsprüfungen in der Apotheke, aber auch durch regelmäßige Begehungen und Kontrollen der vorhandenen Medikation und Dokumentation in Wohnbereichen mit Medikamentenvorratschecks, (unangekündigten) Stellkontrollen, aber auch durch Schulungen im Rahmen des Fehlermanagements.

■ **Individuelle, bedarfsorientierte Sonderleistungen (z. B. individuelles Stellen)**

Das personenbezogene Verblistern oder Stellen von Arzneimitteln durch die Apotheke ist eine technische Möglichkeit der Qualitätsverbesserung, wird aber mit verschiedenen Defiziten erkauft, die zu beachten sind. Der Bezug und die Kenntnisse des Pflegepersonals zu den verabreichten Arzneimitteln verringert sich. Zudem sind viele Arzneimittel doch separat zu stellen (z. B. Flüssigkeiten, Sprays, Insuline, Pflaster) und minimieren damit die Zeit- und Organisationsersparnis erheblich.

Viele Einrichtungen behalten deshalb die Kompetenz im Haus und führen eine Verblisterung nicht ein. Im ambulanten Bereich hat sich allerdings zur Unterstützung der Angehörigen oder ambulanter Pflegedienste das wöchentliche Stellen

der Medikation in Dosetts bewährt. Die zu erzielenden Ergebnisse werden zurzeit bei Patienten mit Herzinsuffizienz in einer größeren Studie evaluiert (PHARM-CMF).

■ **Diabetes-Management in ambulanten und stationären Einrichtungen durch die Apotheke**

Die Erkrankung Diabetes erfordert bei älteren, pflegebedürftigen Menschen eine besondere Sorgfalt und speziellen Aufwand in der Betreuung. Notwendige Selbstkontrollen des Blutzuckers, zeitgenaue Gabe der Arzneimittel mit Dosisanpassungen, aber auch Kenntnisse über subkutane Spritztechniken gehören zum Alltag. Hier kann der Apotheker durch seine speziellen Kenntnisse der Produkte und Anwendungstechniken dem Pflegepersonal wichtige Hinweise und Empfehlungen für eine qualitätsgesicherte Versorgung geben.

Injektionshilfen wie Pens sind von der Handhabung auf die Möglichkeiten des Patienten anzupassen (Druckkraft, Lesbarkeit der Anzeige, Korrekturmöglichkeit, Patronenwechsel, Nachverfolgbarkeit der Injektion nach Datum und Uhrzeit). Die notwendige Selbstkontrolle der Blutzuckerwerte ist effektiv, möglichst schmerzfrei und mit einfacher Dokumentation durchzuführen. Stechhilfen müssen den Hygienevorschriften und individuellen Voraussetzungen angepasst sein (Nadeltrommel, Einmalstechhilfen, veränderbare Einstechtiefe, einfacher, hygienischer Nadelwechsel). Nadeln sind bei Pens und Stechhilfen nach Vorgabe zu wechseln, um Verletzungen und Veränderungen der Haut bis zu Infektionen vorzubeugen. Messgeräte für Blutzucker und Blutdruck sind nach Kriterien der Handhabbarkeit (einfache Bedienung, große Anzeige, automatische Dokumentation) und Qualität (Messgenauigkeit, Haltbarkeit) auszusuchen und einzusetzen. Durch eine gezielte Reichweitenbestimmung aller notwendigen Produkte, automatischer Neubestellung (Quartalsversorgung) in Abstimmung mit Patient, Einrichtung und Ärzten und regelmäßiger Kontrolle aller Geräte erfolgt durch die Apotheke Arbeitsersparnis und Qualitätsverbesserung.

Medikationsmanagement

? Leitfrage

Welche besondere Funktion hat ein multiprofessionelles Medikationsmanagement für die
Qualität eines Versorgungsnetzwerkes?

- **Definition, Ziele eines**
  Medikationsmanagements

Um eine risikominimierende, an der Therapiesicherheit orientierte Einstellung beim Umgang und
Einsatz von Arzneimitteln zu erreichen, bedarf es
einer neuen Sicherheitskultur. Die beteiligten Gesundheitsberufe entwickeln gemeinsam getragene
Standards, die als lernendes System ständig weiterentwickelt und verbessert werden müssen. Insbesondere bei älteren Patienten mit Polymedikation
ist deshalb ein multiprofessionelles Medikationsmanagement von Arzt, Apotheker und Pflege zu
etablieren (Thürmann et al. 2011).

Medikationsmanagement

Analyse der gesamten Medikation des Patienten, einschließlich Präparaten der Selbstmedikation, mit dem Ziel, arzneimittelbezogene
Probleme zu erkennen und für die Zukunft zu
lösen (ZAPP der ABDA 2008).

Ziel eines Medikationsmanagement ist es, allen Beteiligten Aufgaben und Verantwortlichkeiten zu-
zuweisen, um eine ausreichende Arzneimitteltherapiesicherheit zu erreichen. Die verantwortliche
Einbindung des Patienten oder seines ausgewiese-
nen Betreuers ist zu gewährleisten.

- **Elemente eines multiprofessionellen**
  Medikationsmanagements

Ausgangspunkt und Grundlage eines Medikationsmanagements ist ein vollständiger Medikationsplan. Hierbei sind Anamnese, Indikationsstellung
und im nötigen Abstand erhobene Befunde, aber
auch die persönliche Situation, Wünsche und Hal-
tungen des Patienten durch den **Arzt** zu berücksichtigen. Regelmäßige Überprüfungen und Anpassungen sind gerade im Alter mit sich verändernden
Parametern, wie Nieren- und Leberfunktion, Ge-

wicht, Trinkmenge etc., aber auch bei gleichzeitiger
Behandlung von unterschiedlichen Fachärzten mit
dem Hausarzt vorzunehmen.

Der **Apotheker** sorgt für die Einbindung der
Selbstmedikation (über 40 % bei ambulanten Patienten) und die Analyse des Gesamtplans mit
wichtigen Hinweisen zur Verträglichkeit und relevanten Interaktionen (Walterin et al. 2011). Die Priscus-Liste (Holt et al. 2010) dient zur Identifikation
potenziell inadäquater Arzneimittel im Alter mit
Alternativen und Dosisvorschlägen (▶ Kap. 3.3.2).
Arzneimittelbezogene Probleme werden so schon
im Vorfeld erkannt und Lösungsvorschläge für
Arzt und Pflege kommuniziert. Der Apotheker
unterstützt Patient und Pflege bei der richtigen Anwendung durch Hinweise und Schulung.

Die **Pflege** übernimmt die wichtige Patienten-
beobachtung im Alltag hinsichtlich erwünschter,
aber auch unerwünschter Wirkungen. In Absprache mit Arzt und Apotheker können so notwendige Anpassungen oder Umstellungen zeitnah umgesetzt werden. Für Patienten, die dazu nicht mehr
in der Lage sind, garantieren die Pflegekräfte die
richtige und zeitgenaue Einnahme der Arzneimittel
oder leiten die Patienten bei Aufgaben des Selbstmanagements an (Inhalationstechniken in der
Asthmatherapie, Applikation von Augentropfen).

- **Diabetes und Medikationsmanagement**

Ältere Menschen mit Diabetes und einer häufig
vorliegenden Polymedikation sind eine wichtige
Zielgruppe für ein multiprofessionelles Medikationsmanagement (Krüger et al. 2011). Die Beeinflussung des Zuckerspiegels durch aktuelle Veränderungen der Gesamtmedikation (Kortisone,
Antibiotika) und die zeitgenaue Gabe der Diabe-
tes-Arzneimittel mit Dosisanpassungen müssen
beachtet werden. Vorgegebene Kontrollen des
Blutzuckerspiegels sind qualitätsgesichert zu erheben und die daraus resultierenden Erkenntnisse
umzusetzen. Die erzielten Ergebnisse sind gerade
bei einer älter werdenden Patientengruppe nicht
immer lehrbuchhaft einzuordnen und erfordern
eine schnelle und unkomplizierte Kommunikation
und Kooperation aller Beteiligten.

- Coaching als Lösung für individuelle Fragestellungen

Für ein erfolgreiches Medikationsmanagement ist im Einzelfall auch eine multiprofessionelle Fallbesprechung notwendig. An diesem Coaching-Prozess können neben Arzt und Apotheker auch alle verantwortlichen und zuständigen Pflegekräfte (Pflegedienstleitung, Bezugspflege, Nachtpflege) und der Patient selbst oder als Vertretung seine Angehörigen oder Betreuer teilnehmen. Ziel ist die ausführliche Analyse unter Hinzuziehung und Beachtung aller Fakten wie Medikationsplan, Diagnosen, aktuelle Probleme und Ereignisse, aber auch Sozialgeschichte, Haltung und Wünsche des Patienten und besondere Fragestellungen und Voraussetzungen der Pflege. Gemeinsam werden Lösungswege aufgezeigt, kommentiert und ergänzt und dann in einem Follow-up-Plan festgehalten mit Benennung der jeweiligen Verantwortlichkeiten und Zeitvorgaben (◘ Tab. 8.4). Die Absetzung von im Durchschnitt 1–2 Medikamenten, Wechsel bzw. Dosisanpassungen im Medikationsplan, die Reduzierung von Krankenhauseinweisungen und die erhöhte Lebensqualität für Patient und Pflege machen die Bedeutung dieser Form eines Medikationsmanagements deutlich.

8.7   Orthopädieschuhmacher

M. van Nüss

Im September 1937 wurde das Handwerk des Orthopädieschuhmachers amtlich anerkannt. Heute zählt der Orthopädieschuhmacher zu den medizintechnischen Handwerksberufen (Gesundheitshandwerk).

Das Leistungsspektrum umfasst alle schuhtechnischen Maßnahmen zur Erhaltung, Förderung und Wiederherstellung der Fußgesundheit, angefangen bei Schuhzurichtungen an Konfektionsschuhen, Einlagen, Schutzschuhen, orthopädischen Maßschuhen sowie Entlastungsversorgungen bis hin zu komplexen Orthesen.

Inzwischen gewinnt die Beratung und Problemlösung bei Schuh- und Fußproblemen im prophylaktischen und akuten Bereich immer mehr an Bedeutung.

8.7.1   Bedeutung des Orthopädieschuhmachers bei der Versorgung von Diabetes-Patienten

Mit Zunahme der diabeteserkrankten Patienten steigerte sich auch die Zahl derjenigen Patienten, die an der meistgefürchteten Folgeerkrankung des Diabetes mellitus leiden: dem diabetischen Fußsyndrom (DFS). Lange Zeit wurden diese Patienten meistens schlecht oder gar nicht versorgt. Das lag zum einem daran, dass es nur wenige Orthopädieschuhmacher gab, die sich mit dem DFS auskannten, zum anderen aber auch an fehlenden Richtlinien zur stadiengerechten adäquaten Versorgung.

Mit Gründung der AG Fuß in der DDG e.V. 1992 wurde dann gezielt an diesem Problem gearbeitet. Diese Arbeitsgruppe, in der Diabetologen, Chirurgen, Orthopäden, Podologen gemeinsam mit Orthopädieschuhmachermeistern der entsprechenden Fachverbände kooperieren, hat in den letzten Jahren intensiv an einer Strukturierung der orthopädieschuhtechnischen Versorgung von Patienten mit DFS gearbeitet.

Resultat ist unter anderem die Einteilung in einzelne Risikoklassen beim diabetischen Fußsyndrom mit entsprechender Anleitung zur schuhtechnischen Versorgung beim DFS gemäß der nationalen Versorgungsleitlinie Typ-2-Diabetes (»Präventions- und Behandlungsstrategien für Fußkomplikationen«).

In einem Leitbogen der AG Fuß der DDG e.V. sind die Ausprägungen des DFS in Typen von 0–VII eingeteilt und die entsprechenden adäquaten Regelversorgungen aufgeführt.

8.7.2   Empfehlung zur Schuhversorgung

Die Empfehlungen der DDG zur Schuhversorgung entsprechend der unterschiedlichen Risikoklassen beim diabetischen Fußsyndrom zeigt ◘ Tab. 8.5.

◧ Tab. 8.4 Beispiel einer Dokumentation: Coaching zum Arzneimittelmanagement in Altenheimen

Einrichtung:	Altenheim
Datum:	……
Ort:	Altenheim
Teilnehmer:	Stationsleitung, Familienpflegerin, Sohn mit Ehefrau, Apotheke, Hausärztin
Bewohnerin:	M. T., (78 J.), w.
Fragestellung:	Probleme: Rückzug, Aggression, Verweigerung v. Medikamenten, Stimmungsschwankungen
Daten/Fakten:	»Geschichte« in Stichworten: Ostpreußen, Bauernhof, Fabrikarbeiterin, 3 Söhne, Übersiedlung nach Deutschland, Verlust von Ehemann und Lebensgefährten Folgend: Rückzug, nicht zu viele Menschen, besser allein auf dem Zimmer, Ruhe haben, Leute sprechen schlecht über sie (Inkontinenz); kann aufgrund der Verluste schwer Abschied nehmen und loslassen; Inanspruchnahme von Angeboten wie Gruppen, Stricken etc. ist schwierig Ablehnung der Einnahme der Arzneimittel trotz ständiger (bis 40-minütiger) Aufforderung, vor allem morgens (Ausspucken), teils bei Pflege aggressiv (Schlagen), schwierig bei Reinigung (Kontinenz), kein Toilettengang, Gefahr von Wundsein, Sturzprophylaxegurt wird wieder ausgezogen; wichtig der Einsatz von bekannten Themen wie ehemaliger Freund, Familienschrank etc. zur Motivation und zum Zulassen von Pflege; Ankleidungsprobleme mit Wechsel und zu viel, nicht geeignetes Schuhwerk (Sturzgefahr) Starke Gewichtsreduktion seit 2009: bei Größe von 164 cm von 70,3 auf derzeit 53,5 kg; Gegenmaßnahmen: Essen aufs Zimmer, viele kleinere Portionen, Angebot von Spezialitäten, Angebot von »Nachtessen«, viel Obst, was regelmäßig zu Durchfällen führt Starke Stimmungsschwankungen, positive Wirkung bei bestimmten männl. Pflegern **Diagnosen:** Hypertonie, Demenz, Ca Magen, Ca Nieren, Apoplex, Synkope, Aortenklappeninsuffizienz, Inkontinenz
Diskussion:	**Bericht der Angehörigen:** Bekannt schon aus der Vorheimzeit waren ständiges Essen, Durchfälle und Inkontinenz, demenzielles Verhalten, nicht regelmäßiges Waschen; Motivation zu sozialen Kontakten war schwer **Medikamente:** Besprechung der Medikamente mit Wechsel- und Nebenwirkungen, Wirkprofil und Analyse nach Priscus-Liste (Arzneimittel und Alter)
Ergebnisse:	**Vorschläge zu den Medikamenten** für ein Gespräch mit den behandelnden Ärzten: Amlodipin, Metoprololsucc. (RR stabil bei 145/80): Beachtung der Ödeme ASS 100: Wechsel der Gabe von morgens auf abends (einfacher für die Compliance) Gabapentin: Gabe wegen Beinschmerzen, Überprüfung der Notwendigkeit Novaminsulfon: da schmerzfrei, Reduzierung der Dosis auf abends Dysurgal: Überprüfung der Arzneimittel(-dosis) zur Inkontinenz durch Urologen Pipamperon: spricht besser an als Melperon **Pflege und Betreuung:** Etappenpflege, motivierende Pflege, Freiheiten gewähren beim Ankleiden und Reduzierung des Angebotes; Gewichtszunahme anstreben durch kontinuierliche Angebote der Lieblingsspeisen; sofortige Reaktion bei Durchfällen; immer wieder Versuche der sozialen Ansprache und Integration (Aufgaben geben, z. B. Wolle, Stricken etc.), Intensivierung der Betreuung durch Sohn nach Umschulung

Aufträge:	**Gegenstand:**	**Verantwortlich:**	**Bis wann:**
	Kontakt mit Ärzten	T.	Permanent
	Immer wieder Versuch d. Einbeziehung in Aktivitäten	B.	
Follow-up:	Gewichtskontrolle	T.	Permanent
	Medikamentenliste und Verträglichkeit	Apo	
Anlagen:	Medikationsliste, Medikamentenanalyse (incl. Priscus), Diagnoseblatt		

◻ **Tab. 8.5** Schuhversorgung und Risikoklassen beim diabetischen Fußsyndrom. (Analog der Empfehlung der Interdisziplinären Arbeitsgruppe Schuhversorgung beim diabetischen Fußsyndrom der DDG, Stand 25.02.2006)

Risikogruppe 0	**Diabetes mellitus ohne PNP oder pAVK**
Erläuterung	Aufklärung und Beratung
Regelversorgung	Fußgerechte Konfektionsschuhe
Risikogruppe I	**Wie 0, mit Fußdeformität**
Erläuterung	Höheres Risiko bei späterem Auftreten einer PNP/pAVK
Regelversorgung	Orthopädieschuhtechnische Versorgung aufgrund orthopädischer Indikation
Risikogruppe II	**Diabetes mit Sensibilitätsverlust durch PNP/pAVK**
Erläuterung	Sensibilitätsverlust, nachgewiesen durch fehlende Erkennung des Semmes-Weinstein-Monofilaments
Regelversorgung	Diabetes-Schutzschuh mit herausnehmbarer Weichpolstersohle, ggf. mit orthopäd. Schuhzurichtung
Risikogruppe III	**Zustand nach plantarem Ulkus**
Erläuterung	Deutlich erhöhtes Ulkusrezidivrisiko gegenüber Gr. II
Regelversorgung	Diabetes-Schutzschuh i. d. R. mit DAF, ggf. mit orthopäd. Schuhzurichtung
Risikogruppe IV	**Wie II mit Deformitäten bzw. Dysproportionen**
Erläuterung	Nicht nach konfektioniertem Leisten zu versorgen
Regelversorgung	Orthopäd. Maßschuhe mit DAF
Risikogruppe V	**DNOAP (LEVIN III)**
Erläuterung	Orthesen i. d. R. bei DNOAP Typ IV–V (Sanders) oder bei starker Lotabweichung
Regelversorgung	Knöchelübergreifende orthopäd. Maßschuhe mit DAF, Innenschuh, Orthesen
Risikogruppe VI	**Wie II mit Fußteilamputation**
Erläuterung	Mindestens transmetatarsale Amputation, auch als innere Amputation
Regelversorgung	Versorgung wie IV plus Prothesen
Risikogruppe VII	**Akute Läsion/floride DNOAP**
Erläuterung	Stets als temporäre Versorgung
Regelversorgung	Entlastungsschuhe, Verbandschuhe, Interimsschuhe, Orthesen, TCC ggf. mit DAF und orthopäd. Zurichtung

DAF diabetesadaptierte Fußbettung, *DNOAP* diabetisch-neuropathische Osteoarthropathie, *pAVK* periphere arterielle Verschlusskrankheit, *PNP* Polyneuropathie, *TCC* Total Contact Cast.

8.7.3 Welche diabetesgerechten orthopädieschuhtechnischen Versorgungen gibt es und wie sind sie aufgebaut?

Diabetesgerechte Einlagen

Einlagen sind Hilfsmittel zur Behandlung von Fußleiden, die durch Veränderungen der statischen oder dynamischen Situation auftreten. Sie werden individuell nach Maß und/oder Gipsabdruck angefertigt. Durch Umverteilung der auf den Fuß wirkenden Kräfte können sie Entlastungen erzielen und Korrekturen bewirken.

Diabetesgerechte Einlagen sollten langsohlig, weichbettend und gewölbeunterstützend gefertigt sein. Wichtig ist, dass sie keine festen, scharfen

Kanten und Lederbezüge aufweisen. Sie sind ausschließlich für Konfektionsschuhe geeignet und müssen fachgerecht angepasst werden (Rabl u. Nyga 1994).

Diabetesadaptierte Fußbettung

Individuell gefertigte, diabetesadaptierte Fußbettungen sind mindestens 8 mm stark. Sie werden in Sandwich-Bauweise über einen individuellen Leisten (Positivmodell des Patientenfußes) nach Gipsabdruck gefertigt und können – genau wie Einlagen – Druckentlastung und Korrekturen bewirken. Zusätzlich werden jedoch hervortretende Druckspitzen oder Ulzerationen ausgespart und gepolstert. Die Oberfläche sollte auf jeden Fall abwaschbar sowie zur Desinfektion geeignet sein und keinen Lederbezug aufweisen. Diabetesadaptierte Fußbettungen werden vorwiegend in diabetesgerechten Schutzschuhen und orthopädischen Maßschuhen eingepasst. (Es gibt Ausführungsbestimmungen der jeweiligen Krankenkassen wie z. B.: AOK – Vertrag gemäß § 127 Abs. 2 SGB V zur Versorgung mit Hilfsmitteln der Produktgruppe 31. Orthopädische Schuhe vom 01.10.2009 in der Fassung vom 01.04.2011.)

Interimsversorgung

Bei akuten Ulzera oder nach einer OP oder florider DNOAP (Charcot-Fuß) wird bis zur endgültigen Schuhversorgung zunächst eine Interimsversorgung durchgeführt. Hier gibt es Hilfsmittel, die zur Entlastung und zum Schutz der Wunden bzw. Ulzera dienen und den Heilungsprozess unterstützen, zum Beispiel
- Langzeitverbandschuhe mit und ohne diabetesadaptierter Fußbettungen,
- Orthesen.

Schuhzurichtungen

Zurichtungen werden vorwiegend an Konfektions- und Schutzschuhen vorgenommen. Sie können zusätzlich zu einer Einlagenversorgung zum Einsatz kommen.

Dazu gehören bettende, entlastende, stützende und funktionsverändernde Maßnahmen
- zur Verbesserung der Abrollung:
  - Ballen-/Schmetterlingsrollen
  - Mittelfußrollen

- Zehenrollen
- Richtungsrollen
- zur Verbesserung der gleichmäßigen Druckverteilung:
  - Sohlenversteifungen
- zur Verbesserung der Auftrittsphase:
  - Abrollabsatz
  - Pufferabsatz
- zur Verbesserung der Beinstatik:
  - Außenranderhöhungen
  - Innenranderhöhungen
- zur Schuhvolumenerweiterung:
  - Schaftweitung/-änderung
  - Schuhbodenverbreiterung.

Schutzschuhe

Schutzschuhe sind nach konfektionierten Leisten gefertigte, diabetesgerechte Schuhe, in denen Sohlenversteifungen eingearbeitet sind. Des Weiteren verfügen sie über ein Innenfutter ohne aufliegende Nähte und haben keine feste Vorderkappe. Es besteht die Möglichkeit, diese Schuhe in verschiedenen Weiten und Ausführungen zu bestellen, sodass die Füße über ausreichend Platz verfügen. Somit sind konfektionierte diabetesgerechte Schutzschuhe auch zum Einarbeiten von diabetesadaptierten Fußbettungen und Einlagen geeignet.

Orthopädische Maßschuhe

Orthopädische Schuhe sind grundsätzlich maßangefertigt und kommen bei Patienten zum Einsatz, die wegen ihrer Fußfehlstellungen oder aufgrund orthopädischer Indikationen nicht nach konfektionierten Leisten versorgt werden können. Diabetesgerechte Maßschuhe sollten grundsätzlich mit diabetesadaptierten Fußbettungen, Ballenrollen und Sohlenversteifungen ausgestattet sein. Des Weiteren gelten alle Vorgaben, die auch für Schutzschuhe gelten, wie z. B. diabetesgerechtes Futtermaterial ohne Nähte im Vorfußbereich.

Orthopädische Maßschuhe können, wenn nötig, mit zusätzlichen Einbauteilen ausgestattet werden (z. B. bei Lähmungen, Arthrosen im unteren und oberen Sprunggelenk, Amputationen oder einem Charcot-Fuß): etwa mit einer Knöchelkappe, einer Peronaeuskappe, einer Arthrodesenkappe, einer Stützwalklasche, einem versteiften

Vorderblatt oder einem Vorfußersatz. Diese Einbauteile kann man auch in Kombination fertigen:

Arthrodesenkappe + Stützwalklasche = Feststellabrollschuh.

8.7.4 Wichtige Hinweise

> **Regelmäßige Kontrolle ist wichtig!**

Jede dieser orthopädischen Versorgungen, ob vorkonfektioniert oder nach Maß gearbeitet, sollte bei Abgabe an den Patienten vom Fachmann auf Sitz und Ausführung kontrolliert werden. Zusätzlich sollte eine Druckmessung durchgeführt werden. Die jeweiligen Eintragezeiten müssen strikt eingehalten werden. Des Weiteren ist zu beachten, dass diese Hilfsmittel statischen Belastungen ausgesetzt sind und deshalb alle 6 Monate durch den Orthopädieschuhmacher kontrolliert werden müssen, um den gewünschten Therapieerfolg zu gewährleisten.

> **Früherkennung kann Amputationen verhindern!**

Trotz guter Aufklärungsarbeit und Sensibilisierung der Diabetes-Patienten kommen viele Patienten erst zum Orthopädieschuhmacher, wenn bereits akute Läsionen und Ulzerationen aufgetreten sind. Wünschenswert wäre, dass die Pflegekräfte, die die Patienten tagtäglich sehen, mit darauf achten, dass die Patienten regelmäßige Fußkontrollen durchführen und in regelmäßigen Abständen zu einer podologischen Behandlung gehen. Bei auffälligem Fußbefund (z. B. Blasen, Druckstellen, Läsionen, Ulzerationen) sollten die Patienten darauf hingewiesen werden, dass sie ihren behandelnden Arzt aufsuchen. Gleichzeitig sollte ein Termin beim Orthopädieschuhmacher vereinbart werden, um auszuschließen, dass der Defekt durch nicht passende Schuhe ausgelöst wurde.

> **Zusammenarbeit und Erfahrungsaustausch zum Wohle der Diabetes-Patienten sind unerlässlich!**

Ein Austausch zwischen Pflegekräften und Orthopädieschuhmachern trägt dazu bei, einen Einblick in die bisherige Versorgung des Diabetes-Patienten zu bekommen: Wo gibt es Überschneidungen oder Lücken? Was kann man verbessern?

Regelmäßige Treffen der verschiedenen Berufsgruppen und Ärzte, die sich speziell mit der Versorgung der Diabetes-Patienten in einer Region beschäftigen, sowie der Aufbau eines interdisziplinären Versorgungsnetzes würden außerdem deutlich dazu beitragen, Probleme bei Patienten frühzeitig zu erkennen und die richtigen Maßnahmen einzuleiten.

8.8 Abschließende Bemerkungen zum Aufbau eines Versorgungsnetzes

K. Hodeck

Die Bundesärztekammer fordert aufgrund der steigenden Zahl an alten, chronisch kranken, multimorbiden und pflegebedürftigen Menschen eine Anpassung der Versorgungsstrukturen und -prozesse auf den Bedarf an langfristiger und kontinuierlicher Betreuung. Neue Kooperationsstrukturen und Versorgungsmodelle, wie u. a. die Modellvorhaben nach § 63 Abs. 3b und 3c SGB V, sollen unter den schwierigen Bedingungen wachsender Komplexität, personeller Engpässe und begrenzter finanzieller Ressourcen die sektorübergreifende Versorgung verbessern und zu einer klareren Aufgabenverteilung beitragen (BÄK 2010).

Bei der zunehmenden Spezialisierung in den Gesundheitsberufen besteht die Gefahr, dass die Patientenbetreuung fragmentiert wird, die Aufgabenfelder (noch) nicht klar zwischen den Berufsgruppen verteilt ist und neue Schnittstellen entstehen, an denen es zu Versorgungsbrüchen kommt (BÄK 2010).

Insbesondere ältere hilfsbedürftige Diabetes-Patienten sind von dieser Problematik betroffen und auf ein funktionierendes Zusammenspiel der Versorgungspartner in einem Diabetes-Versorgungsnetz angewiesen.

Pflegende können und sollen in der Betreuung des Diabetes-Patienten nicht alles alleine übernehmen. Wichtig ist jedoch, dass sie (ebenso wie alle anderen Versorger des pflegebedürftigen Diabetes-Patienten) den gesamten Versorgungsprozess bei der Erkrankung Diabetes mellitus im Blick haben, ihren Anteil und ihre Verantwortlichkeit darin kennen und ihr Handeln daran orientieren.

Am Beispiel der Versorgung des diabetischen Fußsyndroms hat sich inzwischen nachweislich gezeigt,

>> dass durch geeignete multiprofessionelle Interventionen (angepasste Schuhe, Fußpflege, stadienadaptierte Wundbehandlung, Entlastung, antibiotische Behandlung) und mittels Lernprogrammen für Mitarbeiter und Patienten die Amputationsrate zwischen 44 und 85 % gesenkt werden kann. (Hader et al. 2004, S. 38) «

Was für das diabetische Fußsyndrom gilt, kann auf die vielschichtige Versorgung von multimorbiden Diabetes-Patienten übertragen werden. In diesem letzten Kapitel hat sich eine Auswahl an zentralen Berufgruppen in der Diabetes-Versorgung mit ihren Aufgabenfeldern und Kompetenzen vorgestellt. Es wird deutlich, dass auch im relativ überschaubaren Fachgebiet der Diabetologie zwischen den verschiedenen Berufsgruppen Überschneidungen der Kompetenzbereiche vorliegen und es eines Dialoges bedarf, gemeinsam eindeutige Betreuungspfade zu entwickeln und umzusetzen.

Die Auswahl der hier vorgestellten Berufsgruppen kann nicht erschöpfend sein. Denn so individuell wie die jeweilige Krankheitsgeschichte ist auch der Bedarf an Unterstützung und die damit verbundene Zusammenstellung der Professionen im Versorgungsteam.

Einen wichtigen Stellenwert hat und behält der Hausarzt, zu dem gerade die älteren Menschen manchmal ein ganzes Leben lang eine vertraute Beziehung aufgebaut und gepflegt haben. Er ist in der Versorgung der älteren Diabetes-Patienten erster Ansprechpartner und koordiniert die Einbeziehung von Fachärzten und weiteren relevanten Berufsgruppen. Hierzu gehören neben den Diabetologen weitere Fachärzte, wie u. a. Augenärzte, Nephrologen, Kardiologen, Neurologen sowie weitere Professionen wie z. B. Psychologen und Geriater, aber auch Physiotherapeuten, Logopäden und andere medizinische Fachberufe. Auch der Zahnarzt spielt bei Diabetes-Patienten eine wesentliche Rolle und sollte aktiv in das diabetologische Versorgungsnetz integriert werden.

Effektives Management der Versorgung eines pflegebedürftigen Diabetes-Patienten verlangt einen Teamansatz, bei dem Konsistenz (alle arbeiten nach denselben Richtlinien) und gute Kommunikation zwischen allen Beteiligten Schlüsselmerkmale sind.

> Es geht nicht darum, komplizierte Regelungen zu formulieren, die nur gut klingen, die aber keiner kennt oder gar versteht. Einfache praxisnahe Dinge haben dagegen große Wirkung!

Ziel sollte es deshalb sein, dass die verschiedenen Gesundheitsberufe nicht nur auf dem Papier (z. B. in Kooperationsverträgen) näher zusammenrücken, sondern dass sie die Patientenversorgung in der Praxis als eine gemeinsame Aufgabe verstehen, in der jede Berufsgruppe ihren besonderen Beitrag leistet.

Das Wohl und die Wünsche des Diabetes-Patienten stehen hier an erster Stelle und sollten immer Ziel der gemeinsamen Bemühungen bleiben. Zu diesen Bemühungen gehören u. a. (nach Dunning 2005):

- die Feststellung der Betroffenheiten (Dunning empfiehlt ein Screening der Risikogruppen hochaltriger multimorbider Patienten bei Aufnahme in die Pflege und jährliche Wiederholung),
- die Vermeidung kurzfristiger Diabetes-Komplikationen sowie Progression bestehender Folge-/Begleiterkrankungen,
- die Begrenzung der Effekte von temporären Erkrankungen (z. B. fieberhafte Infekte, Magen-Darm-Erkrankungen o. Ä.).
- das Management bzw. der Umgang mit spezifischen Risiken (z. B. Stürze),
- die Aufrechterhaltung des psychischen Wohlbefindens und der Lebensqualität,
- die Aufrechterhaltung von Bewegung und anderen Aktivitäten des täglichen Lebens innerhalb der individuellen Möglichkeiten,
- die Aufrechterhaltung eines akzeptablen Gewichts und adäquater Ernährung,
- das Erreichen akzeptabler Blutzucker- und Lipidwerte.

Ganz praktisch kann dies bedeuten, gemeinsam Lösungen für häufig auftretende Probleme in der Versorgung von pflegebedürftigen Diabetes-Patienten zu finden, wie z. B. (Sinclair u. Aspray 2009):

— die Sicherstellung der Wahrnehmung regelmäßiger Kontrolltermine, d. h.
  — für immobile Patienten im Heim z. B. Augen-, Zahnarzt-, Fußkontrollen und podologische Behandlung vor Ort zu organisieren bzw. entsprechende Rahmenbedingungen zu schaffen,
  — für teilmobile Patienten den Transfer zu den Kooperationspartnern zu organisieren, z. B. gesammelte Krankentransporte o. Ä.),
— die Sicherstellung reibungsloser zeitnaher Überleitungen zwischen Pflege und anderen Versorgern/Spezialisten durch die Festlegung von Überweisungskriterien (ab wann sollte welcher Versorger auf welchem Wege hinzugezogen werden). Insbesondere bei der Schnittstelle zwischen Klinik und ambulanter Versorgung wird immer wieder von Schwierigkeiten berichtet.

Vor allem ein selektiver Informationsaustausch zwischen den verschiedenen Versorgungspartnern trägt im Alltag oft zu Frust auf allen Seiten und unnötigen Doppeluntersuchungen bei. Eine einfache Lösung kann die Einführung eines »Diabetes-Hefters« sein, in dem alle Befunde, Medikamentenpläne, Diagnosen und weitere Dokumente von den Versorgungspartnern gesammelt werden und den der Diabetes-Patient zu Hause aufbewahrt und zu allen Besuchen bei Versorgern (Arzt, Klinik, Podologen etc.) mitbringt. Es empfiehlt sich, dass die Patienten ihre Ärzte und die anderen Versorger jeweils nach einem persönlichen Exemplar ihres Arztberichts/Behandlungsberichts fragen und diese in den Ordner einsortieren. Damit stehen immer alle aktuellen Informationen schnell und auch nachts zur Verfügung. Zur strukturierten Sortierung steht z. B. die »Gesundheits-Mappe Diabetes« (1. Aufl. 2005, BVKD/Kirchheimverlag) zur Verfügung. Ein einfacher Schnellhefter tut es jedoch auch und ist kostenneutraler.

Um die Diabetes-Versorgung nach außen mit den Kooperationspartnern adäquat organisieren

zu können, sollte in einer Pflegeeinrichtung genügend fachliches Wissen vorhanden sein. Sinclair und Aspray (2009) schlagen deshalb vor, dass mindestens ein oder zwei auf Diabetes spezialisierte Pflegefachkräfte in jeder Pflegeeinrichtung zur Verfügung stehen sollten, die für die Organisation und Planung der Diabetes-Versorgung in der Pflegeeinrichtung verantwortlich sind und sich um die regelmäßige Aktualisierung des Diabetes-Wissens im Pflegeteam kümmern. In ihren Aufgabenbereich fällt auch die Zusammenarbeit mit Diabetesberatern bzw. -assistenten, um so einen Zugang der pflegebedürftigen Diabetes-Patienten zur Ernährungsberatung bzw. einer angemessenen Ernährungsplanung im Heim zu gewährleisten.

Literatur

Zu 8.1

Arbeitsgemeinschaft Diabetischer Fuß (2013) Aktuelles. ▶ www.ag-fuss-ddg.de/aktuelles.html?PHPSESSID= d768c9d152e4f43708a93c287ab4b221 (letzter Zugriff 11.03.2013)

Deutscher Berufsverband für Pflegeberufe (DBfK e.V.) Definition der Pflege – International Council of Nurses ICN. Deutsche Übersetzung. ▶ www.dbfk.de/download/download/ICN-Definition der Pflege – ICN deutsch DBfK.pdf (letzter Zugriff 28.07.2013)

Deutsches Netzwerk für Qualitätsentwicklung in der Pflege (DNQP) (Hrsg) (2009) Expertenstandard Pflege von Menschen mit chronischen Wunden. Entwicklung – Konsentierung – Implementierung. ▶ www.wiso.hs-osnabrueck.de/38092.html

Gesetz über die Berufe in der Krankenpflege (Krankenpflegegesetz KrPflG) vom 16. Juli 2003 (BGBl. I S. 1442), zuletzt durch Artikel 35 des Gesetzes vom 6. Dezember 2011 (BGBl. I S. 2515) geändert. ▶ www.gesetze-im-internet.de/bundesrecht/krpflg_2004/gesamt.pdf (letzter Zugriff 28.07.2013)

International Council of Nurses (ICN) (2006) Definition of nursing. ▶ www.icn.ch/about-icn/icn-definition-of-nursing (letzter Zugriff 11.03.2013)

Möllering G (2005) Kooperativ, kollektiv, reflexiv: Vertrauen und Glaubwürdigkeit in Unternehmungen und Unternehmungsnetzwerken. Grundlagen des Vertrauens: Wissenschaftliche Fundierung eines Alltagsproblems. ▶ www.mpifg.de/pu/ueber_mpifg/mpifg_jb/JB0708/MPIfG_07-08_11_Moellering.pdf (letzter Zugriff 28.03.2013)

Poser M, Gesell A (2008) Netzwerkbildung und Networking in der Pflege. Berufliche Handlungskompetenz und Karriere entwickeln und fördern. Huber, Bern

Zu 8.2

Deutsche Diabetes-Gesellschaft (Hrsg) (2008) Anerkennung nach dem Curriculum zum Diabetologen DDG, Version 03.06.2008. ► www.deutsche-diabetes-gesellschaft.de/weiterbildung/diabetologe-ddg.html (Zugriff 24.07.2013)

Landesärztekammer Baden-Württemberg (Hrsg) Weiterbildungsordnung der Landesärztekammer Baden-Württemberg. ► www.aerztekammer-bw.de (Zugriff 24.07.2013)

Landesärztekammer Baden-Württemberg (Hrsg) Weiterbildungsordnung der Landesärztekammer Baden-Württemberg. ► www.blaek.de (Zugriff 24.07.2013)

Zu 8.3

Bundesärztekammer (BÄK), Kassenärztliche Bundesvereinigung (KBV), Arbeitsgemeinschaft der Wissenschaftlichen Medizinischen Fachgesellschaften (AWMF). Nationale Versorgungsleitlinie Diabetes. Strukturierte Schulungsprogramme – Langfassung. Version 3.0. 2012 (zuletzt geändert Juni 2013), ► www.versorgungsleitlinien.de/themen/diabetes2/dm2_schulung (letzter Zugriff (29.07.2013)

Deutsche Diabetes-Gesellschaft (Hrsg) (2010) Weiterbildungs- und Prüfungsordnung zum Diabetesberater/zur Diabetesberaterin DDG, Version 01.05.2010, ► www.deutsche-diabetes-gesellschaft.de/fileadmin/Redakteur/Weiterbildung/Diabetesberater_DDG/2010-05-01_WPO_DB_Danne_Kurzversion_Homepage.pdf

Deutsche Diabetes-Gesellschaft (Hrsg) (2010) Weiterbildungsplan nach der Weiterbildungs- und Prüfungsordnung zum Diabetesberater/zur Diabetesberaterin DDG. Version 22.06.2010 ► www.deutsche-diabetes-gesellschaft.de/fileadmin/Redakteur/Weiterbildung/Diabetesberater_DDG/2011-06-26_Weiterbildungsplan_WB_DB.pdf

Zu 8.4

Ausbildungs- und Prüfungsordnung für Podologinnen und Podologen (PodAPrV) BGB Teil I, Nr. 1, vom 04.01.2002

Internationale Arbeitsgruppe über den Diabetischen Fuß (1999) Internationaler Konsensus über den Diabetischen Fuß. Kirchheim, Mainz

Podologengesetz – PodG BGB Teil I, Nr. 64, vom 07.12.2001

Reichshandwerksordnung von 1731 (§ 4)

Richtlinie des Gemeinsamen Bundesausschusses über die Verordnung von Heilmitteln in der vertragsärztlichen Versorgung (Heilmittel-Richtlinie/HeilM-RL) in der Fassung vom 20. Januar 2011/19. Mai 2011, veröffentlicht im Bundesanzeiger 2011; Nr. 96 (S. 2247) in Kraft getreten am 1. Juli 2011

► www.ag-fuss-ddg.de

► www.deutsche-diabetes-gesellschaft.de/leitlinien/evidenzbasierte-leitlinien.html

► www.verband-deutscher-podologen.de/

► www.zfd.de

Zu 8.5

Arbeitsgemeinschaft der Wissenschaftlichen Medizinischen Fachgesellschaften (AWMF) (2008) S3-Leitlinie: Diagnostik, Therapie, Verlaufskontrolle und Prävention des diabetischen Fußsyndroms, AWMF-Registernummer 057/018 Stand 05/2008

Deutsches Netzwerk für Qualitätsentwicklung in der Pflege (DNQP) (Hrsg) (2009) Expertenstandard Pflege von Menschen mit chronischen Wunden. ► www.dnqp.de

Initiative Chronische Wunden. ► www.icwunden.de

Morbach S, et al. (2012) Diabetisches Fußsyndrom. DDG Praxisleitlinie. Diabetologie 7: 143–151. ► www.deutsche-diabetes-gesellschaft.de/fileadmin/Redakteur/Leitlinien/Praxisleitlinien/2012/DuS_S2-12_Praxisempfehlungen_Morbach-etal_S143-151.pdf (letzter Zugriff 28.07.2013)

Lederle M, Kersken J, Spraul M (2008) Das Diabetische Fußsyndrom – Nationale Versorgungsleitlinie TYP 2 Diabetes: Präventions- und Behandlungsstrategien für Fußkomplikationen (zusammengefasst und kommentiert), Praxisleitfaden Heft 1. Kirchheim, Mainz

Panfil EM, Schröder G (2009) Pflege von Menschen mit chronischen Wunden, 2. Aufl. Huber, Bern

Protz K (2011) Moderne Wundversorgung, 6. Aufl. Elsevier, Urban & Fischer, München

Schmid E, et al. (2008) Patientencoaching, Gesundheitscoaching, Casemanagement – Methoden im Gesundheitsmanagement von morgen. MWV, Berlin

Zu 8.6

ABDA (Hrsg) ► www.abda.de/kommission-eadv.html (letzer Zugriff 30.01.2013)

ABDA (Hrsg) Qualtitätssicherung, Leitlinien und Arbeitshilfen, Heimversorgung. ► www.abda.de (letzer Zugriff 30.01.2013)

Ärztliches Zentrum für Qualität in der Medizin (ÄZQ) (Hrsg) ► www.leitlinien.de (letzer Zugriff 30.01.2013)

Bramlage P, Siepmann M, Kirch W (2004) Arzneimittelinteraktionen im Alter. Dtsch Med Wochschr 129: 895–900

Holt S, Schmiedl S, Thürmann PA (2010) Potentially inappropriate medications in the elderly: the PRISCUS list. Dtsch Aerztebl Int 107: 543–551

Krüger M, Griese N, Schulz M (2011) Medikationsmanagement für Menschen mit Diabetes. Diabetes Stoffw Herz 20: 219–226

Landesgesundheitskonferenz Nordrhein-Westfalen (LGK) (2012) Arzneimitteltherapiesicherheit als elementarer Baustein einer guten und sicheren gesundheitlichen Versorgung der Bürgerinnen und Bürger in Nordrhein-Westfalen. 21. Landesgesundheitskonferenz Nordrhein-Westfalen, 22.November 2012. ► www.mgepa.nrw.de/gesundheit/landesgesundheitskonferenz/entschliessungen_der_lgk/ (letzter Zugriff 30.01.2013)

Pittrow D, Krappweis J, Kirch W (2002) Arzneimittelanwendung bei Alten- und Pflegeheimbewohnern im Vergleich zu Patienten in ambulanter Pflege bzw. ohne Pflegebedarf. Dtsch Med Wochschr 27: 1995–2000

Thürmann PA, Werner U, Hanke F, Schmiedl S, Drewelow B,
    Hippius M, Reimann IR, Siegmund W, Hasford J (2007)
    Arzneimittelrisiken bei hochbetagten Patienten: Ergeb-
    nisse deutscher Studien. In: BÄK (Hrsg) Fortschritt und
    Fortbildung in der Medizin Bd 31, S 216–224
Thürmann PA, Jaehde U, et al. (2011) Abschlussbericht im
    Auftrag des Bundesgesundheitsministeriums zum
    Projekt Arzneimitteltherapiesicherheit in Alten- und
    Pflegeheimen: Querschnittsanalyse und Machbarkeit
    eines multidiziplinären Ansatzes. ▶ www.bmg.bund.
    de/fileadmin/dateien/Publikationen/Gesundheit/
    Sonstiges/Abschlussbericht_Arzneimitteltherapiesi-
    cherheit_in_Alten-_und_Pflegeheimen_Querschnitts-
    analyse_und_Machbarkeit_eines_multidisziplinae-
    ren_Ansatzes.pdf
Waltering I, et al. (2011) Verbesserung der Arzneimittelthe-
    rapiesicherheit bei Alten- und Pflegeheimbewohnern
    durch intensive pharmazeutische Betreuung. Ab-
    schlussbericht LIGA NRW 2011

Zu 8.7

Interdisziplinäre Arbeitsgruppe »Schuhversorgung beim
    diabetischen Fußsyndrom« der DDG (2006) Schuhver-
    sorgung und Risikoklassen beim Diabetischen Fußsyn-
    drom (Endfassung: 25.02.2006). ▶ www.ag-fuss-ddg.de/
    downloads.html, Dokument Schuhversorgung (letzter
    Zugriff 30.07.2013)
Rabl CRH, Nyga W (1994) Orthopädie des Fußes, 7. Aufl.
    Thieme, Stuttgart

Zu 8.8

Bundesärztekammer (BÄK) (2010) Prozessverbesserung in
    der Patientenversorgung durch Kooperation zwischen
    den Gesundheitsberufen. Konferenz der Fachberufe im
    Gesundheitswesen bei der Bundesärztekammer, Berlin
Dunning T (2005) Managing Diabetes in Older People. In:
    Dunning T (ed) Nursing Care of Older People with
    Diabetes, chapt 2. Blackwell, Oxford
Hader C, Beischer W, Braun A, et al. (2004) Diagnostik, The-
    rapie und Verlaufskontrolle des Diabetes mellitus im Al-
    ter. Evidenzbasierte Leitlinie. Diabetes und Stoffwech-
    sel 13/2004. ▶ www.deutsche-diabetes-gesellschaft.de/
    fileadmin/Redakteur/Leitlinien/Evidenzbasierte_Leit-
    linien/EBL_Alter_2004.pdf(letzter Zugriff 29.07.2013)
Sinclair AJ, Aspray T (2009) Diabetes in Care Homes. In: Sin-
    clair AJ (ed) Diabetes in Old Age, 3. ed. Wiley-Blackwell,
    Chichester (UK)

Anhang

1 Diabetesrelevante Leitlinien und Empfehlungen

- Deutsche Diabetes Gesellschaft (DDG):
- ▶ http://www.deutsche-diabetes-gesellschaft. de/leitlinien/evidenzbasierte-leitlinien.html
- ▶ http://www.deutsche-diabetes-gesellschaft. de/leitlinien/praxisempfehlungen.html

- Arbeitsgemeinschaft der Wissenschaftlichen Medizinischen Fachgesellschaften (AWMF) Nationale VersorgungsLeitlinien:
- ▶ http://www.versorgungsleitlinien.de/themen.
- ▶ http://www.awmf.org/leitlinien/aktuelle-leitlinien.html

- Deutsches Netzwerk für Qualitätsentwicklung in der Pflege (DNQP):
- Expertenstandard Förderung der Harnkontinenz (2007)
- Expertenstandard Pflege von Menschen mit chronischen Wunden (2009)
- Expertenstandard Entlassungsmanagement in der Pflege (2009)
- Expertenstandard Dekubitusprophylaxe in der Pflege (2010)
- Expertenstandard Ernährungsmanagement zur Sicherstellung und Förderung der oralen Ernährung in der Pflege (2010)
- Expertenstandard Schmerzmanagement in der Pflege bei akuten Schmerzen (2011)
- Expertenstandard Sturzprophylaxe in der Pflege (2013)
- ▶ http://www.wiso.hs-osnabrueck.de/38029.html

- Verband der Diabetes-Beratungs- und Schulungsberufe in Deutschland
- Cureu B, Drobinsky E, Liersch J, et al. (2012) VDBD – Praktische Anleitung zur Injektion bei Diabetes mellitus mit dem Pen
- Cureu B, Drobinsky E, Liersch J, et al. (2011) Die Injektion bei Diabetes mellitus, VDBD-Leitfaden

2 Auswahl an Fachliteratur für das Selbststudium und zum Nachschlagen

- Diabetes mellitus
- Lederle M, et al. (2011) Praxisleitfaden Diabetes und Pflege, Heft 3. Kirchheim, Mainz
- Lederle M, Thiede R (2009) Praxisleitfaden Diabetes und Haut, Heft 2. Kirchheim, Mainz
- Lederle M, et al. (2008) Praxisleitfaden Diabetisches Fußsyndrom, Heft 1. Kirchheim, Mainz.
- Schmeisel GW (2011) Schulungsbuch für Diabetiker, 7. Aufl.,Urban & Fischer, München
- Siegel E, et al. (2012) Diabetes mellitus XXS pocket 2012, 4. Aufl. Börm Bruckmeier, Grünwald
- Walosek P, Brode U, Schmechel H (2010) 100 Fragen zum Diabetes mellitus im Alter. Schluetersche Verlagsgesellschaft, Hannover
- Zeyfang A (2008) Diabetes mellitus als Erkrankung des geriatrischen Patienten.In: Zeyfang A, Hagg-Grün U, Nikolaus T (Hrsg) Basiswissen Medizin des Alterns und des alten Menschen. Springer, Heidelberg

- Wundversorgung
- Dissemond J (2012) Blickdiagnose chronischer Wunden: Über die klinische Inspektion zur Diagnose, 2. Aufl. Viavital, Köln
- Protz K (2011) Moderne Wundversorgung, 6. Aufl. Urban & Fischer, Elsevier, München, Berlin

3 Zeitschriften für das Selbststudium

- Diabetes Forum
Fachzeitschrift für alle Health-Care-Professionals in der Diabetesversorgung
Forum für integriertes Diabetes-Management
Kirchheim
▶ www.diabetesforum-online.de

- **Diabetes Stoffwechsel und Herz**

Zeitschrift für Kardiodiabetologie und assoziierte
Fachgebiete
Kirchheim

- **Diabetologie und Stoffwechsel**

Offizielles Organ der Deutschen Diabetes Gesellschaft
Thieme

- **Der Diabetologe**

Fachzeitschrift für diabetologisch tätige Ärzte in
Praxis und Klinik
inkl. CME-Fortbildungen
Springer

Stichwortverzeichnis

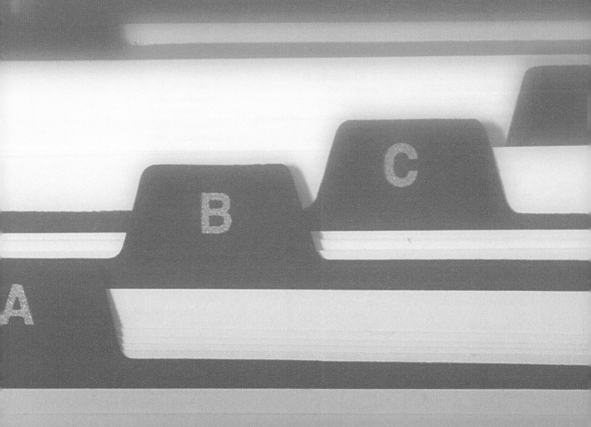